国家新闻出版改革发展项目
国家出版基金项目

广西民族药志

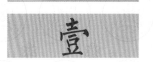

壹

黄璐琦 主审

余丽莹 缪剑华 主编

海峡出版发行集团
THE STRAITS PUBLISHING & DISTRIBUTING GROUP

福建科学技术出版社

图书在版编目（CIP）数据

广西民族药志/余丽莹，缪剑华主编.—福州：
福建科学技术出版社，2020.11
ISBN 978-7-5335-6300-4

Ⅰ.①广… Ⅱ.①余…②缪… Ⅲ.①民族医学－中
药志－广西 Ⅳ.①R281.4

中国版本图书馆CIP数据核字（2020）第238053号

书　　名　广西民族药志

主　　编　余丽莹　缪剑华

出版发行　福建科学技术出版社

社　　址　福州市东水路76号（邮编350001）

网　　址　www.fjstp.com

经　　销　福建新华发行（集团）有限责任公司

印　　刷　福建新华联合印务集团有限公司

开　　本　889毫米×1194毫米　1/16

印　　张　138

字　　数　2760千字

插　　页　12

版　　次　2020年11月第1版

印　　次　2020年11月第1次印刷

书　　号　ISBN 978-7-5335-6300-4

定　　价　980.00元

书中如有印装质量问题，可直接向本社调换

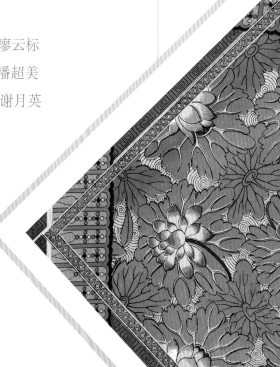

序

　　民族医药是我国医药卫生事业发展的重要基石。改革开放以来，党和政府先后出台多项政策，着力发挥民族医药优势，振兴民族医药产业。

　　医学的本质在于认识人体和维护生命，探索医学本质的过程与民族医药文化的继承和发展密不可分。"只有民族的，才是世界的"。民族医药文化是人类历史文化的结晶，是世界医药文化的重要组成部分。随着全球化的深入发展，世界被连为一体，加强各民族之间医药文化的交流尤为重要。我国医药事业发展除了要加强自身传统民族医药文化的延续和保护，还要增强民族医药文化自信。当务之急是保护好民族医药资源，加强民族医药基础研究，让更多人从根本上认识民族药，认可民族药，促进民族药产业化发展。

　　广西地处亚热带，气候炎热，多雨潮湿，是药用资源最为丰富的地区之一。在长期的生产生活实践中，为了繁衍和生存需要，广西少数民族群众积累了丰富的用药经验，创立了许多行之有效且独具特色的治疗方法。这些深藏于民族民间的医药经验对于日常疾病的预防和治疗十分有效，需要不断发掘和整理，使其更好地服务于人民群众，并为广西民族经济的发展提供动力。

　　广西民族医药体系的形成和发展既有交叉使用的共性，又有自成体系的独特性。如壮医对痧、瘴、蛊、毒等常见病和多发病的病因认识较早，在用药上多以功效分类。又如瑶族、苗族无本民族文字，其用药经验以口口相传的方式得以延续和传承，逐渐形成擅于治疗骨折、跌打损伤的治疗特色。壮、瑶、苗医药体系之所以能够独立发展，在于各民族对天然药物的认识和理论指导不同。对广西少数民族传统用药情况进行挖掘和整理，是弘扬中华优秀传统文化的一项重要工作，也是实现我国民族医药事业跨越式发展的根本保证。

　　近年来，广西民族医药工作取得较大成绩，先后出版《常用壮药生药学质量标准研究》《广西壮族自治区壮药质量标准》等著作。各研究院所不断加强对广西民族医药尤其是壮、瑶、苗医药的挖掘和开发力度，力争将广西民族药物资源优势转变为经济优势。广西药用植物园一直走在广西民族药物资源保护和开发利用的前列，其物种保存面积之大，种类之多，堪称"世界第一药园"。

余丽莹和缪剑华教授主编的《广西民族药志》是对广西民族药物资源的系统梳理，书中既有民族药物应用情况的介绍，又有药用物种的基原考证、分布情况、现代药物研究情况等，对于民族医药的产业发展、科研交流来说具有很好的参考价值。祝愿该书的出版能够有力促进广西乃至全国民族医药事业迈上新台阶。特此为序。

中国工程院院士

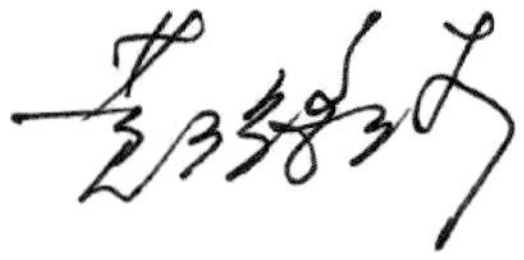

2019 年 9 月 9 日

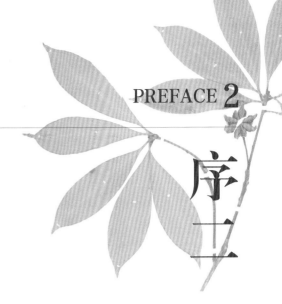

序二

广西地处祖国西南边陲，是壮族、汉族、瑶族、苗族、京族、彝族等多民族聚居的地方。

广西之美，因刘三姐的歌声而闻名海内外；广西之秀，因桂林山水吸引了五大洲的游客。广西丰富的中草药资源、民族药资源，引起了世界范围各领域的关注。

我第一次来广西，是在1988年，说来已经是30多年前了。端午时节，靖西的民族药市热闹非凡，有干草药、有青草药，让身为北方人的我目不暇接。

君若识草草为宝。谈到草药，很多人以为只是难登大雅之堂的植物，其实草药是中药的后备军。民间草药实为中医药宝库中的璞玉，不容忽视。

以现今常用的中药三七为例，其俗称"田七"，就是因三七最早的产区在广西田州而得名。三七原如野草般生于广西大山之中，古时彝族人常用它治疗跌打损伤、杖刑瘀血及刀箭创伤，但并未被《神农本草经》《新修本草》《证类本草》等汉代、唐代和宋代的主流本草著作收载。到了明代，李时珍经实地考察和临床应用后，总结出三七"味微甘而苦，颇似人参之味"，将其作为新增药物，收载于《本草纲目》中，使三七名声大震。随着现代植物分类学、化学、药理学与临床研究的深入，三七的临床应用也从早期的简单止血疗伤，发展到现代的用于治疗冠心病、心绞痛、脑血栓等心脑血管疾病。以三七为原料研制的中成药、保健品也越来越多，三七不但步入了大雅之堂，也进入了寻常百姓家。

广西民间草药中类似三七的例子还有很多，如"五虎""九牛""十八钻""七十二风"目前还都处于"草根阶层"，有待潜心研究、发掘、整理与弘扬。

缪剑华博士，行伍出身，虽退役多年，但仍旧保持了军人的气质与雷厉风行的作风，在他身上似乎有着使不完的干劲。业内人士亲切地称他"老缪"。

我与老缪见面的机会不算多，但属神交已久，一次在广西药用植物园开会的经历给我留下深刻的印象。我有起早的习惯，可是莫道君行早，更有早行人。天蒙蒙亮，便看到一个黑影在药用植物园里转悠，走近一看，认出原来是老缪。一问才知道，他天天如此，兢兢业业，以园为家。他担任广西药用植物园主任这些年，在他的带领下，植物园发生了翻天覆地的变化，已经打造成亚洲第一药用植物园，若从药用植物数目上也许可以挑战世界最大的药用植物园。

老缪是一位中医药的践行者，他从实干中学习，20年来经过刻苦的努力，已经逐渐成为药用植物的内行专家。2017年，他当选为国际传统药物学会理事，也是目前中国内地唯一的一位代表，同时说明了海内外对其专业贡献的认可。

收到老缪与他的合作者编著的《广西民族药志》书稿，粗览甚感亲切。全书凝聚了老缪与他的同袍们多年的心血。

　　说到这里，我要特别介绍一下本书的另一位主编余丽莹。2005年9月我与她相识，那时她来香港浸会大学做访问学者。此后我去南宁植物园考察，由她担任向导。她对传统医药的热爱、扎实的专业基础，给我留下了深刻的印象。在现代社会多数年轻人把目光投向大城市、大实验室的时候，她却选择了以野外工作为主、位于南宁郊外的广西药用植物园。看到她，就让人不由想起陶渊明那两句诗："少无适俗韵，性本爱丘山。"她似一只不知疲倦的小蜜蜂日日在药用植物王国忙碌着。转眼间近20年过去了，当年的小余，已经是独当一面，并且在事业上有所建树的大专家，可喜可贺！

　　说完了主编，我们再来看一下这本专著吧。书中汇集了传统知识和现代研究两部分。传统知识以实地调研成果为主，突出民族特色；现代研究总结、梳理了化学成分、药理作用等最新科研成果，体现出先进性与实用性。书中不但有作者实地考察的最新收获，也有对民族医药宝贵经验的汇总，这为抢救、保存广西民族医药经验奠定了基础，同时也为其未来进一步开发利用提供了科学依据。

　　本书以药用植物为线索，将多民族的药物融合在一起，有系统、有特色，坚持原创，图文并茂，丰富直观。

　　先睹为快之余，乐爱为之序。

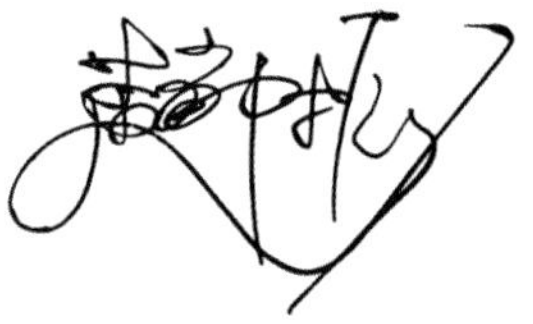

2019 年 8 月 10 日

赵中振教授，香港浸会大学中医药学院讲座教授，兼任香港卫生署荣誉顾问，中国药典委员会委员，美国药典委员会草药专家委员会委员等职。

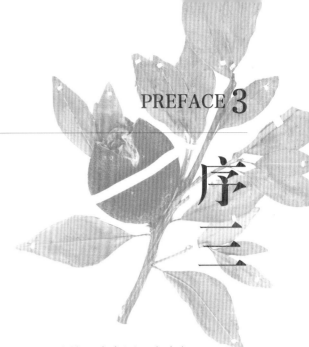

序三

　　苍苍森八桂，山如碧玉篸。广西地处亚热带季风区，西北连接云贵高原，东南与北部湾相接，西南面毗邻越南，北回归线横贯中部，气候暖热湿润，地貌类型多，降雨和热量资源均很丰富，是全国三大生物物种宝库之一，也是我国的"天然药库""生物资源基因库""中药材之乡"。根据第四次全国中药资源普查阶段性成果统计，广西现已查清药用物种7088种，暂居全国第一，药用资源物种十分丰富。

　　广西是多民族聚居的自治区，有壮、汉、瑶、苗、侗、仫佬、毛南、回、京、彝、水和仡佬族12个民族聚居，还有其他民族成分40多个。广西常住少数民族人口约占全国少数民族人口总数的1/5，是全国少数民族人口最多的省区，是我国少数民族的主要聚居地，民族医药资源十分丰富。

　　在党和政府的重视和支持下，广西的民族医药事业有了较大的发展，特别是壮医药的发掘、整理和研究取得突破性的进展，壮医药从"口耳相传、师徒授受、民间流传"的状态发展成为一门独立的、较高层次的学科。与此同时，由于各民族医用药经验存在差异，药用植物同物异名、同名异物的现象比较普遍。加强对民族药用植物的基原调查、本草考证及生药学研究实属必要。其次，各少数民族药资料大部分分散于有关著作及民间口碑资料中，目前综合性民族药著作仅有《中国民族药志》，其余为单一民族药著作，各民族药物间交叉使用十分常见，查检比较困难。对民族药专属性成分、有效部位、活性成分的研究还比较薄弱，也需要医药工作者投入更多精力。

　　由广西药用植物园余丽莹与缪剑华教授主编的《广西民族药志》，以药用植物物种为主线，着重在基原调查、本草考证上下功夫，并增添了不少现代研究的成果，从而使此书的内容更加丰富，提高了科学性和实用性，这对民族药物的挖掘、利用和开发无疑具有十分重要的意义。

　　书稿即将付梓，特聊赘数言，谨此为序。

黄汉儒

2019 年 7 月 12 日

黄汉儒教授，享受国务院特殊津贴专家，全国第五批名老中医药专家学术继承工作导师，中国民族医药学会副会长，中华中医药学会理事，广西民族医药协会会长，广西中医药学会副会长，民族医药报社社长，壮医硕士研究生导师。

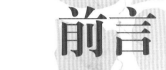

前言

民族药具有鲜明的民族性、地域性和传统性，是少数民族地区的重要医疗资源。据统计，我国少数民族药达 3700 多种，在 55 个少数民族中，近 80% 的民族拥有本民族传统的用药习惯。这些独特的民族医药文化和理论体系在解决少数民族用药短缺和疾病治疗中发挥了重要的作用。在用药种类选择和使用习惯上，民族药各具特色，注重本民族医药的传承和保护；此外，通过相互借鉴不断创新本民族医药文化的内涵，使相同药物在多民族间得到交叉应用。因此，对民族药的挖掘、分类和整理是推动我国民族医药事业发展的重要工作，同时也是弘扬少数民族医药文化、促进少数民族地区健康产业发展不可缺少的内容。

广西是全国少数民族人口最多的地区，聚居着壮族、瑶族、苗族、侗族、仫佬族、毛南族等多个少数民族。由于气候条件独特，地形地貌复杂，广西成为全国中药资源最丰富的地区之一，同时也是民族医药的重要发源地之一。过去几十年，在多个研究机构和众多研究人员的努力下，广西民族药资源的发掘和整理工作取得了重要进展。1983 年出版《广西民族药简编》，记载民族药 1021 种，其中壮族民间常用药达 600 多种；1988 年根据全国第三次中药资源普查编写的《广西中药资源名录》，半数以上收载的品种属于民族药；2005 年，由梁启成和钟鸣主编的《中国壮药学》对 500 种常用壮药进行了详细介绍，并系统论述了壮药理论体系。这些工作极大地丰富了广西民族药文化的内涵，为促进广西民族药资源的保护和利用提供了宝贵的资料。此外，由政府出台的多项政策也为振兴广西民族医药事业注入了动力，发展广西民族医药被列为广西实施"科教兴桂"的战略举措之一。

为进一步摸清广西民族药的历史和现状，充分保护和利用这些宝贵的民族药资源，我们在全面调查广西各地民族药资源、收集相关文献资料的基础上，对广西民族药进行进一步的发掘和整理，进而完成本书的编撰工作。本书的重点是对民族药的产地、真伪、应用历史等进行考证，订正民族药的植物来源及其正名，避免民族药基原物种不清、同名异物、使用混淆的现象；对民族药的化学成分研究及药理作用研究进行了阐述，介绍民族药的资源分布、民族名称和民族应用等，并附植物形态照片、药材照片、腊叶标本照片等，希望能为使用者辨识药材提供凭证依据，也为民族医药相关的生产者、经营者、科研与教学提供科学依据。

本书在编研期间得到了桂派中医大师广西民族医药研究院黄汉儒主任医师、广西名中医广西中医药大学邓家刚主任医师、中国医学科学院药物研究所张培成研究员、广西民族大学黄平文教授、广西民族医药研究院戴斌主任医师、金秀瑶族自治县瑶医医院梁琼平院长、恭城瑶族自治县中医医院欧桂主任医师、富川瑶族自治县民族医院冯春仁瑶医医师等提供的支持和帮助，在此深表感谢。

本书在编研和前期普查工作得到了以下项目的支持：中医药部门公共卫生专项民族医药文献整理及适宜技术筛选推广项目（2010MZWXGX10）、第四次全国中药资源普查项目（财社〔2012〕13 号、财社〔2014〕76 号、财社〔2017〕66 号、财社〔2018〕43 号、财社〔2019〕39 号）、广西隆林等 13 县域中药资源普查、广西金秀等十个县域瑶药资源普查项目（GXZYZYPC13-9）、广西科技基地与人才专项（桂科AD17129020）。

对于书中的遗漏与错误，敬请广大读者批评指正。

《广西民族药志》编写委员会

2019 年 6 月 1 日

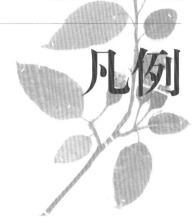

GENERAL NOTES

凡例

本书依托国家中医药部门公共卫生专项民族医药文献整理及适宜技术筛选推广项目和第四次全国中药资源普查项目的研究成果编写而成。分为总论和各论两部分。各论以药材中文名为纲，按物种编排。内文分为传统知识和现代研究两部分。传统知识均以实地调研成果为主，结合文献梳理，设民族药名、民族应用、药用源流等栏目；现代研究在明确物种的基础上，总结梳理其化学成分、药理作用等最新科研成果，并附上植物图、药材图和凭证标本图等。具体各栏目原则如下：

（1）序号　本书的编排按药材名的笔画排列。

（2）药材名　常用中药材参考《中华人民共和国药典》或地方标准的药用名称，其余药材选择文献中最常用的药材名称。

（3）来源　包括中文科名、拉丁科名、植物中文名、学名和药用部位。重要异名在正名后面用［ ］号收载，例：蔷薇科（Rosaceae）植物龙芽草 *Agrimonia pilosa* Ledeb.［*A. viscidula* Bge.］。

（4）民族药名　包括民族、民族药名和名称出处的地点。各民族用【 】，各药名之间用"，"，结束后用"。"；地名用（ ）号，放在药名的后面，各民族药名为最常用的名称，不超过 5 个。例：【壮族】棵央康（天峨），棵藤布（柳城）。【瑶族】勾弯归（都安），新喝马（金秀）。

（5）民族应用　详细描述各民族的应用，包括药用部位和功能主治、附方、用量、毒性记载等。例：【壮族】药用全草。用于治疗感冒，痢疾，腹泻，大小便出血；外用治疗外伤出血，脓疱疮。不同民族如果有不同的用量和使用方法者，在民族应用上分别列出。

（6）药材性状　详细描述药材的性状，包括性和味。

（7）药材图片　附鲜药材或干药材的图片。

（8）药用源流　陈述本草考证、标准收载、功效、主治（中药）等。例：仙鹤草的药用始载于《本草图经》。《中华人民共和国药典》（2015 年版　一部）记载其具有收敛止血、止痢、截疟等功效。

（9）分类位置　按门、纲、目、科顺序，用中英文说明其所在分类位置，蕨类植物按秦仁昌 1978 年系统，裸子植物按郑万钧、傅立国 1977 年《中国植物志》系统，被子植物按哈钦松系统。

（10）形态特征　简要描述基原植物的形态特征。

（11）植物图片　附突出基原植物分类特征的图片数张。

（12）**生境分布**　简要描述基原植物的分布区域，包括药材主产地、全国分布地和广西分布地。例：主产于中国浙江、江苏、河北，安徽、辽宁、福建、广西、广东等亦有分布。广西主要分布于阳朔、临桂、兴安、苍梧、贵港、北流、凌云、隆林、南丹等。

（13）**化学成分**　简要陈述化学成分，包括中文或英文。

（14）**药理作用**　简要陈述药理作用。

（15）**附注**　简要描述商品流通或其他突出问题等。

（16）**凭证标本图**　基原植物的腊叶标本图片，标本主要存放于 GXMG、GXMI、IBK。

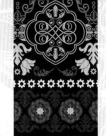

目录
CONTENTS

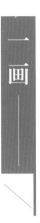

三画

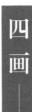

四画

五画

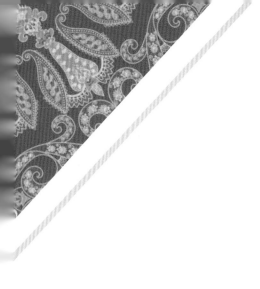

六画

七画

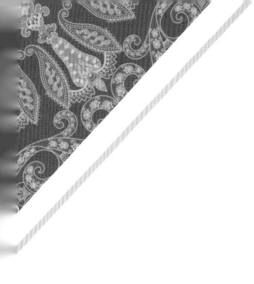

八画

九
画

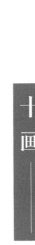

十画

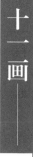

十一画

十八画

二十一画

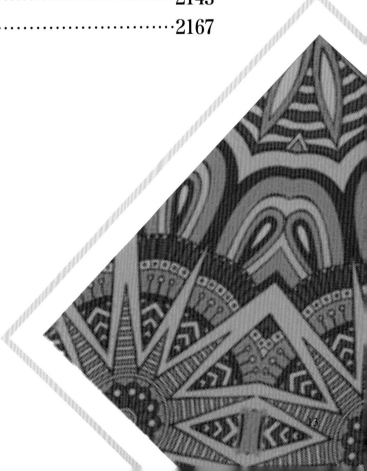

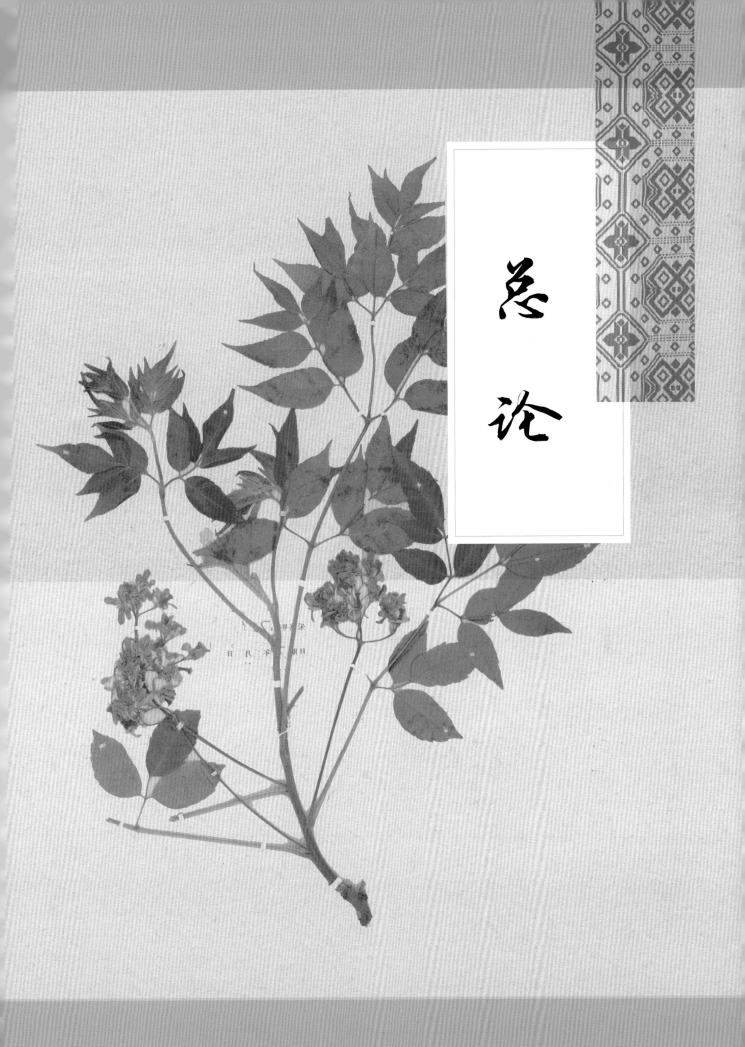

总论

一、广西自然环境概况

广西壮族自治区简称"桂",地处我国南疆,位于东经104° 26'~112° 04',北纬20° 54'~26° 24',北回归线横贯中部。广西区位优越,南临北部湾,与海南省隔海相望,面向东南亚,西南与越南社会主义共和国毗邻,东邻粤、港、澳,北连华中,背靠大西南,是西南地区最便捷的出海通道,也是我国西部资源型经济与东南开放型经济的结合部,在中国与东南亚的经济交往中占据重要地位。广西周边与广东、湖南、贵州、云南等省接壤。东南与广东省交界的省界线长约931km,东北与湖南省交界的省界线长约970km,北面与贵州省交界的省界线长约1177km,西面与云南省交界的省界线长约632km。西南与越南交界的边界线长约637km。广西沿海海岸线长1500km以上。全区土地总面积237600km²,占全国总面积2.47%,管辖北部湾海域面积约40000km²。东西最大跨距约771km,南北最大跨距(南至斜阳岛)约634km。

(一)广西自然地理

1. 广西的地势

广西地处中国地势第二台阶中的云贵高原东南边缘,两广丘陵西部,南临北部湾海面,地势西北高、东南低,由西北向东南倾斜。四周多被山地和高原环绕,中部和南部多为丘陵平地,呈盆地状,素有"广西盆地"之称。盆地边缘多缺口,桂东北、桂东、桂南沿江一带有大片谷地。

桂西南岩溶山地
(靖西市)

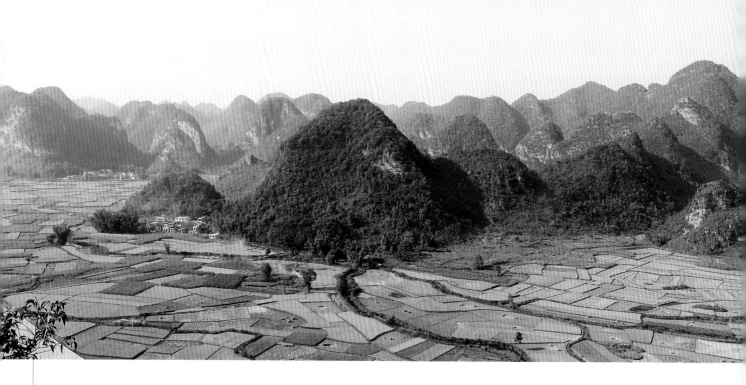

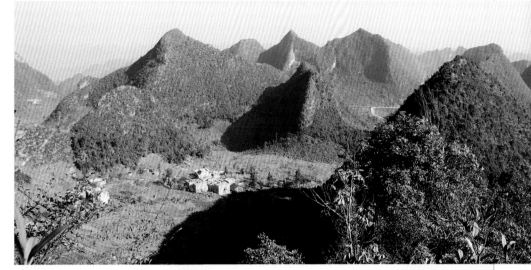

桂西南岩溶山地
（那坡县）

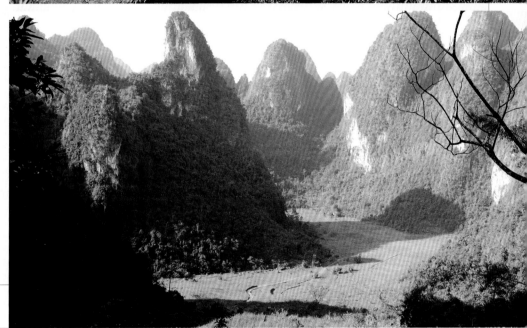

桂西南岩溶山地
（大新县）

　　广西地貌属山地丘陵盆地地貌，地貌类型有山地、丘陵、台地、平原、石山、水面6类，素有"八山一水一分田"之称。山地以海拔800m以上中山为主，面积约56000km²，占土地总面积的23.7%；海拔400~800m的低山次之，面积约39000km²，占16.5%。丘陵为海拔200~400m山地，面积约25000km²，占10.6%，连片集中在桂东南、桂南及桂西南。台地为介于平原与丘陵之间、海拔200m以下地区，面积约15000km²，占土地总面积的6.3%。平原为谷底宽5km以上、坡度小于5°的山谷平地，面积约49000km²，占土地总面积的20.7%，主要有河流冲积平原和溶蚀平原两类，河流冲积平原中较大的有浔江平原、郁江平原、宾阳平原、南流江三角洲等，面积最大的浔江平原630km²。石山区域约为47000km²，占土地总面积的19.9%。山地、丘陵和石山面积约占广西陆地面积的70.8%。广西境内喀斯特地貌广布，集中连片分布于桂西南、桂西北、桂中和桂东北，约占土地总面积的37.8%，发育类型之多为世界少见。石灰岩地层分布广，岩层厚，褶纹断裂发育，为典型的岩溶地貌。

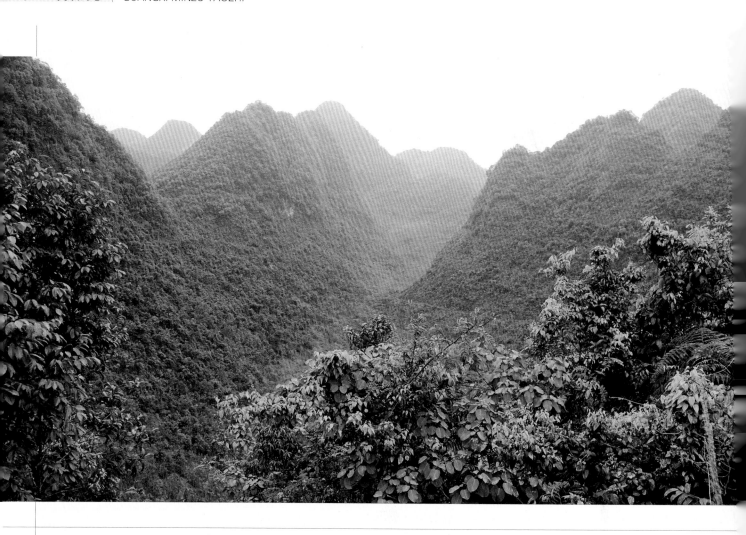

桂中岩溶山地（都安瑶族自治县）

2. 广西的山系

受太平洋板块和印度洋板块挤压，山脉多呈弧形，主要分盆地边缘山脉和盆地内部山脉两类。

边缘山脉：桂北有九万山、元宝山，属苗岭山地的组成部分，与八十里大南山、天平山、凤凰山等构成广西弧形山脉的"北弧"。桂东北有猫儿山、越城岭、海洋山、都庞岭和萌渚岭，属南岭山地的组成部分，其中猫儿山主峰海拔2141m，为南岭山地及广西的最高峰。桂东南至桂西南有云开大山、大容山、六万大山、十万大山、大青山、六韶山等，构成广西弧形山脉的"南弧"。桂西南和桂西多为岩溶山地。桂西北为云贵高原边缘山地，有金钟山、岑王老山等。

内部山脉：在东翼有东北－西南走向的驾桥岭和大瑶山，西翼有西北－东南走向的都阳山和大明山，两列山脉在镇龙山会合，构成广西弧形山脉的"中弧"。中弧山脉内缘构成以柳州为中心的桂中盆地；中弧山脉外缘构成沿右江、郁江和浔江分布的百色盆地、南宁盆地、郁江平原和浔江平原。

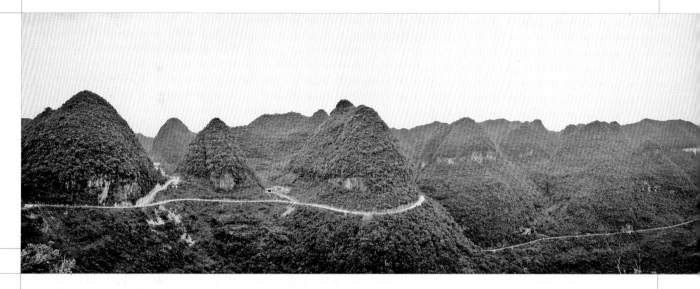

桂中岩溶山地（大
化瑶族自治县）

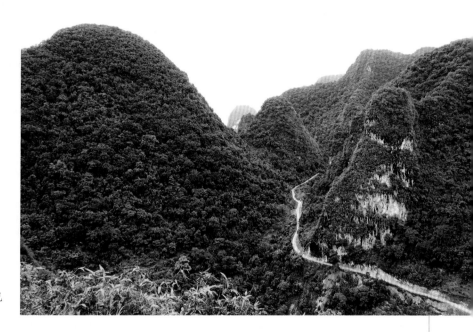

桂中岩溶山地（巴
马瑶族自治县）

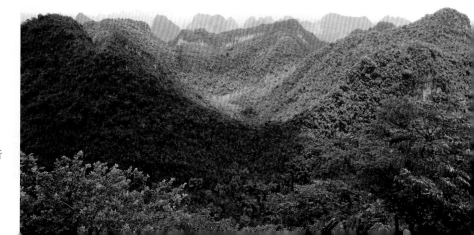

桂中岩溶山地（忻
城县）

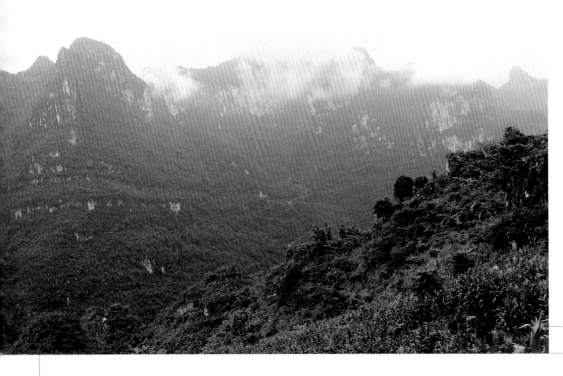

桂西北岩溶山地
（隆林各族自治县）

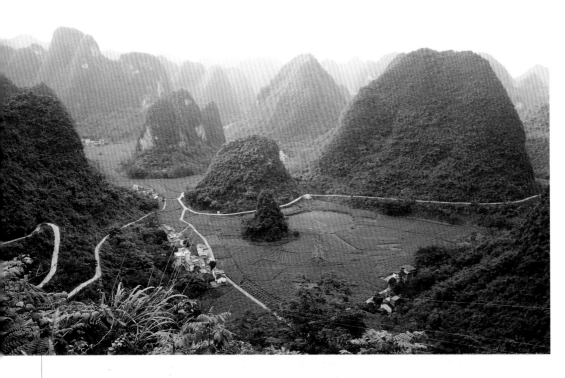

桂北岩溶山地（金
城江区）

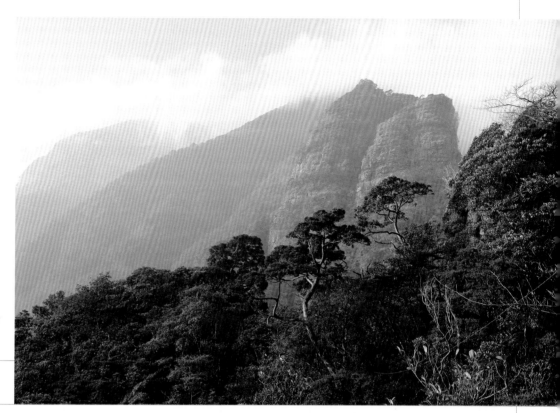

桂中岩溶山地（金秀瑶族自治县）

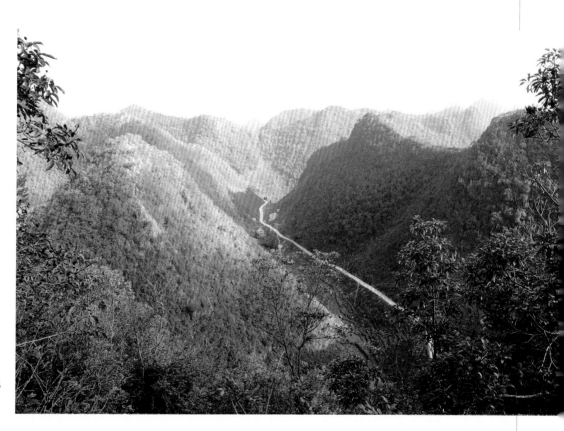

桂西北岩溶山地（乐业县）

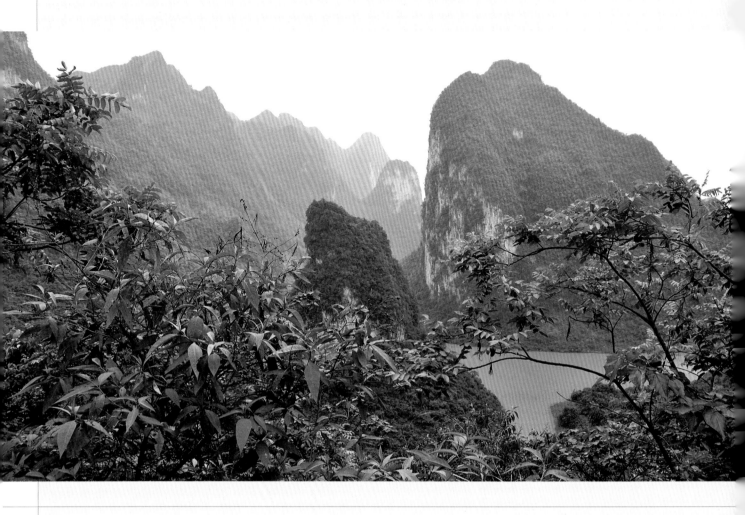

桂北岩溶山地（环江毛南族自治县）

3. 广西的水系

广西河流众多，大多随地势从西北流向东南，形成以红水河－西江为主干流横贯中部以及两侧支流的树枝状水系。集雨面积在 50km² 以上的河流有 986 条，总长约 34000km；水域面积约 8026km²，占全国陆地总面积的 3.4%。河流的总体特征是山地型多，平原型少；流向大多与地质构造一致；水量丰富，季节性变化大；水流湍急，落差大；河岸高，河道多弯曲、多峡谷和险滩；河流含沙量少；岩溶地区地下伏流普遍发育。河流分属珠江、长江、桂南独流入海、百都河等四大水系。珠江水系是最大水系，集雨面积 50km² 以上的河流有 833 条，主干流南盘江－红水河－黔江－浔江－西江自西北向东横贯全境，出梧州经广东入南海，在境内流长 1239km，流域面积占全区陆地面积的 85.2%；长江水系分布在桂北，流域面积占广西土地总面积的 3.5%，集雨面积 50km² 以上的河流有 30 条，主干流湘江、资江属洞庭湖水系上游，经湖南汇入长江。独流入海水系主要分布于桂南，流域面积占广西土地总面积的 10.7%，较大河流有南流江、钦江和北仑河，均注入北部湾。自云南入广西再出越南流入北部湾的百都河，水系流域面积仅占广西土地总面积的 0.6%。另外，广西还有喀斯特地下河 433 条，其中长度在 10km 以上的有 248 条，坡心河、地苏河等均各自形成地下水系。

4. 海岸和岛屿

广西大陆海岸东起与广东省交界的洗米河口，西至中越交界的北仑河口，全长 1595km。海岸类型为冲积平原海岸和台地海岸。海岸迂回曲折，多溺谷、港湾。海岸沿线形成防城港、钦州港、北海港、铁山港、珍珠港、龙门港、企沙港等天然海港。沿海有岛屿 651 个，总面积 66.9km²。涠洲岛是广西沿海最大的岛屿，面积约 24.7km²。

5. 滩涂和浅海

广西沿海滩涂面积 1000 多 km²，其中软质沙滩约占滩涂面积的 90%；0~20m 的浅海面积 6000km² 以上。北部湾近海海底平坦，由东北向西南逐渐倾斜，倾斜度不到 2°，水深多在 20~50m，海洋生态环境良好。

（二）广西气候

广西地处低纬度，北回归线横贯中部，南临热带海洋，北接南岭山地，西延云贵高原，属云贵高原向东南沿海丘陵过渡地带。广西地处中、南亚热带季风气候区，在太阳辐射、大气环流和地理环境的共同作用下，形成了气候温暖、热量丰富，降水丰沛、干湿分明，日照适中、冬少夏多的气候特点。受西南暖湿气流和北方变性冷气团的交替影响，干旱、暴雨、热带气旋、大风、雷暴、冰雹、低温冷（冻）害气象灾害较为常见。

1. 气候温暖，热量丰富

广西气候温暖，热量丰富，各地年平均气温在 16.5~23.1℃。等温线基本上呈纬向分布，气温由南向北递减，由河谷平原向丘陵山区递减。全区约 65% 的地区年平均气温在 20.0℃ 以上，其中右江河谷、左江河谷、沿海地区在 22.0℃ 以上，涠洲岛高达 23.1℃。桂林市东北部以及海拔较高的乐业县、南丹县、金秀瑶族自治县年平均气温低于 18.0℃，其中乐业县、资源县只有 16.5℃。

广西各地极端最高气温为 33.7~42.5℃。其中，沿海地区、百色市南部山区及金秀瑶族自治县、南丹县、凤山县、乐业县、天等县在 33.7~37.8℃，其余地区 38.0~42.5℃，百色为全区最高。

广西各地极端最低气温为 -8.4~2.9℃。桂北山区 -8.4~-4.0℃，资源县为全区最低；北海市、防城港市南部及博白县、都安瑶族自治县极端最低气温在 0℃ 以上，其余各地在 -3.9~-0.2℃。

日平均气温 ≥ 10℃ 的积温（简称 ≥ 10℃ 积温）表示喜温作物生长期可利用的热量资源。广西各地 ≥ 10℃ 积温在 5000~8300℃，是全国积温最高的省区之一，具有自北向南、由丘陵山区向河谷平原递增的特点。丰富多样的热量资源，为各地因地制宜发展多熟制和多样性的经济作物提供了有利的气候条件。

2. 降水丰沛，干湿分明

广西是全国降水量最丰富的省区之一，各地年降水量为 1080~2760mm，大部分地区在 1300~2000mm 之间。其地理分布具有东部多，西部少；丘陵山区多，河谷平原少；夏季迎风坡多，背风坡少等特点。广西有三个多雨区：（1）十万大山南侧的东兴市至钦州市一带，年降水量达 2100~2760mm；（2）大瑶山东侧以昭平县为中心的金秀瑶族自治县、蒙山县一带，年降水量达 1700~2000mm；（3）越城岭至元宝山东南侧以永福县为中心的兴安县、灵川县、桂林市、临桂县、融安县等地，年降水量达 1800~2000mm。另有三个少雨区：（1）以田阳县为中心的右江河谷及其上游的田林县、隆林各族自治县、西林县一带，年降水量仅有 1080~1200mm；（2）以宁明县为中心的明江河谷和左江河谷至邕宁区一带，年降水量为 1200~1300mm；（3）以武宣县为中心的黔江河谷，年降水量 1200~1300mm。

由于受冬夏季风交替影响，广西降水量季节分配不均，干湿季分明。4~9 月为雨季，总降水量占全年降水量的 70%~85%，强降水天气过程较频繁，容易发生洪涝灾害；10 月至翌年 3 月是干季，总降水量仅占全年降水量的 15%~30%，干旱少雨，易引发森林火灾。

3. 日照适中，冬少夏多

广西各地年日照时数 1169~2219 小时，比湘、黔、川等省偏多，比云南大部地区偏少，与广东相当。其地域分布特点是：南部多，北部少；河谷平原多，丘陵山区少。北海市及田阳县、上思县在 1800 小时以上，以涠洲岛最多，全年达 2219 小时。河池市、桂林市、柳州市三市大部分地区及金秀瑶族自治县、乐业县、凌云县、那坡县、马山县等地不足 1500 小时，金秀瑶族自治县全年日照时数最少，只有 1169 小时。其余地区在 1500~1800 小时。

广西日照时数的季节变化特点是夏季最多，冬季最少；除百色市北部山区春季多于秋季外，其余地区秋季多于春季。夏季各地日照时数为 355~698 小时，占全年日照时数的 31%~32%；冬季各地日照时数只有 186~380 小时，仅占全年日照时数的 14%~17%。

二、广西少数民族概况

广西地处中国南疆，是一个以壮族为主体，实行民族区域自治的省份，也是一个多民族聚居的自治区，世居民族主要有壮、汉、瑶、苗、侗、仫佬、毛南、回、京、彝、水、仡佬族 12 个，还有蒙古、满、朝鲜、白、藏、黎、土家等其他民族。广西共有 12 个民族自治县、59 个民族乡，其中瑶族乡 47 个、苗族乡 8 个、瑶族苗族乡、回族乡、侗族乡、仫佬族乡各 1 个。2016 年末广西常住人口中有少数民族人口 2100 多万，其中壮族人口达 1800 多万，分别占广西常住人口总数的 45.17% 和 34.40%。广西少数民族在悠久的历史中逐渐形成了自己的文化艺术，并形成了自己独特的文化特点。

壮族　广西人口最多的少数民族，2016 年末壮族人口达到广西人口总数的 34.40%。主要分布在广西百色市、河池市、南宁市、柳州市、崇左市、来宾市、玉林市等地区。其中，以南宁市、百色市、河池市、柳州市这 4 个地区的壮族人口最多，分布也最为集中。壮族是一个拥有悠久历史的民族，从柳江县、来宾市等地发现的大量原始文化遗址来看，证明其历史可追溯至旧石器时代。壮族的称谓有 20 多种，中华人民共和国成立后，统一称为"僮"，后改为"壮"。形式多样、内涵丰富、独特的地方民族风格的壮族文化，推动着壮族社会语言文字、教育、民间和人文文学、音乐舞蹈、戏剧、工艺美术、医药卫生和体育的发展。壮族传统手工业历史悠久，银饰工艺、纺织、刺绣闻名于世，如"壮锦"就是我国的八大名绣之一。壮族的重大节日有"三月三""端阳节""中元节""牛魂节"等。壮族民间传统体育项目有 60 多种，其中以壮拳、刀术、舂堂、打扁担、狮子上金山等最具民族特色。由于壮族聚居地的地理环境，历史上被称为"瘴疠之乡"，壮族人民在生产、生活以及同疾病作斗争的实践中，利用该地区丰富的中草药资源，逐步摸索出治疗各种疾病的方法和经验，并形成了具有独特理论体系和良好疗效的"壮医药"，构成了我国传统医学的重要组成部分。

瑶族　广西是全国瑶族的主要聚居地，根据 2010 年全国人口普查数据，瑶族人口数量占广西人口总数的 3.25%。瑶族人多居住于山区和石山地区。主要聚居在恭城瑶族自治县、富川瑶族自治县、都安瑶族自治县、金秀瑶族自治县、巴马瑶族自治县、大化瑶族自治县等 6 个瑶族自治县，其余散居于龙胜各族自治县、临桂县、灌阳县、永福县、阳朔县、德保县、东兰县、百色市、那坡县等地。瑶族先民在隋唐时期开始迁入广西东北部居住，此后不断向广西纵深地区迁徙。瑶族的地方称谓有 30 余种，中华人民共和国成立后统称为瑶族。瑶族有本民族的语言，但没有本民族的文字。在 20 世纪 70 年代，一批具有一定文化水平的瑶族知识分子创作了多部文学作品，极大促进了瑶族文学文化的发展。瑶族人能歌善舞，音乐舞蹈历史悠久，长鼓舞和铜鼓舞是瑶族的传统舞蹈，代表歌曲有《盘王歌》。瑶族民间工艺美术有刺绣、织锦、挑花、蜡染等，其工艺精巧，历史悠久，颇具盛名。盘王节，又名"跳盘王""做盘王"等，是瑶族纪念先祖的盛大传统节日。瑶族人民在生活和与疾病作斗争过程中，逐渐形成了独具特色的瑶医药，对跌打骨折、毒蛇咬伤、风湿病、妇科病以及癌症、红斑狼疮、精神分裂症、癫痫、乙肝、肾炎、糖尿病、中风后遗症等疑难杂症具有显著疗效。

苗族　根据 2010 年全国人口普查数据，其人口数量占广西人口总数的 1.03%。主要聚居在融水苗族自治县、隆林各族自治县、三江侗族自治县、龙胜各族自治县等 4 个自治县，其余则散居在资源县、西林县、融安县、南丹县、都安瑶族自治县、田林县等地，与壮、汉、瑶、侗等民族杂居，具有大分散、小聚居的分布特点。公元前 3 世纪，苗族主要居住在今湖南洞庭湖一带，唐宋时期开始迁入今广西融水苗族自治县，到明末清初，有的迁徙至今南丹县和隆林各族自治县等地区。苗族具有丰富独特的文化，别具特色的生产和生活习惯。苗族是个能歌善舞的民族，民间文学丰富，有神话传说、寓言、谚语和歌谣，其中以《灯花》《龙牙颗颗钉满天》较为著名。苗族舞蹈因多以芦笙伴舞，故称为"芦笙舞"。手工艺有挑花、刺绣、蜡染、编织等，工艺精巧，颇负盛名。广西苗族地区盛行爬杆、跳雷、鸟枪射击、摔跤等传统体育活动。

侗族　根据 2010 年全国人口普查数据，其人口数量占广西人口总数的 0.66%。主要聚居在桂北地区的三江侗族自治县、融水苗族自治县和龙胜各族自治县内。侗族先民自宋代开始迁移定居在今广西北部与贵州东南部相邻的山岭间的溪峒地区，因此侗族人民也称为"峒民"或"洞人"。侗族地区的传统手工艺种类繁多，历史悠久，其中侗锦素以工艺精致、图案精美、色彩缤纷、品质优良而著称。凉亭、石板道、寨门、水井亭、"干栏"、鼓楼、风雨桥等建筑群是侗族村寨的特色。

仫佬族　根据 2010 年全国人口普查数据，其人口数量占广西人口总数的 0.37%。主要集中居住在罗城仫佬族自治县，其余散居在宜州市、河池市、环江毛南族自治县、南丹县、都安瑶族自治县、融水苗族自治县、柳城县等地。仫佬族起源于岭南的古西瓯或骆越，自称为"伶"或"布伶"，意为讲伶话的人。仫佬族居住地地处云贵高原九万大山南沿地带，该地区土地肥沃，气候适宜，物产丰富。仫佬族有本民族语言，没有本民族文字，在长期的社会生活中，仫佬族人民创造了别具特色的文化，极大推动了社会的发展。仫佬族的经济文化、耕作技术、生产工具等基本上与汉、壮族无异，其生产的沙罐极具民族特色。仫佬族大部分节假日与汉、壮族的无异，但仍然保留有本民族的特点，还有自己的独特的民族节日"做依饭"。

毛南族　根据 2010 年全国人口普查数据，其人口数量占广西人口总数的 0.14%。主要聚居在广西西北部的环江毛南族自治县、河池市、南丹县、都安瑶族自治县等地区，其中大部分聚居在环江毛南族自治县的上南、下南二乡，俗称"三南"。毛南族是广西土著民族之一，与侗、壮族有共同的历史渊源，其早期历史可追溯至旧石器时代。在长期的历史进程中，毛南族人民创造了自己丰富、独特的风俗文化，如"打竹砲""放鸟飞""分龙节"等民俗活动，其民间文学极具思想性和艺术性，音乐曲调"欢草""欢单""五字比"等悠扬动人。毛南戏是毛南族戏曲剧种，也是广西特有的一个剧种，深受毛南族和各族人民的喜爱。毛南族的雕刻、土陶制作技术精湛，颇负盛名。

回族　根据 2010 年全国人口普查数据，其人口数量占广西人口总数的 0.70%。主要聚居在桂林市、柳州市、南宁市以及临桂县、永福县、平乐县等地。回族迁入广西的历史已有 700 多年。回族节日与宗教信仰有密切关系，每年有三大传统节日，即"开斋节""古尔邦节""圣纪节"。回族人民在饮食方面有较多禁忌，以食牛羊肉为主，忌食猪、马、骡肉。

京族　根据 2010 年全国人口普查数据，其人口数量占广西人口总数的 0.05%。主要聚居在东兴市江平镇。京族原称为越族，是中国唯一以海洋捕捞业为主的少数民族。京族舞蹈较为出名，具有代表性的有《跳天灯》《跳乐》《花棍舞》《进酒舞》等。独弦琴是京族特有的民族乐器，其制作虽为简单，但结构较为独特。京族有自己独特的社会文化习俗，主要表现在衣食住行上。"风吹"糍粑和粽丝、调味品"鲶汁"等是京族人民最为喜爱的食物。京族大部分节日与汉族相同，但也有自己民族特有的节日——唱哈节和撑渡节。

彝族　根据 2010 年全国人口普查数据，其人口数量占广西人口总数的 0.02%。主要聚居在桂西的隆林各族自治县、那坡县及西林县等地，小部分散居在河池地区。广西彝族主要是隋唐至元明时期从滇黔等地迁徙过来的。彝族民族音乐舞蹈十分丰富，其中以那坡县流行的"门仰"（开腔）、"齐腊"（酒歌）、"腊美"（好歌、情歌）等调式的民歌具代表性，舞蹈类型众多，主要有葫芦笙舞（五笙舞）、铜鼓舞、二胡舞等，四月的"跳弓节"是彝族人民歌舞活动最集中的一个传统节日。农历六月二十四"火把节"是彝族一年中最为隆重的节日，届时，彝族人民会点着火把同庆同乐，占卜丰年，给布谷鸟"送饭"等。

水族　　根据 2010 年全国人口普查数据，其人口数量占广西人口总数的 0.03%。主要聚居在与贵州毗邻的环江毛南族自治县、南丹县、宜州市、河池市、融水苗族自治县及都安瑶族自治县、来宾市、柳州市等地，具有大分散、小集中的分布特点。水族是居住在黔桂交界一带的土著民族，具有悠久的历史和丰富灿烂的文化。水族拥有自己的语言和文字，还创造了自己的历法——水历，端午、卯节等都是按水历来推算的。水族的传统手工业有纺织、铁器、石雕、银饰、造纸等，其中以墓碑的凿刻工艺最为精湛，极具民族特色。水族的斗角舞、铜鼓舞具有独特的民族风格和浓郁的生活气息。

仡佬族　　是广西少数民族中人口数量最少的民族之一，根据 2010 年全国人口普查数据，其人口数量占广西人口总数的 0.008%。主要聚居在桂西北山区的隆林各族自治县。仡佬族先民主要居住在中国西南一带，广西仡佬族是从贵州省迁入的。当地少数民族对仡佬族的称呼各有不同，都带着本民族语音色彩，中华人民共和国成立后，统称为仡佬族。仡佬族人民喜欢唱歌，有自己本民族的歌谣和民间传说。由于仡佬族人民长期与汉、壮等民族杂居共处，衣食住行等风俗习惯与汉、壮族相差无异。

三、广西民族药资源概况

广西地处亚热带季风区，具有特殊的自然生态条件和丰富的中药材资源，是我国的"天然药库""生物资源基因库""中药材之乡"。"桂药"特色明显。据第三次全国中药资源普查结果统计，广西有中草药物种 4 623 种，其中植物药 4 064 种、动物药 509 种、矿物药 50 种，约占全国药用植物资源的 1/3，中草药物种数量排全国第二位。广西地处祖国南疆，先秦时期曾被称为南方荒蛮之地，是多民族聚居地区。在长期历史变化和朝代更迭发展过程中，各民族群众在与恶劣自然环境和疾病的长期斗争中，逐渐学会了利用自然资源保护民族健康、繁衍和发展的本领，积累了认识疾病和防治疾病的丰富经验，并形成了各民族极具特色的民族医药体系，是祖国医药学的重要组成部分。目前已查清的壮药有 2 285 种、瑶药 1 392 种、侗药 478 种、仡佬药 497 种、苗药 312 种、毛南药 237 种、京药 126 种、彝药 21 种。

壮药　　广西壮药是在壮医理论和经验指导下用于疾病防治和卫生保健的天然药物，具有民族性、地域性和传统性特点。壮医以"阴阳为本，三气同步，脏腑气血骨肉，谷道水道气道、龙路火路（三道两路），毒虚致百病"的致病学说和调气解毒补虚治疗原则，形成了目诊、问诊、望诊、脉诊、腹诊、甲诊、指诊、耳诊等特色诊疗技法和"外治为主，偏重祛毒；防治结合，有病早治；用药简便，贵在功专；扶正补虚，配用血肉之品"的用药特色，逐渐形成了壮医药理论体系。壮药历史源远流长，在古代本草如唐代《新修本草》《本草拾遗》《海药本草》等均有收载广西壮族地区出产的壮药如薏苡、肉桂、荔枝、钩吻等品种。壮药分类包括调气药、解毒药（解痧毒、解瘴毒、祛风毒、除湿毒、清热毒、驱寒毒药）、补虚药（补气、补血、补阴、补阳药）、通道两路药（通调气道、通调谷道、通调水道、通调龙路、通调火路药）等，其中以毒药和解毒药的使用尤为广泛。目前记载的壮药资源 2 285 种，其中药用植物 2 063 种，药用动物 201 种，药用矿物 21 种。著名的壮药有田七、肉桂、八角、苏木、荔枝、龙眼、山豆根、山银花、桂郁金、广西莪术、何首乌、鸡骨草、薏苡、蛤蚧、蜈蚣等。广西壮药资源种类丰富，分布广泛，野生药用植物资源相对集中分布于防城港十万大山、武鸣大明山等地。

瑶药　　广西瑶族人过去多以深山老林为居，与毒蛇猛兽为邻，过着艰苦的游耕生活，在与疾病、虫兽及自然灾害等长期斗争中，总结创造了各种内服、外洗、外敷、药浴、火攻、刮痧等不同治疗方法的瑶医理论。特殊的自然环境和人文环境，形成了医药相结合、医药不分家的瑶医药特色，所谓"行医者必识药，采药者必懂医"。瑶医用药基本来自瑶族人民所居山区盛产的民族药，多以鲜用和饮片为主，少量经特殊炮制后使用。由于瑶族没有本民族文字，瑶医药靠族系亲属口传心记、指药传录、指症传经，瑶族医药没有专门的典籍，瑶药使用历史仅在古籍中有零星记载，如宋代周去非《岭南外答》载瑶族习用草药灵香草："零陵草，出猺洞及静江、融州、象州。凡深山木阴沮洳之地，皆可种也。"虽然缺乏系统的整理和专著记载，但在中华人民共和国成立后，随着全国少数民族医药事业的快速发展，广西瑶医药也启动了系列搜集、调查、整理、研究工作。在大量民族医药古籍文献查询搜集基础上，集合大量的瑶医药验方、医技和实物标本的挖掘整理和鉴定查证，进一步查清了瑶族经典用药和瑶医常用药品种，目前瑶药1392种，包括瑶药植物资源1336种，药用动物43种，矿物药及其他类药13种。其中瑶族经典用药亦称老班药，以民间广为流传的"五虎九牛十八钻七十二风"类药材最具代表性和民族特色，如两面针（入山虎）、滇白珠（下山虎）、白花丹（猛老虎）、翅茎白粉藤（六方钻）、小叶买麻藤（麻骨风）、藤石松（浸骨风）、草珊瑚（九节风）等，其他常用瑶药如仙鹤草（鸡穿裤）、假木通（十全大补）、绞股蓝（盘王茶）、甜茶（烈甘）、鸡骨香（拾板救）、黄藤（挡旺）、千层塔（爬地猫）、黄皮（黄背浆）、千年健（一包针）、秃叶黄皮树（熊胆木）、雄黄等。广西瑶药资源种类丰富，金秀大瑶山、恭城海洋山等地瑶药野生植物资源丰富。

仫佬药　广西仫佬族医药凭口传心授，指药论治，以症诊治，形成针对病症的治疗体系。通过对人体脏腑及体表关系探知脏腑、窗门的生理病理变化，归纳人体"六脏六腑、七窗四门"知识，形成对人体气、血、脉络、精、骨、筋肉的认识，依此在各种病症诊疗时分为风证、寒证、湿证、热证、毒证、痧症、疳证等，根据不同病因病症分析，采用不同的药物及治疗技法，部分还结合意念引导、暗示、安抚等辅助治疗。通过看、问、闻、摸诊对症下药，其辨证用药具有丰富的内涵和逻辑思维。仫佬医用药常按其调和灵气作用分为疏散解表药、止咳化痰药、清热解毒药、泻火润肠药、滋阴生津药、补气益气药、理气行气药、活血散瘀药、补益强壮药、收涩固脱止血药、祛风利湿药、清泻湿热药、温经散寒药、催吐药、止呕止呃药、驱虫消疳药等类别，并加以对症调治。《仫佬医药》收载药用资源353种，其中药用植物320种、药用动物30种、药用矿物及其他药3种；2012—2017年第四次全国中药资源普查查清罗城仫佬族传统药用植物464种。仫佬族常用药包括治疗痧症的一枝黄花、马鞭草、山芝麻、紫苏、山苍子、石菖蒲、艾、马蹄金等，治疗风证的山银花、野菊花、蒲公英、千里光、木芙蓉、何首乌、夏枯草、蜈蚣、路边青等，治疗湿证的田基黄、山栀子、虎杖、车前草、白花蛇舌草、半枝莲、千斤拔、伸筋草、威灵仙、南蛇藤等，治疗毒证的角板蓝、蛇莓、仙人掌、白英、蛇床子、一点红、三白草、马齿苋等。

苗药　广西苗族医药与其民族源流息息相关，因此苗族医药与黔、湘一带苗族医药有一定的关联，同时又与其聚居偏远山地发展自成寨族和支系区域民族特色有关。苗族聚居在桂东北和桂西北高寒山区，到处山岭绵亘，沟壑纵横，溪流交织，气候温和，雨量充沛，因此自然动植物资源相对丰富，为村寨苗医就地取材入药提供了基础原料。苗医通过对患者神态、脸色、性别、年龄的判断以及号脉、细问、触摸等判断病因和症状，以"纲、经、症、疾"为理论，将人体症候分为72风证等，用以辨别疾病在临床中表现的各种症候群，采用内服、熏蒸、淋浴、银针、推拿、灯草灸、药刮、睡药、热灰刮等方法，对症下药。苗族用药以草药为主，药方简单灵活，在治疗地方病、多发病、常见病及骨折、跌打损伤、风湿、蛇伤等具有独特疗效，其中以伤科用药较为突出，包括刀伤、枪伤、骨伤等。柳州融水苗族常用骨伤科草药有草珊瑚、山鸡椒、算盘子、五加皮、透骨消、凤仙花、朱砂根、八角莲、活血丹、射干、络石、翠云草、木芙蓉等64种。广西苗族用药缺少文献记载，多以父传子苗谚歌诀口耳相传，因此苗族医药挖掘整理工作仍面临较大挑战。据《广西民族药简编》记载，广西苗族用药有146种。广西苗族用药中野生药用植物资源集中分布于融水元宝山、龙胜猫儿山、隆林金钟山等地。

毛南药　广西毛南族聚居在云贵高原东麓余脉与贵州交界的环江毛南族自治县、南丹县，散居于周边宜州市、都安瑶族自治县等地。毛南医生根据山区环境、气候、季节变换对人体疾病影响，总结出毛南族医药的病因病症观点，认为毛南族人易受山风、地湿、雾露、瘴气、毒气侵袭而引发疾病，表现出风证、寒证、湿证、热证、毒证等病症，通过对其色、目、鼻、口唇、舌、甲、脐、身、呕吐物、二便、脉等的观察和诊断，结合药物利用内服、外敷、针疗、刮痧、夹痧、放血、挑割、热熏、火线、坐浴等疗法进行诊疗。毛南族用药多就地取材，随采随用，且毛南草医有移栽常用药至庭院菜园栽植等习惯。毛南药中以"四大药王""两大奇药""蛇姜丹""竹沥姜汁"等最具毛南民族特色，其草药包括大通龙脉、龙须藤（白龙藤）、石莽草（高山枫）、异形南五味子（穿地枫）、马莲鞍（地苦参）、火古朗、姜、楠竹等；常用草药有两面针、鱼腥草、七叶莲、决明、葫芦茶、山豆根、五指毛桃、白花蛇舌草、三桠苦等。《毛南医药》收载毛南族常用药用资源 237 种，其中药用植物 219 种、药用动物 16 种、药用矿物及其他类 2 种。广西毛南族用药中野生药用植物资源集中分布于环江九万山、南丹凤凰山等地。

京药　广西京族人民在与环境和疾病斗争中形成了富有区域海洋特色的医药习俗。京族医药在长期的海洋生产生活实践中总结了围绕本地本民族人民防病治病的宝贵经验，尤其对龟鱼中毒、毒鱼刺伤、海蜇烫伤、感冒、急性肠胃炎、胃痛、风湿病等疾病有一套较好的防治经验和技法，在《杂例》《同人科书》《京医百病方》《京药单方要》等相关京族民间医药古籍和手抄本中得以部分记录。京医用药以生鲜药材为主，尤其擅长使用滨海植物及海洋生物入药，药品及用药方法多样化，炮制简单，擅长使用解毒药，注重通过食疗进行药治等。据初步资源调查，广西"京族三岛"地区分布有药用植物 396 种；由古籍文献资料挖掘和药材标本整理考证基础上编著的《京族医药》，记载广西现有京族常用药 126 种，其中药用植物 68 种、药用动物 56 种、药用矿物及其他 2 种。京族药物充分运用海岛和海洋物产，以红树林植物入药是其特色之一，被广泛使用的当地药物资源包括老鼠簕、白骨壤、艾、沙姜、枸杞、决明、叶下珠、九节风、桃金娘、杠板归、千里光、火炭母、三白草、海金沙、紫苏等常用草药，以及海马、海蛇、珍珠、坭丁、骨鱼、车螺、沙虫、墨鱼等海洋生物。广西京族药资源主要包括药用植物和海洋药物，分布在东兴京族三岛及其附近海域。

侗药　广西侗族主要聚居在与湘、黔交界地带的桂北三江侗族自治县、龙胜各族自治县、融水苗族自治县等边远山区。侗医认为天、地、气、水、人是相互联系的一体，通过"五位一体"的学术概念解释人的起源与自然界的关系，并运用至人体与疾病关系辨析等。侗医对病症判断不分科，以病症、痧症、惊症、大毒、外伤等区分，并加以细分小症。通过问病、望诊、摸审、八脉两候进行诊断，结合发病原因和疾病性质，对症下药，在治疗骨伤、肝炎、风湿、类风湿等方面具有优势。广西侗族聚居区域属于亚热带丘陵地区，植物药丰富，侗医多随采鲜药治病，因此以当地药用植物入药为主。广西三江侗族自治县常用侗药有八角莲、半枫荷、蒲公英、钩藤、草珊瑚、绞股蓝、薏苡、鱼腥草、大血藤、龙牙草、水蓼等 290 余种。《广西民族药简编》收载广西侗族药用动物 15 种、矿物及其他类 5 种。

彝药　广西彝族分布于与滇、黔交界的隆林各族自治县、西林县、那坡县一带。广西彝族医药以望、闻、触加以诊断，以内治外包、外敷、熏蒸、烧火、洗浴、割治、针刺、放血、推拿、拔罐等技法加以诊疗，灵活运用，一病可多方多药。彝族用药以植物药为主，兼部分动物药。其中彝族药酒较为常见，具有悠久的使用历史和一定疗效。广西彝族常用药用植物包括金樱子、映山红、大乌泡、山豆根、枇杷、十大功劳、八角、百部、臭牡丹、古钩藤、断肠草、黄花蒿、红球姜等。

水药　广西水族分布于与黔南交接的融水苗族自治县、环江毛南族自治县、南丹县、宜州市等桂北地区。水医常通过望、闻、问、触，结合目诊、舌诊、耳诊、掌诊、足诊、腹诊、甲诊、药物诊等诊断方法，分析判断为风、痘、锁等病症，施以内服、外擦、外敷、药浴、药挂、药佩、药垫、药熨、药灸、针挑、瓦刺、竹烫、阴阳火攻等诊疗技法。水族用药多就地取材，亲自采药加工和配置发药，也有移栽种植草药的习俗。水族药一般分为利水消肿、消炎解毒的凉药，驱逐寒湿活血的暖药，解除表证治疗疮积的表药，治疗毒蛇咬伤、跌打损伤及打胎的打药等，在治疗毒蛇伤害、风湿瘫痪、跌打刀伤等有特效良方。水族端午节有以艾、菖蒲等草药洗浴及洒雄黄酒防蛇毒虫等的用药习惯。

回药　广西回族多分散居住在桂林市、南宁市、临桂县、灵川县、阳朔县、永福县、鹿寨县等地。回族医药兼有阿拉伯伊斯兰医药文化和中国传统医药文化特点，因此回族日常用药既有当地民间草药也有回族香药特色。香料药物包括郁金香、安息香、迷迭香、龙脑香、没药等，地方民间草药包括小茴香、花椒、菖蒲、艾纳香、蓬莪术等。

仡佬药　广西仡佬族多分散居住在位于云贵高原东南边缘隆林各族自治县内海拔为 1 300~1 500m 的高山地带。仡佬族传统用药多以当地草药为主，在治疗跌打损伤、蛇伤、风湿骨痛等方面具有疗效。仡佬族药用植物包括姜、艾、天门冬、三颗针、鬼针草、淫羊藿、石菖蒲、黄连、田基黄、黄柏、苍术、一枝黄花、千里光等。

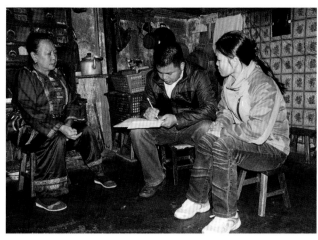
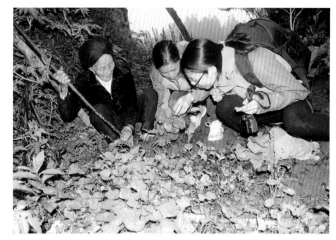

龙胜各族自治县民族药资源调查

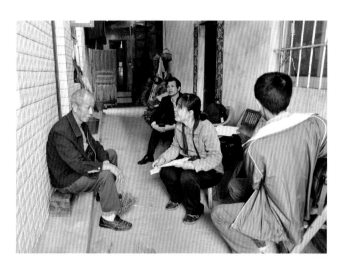
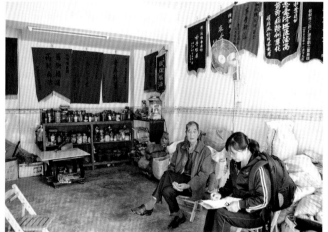

恭城瑶族自治县民族药资源调查

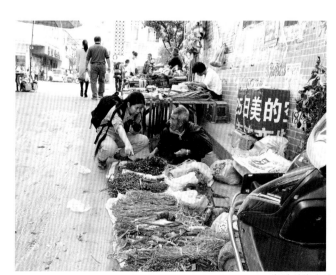
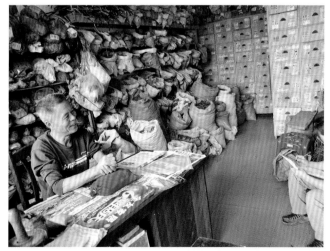

富川瑶族自治县民族药资源调查

四、广西民族药流通概况

广西面向东南亚，背靠大西南，是粤港澳及有使用中药传统的东南亚各国和以发展中药产业为重点的大西南各省（市）的枢纽，药材流通和市场交易非常活跃，区内中药材流通交易主要有以下途径：一是通过玉林中药材交易市场；二是通过各中成药制药企业和中药饮片厂；三是通过进出口口岸交易。除以上 3 种主要途径外，还有全区各市县或乡镇通过药材收购企业和老板设立的药材收购站（点）收购药材，收购后的中药材最后通过以上 3 种途径流通交易。此外，广西各族人民有以本地民间草药防治疾病的传统，除少数自采自用外，在金秀瑶族自治县、荔浦县、北流市、南宁市等地均形成了众多的草药销售摊点、店铺，不少城镇还有定期的中草药市，最为著名的有靖西端午药市、恭城端午药市、隆林端午药市等，交易的壮、瑶等民族民间草药近千种。

1. 玉林银丰国际中药港

广西中药材专业市场有玉林银丰国际中药港、南宁中尧路药材市场和筹建中的贵港大西南药材市场，其中玉林银丰国际中药港是获卫生部、国家工商局批准的全国十七家中药材专业市场之一。市场与国内 24 个省（区）、32 个市建立了经济信息联系，药材购销辐射贵州、云南、四川、新疆、河南等全国 20 多个省（自治区、直辖市），转口远销日本、韩国、越南、泰国、马来西亚、新加坡等国家。中药港内目前共有经营户 2000 多户，从业人员 3000 多人，常年经营品种达 1200 多种，市场年成交额 20 多亿元，是我国西南地区传统的中药材集散地和全国第三大、南方最大的中药材专业市场，有"中国南方药都"之称，一年一届的中国（玉林）

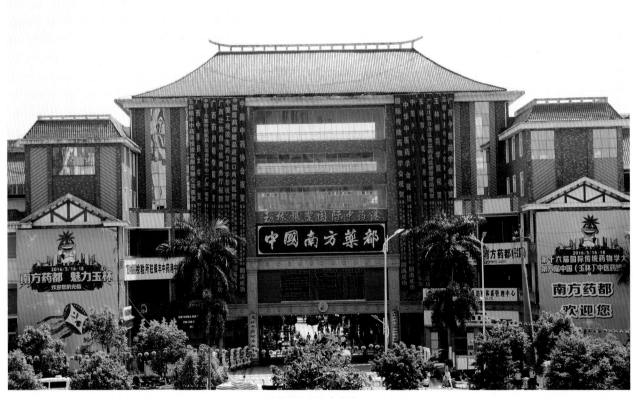

玉林银丰国际中药港

中医药博览会也在玉林银丰国际中药港举办。

2. 宁明爱店口岸

广西的西南面与越南山水相连，防城港市、东兴市、宁明县、凭祥市、龙州县、大新县、靖西市、那坡县共八县市（区）与越南广平、谅山、高平等地接壤，边境地区群众在防病治病和用药习惯方面与越南有着许多相似之处，使得广西中越边境药材市场具有巨大的潜在市场。广西中药材进出较多而且频繁的边贸口岸有凭祥市弄尧口岸和浦寨口岸、宁明县爱店口岸、靖西市龙邦口岸、那坡县平孟口岸等，其中爱店口岸地处广西崇左市宁明县爱店镇，为双边常年开放公路客货运输口岸。爱店口岸是我国边境陆路一类口岸和广西第一个获得国务院批准的中药材进出口口岸，也是我国中药材销往东南亚国家的最大集散地。全国各地及东盟国家在爱店经营中药材的商家达100多家，每年中药材成交量达4万吨以上，成交额在4亿元以上。平均每天有近200吨的中草药从爱店口岸出口越南，然后运往东南亚各国，也有越南、老挝、柬埔寨为主的东南亚大批药材经此进口到中国。爱店口岸进出口药材中植物类药材有80~100种，其中全草类药材有石斛、野生鸡骨草、板蓝根、海风藤、金钱草、穿心莲等；根及根茎类药材有鸡血藤、山豆根、黄藤、千年健、金毛狗脊、砂仁、姜黄、莪术、天南星、百部、黄精、骨碎补、巴戟天等；果实种子类药材有胖大海、草豆蔻、白豆蔻、红豆蔻、益智、草果、鸦胆子、槟榔、佛手、荜茇、白胡椒、龙眼、诃子等；花类药材有红花、木棉、槐花等；叶类药材番泻叶及皮类药材桂皮等；菌藻类药材如灵芝等。动物类药材约20种，包括海马、海螵蛸、海蛇、

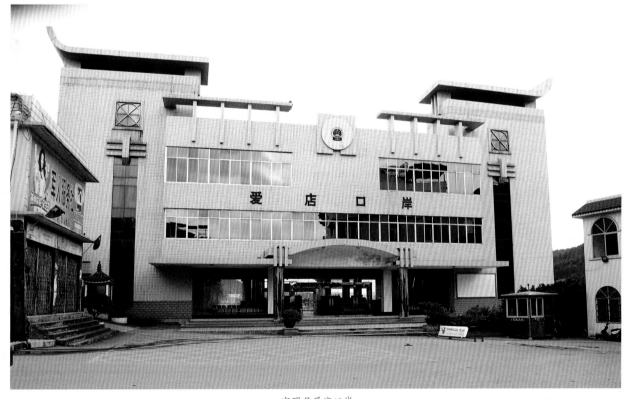

宁明县爱店口岸

红斑蛤蚧等。

3. 金秀、荔浦集散地

金秀瑶族自治县地处南亚热带向中亚热带过渡地带，气候温和，山高谷深，林木茂盛，药用资源十分丰富。金秀的瑶族同胞依靠这些丰富的药用资源在长期同疾病作斗争中创造了自己独特的瑶医药文化，并且长

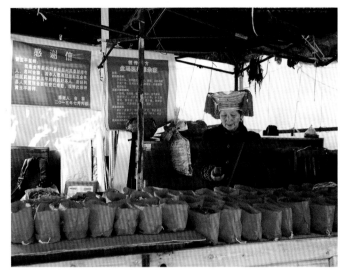
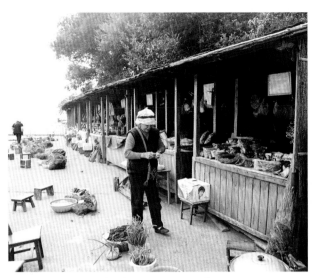

金秀瑶族自治县县城瑶药铺　　　　　　　　　　金秀瑶族自治县圣堂山瑶药铺

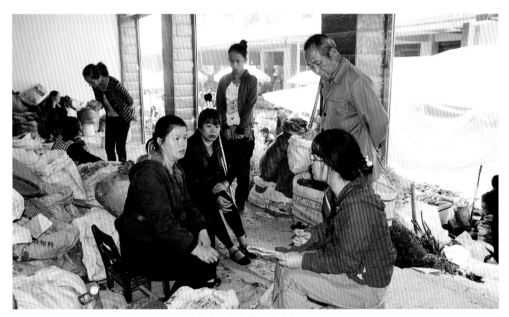

金秀瑶族自治县桐木镇瑶药市场

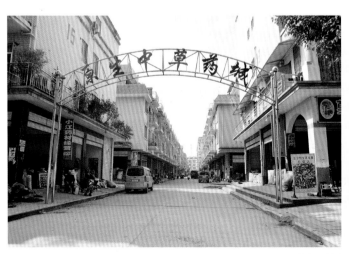
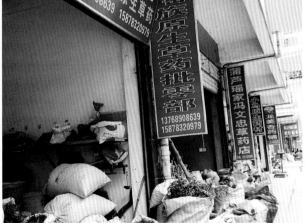

荔浦县原生中草药城

期保持使用瑶医药防病治病及养生保健的良好传统，瑶药市场流通和交易异常活跃。目前，该县拥有全国唯一一家有建制的瑶医医院，同时还有1家民族医药研究所，6家瑶药生产企业。金秀县城38家瑶医个体诊所及40多家瑶药摆卖摊点常年经营104种经典瑶药以及其他各种民间草药，每个瑶医(包括医院门诊、私人诊所、民间药摊)掌握并经常使用的药材品种达200~300种，全县瑶医用药品种总计达千余种。荔浦东面连着金秀大瑶山余脉，西北接架桥岭山脉，地理位置优越，交通便利，城乡市场异常活跃，是广西三大商品集散地之一。荔浦县原生草药城是广西桂北地区规模较大的中草药批发市场之一，市场有来自大瑶山和荔浦当地的数十名瑶医设摊看病卖药，也有外地的药材经销商在该市场经营各种药材生意，是桂北药材商品的重要集散地。

　　4.靖西端午药市

　　靖西端午药市历史悠久，相传形成于唐宋时期。因当地壮族群众信奉端午节当天的草药药效最好，男女老少即便不能亲自采集，也要选购几种常用的药材备用，所以在端午这天便自发成市进行中草药交易，并逐渐形成规模较大的药材市场。近年来，端午药市的规模不断扩大，除了靖西及周边那坡、德保、大新等县域的壮族草医药农，还吸引了周边省份及越南的客商和药材入市交易，药市上丰富的中草药种类以及民间应用经验，也吸引了众多的专家学者前往开展调查。靖西端午药市正逐渐由地域性市场变成区域性的药材交易集散地，成为广西乃至国内最大的民间端午节药市，影响越来越大。以壮族医药为特色的靖西县端午药市不仅是当地丰富的药材资源的一个展销会，也是当地传统医药知识和经验的交流平台。药市交易的常见药材达600种以上，有广西道地药材田七、山豆根、两面针、地枫皮、青天葵等，也有珍贵药材马尾千金草、重楼、金线莲、石斛等。交易的药材多数是新鲜的草药，主要采自周边地区。近年来外地药商越来越多，使药市当天交易的外来干药材也有所增加，但仍以本地新鲜草药为主。

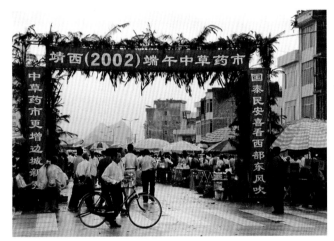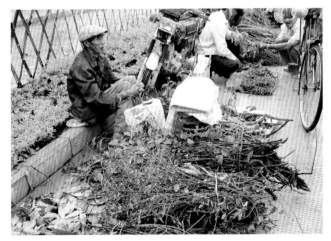

靖西端午药市（2002 年）

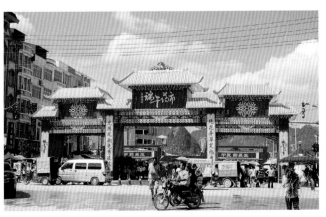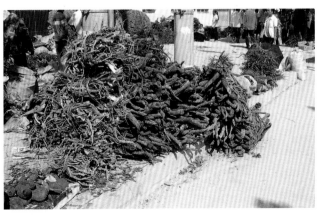

靖西端午药市（2011 年）

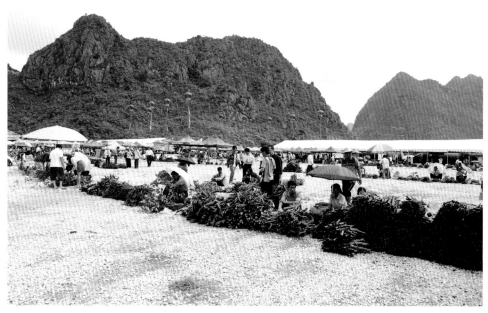

靖西端午药市（2014 年）

5. 恭城端午药市

广西瑶族文化底蕴深厚，恭城瑶族自治县瑶族群众在端午节除了包粽子、喝雄黄酒，还有逛药市的习俗。素有"一月两端午"的说法，五月初五、五月十五这两天均有草药开市，圩市上有各种新鲜草药出售，人们除了购买悬挂于家门口的菖蒲、艾草和紫苏外，还会采购一些草药备用。据统计，恭城端午药市交易的药用植物种类达 450 种以上，其中瑶医常用的经典老班药有 71 种（4 虎、5 牛、13 钻、49 风），占瑶族老班药 104 种（5 虎、9 牛、18 钻、72 风）的 65% 以上。药市上除了老班药，还有当地瑶民习用的瑶药，如绞股蓝、散血子、马莲鞍等 120 种，以及其他广西道地药材和珍稀特有药材，如罗汉果、黄花倒水莲、灵香草等，其至还有国家和地方重点保护的野生植物蛇足石杉、金毛狗脊、八角莲等。药市上也出现一些区域性特有的药用植物，如恭城马兜铃、广西蜘蛛抱蛋等。恭城端午药市是当地瑶药交易平台，交易种类大多为家庭、个人或当地民间瑶医选购常用药材，药市的交易量占全县全年药材交易总量的比例非常小。恭城瑶族自治县药材交易种类多、数量大的各乡镇药材收购站是桂北地区重要的药材集散地，药材常年销往玉林市、广州市、厦门市等外地市场及本地民族医院。

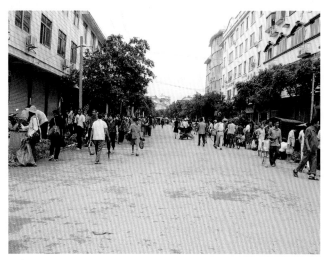
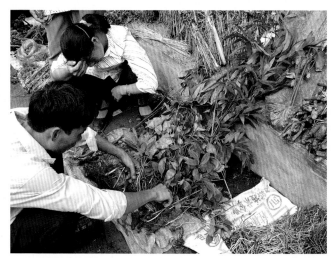

恭城端午药市（2005 年）

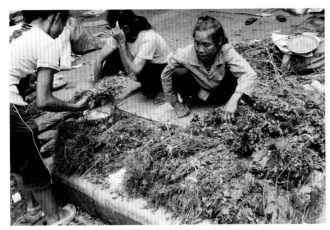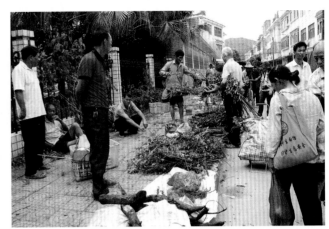

恭城端午药市（2014年）

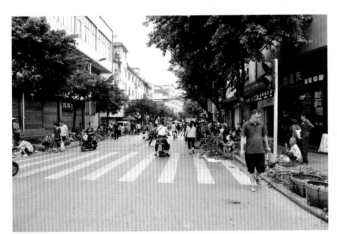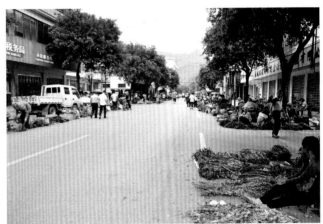

恭城端午药市（2016年）

6.隆林端午药市

隆林各族自治县位于滇、黔、桂三省交界地带，境内层峦叠嶂，沟壑纵横，药用植物资源丰富，素有"土特产仓库"和"天然药材库"之称。隆林县有苗、彝、仡佬、壮、汉等5个民族，是多民族聚居区，每年的五月初五端午节是他们预防病疫、祛邪除祟的重要传统节日。彝族人民在节日期间，有的拿菖蒲挂在大小门上，有的将菖蒲根与雄黄泡酒备用，或把菖蒲根串起来给小孩佩戴，以此驱邪，促进身体强壮。除了杀鸡、买肉、

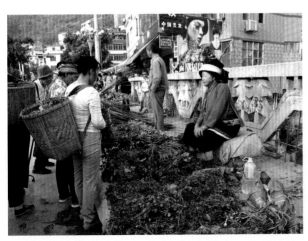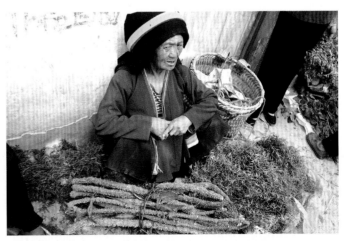

隆林端午药市（2013年）

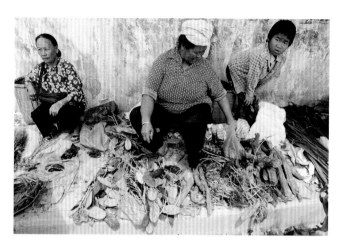
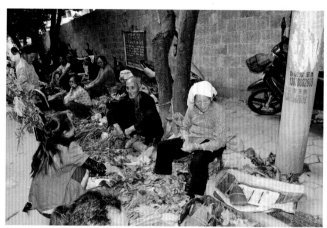

隆林端午药市（2016 年）

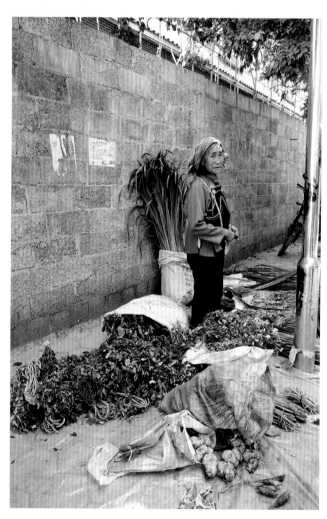
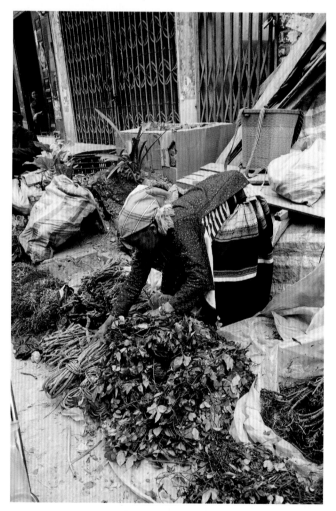

隆林端午药市（2017 年）

包粽子或煮糯米饭外，彝族人民认为五月初五采集的药材最好，懂草药的人当天大量采集各种草药，有的加工备用，有的拿到市场出售，逐渐在县城自发成市。成市当天大约有 200 余种中草药，包括百部、天冬、黄花倒水莲、山豆根等。近年随着药市影响力不断扩大，也吸引了周边田林县、西林县等和贵州安龙县、云南广南县邻近县域的群众前来交易。

五、广西民族药传承与发展

壮、瑶、侗、苗、京、毛南等少数民族医药是广西极具特色的民族药资源，经过上百年的流传应用及药理学验证，多种民族药单方或验方的确切疗效得到证实。壮药是广西民族药的重要组成部分。据统计，常用壮药达 160 多种，依据其功效可分为"八金""八伞""九钻""十虎""三十风""四十藤"等。壮药善于解毒，广西著名的蛇药就是壮药的一大贡献。在壮医民间验方、秘方的基础上，广西多家制药企业开展了民族药产品的创制研发，研制出云香精、正骨水、复方扶芳藤口服液、百年乐、花红片、华佗风痛宝等多种著名的中药品牌，进一步提升了壮药的应用范围，取得了较好的社会效益和经济效益。

无独立民族文字的瑶族在千百年的医药发展过程中，通过口口相传，以师传徒，代代相传的方式使瑶药民族应用得以传承和延续。常用的 104 种瑶药被称为"老班药"，包括"五虎""九牛""十八钻""七十二风"。化学和药理研究证实，多种常用瑶药的活性成分物质基础与其用药经验相符。如被瑶医称为"美醉"的菊科植物黄花蒿，在民间被用于暑热感冒及痢疾，药效实验证实其所含青蒿素具有抗疟疾作用，是临床治疗疟疾的特效药。被称为"爬地猫"的石杉科植物蛇足石杉，民间用于跌打损伤、风湿骨痛和坐骨神经痛，从其分离得到的石杉碱甲具有抑制胆碱酯酶、提高学习记忆能力和改善记忆障碍的功效，并以商品名"哈伯因"或"双益平"上市。此外，素有"南方人参"的瑶药绞股蓝在国内外享有美誉，现已开发多种绞股蓝制品，如绞股蓝皂苷片、绞股蓝冲剂、绞股蓝茶等。

对民族药的整理和挖掘是民族药传承与发展的重要工作内容。长期以来，党和政府高度重视民族药的整理与挖掘工作。20 世纪 70 年代，以区、地、市药品检验所为主的多个单位对广西壮、瑶、苗、侗、毛南、仫佬和京等多个少数民族聚居的 36 个县进行了调查，明确各民族常用且来源清楚的民族药（包括植物药、动物药和矿物药）共 1 021 种，并编制成《广西民族药简编》一书。1984 年，全区开展了较大规模的民族医药古籍普查和整理工作，为抢救、继承和发展民族医药奠定了良好的基础。1994 年，广西民族医药研究所依托国家中医药管理局项目对广西壮药资源进行了深入调查，收集了大量资料和标本，并编制《广西壮药新资源》。2005 年，《中国壮药学》出版，确立了壮药理论体系。2008 年 12 月 1 日，《广西壮族自治区壮药质量标准　第一卷》正式实施，推动广西壮医药的使用和经营向规范化、标准化迈进，并于 2010 年发布了《广西壮族自治区壮药质量标准　第二卷》，2018 年发布了《广西壮族自治区壮药质量标准　第三卷》。这些工作极大地促进了壮药体系的建立及壮药文化的传承发展。在瑶药的挖掘和整理工作上，先后有《中国瑶药学》（2002 年）、《实用瑶药学》（2005 年）、《中国现代瑶药》（2009 年）等瑶医药著作问世，并于 2014 年发布了《广西壮族自治区瑶药质量标准　第一卷》，于 2021 年末发布了《广西壮族自治区瑶药质量标准　第二卷》，为发展广西民族医药事业做出了重要贡献。尽管如此，由于理论体系和临床体系不健全，广西民族医药中的多种诊疗技法和验方秘方还散存于民间，有濒临失传的风险。

为进一步推动中医药民族药产业化发展，广西将传承和发展特色壮瑶民族药、提升中医药民族药服务水平作为实现"富民强桂"的重要举措，并相继出台了多项相关政策，包括《加快中医药民族医药发展的决定》（2011 年）、《广西壮族自治区中医药民族医药发展十大重点工程实施方案（2011—2015）》（2011 年）、《广西生物医药产业跨越发展实施方案》（2018 年）、《关于落实广西生物医药产业千亿元目标攻坚方案》（2018 年）、《关于推进健康广西建设的决定》（2017 年）、《"健康广西 2030"规划》（2017 年）、《关于促进全区中药材壮瑶药材产业高质量发展实施方案的通知》（2020 年）、《广西"三个一批"示范基地及"定制药园建设管理办法（试行）"》（2020 年）、《自治区中医药局等八部门关于公布"桂十味"道地药材及区域特色药材品种的通知》（2021 年）、《广西壮族自治区中医药条例》（2021 年）等，这些政策的实施使广西民族药资源的保护和可持续利用得到了保障、研发能力得到了进一步的提升，民族药医疗体系得到进一步健全。目前，全区共建有 98 所公办县（区）级以上中医医院，808 个卫生院（社区卫生服务中心）中医馆，具有中医药服务能力的基层医疗卫生机构占 91% 以上，极大提升了中医药民族医药的应用和服务水平。

中医药人才队伍建设也取得重要进展，构建了涵盖区、市、县、乡、村五级中医药壮瑶医药人才骨干网络，逐步形成布局合理、结构优化、素质优良的人才梯队。此外，通过加快广西中医药民族医药科技创新能力建设，构建中医药民族医药创新平台、中药民族药药效学评价平台、民族药品种整理和质量标准研究平台等多个数据平台和研发平台，极大丰富了广西民族医药创新及产业化的内涵，使广西中医药民族医药健康产业蓬勃发展。

六、广西民族药的保护概况

广西全境喀斯特地貌典型，自然生态条件独特，植被类型多样，药用植物资源、民族药资源丰富，资源保护任务艰巨。

1. 就地保护

就地保护是野生药用植物资源、民族药资源长期保护中最为有效的一项策略，是保护物种多样性的重要手段。通过建设各种类型的自然保护区方式，对有价值的野生生物及其栖息地予以保护，以保持生态系统内生物的繁衍与进化，维持系统内的物质能量流动与生态过程，是实现就地保护目标的重要措施，也是保护生物多样性的最有效途径。目前广西拥有各类自然保护区 80 处，占地面积 1 358 049.39km²，其中国家级 23 处、自治区级 46 处，汇集了大量中草药资源，如龙胜花坪、兴安猫儿山自然保护区，药用植物种类分别占林区植物种数的 44% 和 33%。另外，还建立了 14 处自然保护小区。初步形成了布局较为合理、类型较为齐全、功能较为完备的自然保护区体系，对药用植物资源保护起到重要作用。

2. 迁地保护

迁地保护也叫易地保护，是指把因生存条件不复存在、物种数量极少或难以找到配偶等原因而导致生存和繁衍受到严重威胁的物种迁出原地，移入动物园、植物园、水族馆和濒危动物繁殖中心进行特殊管理的一种保护措施。迁地保护是对就地保护的补充，是生物多样性保护的重要部分。

广西药用植物园位于广西壮族自治区南宁市，占地 3000 余亩，创建于 1959 年，是中国对外（国际）开放的 21 个大型植物园之一，是从事药用动、植物资源收集、保存、展示及科普教育的公益性事业单位，是一座融游览、科研、教学和生产于一体的综合性园地。2011 年广西药用植物园以物种保存数量最多和保存面积最大被英国吉尼斯总部认证为世界"最大的药用植物园"。目前，广西药用植物园保护的药用植物种质资源上万种，比明朝李时珍著《本草纲目》收载的药用植物还多，被誉为立体的"本草纲目"，保存的形式包括活体植株、种子、试管苗、馏分、总 DNA 和腊叶标本等。已实现大面积规范化栽培，具有较完整产业基础并形成区域特色的种类主要有罗汉果、鸡骨草、广金钱、千斤拔、青蒿、广豆根、鸡血藤、两面针等。

3. 种（养）植与保护

开展中药材有序种（养）植，减少对野生药材资源的依赖，是解决药用资源利用与保护之间矛盾的有效途径。广西不仅药材资源丰富，而且药材的人工种植也颇具规模。2016 年广西中药材种植面积 142.5 万亩（不计林木药材和非药用部分），中药材生产实体创建基地 379 个，面积超过 49.95 万。已建立 29 种药材规范化种植（养殖）示范基地、5 种药材野生抚育生产示范基地，其中规模较大的生产基地 12 个。全区种植药材面积约占全国栽培面积的 1/5，年收购量达 1 800 万千克，是全国四大药材产区之一。罗汉果、鸡血藤、广豆根产量占全国总产量的 90% 以上，鸡血藤累计创造产值 20 亿元以上，广豆根累计产值 10 亿元以上。实现中药产业持续发展与生态环境保护相协调，对广西民族药的保护起到积极作用。

4. 立法保护

《广西壮族自治区药用野生植物资源保护办法》（广西壮族自治区人民政府令第 106 号）（以下简称《办法》）经 2014 年 11 月 12 日自治区第十二届人民政府第 39 次常务会议审议通过，自 2015 年 1 月 1 日起施行。

《办法》的发布实施，标志着广西药用植物资源的保护利用进入了有法可依的新阶段，对中药、民族药的管理和可持续发展产生重大而深远的影响。

通过"世界野生动植物日"和"爱鸟周"等宣传活动，加大药用野生植物资源保护法律法规的宣传力度，普及药用野生植物保护与可持续利用的科学知识，增强公民生态保护意识，营造全社会依法保护药用野生植物的良好社会氛围。

七、广西民族药的机遇与挑战

广西民族药资源丰富，少数民族人口众多，发展广西民族药有自己独特的优势，从资源种类和产量、资源加工、相关科学研究、产业发展区位以及劳动力成本上来看，广西民族药的发展面临前所未有的机遇和挑战。

（一）广西民族药发展的机遇

1. 各项利好政策助推民族药产业发展

中国政府高度重视和大力支持中医药事业的发展，把中医药作为独特的卫生资源，潜力巨大的经济资源，具有原创优势的科技资源，优秀的文化资源和重要的生态资源进行战略谋划，统筹部署。在管理体制上，国家成立了国家中医药管理局，建立了国务院中医药工作部际联席会议制度，地方也相应成立了中医药管理部门。在法治建设上，2003 年国务院颁布实施了《中华人民共和国中医药条例》，2016 年全国人大发布了《中华人民共和国中医药法》。在政策措施上，2009 年出台了《国务院关于扶持和促进中医药事业发展的若干意见》等一系列重大措施。党的十八大以来，以习近平同志为核心的党中央把发展中医药摆上更加重要的位置，坚持把"中西医并重"作为新时期卫生与健康事业发展的重要方针之一。《"健康中国 2030"规划纲要》作为今后 15 年推进健康中国建设的行动纲领，提出了一系列振兴中医药发展、服务健康中国建设的任务和举措。2016 年国务院出台了《中医药发展战略规划纲要 (2016—2030)》，把中医药发展上升为国家战略，对新时期推进中医药发展作出系统部署。

作为中医药不可分割的一部分，民族药也在各个条例政策中提出了系统的部署，其中《中医药发展战略规划纲要（2016—2030 年）》提出将民族医药发展纳入民族地区和民族自治地方经济社会发展规划，加强民族医疗机构建设，支持有条件的民族自治地方举办民族医院，鼓励民族地区各类医疗卫生机构设立民族医药科，鼓励社会力量举办民族医院和诊所。加强民族医药传承保护、理论研究和文献的抢救与整理。把推进民族药标准建设、提高民族药质量、加大开发推广力度、促进民族药产业发展列为纲要的重点任务之一。《中华人民共和国中医药法》提出国家采取措施，加大对少数民族医药传承创新、应用发展和人才培养的扶持力度，加强少数民族医疗机构和医师队伍建设，促进和规范少数民族医药事业发展。

广西长期以来非常重视民族药的发展，相继出台了《广西壮族自治区发展中医药壮医药条例》（2008）、《广西壮族自治区人民政府关于加快中医药民族医药发展的决定》（2011）、《广西壮族自治区壮瑶医药振兴计划（2011—2020 年）》（2011）、《广西壮族自治区中医药民族医药发展十大重点工程实施方案（2011—2015）》（2011）、《国家基本药物及重大疾病原料药广西基地建设实施方案》（2014）、《中药材保护和发展规划（2015—2020）广西实施方案》、《广西壮族自治区药用野生植物资源保护办法》（2014）、《广西壮族自治区中医药条例》（2021 年）等一系列政策法规和实施方案，为加快中医药民族医药的发展，实现由中药材资源大省向产业大省的转变奠定基础。

2. 多平台的搭建为民族药的发展提供重要的交流平台

广西处在"一带一路"交汇对接和陆海统筹的重要节点、关键区域，在中国对外开放格局中区位优势突出。《中医药"一带一路"发展规划》（2016—2020）提出使中医药医疗与养生保健的价值被沿线民众广泛认可，更多沿线国家承认中医药的法律地位，中医药与"一带一路"沿线国家合作实现更大范围、更高水平、更深层次的大开放、大交流、大整合的发展目标。同时广西还是中国－东盟博览会的长久举办地，为促进民族药的交流，从 2009 年开始，中国－东盟传统医药高峰论坛每年举办一次，作为中国－东盟博览会主题延伸的重要部分，为中国－东盟传统医药的交流提供了重要的平台。《广西北部湾经济区发展规划》（2006—2020 年）以及《广西北部湾经济区升级发展行动计划（概要）》（2018 年）也为广西民族医药产业的发展做好了外围政策、环境的铺设，广西民族药发展迎来前所未有的机遇。

3. 第四次全国中药资源普查促进了民族药的挖掘和发展

第四次全国中药资源普查广西试点工作于 2012 年 9 月 17 日启动。本次普查共有 4 项任务，一是摸清区域内中药资源家底情况，二是调查区域内与中药资源相关的传统知识，三是建立区域内中药材种苗繁育基地和种质资源库，四是建立区域内中药资源动态监测与信息服务体系，以县域为单位调查包括民族药资源的药用植物资源本底和应用现状。2014 年，广西地方配套经费开始资助动物药、海洋药、瑶药、壮药资源的普查工作。截至 2021 年年底，核实瑶药基原物种 958 种，壮药基原物种 2 200 种，建立了壮药资源数据库，编著了《中国壮药资源名录》《广西恭城瑶族端午药市药用植物资源》等著作，收集了壮族、瑶族、侗族、苗族、仫佬族等少数民族传统知识 791 条。环江毛南族自治县、隆林各族自治县、金秀瑶族自治县、龙胜各族自治县、恭城瑶族自治县、罗城仫佬族自治县、融水苗族自治县、三江侗族自治县、巴马瑶族自治县、都安瑶族自治县、大化瑶族自治县、富川瑶族自治县，共 12 个少数民族自治县均已全部完成药用植物资源的外业调查，这些县域将以县为单位整理出版《广西中药资源大典》县卷，为广西民族药的发展提供更翔实的基础数据。对各县城进行的传统知识调查也为民族药的挖掘整理提供了珍贵的信息资源。

4. 民族医药理论体系不断完善

广西壮医药的研究开始于 20 世纪 50 年代对壮医陶针疗法的发掘整理。1984 年全国第一次民族医药工作会议召开后，壮医药理论体系研究开始进入新的发展时期，文献收集、文物考察和实地调查全面展开。大量的考古资料证实，壮族独具特色的治疗方法自远古以来就为壮族先民的健康繁衍作出了重要的贡献，宋代《本草图经》提到的"俚医"就是对壮族民间医师的最早称呼，《山海经》也记载了许多壮族地区的药物。但由于壮族没有规范化的文字，壮医药缺乏民族文字记载。直到 1993 年《壮族百科辞典》的出版才第一次陈述了壮医的定义，之后《壮族通史》又对壮医的定义做了进一步的阐述，"壮医"一词开始逐渐得到认可。随着《壮族医学史》《中国壮医学》《发展整理中的壮医》《中国壮药学》《实用壮药学》《壮医药点灸临床治念录》等著作的整理出版，壮医药理论体系逐步得到完善。成立了广西国际壮医医院，在少数民族聚居地区还建立了民族医院，如金秀瑶医医院、巴马民族医院、富川民族医院等，民族医院逐步增多，民族医的临床应用逐渐得到规范推广。广西中医药大学设立了壮医药学院、瑶医药学院，为壮瑶医药的人才培养提供了专业的教学场所，民族医药的人才培养也逐渐完善。

（二）广西民族药发展的主要问题

在利好的政策、独特的区位优势以及逐步完善的人才培养条件下，近年来广西民族医药取得了较好的发展，但也碰到了一些困境，遇到了一些挑战。

1. 民族药资源优势与中药材产业发展不匹配

广西作为中药资源大省，民族药资源也异常丰富，但存在物种数量多、资源量少的问题，药材种植的规模仍无法满足产业化发展的实际需要。科研成果的转化能力也较弱，民族制药企业的产业带动力有待提高。现有的民族制药企业数量少、拳头产品较少、规模较小，一些药材的深加工尚未突破，未能充分开发和利用。种植、加工示范引导作用不明显，产业带动力不强，产业链不均衡，未能真正体现民族药资源大省的优势。

2. 民族药优势不明显

广西具有丰富且特色的壮族、瑶族、侗族、毛南族等民族医药资源，以及国内唯一一个沿海的京族民族药资源，但民族医药集聚力不强、知名度不高，人才培养刚刚起步，高层次人才储备远远不够，与藏医药、蒙医药以及维医药相比，在理论体系建立及临床实践方面，均存在一定的差距，难以发挥广西民族药的资源优势。

3. 人才培养仍需进一步加强

广西壮、瑶民族医药理论体系逐步完善，并设立了专科院系进行了人才培养，但仍有一些极具特色的民族医药，如毛南族医药、京族医药、侗族医药等，由于没有民族文字，还处在民间口传心授的阶段。掌握民族医药理论与技巧的民族医生普遍年事已高，由于经济发展的需求，少数民族聚居地的年轻人大部分选择进城务工，民族医药濒临失传的境况日渐严峻。

4. 民族药在产业扶贫和乡村振兴中的优势仍需进一步挖掘

精准扶贫是党的十九大报告提出的决胜全面建成小康社会的三大攻坚战之一。少数民族地区的精准脱贫和乡村振兴是此战的重中之重，如何解决少数民族地区脱贫和乡村振兴显得尤为重要。由于知名度、宣传度及产业发展不足，广西民族医药在疑难杂症上的成本优势、在民族药资源上的优势以及在种植业发展上的区位优势仍不能很好地体现，需进一步推进助力民族地区的中药材产业脱贫和乡村振兴工作。

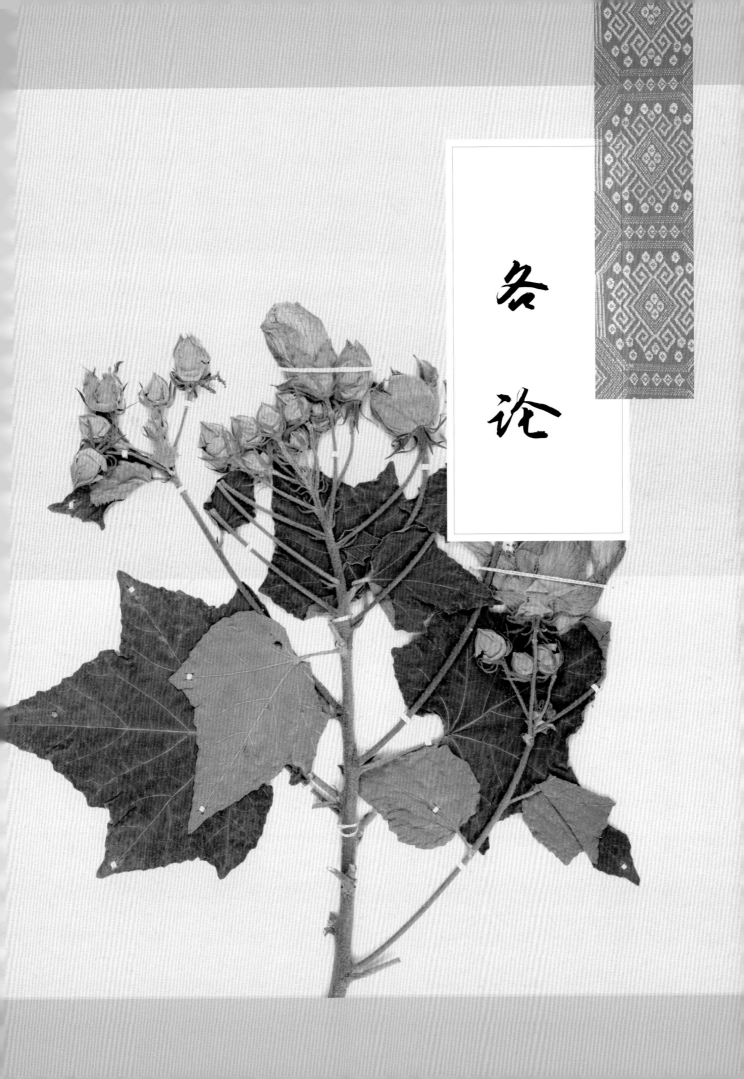

各论

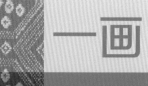

一画

一枝黄花

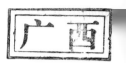

广西

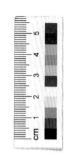

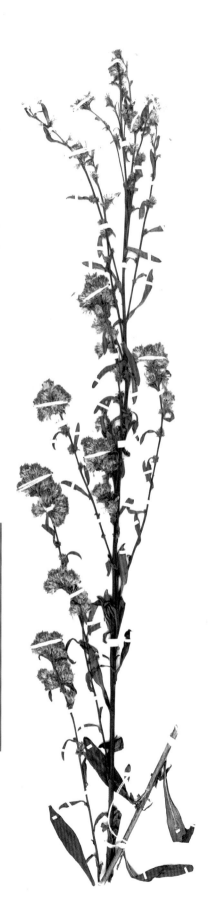

33909

来源

菊科（Compositae）植物一枝黄花 *Solidago decurrens* Lour. 的全草。

民族名称

【壮族】棵共现，蛇头王（忻城）。

【瑶族】德爽单、写鸦马（金秀）。

【侗族】骂袍（三江）。

民 族 应 用

【壮族】药用全草。水煎服治伤风感冒，咽喉肿痛，阑尾炎；水煎洗患处治疮疖；水煎蜂蜜调服治毒蛇咬伤；捣烂醋炒敷患处治痉痛。还可用于治疗黄疸，水肿，痈疮，手足癣。内服用量9~15g（不宜久煎）；外用适量。

【瑶族】药用全草。水煎服治肝炎，感冒发热，肺炎，肺结核，小儿哮喘性支气管炎，咽喉炎，扁桃体炎，疮疖肿毒；水煎调酒服，另取鲜品捣烂调酒搽患处，或水煎洗患处治青竹蛇咬伤；捣烂开水调取汁服治小儿急惊风；捣烂加酒蒸，取汁服，药渣敷患处，治乳腺炎，腹股沟淋巴结肿；水煎洗患处治疮疖。内服用量10~20g（不宜久煎）；外用适量。

【侗族】药用全草。水煎服治肠炎，痢疾；水煎调酒服，另取鲜品捣烂调酒搽患处，或水煎洗患处治青竹蛇咬伤；捣烂敷患处治跌打骨折。内服用量10~20g；外用适量。有小毒，内服宜慎。

药材性状　全草长 30~100cm。根茎短粗，簇生淡黄色细根。茎圆柱形，直径 2~5mm；表面黄绿色、灰棕色或暗紫红色，有棱线，上部被毛；质脆，易折断，断面纤维状，有髓。单叶互生，多皱缩、破碎，完整叶片展平后呈卵形或披针形，长 1~9cm，宽 0.3~1.5cm，先端稍尖或钝，全缘或有不规则的疏锯齿，基部下延成柄。头状花序直径约 7mm，排成总状，偶有黄色舌状花残留，多皱缩扭曲，苞片 3 层，卵状披针形。瘦果细小，冠毛黄白色。气微香，味微苦、辛。

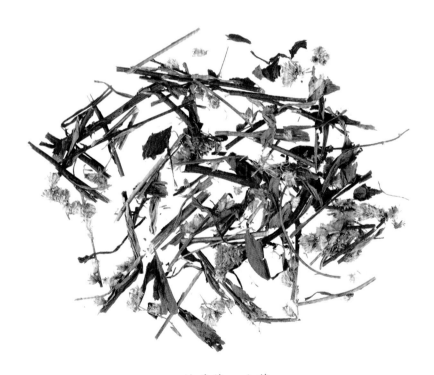

·一枝黄花－全草

药用源流　始载于《植物名实图考》，谓："一枝黄花，江西山坡极多。独茎直上。高尺许，间有歧出者。叶如柳叶而宽。秋开黄花，如单瓣寒菊而小。花枝俱发，茸密无隙，望之如穗。"所述特征及附图与本种相符。因其茎直立，多无分枝，花黄聚于茎上部，故名一枝黄花。开花季节，山坡片片黄色，故有满山黄之喻。有关一枝黄花的性味功效，本草中鲜有收载，仅《植物名实图考》记载："洗肿毒。"近代药学著作见诸多报道，《上海常用中草药》记载："辛、苦，凉。"《全国中草药汇编》记载："辛、苦，平。有小毒。"《浙江药用植物志》记载："辛，温。"《湖南药物志》记载："疏风解毒，退热行血，消肿止痛。"《广东中药》记载："破血，通关窍。治跌打损伤，皮肤瘙痒，缠身疮。"《福建药物志》记载："疏风清热，解毒消肿。主治感冒，急性扁桃体炎，百日咳、中暑、痢疾、肺炎、肝炎、肝硬化腹水、肾炎、颈淋巴结核、乳腺炎、闭经、盆腔炎、真菌性阴道炎、手脚癣、稻田性皮炎、钩虫性皮炎、疔疮痈肿、跌打损伤、狂犬或毒蛇咬伤。"《浙江药用植物志》记载："止血。治外伤出血。"《中华人民共和国药典》（2020年版 一部）记载其具有清热解毒、疏散风热的功效；主治喉痹，乳蛾，咽喉肿痛，疮疖肿毒，风热感冒。

分类位置	种子植物门	被子植物亚门	双子叶植物纲	菊目	菊科
	Spermatophyta	Angiospermae	Dicotyledoneae	Asterales	Compositae（Asteraceae）

形态特征 多年生草本。植株高达100cm。叶质地较厚，两面有毛或背面无毛，叶形多样，中部茎叶椭圆形、长椭圆形、卵形或宽披针形，下部叶的柄具翅。头状花序较小，长6~8mm，宽6~9mm，多在茎上部排列成总状花序或伞房圆锥花序，总苞片顶端急尖或渐尖，舌状花舌片椭圆形。瘦果，长3mm。

生境分布 生于海拔500~2100m的阔叶林缘、林下、灌丛中及山坡草地上。分布于江苏、浙江、安徽、江西、四川、贵州、湖南、湖北、广东、广西、云南、陕西、台湾等。广西全区各地均有分布。

化学成分 全草含黄酮类成分：芦丁、山奈酚-3-芦丁糖苷、异槲皮苷、山奈酚-葡萄糖苷、槲皮素等。皂苷类成分：一枝黄花酚苷。花含苯甲酸苄酯类成分：2,3,6-三甲氧基苯甲酸-(2-甲氧基苄基)酯、2,6-二甲氧基苯甲酸-(2-甲氧基苄基)酯、2,6-二甲氧基苯甲酸苄酯、2-羟基-6-甲氧基苯甲酸苄酯。

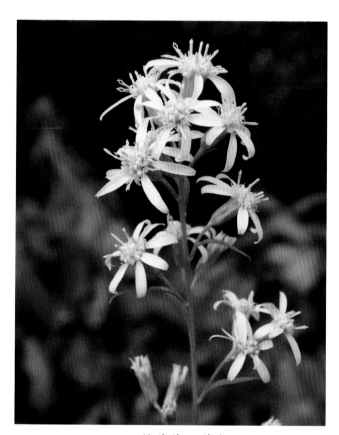

· 一枝黄花 - 花期

根含苯甲酸苄酯类成分：2,6-二甲氧基苯甲酸苄酯、2,3,6-三甲氧基苯甲酸-(2-甲氧基苄基)酯、2-羟基-6-甲氧基苯甲酸苄酯。当归酸桂皮酯类成分：当归酸-3,5-二甲氧基-4-乙酰氧基桂皮酯、当归酸-3-甲氧基-4-乙酰氧基桂皮酯。炔属化合物成分：(2Z,8Z)-癸二烯-4,6-二炔酸甲酯、(2E,8Z)-癸二烯-4,6-二炔酸甲酯。甾醇类成分：谷甾醇。

叶含挥发油，主要成分为δ-榄香烯、β-榄香烯、石竹烯、(E)-β-金合欢烯、β-杜松烯、异大香叶烯D、

β- 人参烯、γ- 依兰烯、4,4,11,11- 四甲基 -7- 四环 -[6.2.1.0(3.8)0(3.9)] 十一醇等 [1]。

药理作用　1. 抗菌作用

一枝黄花煎剂、一枝黄花总黄酮对金黄色葡萄球菌具有较强的抑菌活性，MIC 值分别为 12.5mg/ml 和 0.5mg/ml [2]。

2. 利尿作用

一枝黄花具有明显的利尿作用，其煎剂、总皂苷可明显提高家兔排尿量；其煎剂、总黄酮、总皂苷可使家兔单位容积尿液中钠和钾的排出量明显减少，表现为排水大于排钠排钾 [3]。

3. 降压作用

一枝黄花煎剂能显著降低麻醉兔血压，抑制蟾蜍心收缩力，降低蟾蜍心率和心排血量，其降压幅度和降压持续时间与异丙肾上腺素相当 [4]。一枝黄花总皂苷能显著降低麻醉兔的动脉血压，而总黄酮对麻醉兔血压无显著影响，其降压作用的有效成分可能是总皂苷 [5]。

4. 胃黏膜保护作用

一枝黄花总皂苷和总黄酮对消炎痛所致大鼠胃黏膜损伤有明显的保护作用，且总皂苷的作用强于总黄酮 [6]。

5. 增强平滑肌运动

一枝黄花煎剂对炭末在小鼠小肠内的推进率有明显的增强作用，能明显增强回肠平滑肌的活动力 [7]。

6. 其他作用

一枝黄花能延长热刺激所致小鼠痛觉反应时间，具有解热镇痛作用 [8]。

参考文献

[1] 竺锡武，陈海相，李松华，等 . 一枝黄花挥发油化学成分分析 [J]. 中国中药杂志，2007,32(20):2191-2193.

[2] 杨婧，张卫华，裘名宜 . 一枝黄花煎剂及其提取物体外抑菌作用的初步研究 [J]. 四川中医，2009,27(9):50-52.

[3] 刘素鹏，裘名宜，白纪红，等 . 一枝黄花及其总黄酮总皂苷利尿作用的实验研究 [J]. 四川中医，2009,27(5):22-24.

[4] 裘名宜，李晓岚，刘素鹏，等 . 一枝黄花对心血管系统部分指标的影响 [J]. 医学信息，2005,18(12):1730-1731.

[5] 李晓岚，裘名宜，刘素鹏，等 . 一枝黄花总皂苷和总黄酮对家兔血压的影响 [J]. 时珍国医国药，2010,21(3):552-553.

[6] 刘素鹏，裘名宜，李晓岚 . 一枝黄花总皂苷和总黄酮对消炎痛所致大鼠胃溃疡的影响 [J]. 时珍国医国药，2011,22(3):645.

[7] 刘素鹏，裘名宜，吴正平，等 . 一枝黄花对动物肠平滑肌运动的影响 [J]. 时珍国医国药，2006,17(11):2151-2152.

[8] 许金国，赵晓莉，崔小兵 . 加拿大一枝黄花与一枝黄花解热镇痛抗炎作用比较 [J]. 辽宁中医药大学学报，2011,13(12):72-73.

一点红

来源

菊 科（Compositae）
植 物 一 点 红 *Emilia sonchifolia* (Linn.) DC. 的全草。

民族名称

【壮族】棵立龙（天峨）。

【瑶族】给喝妈（金秀）。

【仫佬族】妈天摸（罗城）。

【侗族】乌苏爹亚（三江）。

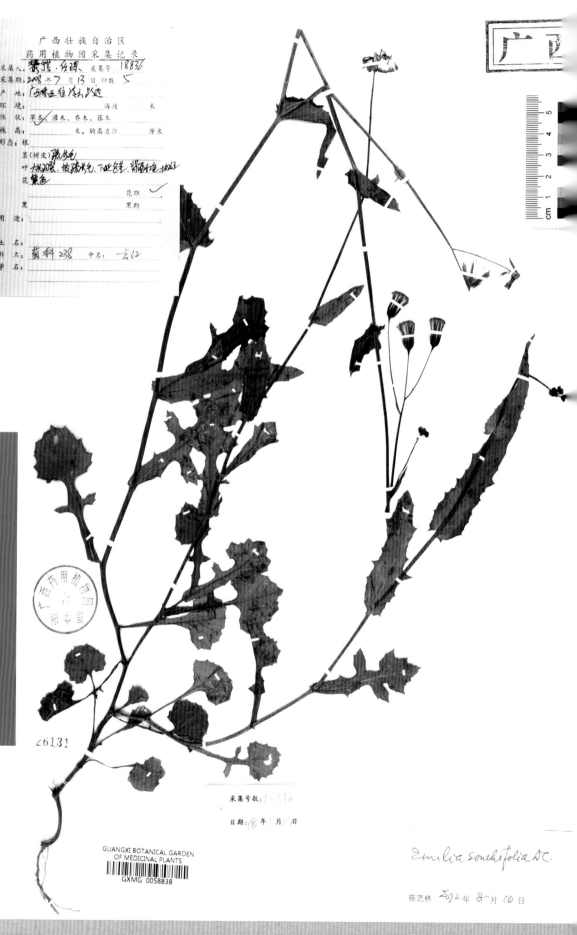

民 族 应 用

【壮族】药用全草。水煎服治痢疾，膀胱炎，大便出血，痔疮出血；捣烂敷患处治疮疥，跌打损伤；捣烂敷伤口周围治毒蛇咬伤。还可治疗风湿骨痛，肾盂肾炎，水肿，黄疸，咳嗽多痰，风寒感冒，蚕豆病，扁桃体炎，火眼，咽痛，疔疮，蛇头疮，痈疮疖肿，无名肿毒，天疱疮，痈肿，瘰疬，血淋，白带过多，带下等。内服用量 15~60g；外用适量。

【瑶族】药用全草。水煎服治疗感冒发热，咽喉肿痛，肺炎，尿路感染，麦粒肿，腹泻，脉管炎；捣烂敷患处治疮疥，跌打损伤；捣烂敷伤口周围治毒蛇咬伤。内服用量 15~60g；外用适量。

【仫佬族】药用全草。水煎服治疗感冒发热。内服用量 30~60g。

【侗族】药用全草。水煎服预防流感，治疗感冒发热，咽喉肿痛，肾炎，肝炎，结膜炎，宫颈炎，痢疾。内服用量 30~60g。

药材性状 全草长 10~50cm。根细而弯曲，有须根。茎细圆柱形，表面暗绿色，下部被茸毛。叶多皱缩，展平后基生叶呈琴状分裂，长 5~10cm，宽 2.5~5cm，灰绿色或暗绿色，先端裂片大，近三角形，基部抱茎，边缘具疏钝齿；茎生叶渐狭。头状花序 2~3 个，排成聚伞状，总苞圆柱形，苞片 1 层，呈条状披针形或近条形，长约 1cm；管状花棕黄色，冠毛白色。瘦果狭矩圆形，长约 3mm，有棱。气微，味苦。

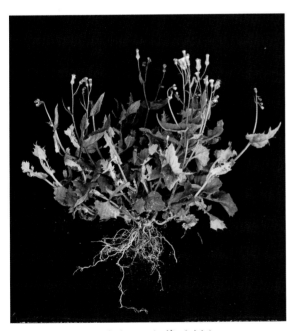

·一点红－全草（鲜）

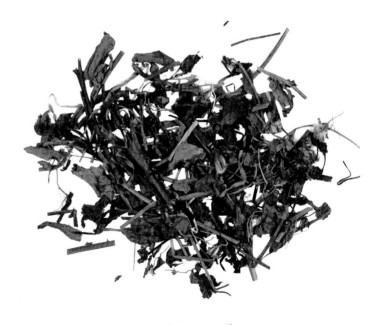

·一点红－全草

药用源流 以紫背草之名始载于《植物名实图考》，曰："生南赣山坡。形全似蒲公英而紫茎，近根叶叉微稀，背俱紫。梢端秋深开紫花，似秃女头花不全放，老亦飞絮，功用同蒲公英"。《广西壮族自治区壮药质量标准　第一卷》（2008 年版）记载其具有清解热毒、利尿的功效；主治泄泻，痢疾，尿路感染，上呼吸道感染，结膜炎，口腔溃疡，疮痈。

分类位置	种子植物门	被子植物亚门	双子叶植物纲	菊目	菊科
	Spermatophyta	Angiospermae	Dicotyledoneae	Asterales	Compositae（Asteraceae）

形态特征 一年生草本。茎直立或斜升。叶质地较厚，下部叶密集，羽状分裂，上面深绿色，下面常变紫色，两面被短卷毛；中部茎叶疏生，无柄，基部箭状抱茎；上部叶少数，线形。头状花序，开花前下垂，花后直立；花序梗细；总苞圆柱形；小花粉红色或紫色，长约9mm，管部细长，檐部渐扩大，具5深裂。瘦果圆柱形，具5棱，肋间被微毛；冠毛白色。

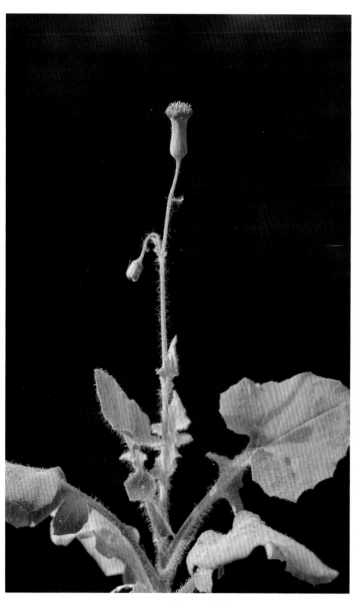

·一点红－花期

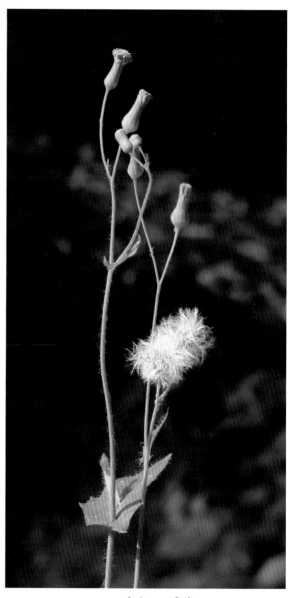

·一点红－果期

生境分布　生于海拔 800~2100m 的山坡荒地、田埂、路旁。主要分布于云南、贵州、四川、湖北、湖南、江苏、浙江、安徽、广东、广西、海南、福建、台湾等。广西全区各地均有分布。

化学成分　地上部分含克氏千里光碱、多梗菊碱、熊果酸、西米杜鹃醇、β-谷甾醇、豆甾醇、正二十六醇、三十烷、蜂花酸、棕榈酸等。还含异槲皮苷[1]、鼠李素、异鼠李素、槲皮素、木犀草素、小麦黄素 $-7-O-\beta$-D-吡喃葡萄糖苷 8-（2″-吡咯烷酮基）-槲皮素、5, 2′, 6′-三羟基 -7, 8-二甲氧基-黄酮 $-2'-O-\beta$-D-吡喃葡萄糖苷、丁二酸、反式丁烯二酸、对羟基苯甲酸、4-羟基-间苯二甲酸、咖啡酸、七叶内酯、异去甲蟛蜞菊内酯、尿嘧啶等成分[2]。含挥发油，主要成分为倍半萜类化合物和石竹烯氧化物等[3]。

药理作用　1. 抑菌作用

一点红生物碱对金黄色葡萄球菌、大肠杆菌及枯草杆菌中度敏感，随着生物碱浓度增大，抗菌作用越强[4]；一点红黄酮类化合物对金黄色葡萄球菌有较强的抗菌作用，对大肠杆菌及枯草杆菌的抑菌效果较弱[5]。

2. 抗氧化作用

65% 丙酮提取的一点红黄酮具有很好的抗氧化活性，对食用菜油的抗氧化效果与 BHA 接近，并且对猪肉有明显的保鲜效果[6]。

参考文献

[1] 史新, 王立升, 庞赛, 等. 一点红药材中异槲皮苷的分离鉴定及指纹图谱研究 [J]. 药物分析杂志, 2012,32(5):809-812.

[2] 沈寿茂, 沈连钢, 雷崎方, 等. 一点红地上部分的化学成分研究 [J]. 中国中药杂志, 2012, 37(12), 3249-3251.

[3] 潘小娇, 曾金强, 志英. 一点红挥发油化学成分的分析 [J]. 中国医药导报,2008,5(22):35-36.

[4] 周吴萍, 韦媛媛, 李军生, 等. 广西一点红总生物碱的提取和抗菌活性研究 [J]. 时珍国医国药, 2008,19(8):1835-1836.

[5] 李军生, 阎柳娟, 苏辉武, 等. 一点红黄酮类化合物分离及其抗菌性能研究 [J]. 食品科学,2007, 28(9):196-198.

[6] 李萍, 王荣华. 一点红黄酮的提取及抗氧化性能的研究 [J]. 内蒙古农业大学学报,2007, 28(4):195-197.

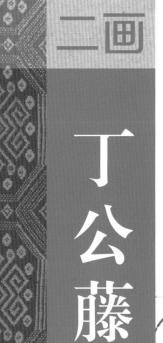

二画

丁公藤

来源

旋花科（Convolvulaceae）
植物丁公藤 *Erycibe
obtusifolia* Benth. 的藤茎。

民族名称

【壮族】勾来（上林）。

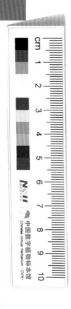

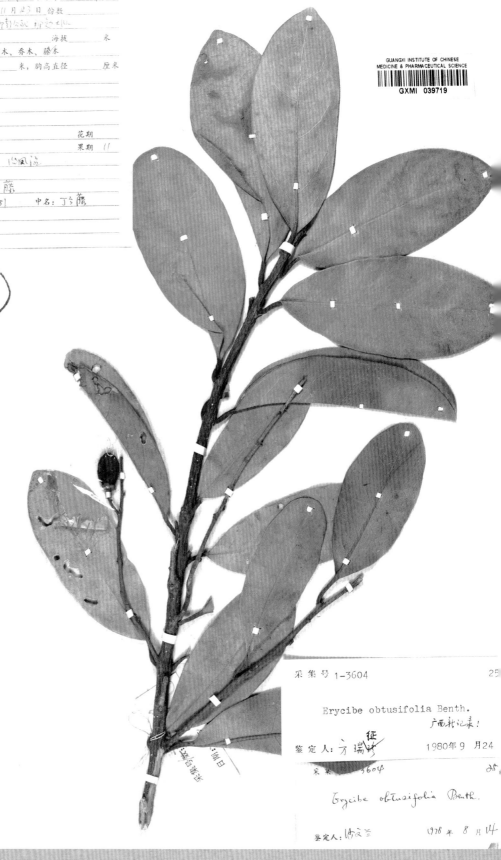

广西壮族自治区
医药研究所采集记录

采集人：钦州调查队 采集号 1-3604
采集期：1976年 11月23日 份数
产 地：钦州县那彭公社 那逢大队
环 境： 海拔 米
性 状：草本、灌木、乔木、藤本
株 高： 米，胸高直径 厘米
形态：根
　　　茎（树皮）
　　　叶
　　　花
　　　　　　　　　　　　花期
　　　果 黄色 果期 11
用 途：治风湿

土 名： 丁公藤
科 名： 251 中名：丁公藤
学 名：

广西中医药研究所
34942
标本室

GUANGXI INSTITUTE OF CHINESE
MEDICINE & PHARMACEUTICAL SCIENCE
GXMI 039719

采集号 1-3604　　　　25

Erycibe obtusifolia Benth.
　　　　　广西新记录！
鉴定人：方瑞征　　1980年 9 月24

采集　　3604　　　25

Erycibe obtusifolia Benth.

鉴定人：陈文兰　　1978年 8 月14

民 族 应 用

【壮族】药用藤茎。浸酒服或配酒剂外搽治风湿骨痛，半身不遂，跌打肿痛。内服用量 3~6g，配制酒剂，内服或外搽。本品有毒，内服宜慎。

药材性状 为斜切的段或片，直径 1~10cm。外皮灰黄色、灰褐色或浅棕褐色，稍粗糙，有浅沟槽及不规则纵裂纹或龟裂纹，皮孔点状或疣状，黄白色，老的栓皮呈薄片剥落。质坚硬，纤维较多，不易折断。切面椭圆形，黄褐色或浅黄棕色，异型维管束呈花朵状或块状，木质部导管呈点状。气微，味淡。

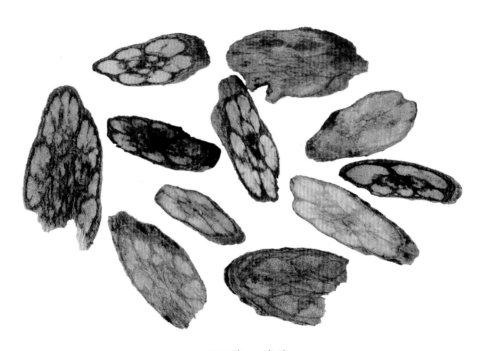

· 丁公藤 − 藤茎

药用源流 《中华人民共和国药典》（2020 年版　一部）和《广西壮族自治区壮药质量标准　第一卷》（2008年版）记载其具有祛风除湿、消肿止痛的功效；主治风湿痹痛，半身不遂，跌扑肿痛。

分类位置	种子植物门	被子植物亚门	双子叶植物纲	茄目	旋花科
	Spermatophyta	Angiospermae	Dicotyledoneae	Solanales	Convolvulaceae

形态特征 高大木质藤本。小枝有棱。叶革质，椭圆形或倒长卵形，长 6.5~9cm，宽 2.5~4cm，顶端钝或钝圆，基部渐狭成楔形。聚伞花序腋生和顶生，花序轴、花序梗被淡褐色柔毛；花萼球形，萼片近圆形，外面被淡褐色柔毛，有缘毛，毛不分叉；花冠白色，小裂片长圆形，全缘或浅波状；雄蕊不等长，花药与花丝近等长，顶端渐尖，花丝之间有鳞片，子房圆柱形，柱头圆锥状贴着子房，两者近相等长。浆果卵状椭圆形。

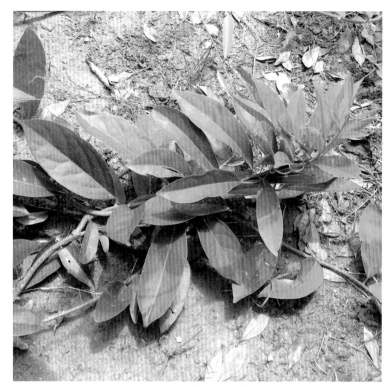

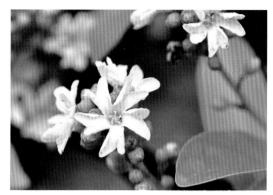

·丁公藤－花期

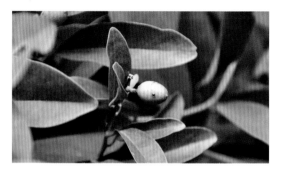

·丁公藤－植株

·丁公藤－果期

生境分布　生于海拔 100~1200m 的山谷湿润密林中或路旁灌丛。分布于广东、广西等。广西主要分布在上思、钦州等。

化学成分　茎中含包公藤甲素、包公藤丙素、包公藤乙素、东莨菪苷及微量的咖啡酸及绿原酸。根中含 7 个香豆素类成分：7,7'- 二羟基 –6,6' 二甲氧基 –3,3'- 双香豆素、7,7'- 二羟基 –6,6'- 二甲氧基 –8,8'- 双香豆素、7–O–[4'–O–(3",4"– 二羟基桂皮酰基)–β–D– 吡喃葡萄糖基]–6– 甲氧基香豆素、cleomiscosin A、cleomiscosin B、东莨菪素、东莨菪苷。5 个绿原酸衍生物：3–O–4"– 羟基 –3",5"– 二甲氧基苯甲酰基绿原酸甲酯、4–O–4"– 羟基 –3",5"– 二甲氧基苯甲酰基绿原酸甲酯、灰毡毛忍冬素 G、灰毡毛忍冬素 F、绿原酸。以及 β– 谷甾醇、胡萝卜苷、长链脂肪醇、胡萝卜苷连长链脂肪烷烃[1]。

药理作用　1. 抗炎镇痛作用
丁公藤的有效成分东莨菪素对由甲醛诱发的大鼠足肿胀具有明显的抗炎消肿作用。复方丁公藤胶囊能降低二甲苯引起的毛细血管通透性的增加，抑制蛋清引起的足趾肿胀，显著减轻醋酸刺激引起的内脏躯体疼痛，对电刺激小鼠足掌引起的疼痛反应具有提高痛阈的作用[2]。
2. 对免疫功能的作用
丁公藤注射液雾化吸入可显著提高大鼠外周血淋巴细胞酸性 α– 醋酸萘酯酶阳性率，提高外周血中性白细胞吞噬率和脾细胞特异性花环形成细胞率，还可显著降低外周血白细胞移行指数，表明丁公藤对提高呼吸道局部免疫和全身性免疫具有促进作用[3]。
3. 缩瞳、降眼压作用
从丁公藤茎提取的缩瞳有效成分为包公藤甲素，临床用于治疗青光眼，现已人工合成，合成品系消旋体，作用强度减半[4]。另有合成的类似物 6β– 乙酸氧基去甲莨菪烷（6β–acetoxynortropanee，6β–AN），其缩瞳作用更强，可作为包公藤甲素和匹罗卡品的代用品。丁公藤提取物可使在体和离体动物的眼球产生缩瞳，且不抑制人血清的胆碱酯酶，属于直接作用于受体的拟胆碱药。丁公藤碱的缩瞳和降眼压作用主要通过 M_3 受体介导，可使兔眼房水中的环磷酸腺苷（cAMP）含量降低，环磷酸鸟苷（cGMP）含量升高；还可通过细胞膜上的 M_3 受体触发人眼睫状肌细胞内 Ca^{2+} 的升高 [5,6]。

4. 对心血管系统的作用

包公藤甲素能显著减慢在位和离体大鼠心率，增加其心肌收缩力，降低心肌耗氧量，提示有改善心功能作用。给清醒家兔肌内注射 6β-AN 溶液 0.0237mg/kg，5~10min 开始心率减慢，20~25min 心率最慢，减慢心率 54%，2h 后恢复正常；麻醉家兔静脉注射 6β-AN 3μg/kg 以上时，心率和血压抑制可超过 60% 以上，且其减慢心率和降压作用呈剂量依赖性。

5. 对中枢神经系统的作用

家兔静脉注射 6β-AN 12μg/kg 或毒扁豆碱 0.2mg/kg，均能在 20~30min 内拮抗东莨菪碱诱发的高幅慢波 [7]。小鼠腹腔注射包公藤甲素引起的中枢 M 胆碱震颤作用，与中枢 M 胆碱激动剂氧化震颤素和震颤素作用相似，强度介于二者之间。包公藤甲素与震颤素合用产生协同作用，与东莨菪碱合用呈拮抗作用，提示包公藤甲素可成为制造帕金森病病理模型的药物 [8]。

6. 毒副作用

小鼠静脉注射东莨菪素 100mg/kg（一次最大耐受量），观察 72h，未见任何毒性反应。包公藤甲素小鼠腹腔注射的 LD_{50} 为（8.85±1.2）mg/kg；6β-AN 的 LD_{50} 为 6.22mg/kg。中毒症状表现为副交感神经亢进，大剂量组动物有类似氧化震颤素的中枢性震颤。家兔静脉注射大剂量（30μg/kg）6β-AN，可见心律失常，如窦性心动过缓、房颤、室性早搏、二联律、室颤乃至停搏，动物在 5min 内死亡。0.0030%~0.0045% 浓度的 6β-AN 给家兔滴眼，每日 2 次，连续 4 个月，未见眼部及全身表现有任何异常改变。

7. 其他作用

东莨菪素对妊娠大鼠离体子宫及组胺引起的豚鼠回肠收缩有抑制作用；可抑制体外妊娠大鼠子宫自发性收缩，抑制前列腺合成酶的活性，拮抗前列腺素。丁公藤的有效成分东莨菪内酯在家兔体内消除较快，消除速率常数为（0.56±0.37）h^{-1}，半衰期为（1.81±1.14）h，提示其疗效维持时间不长 [9]。

附注 本品有毒，有强烈发汗作用。中毒症状：汗出不止、四肢麻痹。解救方法：按一般对症治疗，同时可用甘草、蜂蜜内服解毒和温水洗手。同属植物光叶丁公藤 *E. schmidtii* Craib 药效与本品相似。

参考文献

[1] 刘健. 丁公藤的化学成分及生物活性研究 [D]. 北京：中国协和医科大学, 2007.

[2] 周名璐, 许少伟, 程新敏. 复方丁公藤胶囊的消炎镇痛作用 [J]. 中成药, 1993,15(7):29-30.

[3] 杨志平, 宋志军, 宁耀瑜, 等. 丁公藤注射液雾化吸入对人鼠呼吸道和全身免疫功能的影响 [J]. 广西中医药, 1998,21(5):45-49.

[4] 项中, 周金娥, 陈泽乃, 等. 新缩瞳剂包公藤甲素人工合成研究 [J]. 药学学报, 1989,24(2):105-109.

[5] 曾淑君, 张延斌, 彭大伟. 丁公藤碱降眼压作用机制的研究 [J]. 中华眼科杂志, 1999,35(3):171-173.

[6] 黄文勇, 彭大伟, 曾淑君, 等. 丁公藤碱对培养的人眼睫状肌细胞内 Ca^{2+} 运动的影响 [J]. 眼科学报, 1999,15(4):212-214.

[7] 陈明, 戴建亚. 6β- 乙酰氧基去甲莨菪烷对清醒兔脑皮层电图的影响 [J]. 上海第二医科大学学报, 1992,12(1):29-32.

[8] 俞霭瑶, 孙琛. 包公藤甲素的中枢 M- 胆碱能效应 [J]. 上海第二医学院学报, 1985,3:189-191, 233.

[9] 周燕文, 李梅, 赵素荣. 丁公藤注射液在家兔体内的药代动力学研究 [J]. 中国中药杂志, 1997, 22(3):179.

丁茄

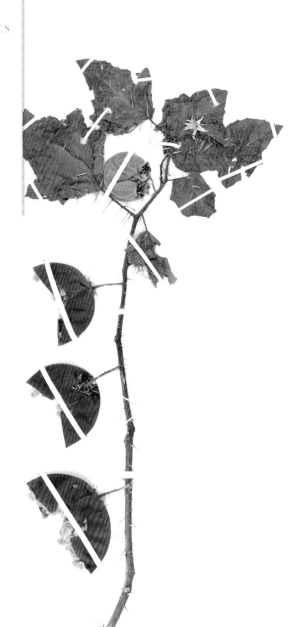

第四次全国中药资源普查采集记录

采集人：彭玉德，黄雪彦，李金花
采集号：451025160708052LY
采集日期：2016 年 07 月 08 日
采集地点：广西靖西县龙邦镇界邦村
经度：106° 17′ 08.06″ E　纬度：22° 54′ 22.34″ N
海拔：711 m
环境：其他，路旁，黄棕壤
出现频度：少见　资源类型：野生
性状：草本
重要特征：花白色，果实橙红色
科名：茄科
植物名：牛茄子　别名：
学名：Solanum capsicoides All.
药材名：　入药部位：
标本份数：4
用途：
备注：

181561

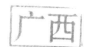

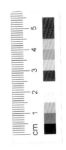

第四次全国中药普查普查
451025160708052LY
采集号：
日期：　年 月 日

采集号：451025160708052LY　　茄*

牛茄子

Solanum capsicoides All.

鉴定人：彭玉德　　20160915

第四次全国中药资源普查

来源

茄科（Solanaceae）植物牛茄子 *Solanum surattense*
Burm. f. [*Solanum capsicoides* Allioni] 的根、茎、叶、果实或全株。

民族名称

【壮族】难涌。

【瑶族】楝根（金秀），勾紧表。

民 族 应 用

【壮族】药用根、茎、叶、果实、种子。鲜叶捣敷患处治跌打损伤；与姜黄、韭菜根共捣烂敷患处治扭挫伤；鲜根捣敷或用茎叶晒干煅存性为末，调茶油敷患处治痈疮肿毒；鲜果切开加猪肝适量蒸熟，去本品吃猪肝治小儿疳积；茎叶晒干煅存性为末，加冰片少许涂患处治小儿口腔炎；根晒干研细末治心下痛；种子置烧红之瓦片上，用竹管吸烟熏治牙痛。内服用量3~6g，煎汤服，或0.3~0.9g研末服；外用适量，捣敷或煎水洗，或研末调敷患处。

【瑶族】药用果实、根。果实与猪肺煲服治哮喘咳嗽；根与黄花倒水莲和猪瘦肉水煎服治小儿哮喘；根捣烂调酒外敷治扭挫伤；全株还可治疗慢性支气管炎，胃痛腹痛，风湿筋骨痛，腰腿痛，跌打损伤，慢性骨髓炎，淋巴结结核。内服果实3g，根3~5g，水煎服或配猪肺炖服；外用适量，水煎洗或捣敷。本品有毒，内服宜慎。

药材性状 根呈不规则圆柱形，多扭曲不直，有分枝，长可达30cm，直径0.7~5cm。表面灰黄色至棕黄色，粗糙，可见突起细根痕及斑点，皮薄，有的剥落，剥落处呈淡黄色，质硬，断面淡黄色或黄白色，纤维性。气微，味弱。茎呈圆柱形，直径1~4.5cm，表面淡黄绿色，有点状微突起的皮斑及皮孔，有的具稀疏钉刺。断面淡黄色，髓部中空。叶阔卵形，先端短尖至渐尖，基部心形，脉上均具直刺，具叶柄。果实扁球状。种子干后扁而薄，边缘翅状。

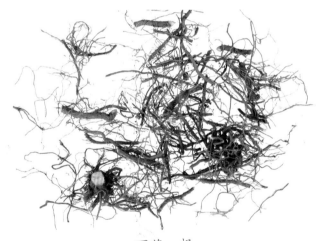

· 丁茄－根

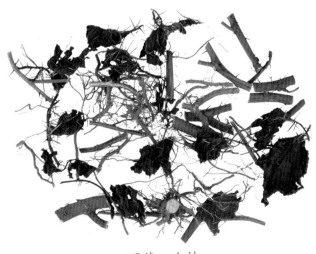

· 丁茄－全株

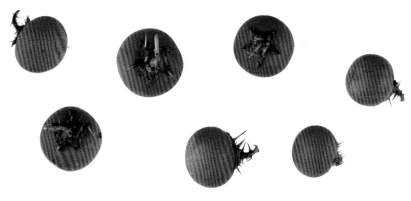

· 丁茄 - 果实

药用源流　《广西中药材标准》（1990年版）记载其根及老茎具有活血散瘀、消肿止痛的功效；主治跌打损伤，腰肌劳损，胃痛，牙痛，风湿痛，疮毒。

分类位置	种子植物门	被子植物亚门	双子叶植物纲	茄目	茄科
	Spermatophyta	Angiospermae	Dicotyledoneae	Solanales	Solanaceae

形态特征　多直立草本至亚灌木。高30~100cm，除茎枝外均被具节的纤毛，茎及小枝具淡黄色细直刺。叶阔卵形，长5~10.5cm，宽4~12cm，先端短尖至渐尖，基部心形，浅裂或半裂，边缘浅波状；叶柄微具纤毛及较长大的直刺。聚伞花序腋外生，短而少花，花梗纤细被直刺及纤毛；萼杯状，先端5裂，裂片卵形；花冠白色，筒部隐于萼内，冠檐5裂，裂片披针形端尖；花药顶端延长，顶孔向上。子房球形，无毛，柱头头状。浆果扁球状，果柄具细直刺；种子干后扁而薄，边缘翅状。

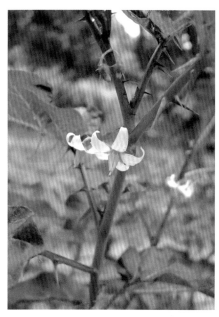

· 牛茄子 - 花期

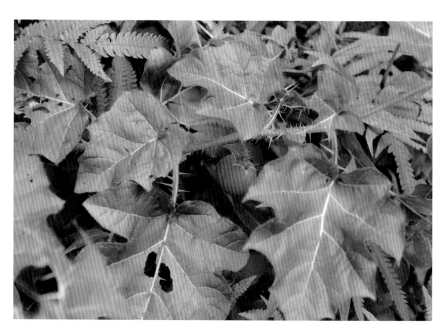

· 牛茄子 - 果期

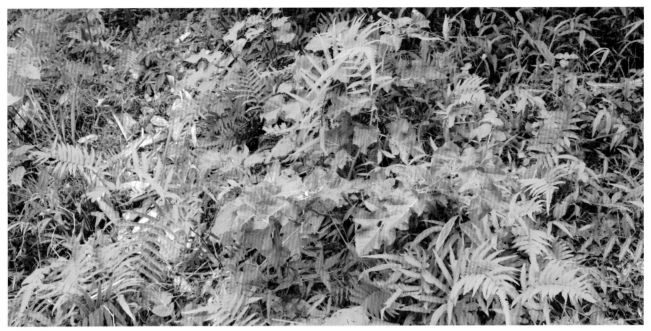

·牛茄子 - 生境

生境分布　生于海拔 350~1180m 的路旁荒地、疏林或灌木丛中。分布于云南、四川、贵州、广西、湖南、广东、海南、江西、福建、江苏、台湾等，河南、辽宁有栽培。广西主要分布在金秀、岑溪、平南、玉林、南宁、宾阳、上林、马山、南丹等。

化学成分　全草含 3- 甲氧基对羟基苯甲酸、N- 反式阿魏酰酪胺、3,4,5- 三甲氧基苯酚、丁香树脂酚、丁香酸、3,4- 二羟基苯甲醛、松柏醇、N- 对反式香豆酰酪胺、(25S)- 螺甾 -$\Delta^{5(6)}$- 烯 -3β- 醇 3-O- β-D- 葡萄糖基 -(1 → 6)-O-β-D- 葡萄糖苷、3- 吲哚酸、(25S)- 螺甾 -3β, 6α- 二醇、对羟基苯甲酸、tribulusamide A、咖啡酸、蔗糖、(25S)- 螺甾 -3- 酮 -6α- 醇 6-O-β-D- 吡喃木糖基 -(1 → 3)-β-D- 吡喃鸡纳糖苷、(25S)- 螺甾 -3β, 6α- 二醇 6-O-β-D- 吡喃鸡纳糖苷、(25S)- 螺甾 -3β, 6α- 二醇 6-O-α-L- 吡喃鼠李糖基 -(1 → 3)-β-D- 吡喃鸡纳糖苷、(25S)- 螺甾 -3β, 6α- 二醇 6-O-β-D- 吡喃木糖基 -(1 → 3)-β-D- 吡喃鸡纳糖苷、(25S)- 螺甾 -3β, 6α- 二醇 6-O-β-D- 吡喃木糖基 -(1 → 3)-β-D- 吡喃葡萄糖苷、麦芽酚、2, 3- 二羟基 -1-(4- 羟基 -3- 甲氧基苯基)- 丙基 -1- 酮、楝叶吴萸素 B、蛇菰宁、1,2- 二 (4- 羟基 -3- 甲氧基苯基)-1, 3- 丙二醇、simulanol、山橘脂酸、1-(4- 羟基 -3- 甲氧基苯基)-2-{4-［(E)-3- 羟基 -1- 丙烯基］-2- 甲氧基苯氧基 }-1,3- 丙二醇、2- 正丙基环戊酸 6-O-β-D- 呋喃芹糖基 -(1 → 6)-O-β-D- 吡喃葡萄糖酯苷、(3β,5α,6α,25S)-26-O-β-D- 吡喃半乳糖 -3,6,26- 三醇 -20, 22- 裂环呋甾 -20, 22- 二酮 6-O-β-D- 吡喃木糖基 -(1 → 3)-β-D- 吡喃鸡纳糖苷[1]。

药理作用　牛茄子提取物对 H5N1 病毒具有抑制作用，通过对石油醚、乙酸乙酯、正丁醇和水等萃取部位进行筛选，发现乙酸乙酯部位和正丁醇部位为其活性部位[1]。

附　　注　同属植物刺天茄 *S. violaceum* Ortega、水茄 *S. torvum* Swartz、黄果茄 *S. virginianum* L.（已与牛茄子合并）的干燥根及老茎具相同功效，《广西中药材标准》（1990 年版）及《广西壮族自治区壮药质量标准　第二卷》（2011 年版）亦收载为丁茄根。

参考文献

[1] 李杰辉 . 丁茄抗 H5N1 病毒活性成分研究 [D]. 合肥：安徽医科大学 ,2013.

十八症

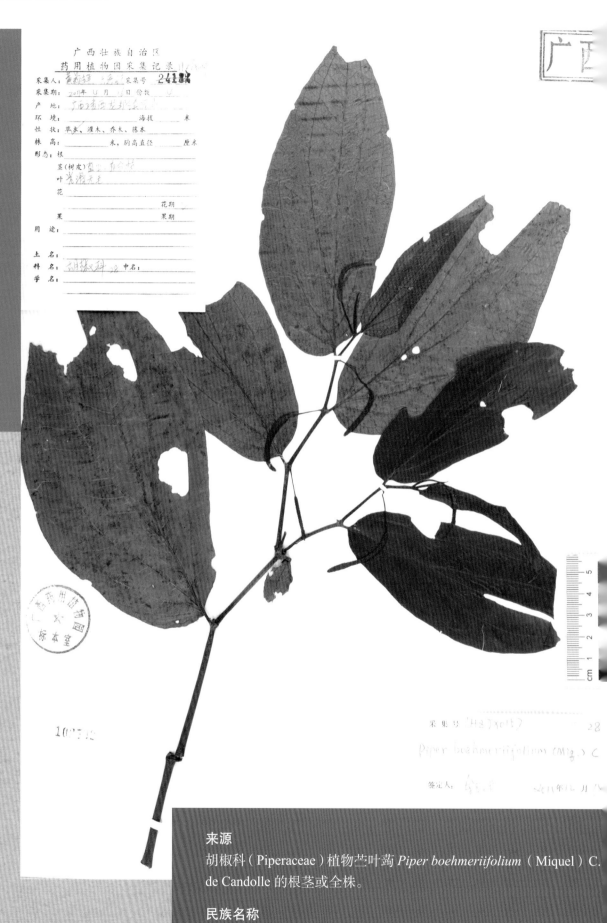

来源
胡椒科（Piperaceae）植物苎叶蒟 *Piper boehmeriifolium*（Miquel）C. de Candolle 的根茎或全株。

民族名称
【壮族】大叶假蒌（龙州）。
【瑶族】肺切别静（金秀）。

民 族 应 用

【壮族】药用根、茎或全株。水煎服兼敷患处治风湿痛，跌打肿痛；捣烂水煎取汁，其中一部分洗患处，另一部分与猪筒骨煲成汁服治关节炎（鹤膝风）。内服用量 30~60g；外用适量。

【瑶族】药用根茎或全株。水煎服治胃痛；水煎服兼敷患处治风湿痛，跌打肿痛。内服用量 30~60g；外用适量。孕妇忌服。

药材性状 根呈须根状，表面土黄色至灰褐色；质硬，不易折断。茎呈扁圆柱形，直径 0.3~1.5cm，表面黑褐色，光滑，具纵棱，茎节明显膨大。质脆，易折断，断面灰黄色至灰棕色，纤维性，中空。叶片多皱缩，展平后呈卵状长圆形，黑色，顶端渐尖，两侧不等宽，基部歪斜，全缘。气香，味辛，麻。

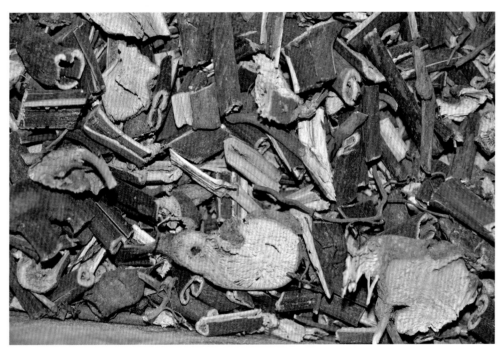

·十八症－根茎

药用源流 《中华本草》记载其具有祛风散寒、活血调经、消肿止痛的功效；主治风寒感冒，风湿痹痛，脘腹冷痛，牙痛，月经不调，痛经，跌打肿痛，蛇虫咬伤。

分类位置	种子植物门	被子植物亚门	双子叶植物纲	胡椒目	胡椒科
	Spermatophyta	Angiospermae	Dicotyledoneae	Piperales	Piperaceae

形态特征 直立亚灌木。全株无毛或多少被短柔毛。茎干燥时有微小疣状凸起。叶柄长 2~10mm；叶片椭圆形，长圆形，长圆状披针形，或近卵形，薄纸质，基部两侧不等宽，一侧圆，另一侧短狭，差约 2mm；侧脉在宽的一侧有 3~4 条，在狭的一侧有 2~3 条。雌性穗状花序 10~12cm，总花梗略长于叶柄，花序轴无毛，苞片直径达 1.5mm 或有时更大。浆果直径 2~3mm。

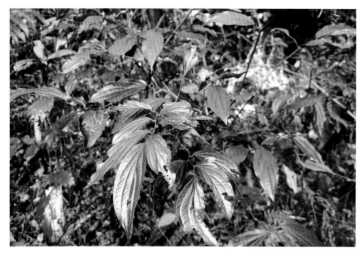

·苎叶蒟－植株

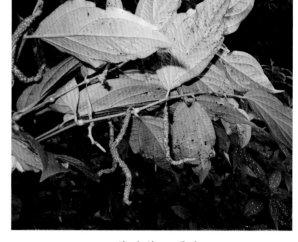

·苎叶蒟－果期

生境分布 生于海拔 500~1900m 的疏林、密林下或溪旁。分布于广东、广西、贵州、云南等。广西主要分布在桂南。

化学成分 地上部分含 β- 谷甾醇、4- 烯 -6-β- 羟基 -3- 豆甾烷酮、麦角甾醇过氧化物、α- 软脂酸甘油酸、(E)-3,4- 亚甲二氧基苯丙烯醛、胡椒碱、胡椒次碱、荜茇明宁碱、guineensine、cepharanone A、cepharanone B[1]。根及根茎含 N-p-coumaroyl tyramine、stigmalactam、tricholein、brachyamide B、sarmentosine[2]。全株含 (2E,4E)-N-isobutyleicosadienamide、N-(2'-hydroxy-ethyl)-N-methyl-3,4-methylenedioxy-benzamide 等[3]。

藤茎含挥发油，主要成分为 δ- 杜松烯、L- 龙脑、β- 水芹烯、T- 紫穗槐醇、莰烯、萜品烯 -4- 醇、β- 蒎烯等[4]。

药理作用 1. 抗血小板活化因子（PAF）作用
苎叶蒟乙醇提取物具有明显的抗 PAF 活性，IC_{50} 为 35.21mg/L[5]。
2. 镇静、镇痛、抗抑郁及抗炎作用
苎叶蒟乙酸乙酯提取物可使小鼠穿格行走数、扭体数、累计不动时间及耳郭肿胀率明显减小，而其乙醇提取物仅引起小鼠穿格行走数和累计不动时间显著减小，表明本品有较显著的镇静、镇痛、抗抑郁及抗炎作用，乙醇提取物仅在镇静、抗抑郁作用方面具一定活性[6]。

参考文献

[1] 张可，倪伟，陈昌祥.光轴苎叶蒟的化学成分研究 [J].天然产物研究与开发,1999,11(1):44-47.

[2] 肖新霞，钱伏刚，解静，等.光轴苎叶蒟酰胺类生物碱成分的研究 [J].中草药,2005,36(4):508-510.

[3] 王丽君.光轴苎叶蒟的抗抑郁活性部位及其成分分离 [D].南宁：广西大学,2008.

[4] 刘建华，高玉琼，霍昕.十八症挥发油成分的研究 [J].中草药,2003,34(12):1073-1074.

[5] 沈志强，陈植和，王德成.12 种云南胡椒属植物乙醇提取物抗血小板活化因子作用的筛选 [J].昆明医学院学报,1997,18(3):23-25,29.

[6] 肖新霞，潘胜利.十八症提取物的药理作用研究 [J].中国中药杂志,2004,29(6):578-580.

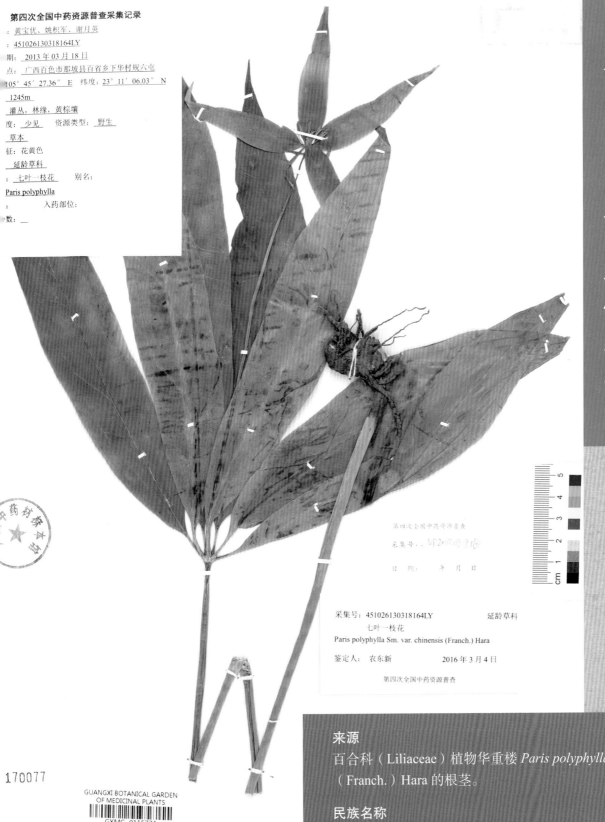

七叶一枝花

第四次全国中药资源普查采集记录

: 黄宝优、姚积军、谢月英

: 451026130318164LY

期: 2013 年 03 月 18 日

点: 广西百色市那坡县百省乡下华村规六屯

105° 45′ 27.36″ E 纬度: 23° 11′ 06.03″ N

1245m

灌丛，林缘，黄棕壤

度: 少见 资源类型: 野生

草本

征: 花黄色

延龄草科

: 七叶一枝花 别名:

Paris polyphylla

: 入药部位:

数:

170077

GUANGXI BOTANICAL GARDEN
OF MEDICINAL PLANTS
GXMG 0115774

采集号: 451026130318164LY 延龄草科

七叶一枝花

Paris polyphylla Sm. var. chinensis (Franch.) Hara

鉴定人: 农东新 2016 年 3 月 4 日

第四次全国中药资源普查

来源

百合科（Liliaceae）植物华重楼 *Paris polyphylla* var. chinensis
（Franch.）Hara 的根茎。

民族名称

【壮族】棵独卖（隆林），重楼，九层楼。
【瑶族】七仔连（昭平）。
【侗族】良伞（三江）。
【苗族】独脚莲（融水）。

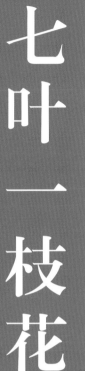

七叶一枝花

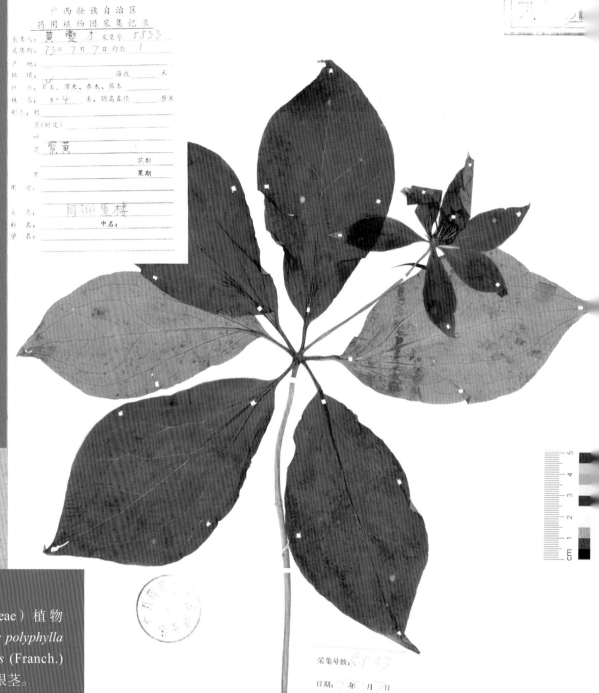

来源

百合科（Liliaceae）植物
云南重楼 *Paris polyphylla*
var. *yunnanensis* (Franch.)
Hand.-Mazz. 的根茎。

民族名称

【壮族】棵独卖（隆林），
重楼，九层楼。
【瑶族】七仔连（昭平）。
【侗族】良伞（三江）。
【苗族】独脚莲（融水）。

民 族 应 用

【壮族】药用根茎。水煎服或研粉开水冲服用于治疗胃痛，咳嗽，肠炎，哮喘；水磨调酒服治疗跌打损伤；磨醋涂患处治腮腺炎，无名肿毒，恶疮；捣烂调米酒炒热敷患处治疗风湿关节炎。

【瑶族】药用根茎。水煎服或研粉开水冲服用于治疗胃痛；捣敷患处或酒磨敷患处治疗淋巴结核；磨酒或磨水服兼涂伤口周围治疗毒蛇咬伤；磨水或磨醋涂患处治无名肿毒，恶疮。

【侗族】药用根茎。磨水或磨醋涂患处治无名肿毒，恶疮。

【苗族】药用根茎。水煎服或研粉开水冲服用于治疗咳嗽；水磨调酒服治疗扑跌损伤；捣敷患处或酒磨敷患处治疗淋巴结结核；磨水或磨醋涂患处治无名肿毒，恶疮。

内服用量 10~30g；外用适量。

药材性状　根茎呈结节状扁圆柱形，略弯曲，长 5~12cm，直径 1.0~4.5cm。表面黄棕色或灰棕色，外皮脱落处呈白色；密具层状突起的粗环纹，一面结节明显，结节上具椭圆形凹陷茎痕，另一面有疏生的须根或疣状须根痕；顶端具鳞叶和茎的残基。质坚实，断面平坦，白色至浅棕色，粉性或角质。气微，味微苦、麻。

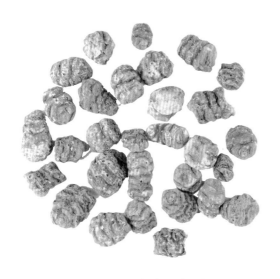

·七叶一枝花 - 根茎

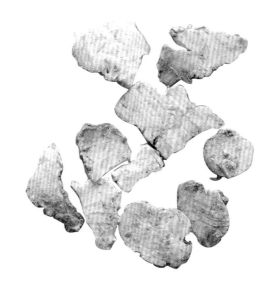

·七叶一枝花 - 根茎（切片）

药用源流　始载于《本经·别录》，列为下品。《中华人民共和国药典》（2020 年版　一部）记载其具有清热解毒、消肿止痛、凉肝定惊的功效；主治疗疮痈肿，咽喉肿痛，蛇虫咬伤，跌扑伤痛，惊风抽搐。

分类位置	种子植物门	被子植物亚门	单子叶植物纲	百合目	百合科
	Spermatophyta	Angiospermae	Monocotyledones	Liliales	Liliaceae

形态特征　华重楼　多年生草本。根状茎粗厚，棕褐色，圆柱形，密生多数环节和须根。叶轮生于茎顶，5~8 枚，通常 7 枚，倒卵状披针形、矩圆形披针形或倒披针形。花单生于轮生叶中央，外轮叶状花被片绿色，

4~6 枚，内轮花被片通常中部以上变宽，宽约 1~1.5mm，长 1.5~3.5cm，长为外轮的 1/3 至近等长或稍超过；雄蕊 8~10 枚，花药长 1.2~2cm，为花丝的 3~4 倍，药隔突出部分长 1~2mm，子房近球形，具棱。蒴果开裂，具鲜红色多浆汁外种皮。

云南重楼　多年生草本，叶 6~12 枚，厚纸质，披针形、卵状矩圆形或倒卵状披针形。外轮花被片披针形或狭披针形，内轮花被片 6~12 枚，条形，中部以上宽达 3~6mm，长为外轮的 1/2 或近等长；雄蕊 8~12 枚，花药长 1~1.5cm，花丝极短，药隔突出部分长约 1~3mm；子房球形，花柱粗短，上端具 5~10 分枝。

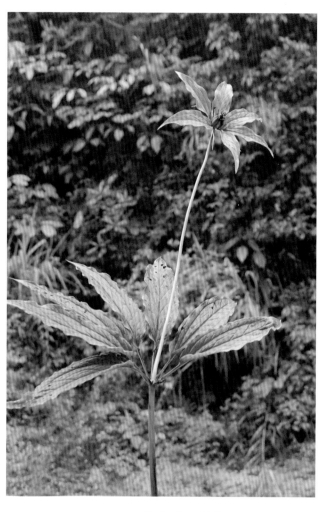

· 华重楼 - 花期

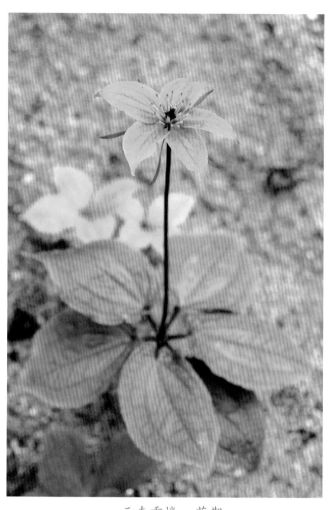

· 云南重楼 - 花期

生境分布　华重楼生于海拔 600~2000m 的林下荫处或沟谷边的草丛中。分布于江苏、浙江、江西、福建、台湾、湖北、湖南、广东、广西、四川、贵州和云南等。广西主要分布在龙胜。

云南重楼生于海拔 1400~3600m 的林下或路边。分布于福建、湖北、湖南、广西、四川、贵州和云南。广西主要分布在那坡。

化学成分　根茎含薯蓣皂苷元 -3-O-α-L- 呋喃阿拉伯糖基 (1 → 4)-[α-L- 吡喃鼠李糖基 (1 → 2)]-β-D- 吡喃葡萄糖苷、薯蓣皂苷元 -3-O-α-L- 吡喃鼠李糖基 (1 → 2)-β-D- 吡喃葡萄糖苷、薯蓣皂苷元 -3-O-α-L- 吡喃鼠李糖基 (1 → 4)-α-L- 吡喃鼠李糖基 (1 → 4)-[α-L- 吡喃鼠李糖基 (1 → 2)]-β-D- 吡喃葡萄糖苷、薯蓣皂苷元 -3-O-α-L- 吡喃鼠李糖基 (1 → 2)- [α-L- 呋喃

阿拉伯糖基 (1 → 3)]–β–D– 吡喃葡萄糖苷、薯蓣皂苷元 –3–O–α–L– 吡喃鼠李糖基 (1 → 2) – [α–L– 吡喃鼠李糖基 (1 → 4)]–β–D– 吡喃葡萄糖苷及偏诺苷元 –3–O–α–L– 吡喃鼠李糖基 (1 → 4)–α–L– 吡喃鼠李糖基 (1 → 4)–[α–L– 吡喃鼠李糖基 –(1 → 2)]–β–D– 吡喃葡萄糖苷。 地上部分含 corchionoside C、β– 蜕皮甾酮、coronatasterone、山奈酚 3–O–β–D– 吡喃半乳糖苷、 紫云英苷等 [1]。

药理作用　1. 止血作用
华重楼偏诺皂苷元在浓度较低时即具有较强的止血作用 [2]。

2. 对心血管系统的作用
华重楼水提取物可部分拮抗内皮素（ET）引起小鼠猝死的作用，并对 ET 引起的离体大鼠主动脉环收缩有内皮素依赖的舒张作用 [3]。

3. 抑制精子活性作用
华重楼皂苷有杀精作用，其乙醇提取物对大鼠精子有效杀精浓度为 3mg/ml，小鼠则为 1.5~3mg/ml [4]。

4. 抗肿瘤作用
中药重楼的水、甲醇和乙醇提取物对人肺癌 A549、人乳腺癌 MCF7、人结肠腺癌 HT29 等 6 种人体肿瘤细胞均有明显的抑制作用，其皂苷是其抗肿瘤的有效成分 [5]。华重楼甲醇提取液对小鼠或纤维细胞 L929 具有较强的细胞毒性，浓度达到 10mg/ml 时抑制率达 95% 以上 [3]。

5. 抑菌作用
华重楼及其同属近源种对宋氏痢疾杆菌、黏质沙雷杆菌、大肠杆菌、金黄色葡萄球菌有一定的抑制作用，对铜绿假单胞菌有扩散色素作用 [2]。

6. 免疫调节作用
重楼皂苷 II 是作用较强的免疫调节剂，对 PHA 诱导的人外周全血细胞有促进有丝分裂作用。重楼皂苷 I–III 在小鼠成纤维细胞 L929 培养基中可引起 ConA 诱导的小鼠淋巴细胞增殖效应，并能促进小鼠粒 / 巨噬细胞克隆形成细胞（GM–CFC）增殖 [3]。

附　注　华重楼目前已有栽培，主要栽培于广西。云南多栽培云南重楼（滇重楼），也有少量华重楼和七叶一枝花 *Paris polyphylla* Smith。

参考文献

[1] 赵猛,李燕敏,王鹏飞,等.华重楼地上部分化学成分研究[J].中国药学杂志,2018,53(16):1342-1346.

[2] 王强,徐国钧,程永宝.中药七叶一枝花类的抑菌和止血作用研究[J].中国药科大学学报,1989,20(4):251-253.

[3] 汤海峰,赵越平,蒋永培.重楼属植物的研究概况[J].中草药,1998,29(12):839-842.

[4] 樊爱国.中药七叶一枝花的药理研究进展[J].江西中医学院学报,1992,4(1):41-42.

[5] 季申,周坛树,张锦哲.中药重楼和云南白药中抗肿瘤细胞毒活性物质 Gracillin 的测定[J].中成药,2001,23(3):212-215.

七叶莲

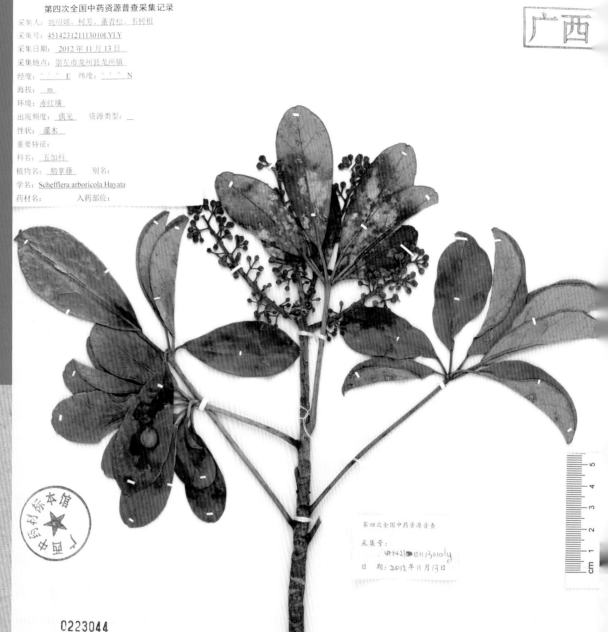

第四次全国中药资源普查采集记录

采集人：凌绍娜、柯芳、童青松、韦树根

采集号：451423121113010LYLY

采集日期：2012 年 11 月 13 日

采集地点：崇左市龙州县龙州镇

经度：°′″E 纬度：°′″N

海拔：__ m

环境：水红壤

出现频度：偶见 资源类型：__

性状：灌木

重要特征：

科名：五加科

植物名：鹅掌藤 别名：

学名：Schefflera arboricola Hayata

药材名： 入药部位：

C223044

GUANGXI BOTANICAL GARDEN
OF MEDICINAL PLANTS
GXMG 0169507

第四次全国中药资源普查

采集号：451423121113010ly

日 期：2012 年 11 月 13 日

采集号：**451423121113010LY** 五加科

鹅掌藤

Schefflera arboricola Hayata

鉴定人：农东新 2017 年 9 月 7 日

第四次全国中药资源普查

来源
五加科（Araliaceae）植物鹅掌藤 *Schefflera arboricola* Hayata 的全株。

民族名称
【壮族】七多（桂平），七叶藤（马山），芽却木（东兰）。

【瑶族】棵别结、棵七多（都安），七叶莲（金秀）。

【侗族】七叶莲（三江）。

民 族 应 用

【壮族】药用全株。浸酒服或水煎服兼捣烂搽或敷患处治风湿骨痛，跌打肿痛，骨折；水煎服治肝硬化腹水。

【瑶族】药用全株。浸酒服或水煎服兼捣烂搽或敷患处治风湿骨痛，跌打肿痛，骨折；水煎服治贫血；水煎洗患处治皮肤瘙痒。

【侗族】药用全株。水煎服治慢性肾炎。

内服用量9~15g；外用适量。

药材性状　根呈圆柱形，表面黄褐色，具纵皱纹；质坚硬，断面皮部窄，黄褐色，木部宽广，类白色。茎呈圆柱形，表面绿色，有细纵纹，光滑无毛。叶互生，掌状复叶，小叶常7枚；完整小叶展开为长卵圆形，有光泽。气微，味淡。

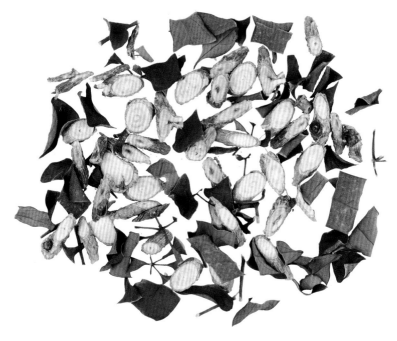

· 七叶莲－全株

药用源流　《中华本草》记载其具有祛风止痛、活血消肿的功效；主治风湿痹痛，头痛，牙痛，脘腹疼痛，痛经，产后腹痛，跌打肿痛，骨折，疮肿。

分类位置	种子植物门	被子植物亚门	双子叶植物纲	五加目	五加科
	Spermatophyta	Angiospermae	Dicotyledoneae	Araliales	Araliaceae

形态特征　藤状灌木。小枝无毛。掌状复叶互生，有小叶7~9；叶柄纤细，无毛；小叶片革质，倒卵状长圆形或长圆形，长6~10cm，宽1.5~3.5cm。伞形花序十几个至几十个总状排列在分枝上，

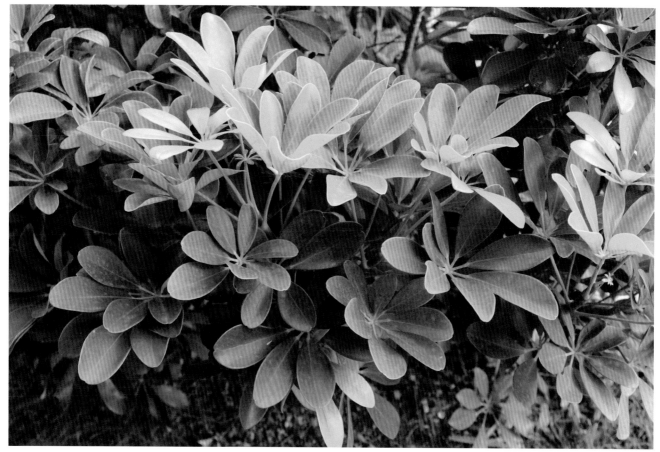

·鹅掌藤－植株

圆锥花序顶生，长 20cm 以下；总花梗长不及 5mm，花梗疏生星状绒毛，早落；花白色；萼长约 1mm，边缘全缘，无毛；无花柱，柱头 5~6。果实卵形，有 5 棱。

生境分布 生于海拔 400~900m 的谷地密林下或溪边较湿润处，常附生于树上。分布于台湾、广西、广东、海南等。广西主要分布在南宁、马山、龙州等。

化学成分 枝茎含三萜化合物羽扇醇、桦木酸、3-*epi*-betulinic acid、齐墩果酸、3-乙酰齐墩果酸、mesembryan-themoidigenic acid、quinatic acid[1]，及 3-*O*-[*α*-L-rhamnopyranosyl-(1 → 4)-*β*-D-glucuronopyranosyl] oleanolic acid、3-*O*-[*α*-L-rhamnopyranosyl-(1 → 4)-*β*-D-glucuronopyranosyl] echinocystic acid、3-*O*-[*β*-D-apiofuranosyl-(1 → 4)-*β*-D-glucuronopyranosyl] oleanolic acid 28-*O*-*β*-D -glucopyranosyl ester 等[2]。枝叶含挥发油，主要成分为 *β*- 榄香烯、*β*- 桉叶烯、*α*- 蛇床烯等萜烯类化合物[3]；还含有过敏性接触性皮炎的致敏原镰叶芹醇[4]。

药理作用 1. 对中枢神经系统的作用
鹅掌藤注射液腹腔注射 10g/kg 或 20g/kg，能延长水合氯醛诱导小鼠的睡眠时间，加强水合氯醛的中枢抑制作用[5]。鹅掌藤注射液经腹腔注射给药，可明显提高热板法致小鼠疼痛的痛阈值[5]。小鼠经腹腔注射鹅掌藤注射液 0.6ml/ 只，呈现显著的抗电休克作用（即具有一定的抗惊厥作用），提示该药在临床上对癫痫具有潜在的治疗作用[6]。鹅掌藤抗惊厥的有效成分为有机酸[7]。鹅掌藤注射液对各种胃肠及胆道病均有明显的止痛效果，对单纯刺激引起的痉挛，止痛效果较好[8]。

2. 对平滑肌的作用

鹅掌藤注射液对家兔、大鼠离体回肠运动有明显的抑制作用，并能阻断乙酰胆碱对回肠的收缩作用[5]；对小鼠离体妊娠子宫，高浓度时产生兴奋作用，对大鼠离体非妊娠子宫，大剂量时呈现抑制作用[5]。

3. 对心血管系统的作用

鹅掌藤注射液 40g/kg 可使家兔血压下降 0.266 kPa（20mmHg）；切断迷走神经其降压作用不受影响[5]。低浓度的鹅掌藤注射液能增强离体蛙心心肌收缩力，高浓度时可出现传导阻滞，心缩不规则，最后心脏停止于收缩期[5]。

4. 毒副作用

小鼠腹腔注射鹅掌藤注射液的 LD_{50} 为 107.4g/kg；家兔经耳静脉注射鹅掌藤注射液 15g/kg 或 30g/kg，观察 3 天未见明显中毒症状[5]。

参考文献

[1] 郭夫江，林绥，李援朝.鹅掌藤中三萜类化合物的分离与鉴定[J].中国药物化学杂志,2005,15(5):294-296.

[2] MELEK F R,MIYASE TOSHIO, KHALIK SMA,et al. Triterpenoid saponins from *Schefflera arboricola*[J]. Phytochemistry,2003,63:401-407.

[3] 刘佐仁，陈洁楷，李坤平，等.七叶莲枝叶挥发油化学成分的GC/MS分析[J].广东药学院学报,2005,21(5):519-520.

[4] HANSEN L,BOLL P M.The polyacetylenic falcarinol as the major allergen in *Schefflera arboricola*[J]. Phytochemistry,1986,25(2):529-530.

[5] 广西桂林医专制药厂.七叶莲药理作用的初步研究[J].新医药学杂志,1975,2:88.

[6] 上海中药一厂.七叶莲制剂的初步研究[J].医药工业,1974,3:22-26.

[7] 王大林，马惠玲，鲍志英，等.七叶莲有效成分的研究[J].中草药通讯,1979,10(11):18-20.

[8] 侯世荣.七叶莲对胃、肠及胆道病止痛效果的进一步观察[J].江苏医药,1982,1:45

人地蜈蚣

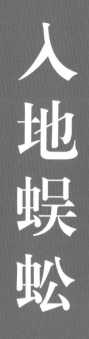

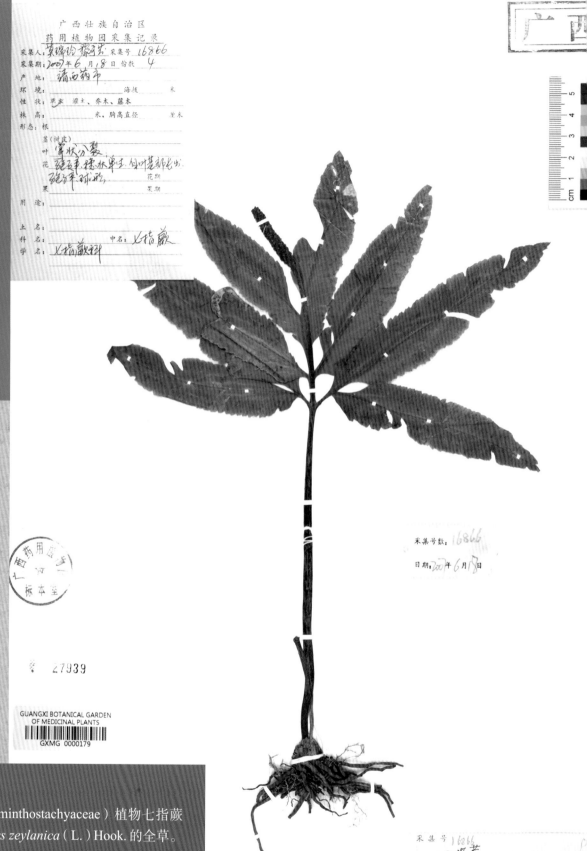

来源
七指蕨科（Helminthostachyaceae）植物七指蕨
Helminthostachys zeylanica（L.）Hook. 的全草。

民族名称
【壮族】Loegduzsip，Rumduzsip。

民 族 应 用

【壮族】药用全草。甜酒一碗煎服治疗痢疾；水煎服，或研末每次服1.8g，治肺痨咳嗽，肺热咳喘，跌打内伤，瘀血疼痛，下痢。内服用量6~9g。

药材性状　根状茎细圆柱形。叶片全缘或有锯齿，薄草质，无毛。孢子囊穗状，细长圆柱形。

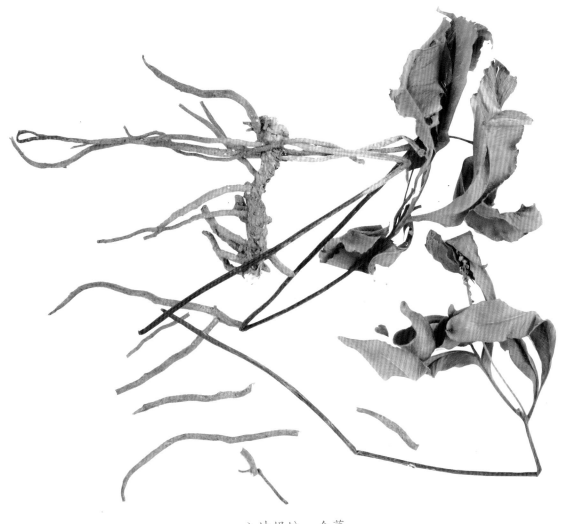

· 入地蜈蚣－全草

药用源流　《中华本草》记载其具有清肺化痰、散瘀解毒的功效；主治咳嗽，哮喘，咽痛，跌打肿痛，痈疮，毒蛇咬伤。

分类位置	蕨类植物门	蕨纲	瓶尔小草目	七指蕨科
	Pteridophyta	Filicopsida	Ophioglossales	Helminthostachyaceae

形态特征 根状茎肉质，横走，靠近顶部生出一或二枚叶。叶柄为绿色，草质，基部有两片长圆形淡棕色的托叶；叶片由三裂的营养叶片和一枚直立的孢子囊穗组成，全叶片宽掌状，各羽片边缘为全缘或往往稍有不整齐的锯齿；叶薄草质，无毛，中肋明显，上面凹陷，下面凸起，侧脉1~2次分叉，达于叶边。孢子囊穗单生，直立，通常高出不育叶，孢子囊环生于囊托，形成细长圆柱形。

生境分布 生于山脚田边。分布于台湾、海南、广西和云南。广西主要分布在南宁、邕宁、武鸣、隆安、梧州、苍梧、博白、象州、龙州等。

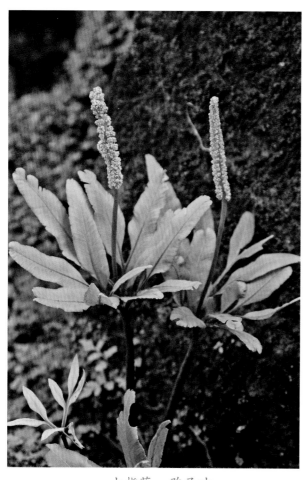

·七指蕨－孢子叶

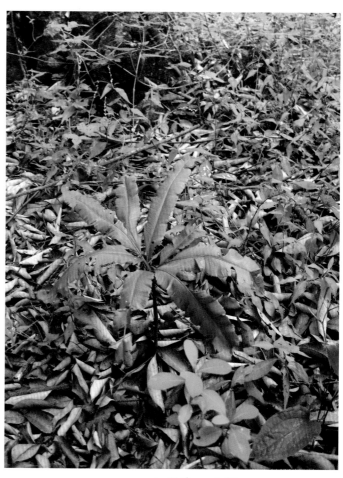

·七指蕨－生境

化学成分 全株含异戊烯基黄酮化合物 neougonin A、4"*a*,5",6",7",8",8"*a*-hexahydro- 5,3',4'-trihydroxy-5",5",8"*a*-trimethyl-4*H*-chromeno[2",3":7,8] flavone、4"*a*,5",6",7",8",8"*a*- hexahydro-5,3',4',-trihydroxy-5",5",8"*a*-trimethyl-4*H*-chromeno[2",3":7,8] flavone、ugonin J、ugonin E 和 ugonin N[1]。根茎含 ugonin E-L[2]、ugonstilbene A、ugonstilbene B、ugonstilbene C 和 3-hydroxyacetophenone[3]。

药理作用 1. 保肝作用

七指蕨根茎的甲醇提取物对四氯化碳诱导的肝损伤大鼠具有显著的保肝作用。与对照组相比，口服七指蕨甲醇提取物能够明显降低肝酶活性。七指蕨提取物还能有效提高麻醉大鼠的利胆活动，缩短环己烯巴比妥诱导小鼠睡眠的时间，显著抑制大鼠肝细胞脂质过氧化[4]。

2. 增强骨质生长作用

七指蕨根茎的黄酮类化合物入地蜈蚣素 K（ugonin K）能显著增加小鼠胚胎成骨细胞前体细胞（MC3T3-E1）碱性磷酸酶（ALP）活性，增强骨唾液蛋白（BSP）和骨钙素（BSP）的表达，刺激成骨细胞分化[5]。入地蜈蚣素 K 可能是通过由 c-Src 磷酸化介导的非经典信号传导途径的雌激素受体依赖性激活作用刺激成骨细胞分化[6]。

3. 抗氧化作用

七指蕨黄酮类化合物入地蜈蚣素 J、入地蜈蚣素 K 和入地蜈蚣素 L 具有较强的抗氧化性能[7]，其性能较水溶性维生素 E 更强，IC_{20} 值分别为（5.29±0.32）μmol，（7.23±0.22）μmol 和（7.93±0.31）μmol/L[2]；七指蕨中的 ugonstilbene A、ugonstilbene B、ugonstilbene C 和 3-hydroxyacetophenone 具有抗氧化性[3]；七指蕨异戊烯基黄酮类化合物对超氧阴离子生成或弹性蛋白酶释放的人中性粒细胞反应具有抑制作用[8]。

参考文献

[1] 李艳平.三种药用植物的化学成分和生物活性研究[D].昆明：昆明理工大学，2013.

[2]HUANG Y L,YEH P Y,SHEN C C,et al.Antioxidant flavonoids from the rhizomes of *Helminthostachys zeylanica*[J]. Phytochemistry,2003,64(7): 1277-1283.

[3]CHEN C C,HUANG Y L,YEH P Y,et al.Cyclized geranyl stilbenes from the rhizomes of *Helminthostachys zeylanica*[J].Planta medica,2003,69(10): 964-967.

[4]SUJA S R,LATHA P G,PUSHPANGADAN P,et al.Evaluation of hepatoprotective effects of *Helminthostachys zeylanica*(L.) Hook.against carbon tetrachloride-induced liver damage in Wistar rats[J].Journal of Ethnopharmacology,2004,92(1):61-66.

[5]LEE C H, HUANG Y L, LIAO J F,et al.Ugonin K promotes osteoblastic differentiation and mineralization by activation of p38 MAPK-and ERK-mediated expression of Runx2 and osterix[J]. European Journal of Pharmacology,2011,668:383-389.

[6]LEE C H, HUANG Y L, LIAO J F,et al. Ugonin K-stimulated osteogenesis involves estrogen receptor-dependent activation of non-classical Src signaling pathway and classical pathway[J]. European Journal of Pharmacology,2012,676:26-33.

[7]LIN Y C,HUANG Y C,CHEN S C,et al.Neuroprotective effects of ugonin K on hydrogen peroxide-induced cell death in human neuroblastoma SH-SY5Y cells[J]. Neurochemical Research,2009,34(5):923-930.

[8]HUANG Y C,HUANG T L,HSU M H,et al.Acetogenin and isoprenylated flavonoids from *Helminthostachys zeylanica* with inhibitory activity on superoxide generation and elastase release by neutrophils[J].Planta medica,2010,76(5):447.

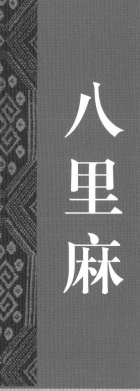

八里麻

植物标本采集记录

采集人：廖云标　　采集号：GXMG687
采集日期：2020 年 6 月 9 号
采集地点：广西桂林市广西植物研究所杜鹃园
海拔：210 米
环境：沟谷、阳坡
分布：少见
性状：灌木
树皮：
叶：
花：
果：被毛
用途：绿化
中名：羊踯躅
土名：黄杜鹃
学名：Rhododendron molle (Bl.) G. Don
科名：杜鹃花科
标本分数：3
附记：栽培

来源

杜鹃花科（Ericaceae）植物羊踯躅
Rhododendron molle（Bl.）G. Don.
的花（闹羊花）、果实（八里麻）
及根（黄杜鹃根，羊踯躅根）。

民族名称

【瑶族】毛老虎，杯懂卯。

G252031

GUANGXI BOTANICAL GARDEN
OF MEDICINAL PLANTS

GXMG 0198535

采集号：GXMG687　　杜鹃花科

羊踯躅

Rhododendron molle (Blum) G. Don

鉴定人：　　　　2020 年 6 月 16 日

广西中药材标本馆

民 族 应 用

【瑶族】药用根、花、果实。用于治疗风寒痹痛，腰椎间盘突出，跌打损伤，皮肤顽癣。根用量 3~6g，花、果用量 1.5~3.5g；外用适量，浸酒外擦或捣敷患处。

药材性状　根为不规则块片，厚 5~10mm，外皮薄，棕褐色，微粗糙，脱落处呈黄棕色，有细密的纵纹。质坚硬，不易折断。切面黄棕色或浅棕色。气微香，味微辛。花灰黄色至黄褐色，皱缩；花萼 5 裂，裂片边缘有细毛；展开后可见花冠钟状，筒部长约 2.5cm，顶端 5 裂，花丝中部以下有茸毛。气微，味微麻。果实长椭圆形，略弯曲，长 2~3cm，直径 0.5~1cm；表面黄棕色或棕褐色，微具光泽，有纵沟 5 条，顶端尖，基部有宿萼，有的有果柄。质硬脆，易折断，断面 5 室。种子多数，长扁圆形，棕褐色，边缘具膜质翅。气微、味苦，有刺舌感。

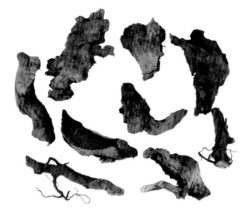

·八里麻－根

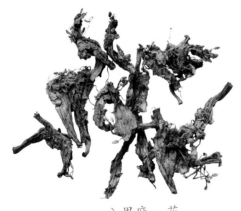

·八里麻－花

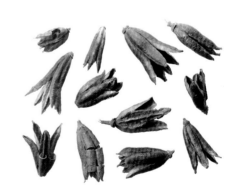

·八里麻－果实

药用源流　《神农本草经》："羊踯躅，味辛，温。生山谷。治贼风湿痹，恶毒。生太行山。"《蜀本图经》记载："树生高二尺，叶似桃叶，花黄似瓜花。"《本草图经》记载："羊踯躅，生太行山山谷及淮南山，今所在有之。春生苗似鹿葱，叶似红花，（叶）[茎]高三四尺。夏开花，似凌霄、山石榴、旋葍辈，而正黄色。羊误食其叶，则踯躅而死，故以为名。"《本草纲目》记载："韩保升所说似桃叶者最的。其花五出，蕊瓣皆黄，气味皆恶。苏颂所谓深红色者，即山石榴名红踯躅者，无毒，与此别类。"所述特征与本种相符。《中华人民共和国药典》（2020 年版　一部）记载其花具有祛风除湿、散瘀定痛、定喘、止泻的功效；主治风湿痹痛，偏正头痛，跌扑肿痛，顽癣。《中华本草》记载其果实具有祛风燥湿、散瘀定痛的功效；主治风寒湿痹，历节肿痛，跌打损伤，喘咳，泻痢，痈疽肿毒。

记载其根具有祛风除湿、化痰止咳、散瘀止痛的功效；主治风湿痹痛，痛风，咳嗽，跌打肿痛，痔漏，疥癣。

分类位置	种子植物门	被子植物亚门	双子叶植物纲	杜鹃花目	杜鹃花科
	Spermatophyta	Angiospermae	Dicotyledoneae	Ericales	Ericaceae

形态特征　落叶灌木。叶纸质，边缘具睫毛，两面密被灰白色柔毛；叶柄被柔毛和少数刚毛。总状伞形花序顶生，先花后叶或与叶同时开放；花萼裂片小，圆齿状，被微柔毛和刚毛状睫毛；花冠阔漏斗形，黄色或金黄色，内有深红色斑点，花冠管向基部渐狭，圆筒状，外面被微柔毛，裂片 5；雄蕊 5；子房圆锥状，密被灰白色柔毛及疏刚毛。蒴果具 5 条纵肋，被微柔毛和疏刚毛。种子多数，长扁圆形，棕褐色，边缘具膜质翅。

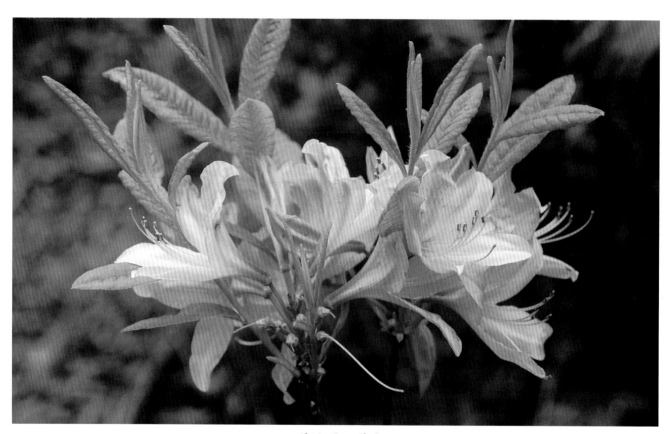

· 羊踯躅 – 花期

生境分布　生于海拔 1000m 的山坡草地或丘陵地带的灌丛或山脊杂木林下。分布于江苏、安徽、浙江、江西、福建、河南、湖北、湖南、广东、广西、四川、贵州和云南等。广西主要分布在南宁、桂林、临桂、全州、灌阳、凌云、钟山、罗城、金秀等。

化学成分　花含梫木毒素（木藜芦毒素Ⅰ或杜鹃花毒素）、石楠素、日本杜鹃素Ⅲ（日本羊踯躅素Ⅲ）、闹羊花毒素Ⅱ–Ⅲ或八厘麻毒素、木藜芦毒素Ⅱ–Ⅲ、山月桂萜醇、羊踯躅素Ⅰ–Ⅷ、羊踯躅素ⅩⅨ、羊踯躅素ⅩⅣ、木藜芦毒素Ⅵ、kalmanol[1,2]、rhodomolins A–B[3] 以及二氢查尔酮类化合物：4'-O-甲基根皮苷、根皮素 4'-葡萄糖苷、根皮素、4'-O-甲基根皮素和 6'-O-甲基根皮素 [4]。

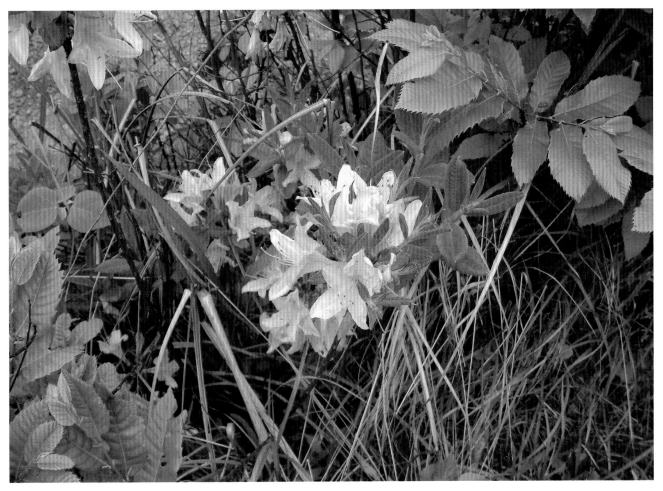

·羊踯躅－生境

果实含闹羊花毒素Ⅲ、羊踯躅毒素Ⅰ－Ⅲ[5-7]、闹羊花毒素Ⅵ、rhodomollein XV–XⅧ、kalmano[8]、rhodomolleins ⅩⅨ和ⅩⅩ[9]。根含闹羊花毒素Ⅲ、蒲公英赛醇、β–谷甾醇[10]、everninic acid methylester–2–O–β–D–xylopyranosyl–(1 → 6)–β–D–glucopyranoside、7–hydroxyl–5–methoxyphthalide–7–β–D–xylopyranosyl–(1 → 6)–β–D–glucopyranoside[11]及rhodomoside A–B[12,13]。

药理作用　1. 镇痛作用

羊踯躅混悬剂 0.5g/kg 灌胃，电刺激鼠尾法证明，其镇痛百分率为 35.3%，其浸剂和酊的效力不如混悬剂[14]。从闹羊花中提取的单体 Rd–Ⅱ有较强的镇痛作用，腹腔注射 Rd–Ⅱ 0.15mg/kg 可显著延长电刺激小鼠疼痛反应时间[15]。经热板法测定，羊踯躅提取物腹腔注射的镇痛剂量为 1.25mg/kg，杜冷丁为 15mg/kg，表明羊踯躅提取物的镇痛治疗指数与杜冷丁相似[16]。

2. 对心血管系统的作用

羊踯躅醇提取物（AERM）静脉注射或侧脑室注射对麻醉兔均有显著降血压作用，以静注不引起降压的小剂量行侧脑室给药也有降压效应，表明其降压作用可能与中枢神经系统有关[17]。AERM 的降压作用能被侧脑室注入 α_1 受体阻断药哌唑嗪对抗，被 α_2 受体阻断剂育亨宾完全取消，提示 AERM 的降压作用与激活中枢 α 受体，特别是激活 α_2 受体相关[18]。AERM 50~100μg/kg 静脉注射，能对抗氯化钡（$BaCl_2$）诱发的大鼠心律失常，而对氯化钙（$CaCl_2$）和氯仿诱发的心律失常无效。AERM 在浓度 3μg/ml 灌流豚鼠离体心脏，对心肌收缩幅度、心率和冠脉流量均无明显影响，表明其对心脏无直接抑制作用。AERM 50μg/kg、

$200\mu g/kg$ 和 $300\mu g/kg$ 腹腔注射，均不能提高小鼠耐缺氧能力[19]。

从羊踯躅中提取的单体 Rd-I $100\mu g/kg$、$300\mu g/kg$ 和 $500\mu g/kg$ 静脉注射对麻醉猫有显著降压作用，其中 $500\mu g/kg$ 组降压作用持续时间最长。$5\sim100\mu g/kg$ 静脉注射，使麻醉兔血压下降 $3.2\%\sim29.9\%$，作用维持 $26.6\sim101.7min$。$100\sim700\mu g/kg$ 静脉注射，使大鼠血压下降 $16.2\%\sim51.7\%$，维持 $11.7\sim100min$。降压同时伴有心率和呼吸减慢。经脑室给药和阻断颈总动脉血流试验，表明降压作用不是中枢性的。Rd-I 的降压作用与 ACh 有明显协同作用，Rd-I 的降压与减慢心率作用，均可能与 M-胆碱反应系统相关[20]。

木藜芦毒素 I（GTX-I）$10\sim40\mu g/kg$ 静脉注射，可使麻醉猫血压下降和交感神经中枢兴奋[21]。

3. 杀虫作用

从羊踯躅中分离出的二萜烯类化合物闹羊花毒素 III 是其主要杀虫活性成分[22]。

4. 抗炎作用

羊踯躅根有效部位可显著抑制佐剂性关节炎（AA）大鼠的足肿胀，减轻病变关节滑膜增生与炎症反应，抑制 AA 大鼠的脾淋巴细胞转化率，降低血清和脾细胞培养液中 TNF-α 和血清中的 IL-6 浓度。提示羊踯躅根对佐剂性关节炎有明显抑制作用，其抗炎作用可能与抑制淋巴细胞增殖和调节炎症相关细胞因子的分泌有关[23]。

5. 免疫抑制作用

羊踯躅根制剂可使免疫复合物型肾小球肾炎大鼠的肾脏病理改变减小，IκB mRNA 降解减少，NF-κB 蛋白表达下降，表明羊踯躅根制剂可能通过抑制 NF-κB 的激活和表达发挥对免疫复合物型肾小球肾炎的治疗作用[24]。

6. 解热作用

羊踯躅根 $1.3g/kg$ 给药 $60\sim120min$ 后，家兔体温较空白对照组低 $0.6\sim0.8℃$。羊踯躅根 $2.6g/kg$，给药 $1\sim4h$ 后，蛋白胨致热的家兔体温较空白对照组低 $0.5\sim0.8℃$[25]。

7. 毒副作用

羊踯躅花浸剂和酊剂小鼠灌胃的 LD_{50} 分别为 $5.85g/kg$ 和 $5.13g/kg$；羊踯躅花混悬剂小鼠灌胃的最小致死量为 $3.4g/kg$。Rd-I 小鼠静脉注射的 LD_{50} 为 $4742\mu g/kg$。Rd-II 小鼠腹腔注射的 LD_{50} 为 $0.25mg/kg$。GTX-I 小鼠皮下注射的 LD_{50} 为 $4.36mg/kg$；小鼠腹腔注射的 LD_{50} 为 $1.5mg/kg$ 或 $1.3mg/kg$，小鼠口服 LD_{50} 为 $5.10mg/kg$。羊踯躅花制剂急性中毒症状主要有嗜睡、出汗、唾液分泌、恶心、呕吐、腹泻、心率减慢、血压下降、动态失调、轻瘫，严重者有呼吸困难、进行性麻痹、心律失常、惊厥，常死于室颤或呼吸停止。羊踯躅根乙酸乙酯提取物小鼠灌胃给药的 LD_{50} 为 $1258.5\ mg/kg$[26]。

附　注　羊踯躅为有毒植物，《神农本草经》及《植物名实图考》把它列入毒草类。植物体各部含毒性成分，误食令人腹泻、呕吐或痉挛；羊食时往往踯躅而死亡，故此得名。近年来在医药工业上用作麻醉剂、镇痛药；全株还可做农药。其毒性较大，易使心率减慢、血压下降，孕妇慎服。

参考文献

[1] CHEN S N, ZHANG H P, WANG G H, et al. Diterpenoids from the flowers of *Rhododendron molle*[J]. J. Nat Prod, 2004,67(11):1903-1906.

[2] 刘助国，潘心富，陈常英，等. 中国羊踯躅花化学成分研究[J]. 药学学报,1990,25(11):830-833.

[3] ZONG G, HU M, WEI X, et al. Grayanane diterpenoids from the flowers of *Rhododendron molle* with cytotoxic activity against a *Spodoptera frugiperda* cell line[J].J.Nat Prod,2005,68(6): 924-926.

[4] 王素娟,杨永春,石建功.羊踯躅花蕾中的二氢查耳酮 [J].中草药,2005,36(1):21-23.

[5] 邓道济.八厘麻毒素的精制和结构鉴定 [J].医院药学杂志,1981,1(3):139.

[6] 濮全龙.羊踯躅中的闹羊花毒素Ⅲ的结构测定 [J].中草药,1983,14(7): 293

[7] 刘助国,潘心富.Studies on chemical constituents of Chinese azalea: I.The structure of rhodomollein-I,a new toxic diterpenoid[J].中国化学 (英文版),1989,3:235.

[8]LI C J, WANG L Q, CHEN S N, et al. Diterpenoids from the fruits of *Rhododendron molle*[J]. J. Nat Prod,2000,63(9):1214-1217.

[9] 李灿军,刘慧,汪礼权,等.羊踯躅果实中的二萜化合物 [J].化学学报,2003,61(7):1153-1156.

[10] 向彦妮,张长弓,郑亚杰.Studies on the chemical constituents of the roots of Rhododendron molle G. Don[J].华中科技大学学报 (医学英德文版),2004,24(2):202-204.

[11]BAO G H,WANG L Q,CHENG K F,et al.Two new phenolic glycosides from the roots of *Rhododendron molle*[J].中国化学快报 (英文版),2002,13(3):237-240.

[12]BAO G H,WANG L Q,CHENG K F,et al.One new diterpene glycoside from the roots of *Rhododendron molle*[J].中国化学快报 (英文版),2002,13(10):955-956.

[13]BAO G H,WANG L Q,CHENG K F,et al.Diterpenoid and phenolic glycosides from the roots of *Rhododendron molle*[J].Planta Med,2003,69(5): 434-439.

[14] 赵国举,张覃沐,吕富华.闹羊花和八里麻 (*Rhododendron molle* Sieb. et Zucc.) 的镇痛作用及毒性 [J].药学学报,1958,6(6):337-340.

[15] 陈锦明,秦延年,舒伟.羊踯躅镇痛有效成分的研究Ⅲ、Rd-Ⅱ镇痛等的实验研究 [J].徐州医学院学报,1981,1:6-10.

[16] 秦延年,陈锦明,舒伟,等.羊踯躅镇痛有效成分的研究Ⅰ、八厘麻A的制备及其作用 [J].徐州医学院学报,1980,2:12-15.

[17] 陈兴坚,余传林.闹羊花醇提物降压作用的研究 [J].第一军医大学学报,1985,5(3):194-195.

[18] 陈兴坚,姚育法.闹羊花醇提物降压作用与中枢肾上腺素 α 受体的关系 [J].第一军医大学学报,1986,4:304-305.

[19] 樊红鹰,陈兴坚,余传林,等.闹羊花醇提物对心脏的作用 [J].第一军医大学学报,1989,4:326-328.

[20] 陈锦明,张继芬,张延彬,等.羊踯躅降压成分的研究 [J].中国药理学通报,1987,5:284-287.

[21]TAUBERGER G,TRUNZLER G,VOLKER W,et al.Influence of a combination of clonidine and acetylandromedol on blood-pressure and central sympathetic tone of cat[J]. Arzneimittel-Forschung/Drug research,1978,28(4):654-656.

[22] 胡美英,赵善欢.黄杜鹃花杀虫活性成分及其对害虫毒杀作用的研究 [J].华南农业大学学报,1992,13(3):9-15.

[23] 隆清娥.羊踯躅根有效部位及其药理作用研究 [D].武汉:华中科技大学, 2011.

[24] 熊京,汪洋,朱忠华,等.羊踯躅根对免疫复合物型肾小球肾炎核因子 κB 表达的影响 [J].临床肾脏病杂志,2006,6(3):130-132.

[25] 曾凡波,孙仁荣,曲燕华,等.羊踯躅根药理作用研究 [J].中国中西医结合杂志 (基础理论研究特集),1995,312-315,405.

[26] 张长弓,向彦妮,邓冬青.羊踯躅根乙酸乙酯提取物的药理作用 [J].医药导报,2004,23(12):893-895.

八角枫

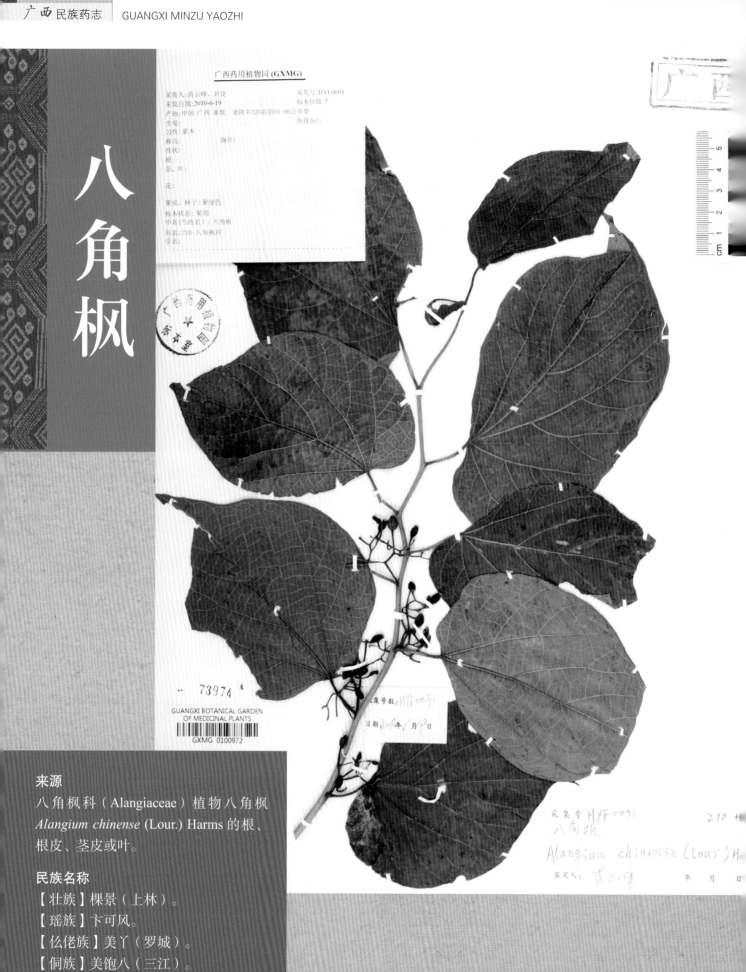

来源

八角枫科（Alangiaceae）植物八角枫
Alangium chinense (Lour.) Harms 的根、
根皮、茎皮或叶。

民族名称

【壮族】棵景（上林）。

【瑶族】卞可风。

【仫佬族】美丫（罗城）。

【侗族】美饱八（三江）。

【京族】计做架（防城）。

民 族 应 用

【壮族、京族】药用根、根皮或叶。根水煎服治便秘,风湿骨痛。根皮水煎服治便秘,腹水。叶捣汁服(得吐或泻后即停止服)治吃"地菠萝"(即凤梨)中毒腹痛;或捣烂调醋煨热敷患处治疮疖;或捣烂煨热敷肚脐治小儿腹泻、肚胀;或水煎服兼捣烂敷伤口周围治毒蛇咬伤。

【瑶族】药用根、茎皮和叶。水煎或浸酒服或研粉冲服治虚弱喘咳,衄血,精神分裂症,癫痫,小儿惊风,腹泻肚胀,风湿骨痛,四肢麻木,瘫痪,类风湿关节炎,劳伤腰痛,跌打损伤,毒蛇或狂犬咬伤等。

【仫佬族】药用根皮。水煎服治瘫痪;浸酒服或与猪肉煲服治风湿;切碎放入猪直肠内蒸6小时后一次服完治痔疮。

外用适量。

药材性状 根长圆柱形,略成波状弯曲,有分枝,长短不一,长者可至1m以上;表面黄棕色或灰褐色,栓皮纵裂,有时剥离,须根纤细。质硬而脆。断面纤维性,黄白色。气微、味淡。有大毒。茎皮卷曲,具细纵纹,灰色至褐色。叶片纸质,叶脉明显,叶基偏斜,可见掌状脉。

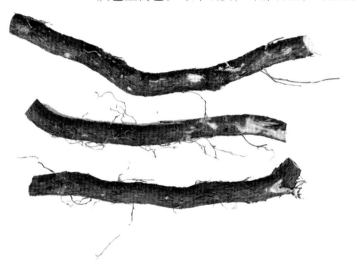

·八角枫-根

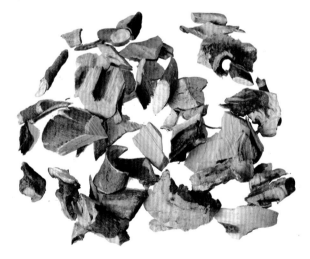

·八角枫-根

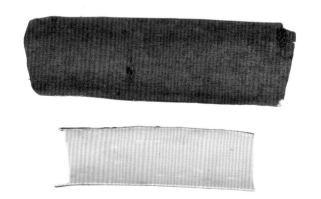

·八角枫-茎皮

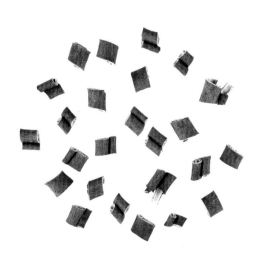

·八角枫-茎皮

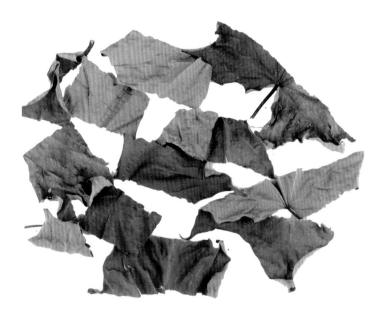

·八角枫－叶

药用源流　八角枫以八角金盘之名始载于《本草从新》，记载："苦辛温。毒烈。治麻痹风毒。打扑淤血停积。其气猛悍，能开通壅塞，痛淋立止，虚人慎之。树高二三尺。叶如臭梧桐而八角。秋开白花细簇。取近根皮用。"以木八角一名记载于《本草纲目拾遗》："木高二、三尺，叶如木芙蓉，八角有芒，其叶近蒂处有红色者佳，秋开白花细簇，取近根皮用。"《植物名实图考》记载："八角枫。其叶八角，故名。江西、湖南极多，不经樵采，高至丈余。其叶角甚多，八角言其大者耳。"所述特征与八角枫类同。《广西本草选编》记载其具有活血散瘀、消肿止痛的功效；主治跌打损伤，外伤出血，精神分裂症，外科手术作肌肉松弛剂。

分类位置	种子植物门	被子植物亚门	双子叶植物纲	五加目	八角枫科
	Spermatophyta	Angiospermae	Dicotyledoneae	Araliales	Alangiaceae

形态特征　落叶乔木或灌木。叶互生，纸质，近圆形或椭圆形、卵形。聚伞花序腋生，有 7~30（~50）花；小苞片线形或披针形；萼钟状，有纤毛，萼齿 6~8；花瓣长 1~1.5cm；雄蕊和花瓣同数而近等长，花丝略扁，长 2~3mm，有短柔毛，花药长 6~8mm，药隔无毛。核果卵圆形，长 5~7mm。

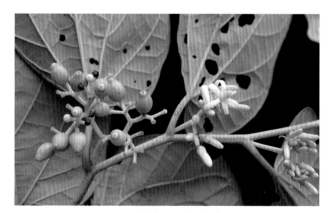

·八角枫－花果期

生境分布　生于海拔 1800m 以下的山地或疏林中。分布于河南、陕西、甘肃、江苏、浙江、安徽、福建、台湾、江西、湖北、湖南、四川、贵州、云南、广东、广西和西藏等。广西全区各地均有分布。

化学成分　含糖及其苷类、氨基酸、酚类和鞣质、皂苷、甾体、三萜、强心苷、蒽醌及其苷类、生物碱等[1]。八角枫碱含量以须根中含量最高[2]。叶含酚苷类化合物 6′-*O*-galloylsalicin、

4',6'-di-O-galloylsalicin、4',6'-O-(S)-hexahydroxydiphenoylsalicin、4',6'-O-(R)-hexahydroxydiphenoylsalicin、pyrocatechol 1-O-β-D-xylopyranosyl-(1 → 6)-β-D-glucopyranoside[3] 及糖苷类化合物 benzyl alcohol-β-D-glucopyranosyl-(1 → 2)-[β-D-xylopyranosyl-(1 → 6)]-β-D-glucopyranoside、2'-O-β-D-glucopyranosylsalicin、2'-O-β-D-glucopyranosyl-6'-O-β-D-xylopyranosylsalicin[4]。枝叶含挥发油，主要成分为 1,8- 桉叶素、β- 侧柏烯、丁香酚甲醚等[5]。

药理作用　1. 肌肉松弛及镇痛作用

八角枫须根总生物碱可引起兔、大鼠、小鼠及狗肌肉松弛。静脉注射除能明显阻滞麻醉大鼠电激坐骨神经外周端引起的肌肉松弛外，还可使其痛觉反应消失。其药用部位以须根作用最强，较细根强 3 倍左右，较粗根强 5 倍左右。肌肉松弛作用成分为新烟碱及 dl- 毒黎碱。

2. 避孕作用

八角枫乙醇提取液小鼠口服 4~6 天后，有明显抗早孕、抗着床作用。

3. 抗菌作用

八角枫水煎剂对金黄色葡萄球菌、白色葡萄球菌、卡他球菌、甲型链球菌、铜绿假单胞菌、大肠杆菌、肠炎杆菌、猪霍乱杆菌、弗氏痢疾杆菌、宋氏痢疾杆菌以及钩端螺旋体均有抑制作用。

4. 对平滑肌的作用

八角枫总生物碱可使离体兔肠的节律性收缩增强。总碱 0.25~0.75mg 可使兔离体子宫收缩加强，剂量增至 0.75~1.25mg 时子宫收缩减弱，用于剖宫产时有加速子宫复旧、减少出血的功效。

5. 对心血管及呼吸系统的影响

兔静脉注射八角枫须根煎剂 1.25~1.5g/kg 或总碱 5~6mg/kg，可引起呼吸受抑制以至停止。解剖可见心脏出现房室传导阻滞，于呼吸停止后，心跳仍能维持半小时左右。当注射总碱为 2mg/kg 时，呼吸减慢变弱以至停止，血压逐渐下降；若进行人工呼吸，则血压仍能上升。八角枫总碱引起的呼吸抑制，新斯的明不能完全对抗，而呼吸兴奋剂蟾力苏有明显的对抗作用[6]。

6. 毒副作用

八角枫须根煎剂小鼠腹腔注射的 LD_{50} 为 9.98g/kg。兔静脉注射 LD_{50} 为 1.25g/kg，犬静脉注射 LD_{50} 为 4g/kg，可产生抽搐，随即转入四肢瘫痪，呼吸停止。家兔静脉注射八角枫总碱 1.9mg/kg，连续 15 天，可见肾脏有轻微灶性炎症或坏死，肝脏轻度脂肪变性，轻度炎症或坏死。

附　　注　本品有毒，孕妇及体质虚弱者忌服。

参考文献

[1] 翟科峰,王青遥,叶竹青,等.八角枫化学成分的系统定性研究 [J].时珍国医国药,2012,23(2):295-296.

[2] 郭汉身,应坷,许宏亮,等.八角枫碱在中国八角枫科植物中的分布和含量变化 [J].药学通报.1982,17(7):390-391.

[3]ITOH A,TANAHASHI T,IKEJIMA S,et al.Five phenolic glycosides from *Alangium chinense*[J].J Nat Prod,2000,63(1):95-98.

[4]ITOH A,TANAHASHI T,NAGAKURA N,et al. Glycosides of benzyl and salicyl alcohols from *Alangium chinense*[J].Chem Pharm Bull,2001,49(10):1343-1345.

[5] 龚复俊,王国亮,张银华,等.八角枫挥发油化学成分研究 [J].武汉植物学研究,1999,17(4):350-352.

[6] 薛开先.蟾力苏新斯的明对抗八角枫碱引起的呼吸麻痹的实验研究 [J].药学学报,1979,14(12):738-740.

八角茴香

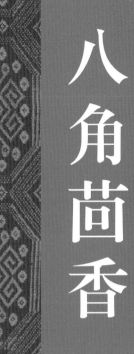

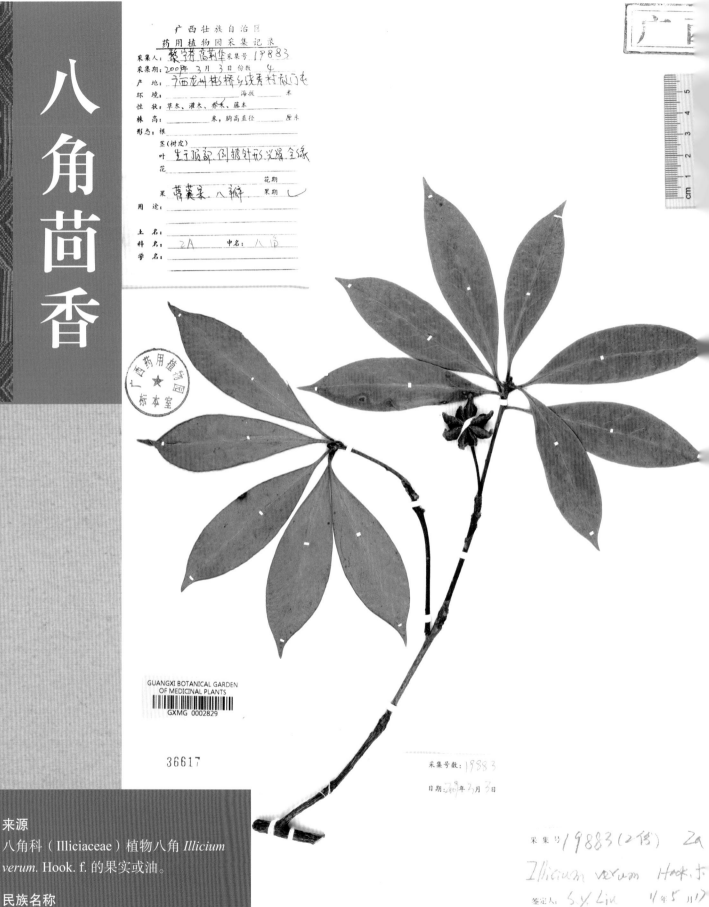

广西壮族自治区
药用植物园采集记录
采集人：蒙与丽 高莉华 采集号：19883
采集期：200年 3月 3日 份数：4
产　地：广西龙州彬桥乡线耒村敢门屯
环　境：　　　　海拔　　　　米
性　状：草本、灌木、乔木、藤本
株　高：　　　米，胸高直径　　　厘米
形态：根
　　　茎（树皮）
叶　生于顶部，倒披针形 尖端 全缘
花
果　蓇葖果 八瓣　　　花期
　　　　　　　　　　果期
用　途：
土　名：
药　名：　2A　中名：八瓜
学　名：

GUANGXI BOTANICAL GARDEN
OF MEDICINAL PLANTS
GXMG 0002829

36617

采集号数：19883
日期：2009年3月3日

采集号 19883(2传)　2a
Illicium verum Hook.f.
鉴定人：S.Y.Liu　1年5月1?

来源

八角科（Illiciaceae）植物八角 *Illicium verum.* Hook. f. 的果实或油。

民族名称

【壮族】Batgak，芒抗，唛角。

【瑶族】卞可。

民 族 应 用

【壮族】药用鲜果或油。鲜果捣烂搽患处或用八角油搽患处治蜈蚣咬伤。外用适量。

【瑶族】药用果实。水煎服或嚼烂吞其汁，治胃寒痛，腹胀痛，腰痛，跌打损伤，骨折，疝痛，蜈蚣咬伤，骨鲠喉。内服用量 3~6g；外用适量，嚼烂敷患处。

药材性状　聚合果，多由 8 个蓇葖果组成，放射状排列于中轴上。蓇葖果长 1~2cm，宽 0.3~0.5cm，高 0.6~1cm；外表面红棕色，有不规则皱纹，顶端呈鸟喙状，上侧多开裂；内表面淡棕色，平滑，有光泽；质硬而脆。果梗长 3~4cm，连于果实基部中央，弯曲，常脱落。每个蓇葖果含种子 1 粒，扁卵圆形，长约 6mm，红棕色或黄棕色，光亮，尖端有种脐；胚乳白色，富油性。气芳香，味辛、甜。挥发油无色或淡黄色。气芳香，味辛、甜。

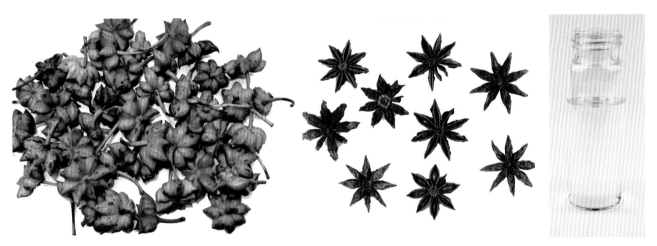

·八角茴香－果实（鲜）　　　　·八角茴香－果实　　　　·八角茴香－挥发油

药用源流　以"舶上茴香"之名始载于宋代《博济方》的处方中。"八角茴香"之名最早见于宋代《岭外代答》，曰："八角茴香……，质类翘尖角八出不类茴香而气味酷似，只可合汤，不宜入药中。"其后八角茴香的性味功效古籍有较多收载记录。《本草品汇精要》曰："八角茴香：主一切冷气及诸疝疗痛。其形大如钱，有八角，如车辐而锐，赤黑色，每角中有子一枚，如皂荚子小，扁而光明可爱，今药中多用之。"《本草纲目》曰："茴香，八角珠。……入药多用番舶者，或云不及近处者有力。自番舶来者，实大如柏实，裂成八瓣，一瓣一核，大如豆，黄褐色，有仁，味更甜，俗呼舶茴香，又曰八角茴香，形色与中国茴香迥别，但气味同尔。"《药物出产辨》记载："大茴，产广西南宁、百色，又名八角。味香纯甜。有产日本者，味辛香辣不甜。"《广西本草选编》记载："（治）毒虫咬伤。"《中华人民共和国药典》（2020 年版　一部）记载其具有温阳散寒、理气止痛的功效；用于寒疝腹痛，肾虚腰痛，胃寒呕吐，脘腹冷痛。

	种子植物门	被子植物亚门	双子叶植物纲	木兰目	八角科
分类位置	Spermatophyta	Angiospermae	Dicotyledoneae	Magnoliales	Illiciaceae

形态特征　常绿乔木。叶倒卵状椭圆形、倒披针形或椭圆形，在阳光下可见密布透明油点。花白色、粉红至深红色，单生叶腋或近顶生；花被片7~12片，最大的花被片宽椭圆形到宽卵圆形，长9~12mm，宽8~12mm；雄蕊11~20枚；心皮通常8，有时7或9，很少11。聚合果，蓇葖多为8，呈八角形。

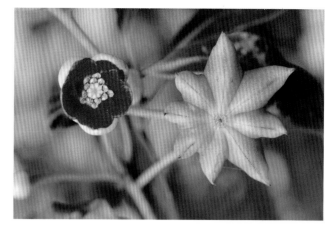

· 八角 – 花果期

生境分布　生于海拔200~1600m、气候温暖、潮湿、土壤疏松的山地。分布于广西、云南、广东、福建、江西等。广西全区各地均有分布。

化学成分　果实含黄酮苷类化合物：槲皮素 –3–O–α–L– 鼠李糖苷、槲皮素 –3–O–β–D– 葡萄糖苷、槲皮素 –3–O–β–D– 木糖苷、槲皮素、山奈酚、槲皮素 –5–O–β–D– 吡喃葡萄糖苷[1]、1α–羟基 –3– 去氧伪莽草毒素、异槲皮苷、槲皮素 –3'–O– 甲基 –3–β–D– 吡喃葡萄糖苷、槲皮素 –3–O–α–L– 阿拉伯糖苷、柽柳素 –3–O– 橙皮糖苷、4– 甲氧基芦丁、异鼠李素 –3–O– 芸香糖苷[2]、木犀草素、木犀草素 –7–O–β–D– 葡萄糖苷、(+)– 儿茶素、gallocatechin[3] 等。含有机酸类化合物：3–，或 4–，或 5– 咖啡酰奎宁酸、3–，或 4–，或 5– 阿魏酰奎宁酸、4–(β–D– 吡喃葡萄糖氧基)– 苯甲酸、羟基桂皮酸、羟基苯甲酸、厚朴酚、莽草酸[2]、香草酸[3] 等。含挥发油，主要成分为反式茴香脑，还有草蒿脑、大茴香醛、对甲氧基苯基丙酮[4]、β– 月桂烯、β– 水芹烯、桉树脑、顺式 – 氧化芳樟醇、α– 蒎烯[5]、双戊烯、4– 萜烯醇、4– 烯丙基苯甲醚[6] 等。

药理作用　1. 抗肿瘤作用

八角能显著减少 N– 亚硝基二乙胺（NDEA）致癌大鼠肝脏结节大小和结节体积，降低肝脏和红细胞中的脂质过氧化，具有抗癌潜能[7]。

2. 抑菌作用

八角水煎剂对人型结核杆菌及枯草杆菌有抑制作用，其乙醇提取液对金黄色葡萄球菌、肺炎球菌、白喉杆菌、霍乱弧菌、伤寒杆菌、副伤寒杆菌、痢疾杆菌及一些常见病菌有较强的抑制作用。八角挥发油对临床常见致病性念珠菌有程度相似的抗菌作用，八角挥发油与氟康唑联用对念珠菌的抑制作用具有协同相加性[8]。八角果以及八角叶提取物对枯草杆菌、大肠杆菌、叠球菌都具有较好的抑制作用，尤其对大肠杆菌的抑制效果较强[9]。

3. 降酶作用

八角甲醇提取物可降低肿瘤坏死因子 –α 诱导的感染性休克动物模型的血浆丙氨酸氨基转移酶水平，并呈一定的量效关系[10]。

4. 镇痛作用

八角中的莽草酸成分对小鼠具有明显的镇痛作用，能显著减少小鼠疼痛的扭体次数，抑制小鼠疼痛反应，在给药后20min、60min痛阈潜伏期比生理盐水组明显延长[11]。

5. 抗血栓形成作用

八角中的莽草酸对小鼠有明显抗血栓形成作用，可抑制动、静脉血栓及脑血栓形成[12]。莽草酸可能通过影响花生四烯酸代谢，抑制血小板聚集，抑制凝血系统而发挥抗血栓形成作用[13]。

6. 升高白细胞作用

八角中含有的茴香脑有升高白细胞的作用，药后 24h 即出现白细胞升高现象，连续用药白细胞可继续增加，停药后 2h 白细胞仍为用药前的 157%，骨髓细胞数为用药前的 188%，骨髓有核细胞呈活跃状态。犬用环磷酰胺所致的白细胞减少症，若同时服用茴香脑则可使犬全部存活，白细胞下降慢、恢复快。茴香脑对化疗病人的白细胞减少症有较好疗效[14]。

7. 促渗作用

不同浓度的八角油和布洛芬对人皮肤均具有良好的渗透性，且呈浓度依赖性，但八角油对布洛芬未表现出促透作用，甚至抑制布洛芬经皮渗透[15]。

附　注　八角是抗流感特效药"特敏福"的主要原料，是治疗 H5N1 禽流感病毒药物"达菲"的重要成分。红毒茴（*I. lanceolatum*）、红茴香（*I. henryi*）、大八角（*I. majus*）为八角同属植物，其果实外形与八角茴香相似，尤其当果实破碎不完整时容易相混淆，但三者果实具毒性不可药用，在药材应用时应加以区别，以确保临床用药安全。

参考文献

[1] 阳小勇,刘红星,黄初升.八角茴香化学成分的研究[J].化工技术与开发,2009,38(10):1-3.

[2] 袁经权,周小雷,王硕,等.八角茴香化学成分的研究[J].中成药,2010,32(12):2123-2126.

[3] 杨金,闵勇,刘卫,等.八角茴香的化学成分研究[J].安徽农业科学,2010,38(23):12453-12454.

[4] 王同禹,田玉红.八角茴香水溶性挥发成分的提取和分析[J].安徽农业科学,2009,37(14):6308-6309,6339.

[5] 赵钰玲,戚欢阳,李菊白,等.固相微萃取法结合 GC-MS 分析八角茴香中挥发性化合物[J].分析测试技术与仪器,2006,12(1):20-24.

[6] 熊耀坤,曾文雪,王雅琪,等.八角茴香干燥前后挥发油成分 GC-MS 分析[J].江西中医药,2018,6:68-70.

[7] YADAV A S, BHATNAGAR D.Chemo-preventive effect of Star anise in *N*-nitrosodiethylamine initiated and phenobarbital promoted hepato-carcinogenesis[J].Chemico-Biological Interactions,2007,169(3): 207-214.

[8] 赵俊丽,骆志成,武三卯,等.八角茴香挥发油抗念珠菌活性的体外研究[J].中华皮肤科杂志,2004,37(8):475-477.

[9] 陈俊,韦立秀,韦娜,等.肉桂、八角提取物抑菌活性研究[J].林业科技开发,2008,22(2):38-39.

[10] LEE S W, LI G, LEE K S, et al. Preventive agents against sepsis and new phenylpropanoid glucosides from the fruits of *Illicium verum*[J].Planta Med,2003,69(9):861-864.

[11] 林洁,兰琪欣,韦应芳,等.八角茴香药用成分的提取及其镇痛作用的实验研究[J].右江民族医学院学报,2008,30(2):195-196.

[12] 马怡,徐秋萍,孙建宁,等.莽草酸对大鼠大脑中动脉血栓所致局部脑缺血性损伤的拮抗作用[J].中国药理学报,1999,20(8):696-700.

[13] 马怡,孙建宁.莽草酸对血小板聚集和凝血的抑制作用[J].药学学报,2000,35(1):1-3.

[14] 宋书元,王明之.升白宁的升白作用及其毒性研究[J].中国药学杂志,1980,15(3):46.

[15] 刘梅,王庆伟,刘雪英,等.八角茴香挥发油经皮渗透性及对布洛芬透皮吸收的影响[J].医药导报,2011,30(3):294-297.

八角莲

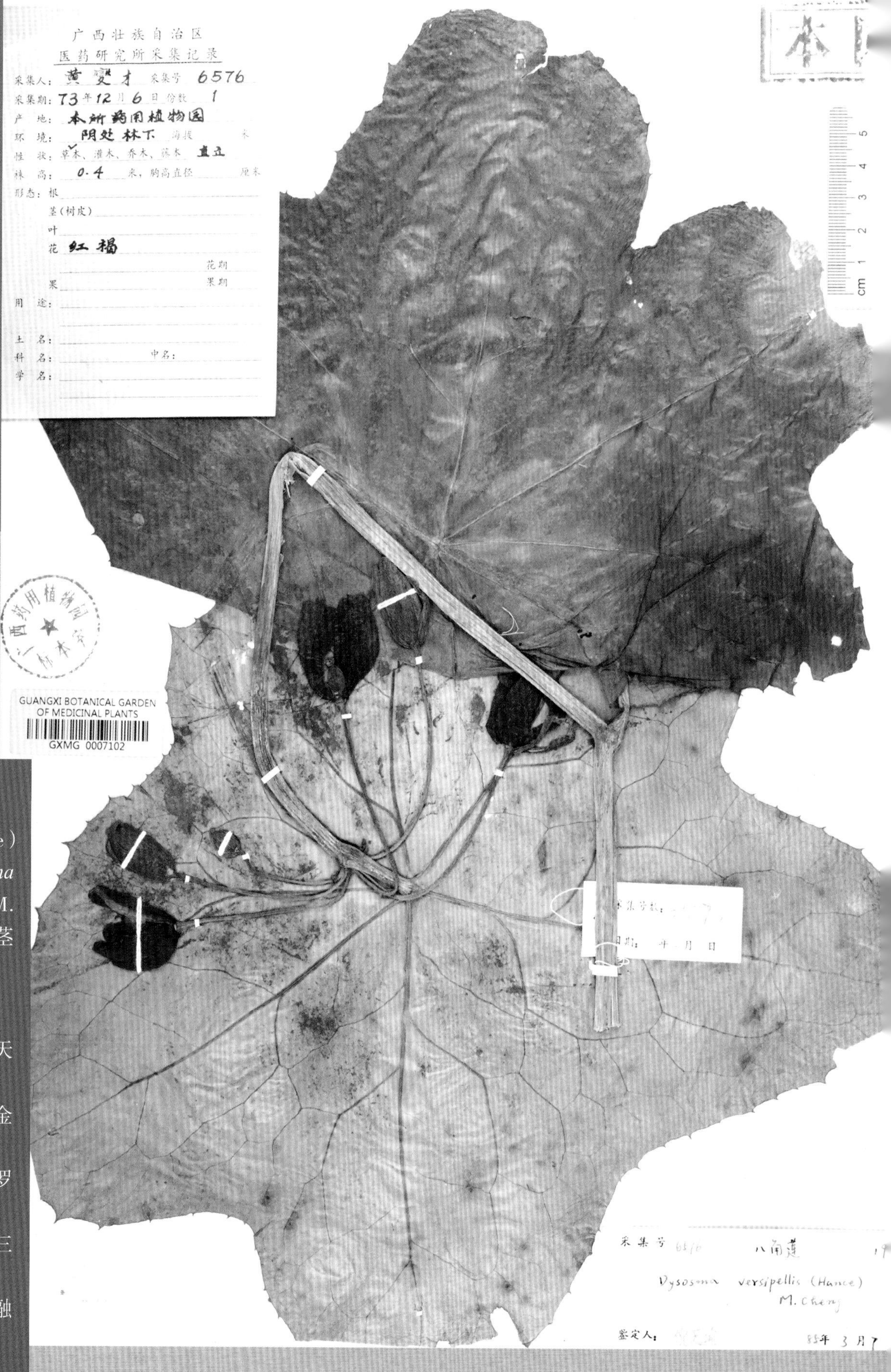

广西壮族自治区
医药研究所采集记录

采集人: 黄燮才 采集号 6576
采集期: 73年12月6日 份数 1
产 地: 本所药用植物园
环 境: 阴处林下 海拔 米
性 状: 草本、灌木、乔木、藤本 直立
株 高: 0.4 米, 胸高直径 厘米
形 态: 根
茎(树皮)
叶
花 红褐
花期
果 果期
用 途:
土 名:
科 名: 中名:
学 名:

GUANGXI BOTANICAL GARDEN
OF MEDICINAL PLANTS
GXMG 0007102

来源

小檗科(Berberidaceae)
植物八角莲 *Dysosma
versipellis* (Hance) M.
Cheng ex Ying 的根茎
或全草。

民族名称

【壮族】棵八国莲（天
峨）。
【瑶族】卞各令（金
秀），卞可林。
【仫佬族】花不格（罗
城）。
【侗族】一把伞（三
江）。
【苗族】乌培棘（融
水）。

采集号 八角莲
Dysosma versipellis (Hance)
M. Cheng
鉴定人: 83年3月

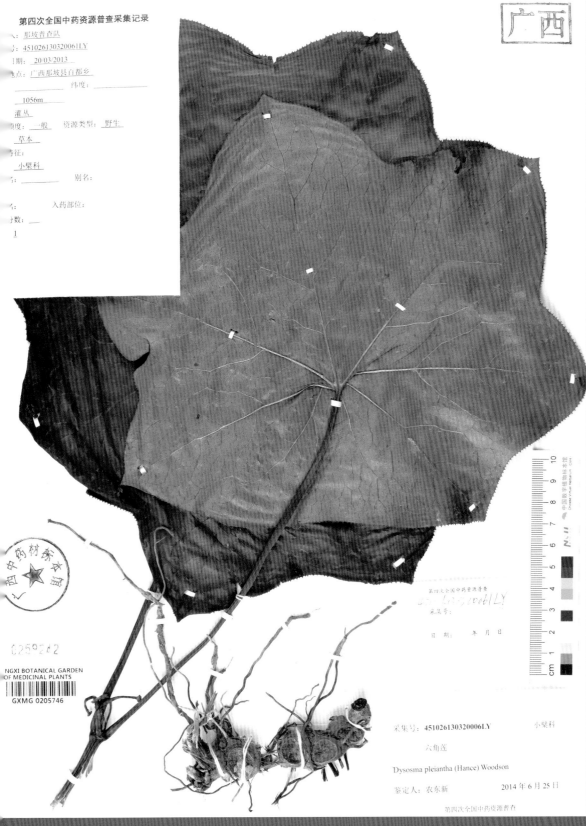

来源

小檗科（Berberidaceae）植物六角莲 *D.pleiantha* (Hance) Woodson 的根、根茎或全草。

民族名称

【壮族】Golienzhoeggak, Gobetgaglienzbwn。

【侗族】骂邦包（三江）。

民族应用

八角莲

【壮族】药用根茎、全草。根茎水煎服治胃痛；浸酒服或研粉冲酒服治跌打损伤；磨酒涂伤口周围治毒蛇咬伤。全草捣烂敷患处治跌打损伤。

【瑶族】药用根茎、全草。根茎水煎服治咳嗽，胃痛；全草捣烂敷患处治毒蛇咬伤。

【仫佬族】药用根茎。捣烂敷患处或磨醋涂患处治乳腺炎。

【侗族】药用根茎。水煎服或研粉冲开水服治胃痛；捣烂敷患处或磨醋涂患处治痈疮肿毒。

【苗族】药用根茎。浸酒服或研粉冲酒服治跌打损伤。

【毛南族】药用根茎。水煎服治胃痛；捣烂敷患处或磨醋涂患处治痈疮肿毒。

【彝族】药用根茎。水煎服治胃痛。

内服用量 6~9g；外用适量。

六角莲

【壮族】药用根茎、根、全草。根与白酒磨涂患处或内服治毒蛇咬伤。根茎捣烂醋调敷患处治跌打损伤，煎洗患处治痈疖恶疮。全草捣烂敷患处治跌打内伤。

【瑶族】药用全草。捣烂敷患处治毒蛇咬伤。

【侗族】药用根茎。水煎服或研粉冲开水服治胃痛。

内服用量 3~12g；外用适量。

药材性状　八角莲　根茎呈结节状，长 6~15cm，直径 1~3cm，每一结节圆盘形，大小不一。表面黄棕色，上方具微陷茎基痕，周围有数个隆起的环纹，下方有须根痕。质硬而脆，易从结节处折断。断面黄白色或红棕色，角质。气微，味苦。全草见须根多数，茎无分枝，光滑，叶片皱缩，单叶，展开后可见叶基具掌状脉。

六角莲　根茎结节数较少，结节圆球形，直径 0.5~1cm。表面黄棕色，上方具凹陷茎痕或突起芽痕，周围环节同心圆状排列，有时可见残留鳞叶、芽痕，下方有须根或须根痕。质硬。折断面纤维状，有裂隙；横切面皮部狭窄，黄白色。木部黄色，髓部大，约为直径的 1/2，黄白色。气微，味苦。

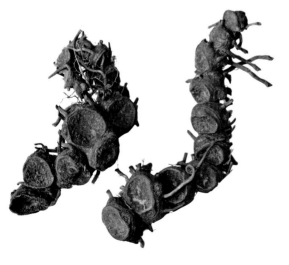

·八角莲－根茎

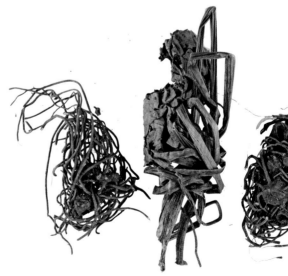

·八角莲－全草

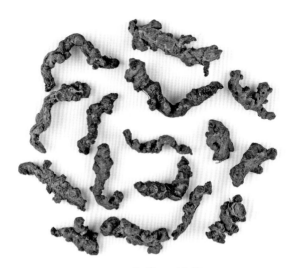

· 六角莲 – 根茎

药用源流　八角莲的药用始载于《神农本草经》，谓："鬼臼味辛，温。主杀蛊毒鬼注，精物，辟恶气不祥，逐邪，解百毒。一名爵犀，一名马目毒公，一名九臼。生山谷。"八角莲是我国民间常用草药，古今本草书籍有较多的报道。明代《本草纲目》云："下死胎，治邪疟痈疽，蛇毒射工毒。"近代《广西中药志》记载："清热化痰，解蛇虫毒，蛇咬伤，单双蛾喉痛。"《福建药物志》记载："治哮喘，胆囊炎，胆石症，小儿惊风，癫痫，无名肿毒，背痈溃破，颈淋巴结核，瘿瘤。"《全国中草药汇编》记载其具有清热解毒、活血散瘀的功效；主治毒蛇咬伤，跌打损伤；外用治虫蛇咬伤，疮疖痈肿，淋巴结炎，腮腺炎，乳腺癌。

	种子植物门	被子植物亚门	双子叶植物纲	毛茛目	小檗科
分类位置	Spermatophyta	Angiospermae	Dicotyledoneae	Ranales	Berberidaceae

形态特征　八角莲　多年生草本。植株高40~150cm。根状茎粗壮，横生，多须根；茎直立，不分枝，无毛，淡绿色。茎生叶2枚，薄纸质，互生，盾状，近圆形，直径达30cm，4~9掌状浅裂，裂片阔三角形、卵形或卵状长圆形，上面无毛，背面被柔毛，叶脉明显隆起，边缘具细齿；下部叶的柄长12~25cm，上部叶柄长1~3cm。花梗纤细，下弯，被柔毛；花两性，深红色，5~8朵簇生于离叶基部不远处，下垂；萼片6；花瓣6，勺状倒卵形；雄蕊6；花柱短，柱头盾状。浆果椭圆形，长约4cm，直径约3.5cm；种子多数。

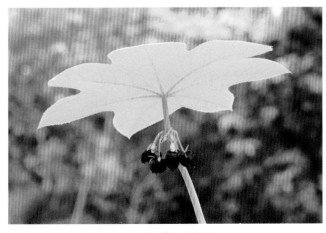

· 八角莲 – 花期

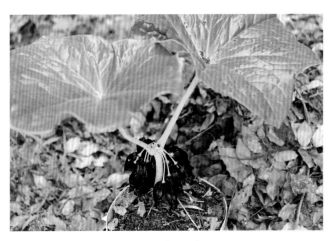

· 六角莲 – 花期

六角莲 多年生草本。植株高 20~60cm，无毛。根状茎粗壮，横走，呈圆形结节，多须根；茎直立，单生，顶端生二叶。叶近纸质，对生，盾状，轮廓近圆形，直径 16~33cm，5~9 浅裂，裂片宽三角状卵形，边缘具细刺齿；叶柄长 10~28cm，具纵条棱。花着生于叶腋，数朵簇生或组成伞形花序，两性；花梗长 2~4cm，常下弯，无毛；花紫红色，下垂；萼片 6，早落；花瓣 6~9，紫红色；雄蕊 6；柱头头状，胚珠多数。浆果倒卵状长圆形或椭圆形，长约 3cm，直径约 2cm，熟时紫黑色。

生境分布 八角莲生于海拔 300~2100m 的山坡林下、灌丛中、溪旁阴湿处、竹林下或石灰山常绿林下。分布于湖南、湖北、浙江、江西、安徽、广东、广西、云南、贵州、四川、河南、陕西等。广西主要分布在桂林、梧州、凌云、乐业、金秀等。六角莲生于海拔 400~1600m 的林下、山谷溪旁或阴湿溪谷草丛中。分布于台湾、浙江、福建、安徽、江西、湖北、湖南、广东、广西、四川、河南等。广西主要分布在武鸣、融水、临桂、资源、容县、凌云、贺州、钟山、富川、金秀、龙州等。

化学成分 八角莲根茎含鬼臼毒素、苦鬼臼毒素、4'-去甲基鬼臼毒素、山奈酚 -3-O-β- 吡喃葡萄糖苷（黄芪苷）、槲皮素 -3-O-β- 吡喃葡萄糖苷（异槲皮苷）、苦鬼臼素葡萄糖苷、地菲林葡萄糖苷、4'-去甲基鬼臼毒素葡萄糖苷、苦鬼臼毒素 -4-O-β-D- 吡喃葡萄糖基 -(1 → 6)-β-D- 吡喃葡萄糖苷、山荷叶素、山奈酚、槲皮素、β- 谷甾醇，以及香草酸、葡萄糖、蔗糖、脂肪酸、鞣质、软脂酸、20 种常见氨基酸和 α- 氨基丁酸、多糖等。另含 11 种人体必需的微量元素（铁、铜、锌、锰、铬、钼、钴、镍、锶、碘、硒）。挥发油中含 3,7- 二甲基 -1,6- 辛二烯 -3- 醇、2-(4-甲基 -3- 环己烯 -1- 基) 丙 -2- 醇、(E)-3,7- 二甲基 -2,6- 辛二烯 -1- 醇、4-(2,6,6- 三甲基 -2- 环己烯 -1- 基)-3- 丁烯 -2- 酮、(R)-5,6,7,7α- 四氢 -4,4,7α- 三甲基 -2(4H)- 苯并呋喃酮、丙基柏木醚、2,6- 甲氧基苯甲醛 - 氨基甲酰腙、三十二烷、(Z)-2-(9- 十八烯碳基氧代) 乙醇等成分。

六角莲根茎含鬼臼毒素、4'- 去甲基鬼臼毒素、山荷叶素、去氢鬼臼毒素、鬼臼毒酮、4'-去甲基鬼臼毒酮、鬼臼苦素酮、异鬼臼苦素酮、八角莲酮醇、4'- 去甲基脱氢鬼臼毒素、大黄素甲醚及八角莲蒽醌，还含紫云英苷、槲皮素、山奈酚、β- 谷甾醇、正十六烷酸、胡萝卜苷。

药理作用 1. 抗肿瘤作用

八角莲中的主要成分鬼臼毒素类化合物对动物移植性肝癌有较强的抑制作用[1]。鬼臼毒素的衍生物能显著抑制小鼠移植性肿瘤 S180、HePS 和 Lewis 肺癌生长，抑瘤率分别为 36.0%~58.4%、29.6%~60.0% 和 27.2%~46.5%，抑制作用和鬼臼乙叉苷（VP-16）相似[2]。鬼臼毒素衍生物对人胚肺成纤维细胞（KMB 细胞）有较强的抑制作用[3]。

2. 抗病毒作用

八角莲中的槲皮素 -3-O-β- 呋喃葡萄糖苷对 1 型单纯疱疹病毒（HSV-1）有抑制作用，山奈酚和苦鬼臼毒素对柯萨奇 B 组病毒（CBV）和 HSV-1 有显著抑制作用[4]。

3. 抗免疫作用

八角莲样品中的鬼臼毒素类和黄酮类化合物可降低小鼠脾细胞特异抗体的产生、血清拟集素滴度和溶血素 HC_{50} 值，抑制小鼠中垫迟发型超敏感性反应，减轻小鼠脾和胸腺重量。由于鬼臼素毒类化合物毒性太大，不宜在临床上直接使用[5]。

4. 抗菌、抗蛇毒作用

八角莲中黄酮类化合物对金黄色葡萄球菌及伤寒杆菌、铜绿假单胞菌、痢疾杆菌等均有抑制作用。八角莲煎剂外用或内服对多种毒蛇咬伤具有解毒作用[6]。

5. 对心血管系统的作用

从八角莲根茎中提取的鬼臼毒素类成分对离体蛙心有兴奋作用，可使心律不齐停止于收缩状态。对蛙后肢血管、家兔小肠及肾血管有轻度收缩作用[7]。

6. 对胃肠道的作用

八角莲中的鬼臼毒素或鬼臼树脂给猫灌服能刺激胃肠道蠕动增强反应，引起呕吐、腹泻，甚至血便，导致严重衰竭性虚脱死亡[8]。

7. 对平滑肌的作用

八角莲乙醇提取物对兔和豚鼠离体子宫有较强的兴奋作用，对兔离体小肠平滑肌有比较明显的抑制作用[8]。

8. 毒副作用

用八角莲中的鬼臼毒素注射液注入动物体内，能引起中枢神经的抑制状态，先表现为抽搐，继之嗜睡、昏迷、瞳孔散大、呼吸麻痹、心跳停搏致死亡。小白鼠腹腔内注射的半数致死量为 30~35mg[8]。

附 注 除上述品种外，在广西还有 2 种同属植物作八角莲药用：小八角莲 *D. difformis*（Hemsl. et Wils.）T. H. Wang ex Ying，分布于全州、龙胜、金秀；贵州八角莲 *D. majoensis*（Gagnep.）M. Hiroe，分布于德保。

参考文献

[1] 钱伯文. 抗癌中草药的临床效用 [M]. 上海：上海翻译出版公司, 1987:6.

[2] 贾正平, 谢景文, 张培棪, 等. 4-[4"-(2",2",6",6"-四甲基哌啶氮氧自由基) 氨基]-4'-去甲表鬼臼毒抗肿瘤作用 [J]. 中国药理学通报, 1991,7(4): 304-307.

[3] 张尔贤, 欧阳春光, 王燕鸣. 具抗癌活性的鬼柏毒电子自旋标记物的生物学作用研究 [J]. 中国生化药物杂志, 1993,3:24-26.

[4] 姚莉韵, 王丽平. 八角莲水溶性有效成分的分离与抗病毒活性的测定 [J]. 上海第二医科大学学报, 1999,19(3):234-237.

[5] 夏提古丽·阿不利孜, 贾晓光, 熊元君, 等. 八角莲的研究进展 [J]. 新疆中医药. 2010,28(3):69-72.

[6] 万明香, 张丽艳, 何顺志. 八角莲属（小檗科）药用植物的研究进展 [J]. 贵阳中医学院学报, 2007,29(1): 51-54.

[7] 吕敏, 苏艳芳, 郭增军. 八角莲属植物化学成分及生物活性研究概况 [J]. 西北药学杂志, 2007,22(3):152-153.

[8] 应春燕, 钟成. 八角莲中毒机理探讨 [J]. 广东药学, 1997,3:43.

九龙藤

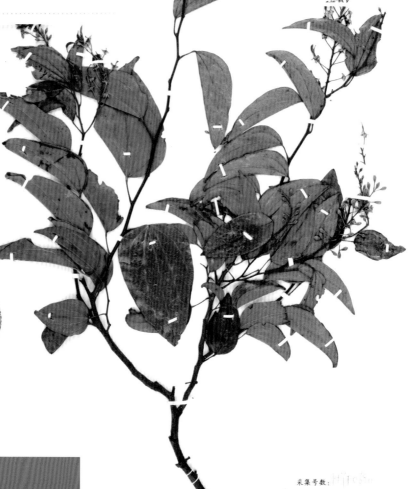

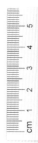

广西药用植物园 (GXMG)

采集人：黄云峰，黄瑞贤
采集日期：2010-8-18
产地：中国 广西 那坡　星合乡德灵村人押
生境：
习性：灌木藤本
株高：　　　　胸径：
性状：
根：
茎、叶：
花：花绿白色，能育雄蕊3
果实、种子：
标本状态：花期
中名（当地名）：龙须藤
科名：147 云实科
学名：

采集号数：HYF0690

日期：2010 年 月 日

采集编号（Coll. No.）：HYF0690
苏木科 Caesalpiniaceae

龙须藤
Bauhinia championii (Benth.) Benth.

鉴定人（Det.）：黄云峰

来源
苏木科（Caesalpiniaceae）植物龙须藤 *Bauhinia championii* (Benth.) Benth. 的 根 或老茎。

民族名称
【壮族】九龙藤（龙州），稞狗烟（柳城），扣收烈（田林），燕子尾（马山）。
【瑶族】不言对（昭平），埔痕梅（金秀）。
【仫佬族】秒音（罗城）。
【侗族】交呀（三江）。

民 族 应 用

【壮族】药用根或老茎。水煎服治胃痛；水煎服或浸酒服兼搽患处治风湿关节痛，腰痛，跌打扭伤，神经衰弱，瘫痪。

【瑶族】药用根或老茎。水煎服治月经不调，吐血，肝痛，胃及十二指肠溃疡疼痛；与猪脚、老姜、米酒煲服治老人病后虚弱；水煎服或浸酒服兼搽患处治风湿关节痛、腰痛、跌打扭伤；根捣烂敷伤口周围治毒蛇咬伤。

【仫佬族】药用根或老茎。水煎服治胃痛；与猪脚、老姜、米酒煲服治老人病后虚弱。

【侗族】药用根或老茎。水煎服治胃痛。

内服用量30g；外用适量。

药材性状　茎呈椭圆形斜切片或不规则块片，大小不一，厚约5mm。外皮褐色或灰褐色，栓皮脱落处显暗棕褐色，有纵皱和疣状或点状突起。质坚硬。切面皮部棕褐色或灰褐色，厚2~5mm，木部宽广，有不规则花纹（异型维管束）和多数小孔。气微，味微涩。

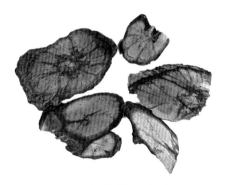

·九龙藤－老茎

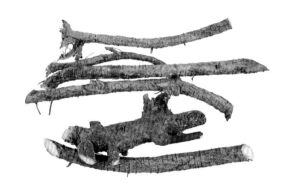

·九龙藤－根

药用源流　九龙藤的药用始载于《生草药性备要》，谓："祛风湿，壮筋骨，理跌打伤，通行周身血府。又能行气，治痰火。"古籍本草对龙须藤药用功效少见收载记录，仅《本草求原》云："达气，通行血脉，祛风散湿，壮筋骨，理跌打。治内伤痰火，解郁积，除疳疗，内外痔。"近代本草著作见诸多报道。《湖南药物志》记载："解暑。"《福建药物志》记载："治胃痛，痢疾。"《广西中药材标准》（第二册）记载其藤茎具有祛风除湿、活血止痛、健脾理气的功效；主治风湿痹痛，风湿性关节炎，腰腿疼，胃痛，痢疾，月经不调，胃及十二指肠溃疡，老人病后虚弱，小儿疳积。

 分类位置

种子植物门	被子植物亚门	双子叶植物纲	豆目	苏木科
Spermatophyta	Angiospermae	Dicotyledoneae	Legumiales	Caesalpiniaceae

形态特征　藤本。有卷须。叶纸质，卵形或心形，上面无毛，下面被紧贴的短柔毛，渐变无毛或近无毛。总状花序狭长，腋生，有时数个聚组成复总状花序；花蕾椭圆形，长2.5~3mm，具凸头，与萼及花梗同被灰褐色短柔毛；花梗纤细，长10~15mm；花瓣白色，具瓣柄；能育雄蕊3；退化雄蕊2；花柱短，柱头小。荚果倒卵状长圆形或带状，扁平。

生境分布　生于低海拔至中海拔的丘陵灌丛或山地疏林和密林中。分布于浙江、台湾、福建、广东、广西、江西、湖南、湖北和贵州等。广西全区各地均有分布，南宁、柳州、河池、桂林较多。

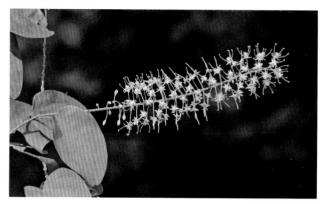

· 龙须藤 – 花期

化学成分 藤茎含黄酮类化合物，主要为quercitrin、myricitrin、(-)-epicatechin gallate、5,6,7,3',4',5'-hexamethoxyflavone、5,6,7,5'-tetramethoxy-3',4'-methylenedioxyflavone[1]，另含2,4,6-trimethoxyphenol 1-O-β-D-(6'-O-galloyl)-glucopyranoside、(±)-lyoniresinol、daucosterol、β-谷甾醇、没食子酸[2]，以及杨梅素、槲皮素、表儿茶素[3]等。种子含凝聚素[4]。

药理作用 1. 抗氧化和镇痛、抗炎作用

龙须藤乙酸乙酯提取物有良好的清除自由基和镇痛抗炎作用。其低、中、高浓度（5 mg/ml、10 mg/ml、20 mg/ml）均能清除O_2^-自由基和OH自由基、抑制O_2^-自由基的生成，并随着浓度的增加，作用增强；同时能明显增强小鼠的痛阈值，具有镇痛作用，并能明显抑制二甲苯所致的小鼠耳肿胀[5]。

2. 抗肿瘤作用

从龙须藤的藤中提取的总黄酮类成分干预人软骨肉瘤细胞SW1353 48h后，对其活性有明显影响。低剂量（0~100 μg/ml）时对SW1353细胞具有促进增殖作用，高剂量则抑制其活性，当总黄酮浓度为400 μg/ml时SW1353细胞的活性接近于0[6]。

3. 抗血小板凝聚作用

龙须藤85%乙醇提取物对体外ADP诱导的SD大鼠具有抗血小板聚集作用，其作用与阿司匹林相当[7]。

4. 抗菌作用

龙须藤对金黄色葡萄球菌、痢疾杆菌、伤寒杆菌均有抑制作用。

附　注 《中华本草》记载龙须藤的叶、种子亦可入药。叶具有利尿、化瘀、理气止痛的功效；主治小便不利，腰痛，跌打损伤，目翳。种子具有行气止痛、活血化瘀功效；主治胁肋胀痛，胃脘痛，跌打损伤。

参考文献

[1] 白海云, 詹庆丰, 夏增华, 等. 九龙藤化学成分研究（Ⅱ）[J]. 天然产物研究与开发, 2004, 16(4):312-313.

[2] 白海云, 詹庆丰, 夏增华, 等. 九龙藤化学成分研究（Ⅰ）[J]. 中国中药杂志, 2005, 30(1):42-43.

[3] 徐伟, 郑海音, 洪振丰, 等. RP-HPLC测定龙须藤中4种黄酮类成分的含量[J]. 中国现代应用药学杂志, 2009, 26(9):763-766.

[4] 彭建宗, 陈兆平. 龙须藤凝集素的分离纯化和性质[J]. 热带亚热带植物学报, 2001, 2:159-162.

[5] 高杰, 林炜鑫, 钟屿云, 等. 九龙藤乙酸乙酯提取物清除自由基、镇痛抗炎作用研究[J]. 安徽农业科学, 2011, 39(36):2305-2306.

[6] 余方荣, 李西海, 蔡亮亮, 等. 梅花入骨丹总黄酮对人软骨肉瘤细胞活性的影响[J]. 福建中医药大学学报, 2012, 22(1):24-25.

[7] 胡娟, 叶蕻芝, 冯亚, 等. 3种闽产中药体外对大鼠血小板聚集的影响[J]. 福建中医学院学报, 2007, 17(3):23-26.

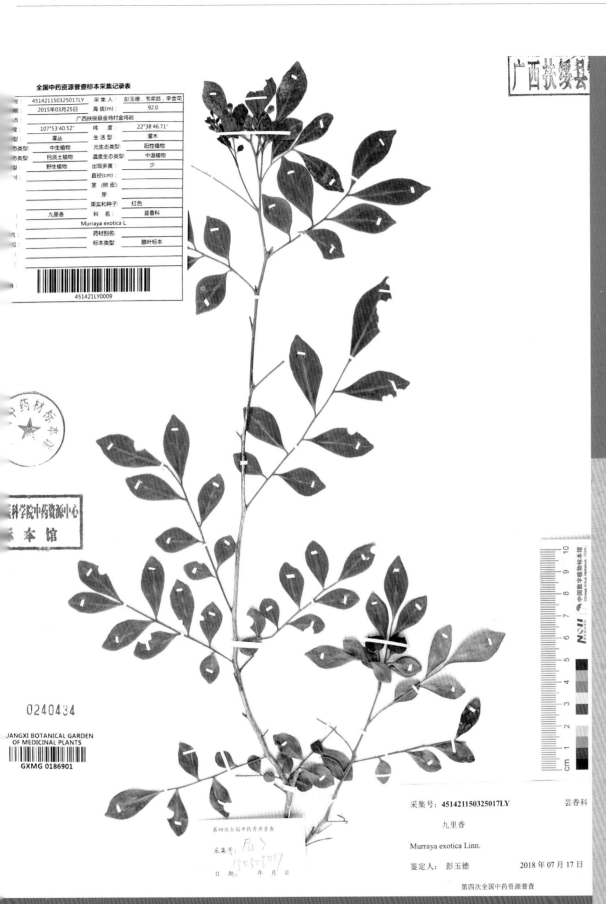

全国中药资源普查标本采集记录表

号：451421150325017LY	采集人：彭玉德，韦荣昌，李金花		
期：2015年03月25日	海拔(m)：	92.0	
点：广西扶绥县金鸡村金鸡岩			
度：107°53'40.52"	纬 度：22°38'46.71"		
型：灌丛	生活型：灌木		
类型：中生植物	光生态类型：阳性植物		
类型：钙质土植物	温度生态类型：中温植物		
型：野生植物	出现多度：少		
	直径(cm)：		
	茎（树皮）：		
	芽：		
	果实和种子：红色		
九里香	科 名：芸香科		
	Murraya exotica L.		
	药材别名：		
位：	标本类型：腊叶标本		

451421LY0009

九里香

采集号：**451421150325017LY** 芸香科

九里香

Murraya exotica Linn.

鉴定人：彭玉德　　2018 年 07 月 17 日

第四次全国中药资源普查

广西扶绥县

九里香

来源
芸香科（Rutaceae）植物九里香 *Murraya exotica* L. Mant.［*M. exotica* L.］的根或叶。

民族名称
【壮族】小叶四季青（桂平）。

九里香

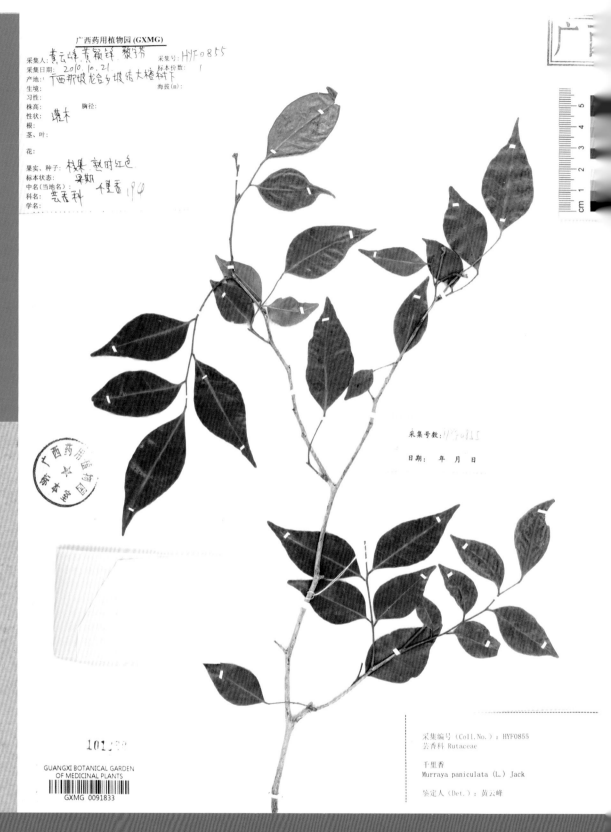

来源

芸香科(Rutaceae)植物千里香 *Murraya paniculata* (L.) Jack. 的根、枝、叶或全株。

民族名称

【壮族】棵九里香(象州),九柳香(大新),美刚下(田林)。

【瑶族】哈羊(都安)。

【苗族】都九里香(融水)。

民 族 应 用

九里香

【壮族】药用根、叶。研粉敷患处止痛生肌。外用适量。

千里香

【壮族】药用根、枝、叶、全株。有小毒。根浸酒服治骨折。枝、叶水煎洗患处治风湿骨痛，关节痛。叶捣烂敷伤口周围治眼镜蛇咬伤，全株水煎洗患处治疥疮。

【瑶族】药用叶。捣烂敷患处治骨折。

【苗族】药用叶。捣烂调酒服兼搽患处治心气痛，跌打损伤。

内服用量15~30g；外用适量。

药材性状　九里香　根呈圆柱形，大小不一，切片截面浅黄色，皮部浅褐色，质坚韧。嫩枝呈圆柱形，直径 1~5mm；表面灰褐色，具纵皱纹。质坚韧，不易折断，断面不平坦。羽状复叶有小叶 3~9 片，多已脱落；小叶片呈卵形或近菱形，最宽处在中部以上，长约 3cm，宽约 1.5cm，急尖或凹入，基部略偏斜，全缘；黄绿色，薄革质，上表面有透明腺点；小叶柄短或近无柄，下部有时被柔毛。气香，味苦、辛，有麻舌感。

千里香　小叶片呈卵形或椭圆形，最宽处在中部或中部以下，长 2~8cm，宽 1~3cm，先端渐尖或短尖。

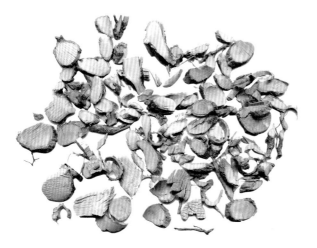

·九里香－根

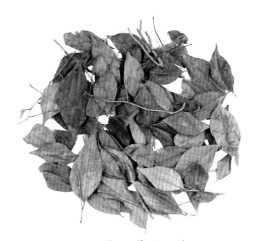

·九里香－带叶嫩枝

药用源流　始载于《生草药性备药》，又名满山香。《植物名实图考》曰："满山香，生南安。黑茎屈盘，叶如椿叶有赭纹，根亦纠曲。俚医以治跌打损伤、风气、煎水洗之。"《福建药物志》记载："叶治胃溃疡，毒蛇咬伤。"《广西中药志》记载："行气止痛，活血散瘀。治跌打肿痛，风湿，气痛。"《中华人民共和国药典》（2020 年版　一部）记载其具有行气止痛、活血散瘀的功效；主治胃痛，风湿痹痛，外治牙痛，跌扑肿痛，虫蛇咬伤。

	种子植物门	被子植物亚门	双子叶植物纲	芸香目	芸香科
分类位置	Spermatophyta	Angiospermae	Dicotyledoneae	Rutale	Rutaceae

形态特征　九里香　小乔木。小叶倒卵形至倒卵状椭圆形，顶端圆或钝。花序通常顶生，或顶生兼腋生，花多朵聚成伞状，为短缩的圆锥状聚伞花序；萼片卵形；花瓣长椭圆形，长 10~15mm；雄蕊 10 枚，长短不等。花药背部有细油点 2 颗；花柱稍较子房纤细。果橙黄至朱红色，果肉有黏胶质液，种子有短棉质毛。

千里香　小乔木。小叶卵形至长椭圆形，中部以下最宽，顶部狭长渐尖，叶轴无翼叶。花序腋生及顶生，通常有花 10 朵以内；萼片卵形；花瓣倒披针形或狭长椭圆形，长达 2cm，散生淡黄色半透明油点；雄蕊 10 枚，长短相间；花柱比子房长 3~5 倍。果橙黄至朱红色，种子 1~2 粒；种皮有棉质毛。

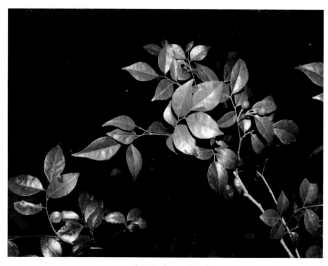

·千里香－果期

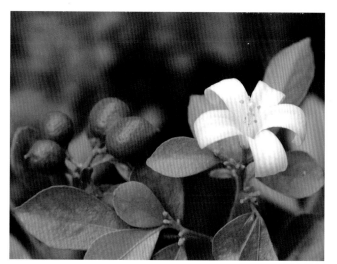

·千里香－花果期

生境分布　九里香　生于离海岸不远的平地、缓坡、小丘的灌木丛中。分布于台湾、福建、广东、海南、广西等。广西全区各地均有分布。

千里香　生于低丘陵或海拔高的山地疏林或密林中。分布于台湾、福建、广东、海南、湖南、广西、贵州、云南等。广西全区各地均有分布。

化学成分　九里香　叶含 5,7,3',4'- 四甲氧基黄酮、5,7- 二羟基 -3',4',5'- 三甲氧基黄酮、5- 羟基 -3,7,3',4'- 四甲氧基黄酮、3- 羟基 -5,6,7,4'- 四甲氧基黄酮、川陈皮素、香草酸、咖啡酸乙酯、5- 羟基 -7,3',4'- 三甲氧基黄酮、3,5 二羟基 -6,7,3',4'- 四甲氧基黄酮、5,6,4- 三羟基 -3,7- 二甲氧基黄酮、山柰酚[1]。茎叶含橙皮内酯和脱水长叶九里香内酯[2]。

千里香　叶含香豆精类化合物九里香甲素、九里香乙素、九里香丙素、九里香醛、5,7- 二甲氧基 -8-(3'- 甲基 -2'- 酮基丁基) 香豆精、异橙皮内酯、橙皮内酯水合物、7- 甲氧基 -8-(2'- 甲酰基 -2'- 甲基丙基) 香豆精、5,7- 二甲氧基 -8-(2'- 酮基 -3- 甲基丁基) 香豆精、海南九里香内酯，以及九里香酸、九里香内酯酮醇、香豆素、九里香酮醇异戊酸酯等[3,4]。根含月橘烯碱[5]、paniculidines A-B[6]、paniculidines D-F[7]。叶与花含挥发油，主要成分为异石竹烯、吉马烯 -B、3,7,11- 三甲基 -1,6,10- 十二碳三烯 -3- 醇、α- 荜澄茄油烯、石竹烯等[8]。

药理作用　1.抗生育作用

从千里香茎皮中分离到的糖蛋白具有明显的抗生育作用，小鼠腹腔注射剂量为 2.08mg/kg 时，抗早孕率达 72%~83%[9]。给妊娠 1~3 天的小鼠每千克体重口服或皮下注射月橘烯碱 2mg 或 4mg，每天 1 次，有明显的抗着床作用，其原因是由于月橘烯碱具有雌激素活性或与雌激素受体具有亲和力[10]。

2. 局部麻醉作用

千里香茎叶煎剂、酒煎剂或注射液在外科手术时有局部浸润麻醉作用[11]。

3. 抗菌作用

千里香乙醇提取物对金黄色葡萄球菌和溶血性链球菌有抑制作用。

4. 镇静催眠作用

九里香叶总黄酮具有镇静催眠作用，能够提高 PCPA 致失眠大鼠下丘脑的 5-HT、5-HIAA、IL-1β、TNF-α 和 IL-6 含量[12]。

5. 抗肿瘤作用

从千里香嫩茎中提取的黄酮类化合物具有肿瘤抑制活性，可显著抑制 C57BL/6 小鼠体内黑色素瘤 B16-F10 的肺转移[13]。

6. 抗炎作用

九里香不同萃取部位对角叉菜胶致小鼠足肿胀均具有抑制作用，能够降低血清中 PGE_2 的含量，其中以二氯甲烷部位的抗炎活性最强[14]。

参考文献

[1] 李林福，肖海，胡海波，等 . 九里香叶中的化学成分 [J]. 中国实验方剂学杂志，2016, 22(7):50-53.

[2] 姜平川，李嘉，杨海船，等 . HPLC 法同时测定九里香中橙皮内酯和脱水长叶九里香内酯的含量 [J]. 中华中医药杂志，2012(1):169-171.

[3]]FUIJO I, TAKESHI K, USHIO S. Constituents of the leaves of *Murraya paniculata* collected in Taiwan[J]. Chem Pharm Bull, 1989,37(2):358-362.

[4]TAKESHI K, KURNIA F. Prenylcoumarin derivatives from the leaves of an indonesian medicinal plant *Murraya paniculata* (Rutaceae)[J].Chem Pharm Bull, 1996,44(6): 1261-1262.

[5]WANG N G,GUAN M Z, LEI H P. Studies on *anti*-implantation and hormone activity of yuehchukene, an alkaloid isolated from the root of *Murraya paniculata* [J]. Acta Pharmaceutica Sinica,1990,25(2):85-89.

[6]KINOSHITA T, TATARA S, SANKAWA U . Structures of paniculidines A and B: novel prenylindoles from *Murraya paniculata* [J]. Chemical & Pharmaceutical bulletin,1985,33(4):1770-1773.

[7] WANG X T, ZENG K W, ZHAO M B, et al. Three new indole alkaloid derivatives from the roots of *Murraya paniculata* [J]. Journal of Asian Natural Products Research, 2017, 20(3):201-208.

[8] 刘江琴，庄海旗，蔡春，等 . 九里香叶与花中挥发油成分研究 [J]. 广东医学院学报,1997,15(1): 80-81.

[9] 刘京丽，王淑如，陈琼华 . 九里香蛋白多糖的抗生育及其它生物活性 [J]. 中国生物化学与分子生物学报，1989, 5(2):119-123.

[10] 王乃功，关慕贞，雷海鹏 . 月橘烯碱抗着床作用及其激素活性的研究 [J]. 药学学报,1990,25(2):85-89.

[11] 广东开平县蚬岗卫生院，广州市药品检验所卫生革命专业队 . 九里香注射液应用局麻手术 221 例初步小结 [J]. 中草药通讯,1977,6:43.

[12] 张月 . 九里香叶总黄酮镇静催眠作用机制及依赖性的初步研究 [D]. 长春：吉林大学,2016.

[13] 庞雅琼 . 九里香黄酮类化合物抗肿瘤转移作用及机制的研究 [D]. 福州：福州大学,2015.

[14] 吴龙火，温慧玲，金奇，等 . 九里香指纹图谱与其抗炎活性的灰关联度分析 [J]. 中国实验方剂学杂志,2013,19(4):338-342.

九管血

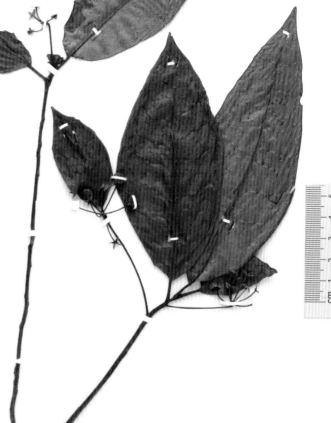

来源

紫金牛科（Myrsinaceae）植物九管血 *Ardisia brevicaulis* Diels 的全株。

民族名称

【壮族】Rumdalangzsanj。
【瑶族】顶心林，烈葛矮，廷心林。
【侗族】务素得亚。

民 族 应 用

【壮族】药用全株。水煎服，或捣汁饮。用于咽痛，牙周炎，毒蛇咬伤，血虚，血经不调，跌打损伤，痹病。内服用量9~15g；外用适量，捣烂敷患处或煎水洗。

【瑶族】药用全株。水煎服治疗肝炎，肝硬化，月经不调，咽喉痛。

【侗族】药用全株。水煎服治胆道蛔虫。

内服用量15~24g。

药材性状　根茎略膨大，上端有茎残基；表面灰褐色或棕褐色。根多数，呈圆柱形，直径0.2~0.6cm，略弯曲；表面棕褐色，具细纵皱纹及横裂纹，有的露出细小木心。质硬脆，易折断。断面皮部易与木部分离；皮部较厚，占断面2/3~3/4，灰白色或灰棕色，有紫褐色斑点散在；木部细小，淡黄色，具放射状纹理。叶全缘，边缘具腺点，侧脉稀疏、明显，与中脉几乎垂直。气微香，味淡。

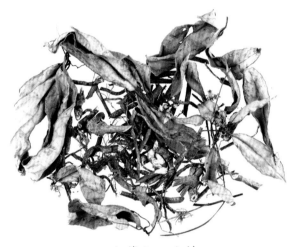

·九管血－全株

药用源流　始载于《植物名实图考》，谓："九管血，生南安。赭茎，根高不及尺，大叶如橘叶而宽，对生；开五尖瓣白花，梢端攒簇。俚医以为通窍、和血、去风之药。"九管血的性味功效古籍本草医书中鲜有收载记录，近代本草著作见诸多报道。《贵州草药》记载："清热，利咽，化瘀。"《全国中草药汇编》记载其具有清热解毒、活血消肿的功效；主治咽喉肿痛，痈疮肿毒，蛇咬伤，风湿关节疼痛，跌打损伤，风火牙痛，风湿痹痛，跌打损伤，无名肿毒，毒蛇咬伤。

分类位置	种子植物门	被子植物亚门	双子叶植物纲	紫金牛目	紫金牛科
	Spermatophyta	Angiospermae	Dicotyledoneae	Myrsinales	Myrsinaceae

形态特征　矮小灌木。高10~15cm，具匍匐根茎。除侧生特殊花枝外，无分枝。叶互生，近全缘，边缘具不明显腺点；侧脉与中脉几成直角。伞形花序，着生于侧生特殊花枝顶端；花萼基部连合达1/3，萼片具腺点；花瓣粉红色，外面无毛，里面被疏柔毛，具腺点；雄蕊较花瓣短，花药披针形，背部具腺点；雌蕊与花瓣等长，无毛，具腺点。果球形，鲜红色，具腺点，宿存萼与果梗通常为紫红色。

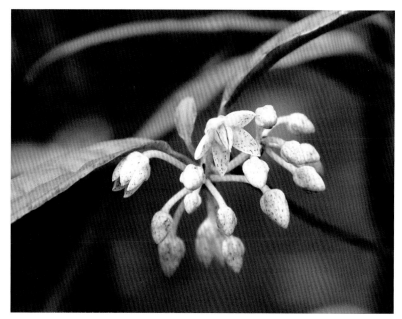

· 九管血－花期

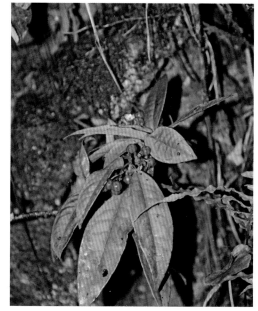

· 九管血－果期

生境分布　生于海拔 400~1300m 的密林下及阴湿地。分布于我国西南至台湾，湖北至广东。广西主要分布在融水、阳朔、临桂、全州、兴安、龙胜、恭城、平南、贺州、昭平、金秀。

化学成分　根含苯酚类、苯醌类、皂苷类、苯甲醚、糖苷类、甾醇等化学成分，主要有紫金牛酚 A、5- 十五烷基 -1,3- 间苯二酚、3-O- 菠甾醇葡萄糖苷 -6'-O- 棕榈酸酯、2- 甲氧基 -6- 十五烷基 -1,4- 苯醌、a- 菠甾醇、3- 羟基 -5- 十三烷基 - 苯甲醚、正二十三烷、双酚 -A- 二环氧甘油醚、乔木萜醇、5- 十三烷基 -6-O- 乙酰基 -3- 羟基 -1- 苯甲醚、2-O- 乙酰基 -5- 甲醚 - 酸金牛醌等[1,2]。茎含正十六烷酸、乔木萜醇、5- 十四烷基 -1,3- 间苯二酚、5-(2- 羟基十五烷基)-1,3- 间苯二酚等[2]。叶和根含挥发油。叶挥发油主要成分为棕榈酸、植酮、植醇等；根挥发油主要成分为二氢白菖考烯、顺 -α- 甜没药烯、γ- 衣兰油烯、石竹烯等[3]。

药理作用　抗肿瘤作用
九管血根茎所含有的间苯二酚衍生物通过诱导细胞凋亡，抑制胰腺癌细胞 PANC1 肿瘤细胞生长[4]。

附　注　根有当归的作用。因其横断面有血红色液汁流出，有"血党"之称。

参考文献

[1]朱芸.辛芩颗粒氢核磁共振 - 模式识别研究、九管血地下部分化学成分的研究 [D]. 成都：四川大学，2007.

[2]蒲兰香，袁小红，唐天君，等 . 九管血化学成分的研究 [J]. 时珍国医国药,2011,22(1):119-120.

[3]蒲兰香，袁小红，唐天君 . 九管血挥发油化学成分研究 [J]. 中药材,2009,32(11):1694-1697.

[4]CHEN L P, ZHAO F, WANG Y, et al. Antitumor effect of resorcinol derivatives from the roots of *Ardisia brevicaulis* by inducing apoptosis[J].Journal of Asian Natural Products Research,2011,13(8):734-743.

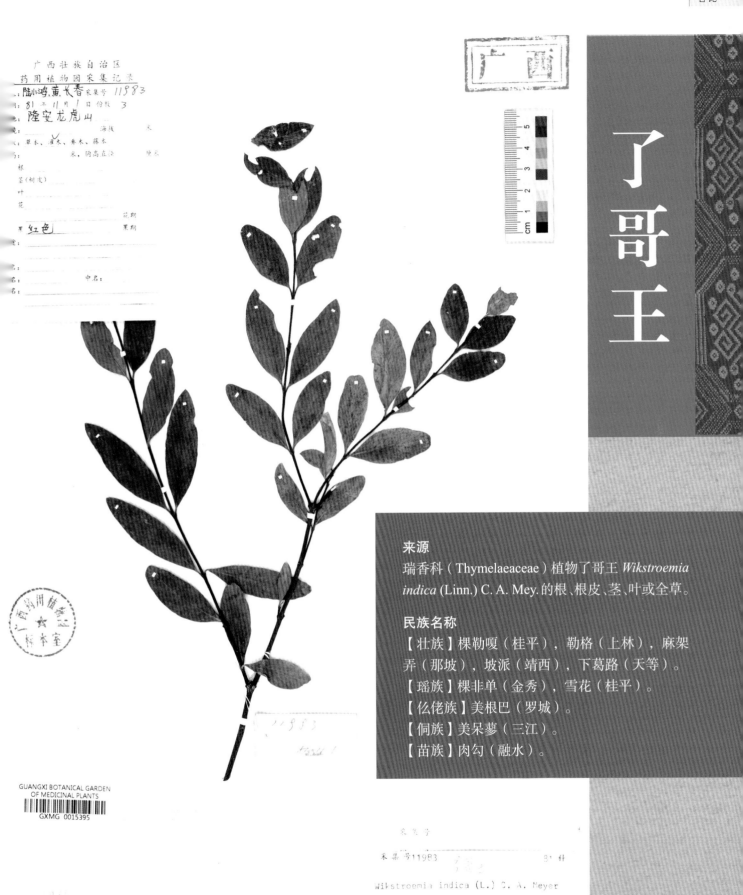

了哥王

来源
瑞香科（Thymelaeaceae）植物了哥王 *Wikstroemia indica* (Linn.) C. A. Mey. 的根、根皮、茎、叶或全草。

民族名称
【壮族】棵勒嘎（桂平），勒格（上林），麻架弄（那坡），坡派（靖西），下葛路（天等）。
【瑶族】棵非单（金秀），雪花（桂平）。
【仫佬族】美根巴（罗城）。
【侗族】美呆蓼（三江）。
【苗族】肉勾（融水）。

民族应用

【壮族】药用根皮、茎、叶、全草。根皮浸酒含漱治牙痛。茎插入鸡蛋内煮熟，吃蛋治头痛发痧。叶加黄糖煎服治小便不利；水煎洗患处治小儿头疮，湿疹。全草水煎洗患处治湿疹，疮疡肿毒，跌打损伤。

【瑶族】药用根、叶、全草。根加鸡蛋煎煮服治胃痛，水煎洗患处治毒蛇咬伤。叶捣烂调茶油敷患处治痈疮脓肿，无名肿毒，跌打损伤。全草水煎洗患处治湿疹，疮疡肿毒，跌打损伤。

【仫佬族】药用根皮、叶。捣烂敷患处治疮疡脓肿、趾缝开裂痒痛。

【侗族】药用根、茎、叶、全草。根捣烂塞患牙治牙痛。茎捣烂敷患处可拔疮脓。叶捣烂调茶油敷患处治痈疮脓肿，无名肿毒，跌打损伤。全草水煎服治百日咳；洗患处治湿疹，疮疡肿毒，跌打损伤；水煎液加芝麻粉服可堕胎。

【苗族】药用根、根皮、茎、叶、全草。根水煎服治肾炎水肿。全草捣烂敷患处治骨折，跌打损伤。
用量9～15g，外用适量。本品有毒，内服宜慎。

药材性状　根圆柱形或有分枝，长达40cm，直径0.5~3cm。表面黄棕色至灰棕色，具不规则纵皱纹和横向皮孔及稍突起的支根痕。质坚韧，断面皮部厚1.5~4mm，类白色，易与木部分离，有众多绵毛状纤维。木部淡黄色，有放射状纹理。气微，味微苦，久嚼有持久的灼热不适感。茎圆柱形，有分枝，长短不等，直径8~25mm；粗茎表面淡棕色至棕黑色，有不规则粗纵皱纹，皮孔突起，往往两个横向相连，有的数个连接成环；细茎表面暗棕红色，有细纵皱纹，并有对生的叶柄痕，有时可见突起的小枝残基。质硬，折断面皮部有众多绵毛状纤维。叶不规则卷曲，展平后长椭圆形，全缘，淡黄绿色至淡绿色，叶脉下面稍突出；叶柄短，长约2mm。质脆，易碎。气微，味微苦。

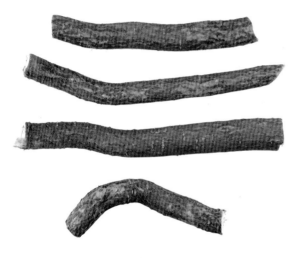

·了哥王－根

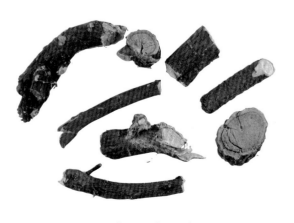

·了哥王－根、茎

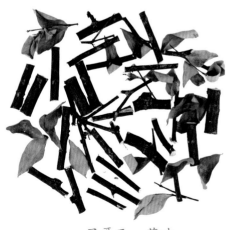

·了哥王－茎叶

药用源流 了哥王一名最早可见于《岭南采药录》，记载："九信药，又名了哥王。有大毒。其子色红。八哥雀爱食之。"《广西中药资源名录》收录："根：用于斑痧热毒，水肿，蛊胀，乳痈，花柳；外治脚指节缝开裂。有毒。枝叶：外治感冒发热身痛，痈疮肿毒。有毒。"《全国中草药汇编》收录为瑞香科荛花属植物南岭荛花 Wikstroemia indica（L.）C.A.Mey.，以根、根二层皮（内皮）和叶入药。《中华本草》记载其茎叶具有清热解毒、化痰散结、消肿止痛的功效；主治痈肿疮毒，瘰疬，风湿痛，跌打损伤，蛇虫咬伤。根或根皮具有清热解毒、散结逐瘀、利水杀虫的功效；主治肺炎，支气管炎，腮腺炎，咽喉炎，淋巴结炎，乳腺炎，痈疽肿毒，风湿性关节炎，水肿臌胀，麻风，闭经，跌打损伤。

分类位置	种子植物门	被子植物亚门	双子叶植物纲	瑞香目	瑞香科
	Spermatophyta	Angiospermae	Dicotyledoneae	Thymelaeale	Thymelaeaceae

形态特征 灌木。叶对生，倒卵形、椭圆状长圆形或披针形，长2~5cm，宽0.5~1.5cm，侧脉细密，极倾斜。花数朵组成顶生头状总状花序，花序梗长5~10mm，花梗长1~2mm，花萼长7~12mm，宽卵形至长圆形；子房倒卵形或椭圆形，无毛或在顶端被疏柔毛。果椭圆形，长7~8mm，成熟时红色至暗紫色。

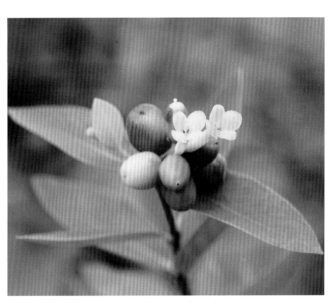

· 了哥王 – 花果期

生境分布 生于海拔1500m以下的开旷林下、林缘或石山上、路边等。分布于广东、广西、福建、湖南、贵州等。广西全区各地均有分布。

化学成分 含西瑞香素、芫花素、槲皮素、杨梅素、山柰酚[1]、槲皮素 -7-O-α-D-L- 鼠李糖苷、芦丁、东莨菪素、D- 甘露醇[2]、(+)-nortrachelogenin、芫花醇 A、荛花醇 A-B、瑞香黄烷素 B[3]、sikokianin B-C[4]、邻苯二甲酸二丁酯、对羟基苯甲酸甲酯、2,4,6- 三羟基苯甲酸甲酯[5]。全草含十六烷酸、9- 十八碳烯酸、癸酸等挥发性成分[6]。茎皮含西瑞香素 -7-O-β-D- 葡萄糖苷、大黄素甲醚、山柰酚 -3- 芸香糖苷、伞形香青酰胺[7]。

药理作用 1. 抑菌作用

了哥王片对乙型溶血性链球菌、肺炎双球菌、金黄色葡萄球菌、铜绿假单胞菌和大肠杆菌均具有较强的抑制作用，其中对乙型溶血性链球菌、肺炎双球菌的最低抑菌浓度(MIC) 为25mg/ml，对金黄色葡萄球菌、铜绿假单胞菌和大肠杆菌的最低抑菌浓度(MIC) 为50mg/ml[8]。了哥王水煎液对大肠杆菌、金黄色葡萄球菌、藤黄八叠球菌、枯草芽孢杆菌均有抑菌效果，且具有浓度依赖性，其抑菌强度依次为藤黄八叠球菌＞金黄色葡萄球菌＞枯草芽孢杆菌＞大肠杆菌[9]。了哥王乙酸乙酯提取物和正丁醇提取物均具有广谱抗菌作用，两者均对葡萄球菌属的细菌抑菌作用最强，但其乙酸乙酯提取物的抑菌效果显著强于正丁醇提取物，而其水提取物基本没有抑菌效果[10]。

2. 抗炎镇痛作用

了哥王中的西瑞香素对二甲苯所致的大鼠耳部炎症及 5-HT 引起的大鼠足趾肿胀有明显的抑制作用，对大鼠的巴豆油囊肿肉芽组织增生也有明显的抑制作用；其还能抑制由醋酸引起的小鼠扭体反应[11]。

3. 抗病毒作用

了哥王根石油醚部位、醋酸乙酯部位和正丁醇部位均展示了不同程度的抗呼吸道合胞病毒（RSV）活性，其中醋酸乙酯部位对 RSV 最为有效（$IC_{50} < 3.9$ mg/ml）；从醋酸乙酯部位分离得到的西瑞香素具有抗 RSV 活性，其对 RSV 的 IC_{50} 为 5.87 mg/ml，主要作用于 RSV 复制周期的后期[12]。

4. 抗肿瘤作用

了哥王中的二香豆素醚（daphnoretin）对艾氏腹水癌有明显的抑制作用[13]。了哥王中的西瑞香素对人肺腺癌细胞 AGZY-83-a、人喉癌细胞 Hep2 和人肝癌细胞 HepG2 均有明显的抑制作用，且呈浓度依赖性，半数抑制浓度 (IC_{50}) 分别为 8.73 mg/L、9.71 mg/L、31.34 mg/L[14]。

5. 其他作用

了哥王成分西瑞香素能明显降低心肌耗氧量[15]，改善心肌营养性血流量[16]。

附 注 了哥王曾被收录于《中华人民共和国药典》（1977 年版 一部），后因该中药存在较强毒副作用，未被再次收载。

参考文献

[1] 陈定双，黄运东，王定勇 . 了哥王茎皮化学成分研究 [J]. 亚热带植物科学 ,2008,37(4):26-28.

[2] 赵洁 . 了哥王化学成分研究 [J]. 中药材 ,2009,32(8):1234-1235.

[3]HU K, KOBAYASHI H, DONG A J, et al. Antifungal, antimitotic and anti-HIV-I agents from the roots of *Wikstroemia indica* [J].Planta Med, 2000, 66(6):564-567.

[4]NUNOME S, ISHIYAMA A, KOBAYASHI M, et al. *In vitro* antimalarial activity of biflavonoids from *Wikstroemia indica* [J].Planta Med, 2004, 70:76-78.

[5] 黄伟欢，薛珺一，李药兰，等 . 了哥王芳香类化学成分研究 [J]. 中药材 ,2008,31(8):1174-1176.

[6] 梁勇，林德球，郭宝江，等 . 了哥王挥发油的化学成分分析 [J]. 精细化工 ,2005,22(5):357-361.

[7] 耿立冬，张村，肖永庆 . 了哥王化学成分研究 [J]. 中国中药杂志 ,2006,31(10):817-819.

[8] 方铝，朱令元，刘维兰，等 . 了哥王片抗炎抑菌作用的实验研究 [J]. 中国中医药信息杂志 ,2000,7(1):28.

[9] 杨振宇，杜智敏 . 了哥王水煎液的抑菌作用研究 [J]. 哈尔滨医科大学学报 ,2006,40(5):362-364.

[10] 熊友香，尤志勉，程东庆，等 . 了哥王不同提取部位抑菌作用研究 [J]. 中国中医药信息杂志 ,2008,15(10):42-43.

[11] 王筠默，张海根，朱根麟，等 . 了哥王素抗炎症作用的研究 [J]. 现代应用药学 ,1987,4(2):1-4.

[12]HO W S, XUE J Y, SUN S S M, et al. Antiviral activity of daphnoretin isolated from *Wikstroemia indica* [J]. Phytother Res, 2010, 24(5): 657-661.

[13] 李国雄 . 中药抗癌成分 [J]. 国外医学（药学分册）, 1985, 3:135-138.

[14] 杨振宇，郭薇，吴东媛，等 . 了哥王中西瑞香素的提取分离及抗肿瘤作用研究 [J]. 天然产物研究与开发 ,2008,20:522-526.

[15] 张国民，齐赤虹，柏萍，等 . 西瑞香素的心脏效应 [J]. 中国中药杂志 ,1993,18(12):751-752.

[16] 谢培山，杨景鹏 . 了哥王化学成分的研究——西瑞香素 (Daphnoretin) 的分离、鉴定 [J]. 中草药通讯 ,1978, 3:1-5.

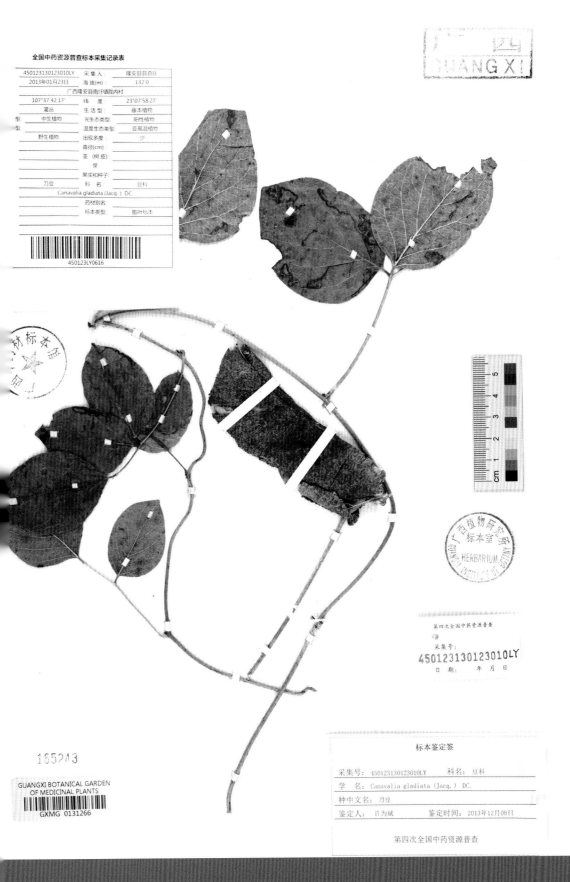

刀
豆

来源

蝶形花科（Papilionaceae）植物刀豆 *Canavalia gladiate* (Jacq.) DC. 的种子、豆荚。

民族名称

【壮族】Duhyangj，刀豆，夹剑豆，刀鞘豆。

民 族 应 用

【壮族】药用种子、豆荚。种子具有温中、下气、止呃的功效；主治虚寒，呃逆，呕吐。豆荚（刀豆壳）具有益肾、温中、除湿的作用；主治腰痛，呃逆，久痢，痹痛。

药材性状　种子扁卵形或扁肾形，长 20~35mm，宽 10~20mm，厚 5~12mm；表面淡红色至红紫色，少数类白色或紫黑色，微皱缩，略有光泽；边缘具眉状黑色种脐，长约 2cm，上有白色细纹 3 条。质硬，难破碎。种皮革质，呈红色或褐色，内表面棕绿色而光亮；子叶 2，黄白色，油润，胚根位于珠孔一端，歪向一侧。气微，味淡，嚼之有豆腥味。豆荚扁平宽大，宽 4~6cm，边缘有棱。

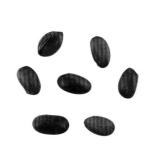

·刀豆－种子

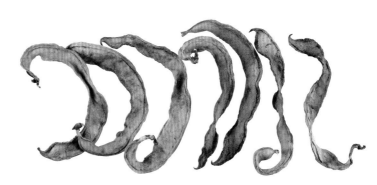

·刀豆－豆荚

药用源流　本品以刀豆之名收载于《滇南本草》。《救荒本草》记载："苗叶似豇豆，叶肥大，开淡粉红色花，结角如皂角状而长，其形似屠刀样，故以名之。味甜，微淡。"《本草纲目》记载："刀豆人多种之，三月下种，蔓生引一二丈，叶如豇豆叶而稍长大，五六七月开紫花如蛾形，结荚，长者近尺，微似皂荚、扁而剑脊，三棱宛然。嫩时煮食、酱食、蜜煎皆佳。老则收子，子大如拇指头，淡红色。"以上本草记载的特征和附图形态，均与今所用之刀豆类似。《中华人民共和国药典》（2020 年版一部）记载其具有温中、下气、止呃的功效；主治虚寒呃逆，呕吐。

分类位置	种子植物门	被子植物亚门	双子叶植物纲	豆目	蝶形花科
	Spermatophyta	Angiospermae	Dicotyledoneae	Legumiales	Papilionaceae

形态特征　缠绕草本。无毛或稍被毛。羽状复叶；具 3 小叶，小叶卵形，基部宽楔形；具短柄。总状花序具长总花梗；花萼长 15~16mm，二唇形；花冠蝶形，白色或粉红，长 30~35mm，旗瓣宽椭圆形；翼瓣和龙骨瓣均弯曲、等长；子房线形，被毛。荚果大而扁，被伏生短细毛；离缝线约 5mm 处有棱；种子椭圆形或长椭圆形，种皮红色或褐色。

生境分布　栽培于广东、海南、台湾、广西等。广西主要分布于桂南。

化学成分　种子含有刀豆球蛋白 A 和凝集素、刀豆胍氨酸、尿酸、没食子酸、没食子酸甲酯、1,6－二

没食子酰基 $-\beta-D-$ 吡喃葡萄糖苷、$\beta-$ 谷甾醇、羽扇豆醇、$\delta-$ 生育酚 [1]。

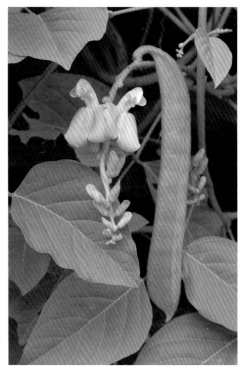

·刀豆 - 花果期

药理作用 1. 激活脂氧酶作用

刀豆有效成分刀豆毒素具有脂氧酶激活作用。将刀豆毒素分别以每日腹腔注射 50μg/kg、100μg/kg、200μg/kg 给药，即可引起雌性大鼠血浆内黄体生成素（LH）和卵泡刺激素（FSH）水平突然升高，而黄体酮水平无变化，催乳素（PRL）则降低；200μg/kg 组前期频率和体重增重明显，但子宫和卵巢的重量并没有变化。上述 FSH 和 LH 的增加与脂氧酶激活作用是一致的，但催乳素水平降低的原因尚不明确 [2]。

2. 抗肿瘤作用

刀豆蛋白 A（Con A）联合外周淋巴细胞可显著改变人卵巢癌细胞株 SKOV3 细胞形态，降低细胞活力，促进细胞凋亡，并提高细胞对化疗药物顺铂的敏感性，体现出较强的体外抗肿瘤活性 [3]；Con A 可通过上调 BNIP3 的表达诱导人乳腺癌细胞 MCF7 发生自噬性死亡。

3. 抗氧化作用

刀豆总黄酮提取物对 O_2^- 自由基和 OH 自由基均有较强的清除能力，且与其质量浓度呈正相关 [5]。

4. 对人外周血 T 淋巴细胞作用

Con A 对人外周血 T 淋巴细胞的增殖具有双重作用，在 20μg/ml 时刺激增殖效果最好 [6]。

附 注 刀豆属于热带亚热带广泛分布的药用植物，长江流域及南方各省多有栽培，主销东北、华东等地。

参考文献

[1] 李宁，李铣，冯志国，等. 刀豆的化学成分 [J]. 沈阳药科大学学报,2007,24(11):676-678.

[2]RIBEIRO-DASILVA G, COLLARES C B, GRASSI D M, et al. Alterations in rat carbohydrate metabolism induced by canatoxin as a probable consequence of primary hypoxia[J].Braz J Med Biol Res, 1989, 22(11):1405-1413.

[3] 胥琴，刘川桥，郭恩松. 刀豆蛋白 A 联合淋巴细胞对卵巢癌细胞 SKOV3 影响观察 [J]. 中华肿瘤防治杂志,2014,21(14):1068-1072.

[4] 陈弘磊，姜凯. 刀豆素 A 诱导人乳腺癌细胞自噬性死亡及其机制 [J]. 浙江中西医结合杂志,2014,24(10):865-867.

[5] 孔子铭，谢建锋，李颖晨，等. 藏药刀豆总黄酮超声提取的优化及其抗氧化活性 [J]，中成药,2016, 38 (5):1163-1167.

[6] 张娜，封颖璐. 刀豆球蛋白 A 刺激对人外周血 T 淋巴细胞的增殖作用 [J]. 临床医学工程,2016,23(2):155-157

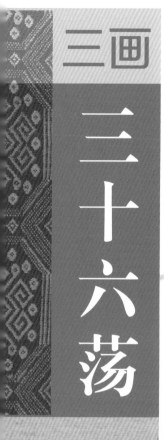

三画

三十六荡

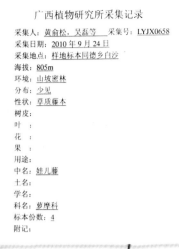

广西植物研究所采集记录

采集人：黄俞松，吴磊等　采集号：LYJX0658
采集日期：2010 年 9 月 24 日
采集地点：择地标本同德乡白沙
海拔：805m
环境：山坡密林
分布：少见
性状：草质藤本
树皮：
叶　：
花　：
果　：
用途：
中名：娃儿藤
土名：
学名：
科名：萝摩科
标本份数：4
附记：

75285

GUANGXI BOTANICAL GARDEN
OF MEDICINAL PLANTS

GXMG 0097956

采集编号（Coll.No.）：LYJX0658
萝摩科 Asclepiadaceae

娃儿藤
Tylophora ovata (Lindl.) Hook. ex Steud.

鉴定人（Det.）：刘演

来源

萝摩科（Asclepiadaceae）植物娃儿藤 *Tylophora ovate* (Lindl.) Hook. ex Steud. 的根、叶。

民族名称

【壮族】百二根（上林）、勾百拉。

【瑶族】翻切芦当（金秀）。

【仫佬族】棵义胆（罗城），苗凤（罗城）。

【毛南族】胚宜三（环江）。

民 族 应 用

【壮族】药用根。主治哮喘，支气管炎，肠蛔虫病，解木薯或药物中毒。

【瑶族】药用根。水煎服治小儿疳积。

【仫佬族】药用根、叶。根水煎含咽治牙痛，水煎服治风湿骨痛，跌打瘀痛，小儿惊风；与瘦猪肉煲服治哮喘。叶捣烂敷伤口周围治毒蛇咬伤。

【毛南族】药用根。水煎服治喉咙痛，与瘦猪肉煲服治哮喘。

内服用量 3~6g；外用适量。本品有毒，内服宜慎。

药材性状　根茎粗短，呈结节状，上端有茎残基，下端丛生多数细根；根细长，略弯，长 10~15cm，直径 1~1.5mm，表面淡黄色至黄棕色，具细纵皱纹；体轻，质脆，易折断，粉质，断面皮部灰白色，木部淡黄色，置紫外光灯下观察，显淡黄色荧光。气微香，味辛、麻舌。叶对生，多皱缩破碎，完整者展平后呈卵形或长卵形，长 2.5~4cm，宽 1.5~2.5cm，先端急尖，基部近心形，全缘，略反卷，上面暗绿色；下面黄绿色至灰黄色，两面被柔毛；叶柄短，长约 5mm。

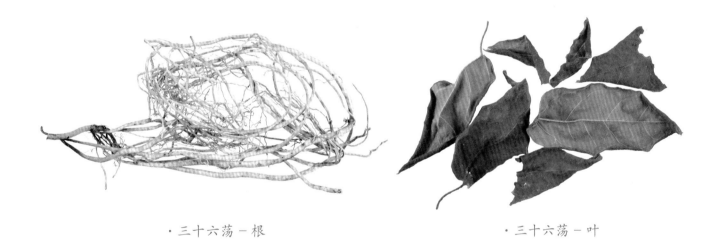

·三十六荡－根　　　　　　　　　　·三十六荡－叶

药用源流　《中华本草》记载其具有祛风湿、化痰止咳、散瘀止痛、解蛇毒的功效；主治风湿痹痛，咳喘痰多，跌打肿痛，毒蛇咬伤。

分类位置	种子植物门	被子植物亚门	双子叶植物纲	夹竹桃目	萝摩科
	Spermatophyta	Angiospermae	Dicotyledoneae	Apocynales	Asclepiadaceae

形态特征　攀援灌木。须根丛生；茎上部缠绕；茎、叶柄、叶的两面、花序梗、花梗及花萼外面，均被锈黄色柔毛。叶卵形。聚伞花序伞房状，丛生于叶腋，通常不规则两歧，着花多朵；花小，淡黄色或黄绿色；花冠辐状；副花冠裂片卵形，贴生于合蕊冠上，背部肉质隆肿，顶端高达花药一半；花粉块每室 1 个，圆球状，平展。菁葖双生，圆柱状披针形，无毛；种子卵形，顶端截形，具白色绢质种毛。

生境分布 生于海拔 900m 以下的山地灌木丛中、山谷或向阳疏密杂树林中。分布于云南、广西、广东、湖南和台湾等。广西主要分布在南宁、马山、上林、柳州、融安、三江、藤县、桂平、玉林、北流、靖西、那坡、贺州、昭平、环江、金秀、扶绥、宁明、龙州、大新等。

化学成分 主要含有生物碱、黄酮、挥发油和单糖等化合物，以及 tylophoridicine A、娃儿藤宁、氧甲基娃儿藤定和娃儿藤定等生物碱化合物[1]，还含有十六酸乙酯、十六酸、十六酸甲酯、2-硝基-4-(三氯甲基)-苯酚、8-甲氧基-2-甲基喹啉、12-甲基-1-十四烷酰基-吡咯烷、1-苯基-1-氮杂螺-[4,5]-庚烷等成分[2]。

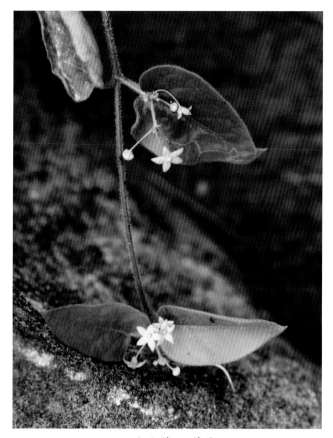

· 娃儿藤－花期

药理作用 1. 抑菌作用
娃儿藤总生物碱对大肠埃希杆菌、金黄色葡萄球菌、枯草芽孢杆菌、产气杆菌、普通变形杆菌、啤酒酵母具有很好的抑制作用[2]。
2. 抗腹泻、抗炎作用
皮下注射娃儿藤总生物碱 4mg/kg、8mg/kg 对由蓖麻油和番泻叶造成小鼠小肠性和大肠性腹泻有明显抑制作用[3]，对早期的渗出性炎症及晚期的增殖性炎症均有明显的抑制作用，对切除双侧肾上腺大鼠仍有抗炎作用，可明显降低大鼠足趾炎症组织前列腺素含量[4]。
3. 抗肿瘤作用
娃儿藤总生物碱能抑制人宫颈癌细胞株 HeLa 的增殖和活力，其机制与诱导 HeLa 细胞凋亡有关[5]。

附　注 本品有毒。娃儿藤碱对腺癌 755、淋巴肉瘤、淋巴细胞性白血病 P388、小鼠淋巴白血病 L1210 均有显著抗肿瘤作用，已进入临床试用，但由于试验中发现对中枢神经系统有不可逆的毒性，因而停止使用。

参考文献

[1] 甄月英,黄学石,于德泉,等.卵叶娃儿藤中的抗癌活性生物碱(英文)[J].Acta Botanica Sinica,2002,3:349-353.

[2] 胡志国.卵叶娃儿藤生物碱的提取及其活性功能研究[D].南昌:南昌大学,2007.

[3] 段泾云,于利森.娃儿藤总碱的抗腹泻作用[J].深圳中西医结合杂志,1995,4:19-20.

[4] 段泾云,于利森.娃儿藤总碱的抗炎作用[J].中草药,1991,22(7):316-318.

[5] 王远兴,贾素花,曾雯瑜,等.卵叶娃儿藤生物碱对宫颈癌细胞株 HeLa 的体外作用[J].食品科学,2008,29(11):609-611.

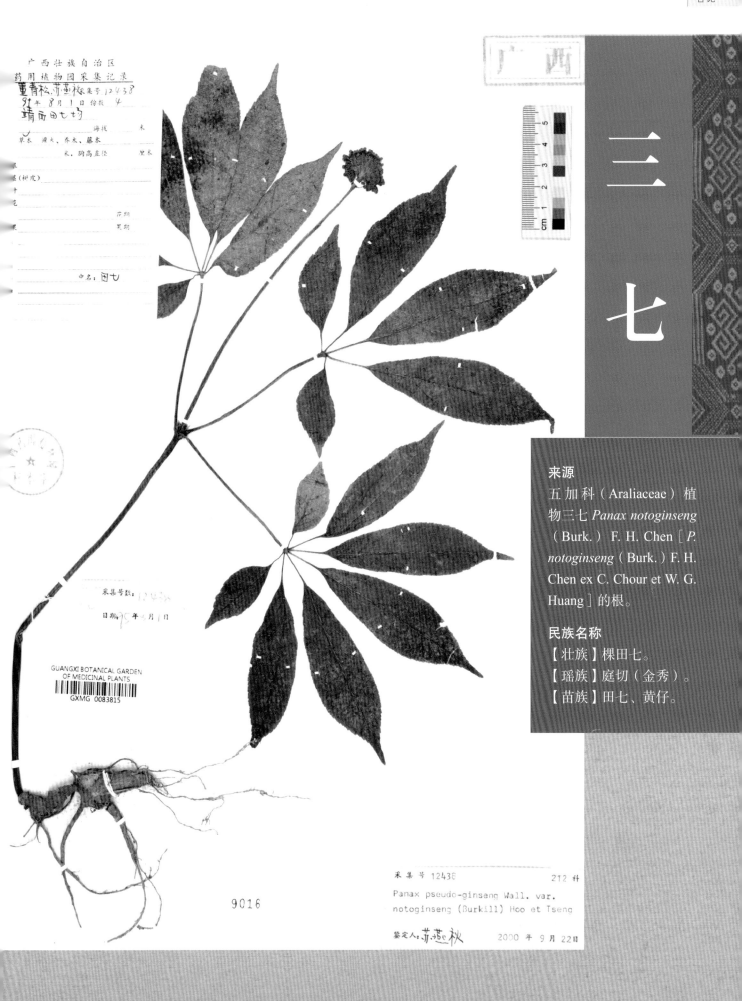

广西壮族自治区
药用植物园采集记录

中名：田七

采集号数：

日期：

三

七

广　西

来源

五加科（Araliaceae）植物三七 *Panax notoginseng*（Burk.）F. H. Chen［*P. notoginseng*（Burk.）F. H. Chen ex C. Chour et W. G. Huang］的根。

民族名称

【壮族】棵田七。
【瑶族】庭切（金秀）。
【苗族】田七、黄仔。

采集号 12438　　　2T2 f+
Panax pseudo-ginseng Wall. var.
notoginseng (Burkill) Hoo et Tseng

鉴定人：苏懿秋　　2000 年 9 月 22 日

9016

民 族 应 用

【壮族、瑶族】药用根。与活螃蟹共捣烂冲热酒服治跌打内伤；研粉敷患处治骨折，外伤出血。
【苗族】药用根。研末冲开水服治胃痛。
内服用量15g。

药材性状 主根呈类圆锥形或圆柱形，长 1~6cm，直径 1~4cm；表面灰褐色或灰黄色，有断续的纵皱纹和支根痕；顶端有茎痕，周围有瘤状突起。体重，质坚实。断面灰绿色、黄绿色或灰白色。木部微呈放射状排列。气微，味苦回甜。筋条呈圆柱形或圆锥形，长 2~6cm，上端直径约 0.8cm，下端直径约 0.3cm。剪口呈不规则的皱缩块状或条状，表面有数个明显的茎痕及环纹，断面中心灰绿色或白色，边缘深绿色或灰色。

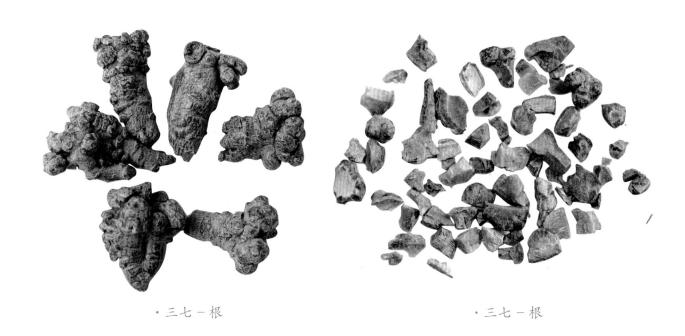

·三七－根   ·三七－根

药用源流 三七，又名田七，最早记载于元代杨清叟撰《仙传外科集验》，但未有可供考证品种特征的详细描述。《医门秘旨》云："三七草，……七叶三枝，故此为名。用根，类香白芷。味甘，气辛，温性微凉，阳中之阴，散血凉血。……其本出广西"，首次记载了三七形态特征、名称来源、用药部位和性味、功效、产地等。《本草纲目》载："生广西南丹诸州番峒深山中。……三七，释名山漆，金不换。彼人言其叶左三右四，故名三七，盖恐不然。或云本名山漆，谓其能合金疮，如漆粘物也，此说近之。金不换，贵重之称也"，详细阐述了三七名称来源、药用部位及其形态、功效等。赵学敏《本草纲目拾遗》引《识药辨微》云："人参三七，外皮青黄，内肉青黑色，名铜皮铁骨。此种坚重，味甘中带苦"，记载产广西右江地区田七又名人参三七。清吴其濬《植物名实图考》引《广西通志》记载："三七，……其叶七茎三，故名"，记载广西出产三七为七叶。《全国中草药汇编》收录："块根：甘、微苦，温。花：甘，凉。根：活血祛瘀，止血，消肿止痛。花：清热，平肝，降压。"《中华人民共和国药典》（2020年版 一部）记载其具有散瘀止血、消肿定痛的功效；主治咯血，吐血，衄血，便血，崩漏，外伤出血，胸腹刺痛，跌扑肿痛。

分类位置	种子植物门	被子植物亚门	双子叶植物纲	五加目	五加科
	Spermatophyta	Angiospermae	Dicotyledoneae	Araliales	Araliaceae

形态特征　多年生草本。根状茎短，有 2 至几条肉质根；肉质根圆柱形，干时有纵皱纹。叶为掌状复叶，4 枚轮生于茎顶；托叶小，卵形或披针形；小叶片 3~4，薄膜质，透明，长圆形至倒卵状长圆形，先端长渐尖，基部渐狭，下延，边缘有重锯齿，齿有刺尖，两面脉上密被毛，下面较稀。伞形花序单个顶生，有花 80~100 朵或更多；花梗纤细，被微柔毛；花黄绿色。浆果肾形，鲜红色。

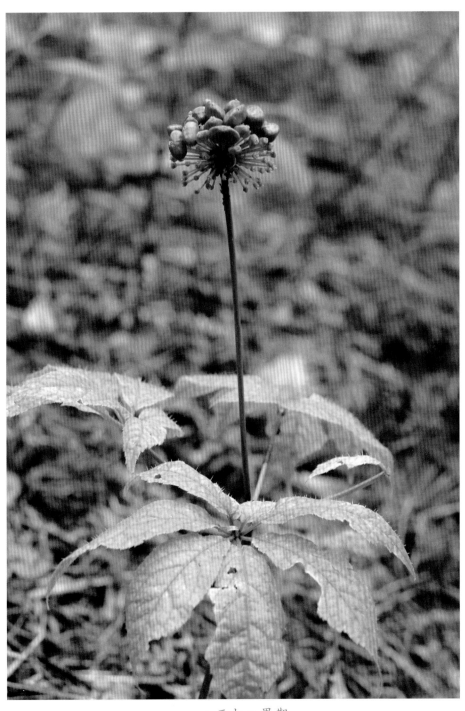

·三七 - 果期

105

生境分布 种植于海拔 400~1800m 的林下或山坡上人工阴棚下。分布于广西和云南等。广西主要分布在桂西和桂西北等。

化学成分 三七中含有多种达玛烷型四环三萜皂苷的活性成分。根茎（芦头）含人参皂苷 R_1、R_4、Rb_1、Rb_2、Rd、Re、Rg_1、Rh_1。根含人参皂苷 R_1、R_4、R_6、R_7、Rb_1、Rd、Re、Rg_1、Rg_2、$Rh1$，$20-O-$ 葡萄糖人参皂苷 Rf、绞股蓝苷 X Ⅶ、三七皂苷 A-E、G-N[1-3]、西洋参苷 R、人参皂苷 Ra、人参皂苷 F[1] 等皂苷类化合物。含挥发油，成分包括 $\alpha-$ 依兰油烯、$\gamma-$ 依兰油烯、香附子烯、$\alpha-$ 榄香烯、$\beta-$ 榄香烯、$\gamma-$ 榄香烯、$\gamma-$ 荜澄茄烯、$\delta-$ 荜澄茄烯、$\alpha-$ 古芸烯、$\alpha-$ 愈创木烯、$\beta-$ 愈创木烯及 $\delta-$ 愈创木烯、$\alpha-copaene$、$\beta-$ 荜澄茄油烯、丁香烯、$\alpha-$ 柏木烯、花侧柏烯、1,9,9- 三甲基 -4,7- 二亚甲基 -2,3,5,6,7,8- 六氢薁、1,1,5,5- 四甲基 -4- 亚甲基 -2,3,4,6,7,10- 六氢萘、2,6- 二叔丁基 -4- 甲基苯酚、2,8- 二甲基 -5- 乙酰基双环 -[5,3,O]- 癸 -1,8- 二烯、1,10- 二甲氧基 -2- 酮基 -7- 乙炔基十氢化萘、棕榈酸甲酯、棕榈酸乙酯、十七碳二烯酸甲酯、十八碳二烯酸甲酯、十八碳二烯酸乙酯、邻苯二甲酸二叔丁酯、邻苯二甲酸二辛酯、乙酸、庚酸、辛酸、壬酸、棕榈酸、异丙烯基苯、苯乙酮、十八碳二烯酸、壬 -3- 烯 -2- 酮、环十二碳酮、反式 -2- 壬烯醛、十三烯、1- 甲基 -4- 过氧甲硫基双环 -[2,2,2]- 辛烷、十四烷、十五烷、十六烷、十七烷、十八烷、十九烷、二十烷、二十一烷、二十二烷、二十三烷、$\alpha,\alpha-$ 二甲基苯甲醇、2,2,2- 三乙氧基乙醇、1- 甲基 -4- 丙烯基环己烷、1- 甲氧基乙基苯。含止血有效成分田七氨酸，又称三七素（即 $\beta-N-$ 草酰基 $-L-\alpha-\beta-$ 二氨基丙酸），含量达 0.90%，以及 $\beta-N-$ 草酰基 $-D-\alpha-\beta-$ 二氨基丙酸。还含天冬氨酸、谷氨酸、精氨酸、赖氨酸、亮氨酸等 19 种以上的氨基酸，总氨基酸的平均含量为 7.73%。含三七多糖 A，及铁、铜、钴、锰、镁、镍、锌等无机元素。绒根含人参皂苷 Rb_1、人参皂苷 Rg_1、人参皂苷 Rh_1，达玛 $-20(22)-$ 烯 -3β；$12\beta,25-$ 三醇 $-6-O-\beta-D-$ 吡喃葡萄糖苷，黄酮类成分主要为槲皮素以及槲皮素和木糖、葡萄糖、葡萄糖醛酸所成的苷，还有 $\beta-$ 谷甾醇、胡萝卜苷、蔗糖、人参炔醇、人参环氧炔醇[4]、falcarindiol、panaxytriol[5]。叶含人参皂苷 C-K、人参皂苷 Rh_1、人参皂苷 MC、三七皂苷 Fe[6]、20(R)- 人参皂苷 Rg_3、20(R)- 人参皂苷 Rh_2[7]。花含人参皂苷 Rb_2、Rc、Rb_3、Rb_1、三七皂苷 Fe、Fa、Fc[8]、20(R)- 人参皂苷 Rg_3、人参皂苷 Re、人参皂苷 Rd、三七皂苷 Q[9] 等。

药理作用 1. 对心脑血管系统的作用
（1）抗高血压作用
三七三醇皂苷可降低易卒中型肾血管性高血压大鼠的脑卒中发生率[10]。
（2）抗心律失常作用
三七叶皂苷能对抗乌头碱、$BaCl_2$、冠脉结扎和 $CaCl_2-ACh$ 混合液诱发大鼠和小鼠的心律失常[11]。
（3）抗冠心病作用
三七总皂苷片能轻度增加冠心病心绞痛患者的小便量，长期服用没有产生耐药性，且其疗效与服药时间成正比[12]。
（4）降血脂作用
三七提取物可能通过抑制脂质吸收、促进脂质的代谢转化，对大鼠的外源性高脂血症具有显著的预防和治疗作用[13]。
（5）抗动脉粥样硬化作用
三七总皂苷能减少动脉粥样硬化斑块的 P 选择素和 VEGF 的表达[14]。

（6）对脑缺血的影响

三七总皂苷和黄芪总苷配伍，对小鼠脑缺血再灌注早期的能量代谢障碍具有改善作用，可抑制脑缺血再灌注后脑组织的氧化损伤，调节缺血后脑组织 MMP-9、TIMP-1 蛋白的表达，从而改善血脑屏障[15]。

2. 对血液系统的作用

（1）止血作用

三七止血的有效成分主要是三七素，可溶于水，是一种特殊的氨基酸类物质，可有效促使血小板数量增加，诱导其大量释放花生四烯酸、血小板凝血因子Ⅲ等凝血物质，缩短凝血时间，并且三七素还可增强组胺诱导的主动脉收缩，进而产生止血作用[16]。

（2）活血和抗血栓作用

三七素可抑制血小板聚集、过氧化物生成以及白细胞黏附，减少 Ca^{2+}、5-羟色胺等促血小板聚集的物质产生，提高血小板环磷酸腺苷（cAMP）含量，促进纤维蛋白原溶解，减少血栓素 A 生成，降低血液黏度，扩张血管，改善机体微循环，进而达到活血和抗血栓的目的[17]。

（3）补血作用

使用 $^{60}CO-\gamma$ 射线照射小鼠使其造血功能受损，然后连续腹腔注射三七皂苷 6 天，可使小鼠脾结节中性粒细胞和红细胞有丝分裂异常活跃，且脾脏重量也明显增加[18]；对急性失血性贫血大鼠注射三七注射液，可使大鼠的红细胞、网织红细胞以及血红蛋白水平显著恢复，说明三七皂苷可促进多能造血干细胞的增殖，具有较好的补血效果。

3. 对中枢神经系统的作用

（1）对中枢神经系统的抑制作用

三七叶皂苷能显著减少小鼠的自发活动，对抗咖啡因所引起的兴奋，增强镇静催眠药的作用。给小鼠注射三七叶总皂苷和三七花总皂苷均能降低其自发性活动；并能增强阈下剂量的戊巴比妥钠（23mg/kg）和水合氯醛（200mg/kg）的催眠作用。三七叶、花总皂苷 100mg/kg 和 200mg/kg ip 能明显对抗中枢兴奋药安钠咖 50mg/kg 或使苯丙胺 3mg/kg 诱发的小鼠自发活动增强，前者还能减少小鼠戊四唑 75mg/kg 诱发惊厥的次数，并使惊厥的潜伏期延长[19]。

（2）镇痛作用

三七叶皂苷能够抑制小鼠扭体反应次数，并能提高热板法致痛小鼠痛阈[20]。

（3）对脊髓损伤的保护作用

三七总皂苷能抑制脊髓半横断损伤后星形胶质细胞的活化[21]；还能促进受损伤的背核神经元和红核神经元的存活，同时能够抑制受损伤的背核神经元表达 NOS[22]。

4. 对肾脏的作用

（1）对肾小管上皮细胞的作用

三七总皂苷可降低尿毒血清诱导的 HK-2 细胞 TGF-β_1、CTGF 基因表达和蛋白分泌量，减少细胞外基质聚集，从而延缓人肾小管-间质纤维化的进展[23]；还能抑制 IL-1α 诱导的 NRK52E 细胞转分化及细胞外基质分泌[24]。

（2）对人肾成纤维细胞的作用

三七总皂苷可显著抑制人肾成纤维细胞（KFB）细胞增殖及分泌Ⅰ型胶原，同时显著降低 KFB 上整合素 β_1 的表达，有望成为防治肾间质纤维化的有效药物[25]。

5. 保肝作用

三七能明显改善酒精引起的肝组织的脂肪变性和炎症程度，减轻肝组织损伤[26]。

6. 抗炎免疫作用

三七叶皂苷可通过升高中性粒细胞内 cAMP 水平及抑制 NO 和 TNF-α 含量的升高而发挥抗炎作用[27]。三七总皂苷作用于类风湿关节炎患者外周血环瓜氨酸肽-抗原特异性 T 细胞（CCPAST）后，

Th1 分泌细胞因子 INF-γ 有所下降，Th2 细胞因子 IL-4 的分泌有所上升，对 Th1/Th2 亚群失衡起到一定纠正作用[28]。

7. 抗肿瘤作用

三七总皂苷能阻断 mTOR 信号通路，降低 mRNA 翻译效率，抑制蛋白质翻译起始复合物形成，抑制宫颈癌 HeLa 细胞增殖[29]；可诱导人胃癌细胞株 MKN28 细胞凋亡，且使细胞周期阻滞于 G1 期[30]。三七中的人参皂苷 Rg_3 可通过上调 nm23 的表达抑制人肺腺癌细胞株 A549/顺铂 DDP 细胞的侵袭和转移能力，还可通过上调 caspase-3 的表达，减低细胞膜的流动性达到逆转耐药的作用[31]。

8. 抗衰老作用

三七能明显提高大鼠脑组织及血液中的 SOD 的活性，显著降低脑组织和血液中脂质过氧化物的含量，具有抗衰老作用。三七皂苷具有较强的抗脂质过氧化作用，能显著降低血脂及脂质过氧化终产物丙二醛，显示有一定延缓衰老的药用价值[32]。

9. 降血糖作用

三七总皂苷 40% 以上为三七皂苷 C_1（即人参皂苷 Rg_1），腹腔注射三七皂苷 C_1 400mg/kg 能使四氧嘧啶糖尿病小鼠的血糖降低 34%，效应随连续给药而增强，并呈量效关系，与胰岛素的降糖效应无协同或拮抗作用。

10. 对物质代谢的影响

（1）对脂类代谢的影响

熟三七粉能促进高脂饲料喂养所致的血清胆固醇及三酰甘油水平增高，α-脂蛋白减少，β-脂蛋白水平升高。生三七粉则在一定程度上减轻由高脂饲料喂养所致的血清胆固醇增高，但减轻程度有限。

（2）对蛋白质代谢的影响

三七绒根乙醇提取物能使 ^3H-亮氨酸掺入小鼠肝脏、肾脏和睾丸组织，使蛋白质合成增加。皂苷 Rb_1 和 Rg_1 能促进小鼠蛋白质含量增加。

（3）对核酸代谢的作用

三七绒根乙醇提取物对小鼠肝脏、肾脏及睾丸 DNA 的合成有明显的促进作用，但对心脏 DNA 的合成则无明显影响。人参皂苷 Rb_1 能促进大鼠肝细胞核 RNA 合成，提高 RNA 聚合酶的活性，对 RNA 聚合酶 I 和 II 皆呈刺激作用，但 Rb_1RNA 聚合酶 II 的作用只能被放线菌素 D 阻断，却不被磷酰胺阻断，Rc 则抑制大鼠肝细胞核 RNA 合成，抑制 RNA 聚合酶 I 和 II 的活性，Rb_1 和 Rc 对 RNA 聚合酶 III 均无作用。

11. 毒副作用

（1）三七

①急性毒性

三七乙醇提取物小鼠静脉注射的 LD_{50} 为（836±17）mg/kg。生三七总苷小鼠静注的 LD_{50} 为（110.67±14.0）mg/kg，熟三七总皂苷小鼠静注的 LD_{50} 为（105.33±58.6）mg/kg。但有实验证明熟三七总皂苷对小鼠皮下注射 LD_{50} 为（3451±650）mg/kg，小鼠静注 LD_{50} 为（33±32）mg/kg，另有报道可达到 447mg/kg。三七根总皂苷小鼠颈背皮下注射 LD_{50} 为 1667mg/kg。小鼠腹腔注射人参皂苷 Rb_1 LD_{50} 为 1208mg/kg。豚鼠静注人参皂苷 Rb_1 LD_{50} 为 498mg/kg。小鼠腹腔注射人参皂苷 Rg_1 LD_{50} 为 1250mg/kg。口服 LD_{50} > 5000mg/kg，静注 LD_{50} 为 396mg/kg。三七急性毒性剂量范围，随着实验条件不同，差异较大。

②长期毒性

三七粉 1g/kg、三七皂苷 0.4g/kg 分别给兔灌胃，每日 1 次，7 天为 1 疗程，每疗程间歇 1 天，连续 4 疗程，除三七粉组血糖有一定降低外，对红细胞、白细胞及分类、血红蛋白、凝血时间、血清胆固醇、血清总脂及 β-脂蛋白均无明显影响。兔每日喂饲三七绒根 700~800mg/kg，连续 2 个月，外观正常，血象、肝、肾功能及重要脏器组织检查以及心电图均无异常。因此，三七毒性较低，长期用药基本无副反应。

（2）三七叶

小鼠分别灌胃三七叶总皂苷 6g/kg、7.8g/kg、10.14g/kg，观察 5 天，除给药后动物呈不同程度的安静、活动减少外，均未见中毒死亡。犬分别静注及腹腔注射 100mg/kg、200mg/kg，均未见中毒反应。犬灌胃 300mg/kg 或兔静注 200mg/kg 时，呼吸略有增快，兔点眼有一定程度的刺激反应。

（3）三七花

三七花水煎剂小鼠腹腔注射 LD_{50} 为 1.3g/kg，相当于临床用量的 21~42 倍；小鼠灌胃 20g/kg，相当于临床用量的 333~666 倍，连续 18 天未见动物死亡。

附　注　三七主产云南、广西，广西俗称田七，畅销全国各地，并有大量出口。《中华本草》记载其叶、花亦可入药。叶具有散瘀止血、消肿定痛的功效；主治吐血，衄血，便血，外伤出血，跌打肿痛，痈肿疮毒等症。花具有清热生津、平肝降压的功效；主治津伤口渴，咽痛喑哑，高血压病等。

参考文献

[1]MASAYUKI Y, TOSHIYUKI M, TAKAHIM U, et al. Biactive saponinsand glycosides Ⅷ.Notoginseng(1): new dammarane-type tritrepene oligoglycosides,notoginsenoside-A,-B,-C and -D,from the dried root of *Panax notoginseng* (Burk.) F.H.Chen[J]. Chem Pharm Bull,1997,45(6): 1039-1045.

[2]MASAYUKI Y, TNSHIYUKI M, TAKAHIROU, et al. Biactive sapoonins and glycosides Ⅸ. Notoginseng (2):new dammarane-type tritrepene oligoglycosides,notoginsenoside-E,-G,-H,-I and -J,and a novel acetylenic fatty acid glycoside,notoginsenic acid β-sophomside,from the dried root of *Panax notoginseng* (Burk.) F.H[J]. Chen. Chem Pharm Bull,1997,45(6): 1056-1062.

[3]MASAYUKI Y,TOSHIO M,TOSHIYUKI M,et al.Biactive saponins and glycosides Ⅺ X. notoginseng(3):Immunologicl adjuvant activity of notoginsenosides and related saponins: structures of notoginsenoside-L,-M,and -N from the root of *Panax notogInseng* (Burk.) F.H[J].Chen. Chem Pharm Bull,2001,49(11):1452-1456.

[4] 林琦,赵霞,刘鹏,等.三七脂溶性化学成分的研究 [J].中草药,2002,33(6):490-492.

[5] 饶高雄,王兴文,金文.三七总苷中的聚炔醇成分 [J].中药材,1997,20(6):298-299.

[6] 姜彬慧,王承志.韩颖,等.三七叶中微量活性皂苷的分离与鉴定 [J].中药材,2004,27(7):489-491.

[7] 陈业高,詹尔益,陈红芬,等.三七叶中低糖链皂苷的分离与鉴定 [J].中药材,2002,25(3):176-178.

[8] 张崇喜.人参、西洋参和三七化学成分的研究 [D].长春:吉林农业大学,2004.

[9] 李先.三七花皂苷的化学成分研究 [D].长春:吉林大学,2009.

[10] 赵湛,余剑,熊丽,等.三七三醇皂苷配合抗高血压治疗预防高血压性脑卒中 [J].高血压杂志,2006,14(7):527-530.

[11] 黄胜英,谢世荣,黄彩云,等.三七叶皂苷抗心律失常作用的实验研究 [J].大连大学学报,2001,22(6):82-84,87.

[12] 刘学平.三七总苷片治疗冠心病心绞痛疗效观察 [J].中国中医急症,2000,9(4):1472.

[13] 贺小琼,张丽芬,陈平,等.三七提取物防治大鼠高脂血症作用研究 [J].云南中医中药杂志,2004,25(1):32-33.

[14] 张春军,李志强,王淑秋.三七总皂苷对动脉粥样硬化斑块 P- 选择素和 VEGF 的影响 [J].牡丹江医学院学报,2012,33(2):7-10.

[15] 谭华.黄芪总苷和三七总皂苷配伍对脑缺血再灌注后早期损伤相关因素影响的研究 [D].长沙:湖

南中医药大学,2010.

[16] 刘东平,杨军,丁丹.三七及其有效成分对血液系统的药理活性研究概况 [J].中医药信息,2012,29(4):172-174.

[17] 李云鹤,王晓梅.试论中药三七对血液系统的药理药效作用 [J].中国现代药物应用,2016,10(8):253-254.

[18] 刘丛华.中药三七对血液系统药理药效作用 [J].中国药物经济学,2013,6:276-278.

[19] 吕青远.三七叶苷的化学成分及药理作用 [J].时珍国医国药,2006,17(10):2065-2066.

[20] 雷伟亚,史栓桃,余思畅.三七叶总皂苷对中枢神经系统的作用 [J].中成药研究,1982,8:37.

[21] 李花,赵子进,潘丁,等.三七总皂苷对脊髓损伤后的保护作用及 GFAP 相关机制 [J].现代生物医学进展,2010,10(10):1825-1827,1835.

[22] 周雯,曾园山,张伟,等.三七总皂苷对大鼠脊髓损伤后背核和红核神经元存活的影响 [J].解剖学研究,2007,29(2):97-100,114.

[23] 刘海燕,陈孝文,刘华锋,等.三七总苷对尿毒血清诱导的入肾小管上皮细胞 TGF-β1,CTGF 基因表达和蛋白分泌的影响 [J].中国药理学通报,2005,21(11):1366-1370.

[24] 王宓,均明,刘欣额,等.三七总皂苷对 IL-1α 诱导大鼠肾小管细胞转分化的影响 [J].中国中西医结合杂志,2004,24(8):722-725.

[25] 韦颖,樊均明,潘耐萍.三七总苷对人肾成纤维细胞的影响 [J].中国中西医结合杂志,2002,22(1):47-49.

[26] 刘庆生,王小奇,来立群,等.三七对酒精性肝病大鼠肝组织学和 TNF-α 影响 [J].中华中医药学刊,2008,26(2):94-97.

[27] 李淑慧,李晓辉,张海港,等.三七叶皂苷抗炎作用机理的实验研究 [J].哈尔滨商业大学学报,2002,18(1):30-33.

[28] 姚茹冰,高佩芳,赵智明,等.三七总皂苷对类风湿关节炎环瓜氨酸肽抗原特异性 T 细胞分泌干扰素 -γ 及白细胞介素 -4 的影响 [J].医学研究生学报,2010,23(11):1148-1150.

[29] 吴再起,彭耀金,李有秋,等.三七总皂苷对人胃癌细胞株 MKN28 增殖和凋亡的影响 [J].肿瘤药学,2012,2(5):351,394.

[30] 邹存华,付婷婷,鲁强,等.三七总皂苷抑制 HeLa 细胞增殖的实验研究 [J].中华肿瘤防治杂志,2012,19(12):888-891.

[31] 王艳,刘静蕾,刘莉,等.人参皂苷 Rg3 对人肺腺癌细胞株 A549/DDP 抑制转移及逆转耐药作用的研究 [J].中国卫生检验杂志,2011,21(3):609-611,614.

[32] 张嘉麟,徐文安,杨荫康,等.三七中人参皂苷对老年鼠血浆脂质及其代谢产物含量的影响 [J].昆明医学院学报,2001,22(1):45-46,52.

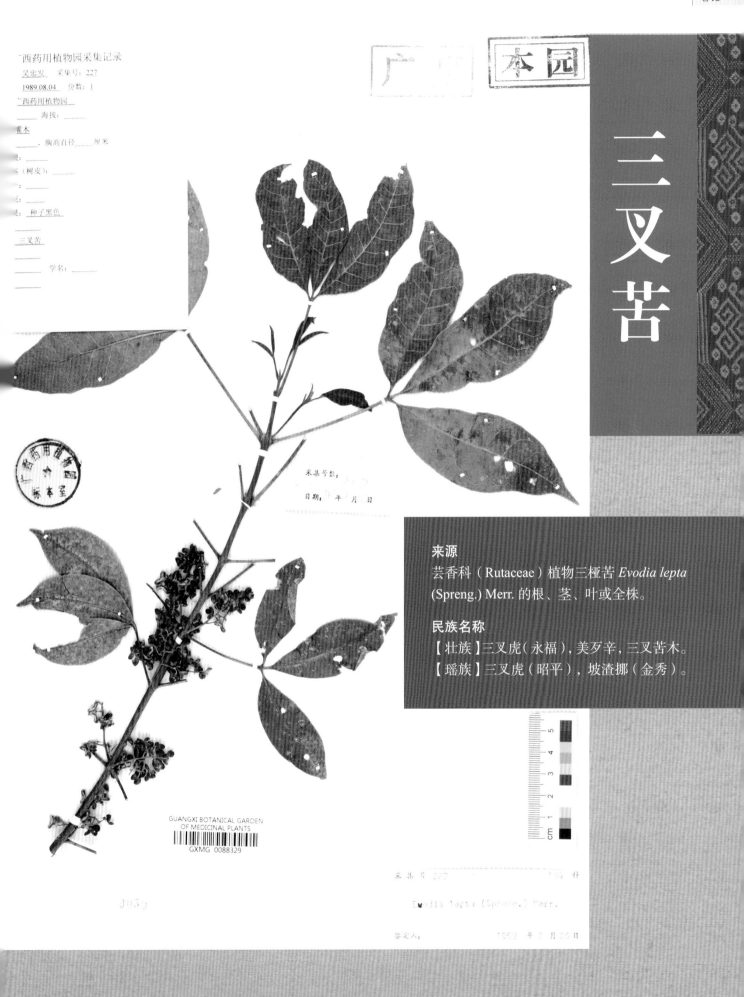

广西药用植物园采集记录

吴忠发　采集号：227

1989.08.04　份数：1

广西药用植物园

海拔：

灌木

，胸高直径　厘米

具：

（树皮）：

：

：

具：种子黑色

三叉苦

学名：

采集号数：

日期：　年　月　日

三叉苦

来源

芸香科（Rutaceae）植物三桠苦 *Evodia lepta* (Spreng.) Merr. 的根、茎、叶或全株。

民族名称

【壮族】三叉虎（永福），美歹辛，三叉苦木。
【瑶族】三叉虎（昭平），坡渣挪（金秀）。

民 族 应 用

【壮族】药用茎、全株。全株水煎服用于治结膜炎。茎具有清热毒,除湿毒,通龙路火路,消肿止痛的功效;主治感冒,跌打损伤,风湿骨痛,湿疹,皮炎,疖肿,黄蜂咬伤。内服用量 10~15g;外用适量。

【瑶族】药用根、叶、全株。根浸酒服治跌打内伤。叶捣烂敷患处治跌打损伤。全株水煎服治感冒,百日咳。内服用量 15~30g;外用适量。

药材性状 根、茎多为椭圆形或不规则斜切片,粗细不等;根皮表面黄白色至灰褐色,有的可见点状或条状灰白色突起的皮孔,略呈纵向排列,横切面皮部厚 0.5~2mm,木质部占绝大部分,黄白色。质坚硬。茎切片表面色较深,皮部稍薄,木部中央可见细小的髓部。枝呈圆柱形,直径 0.5~1.5cm,表面灰棕色或灰绿色,有细纵皱纹,嫩枝近方形。质硬而脆。三出复叶对生,叶柄长 3~5cm,小叶片多皱缩、破碎,完整者展平后呈椭圆形或长圆状披针形,长 6~15cm,宽 2~5cm,先端渐尖,全缘或不规则浅波状,基部狭尖延长成短的小叶柄,上表面黄绿至绿褐色,下表面色较浅,两面光滑无毛,有透明的小腺点。气微,味苦。

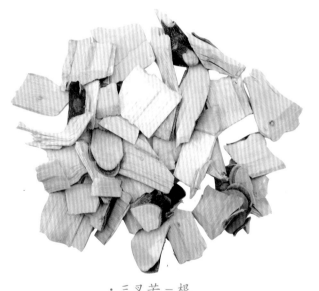

·三叉苦－根

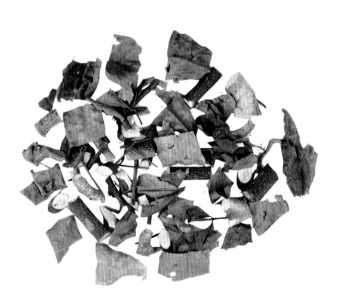

·三叉苦－全株

药用源流 三叉苦始载于《山草药指南》:"跌打药。三桠苦,味苦,性寒,清热毒,凡跌打发热作痛,煎水服即止。退热药:三桠苦,凡跌打发热,作痛煎水服。"据《本草释名考订》所言:"本品因三出复叶对生而多以'三'冠名。丫、桠、叉、岔皆为分叉之义。鸡脚、鹰爪,以形似而名。跌打王、肺炎草,以功能而名。其味苦,因呼三叉苦、三桠苦、鸡脚苦。苦、虎一声之转,而称三叉虎、三丫虎。""桠"又音形同"桠",故又认为"三桠苦"即"三叉苦"。《广西中药材标准》(1990 年版)记载其具有清热解毒、祛风除湿、消肿止痛的功效;主治温病发热,风热感冒,咽喉肿痛,风湿痹痛,跌打损伤,疮疡,皮肤瘙痒。

分类位置	种子植物门	被子植物亚门	双子叶植物纲	芸香目	芸香科
	Spermatophyta	Angiospermae	Dicotyledoneae	Rutale	Rutaceae

形态特征　乔木。3 小叶，有时偶有 2 小叶或单小叶同时存在，叶柄基部稍增粗，小叶长椭圆形，两端尖，有时倒卵状椭圆形，全缘，油点多。花序腋生，花甚多；萼片及花瓣均 4 片；花瓣淡黄或白色，常有透明油点；雄花的退化雌蕊细垫状凸起，密被白色短毛；雌花的不育雄蕊有花药而无花粉，花柱与子房等长或略短，柱头头状。分果瓣淡黄或茶褐色，散生肉眼可见的透明油点，每分果瓣有 1 种子；种子蓝黑色，有光泽。

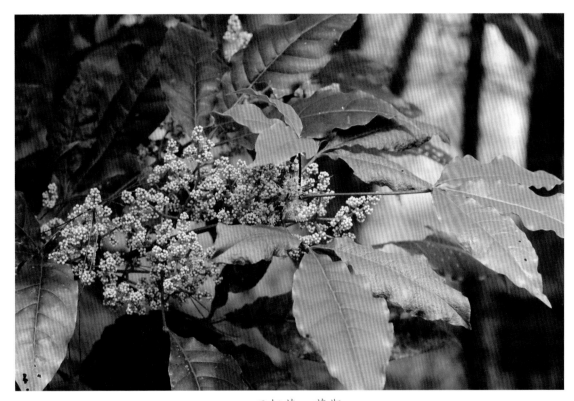

· 三桠苦 - 花期

生境分布　生于平地至海拔 2000m 较荫蔽的山谷湿润地方、阳坡灌木丛中。分布于福建、江西、广东、海南、广西、贵州、云南、台湾等。广西全区各地均有分布。

化学成分　地上部分含 leptol B、ethylleptol B、methylleptol B、leptene B、methylevodinol[1]、leptin A–C、异吴茱萸酮酚[2]。茎含呋喃喹啉类生物碱吴茱萸春、香草木宁、白鲜碱[3]，以及补骨脂素、2',3'-dehydromarmesin、茵芋碱、帕奇泼酚、β- 谷甾醇、7- 氧基 –β- 谷甾醇、蜡酸[4]。叶含挥发油，主要成分为胡椒烯、苯甲醛、2- 亚甲基 -4,8,8- 三甲基 -4- 乙烯基 - 二环 [5,2,0] 壬烷、4,11,11- 三甲基 -8- 亚甲基 - 二环 [7,2,0] 十一 -4- 烯、a- 丁香烯、氧化丁香烯、4,6- 二 (1,1- 二甲乙基)-2- 甲基 - 苯酚、1,2,4,5- 四异 (1- 甲乙基)- 苯、1-(5,7,8- 三甲氧基 -2,2- 二甲基 -2H-1- 苯并吡喃基 -6)- 乙酮等[5]、十六酸、邻苯二甲酸二丁酯、双十一基邻苯二甲酸酯等[6]。

药理作用　1. 抗菌作用

三桠苦水煎剂 1:15 对志贺痢疾杆菌和八叠球菌有抑制作用[7]。

2. 抗氧化作用

三桠苦水提取物具有明显的清除 O_2^- 自由基、OH 自由基和过氧化氢的作用，其清除率与浓度之间存在明显的量效关系[8]。

3. 保肝作用

三桠苦提取物能明显降低 CCl_4 致小鼠肝损伤的血清谷丙转氨酶、谷草转氨酶、肝组织丙二醛含量及提高谷胱甘肽过氧化物酶活性，其作用与药物剂量呈正相关[9]。

4. 解热、镇痛、抗炎作用

三桠苦泡茶具有解热、镇痛、抗炎的作用，且作用效果和剂量有关。以小鼠扭体实验、小鼠耳肿胀实验、面包酵母致大鼠发热实验作为模型，三桠苦茶水提取液不仅能抑制由稀醋酸引起的小鼠扭体反应，还能明显抑制由二甲苯引起的小鼠耳郭肿胀和皮下注射面包酵母引起的大鼠发热反应[10]。

参考文献

[1] 李国林, 曾佳烽, 朱大元. 4 个新 2,2- 二甲基色烯类化合物的分离和鉴定 [J]. 药学学报,1997,32(9): 682-684.

[2] 李国林, 朱大元. 三个新 2,2- 二甲基苯并二氢吡喃类化合物的分离与鉴定 [J]. 植物学报（英文版),1997,39(7):670-674.

[3] 刁远明, 高幼衡, 彭新生. 三叉苦化学成分研究 (I)[J]. 中草药,2004,35(10): 1098-1099.

[4] 刁远明, 高幼衡, 彭新生, 等. 三叉苦化学成分研究 (II)[J]. 中草药,2006,37(9):1309-1311.

[5] 毕和平, 韩长日, 韩建萍. 三叉苦叶挥发油的化学成分分析 [J]. 中草药,2005,36(5):663-664.

[6] 刁远明, 高幼衡. 广东产三叉苦叶挥发性成分的气相色谱－质谱联用分析 [J]. 时珍国医国药, 2008,19(3):708.

[7] 徐坚. 中药三叉虎研究概况 [J]. 福建中医药,1985,4:43.

[8] 毕和平, 张立伟, 韩长日, 等. 三叉苦提取物抗氧化作用的研究 [J]. 食品科学,2007,28(7):57-60.

[9] 庞辉, 王艳红, 汤桂芳. 三叉苦提取物对小鼠实验性肝损伤的保护作用 [J]. 广西医科大学学报,2006,23(6):961-962.

[10] 钟希文, 梅全喜, 高玉桥, 等. 三丫苦泡茶的抗炎、镇痛及解热作用 [J]. 中药材,2001,24(9): 664-665.

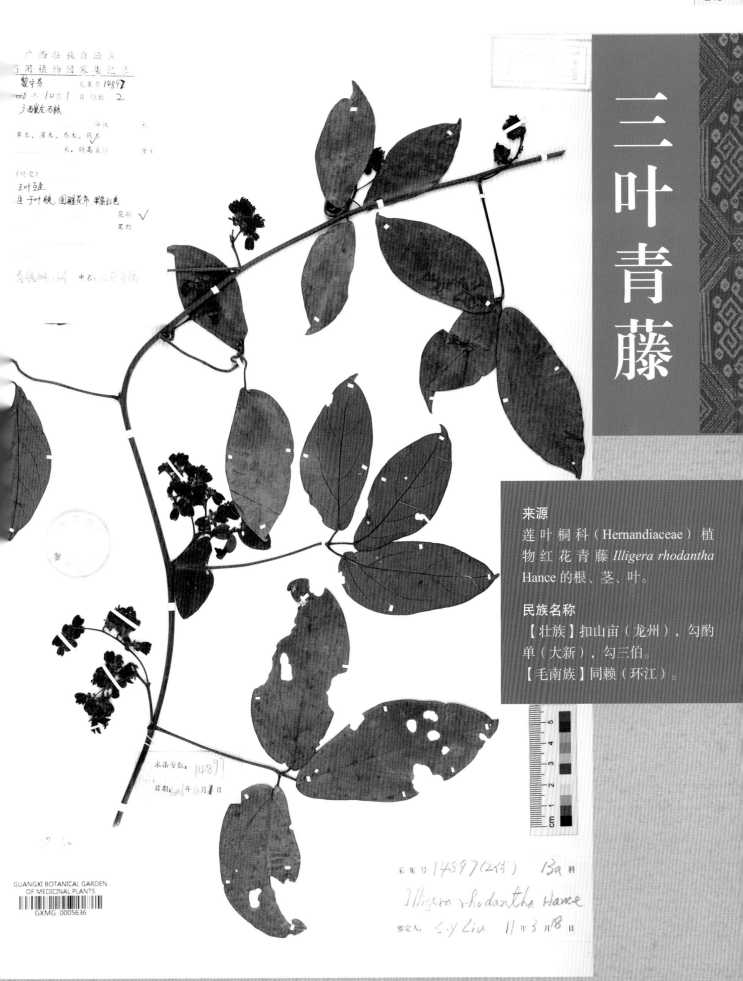

三叶青青藤

来源

莲叶桐科（Hernandiaceae）植物红花青藤 *Illigera rhodantha* Hance 的根、茎、叶。

民族名称

【壮族】扣山亩（龙州），勾酌单（大新），勾三伯。
【毛南族】同赖（环江）。

民 族 应 用

【壮族】药用根、茎、叶。根、茎、叶浸酒服或与猪骨煲服治瘫痪；水煎服或浸酒服兼搽患处治风湿骨痛、头风痛、手脚痛、扭伤。叶水煎洗患眼治角膜炎。

【毛南族】药用根、茎、叶。水煎服或浸酒服兼搽患处治风湿骨痛，头风痛，手脚痛，扭伤。

内服用量 15g；外用适量。

药材性状 茎藤呈圆柱形，有少数分枝，直径 3~7mm；表面灰棕色至棕褐色，具明显的纵向沟纹，幼枝被金黄褐色绒毛，老枝无毛。质硬。断面不整齐，外皮薄，棕褐色，木心淡黄棕色。叶片沿脉被金黄褐色短柔毛。气微，味辛、甘、涩。

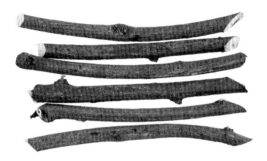

·三叶青藤 - 根

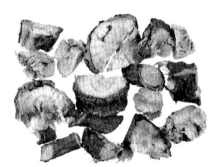

·三叶青藤 - 根

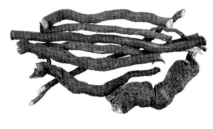

·三叶青藤 - 老茎

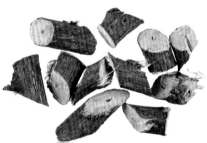

·三叶青藤 - 老茎

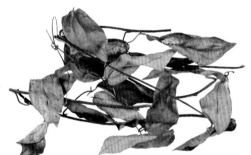

·三叶青藤 - 叶

药用源流 《广西壮族自治区壮药质量标准 第一卷》（2008 年版）记载其具有祛风散瘀、消肿止痛的功效；用于风湿性关节炎，跌打肿痛，小儿麻痹后遗症。

分类位置	种子植物门	被子植物亚门	双子叶植物纲	樟目	莲叶桐科
	Spermatophyta	Angiospermae	Dicotyledoneae	Laurales	Hernandiaceae

形态特征 藤本。小叶纸质，基部圆形或近心形，上面沿脉被金黄褐色短柔毛，下面沿脉或仅脉的基部被金黄褐色绒毛。聚伞花序组成的圆锥花序腋生，较疏松，密被金黄褐色绒毛；花红色，较小，萼片长约 8mm，花柱被绒毛；雄蕊附属物长卵形，具柄。果翅直径 5~8cm。

生境分布 生于平地至海拔 2100m 以下的山谷密林或疏林灌丛中。分布于广东、广西、云南等。广西主要分布在南宁、隆安、上林、宾阳、柳州、柳城、鹿寨、阳朔、藤县、岑溪、防城、上思、

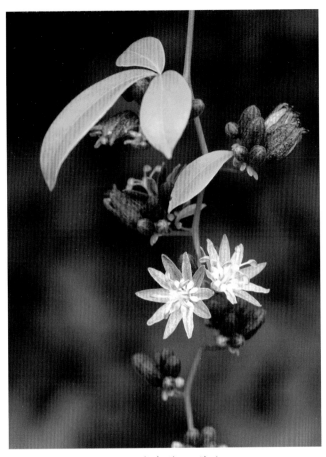

·红花青藤－花期

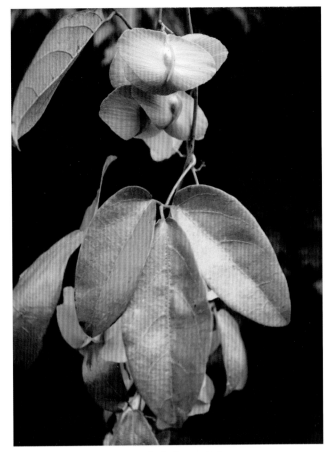

·红花青藤－果期

东兴、桂平、容县、博白、田阳、平果、德保、靖西、那坡、凌云、田林、西林、贺州、昭平、南丹、凤山、东兰、环江、巴马、都安、宜州、金秀、崇左、扶绥、宁明、龙州等。

化学成分 含青藤碱、双青藤碱、木兰花碱、尖防己碱等。含挥发油，主要是芳樟醇、棕榈酸、反式石竹烯等[1]。还含赤式－紫丁香酰甘油、黑风藤苷 A、黑风藤苷、阿江榄仁树葡糖苷 II、β-谷甾醇、没食子酸、没食子酸甲酯、没食子酸乙酯[2]。

药理作用 红花青藤醇提取物毒性较小，有显著的抗炎作用，对二甲苯所致小鼠耳郭肿胀和角叉菜胶所致大鼠足肿胀有显著的抑制作用[3]；能明显减少大鼠角叉菜胶性炎症渗出液中 PGE_2 含量[4]；能显著抑制醋酸致小鼠腹腔毛细血管通透性增高[5]。

参考文献
[1] 刘兰军, 宋伟峰. 三叶青藤挥发油成分的 GC–MS 分析 [J]. 临床医学工程,2011,18(12):1857–1858.
[2] 李江, 王亚凤, 何瑞杰, 等. 三叶青藤正丁醇部位化学成分的研究 [J]. 中成药,2018,40(7):1539–1542.
[3] 李江, 邓航, 付翔, 等. 三叶青藤醇提物的急性毒性及抗炎作用研究 [J]. 时珍国医国药,2011,22(2):312–313.
[4] 李江, 邓航, 付翔, 等. 三叶青藤醇提物的镇痛抗炎作用 [J]. 中国医院药学杂志,2011,31(10):821–824.
[5] 李江, 罗昱澜, 童东锡, 等. 三叶青藤醇提物对小鼠腹腔毛细血管通透性的影响 [J]. 华夏医学,2013,26(1):9–10.

三叶香茶菜

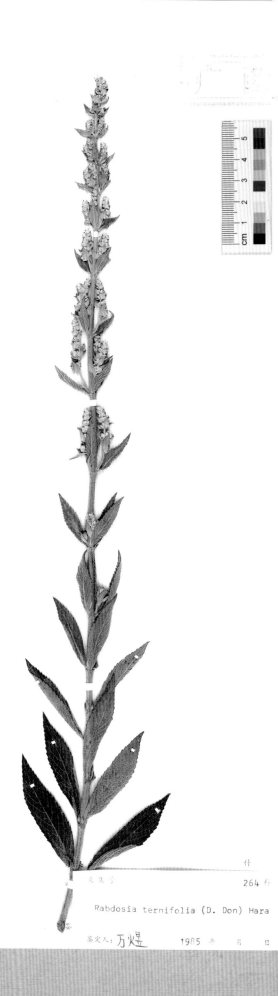

广西壮族自治区
药用植物园采集记录

采集人：　　　　采集号：
采集期：　年　月　日　份数
产　地：隆安龙虎山
环　境：　　　　海拔　　米
性　状：草本、灌木、乔木、藤本
株　高：　　米，胸高直径　　厘米
形　态：根
　　　　茎（树皮）
　　　　叶
　　　　花
　　　　　　　　花期
　　　　果　　　　果期
用　途：
土　名：三姐妹
科　名：　　　中名：牛尾草
学　名：

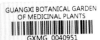

GUANGXI BOTANICAL GARDEN
OF MEDICINAL PLANTS
GXMG 0040951

来源

唇形科（Labiatae）植物牛尾草 *Rabdosia ternifolia* (D. Don) Kudô 的全株。

民族名称

【壮族】哈良怀。
【仫佬族】牛尾草（罗城）。

采集号　　264

Rabdosia ternifolia (D. Don) Hara

鉴定人：万煜　　1985 年　月　日

民 族 应 用

【壮族】药用全株。具有通谷道水道，清热毒，除湿毒的功效；主治感冒，黄疸，水肿，咽痛，风湿骨痛，淋证，外伤出血，痈疮，湿疹，烧烫伤。

【仫佬族】药用全株。水煎服兼洗患处或坐浴治痔疮。

内服用量15~30g；外用适量。

药材性状　根粗壮，类圆锥形，表面黑褐色，粗细不一。茎被柔毛，三枚小叶轮生，狭披针形至狭椭圆形，长2~12cm，宽0.7~5cm，先端锐尖或渐尖，基部阔锲形或锲形，叶缘具锯齿，坚纸质至近革质，上面橄榄绿色，具皱纹，被柔毛，下面较淡，网脉隆起，密被灰白色或污黄色绒毛，叶柄极短。由聚伞花序组成穗状圆锥花序，苞片叶状，花萼钟状，直立，萼齿5，三角形，等大。小坚果卵圆形。气微，味微苦涩。

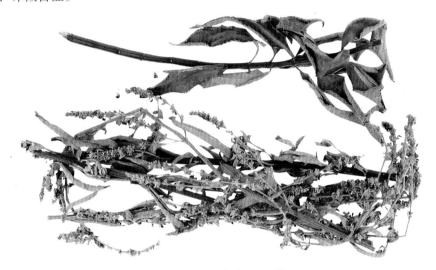

·三叶香茶菜－全株

药用源流　本品为民间常用草药，《中药大辞典》《新华本草纲要》《广西本草选编》《中华本草》均有记载。《广西中药材标准》（第二册）、《广西壮族自治区壮药质量标准　第一卷》（2008年版）记载其具有清热解毒、利湿的功效；主治感冒，咳嗽，牙痛，咽喉炎，急性肾炎，膀胱炎，风湿肿痛，刀伤出血。

分类位置	种子植物门	被子植物亚门	双子叶植物纲	唇形目	唇形科
	Spermatophyta	Angiospermae	Dicotyledoneae	Laminales	Labiatae

形态特征　多年生粗壮草本或半灌木至灌木。茎六棱形，密被绒毛状长柔毛。叶对生及3~4枚轮生，边缘具锯齿。由聚伞花序组成的穗状圆锥花序极密集，顶生及腋生，在分枝及主茎端又组成顶生的复合圆锥花序；花萼花时钟形，密被灰白色或污黄色长柔毛，果时花萼增大，管状；冠筒基部十分浅囊状隆起，直径2~3mm；雄蕊4，与下唇近等长，从不伸出；花柱不伸出花冠下唇或有时微超出。小坚果卵圆形，腹面具棱，背面圆形，无毛。

生境分布 生于海拔 400~2200m 的空旷山坡或疏林下。分布于云南、贵州、广西、广东等。广西主要分布在河池、百色、南宁、玉林、梧州等。

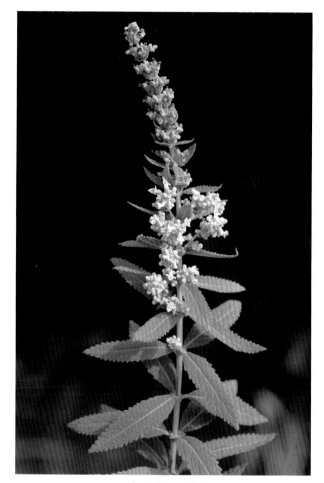

· 牛尾草 – 花期

化学成分 全株含牛尾草甲素、牛尾草乙素、β- 谷甾醇、乌苏酸、齐墩果酸、熊果酸、胡萝卜苷、6- 甲基 – 三十二烷烃、细叶香茶菜甲素、细叶香茶菜乙素[1]、10- 表奥尔古素[2]、香茶菜酸、香茶菜醛、冬凌草甲素、冬凌草乙素。根含长管香茶菜素 A、2α- 羟基齐墩果酸、(-)- 兰伯酸、19- 羟基桃拓酚、咖啡酸、丁香酸、原儿茶酸、E- 对羟基肉桂酸乙酯等[3]。

药理作用 1. 抗肿瘤作用
牛尾草中的香茶菜酸 15mg/kg 经腹腔注射移植了埃氏癌的小鼠,连续 7 天,可显著延长荷瘤小鼠的存活时间。
2. 保肝作用
牛尾草能明显抑制四氯化碳诱导的化学性肝损伤及卡介苗和脂多糖(BCG+LPS)诱导的小鼠免疫性肝损伤血清中谷丙转氨酶(ALT)活力和降低脂质过氧化物丙二醛(MDA)含量,提高小鼠血清总超氧化物歧化酶(T-SOD)活力,具有明显的保肝作用[4,5]。

附 注 三叶香茶菜在临床上应用,多与黄根、三七共 3 味中药组成复方三叶香茶菜,对治疗慢性乙型肝炎患者有特效。质量分析证实野生与家种三叶香茶菜药材中齐墩果酸和熊果酸的含量无明显差异,家种三叶香茶菜可替代野生药材作为临床应用。

参考文献

[1] 王智民,冯浩,梁晓天.虫牙药的化学成分研究 [J].药学学报,1996,31(10):764-769.

[2] 陈笔岫,江纪武.从三叶香茶菜分得 10- 表奥尔古素 [J].国外医学(中医中药分册),1998,20(2):52.

[3] 王珂.三叶香茶菜根化学成分及其抗炎活性研究 [D].桂林:广西师范大学,2018.

[4] 王勤,周至品,李爱媛.家种三叶香茶菜的保肝作用研究 [J].广西中医药,2008,31(3):52-54.

[5] 覃洪含,夏星,王勤,等.三叶香茶菜对大鼠慢性肝损伤的保护作用 [J].时珍国医国药,2013,24(6):1372-1373.

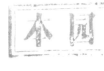

广西壮族自治区
药用植物园采集记录

采集号数：6684
日期：74年5月7日

三白草

来源
三白草科（Saururaceae）植物三白草 *Saururus chinensis* (Lour.) Baill. 的根茎或全草。

民族名称
【壮族】笋笔草（靖西）。
【瑶族】大叶鱼腥草（富川），钻地风（龙胜）。
【苗族】罗吊（融水）。

民族应用

【壮族】药用根茎、全草。根茎水煎服治风湿骨痛，肾炎，子宫脱落。全草与猪肉煲服治白带过多；水煎服治风湿关节痛，黄疸型肝炎，胃下垂，消化不良。

【瑶族】药用根茎、全草。根茎与猪肺煲服治白浊，白带增多，肺结核，咳嗽；水煎服治尿道炎，肝炎，贫血。全草水煎服治慢性支气管炎，带下病，白浊。

【苗族】药用全草。捣烂敷患处治骨折。

内服用量 15~30g；外用适量。

药材性状　根茎圆柱形，褐色，节间明显。茎呈圆柱形，有纵沟4条，一条较宽广；断面黄棕色至棕褐色，纤维性，中空。单叶互生，叶片卵形或卵状披针形，长4~15cm，宽2~10cm；先端渐尖，基部心形，全缘，基出脉5条；叶柄较长，有纵皱纹。总状花序于枝顶与叶对生，花小，棕褐色。蒴果近球形。气微，味淡。

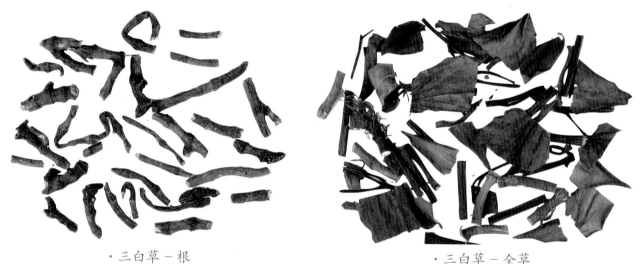

·三白草－根　　　　　　　　　　·三白草－全草

药用源流　三白草始载于《唐本草》载："三白草，味甘、辛，寒，有小毒。主水肿脚气，利大小便，消痰破癖，除积聚，消丁肿"，指出其具有利尿消肿等功效。《本草纲目》谓："三白草生田泽畔……高二三尺。茎如蓼，叶如商陆及青葙。四月其颠三叶面上，三次变作白色，余叶仍青不变……五月开花成穗，如蓼花状，而色白微香。结细实，根长白虚软，有节须，状如泥菖蒲根。"所述特征及附图与现今所用三白草基本一致。《中华人民共和国药典》（2020年版　一部）记载其具有利尿消肿、清热解毒的功效；主治水肿，小便不利，淋沥涩痛，带下；外治疮疡肿毒，湿疹。

分类位置	种子植物门	被子植物亚门	双子叶植物纲	胡椒目	三白草科
	Spermatophyta	Angiospermae	Dicotyledoneae	Piperales	Saururaceae

形态特征　湿生草本。茎粗壮，有纵长粗棱和沟槽，上部直立，绿色。叶纸质，密生腺点，两面均无毛，上部的叶较小，茎顶端的2~3片于花期常为白色，呈花瓣状；叶柄无毛，基部与托叶合生成

鞘状，略抱茎。花序白色；总花梗无毛，但花序轴密被短柔毛；苞片近匙形，贴生于花梗上，雄蕊6枚，花药长圆形，纵裂，花丝比花药略长。果近球形，表面多疣状凸起。

生境分布 生于海拔1700m以下的低湿沟边、草地、河岸、塘边、溪旁、路边或田边。分布于江苏、浙江、湖南、广东、广西等。广西全区各地均有分布。

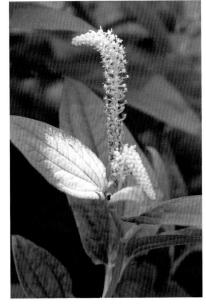

·三白草-花期

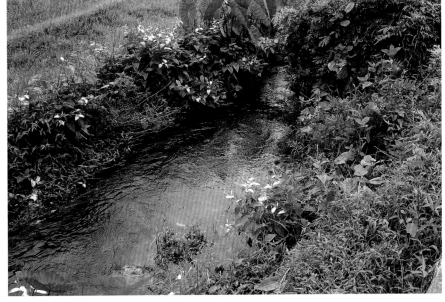

·三白草-生境

化学成分 地上部分含马兜铃内酰胺AⅡ、胡萝卜苷、金丝桃苷、槲皮苷、异槲皮苷、鞣花酸[1]、三白脂酮[2]、里卡灵A-B、三白草酮、三白草内酰胺、棕榈酸[3]、槲皮素、芦丁[4]、瓣蕊花素、三白脂素[5]、熊果酸、木犀草素、山奈酚、原儿茶酸、咖啡酸、去氢吐叶醇、吐叶醇、尿嘧啶[6]。

三白草地下部分含红楠素D，三白草醇A-C[7]，三白草素A[8]，马纳萨亭A、B[9]、三白草酮[10]、三白草醇D、F-I[11]。

药理作用 1. 抗炎镇痛作用

三白草能明显抑制二甲苯致小鼠耳郭肿胀、小鼠棉球肉芽肿增长以及醋酸致小鼠腹腔毛细血管通透性增加；同时能减少醋酸所致小鼠扭体反应次数，提高热板法致痛小鼠痛阈值。表明三白草具有抗炎和镇痛作用[12]。

2. 抗肿瘤作用

三白草的地上部分在体外对几种人体肿瘤细胞AGS、A549、HCT15、SKOV3和HEP3B显示出潜在的抗细胞毒作用[13]。三白草提取物可抑制肝癌H22、S180实体瘤的生长，并具有一定的免疫促进作用；可延长H22腹水瘤小鼠的生存时间，提高生命延长率[14]。三白草提取物具有明显的抗乳腺癌转移作用，抑制细胞内Runx2磷酸化可能是其发挥抗转移作用的机制之一[15]。三白草酮可抑制前列腺癌PC3细胞增殖，其作用机制可能与抑制MAPK信号通路有关[16]。

3. 对神经系统的作用

从美洲三白草中分离得到的马纳萨亭A及B有较强的中枢神经抑制作用，可阻止安他非明引起的刻板症和机能亢进。小鼠脑内注射该化合物，可降低体温，能治疗各类的精神病、精神分裂症等[17]。三白草氯仿提取部位单次给药对小鼠的协调运动和自主活动有显著的抑制作用，且具有剂量依赖性，在给药后60min和120min，作用最为明显[18]。

4. 对心血管系统的作用

三白草根部的乙醇提取液对大鼠动脉具血管扩张作用，EC_{50} 值为 9.1 μg/ml；可降低离体大鼠心脏左心房压，长期口服给药可降低高血压大鼠的血压 (约 20 mmHg)；其降压作用源自直接的血管舒张及减弱心脏收缩力[19]。三白草总黄酮能明显改善高脂血症模型大鼠的血脂水平，改善血液流变学指标，使血液处于低浓、低黏、低聚、低凝状态；通过调节血管内皮功能的动态平衡来减少血脂及脂蛋白的生成和沉积[20]。

5. 降血糖作用

三白草水溶液可拮抗肾上腺素的升血糖作用，降低四氧嘧啶型糖尿病动物的血糖水平[21]。三白草水提取液、总黄酮类化合物和多糖均可明显降低四氧嘧啶糖尿病小鼠或兔的血糖水平，提高超氧化物歧化酶（SOD）活性，降低丙二醛（MDA）水平，提示三白草能降低四氧嘧啶对胰岛 β 细胞的损伤或改善受损伤的 β 细胞的功能[22-24]。三白草总黄酮可改善 2 型糖尿病胰岛素抵抗大鼠的糖、脂代谢紊乱及胰岛素抵抗，其机制可能与降低游离脂肪酸（FFA）、改善大鼠体内氧化应激状态有关[25]。

6. 保肝作用

三白草石油醚部位和正丁醇部位均能明显降低四氯化碳致小鼠急性肝损伤血清中 AST 和 ALT 的活力，提高肝脏匀浆液中 SOD 的活力，降低 MDA 的水平，表明三白草的石油醚提取部位和正丁醇提取部位对四氯化碳致小鼠急性肝损伤均有一定的保护作用[26]。

7. 抗氧化作用

三白草总黄酮具有明显的抗氧化作用，对 OH 自由基和 O_2^- 自由基均有显著的清除作用[27]；三白草正丁醇提取物具有清除 DPPH 自由基的能力，说明三白草正丁醇提取物有抗氧化活性[28]。

8. 免疫抑制作用

三白草中的 5 个木脂素成分具免疫抑制作用，其活性强弱依次为马纳萨亭 A 及马纳萨亭 B ＞ (-)- 三白草醇＞三白草醇 C ＞三白草酮[7]。

附　注　三白草民间应用广泛，但市场销路狭窄，销量不大，多为零星小量购销。

参考文献

[1] 李人久,任丽娟,陈玉武.中药三白草化学成分研究（Ⅰ）[J].中国中药杂志,1999,24(8):479-481.

[2] 方伟,阮金兰,李辉敏.三白草化学成分研究（Ⅱ）[J].中药材,2005,28(2): 96-97.

[3] 陈宏降,李祥,陈建伟,等.中药三白草地上部位的化学成分研究（Ⅰ）[J].南京中医药大学学报,2009,25(4):286-288.

[4] 张忠立,左月明,徐璐,等.三白草黄酮类化学成分的研究 [J].中草药,2011,42(8):1490-1493.

[5]SANG H S, KIM Y C. Hepatoprotective diastereomeric lignans from *Saururus chinensis* Herbs[J]. Journal of Natural Products, 2000,63(7): 1019-1021.

[6] 彭冰,何春年,许利嘉,等.三白草的化学成分研究 [J].中草药,2010,41(12):1950-1952.

[7]SUNG S H, HUH M S, KIM Y C. New tetrahydrofuran-type sesquilingans of *Saururus chinensis* root[J]. Chem Pharm Bull,2001,49(9):1192-1194.

[8]AHN B T, LEE S, LEE S B, et al. Low-density lipoprotein-antioxidant constituents of *Saururus chinensis*[J]. J Nat Prod, 2001, 64(12):1562-1564.

[9]RHO M C, KWON O E, KIM K, et al. Inhibitory effects of manassantin A and B isolated from the roots of *Saururus chinensis* on PMA-induced ICAM-1 expression[J].Planta medica, 2003, 69(12): 1147-1149.

[10]SEO C S, LEE Y K, KIM Y J, et al. Protective effect of lignans against sepsis from the roof of *Saururus Chinensis*[J]. Biological and pharmaceutical bulletin,2008,31(3):523-526.

[11]SEO C S, ZHENG M S, WOO M H, et al. Lignans from the roots of *Saururus chinensis*[J]. Journal of Natural Products,2008,71(10):1771-1774.

[12]曾婉君,余应嘉,王叶茗,等.三白草抗炎镇痛作用研究[J].中国医药导报,2012,9(11):33-34,40.

[13]PART S K, OH G J, BAE C, et al. Studies on the cytotoxic constituent of *Saururus chinensis* (Lour.) Baill[J]. J Pharm Soc Korea,1997,41(6):704-708.

[14]郭凌霄,苏国生.三白草提取物抑瘤作用初步研究[J].国际检验医学杂志,2012,33(6): 643-644,647.

[15]吕红,邹乐兰,麻俊超,等.三白草提取物抗乳腺癌转移作用及其机制研究[J].中国实验方剂学杂志,2015,21(7):123-127.

[16]吴冰,崔颖,甄威,等.三白草酮对前列腺癌细胞PC3凋亡的影响及其机制研究[J].肿瘤药学,2018,8(4):537-540.

[17]RAO K V. Neolignans of *Saururus cernuus* L. and analogues thereof:US4619943 [P].1986-10-28.

[18]黄坤,潘琳娜,肖代彪,等.三白草氯仿提取部位对小鼠中枢抑制作用实验研究[J].时珍国医国药,2015,26(5):1054-1055.

[19]Ryu S Y, Oh K S, Kim Y S, et al. Antihypertensive,vasorelaxant and inotropic effects of an ethanolic extract of the roots of *Saururus chinensis*[J].Journal of Ethnopharmacology, 2008,118(2): 284-289.

[20]谢暎,常温来,任晓娜,等.三白草总黄酮对高脂血症大鼠血流变学及血管内皮功能的影响[J].中国医院药学杂志,2018,38(9):958-961.

[21]何亚维,彭国平,黄泉秀,等.三白草降血糖作用的研究[J].中国中药杂志,1992,17(12): 751-752.

[22]叶蕻芝,许雪琴,林薇,等.三白草对四氧嘧啶型糖尿病小鼠治疗作用的实验研究[J].福建中医学院学报,2004,14(3):34-35.

[23]叶蕻芝,许雪琴,林薇,等.三白草黄酮类化合物对糖尿病治疗作用的实验研究[J].福建中医学院学报,2004,14(5):33-36.

[24]叶蕻芝,许雪琴,林薇,等.三白草多糖微波提取及其对糖尿病治疗的实验研究[J].福建中医学院学报,2004,14(6):28-30.

[25]邢冬杰,宿世震.三白草总黄酮对Ⅱ型糖尿病胰岛素抵抗大鼠糖、脂代谢的影响[J].中成药,2015,37(8):1840-1842.

[26]尹震花,顾雪竹,巩芳,等.三白草对四氯化碳致小鼠急性肝损伤的保护作用[J].鲁东大学学报(自然科学版),2011,27(4):335-338.

[27]郭凌霄.三白草总黄酮的提取及抗氧化活性研究[J].齐齐哈尔医学院学报,2010,31(14): 2192-2194.

[28]尹震花,顾雪竹,张一冰,等.三白草体外抗氧化活性[J].中国实验方剂学杂志,2012,18(3): 99-102.

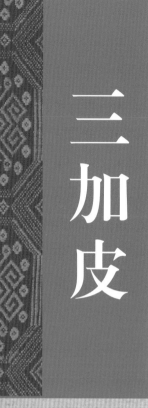

三加皮

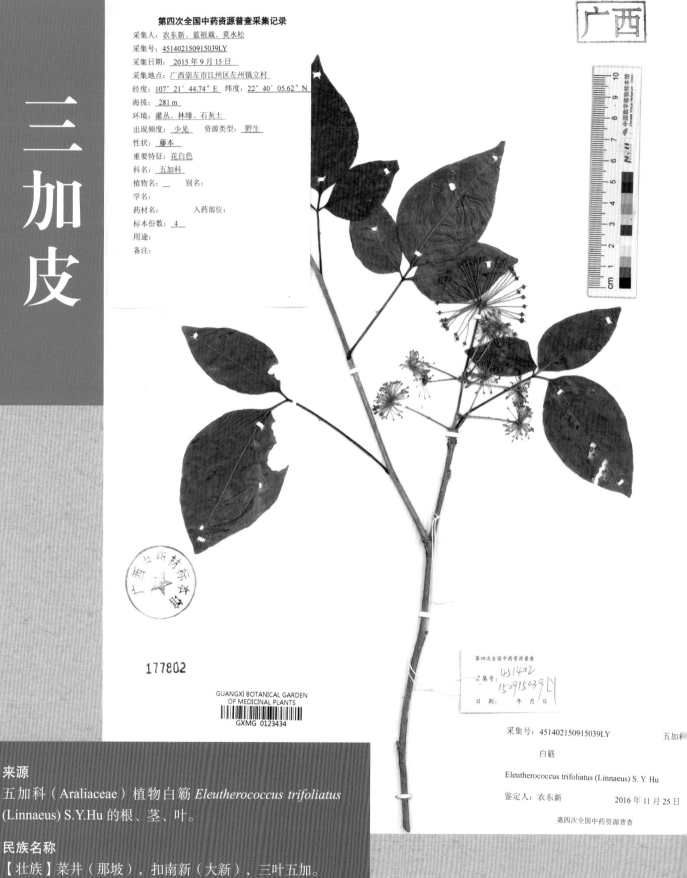

第四次全国中药资源普查采集记录

采集人： 农东新、蓝祖栽、莫水松

采集号： 451402150915039LY

采集日期： 2015 年 9 月 15 日

采集地点： 广西崇左市江州区左州镇立村

经度： 107°21′44.74″E 纬度： 22°40′05.62″N

海拔： 281 m

环境： 灌丛、林缘、石灰土

出现频度： 少见 资源类型： 野生

性状： 藤本

重要特征： 花白色

科名： 五加科

植物名： ___ 别名：

学名：

药材名： 入药部位：

标本份数： 4

用途：

备注：

广西

177802

GUANGXI BOTANICAL GARDEN
OF MEDICINAL PLANTS

GXMG 0123434

第四次全国中药资源普查
号集号： 451402
150915039LY
日 期： 年 月 日

采集号：451402150915039LY 五加科

白簕

Eleutherococcus trifoliatus (Linnaeus) S. Y. Hu

鉴定人：农东新 2016 年 11 月 25 日

第四次全国中药资源普查

来源

五加科（Araliaceae）植物白簕 *Eleutherococcus trifoliatus* (Linnaeus) S.Y.Hu 的根、茎、叶。

民族名称

【壮族】菜井（那坡），扣南新（大新），三叶五加。

【瑶族】三角刺（全州），三加皮（金秀）。

【仫佬族】马密肥（罗城）。

【毛南族】骂七胀（环江）。

民 族 应 用

【壮族】药用根、叶。根浸酒或水煎服调酒治风湿骨痛、关节痛，捣烂敷患处治骨折。叶捣烂敷患处治骨折，捣烂调米酒，取汁涂患处治黄蜂蜇伤。

【瑶族】药用根、茎、叶。水煎服治月经不调；水煎冲冰糖或蜜糖服治百日咳；浸酒服或水煎调酒服治风湿腰痛，关节痛。

【仫佬族】药用根。与猪肉煲服治感冒咳嗽。

【毛南族】药用叶。水煎服治眼痛。

内服用量9~30g；外用适量。

药材性状 根呈类圆柱形，弯曲，直径10~30mm。表面灰棕色或棕褐色，具纵皱裂纹和横裂纹，皮孔横长。质稍脆。折断面稍平整，呈浅黄棕色；木部具密集的小孔。茎呈圆柱形，直径5~30mm。外表灰白色或灰褐色，具三角或丁字状的凸刺；皮孔灰白色，呈点状，有细纵皱裂纹。质稍硬。切断面木部黄白色；直径粗的老茎呈放射性纹理；嫩枝髓大，白色。叶片具刺。气微，味微，苦凉。

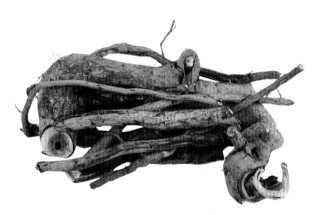

·三加皮－根

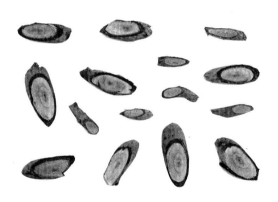

·三加皮－根

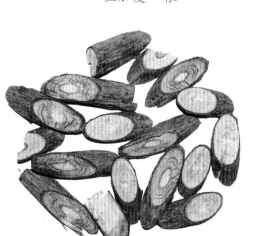

·三加皮－茎

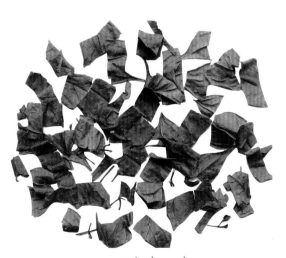

·三加皮－叶

药用源流　三加皮始载于《植物名实图考》，记载："三加皮，产建昌山中。大根赭黑似何首乌；丛生，细茎，老赭新绿；对发短枝，一枝三叶，叶劲无齿，形似豆叶而长，面绿背青白，中直脉纹亦稀疏。俚医以治风气，故名三加皮。非与一名金盐之五加皮一类也。"本草对其形态特征描述及其附图与现今本品一致。《广西中药材标准》（第二册）记载其具有清热解毒、祛风利湿、舒筋活血的功效；主治感冒高热，咳痰带血，风湿性关节炎，黄疸，白带异常，月经不调，百日咳，尿路结石，跌打损伤，疮肿疮疡。

分类位置	种子植物门	被子植物亚门	双子叶植物纲	五加目	五加科
	Spermatophyta	Angiospermae	Dicotyledoneae	Araliales	Araliaceae

形态特征　攀援灌木。老枝灰白色，新枝黄棕色，疏生下向刺；刺基部扁平，先端钩曲。小叶片纸质，椭圆状卵形至椭圆状长圆形。伞形花序顶生；总花梗无毛；花梗细长，无毛；花黄绿色；萼长无毛，边缘有 5 个三角形小齿；花瓣 5；子房 2 室；花柱 2。果实扁球形，黑色。

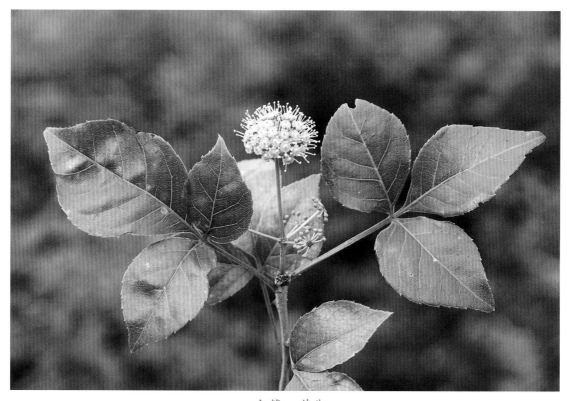

· 白簕 – 花期

生境分布　生于海拔 2100m 以下的村落、山坡路旁、林缘和灌丛中。分布于广东、广西、云南、四川、贵州等。广西主要分布在隆安、横县、融水、桂林、阳朔、临桂、兴安、苍梧、蒙山、岑溪、北海、上思等。

化学成分　叶含蒲公英赛醇、β- 谷甾醇、三十一烷、三十醇、三十二醇等；另含石吊兰素、贝壳杉烯酸、蒲公英萜醇[1]、acanthodiol glycoside[2]、24-nor-lupaneglycoside[3]、acantrifoic acid A、acantrifoside C[4]、槲皮素[5]、α- 蒎烯、β- 水芹烯、D- 柠檬烯和 β- 蒎烯等[6]。茎皮含

1-β-D-glucopyranosyl-2,6-dimethoxy-4-propenylphenol、1-[β-D-glucopyranosyl-(1→6)-β-D-gluc-opyranosyl]-2,6-dimethoxy-4-propenylphenol[7]、acantrifoside D[8] 等化合物。

药理作用　1. 抗菌作用

白簕叶总黄酮具有较好的抑菌效果，随着总黄酮浓度的增加，其抑菌作用也增强，且抑菌作用为大肠杆菌 > 金黄色葡萄球菌 > 芽孢杆菌[9]。白簕醇提取物具有良好的抑制痤疮丙酸杆菌活性[10]。

2. 抗氧化作用

白簕叶黄酮纯化液的抗氧化性与其浓度相关性大，在一定剂量范围内，抗氧化性随着纯化液浓度的增大而加强；但到某一水平时，随纯化液浓度的增加，抗氧化力变化微小。浓度选用 45mg/ml 抗氧化效果较好，且白簕叶总黄酮纯化液抗氧化性明显强于维生素 C[11]。

3. 清除亚硝酸盐和阻断亚硝胺作用

白簕具有一定的清除亚硝酸盐和阻断亚硝胺的能力。随着白簕提取液用量的增加，对亚硝酸钠的清除率越来越大，当加到 4.0ml 后，清除率趋于平衡，即白簕对亚硝酸钠的清除率最大可达 55.16%，4.0ml 4% 的白簕对亚硝酸钠的清除作用相当于 0.4mg 的维生素 C；且随着白簕提取液用量的增加，对亚硝酸钠的阻断率越大，当加到 7.0ml 后，阻断率趋于平衡，即白簕对亚硝酸钠的阻断率最大可达 33.15%，7.0ml 10% 的白簕对亚硝酸钠阻断作用相当于 2.0mg 的维生素 C[12]。

参考文献

[1] 杜江,高林.白簕叶的化学成分研究 [J].中国中药杂志,1992,17(6): 356-357.

[2]YOOK C S, CHANG S Y, LAI J H, et al. Lupane-glycoside of *Acanthopanax trifoliatus* forma tristigmatis leaves[J]. Arch Pharm Res,1999,22(6):629-632.

[3]KIEM P V, MINH C V, CAI X F, et al. A new 24-nor-lupane-glycoside of *Acanthopanax trifoliatus*[J]. Arch Pharm Res,2003,26(9):706-708.

[4]KIEM P V, CAI X F, MINH C V, et al. Lupane-triterpene carboxylic acids from the leaves of *Acanthopanax trifoliatus*[J].Chem Pharm Bull,2003,51(12):1432-1435.

[5] 蔡凌云,肖娟,韩素菊,等.白簕叶中黄酮成分的鉴定和含量测定 [J].绵阳师范学院学报,2011,11:85-87,91.

[6] 纳智.白勒叶挥发油的化学成分 [J].广西植物,2005,25(3):261-263.

[7]KIEM P V, MINH C V, DAT NT, et al. Two new phenylpropanoid glycosides from the stem bark of *Acanthopanax trifoliatus*[J]. Arch Pharm Res,2003,26(12):1014-1017.

[8]KIEM P V, CAI X F, MINH C V, et al. Kaurane-type diterpene glycoside from the stem bark of *Acanthopanax trifoliatus*[J]. Planta Med,2004,70(3):282-284.

[9] 肖杭,黎云祥,蔡凌云,等.白簕叶总黄酮的提取和纯化及其抑菌试验初探 [J].光谱实验室,2010,6:28-32.

[10] 劳景辉,潘超美,喻勤,等.白簕提取物抑制痤疮丙酸杆菌及美白活性研究 [J].中国现代中药,2016,18(9):1120-1124.

[11] 肖杭,黎云祥,蔡凌云.白簕叶总黄酮的体外抗氧化活性研究 [J].西华师范大学学报（自然科学版）,2011,2:62-66,76.

[12] 黄仕彬,黄俊生.白簕体外清除亚硝酸盐及阻断亚硝胺合成的研究 [J].安徽农业科学,2010,10:360-361.

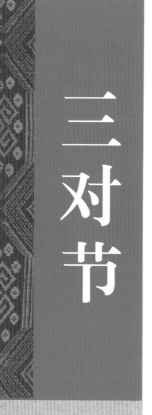

三对节

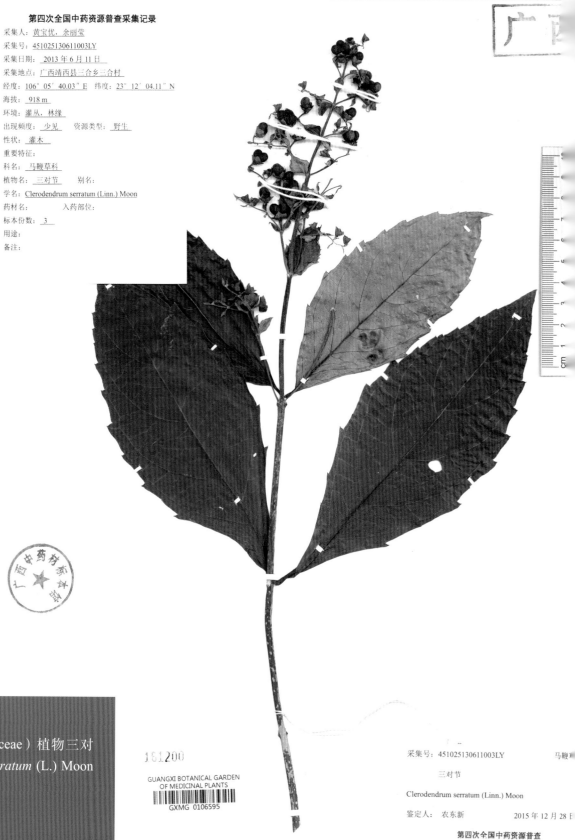

第四次全国中药资源普查采集记录

采集人：黄宝优，余丽莹

采集号：451025130611003LY

采集日期：2013 年 6 月 11 日

采集地点：广西靖西县三合乡三合村

经度：106°05′40.03″E 纬度：23°12′04.11″N

海拔：918 m

环境：灌丛，林缘

出现频度：少见 资源类型：野生

性状：灌木

重要特征：

科名：马鞭草科

植物名：三对节 别名：

学名：Clerodendrum serratum (Linn.) Moon

药材名： 入药部位：

标本份数：3

用途：

备注：

181200

GUANGXI BOTANICAL GARDEN
OF MEDICINAL PLANTS

GXMG 0106595

采集号：451025130611003LY 马鞭

三对节

Clerodendrum serratum (Linn.) Moon

鉴定人：农东新 2015 年 12 月 28 日

第四次全国中药资源普查

来源

马鞭草科（Verbenaceae）植物三对节 *Clerodendrum serratum* (L.) Moon 的根、叶。

民族名称

【壮族】三朵。

【瑶族】三台万丈。

【苗族】碑台板。

民 族 应 用

【壮族】药用根、叶。根用于治跌打损伤，风湿骨痛，骨折。叶水煎洗治黄水疮。
【瑶族、苗族】药用根。用于治跌打损伤，风湿骨痛，骨折。内服用量 6~12g，鲜品加倍，煎汤、研末或浸酒；外用适量，煎水洗或捣敷。

药材性状　根呈细长圆柱形，常弯曲或分枝，表面淡棕色，具纵皱纹及侧根，外皮常呈皮状或片状脱落；横切片大小厚薄不一，厚 1~5mm，直径 0.5~1.5cm；皮部与木部常分离，表面棕褐色，粗糙，具细纵纹及不规则裂隙，皮层脱落处显棕红色；断面皮部棕黄色，显颗粒性，木部外层为淡棕色，内为棕黄色，有明显年轮环纹。质硬。叶片两面疏生短柔毛。味苦、涩，微辛。

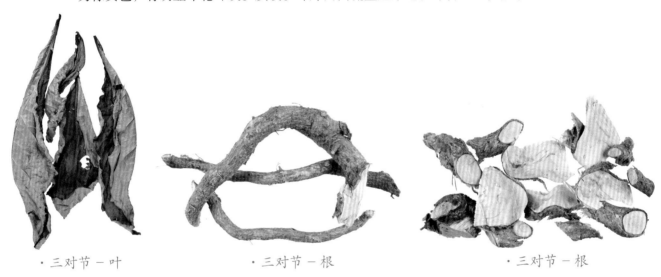

·三对节－叶　　　　　·三对节－根　　　　　·三对节－根

药用源流　《常用壮药生药学质量标准研究》记载其具有截疟、止痛、接骨、解毒消肿的功效；主治淋证与疟疾，急性肠炎，菌痢，跌打损伤，血瘀经痛，咽喉肿痛，风湿热痹。

分类位置	种子植物门	被子植物亚门	双子叶植物纲	马鞭草目	马鞭草科
	Spermatophyta	Angiospermae	Dicotyledoneae	Verbenales	Verbenaceae

形态特征　灌木。叶对生或三叶轮生，倒卵状长圆形或长椭圆形，边缘具锯齿，两面疏生短柔毛，长 6~30cm，宽 2.5~11cm；叶柄长 0.5~1cm，或近无柄。聚伞花序组成直立、开展的圆锥花序，顶生，长 10~30cm，密被黄褐色柔毛；苞片叶状宿存；花萼钟状，被短柔毛，顶端平截或有 5 钝齿；花冠淡紫色，蓝色或白色，花冠管较粗，长约 7mm，5 裂片大小不一；雄蕊 4，基部棍棒状，被毛；子房无毛，花柱 2 浅裂，与花丝均伸出花冠外。核果近球形，绿色，后转黑色，分裂为 1~4 个卵形分核，宿存萼略增大。

生境分布　生于海拔 210~1800m 的山坡疏林和谷地沟边灌丛中。分布于广西、贵州、西藏、云南等。广西主要分布在百色、平果、靖西、凌云、田林、河池、天峨、都安、龙州等地。

化学成分　叶含木犀草素 –7–O–β–D– 葡萄糖醛酸苷、α– 菠菜甾醇、右旋儿茶精、木犀草素、芹菜素、黄芩素、高山黄芩素、6– 羟基木犀草素、咖啡酸、阿魏酸、葡萄糖、阿拉伯糖、葡萄糖醛酸等成分。根含乌索酸、icosahydropicenic acid 等[1,2]。全株含豆甾醇、邻苯二甲酸二 (2– 乙基) 己酯、齐墩果酸、2,5– 二甲氧基苯醌、豆甾醇 –3–O–β–D– 葡萄糖苷、正三十烷醇、3,5– 二甲氧基 –4– 羟基苯甲醛等[3-5]。

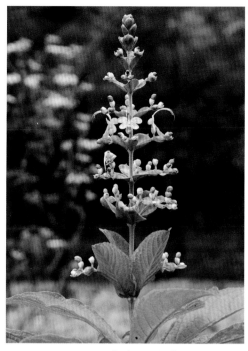

·三对节 – 植株

药理作用　1. 阻断组胺对豚鼠回肠及气管的收缩作用

三对节水提取物有阻断组胺对豚鼠回肠及气管的收缩作用，但无阻断乙酰胆碱和氯化钡的作用。狗静脉注射可部分阻断组胺引起的血压反应，但对乙酰胆碱及肾上腺素引起的血压变化则无阻断作用，乙醇及氯仿提取物没有这种阻断作用，冷水提取液的乙醇沉淀物作用最强。

2. 抗菌作用

三对节醇提取物有抗菌作用，7.5mg/disc 对革兰阳性和阴性菌均具有较好的抑菌效果[6]。

3. 保肝作用

三对节根的醇提取物中分离出的乌索酸对由四氯化碳毒害的雄性大鼠具有保肝作用，其效果与保肝药物水飞蓟素类似[1]。

4. 其他作用

从三对节根中分离出的化合物 icosahydropicenic acid（IHPA）（100mg/kg），与色甘酸钠相比，对肥大细胞脱颗粒具有更好的保护作用，还对组胺致山羊气管条舒张具有抑制作用[2]。

附　注　功效相同者尚有同属植物三台花 C. serratum var. amplexifolium Moldenke，产于广西、贵州、云南，与三对节的主要区别是三叶轮生，叶片基部下延成耳状抱茎，无柄，通常叶与花序较大；草本三对节 C. serratum var. herbaceum (Roxb.) C. Y. Wu，产广西、贵州、云南，与三对节的主要区别是叶较小，对生，通常为倒披针状卵形或倒卵形，长 9~18cm，宽 2.5~8cm，边缘疏生粗锯齿，花序比较紧缩，圆柱状，有时花序上部近穗状。

参考文献

[1]VIDYA S M, KRISHNA V, MANJUNATHA B K, et al.Evaluation of hepatoprotective activity of *Clerodendrum serratum* L [J]. Indian Journal of Experimental Biology,2007,45(6):538-542.

[2]SANTOSH S BHUJBAL,RABINDRAKUMAR NANDA, GAYATRI P GANU, et al. Protective effects of icosahydropicenic acid isolated from the roots of *Clerodendrum serratum* (L.) Moon on experimental allergic asthma[J]. Journal of Complementary and Integrative medicine,2010,7(1):1-8.

[3] 范菊娣, 龙庆德, 杨军, 等. 三台红花化学成分的研究 [J]. 时珍国医国药 ,2008,19(8):1894-1895.

[4] 范菊娣, 龙庆德, 罗喜荣, 等. 三台红花化学成分的研究 (Ⅱ)[J]. 中国民康医学 ,2007,19(8):611-612.

[5] 范菊娣, 龙庆德, 杨军, 等. 三台红花化学成分的研究 (Ⅰ)[J]. 中国民康医学 ,2007,19(6):423-424.

[6]VIDYA S M, KRISHNA V, MANJUNATHA B K, et al. Antibacterial activity of *Clerodendrum serratum* (L.)[J]. Electronic Journal of Enviromental,2010,9(6):1059-1063.

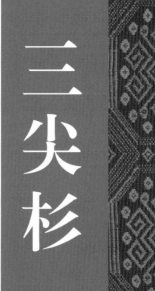

三尖杉

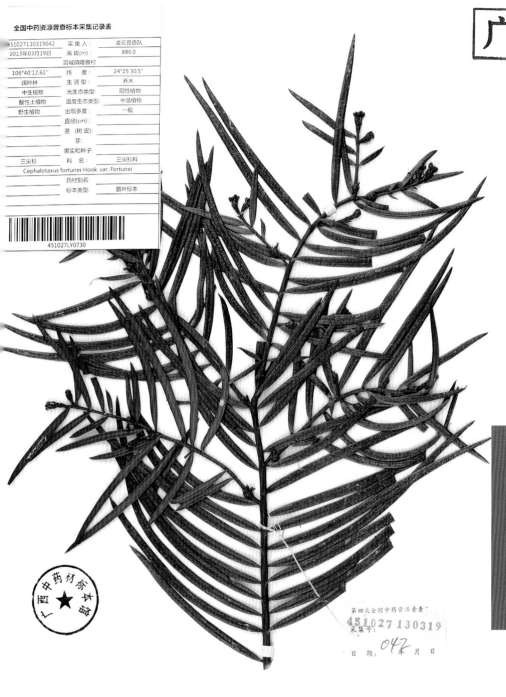
来源

三尖杉科（Cephalotaxaceae）植物三尖杉 *Cephalotaxus fortunei* Hook. f. 的根、树皮或枝叶。

民族名称

【瑶族】棵鹅（都安）。
【侗族】通变岁（三江）。

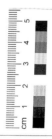

第四次全国中药资源普查
451027130319
采集号： 042
日期： 年 月 日

171535

GUANGXI BOTANICAL GARDEN OF MEDICINAL PLANTS
GXMG 0117331

采集号：451027130319042　G.8. 三尖杉科　Cephalotaxaceae
三尖杉
Cephalotaxus fortunei Hook.
鉴定人：胡仁传　　鉴定时间：2014年12月18日
第四次全国中药资源普查

民 族 应 用

【瑶族】药用树皮、枝叶。水煎服治风湿痛。

【侗族】药用根。浸酒服兼搽患处治跌打损伤。

内服用量 15g；外用适量。

药材性状 小枝对生，基部有宿存芽鳞。叶披针状条形，长 4~13cm，宽 3~4mm，先端尖，基部楔形成短柄，上面中脉隆起，下面中脉两侧有白色气孔带。气微，味微涩。根圆柱状，须根少。树皮表面棕褐色，具裂纹，不易折断。

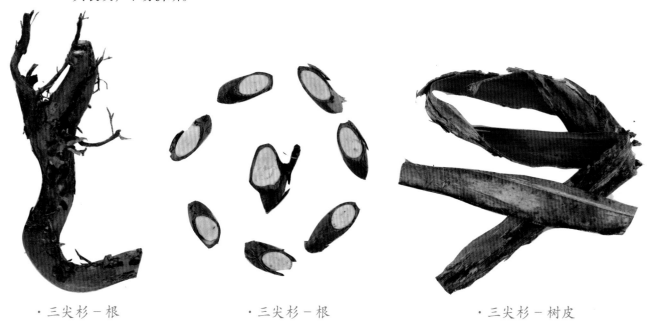

· 三尖杉－根   · 三尖杉－根   · 三尖杉－树皮

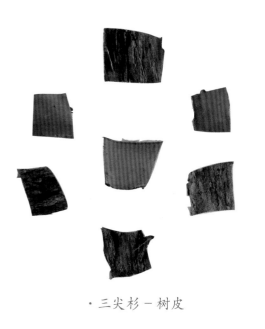

· 三尖杉－树皮

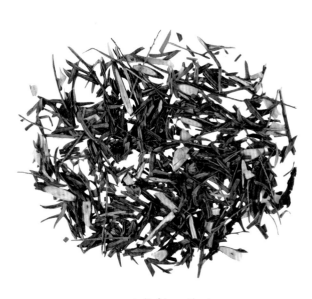

· 三尖杉－枝叶

药用源流 三尖杉近代本草著作有较多报道,《湖南药物志》载:"(全株)止痛破血。"《福建药物志》云:"杀虫,散肿。主治瘰疬、白血病、淋巴肉瘤、淋巴网状细胞瘤、食管癌、胃癌、直肠癌、肺癌。"《全国中草药汇编》记载其种子具有消积驱虫的功效;主治蛔虫病,钩虫病,食积。其枝叶可抗癌;主治恶性肿瘤。《中华本草》记载其根具有抗癌、活血、止痛的功效;主治直肠癌,跌打损伤。枝叶具有抗癌的功效,主治恶性淋巴瘤,白血病,肺癌,胃癌,食管癌,直肠癌等。

分类位置	种子植物门	裸子植物亚门	松杉纲	三尖杉目	三尖杉科
	Spermatophyta	Gymnospermae	Coniferopsida	Cephalotaxales	Cephalotaxaceae

形态特征 常绿乔木。叶披针状条形,质地较厚,长 4~13cm,宽 3~4.5mm,基部宽楔形,叶下面气孔带被白粉。雄球花 8~10 聚生成头状,单生叶腋,每雄球花有 6~16 雄蕊,基部有一苞片;雌球花由数对交互对生、各有 2 胚珠的苞片所组成,生于小枝基部的苞片腋部,稀生枝顶,有梗,胚珠常 4~8 个发育成种子。种子长约 2.5cm。

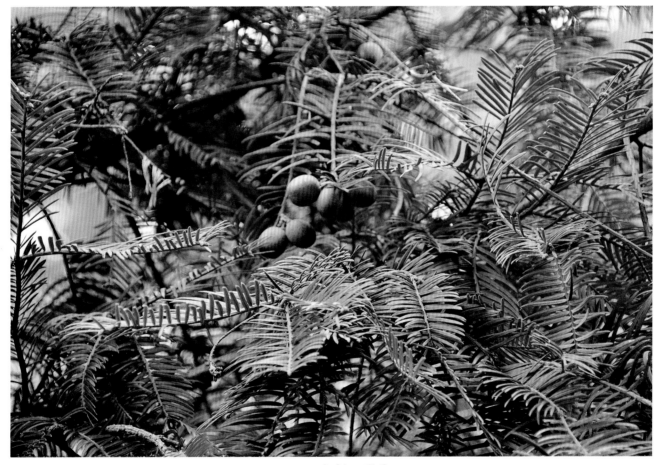

三尖杉－果期

生境分布 生于海拔 200~1000m 的针阔混交林中。为我国特有树种,分布于浙江、安徽、福建、江西、湖南、湖北、河南、陕西、甘肃、四川、云南、贵州、广西及广东等。广西主要分布于桂西北、桂北、桂东北、桂中等。

化学成分　枝、叶中含有多种生物碱，其中三尖杉碱类生物碱有三尖杉碱、桥氧三尖杉碱[1]、高三尖杉碱[2]、粗榧碱、异粗榧碱、去氧粗榧碱、去甲基三尖杉碱、三尖杉酮碱、去甲基三尖杉酮碱、11-羟基三尖杉碱[3]、4-羟基三尖杉碱、海南粗榧新碱、异三尖杉酮碱[2]等。高刺桐碱类生物碱有台湾三尖杉碱[1,3]、福建三尖杉碱、三尖杉种碱、表福建三尖杉碱、3-表甲基谢汉墨异次碱B等。还含海南粗榧内酯、海南粗榧内酯醇及芹菜素[1]、红杉醇、3-表福杉碱、2-O-乙基福建三尖杉碱、新三尖杉酯碱、脱水三尖杉酯碱[2]、$11-\beta-hydroxycephalotaxine-\beta-N-oxide$[4]、$\beta$-谷甾醇、乙酰三尖杉碱、7,3',4'-三羟基黄酮、柳杉酚[1]、丽江三尖杉碱[3]。三尖杉叶精油的主要成分是β-石竹烯、A-葎草烯、棕榈酸、荜澄茄烯、1,2-苯二羧酸丁基2-甲基丙基二酯、1,2-苯二羧酸二异辛酯、8,11,15-松香三烯等[5]。

药理作用　1. 抗肿瘤作用

三尖杉总生物碱每日0.5~2mg/kg皮下注射，对小鼠肉瘤S180的抑制率为30%~60%；粗榧碱和高粗榧碱的混合物1~1.5mg/kg对小鼠S180和大鼠W250的抑制率分别为40%和52%；对小鼠白血病L615亦有明显延长生存期的作用；对小鼠脑瘤B22的抑制率为53%。粗榧碱、高粗榧碱、去氧粗榧碱和异粗榧碱对小鼠淋巴白血病P388、L1210、Lewis肺癌有明显的抑制作用。国内临床主要运用粗榧碱和高粗榧碱。对非淋巴细胞性白血病、红白血病、真生红细胞增多症及慢性粒细胞性白血病等有显著疗效[6]。对动物移植性肿瘤L615、L1210、L615耐6-MP株、小鼠脑瘤B22、艾氏腹水癌及大鼠W256均有明显抑制作用；半合成粗榧碱对L1210、P388、W256、Lewis肺癌等瘤株亦有抑制作用。高粗榧碱对急性早幼粒白血病HL60的作用较急性原淋巴细胞白血病强70倍，其抗癌活性为HL60>L1210>B16。另外，粗榧碱和高粗榧碱对体外培养的肉瘤、乳腺癌、卵巢癌、子宫内膜癌（腺癌）、黑色素瘤等均有抗肿瘤作用。粗榧碱体外的药敏测定，能提示用药后对治疗病人的疗效。活性筛选结果表明，海南粗榧内酯对人肺癌细胞株A549和人白血病细胞株K562有较好的抑制活性，具有一定的抗肿瘤活性[7]。急性骨髓系白血病（AML）是造血干细胞的恶性克隆性疾病，高三尖杉酯碱毒副作用较其他抗恶性肿瘤药物低，对急性髓系白血病AML有突出疗效[8,9]。

小剂量高三尖杉酯碱治疗老年中高危组骨髓增生异常综合征（MDS）可达到一定的疗效，且不良反应较小，患者易于耐受[10]。

2. 对心脏和冠脉的作用

三尖杉酯类生物碱能通过抑制交感神经功能，使麻醉犬的心率、心排血量和动脉血压下降。并收缩犬、猫的冠状动脉，使冠脉流量减少，停药后大多数动物都能回升，达到或接近给药前水平。此类生物碱对小鼠毒性的大小与其抑制在位猫心冠脉流量的强度基本平行。按体表面积折算，猫用0.6mg/kg已与临床用量接近，故临床使用时不宜迅速静注，以防冠脉收缩，引起心肌缺血；对冠心病病人应慎用。

3. 对骨髓造血功能的作用

粗榧碱对骨髓红系集落形成有双向作用，一定的剂量范围（0.5~1.5mg/kg），促进小鼠骨髓红系祖细胞红系集落生成单位（CFU-E）和红系爆增式集落形成单位（BFU-E）的增殖，故有增强骨髓红系造血功能作用，如果剂量过大（大于或等于2mg/kg）时，骨髓CFU-E和BFU-E的增殖受到明显抑制，且随剂量增加而加强[11]。粗榧碱和高粗榧碱的主要毒副反应为可逆性的骨髓抑制。高于0.5mg/kg的粗榧碱对骨髓干细胞杀伤呈剂量依赖性。粗榧碱、高粗榧碱、半合成粗榧碱对小鼠造血粒系定向干细胞（NCFU-C）和P$_{388}$白血病干细胞（LCFU-C）的效能比分别为1.8、3.5和4.7，环磷酰胺为5.7，说明药物对白血病细胞有选择性杀伤作用。粗榧碱对骨髓粒细胞系的抑制，用碳酸锂有一定的拮抗作用。

4. 抗关节炎作用

高三尖杉酯碱可能是通过强烈抑制 AA 大鼠血清与滑膜中的 TNF-α、IL-1β 的量，以及血浆、滑膜中 P 物质量的分泌和释放，起到治疗佐剂性关节炎的作用[12]。

5. 对眼科疾病的作用

高三尖杉酯碱抑制培养的人色素上皮细胞的增生与药物剂量成正比，50% 细胞生长抑制率时高三尖杉酯碱的药物浓度约为 4.77mg/L，Ki-67 阳性细胞率在对照组和高三尖杉酯碱组分别为 89.1% 和 33.8%，高三尖杉酯碱可抑制人视网膜色素上皮细胞（Retinal Pigment Epithelium，RPE）细胞的增生，对 G_2-M 期细胞有杀伤作用，高三尖杉酯碱可防治视网膜脱离复位术后发生增生性玻璃体视网膜病变（Proliferative Vitreoretinopathy，PVR）[13]。高三尖杉酯碱可抑制兔眼准分子激光上皮下角膜磨镶术后角膜上皮下混浊的形成[14]。

6. 毒副作用

高三尖杉酯碱在治疗急性髓系白血病具有一定的心脏毒性，主要表现为 ST-T 改变及左心室射血分数的下降[15]。

附　　注　三尖杉是我国特产的重要药原植物，从其植物体中提取的三尖杉酯类生物碱对于癌症治疗具有一定疗效。同属植物西双版纳粗榧 *C. mannii* Hook. f.、粗榧 *C. sinensis* (Rehd. et Wils) Li 和篦子三尖杉 *C. oliveri* Mast. 亦具有抗癌作用。

参考文献

[1] 周玫，马琳，郝小江，等.黔产三尖杉抗肿瘤活性成分研究 [J].中国药科大学学报,2009,4(3):209-212.

[2] 王定志，马广恩，徐任生.三尖杉属植物中生物碱的研究Ⅷ.二种新的抗癌三尖杉酯碱生物碱的结构和半合成 [J].药学学报,1992,27(3):173-177.

[3] 邱明华，陆保平，马昕，等.丽江产三尖杉的生物碱成分 [J].云南植物研究,1997,19(1):97-99.

[4] MAMADOU B, AKINO J, BERNARD B. New alkaloids from *Cephalotaxus fortunei*[J]. J Nat Prod, 2003,66:152-154.

[5] 苏应娟，王艇，张宏达.三尖杉叶精油化学成分的研究 [J].武汉植物学研究,1995,13(3):280-282.

[6] 陈林，娄世锋，周慷.高三尖杉酯碱联合低剂量阿糖胞苷治疗慢粒白血病急性变 [J].重庆医学,2004,33(6):891-892.

[7] 周玫，马琳，郝小江，等.黔产三尖杉抗肿瘤活性成分研究 [J].中国药科大学学报,2009,4(3): 209-212.

[8] KANTARJIAN H M, TALPAZ M, SANTINI V, et al. Homoharringtonine: history, current research and future direction[J].Cancer,2001,92(6):1591-1605.

[9] 董晓燕.MAH 治疗急性髓细胞白血病的临床观察 [J].浙江实用医学,2012,17(1):25-26.

[10] 汪蕾.高三尖杉酯碱对老年骨髓增生异常综合征患者的疗效观察 [J].中国医药指南,2008, 6(2):71-72.

[11] 李毓，陈国桢，张自强.三尖杉酯碱对红系造血机能的影响 [J].湖南医科大学学报,1990,15(1):51-55.

[12] 玛红德，康海英，宋欣伟，等.高三尖杉酯碱对大鼠佐剂性关节炎 SP 及 IL-1β、TNF-α 影响的实验研究 [J].浙江中医药大学学报,2008,32(6):726-729.

[13] 陈雯，胡义珍，姜发纲，等.高三尖杉酯碱对人视网膜色素上皮细胞增生影响的实验研究 [J].眼视光学杂志,2007,9(5):317-319.

[14] 桂曼芸，何书喜，王华，等.高三尖杉酯碱抑制兔 LASEK 术后 haze 的实验研究 [J].中国健康月刊,2011,30(12):62-63.

[15] 刘凯奇，魏辉，王慧君，等.高三尖杉酯碱与柔红霉素在急性白血病治疗中对心脏毒性的影响 [J].实用临床医药杂志,2012,16(3):10-12,17.

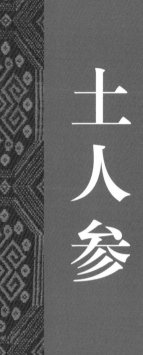

土人参

广西药用植物园 (GXMG)

采集人:黄云峰，黄捷　　　　采集号:HYF0011
采集日期:2010-6-18　　　　　标本份数:5
产地:中国广西 那坡 城厢镇白灭村后山
生境:　　　　　　　　　　　海拔(m):
习性:草本
株高:　　　　　胸径:
性状:
根:
茎、叶:叶肉质
花:花顶生，圆锥花序，红色
果实、种子:
标本状态:花期
中名(当地名):土人参
科名:56-马齿苋科
学名:

来源

马齿苋科(Portulacaceae)
植物土人参 *Talinum
paniculatum* (Jacquin)
Gaertner 的根。

民族名称

【壮族】棵红燕(河池)。
【仫佬族】土人参(罗城)。
【侗族】土人参(三江)。

77745

采集号数:
日期:

GUANGXI BOTANICAL GARDEN
OF MEDICINAL PLANTS

GXMG 0096477

采集编号 (Coll.No.）: HYF0011
马齿苋科 Portulacaceae

土人参
Talinum paniculatum (Jacq.) Gaertn.

鉴定人 (Det.）: 黄云峰

民族应用

【壮族】药用根。主治肺痨，燥热咳嗽，脾虚劳倦，腹泻，眩晕，潮热，寝汗，多汗，月经不调，白带增多。

【仫佬族】药用根。与鸡肉或猪脚煲服治病后虚弱，老年体弱。

【侗族】药用根。根与鸡肉或猪脚煲服治病后虚弱，老年体弱。

内服用量 30g。

药材性状 根圆锥形或长纺锤形，顶端具木质茎残基。表面灰黑色，有纵皱纹及点状突起的须根痕；除去栓皮并经蒸煮后表面为灰黄色半透明状，有点状须根痕及纵皱纹，隐约可见内部纵走的维管束。质坚硬，难折断。折断面，未经加工的平坦；经加工的呈角质状，中央常有大空腔。气微，味淡、微有黏滑感。

药用源流 土人参一名始载于《滇南本草》，谓："味甘，性寒。补虚损痨疾，妇人服之补血。"《本草从新》云："其参一直下行，入土最深。"因本草对其形态描述较少，故其基原难以考证。近代本草著作见较多报道，《中药大辞典》记载其具有补中益气、养阴润肺、消肿止痛

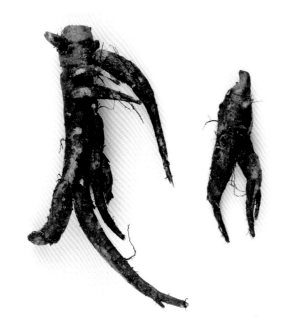

· 土人参 - 根

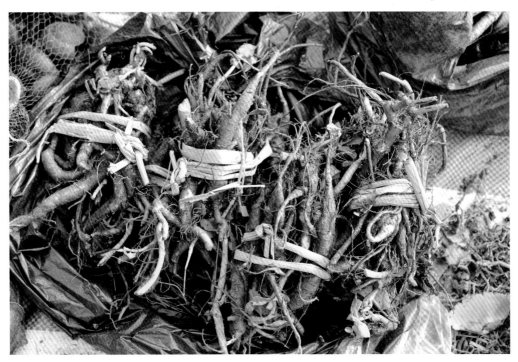

· 土人参 - 根（鲜）

的功效；主治脾虚食少乏力，泄泻，脱肛，肺痨咯血，潮热，盗汗，自汗，遗尿，产后乳汁不足，痈肿疮疖。《全国中草药汇编》记载其根有补中益气、润肺生津的功效；主治气虚乏力，体虚自汗，肺燥咳嗽，脾虚泄泻，乳汁稀少。

分类位置	种子植物门	被子植物亚门	双子叶植物纲	石竹目	马齿苋科
	Spermatophyta	Angiospermae	Dicotyledoneae	Caryophyllales	Portulacaceae

形态特征　一年生或多年生草本。茎直立，肉质，无毛。叶互生或近对生，具短柄或近无柄，叶片稍肉质，倒卵形或倒卵状长椭圆形，全缘，无托叶。花小，圆锥花序顶生或腋生，较大形；萼片卵形，紫红色；花瓣粉红色或淡紫红色；雄蕊 10~20，比花瓣短；花柱线形，基部具关节；柱头 3 裂；子房卵球形。蒴果近球形；种子多数，黑褐色或黑色，有光泽。

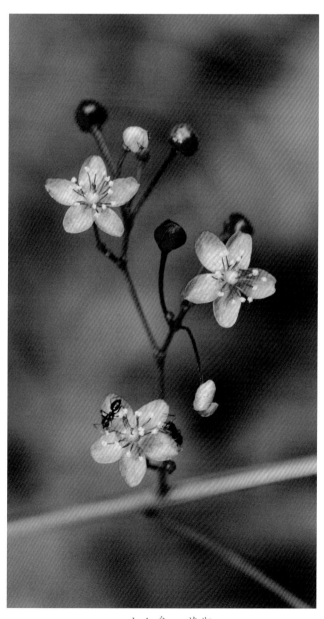

· 土人参－花期

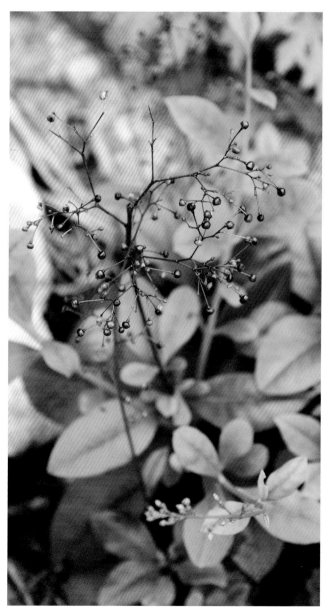

· 土人参－果期

生境分布　生于阴湿地。原产热带美洲，我国中部和南部均有栽培，有的逸为野生。分布于陕西、江苏、安徽、浙江、江西、福建、台湾、湖北、湖南、广西、广东、四川、贵州、云南等。广西全区各地均有分布。

化学成分　主要含黄酮类化合物及胡萝卜苷、齐墩果酸、十八酸单甘酯、β-谷甾醇、3,6-dimethoxy-6",6"-dimethylchromeno-(7,8,2",3")-flvone、蔗糖等化合物[1-2]，以及含铁、锂、镉、锶等微量元素[3]。

药理作用　1.抗氧化作用

土人参多糖具有清除 DPPH 自由基和 OH 自由基的作用，并且随着多糖浓度的增加，对DPPH 自由基和 OH 自由基的清除作用增强，呈明显的量效关系；对邻苯三酚体系产生的超氧阴离子自由基具有一定的清除作用，而且具有抑制油脂氧化，清除 OH 自由基和 O_2^- 自由基的功能，在抗氧化及防衰老方面具有一定作用[4]。

2.促进细胞分化作用

土人参多糖在 $20\,\mu g/ml$ 质量浓度下，对 PC12 细胞的生长有一定的促分化作用，具有一定的神经营养活性[5]。

3.健脾益气作用

土人参根能促进脾虚大鼠机体生长发育，提高胃动素、胃泌素的分泌，能从多个方面治疗脾虚证[6]。

4.抗炎、抗菌作用

土人参叶水煎液能降低二甲苯致小鼠耳肿胀的肿胀度，减少小鼠腹腔皮肤毛细血管通透性，其效果和免疫剂泼尼松无明显差异；高剂量土人参叶能显著抑制炎症渗出、肉芽组织形成，其效果和免疫抑制剂地塞米松无明显差异，土人参叶对金黄色葡萄球菌的 MIC 为 7.81mg/ml，对腐生葡萄球菌的 MIC 为 31.25mg/ml，对乙型溶血性链球菌耐药，土人参叶存在解毒消痈作用，能显著抗炎、抑菌，应和其他具有抑制、杀灭该菌药物协同配伍应用[7]。

参考文献

[1]刘晓珍,汤艳姬,陈斯钊,等.土人参黄酮类化合物的提取及其抗氧化性[J].贵州农业科学,2012,40(11):192-195.

[2]沈笑媛,杨小生,杨波,等.苗药土人参的化学成分研究[J].中国中药杂志,2007,32(10):980-981.

[3]熊汉洲,张俊巍,敖茂宏.苗药土人参中的几种微量元素含量分析[J].微量元素与健康研究,2008,25(6):57-58.

[4]潘延启,文全泰,黄礼德,等.土人参多糖的抗氧化活性研究[J].时珍国医国药,2014,25(1):30-32.

[5]冉靓,杨小生,朱海燕,等.土人参多糖的分离及诱导PC12细胞分化活性[J].中草药,2007,38(4):512-514.

[6]聂建华,欧阳文娟,阮时宝,等.土人参根健脾益气功效及其作用机制的实验研究[J].中国中医药科技,2009,16(3):200-201.

[7]聂建华,阮时空,吴符火,等.土人参叶"解毒消痈"疗效及作用机制的实验研究[J].中华中医药学刊,2008,26(6):1259-1261.

土甘草

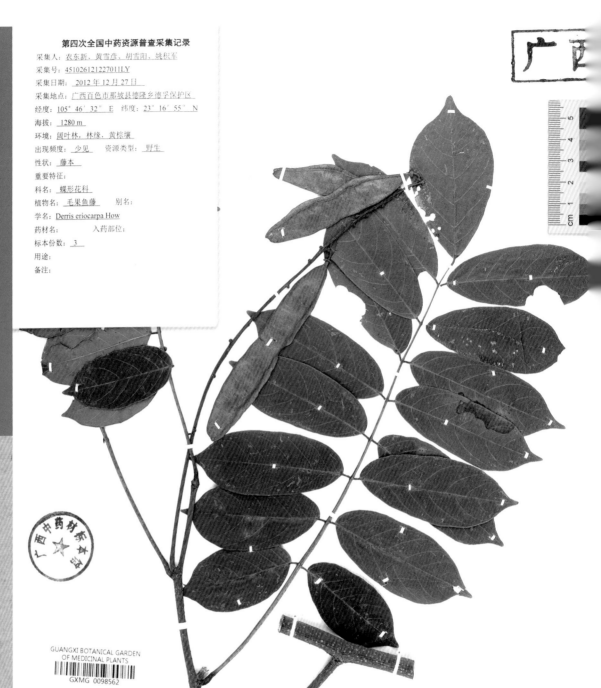

来源

蝶形花科（Papilionaceae）植物毛果鱼藤 *Derris eriocarpa* F. C. How. 的根和藤茎。

民族名称

【壮族】Gogamcaujdoj，土甘草，藤子甘草。

民 族 应 用

【壮族】药用根、藤茎。根用于发热，胸闷，咳嗽，咽喉痛。藤茎有利尿除湿、镇咳化痰的功效；用于小便涩痛，咳嗽及水肿。

药材性状　根横切片大小不一，表面灰棕色。茎呈长圆柱形，表面灰棕色，有不规则的纵沟；表面有众多横长突起的皮孔，有的皮孔数个相连。质坚实，不易折断。折断面纤维状，皮部灰褐色，异形维管束通常呈 2~6 圈椭圆状；木部黄白色，有多数细孔状导管。气微，味甘、苦。

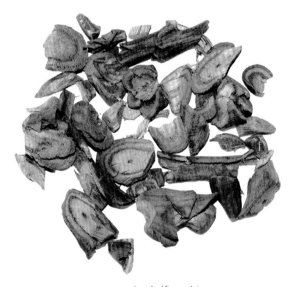

·土甘草－根

药用源流　土甘草古代本草未见收载。《广西中药材标准》（第二册）记载其藤茎具有除湿利尿、镇咳化痰的功效；主治咳嗽，咽喉肿痛，肾炎，膀胱炎，尿道炎，脚气，水肿。

分类位置	种子植物门	被子植物亚门	双子叶植物纲	豆目	蝶形花科
	Spermatophyta	Angiospermae	Dicotyledoneae	Legumiales	Papilionaceae

形态特征　攀援状灌木。羽状复叶疏被微柔毛；小叶厚纸质，长椭圆形至卵状长圆形，顶生小叶倒卵状椭圆形，两面均被黄色微柔毛，侧脉 7~8 对。总状花序，花 3~10 朵聚生；花梗丝状，被黄色柔毛；花萼杯状，长宽各 3~4mm，外面密被黄色柔毛，萼齿小，不等大；花冠红白色，旗瓣椭圆状卵形。荚果仅腹缝具翅。

生境分布　生于海拔 1200~1400m 的山地疏林中。分布于广西、云南。广西主要分布在南宁、马山、上林、百色、平果、陆川、凌云、乐业、凤山、田林、德保、罗城、龙州、都安等。

化学成分 根含有鱼藤酮[1]、β-香树脂素、二十七碳脂肪酸单甘油酯、β-谷甾醇[2]、7α-O-methly-12α-hydroxydeguelol、spiro-13-homo-13-oxaelliptone[3]。

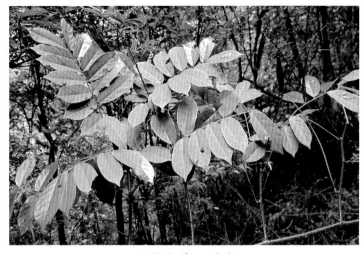

·毛果鱼藤-果期

药理作用 1.抗炎镇痛作用

毛果鱼藤水提取物和醇提取物灌胃能抑制二甲苯引起的小鼠耳郭肿胀，抗炎抑制率随剂量的提高而增大，抑制率高于阿司匹林。对腹腔注射醋酸所致的小鼠扭体反应有抑制作用，抑制率随剂量的提高而增大[4]。

2.毒副作用

毛果鱼藤提取物 1.57g/ml、40ml/kg 灌胃给药后，小鼠均出现蜷卧少动症状，24h 恢复正常，7 天小鼠的行为、进食、皮毛、眼和黏膜、呼吸、四肢活动和体重均无异常，未出现其他毒性反应。毛果鱼藤水提取物对小鼠灌胃给药的最大耐受量为生药 62.8g/kg。以 2.40g/ml、40ml/kg 毛果鱼藤醇提取物灌胃给药后，小鼠均出现蜷卧少动症状，24h 后恢复正常，7 天小鼠的行为、进食、皮毛、眼和黏膜、呼吸、四肢活动和体重均无异常，未出现其他毒性反应。毛果鱼藤醇提取物对小鼠灌胃给药的最大耐受量为生药 96.0g/kg[5]。

附　注 土甘草为壮族民间常用药。除毛果鱼藤外，在广西民间另有 4 种同名异物土甘草药材，其植物来源包括秤星树 Llex asprella(Hook. et Arn.) Champ. ex Benth.、野甘草 Scoparia dulcis L.、干花豆 Fordia cauliflora Hemsl. 和疏叶崖豆 Millettia pulchra(Benth.) Kurz var. Laxior(Dunn) Z. Wei。广西民间常用毛果鱼藤代替甘草 Glycyrrhiza uralensis Fisch. 药用，而其他 4 种药材的性状和性味功效与甘草相差较大，无与甘草通用的民间记载[6]。

参考文献

[1] 杨文杰,周利娟,徐汉虹,等.两种鱼藤植物中的鱼藤酮含量测定和鱼藤酮结晶比较[C].中国植物保护学会 2011 年学术年会论文集,2011,370-372.

[2] 张宪民,李忠荣,邱明华.鱼藤的三个新三萜化合物[J].云南植物研究,2002,24(6):787-791.

[3]YENESEW A, KIPLAGAT J T, DERESE S, et al. Two unusual rotenoid derivatives, 7α -O-methly-12α -hydroxydeguelol and spiro-13-homo-13-oxaelliptone,from the seeds of Derris trifoliate[J]. Phytochemistry,2006,67(10):988-991.

[4] 杨东爱,郭力城,余胜民.土甘草抗炎镇痛作用研究[J].中国民族医药杂志,2009,11(11):54-56.

[5] 杨东爱,余胜民,黄琳靶,等.壮药土甘草水提物及醇提物毒理学研究[J].时珍国医国药,2009,20(7):1586-1587.

[6] 杨东爱,郭力城.5 种广西民间同名异物土甘草药材概述[J].中南药学,2013,11(4):282-284.

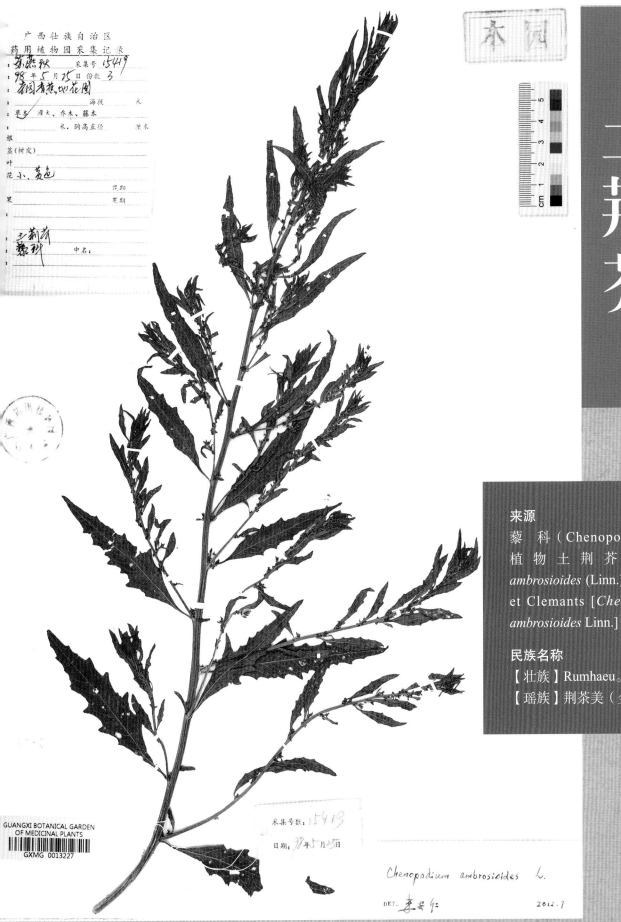

土荆芥

来源

藜科（Chenopodiaceae）植物土荆芥 *Dysphania ambrosioides* (Linn.) Mosyakin et Clemants [*Chenopodium ambrosioides* Linn.] 的全草。

民族名称

【壮族】Rumhaeu。
【瑶族】荆茶美（金秀）。

民族应用

【壮族】药用全草。主治钩虫病，蛔虫病，脚癣，皮肤瘙痒。
【瑶族】药用全草，有小毒。捣烂敷伤口周围治吹风蛇咬伤。

药材性状 茎下部呈圆柱形，粗壮，光滑；上部呈方形，有纵沟，具绒毛。单叶互生，下部茎叶多脱落，仅茎梢留有线状披针形的苞片。果穗成束，簇生于枝腋及茎梢，触之即落，浅绿色或黄绿色，剥除宿萼，内含有一颗棕黑色果实。气芳香，味辣而微苦。

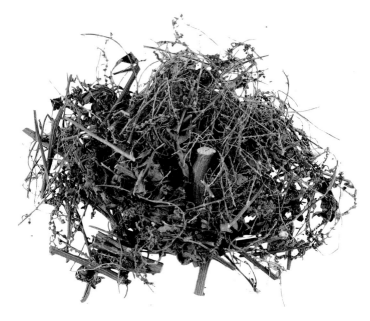

· 土荆芥 – 全草

药用源流 土荆芥的药用始载于《生草药性备要》，谓："味辛，性温。一门祛风止痛，宜煎水洗。小儿麻痘脱靥后洗此，胜过蚬水。"土荆芥自古以来为民间常用草药，《植物名实图考》曰："土荆芥，生昆明山中。绿茎有棱，叶似香薷，叶间开粉红花，花能结种子，三尖微红，似紫苏蒴子而稀疏。土人以代假苏"。根据本草对其形态特征的描述及其所附图绘，其与现今所用本品一致。《岭南采药录》记载："能除风热，杀虫，健胃，止痛。煎水洗皮肤疥癞。"《湖南药物志》收载其用于头虱，脱肛，子宫脱垂。《广西中药志》收载其具有驱除蛔虫、绦虫的功效。《广西中药材标准》（1990年版）记载其具有杀虫、祛风、通经、止痛的功效；主治蛔虫、钩虫，风湿痹痛，痛经，经闭，皮肤湿疹。

分类位置	种子植物门	被子植物亚门	双子叶植物纲	藜目	藜科
	Spermatophyta	Angiospermae	Dicotyledoneae	Chenopodiales	Chenopodiaceae

形态特征 一年生或多年生草本。有强烈香味。叶片矩圆状披针形至披针形，先端急尖或渐尖，边缘具

稀疏不整齐的大锯齿，上面平滑无毛，下面有散生油点并沿叶脉稍有毛。花两性及雌性，通常 3~5 个团集。胞果扁球形。种子横生或斜生，黑色或暗红色，直径约 0.7mm。

生境分布 生于村旁、路边、河岸等处。分布于中国南方各地，北方地区常有栽培。广西全区各地均有分布。

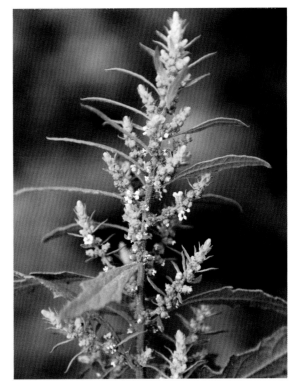

· 土荆芥 - 花期

化学成分 含挥发油类为主，主要有 p- 伞花烃、驱蛔素、冰片烯、α- 松油烯、麝香草酚、异松莰酮、松莰酮、棕榈酸、桉叶油素、香芹酚、异驱蛔素、布枯脑、γ- 松油烯、2,5- 二甲基 -3- 乙炔 -2,5- 二醇等 [1,2]，还含有山奈酚 -7-O-α-L- 鼠李糖苷、山奈酚 -3,7-O-α-L- 二鼠李糖苷、万寿菊素、槲皮素 -7-O-α-L- 鼠李糖苷、蚱蜢酮、苄基 -β-D- 葡萄糖苷、4-hydroxy-4-methyl-2-cyclohexen-1-one、丁香脂素、dendranthemoside B、反式阿魏酸酰对羟基苯乙胺、N-3- 羟基 -4- 甲氧基苯乙基反式、阿魏酸酰胺、N-p- 香豆酰酪胺等非挥发性成分 [3]。

药理作用 1. 抗菌作用
土荆芥挥发油具有广谱抗菌作用，对金黄色葡萄球菌、表皮葡萄球菌、卡他布朗汉姆菌、甲型溶血性链球菌、乙型溶血性链球菌、肺炎克雷伯菌、肺炎链球菌、大肠埃希菌、伤寒沙门菌等 14 种菌株均具有较好的抑制作用 [1]。

2. 抗肿瘤作用
土荆芥挥发油能抑制人肝癌 SMMC7721 细胞增殖，引起 G_0/ G_1 期细胞阻滞，诱导细胞发生 caspase 依赖性凋亡 [4]。土荆芥总黄酮类化合物能抑制人乳腺癌细胞 MCF7 细胞增殖，其作用机制与氧化损伤所致的细胞毒性有关 [5]。

3. 抗氧化作用
土荆芥果实挥发油具有清除 DPPH 自由基活性，提示土荆芥果实具有一定的抗氧化作用 [6]。

参考文献

[1] 聂小妮,梁宗锁,段琦梅,等 . 土荆芥挥发油的化学成分及抗菌活性研究 [J]. 西北农林科技大学学报 (自然科学版),2010,38(11):151-155.

[2] 肖建平,陈体强 . 土荆芥挥发油成分的 GC-MS 分析 [J]. 海峡药学 ,2010,22(5):36-38.

[3] 宋坤,王洪庆,刘超,等 . 土荆芥化学成分的研究 [J]. 中国中药杂志 ,2014,39(2):254-257.

[4] 王亚男,朱晓换,马慧,等 . 土荆芥挥发油诱导人肝癌 SMMC7721 细胞 caspase 依赖性凋亡 [J]. 中药材 ,2016,39(5):1124-1128.

[5] 张杜宇 . 土荆芥总黄酮类化合物对人类乳腺癌细胞 MCF7 抑制作用的研究 [D]. 成都 : 四川师范大学 ,2014.

[6] 杨再波,毛海立,康文艺,等 . 土荆芥果实挥发油成分及抗氧化能力 [J]. 光谱实验室 ,2010,27(5):1760-1763.

土茯苓

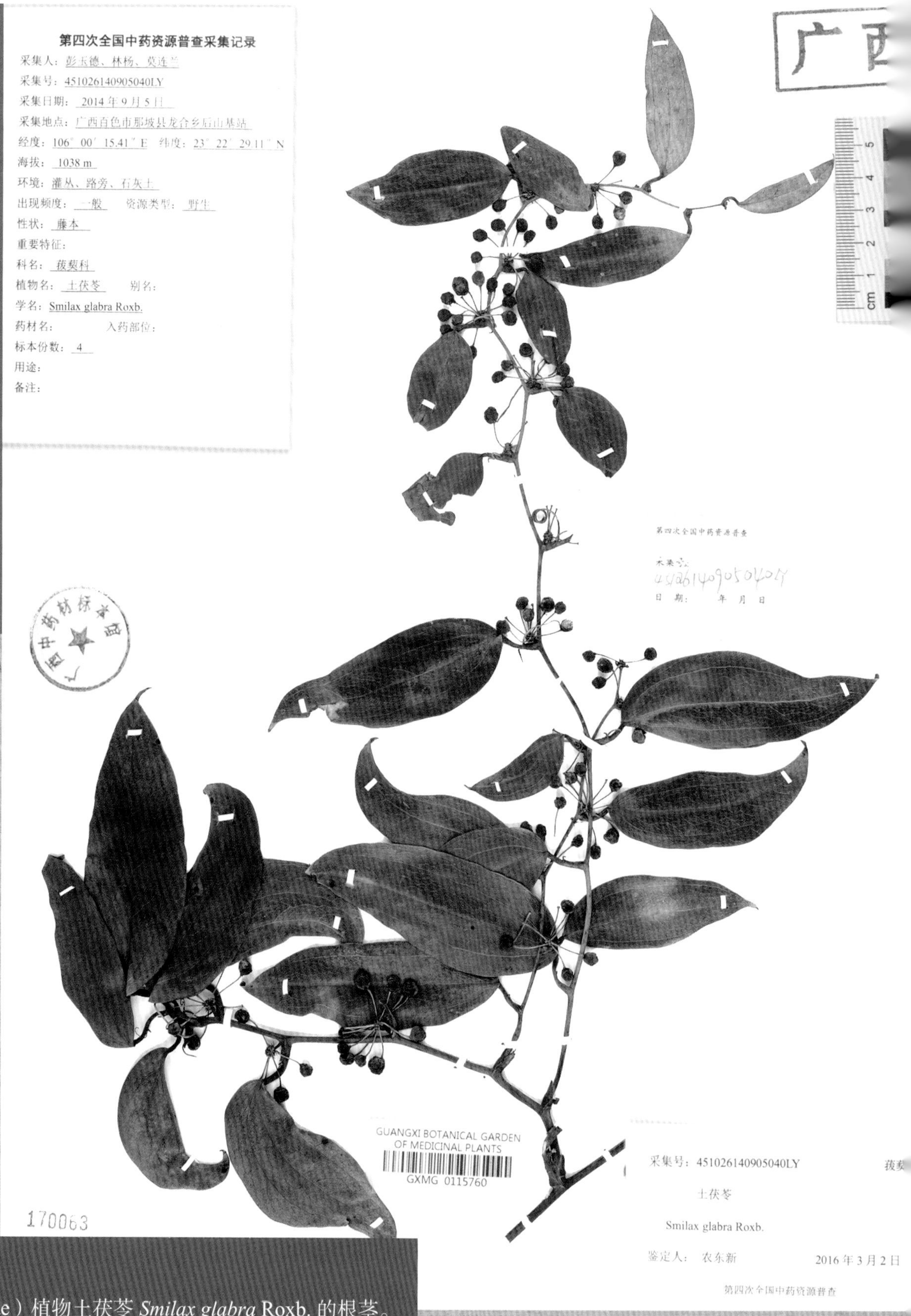
第四次全国中药资源普查采集记录
采集人：彭玉德、林杨、莫连兰
采集号：451026140905040LY
采集日期：2014 年 9 月 5 日
采集地点：广西百色市那坡县龙合乡后山基站
经度：106° 00′ 15.41″ E 纬度：23° 22′ 29.11″ N
海拔：1038 m
环境：灌丛、路旁、石灰土
出现频度：一般 资源类型：野生
性状：藤本
重要特征：
科名：菝葜科
植物名：土茯苓 别名：
学名：Smilax glabra Roxb.
药材名： 入药部位：
标本份数：4
用途：
备注：
广西
cm 1 2 3 4 5
GUANGXI BOTANICAL GARDEN OF MEDICINAL PLANTS
GXMG 0115760
170063
采集号：451026140905040LY
菝葜
土茯苓
Smilax glabra Roxb.
鉴定人： 农东新 2016 年 3 月 2 日
第四次全国中药资源普查

来源

菝葜科（Smilacaceae）植物土茯苓 *Smilax glabra* Roxb. 的根茎。

民族名称

【壮族】勾浪蒿（柳城）。

【瑶族】叶百拿台（金秀）。

【仫佬族】灭尔腊龙（罗城）。

民 族 应 用

【壮族】药用根茎。水煎服用于治疗肾炎、感冒、贫血。

【瑶族】药用根茎。水煎服用于治疗痢疾。

【仫佬族】药用根茎。水煎服用于治疗肾炎，感冒，贫血，与猪肺煲服治疗肺虚咳嗽。

内服用量9~15g。

药材性状　根茎略呈圆柱形，不规则块状，有隆起结节、短分枝。表面黄棕色或灰褐色，凹凸不平，外皮有不规则裂纹及残留鳞叶，有须根残基，顶端有圆形芽痕。质坚硬，略韧。折断面粉性。切片长圆形或不规则，切面粉白色至淡红棕色，可见点状纤维束及多数小亮点。气微，味微甘、涩。

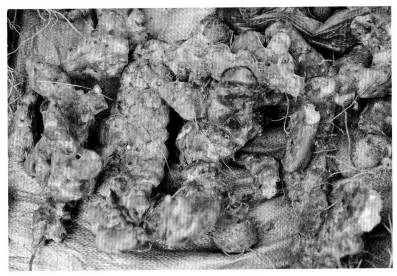

·土茯苓－根茎（鲜）

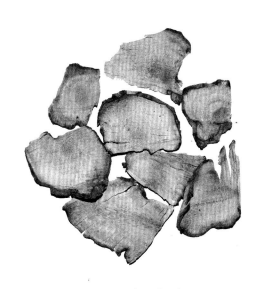

·土茯苓－根茎

药用源流　土茯苓的药用始载于《本草经集注》，谓："南人又呼平泽中有一藤，叶如菝葜，根作块有节，似菝葜而色赤，根形似薯蓣，谓为禹余粮。言昔禹行山乏食，采此以充粮，而弃其余。此云白余粮也。"简要叙述了土茯苓的植物形态，其他本草古籍也对土茯苓的形态特征、药用功效进行记载。其中《本草拾遗》云："根如盏连缀，半在土上，皮如茯苓，肉赤味涩，人取以当谷食，不饥……今多生海畔山谷。"《本草纲目》开始使用"土茯苓"一名，曰："土茯苓楚蜀山箐中甚多，蔓生如莼……其根状如菝葜而圆，其大若鸡鸭子，连缀而生，远者离尺许，近或数寸，其肉软可生啖，有赤白两种，入药用白者良。"综合上述本草对其形态特征的描述，其与现今本品一致。《中华人民共和国药典》（2020年版　一部）记载其具有解毒、除湿、通利关节的功效；主治梅毒及汞中毒所致的肢体拘挛，筋骨疼痛，瘰疬，湿热淋浊，带下，痈肿，疥癣。

分类位置	种子植物门	被子植物亚门	单子叶植物纲	百合目	菝葜科
	Spermatophyta	Angiospermae	Monocotyledoneae	Liliales	Smilacaceae

形态特征　攀援灌木。根状茎粗厚，光滑无刺，块状。叶互生；叶柄具狭鞘，有卷须，脱落点位于近顶端；叶片下面通常淡绿色。伞形花序单生于叶腋；雄花序总花梗通常明显短于叶柄，极少与叶柄近等长，在总花梗与叶柄之间有1芽；花序托膨大，连同多数宿存的小苞片多少呈莲座状，花绿白色，六棱状球形；雄花外花被片近扁圆形，兜状，背面中央具纵槽；雄花靠合；雌花外形与雄花相似，但内花被片边缘无齿，具3枚退化雄蕊。浆果熟时紫黑色，具粉霜。

生境分布　生于海拔1800m以下的林中、林缘、灌丛下、河岸、山谷中。分布于甘肃（南部）和长江流域以南，直至台湾、海南和云南等。广西主要分布在田林、南宁、都安、防城、北流、博白、陆川、岑溪、贺州等。

化学成分　根茎含有糖类、有机酸、苯丙素类、黄酮类及黄酮苷类、甾醇类及挥发油等多种成分。糖类主要是己糖和淀粉等。苯丙素类主要是白藜芦醇、3,5,2',4'-四羟基芪、氧化白藜芦醇。

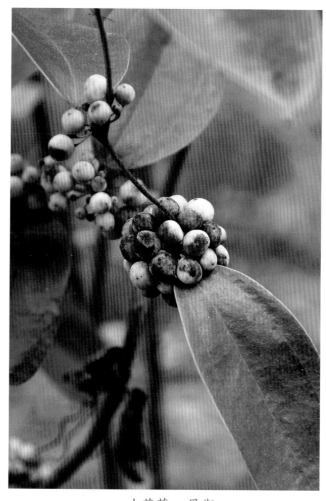

·土茯苓－果期

黄酮及黄酮苷类有赤土茯苓苷、异黄杞苷、落新妇苷、新落新妇苷、异落新妇苷、新异落新妇苷、土茯苓苷、槲皮素。皂苷类有薯蓣皂苷、提果皂苷、2,4,6-三羟基苯乙酮-2,4-二-O-$β$-D-吡喃葡萄糖苷、3,4,5-三甲氧基苯基-1-O-$β$-D-吡喃葡萄糖苷、3,4-二羟基苯乙醇-3-O-$β$-D-吡喃葡萄糖苷、8,8'-双二氢丁香苷元葡萄糖苷、白藜芦醇-3-O-$β$-D-吡喃葡萄糖苷、正丁基-$α$-D-吡喃葡萄糖苷、正丁基-$β$-D-吡喃葡萄糖苷。甾醇类有谷甾醇、谷甾-3-O-$β$-D-吡喃葡萄糖苷、胡萝卜苷。挥发油成分主要有棕榈酸、萜品烯-4-醇、亚油酸、正壬烷、8,11-十八碳二烯酸甲酯、$α$-雪松醇、甲基棕榈酯等[1]。

药理作用　1. 对心血管系统的影响

土茯苓醋酸乙酯提取物能预防静注肾上腺素引起的兔心律失常，拮抗异丙肾上腺素对离体大鼠心脏的正性肌力和正性频率作用，提示赤土茯苓醋酸乙酯提取物可能有 $β$-受体阻滞样作用。土茯苓提取物在不影响血清胆固醇浓度情况下，能降低实验性鹌鹑动脉粥样硬化斑块发生率[2]。土茯苓注射液有预防实验性静脉血栓形成的作用[3]。

2. 保肝作用

土茯苓水煎剂能拮抗受试动物中毒性肝细胞坏死后血清5种肝酶谱升高和肝匀浆的谷丙转氨酶（ALT）和谷草转氨酶（AST）活性升高及碱性磷酸酶（ALP）和 $γ$-谷氨酰转肽酶（GGT）活性降低，对TAA中毒大鼠肝损伤有保护作用[4]。

3. 抗痛风作用

土茯苓水提取物可降低高尿酸血症模型小鼠血清尿酸水平和抑制血清 XOD 活性[5]。土茯苓草薢方联合美洛昔康片治疗急性痛风性关节炎疗效显著，能明显抑制急性痛风性关节炎患者的 IL-1β 和 NF-κB p65 的表达[6]。

4. 抗肿瘤作用

土茯苓提取物可通过诱导人食管癌细胞 Eca109 和人胃腺癌细胞 SGC7901 细胞凋亡和阻滞细胞周期抑制其增殖，对人结肠癌细胞 COLO205 有一定的抑制作用[7]。

5. 抗菌作用

土茯苓水煎液对金黄色葡萄球菌、福氏痢疾杆菌、白喉杆菌、炭疽杆菌有极强的抑菌作用；对大肠杆菌、溶血链球菌、铜绿假单胞菌、鼠伤寒沙门菌的抑菌活性稍弱[8]。

6. 抗炎镇痛作用

土茯苓对二甲苯所致小鼠耳肿胀、蛋清及角叉菜胶所致小鼠足肿胀均有明显抑制作用，提示土茯苓具有抗炎作用；土茯苓中的落新妇苷对醋酸所致小鼠扭体反应有抑制作用，能提高热板引起的小鼠足痛的痛阈值[9]。

7. 其他作用

土茯苓还具有利尿、拮抗棉酚毒性等作用[9-10]。

附　注　由于药材土茯苓基原植物土茯苓及其菝葜属某些植物的根、茎、叶极为相似，本属多种植物及肖菝葜属（*Heterosmilax* Kunth）的两种植物为地区习惯用药或混用品，导致土茯苓商品药材比较混乱，薯蓣科等植物根茎也是与本品较为相似的伪品，应用时要注意区分鉴别。

参考文献

[1] 王建平,张海燕,傅旭春.土茯苓的化学成分和药理作用研究进展[J].海峡药学,2013,25(1):42-44.

[2] 张克锦,邹玉玲,周承明.赤土茯苓提取物对实验性鹌鹑动脉粥样硬化的预防作用[J].中草药,1991,22(9):411-412,418.

[3] 孙晓龙,王宽宇,张丹琦.土茯苓注射液对大鼠血栓形成影响的实验研究[J].中国中医药科技,2004(4):229-231.

[4] 辛淮生,付海珍,戚雪勇,等.土茯苓对TAA中毒大鼠肝酶谱的影响[J].镇江医学院学报,1998(2):22-23.

[5] 郭淑云,张薇,张琰,等.土茯苓水提物对高尿酸血症模型小鼠血清尿酸和三酰甘油、胆固醇的影响[J].中国药房,2011,22(47):4439-4440.

[6] 王环芬,陈大庆.土茯苓草薢方联合美洛昔康片对急性痛风性关节炎患者IL-1β及NF-κB p65表达的影响[J].新中医,2016,48(7):122-124.

[7] 杨晓鲲,苏杰,徐贵森.土茯苓提取物对消化道肿瘤细胞的体外作用[J].西南国防医药,2014,24(03):253-256.

[8] 纪莉莲,范怡梅.土茯苓体外抗菌活性实验[J].中国生化药物杂志,2002,23(5):239-241.

[9] 张白嘉,刘亚欧,刘榴,等.土茯苓及落新妇苷抗炎、镇痛、利尿作用研究[J].中药药理与临床,2004,20(1):11-12.

[10] 王文华,俞家华,周志仁,等.土茯苓对棉酚的解毒作用[J].中药通报,1928,1:32-34.

土党参

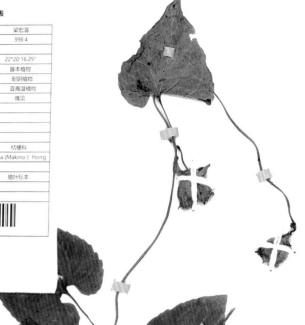

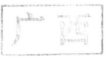

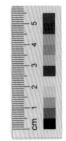

全国中药资源普查标本采集记录表

采集号：	450981121202009LY	采集人：	梁宏温
采集日期：	2012年12月02日	海拔(m)：	398.4
采集地点：	玉林市北流市大双林场		
经度：	110°30'13.82"	纬度：	22°20'16.29"
植被类型：	灌丛	生活型：	藤本植物
水分生态类型：	中生植物	光生态类型：	耐阴植物
土壤生态类型：	酸性土植物	温度生态类型：	亚高温植物
资源类型：	野生植物	出现多度：	偶见
株高(cm)：		直径(cm)：	
根：		茎 (树皮)：	
叶：		芽：	
花：		果实和种子：	
植物名：	金钱豹	科 名：	桔梗科
学 名：	Campanumoea javanica Bl. subsp. japonica (Makino) Hong		
药材名：		药材别名：	
药用部位：		标本类型：	腊叶标本
用 途：			
备 注：			
条形码：			

450981LY0370

来源
桔梗科（Campanulaceae）植物金钱豹
Campanumoea javanica Bl. 的根、叶。

民族名称
【壮族】棵楼乱（天峨）。
【瑶族】倍类（都安）。
【侗族】教美（三江）。
【苗族】孟饿呕（融水）。

174833

GUANGXI BOTANICAL GARDEN
OF MEDICINAL PLANTS

GXMG 0120467

采集号： 450981121202009LY 桔梗科

金钱豹

Campanumoea javanica Bl.

鉴定人： 王磊   5/13/2016

第四次全国中药资源普查

民族应用

【壮族】药用根。与猪脚或鸡肉煲服治产妇乳少，缺乳，病后虚弱，月经不调；水煎服或与猪瘦肉煎服治小儿疳积。

【瑶族】药用根、叶。与猪脚或鸡肉煲服治子宫脱垂，产妇乳少，缺乳，病后虚弱，月经不调；水煎服或与猪瘦肉煎服治小儿疳积；叶捣烂调糯米浆涂患处治皮肤感染溃疡。内服用量9~60g；外用适量。

【侗族、毛南族】药用根。与猪脚或鸡肉煲服治产妇乳少，缺乳，病后虚弱。内服用量30~60g。

【苗族】药用根、叶。水煎服治慢性支气管炎；与猪脚或鸡肉煲服治产妇乳少，缺乳，病后虚弱。

药材性状　根略呈圆柱形，具棱，稍弯曲；根头部具短根茎，下部有分枝，长6~20cm，直径0.2~2cm；表面灰黄色或黄褐色，有不规则纵皱及疣瘩状突起。质硬，易折断。断面不平整，皮部类白色或灰黄色，木部黄色至棕黄色。气微，味微甜。叶皱缩，展开后为心形或心状卵形，边缘有浅锯齿，无毛或背面疏被毛。

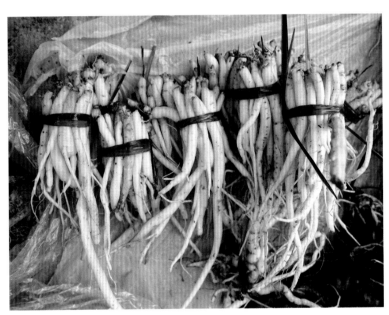

·土党参－根（鲜）

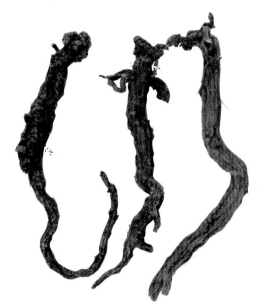

·土党参－根

药用源流　土党参的药用始载于《植物名实图考》，曰："生云南。根如参，色紫，花蔓生，叶茎有白汁，花似奶树花而白，盖一类。"根据其所述特征及所附图绘，与今用之金钱豹相符。《草木便方》曰："土羊乳。奶参下乳甘平温，补土化痰能生金。益精养神安五脏，虚劳内伤真气生。"《中华人民共和国药典》（1997年版　一部）记载其根具有健脾补肺的功效；主治体倦乏力，肺虚咳嗽，脾虚腹泻，乳汁稀少。

分类位置	种子植物门	被子植物亚门	双子叶植物纲	桔梗目	桔梗科
	Spermatophyta	Angiospermae	Dicotyledoneae	Campanales	Campanulaceae

形态特征 草质缠绕藤本。具乳汁，具胡萝卜状根。叶对生，少互生，具长柄，叶片心形或心状卵形，边缘有浅锯齿，长 3~11cm，宽 2~9cm。花单朵生叶腋，各部无毛，花萼与子房分离，5 裂至近基部，裂片卵状披针形或披针形；花冠上位，内面紫色，钟状，裂至中部；雄蕊 5 枚；柱头 4~5 裂，子房和蒴果 5 室。浆果黑紫色、紫红色，球状；种子常为短柱状，表面有网状纹饰。

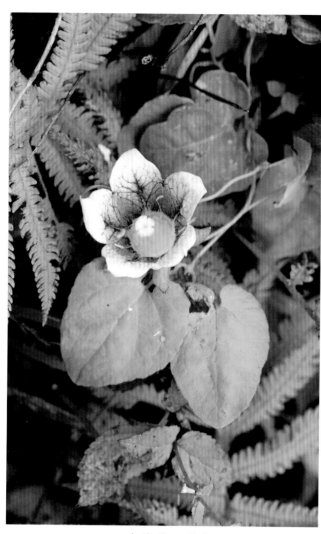 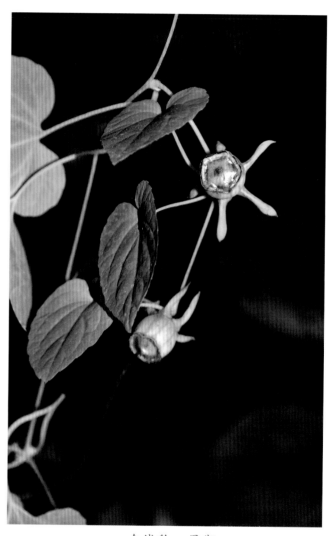

·金钱豹－花期 ·金钱豹－果期

生境分布 生于海拔 2100m 以下的灌丛及疏林中。分布于安徽、浙江、福建、江西、广东、广西等。广西主要分布在龙胜、灌阳、阳朔、钟山、贺州、藤县、岑溪、平南、桂平、全州、隆安、平果、凤山、隆林、凌云、田东、南丹、融水、昭平。

化学成分 根含党参苷Ⅰ、丁香苷、5-羟基-4',6,7-三甲氧基黄酮、5-羟基-4',7-二甲氧基黄酮、蒲公英赛醇乙酸酯、无羁萜酮、金钱豹苷、lobetyol、4E,8E,12E-三烯-10-炔-1,6,7-十四烷三醇、9-(2-四氢吡喃)-8E-烯-4,6-二炔-3-壬醇、9-(2-四氢吡喃)-2E,8E-二烯-4,6-二炔-1-壬醇、lobetyolinin、(Z)-3-己烯-O-α-L-吡喃阿拉伯糖基-(1→6)-β-D-吡喃葡萄糖苷、3,4-二羟基苯甲酸、党参苷Ⅱ、zanthocapensol、蛇葡萄素、贝壳杉双芹素、β-脱皮甾酮、α-托可醌等成分[1,2]。

154

药理作用 1. 抗疲劳作用

土党参多糖能延长小鼠爬杆时间，提高小鼠游泳耐力，降低血乳酸、血清尿素氮的含量，增加肝糖原的含量，表明土党参多糖对小鼠具有很好的抗疲劳作用[3]。

2. 促进学习记忆作用

具有神经营养因子（NGF）样活性的土党参多糖对化学物质致学习记忆障碍模型小鼠的学习记忆能力有改善作用[4]。

3. 促进胃肠运动作用

土党参多糖能增加小鼠食物利用率及体重增重率，促进 D- 木糖吸收及明显增加胃肠抑制小鼠墨汁推进率，对小鼠胃肠运动有促进作用[5]。

4. 抗肿瘤作用

土党参多糖对小鼠 S180 实体瘤有抑制作用[6]。

5. 对血细胞的作用

土党参多糖能够使缺血缺氧再灌注小鼠血红蛋白含量及红细胞数量增加，促使小鼠载氧能力提高[7]；对环磷酰胺所致小鼠白细胞减少症有升高白细胞和促进小鼠骨髓造血功能的作用[8]。

6. 对脑缺血 / 再灌注损伤的保护作用

土党参多糖对小鼠脑缺血 / 再灌注损伤具有保护作用，其作用机制可能与其神经营养、氧化、代谢调控、乙酰胆碱酯酶活性有关[9]。

附　　注 土党参又名桂党参、土沙参、蜘蛛薯。主产我国南方等地，自产自销。

参考文献

[1] 张占军,杨小生,朱文适,等.土党参化学成分研究 [J].中草药,2005,36(8):28-30.

[2] 杨大松,李资磊,王雪,等.土党参的化学成分及其抗血管生成活性研究 [J].中草药,2015,46(4):470-475.

[3] 彭梅,张振东,杨娟.土党参多糖对小鼠的抗疲劳作用 [J].食品科学,2011,32(19):224-226.

[4] 张振东,杨娟,吴兰芳,等.神经营养因子样土党参多糖促进小鼠学习记忆作用的实验研究 [J].时珍国医国药,2011,22(8):1845-1847.

[5] 彭梅,姚佳,杨晓玲,等.土党参多糖促进小鼠胃肠运动的初步研究 [J].山地农业生物学报,2011,30(5):461-463.

[6] 彭梅,张振东,杨娟.14 种多糖对小鼠 S180 肉瘤抑制活性筛选 [J].山地农业生物学报,2011,30(1):56-59.

[7] 彭梅,张振东,杨娟.土党参多糖对小鼠耐缺氧能力的影响 [J].中国老年学杂志,2012,32(6):1183-1185.

[8] 姚佳,杨晓玲,彭梅,等.土党参多糖对环磷酰胺所致小鼠白细胞减少症的影响 [J].山地农业生物学报,2011,30(4):340-343.

[9] 张振东,杨娟,吴兰芳,等.土党参多糖对小鼠脑缺血 / 再灌注损伤的保护作用 [J].中国药理学通报,2011,27(4):508-511.

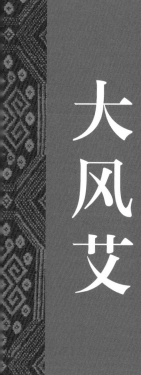

大风艾

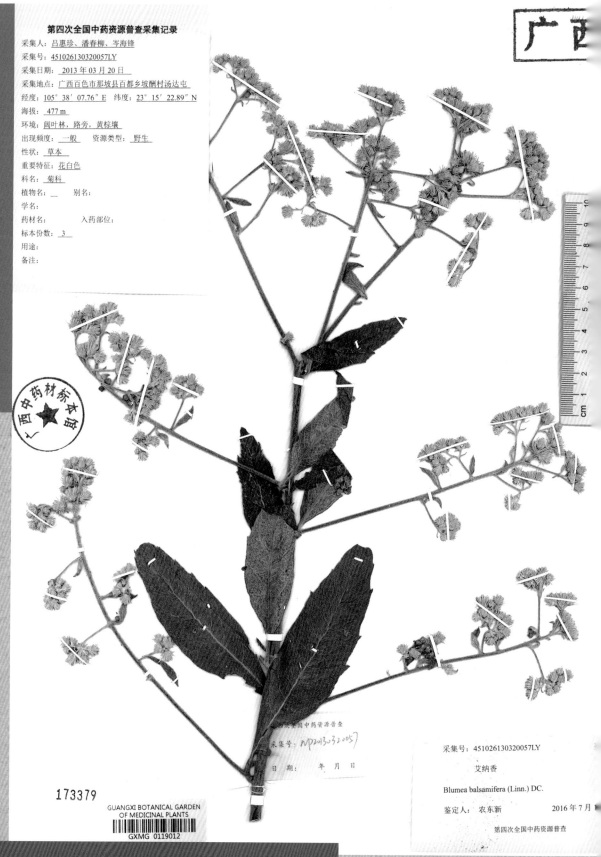

来源

菊科（Compositae）植物艾纳香 *Blumea balsamifera*（L.）DC. 的全草。

民族名称

【壮族】大风艾（天等、田林）。

民 族 应 用

【壮族】药用全草。有小毒。水煎服治感冒发热，风湿痛，经期腹痛；水煎洗患处治湿疹，皮肤瘙痒。内服用量15~20g；外用适量。

药材性状　茎呈圆柱形，大小不等；表面灰褐色或棕褐色，有纵条棱，节间明显，分枝，密生黄褐色柔毛。木质部松软，黄白色，中央有白色的髓。干燥的叶略皱缩或破碎，边缘具细锯齿，上表面灰绿色或黄绿色，略粗糙，被短毛，下表面密被白色长绒毛；嫩叶两面均密被银白色绒毛，叶脉带黄色，下表面突出较明显。叶柄短，半圆形，密被短毛。叶质脆，易碎。气清凉、香，味辛。

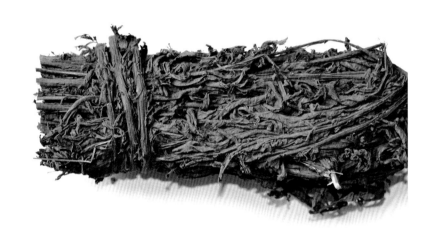

· 大风艾 – 全草

药用源流　以艾纳香之名始载于《图经本草药性总论》，曰："味甘，温，无毒。去恶气，杀虫，主腹冷泻痢疾。"《本草品汇精要》引《广志》，曰："出西国及剽国，似细艾。又有松树皮绿衣，亦名艾纳。"到清朝，开始沿用大枫艾或大风艾一名，《生草药性备要》曰："大枫艾。祛风消肿，活血除湿，治跌打。一名牛耳艾。"《本草求原》曰："大风艾即牛耳艾。"《广西中药材标准》（1990年版）记载其具有温中活血、调经、祛风除湿、杀虫的功效；主治外感风寒，泻痢，腹痛肠鸣，肿胀，月经不调，痛经，筋骨疼痛，跌打损伤，湿疹，皮炎，癣疮。

分类位置	种子植物门	被子植物亚门	双子叶植物纲	菊目	菊科
	Spermatophyta	Angiospermae	Dicotyledoneae	Asterales	Asteraceae（Compositae）

形态特征　多年生草本。茎、叶及花序轴被各种柔毛或绒毛，但不被白色绵毛。叶上面无泡状突起，干时不变黑色，叶边缘具细或粗齿，稀有羽状齿裂，叶基部常有1~5对线形或长圆形的叶状附属物，叶下面和总苞片背面被密毛而无腺体。外层总苞片长圆形；雌花花冠2~4等裂。瘦果。

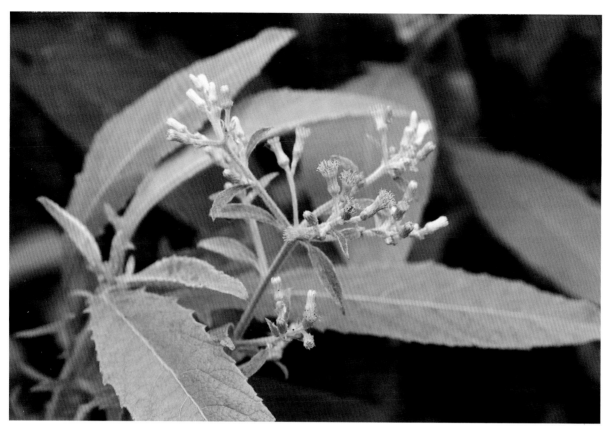

·艾纳香 - 花期

生境分布 生于海拔 600~1000m 的林缘、林下、河床谷地或草地上。分布于云南、贵州、广西、广东和台湾等。广西主要分布在南宁、武鸣、马山、横县、苍梧、百色、平果、德保、那坡、凌云、田林、河池、天峨、巴马、龙州等。

化学成分 艾纳香的主要成分为黄酮和挥发油等。其中黄酮类化合物有 5,7- 二羟基 -3,3',4'- 三甲氧基黄酮、3,5,3',4'- 四羟基 -7- 甲氧基黄酮、4,2',4'- 三羟基双氢查尔酮、儿茶素、阿亚黄素、davidioside、二氢槲皮素 -7,4'- 二甲醚、艾纳香素、二氢槲皮素 -4'- 甲醚、3,5,3'- 三羟基 -7,4'- 二甲氧基黄酮、5,7,3',5'- 四羟基二氢黄酮、木犀草素、槲皮素、北美圣草素、北美圣草素 -7- 甲醚、柽柳素、商陆素等 [1,2]。挥发油中主要包括龙脑、樟脑、异龙脑、松油醇、石竹烯、丁子香酚、愈创木醇、库贝醇等成分，其中龙脑的含量超过 50%[3]。

药理作用 1. 保肝作用

艾纳香素腹腔注射 185μg/kg 和 370μg/kg，可降低四氯化碳肝中毒大鼠血清 ALT 和肝中三酰甘油，增加血清三酰甘油、β - 脂蛋白和肝糖原，其作用具有量效关系；艾纳香素还明显减轻肝组织病理损伤。艾纳香素 0.65mg/kg、3.25mg/kg 腹腔注射，可降低硫代乙酰胺中毒小鼠血清 ALT 和肝中三酰甘油含量。同样剂量也均可使四氯化碳中毒小鼠戊巴比妥钠诱导的睡眠时间缩短。这些均提示艾纳香素具有保肝作用。

2. 抗氧化作用

艾纳香不同部位提取液均具有抗氧化活性，其活性强弱与多酚和总黄酮含量存在明显的量效关系 [4]。

3. 抗肿瘤作用

艾纳香甲醇提取物能抑制大鼠 McA-RH7777 细胞和人 HepG2 细胞增殖，通过降低细胞周期蛋白的表达和视网膜母细胞瘤相关蛋白（Rb 蛋白）的磷酸化使肿瘤细胞周期阻滞在 G_1 期，降低肿瘤细胞增殖诱导配体（APRIL）的水平[5]。

4. 促进血小板凝集

艾纳香素在体外对花生四烯酸、5- 羟色胺及肾上腺素诱导的大鼠及人血小板聚集反应有明显的促进作用，且具有量效关系，1.26 μmol/L 为最适剂量[6]。

5. 对烧烫伤的作用

艾纳香中的左旋龙脑可以降低小鼠光损伤皮肤组织中 8-OHdG、IL-6 和 NF-κB 水平，减轻红斑、水肿指数，缩短结痂脱落时间[7]。艾纳香油可明显减少大鼠深 Ⅱ 度烫伤损伤组织中的含水量，提升伤口愈合率，并可增加皮肤创面组织羟脯氨酸含量，促进烫伤部位新皮形成[8]。

6. 降脂作用

艾纳香提取物能抑制 3T3-L1 前体脂肪细胞和脂肪细胞中的脂质累积，降低甘油 -3- 磷酸脱氢酶（GPDH）的活性，下调脂肪形成关键转录因子的表达，从而发挥其抗肥胖的作用[9]。

附　注　此植物为提取冰片的原料，故有冰片艾之称。《中华人民共和国药典》（2020 年版　一部）中记载的艾片即艾纳香的新鲜叶经提取加工制成的结晶。

参考文献

[1] 陈铭, 金慧子, 严岚, 等. 艾纳香黄酮类化学成分的研究（英文）[J]. 天然产物研究与开发, 2010, 22(6):991-994.

[2] 赵金华, 康晖, 姚光辉, 等. 艾纳香化学成分研究 [J]. 中草药, 2007, 38(3):350-352.

[3] 杜萍, 张先俊, 孙晓东. 滇产艾纳香叶挥发油化学成分的 GC-MS 分析 [J]. 林产化学与工业, 2009, 29(2):115-118.

[4] 韦睿斌, 杨全, 庞玉新, 等. 艾纳香不同部位多酚和黄酮类抗氧化活性研究 [J]. 天然产物研究与开发, 2015, 27(7):1242-1247, 1286.

[5] NORIKURA T, KOJIMA A, SHIMIZU M, et al. Anticancer activities and mechanisms of *Blumea balsamifera* extract in hepatocelular carcinoma cells [J]. The American Journal of Chinese Medicine, 2008, 36(2):411-424.

[6] 许实波, 胡莹, 林永成, 等. 艾纳香素对护肝及血小板聚集的作用 [J]. 中山大学学报论丛, 1994, 6:48-53.

[7] 李小婷, 王丹, 庞玉新, 等. 左旋龙脑对 UVB 辐射后小鼠皮肤光损伤的影响 [J]. 中国现代中药, 2017, 19(4):518-524.

[8] 范佐旺, 王丹, 庞玉新, 等. 艾纳香油对大鼠深 Ⅱ 度烫伤的治疗研究 [J]. 中医药信息, 2014, 31(6):93-96.

[9] KUBOTA H, KOJIMA-YUASA A, MORII R, et al. Anti-obesity effect of *Blumea balsamiera* extract in 3T3-L1 preadipocytes and adipocytes[J]. The American Journal of Chinese Medicine, 2009, 37(5):843-854.

大叶千斤拔

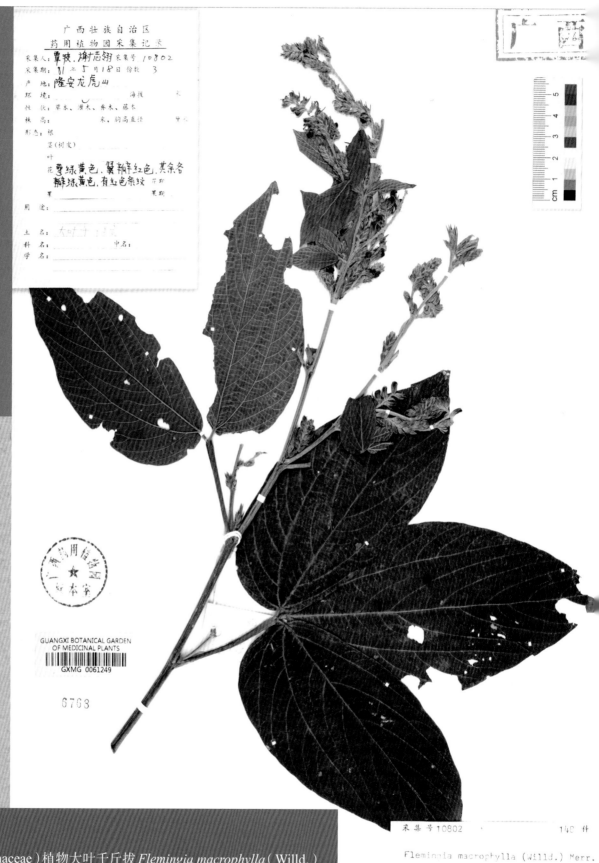

来源

蝶形花科（Papilionaceae）植物大叶千斤拔 *Flemingia macrophylla*（Willd.）Prain 的根。

民族名称

【壮族】棵代准对拢（崇左），棵索里、棵要批尔（柳城）。

【瑶族】冻寡根，天斤拔（金秀）。

民 族 应 用

【壮族】药用根。水煎服治肺结核咯血，消化不良，软困无力。

【瑶族】药用根。水煎服或浸酒服治风湿，跌打腰痛。

内服用量9~13g。

药材性状 根较粗壮，多有分枝；表面呈深红棕色，有稍突起的横长皮孔及细皱纹，顶部呈圆肩膀状，下半部有须根痕；栓皮薄，新鲜时易刮去，刮离后栓皮可见棕红色或棕褐色皮部。质坚韧，不易折断。横切面木部宽广，呈淡黄白色，有细微的放射状纹里。香气较浓厚，味微甘、涩。

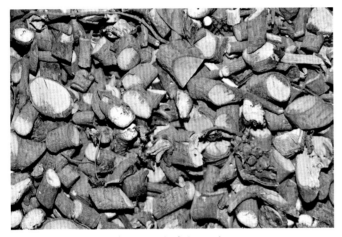

·大叶千斤拔－根

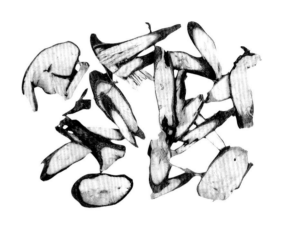

·大叶千斤拔－根

药用源流 《中华本草》记载其具有祛风湿、益脾肾、强筋骨的功效；主治风湿骨痛，四肢痿软，阳痿，腰肌劳损，偏瘫，月经不调，带下，腹胀，气虚足肿，食少。

分类位置	种子植物门	被子植物亚门	双子叶植物纲	豆目	蝶形花科
	Spermatophyta	Angiospermae	Dicotyledoneae	Legumiales	Papilionaceae

形态特征 直立灌木。幼枝密被丝质柔毛，有明显纵棱。具3出复叶；托叶披针形，被短柔毛，具腺纹；叶柄3~6cm，具狭翅，被毛；顶生小叶宽披针形至椭圆形，上被柔毛，下被黑褐色小腺点。总状花序较长，不密集成团；花萼钟状，长4~8mm，被丝质短柔毛；花冠紫红色，雄蕊二体。子房椭圆形，被丝质毛。荚果椭圆形，褐色，略被短柔毛。种子1~2颗，球形光亮黑色。

生境分布 生于海拔200~1500m的旷野草地上或灌丛中，山谷路旁和疏林阳处亦有生长。分布于广东、广西、海南、云南、四川、福建、台湾等。广西全区各地均有分布。

化学成分 叶和花中含有千斤拔色烯查耳酮C-F。树皮中含有羽扇豆醇、α-香树脂醇、β-谷甾醇、原矢车菊素、谷甾醇葡萄糖苷、5,7,2',4'-四羟基异黄酮。根中含有染料木素、5,7,3',4'-四羟

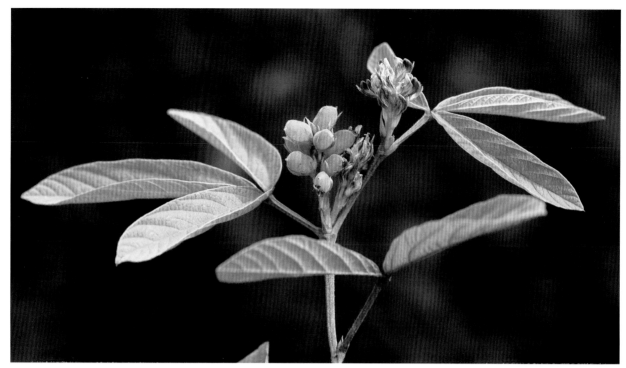

· 大叶千斤拔 – 花果期

基异黄酮、5,7,4'- 三羟基异黄酮 -7-O-β-D- 吡喃葡萄糖苷、5,7,4'- 三羟基 -8,3'- 二异戊烯基双氢黄酮、5,7,4'- 三羟基 -6- 异戊烯基异黄酮、云南千斤拔素、胡枝子黄烷酮 A、赛金莲木儿茶精、3,4,5- 三甲氧基苯 -O-β-D- 葡萄糖苷、豆甾醇 -3-O-β-D- 吡喃葡萄糖苷、豆甾醇、flemichapparin B、硬脂酸、咖啡酸二十二酯、芒柄花黄素、2'- 羟基染料木素、胡萝卜苷等 [1,2]。

药理作用　1. 抗炎镇痛作用

大叶千斤拔具有明显的抗炎作用，其醇提取物灌胃能抑制巴豆油引起的小鼠耳郭肿胀；还能够减少醋酸所致的小鼠扭体次数，说明其具有镇痛作用 [3]。

2. 保肝作用

大叶千斤拔具有一定的保肝降酶作用，其醇提取物（2.0g/kg、4.0g/kg）对四氯化碳（CCl$_4$）引起的急性肝损伤小鼠血清谷丙转氨酶（ALT）、谷草转氨酶（AST）活性升高有明显抑制作用 [3]。

3. 抗凝血作用

大叶千斤拔具有一定的抗凝血作用，其醇提取物能够明显延长小鼠凝血时间 [3]。

4. 抗疲劳作用

大叶千斤拔具有明显抗疲劳作用，其醇提取物能够延长小鼠负重游泳时间，明显降低血中乳酸及尿素氮含量 [3]。

附　　注　大叶千斤拔属于广泛分布的药用植物，广西、广东等地亦作千斤拔使用。

参考文献

[1] 李宝强，宋启示. 大叶千斤根的化学成分 [J]. 中草药,2009,40(2):179–181.

[2] 黄建猷，卢文杰，谭晓，等. 壮药大叶千斤拔化学成分的研究 [J]. 中医药导报,2015,21(5):48–49,52.

[3] 曾春兰，钟正贤，卢文杰，等. 大叶千斤拔的药理作用研究 [J]. 中医药导报,2011,17(7):79–81.

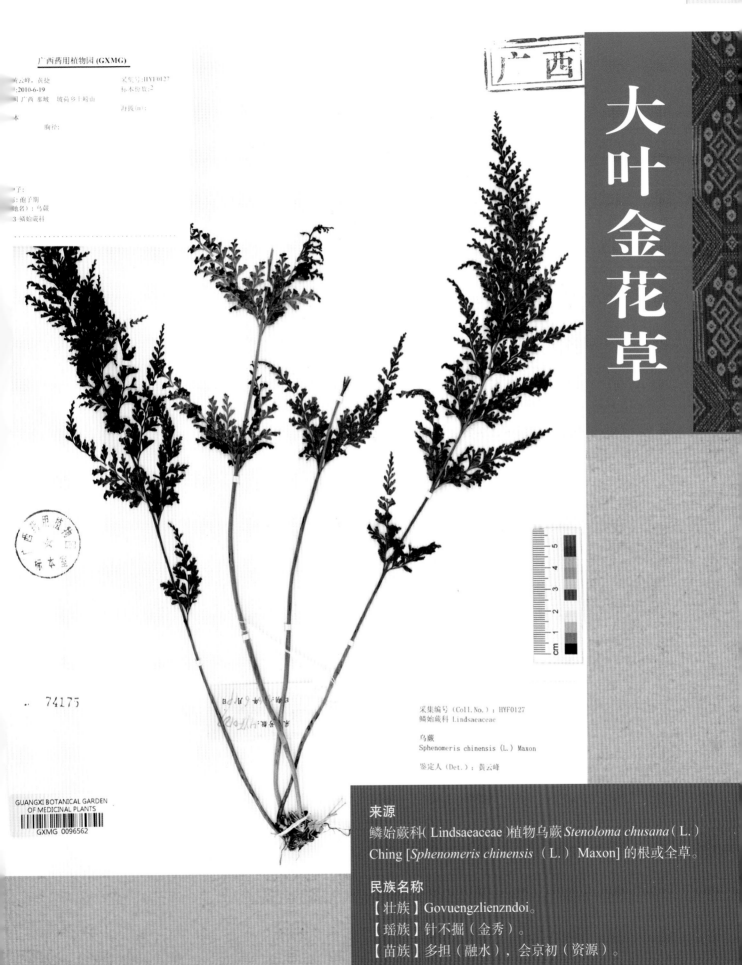

广 西

大叶金花草

采集编号（Coll.No.）：HYF0127
鳞始蕨科 Lindsaeaceae

乌蕨
Sphenomeris chinensis (L.) Maxon

鉴定人（Det.）：黄云峰

来源

鳞始蕨科（Lindsaeaceae）植物乌蕨 *Stenoloma chusana*（L.）Ching [*Sphenomeris chinensis*（L.）Maxon] 的根或全草。

民族名称

【壮族】Govuengzlienzndoi。
【瑶族】针不掘（金秀）。
【苗族】多担（融水），会京初（资源）。

民 族 应 用

【壮族】药用根或全草。主治中暑发痧，伤风热，腹泻，屙痢，痈肿，牙疳，白浊，白带异常，咳嗽，脉漏。

【瑶族】药用全草。捣烂敷患处或研粉调油涂患处治刀伤出血，烧烫伤。

【苗族】药用全草。水煎服治白喉，咽喉痛；捣烂敷患处治骨折。内服用量9~15g；外用适量。

药材性状　根茎粗壮，长2~7cm，表面密被赤褐色钻状鳞片，上方近生多数叶，下方有众多紫褐色须根。叶柄长10~25cm，直径约2mm，呈不规则的细圆柱形，表面光滑，禾秆色或基部红棕色，有数条角棱及1凹沟；叶片披针形，三至四回羽状分裂，略皱折，棕褐色至深褐色，小裂片楔形，先端平截或1~2浅裂；孢子囊群1~2个着生于每个小裂片先端边缘。气微，味苦。

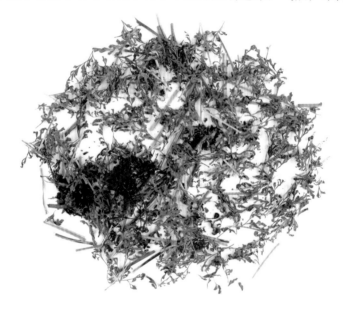

·大叶金花草－全草

药用源流　《中华本草》记载其具有清热解毒、利湿、止血的功效；主治感冒发热，咳嗽，咽喉肿痛，肠炎，痢疾，肝炎，湿热带下，痈疮肿毒，痄腮，口疮，烫火伤，毒蛇、狂犬咬伤，皮肤湿疹，吐血，尿血，便血，外伤出血。

分类位置	蕨类植物门	蕨纲	真蕨目	鳞始蕨科
	Pteridophyta	Filicopsida	Eufilicales	Lindsaeaceae

形态特征　植株高达65cm。根状茎短而横走，粗壮，密被赤褐色的钻状鳞片。叶片四回羽状，草质，末回裂片线形，宽约1mm，叶脉1~2条，每片有单一子囊群，少有2个，位于1条（有时2条）脉的顶端。囊群盖灰棕色，革质，半杯形，宽，与叶缘等长，近全缘或多少啮蚀，宿存。

生境分布　生于海拔200~1900m的林下或灌丛中阴湿地。分布于长江以南各地，以及陕西、四川等。广西全区各地均有分布。

化学成分　叶含牡荆素、丁香酸、原儿茶醛、原儿茶酸[1]、山奈酚、香草酸、芹菜素、对羟基苯甲酸、七叶亭、咖啡酸、4-羟基-3-甲氧基苯甲酸、香草醛、β-谷甾醇、2-丙烯酸、3-(1-3-苯二酚-5-基)-甲基酯、咖啡酸乙酯、2'-(3',4-二羟苯基)-1,3-胡椒环-5-醛、龙胆酸、荭草苷等成分[1,2]。以及芳樟醇、松油醇、香叶醇等挥发油成分[3]。

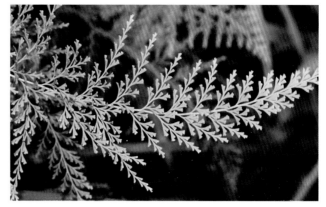

·乌蕨-孢子叶

药理作用　1. 解毒作用

乌蕨水浸膏的70%乙醇溶解物可使砷中毒小鼠死亡率显著降低，并能使小鼠对砷的耐受性提高，LD_{50}从（31.1±4.3）mg/kg提高到（38.2±5.9）mg/kg[4]。剂量相当于生药量100g/kg的乌蕨热水浸提取液能显著降低小鼠乐果急性中毒的死亡率，提高小鼠对乐果的耐受量，使LD_{50}从（167.3±19.7）mg/kg提高到（209.1±24.3）mg/kg[5]。

2. 保肝作用

乌蕨水提醇沉物能降低CCl_4致肝损伤小鼠血清ALT的活性，降低血清三酰甘油的含量以及增强肝糖原的蓄积作用，减轻肝细胞的变性坏死[6]。乌蕨总黄酮可降低CCl_4致肝损伤小鼠血清谷丙转氨酶（ALT）的活性[7]。乌蕨提取物具有抗脂质过氧化作用，能显著降低CCl_4致肝损伤小鼠血清、肝组织的丙二醛（MDA）含量，提高抗氧化酶的活性[8]。

3. 抗菌作用

乌蕨不同组分对大肠杆菌和金黄色葡萄球菌均有抑制作用[2]。乌蕨醇提取物、水提取物抑菌作用明显强于其乙酸乙酯提取物、丙酮提取物、正丁醇提取物，其中以水提取物、醇提取物对金黄色葡萄球菌、表皮葡萄球菌、痢疾杆菌等的抑制作用较为明显[9]。

附　注　民间常用，亦称为小叶野鸡尾、蜢蚱参、细叶凤凰尾。

参考文献

[1]UENO A, OGURI N, HORI K, et al. Pharmaceutical studies on ferns. XVIII. Chemical components in leaves of *Sphenomeris chusana* Copel. and *Cyathea fauriei* Copel.[J]. Yakugaku Zasshi, 1963, 83:420-422.

[2] 李天运. 乌蕨化学成分的提取分离及其功能分析[D]. 上海：上海师范大学,2018.

[3] 陶晨, 杨小生, 戎聚全, 等. 乌蕨挥发油成分分析及其抗菌活性[J]. 云南大学学报（自然科学版）,2006,28(3):245-246.

[4] 杨敬格, 周俐, 刘铭勋. 乌蕨对砷和铵的解毒作用[J]. 中国中药杂志,1989,14(3):46-48.

[5] 胡晓, 杨敬格, 周青, 等. 乌蕨对乐果的解毒作用[J]. 赣南医学院学报,1998,18(4):277-278.

[6] 陆定奕, 张汉明, 罗勤誉. 乌蕨对小鼠CCl_4肝损伤防治作用的研究[J]. 上海预防医学杂志,1997,9(4):190-191.

[7] 蔡建秀, 黄晓冬. 乌蕨总黄酮及水提液的药理试验[J]. 福建中医学院学报,2004,14(1):13-14.

[8] 周青, 熊小琴, 周俐, 等. 乌蕨对四氯化碳诱导肝损伤小鼠脂质过氧化反应的影响[J]. 四川中医,2006,24(1):19-20.

[9] 吴晓宁, 张春椿. 乌蕨不同提取物体外抑菌作用比较研究[J]. 中华中医药学刊,2008,26(6):1267-1268.

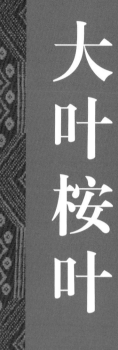

大叶桉叶

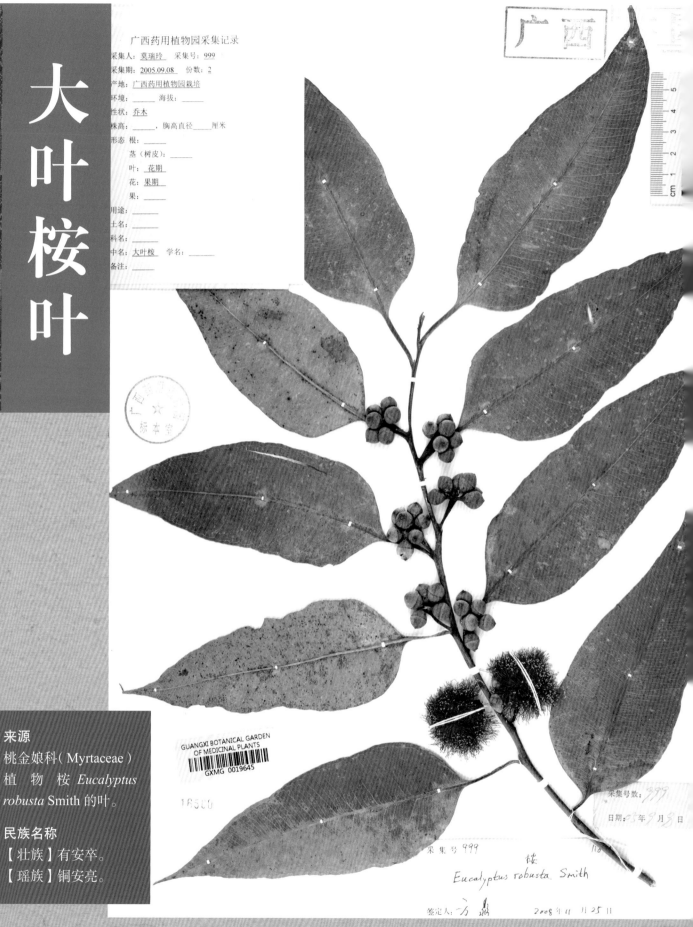

广西药用植物园采集记录

采集人：莫瑞玲　采集号：999
采集期：2005.09.08　份数：2
产地：广西药用植物园栽培
环境：＿＿＿＿　海拔：＿＿＿＿
性状：乔木
株高：＿＿＿＿，胸高直径＿＿＿＿厘米
形态 根：＿＿＿＿
　　茎（树皮）：＿＿＿＿
　　叶：花期
　　花：果期
　　果：＿＿＿＿
用途：＿＿＿＿
土名：＿＿＿＿
科名：＿＿＿＿
中名：大叶桉　学名：＿＿＿＿
备注：＿＿＿＿

GUANGXI BOTANICAL GARDEN
OF MEDICINAL PLANTS
GXMG 0019645

采集号 999
Eucalyptus robusta Smith

来源

桃金娘科（Myrtaceae）
植物 桉 *Eucalyptus robusta* Smith 的叶。

民族名称

【壮族】有安卒。
【瑶族】铜安亮。

民 族 应 用

【壮族】药用叶。水煎服或捣烂敷患处治伤风、痧证、瘴毒、下痢、水道不利、丹毒、痈肿、黄水疮、烧烫伤、溃疡腐肉蔓延不收口、烂疮、湿疹。内服用量 6~9g；外用适量。

【瑶族】药用叶。水煎服，治感冒、上呼吸道感染、气管炎、肺炎、消化不良、肠炎腹泻、痢疾、湿疹、皮炎、皮肤溃烂、外科感染。内服用量 9~30g；外用适量水煎洗。

药材性状　叶呈卵状披针形，革质，长 7~18cm，宽 4~6.5cm。上表面绿色，下表面黄绿色。先端渐尖，基部浑圆，有的稍不对称，全缘，两面光滑，对光照视可见众多透明腺点，侧脉多数，细而明显，与中脉几成直角，沿边缘联为波状边脉。叶柄长 1~1.5cm。揉之有香气，味苦辛、涩。

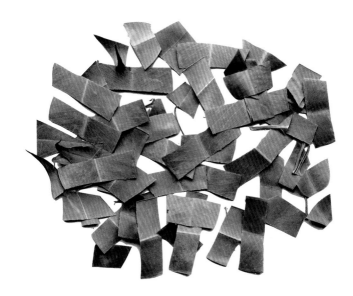

· 大叶桉叶 – 叶

药用源流　《广西中药材标准》(第二册) 记载其具有清热燥湿、抑菌消炎的功效；主治上呼吸道感染，咽喉炎，预防流行性感冒及流行性脑膜炎，蜂窝组织炎，疔疮疖肿，湿疹，丹毒，皮肤瘙痒。

分类位置	种子植物门	被子植物亚门	双子叶植物纲	桃金娘目	桃金娘科
	Spermatophyta	Angiospermae	Dicotyledoneae	Myrtales	Myrtaceae

形态特征　密荫大乔木。树皮宿存，深褐色，有不规则斜裂沟。叶对生，厚革质，两面均有腺点。伞形花序，有花 4~8 朵，总梗压扁；萼管半球形或倒圆锥形，无棱。蒴果卵状壶形，果瓣 3~4，深藏于萼管内。

生境分布　原产于澳大利亚。澳大利亚主要分布于沼泽地及靠海河口的重黏壤地区，也可见于海岸附近的沙壤。我国华南各省栽种生长不良，但在四川、云南个别生境则生长较好，广西主要分布在南宁、柳州、桂林、梧州、钦州、玉林、百色、河池等地。

化学成分 叶含挥发油，包括 α- 蒎烯、1,8- 桉叶素、蓝桉醇、α,α,4- 三甲基 -3- 环己烯甲醇、雅槛蓝树油烯、D- 柠檬烯、L- 松香芹醇等，其中单萜及含氧单萜是大叶桉叶挥发油的主要成分[1]。果实含香橙烯、蓝桉醇、喇叭茶烯、别香橙烯等挥发油成分[2]。

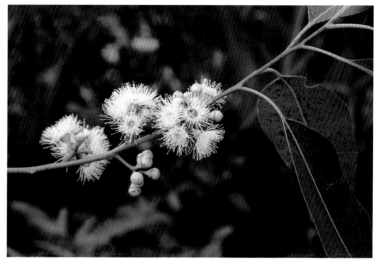

· 桉 — 花期

药理作用 1. 抑菌作用

桉叶的不同溶剂提取物对金黄色葡萄球菌、大肠杆菌、枯草芽孢杆菌、青霉菌均具有不同程度的抑制作用，其中甲醇和 95% 乙醇提取物的抑菌作用较为明显[3]。桉煎剂对伤寒杆菌、副伤寒杆菌、痢疾杆菌、霍乱弧菌具有中等以上抗菌活性[4]。

2. 抗炎作用

桉叶挥发油具有显著的急性炎症抗炎效果，能缓解二甲苯所致鼠耳肿胀；抑制醋酸引起的小鼠腹腔毛细血管通透性增加；抑制角叉菜胶所致小鼠足趾肿胀，减少前列腺素 E_2（PGE_2）渗出。还能明显减少棉球所致小鼠肉芽组织增生，对慢性炎症也有明显的抗炎效果[5]。

3. 祛痰作用

桉叶挥发油有祛痰作用，可刺激呼吸道黏膜，促进分泌，稀释痰液。

4. 抗疟疾作用

从桉叶中分离得到一种酚性油状物以 200mg/kg 灌胃，对鼠疟疾有明显的抑制作用，抑制率达 99% 以上。

5. 降压作用

桉叶提取物 12mg/kg 可使大鼠血压降至给药前的一半，维持数小时，对豚鼠、兔、猫及狗亦有降压作用，降压作用系释放组胺所致。

6. 毒副作用

桉煎剂的半数致死量（LD_{50}）为 79.363g/kg，其毒性明显低于庆大霉素、红霉素、氯霉素等抗菌药[6]。

附　注 大叶桉叶以民间用药为主，自产自销。

参考文献

[1]唐伟军,周菊峰,李晓宁,等.大叶桉叶挥发油的化学成分研究[J].分析科学学报,2006,22(2):182-186.

[2]钟伏生,罗永明,单荷珍,等.大叶桉果实挥发油成分分析[J].时珍国医国药,2006,17(6):942.

[3]吕东元,周玉成,张晶晶,等.大叶桉不同溶剂提取物的抑菌活性研究[J].中国民族民间医药杂志,2009,18(16):1-2.

[4]肖芙蓉,贾杰.大叶桉煎剂抗菌活性的研究[J].中药药理与临床,1990,6(6):33-35.

[5]白峰,李瑾,王文魁.大叶桉叶挥发油的抗炎活性研究[J].中兽医医药杂志,2008,5:34-36.

[6]肖芙蓉,符永健,贾杰.大叶桉煎剂的毒性研究[J].海南医学,2001,12(5):64-65.

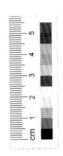

大叶蛇总管

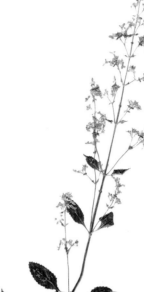

来源

唇形科（Lamiaceae）植物显脉香茶菜 *Isodon nervosus* (Hemsl.) Kudô[*Rabdosia nervosa* (Hemsl.) C. Y. Wu et H. W. Li] 的全草。

民族名称

【壮族】Gocaizhuzvalamz。
【瑶族】面旁才喉。

民 族 应 用

【壮族】药用全草。水煎服或水煎洗治毒蛇咬伤，疱疹，黄疸，皮肤湿疹。内服用量15~30g；外用适量。

【瑶族】药用全草。治慢性传染性肝炎，肝肿大，阑尾炎，湿疹，皮肤瘙痒，脓疱疮，毒蛇咬伤。内服用量15~30g，水煎服，外用适量捣敷或水煎洗。

药材性状　茎方形，全株被毛。叶对生；椭圆状卵形或披针形，先端渐尖或急尖，边缘有粗锯齿，基部渐狭，下延于叶柄；叶背有透明腺点，圆锥状聚伞花序，对生于叶腋或顶生于株端；苞片披针形。味微辛、苦，性寒。

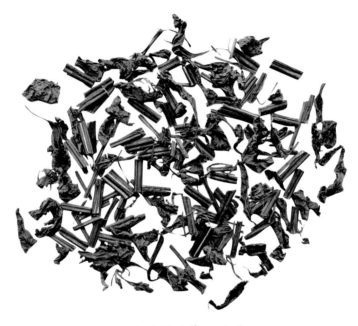

· 大叶蛇总管 - 全草

药用源流　《中华本草》记载其具有利湿和胃、解毒敛疮的功效；主治急性肝炎，消化不良，脓疱疮，湿疹，皮肤瘙痒，烧烫伤，毒蛇咬伤。

分类位置	种子植物门	被子植物亚门	双子叶植物纲	唇形目	唇形科
	Spermatophyta	Angiospermae	Dicotyledoneae	Laminales	Lamiaceae

形态特征　多年生草本。叶披针形至狭披针形，先端长渐尖，基部楔形至狭楔形，边缘有具胼胝尖的粗浅齿。聚伞花序；花萼紫色，钟形，外密被微柔毛；萼齿披针形，锐尖，与萼筒等长；花冠蓝色；雄蕊4，果萼具相等的5齿，通常直立。小坚果顶端被微柔毛。

生境分布　生于海拔300~1000m的山谷、草丛或林下荫处。分布于陕西、河南、湖北、江苏、浙江、安徽、江西、广东、广西、四川、贵州等。广西主要分布在全州、岑溪、灵山等。

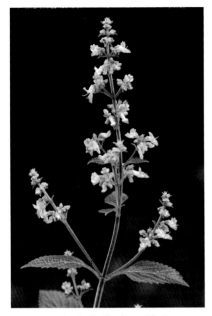

· 显脉香茶菜 – 花期

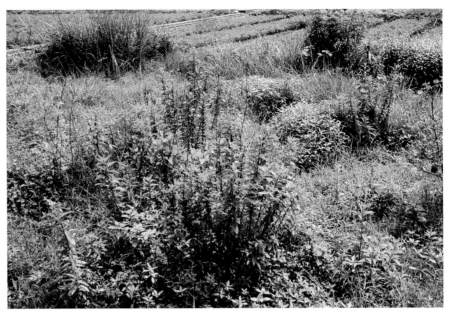

· 显脉香茶菜 – 生境

化学成分　叶及嫩枝含挥发油，主要成分为贝壳杉 –16– 烯、罗汉松 –8,11,13– 三烯 –15– 酸 –13 异丙甲酯、5,16–二烯 –18– 贝壳杉醇、2– 氧代硬脂酸甲酯等 [1]。菜籽含挥发油，主要成分为石竹烯、3– 己烯 –1– 醇、3– 辛烯 –3– 醇、α– 萜品醇、α– 里哪醇等 [2]。茎叶还含 β– 谷甾醇、乌苏酸、胡萝卜苷 [3]，以及二萜类化合物显脉香茶菜丁素、rabdonervosin A、nodosin、epinodosinol、长管贝壳杉素 E、牛尾草乙素、parvifoline G、四川香茶菜丁素、黄花香茶菜甲素、黄花香茶菜乙素、毛果香茶菜贝壳松醇、延命草醇等 [4-6]。

药理作用　显脉香茶菜籽的挥发油对大肠埃希菌株、伤寒沙门菌株、肠炎沙门菌株、鼠伤寒沙门菌株、福氏志贺菌株、金黄色葡萄球菌株和白色假丝酵母菌株均有明显的抑制作用，其中对大肠埃希菌的 MBC 值是 3.40 μl/ml，对福氏志贺菌株和金黄色葡萄球菌株的 MBC 值分别是 3.36 μl/ml 和 4.25 μl/ml [7]。

附　注　由大叶蛇总管配伍制成的中草药制剂复方蛇总管液在临床上用于治疗创面感染 [8]。

参考文献

[1] 杨道坤 . 大萼香茶菜挥发油成分的研究 [J]. 中药新药与临床药理 ,2001,12(5):371–372.

[2] 田光辉 , 刘存芳 , 赖普辉 . 显脉香茶菜籽的挥发性成分及其抗菌活性的研究 [J]. 食品科学 ,2008,29(2):97–100.

[3] 高幼衡 , 万振先 , 赖学文 , 等 . 显脉香茶菜化学成分的研究 [J]. 中国中药杂志 ,1994,19(5):295–297.

[4] 许美娟 , 程培元 , 唐迈 , 等 . 显脉香茶菜化学成分研究 [J]. 植物学报 ,1993,35(2):161–164.

[5] 高幼衡 , 吴顺华 , 钟瑞建 , 等 . 显脉香茶菜化学成分研究 [J]. 中草药 ,1996,27(10):579–580.

[6] 魏志雄 , 高幼衡 , 卢海啸 , 等 . 显脉香茶菜中二萜类成分研究 [J]. 中草药 ,2012,43(2):247–250.

[7] 田光辉 , 刘存芳 , 赖普辉 . 显脉香茶菜籽的挥发性成分及其抗菌活性的研究 [J]. 食品科学 ,2008,29(2):97–100.

[8] 蓝田 . 复方蛇总管液的制备抗菌试验和疗效观察 [J]. 中国医院药学杂志 , 1995,15(6):272–273.

大叶紫珠

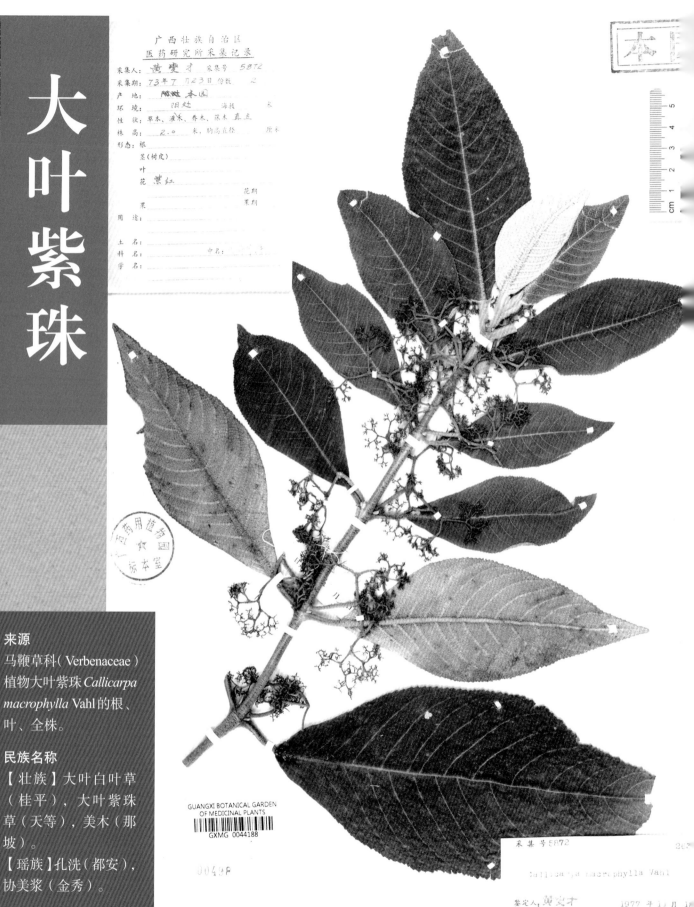

来源

马鞭草科（Verbenaceae）
植物大叶紫珠 *Callicarpa
macrophylla* Vahl 的根、
叶、全株。

民族名称

【壮族】大叶白叶草
（桂平），大叶紫珠
草（天等），美木（那
坡）。

【瑶族】孔冼（都安），
协美浆（金秀）。

民族应用

【壮族】药用根、叶或全株。根水煎服治白带异常，月经不调，内出血；浸酒服治跌打内伤。叶加生盐共捣烂敷患处治乳疮。全株水煎服治白带异常，砂淋。

【瑶族】药用叶。研粉敷患处治刀伤出血。

内服用量 15~30g；外用适量。

药材性状　根多切成片块状；表面灰白色，不平坦；切面皮部黄棕色，木部黄白色。茎枝圆柱形，直径 0.5~1cm；表面棕褐色，具纵皱纹，有点状皮孔；断面木部黄白色，髓白色。叶多卷曲皱缩，有的破碎，纸质；完整叶片展平后呈长椭圆形至椭圆状披针形，长 10~30cm，宽 5~11cm；上表面灰绿色或棕绿色，被短柔毛，较粗糙；下表面淡绿色或淡棕绿色，密被灰白色绒毛，主脉和侧脉突起，小脉伸入齿端，两面可见腺点；先端渐尖，基部楔形或钝圆，边缘有锯齿；叶柄长 0.8~2cm，密生灰白色柔毛。气微，味辛微苦。

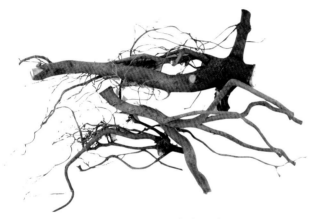

·大叶紫珠-根

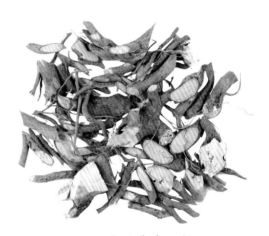

·大叶紫珠-根

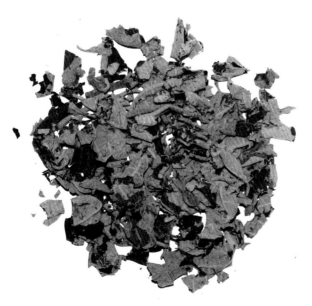

·大叶紫珠-茎叶

173

药用源流　《中华人民共和国药典》（2020年版　一部）记载其具有散瘀止血、消肿止痛的功效；主治衄血，咯血，吐血，便血，外伤出血，跌扑肿痛。

分类位置	种子植物门	被子植物亚门	双子叶植物纲	马鞭草目	马鞭草科
	Spermatophyta	Angiospermae	Dicotyledoneae	Verbenales	Verbenaceae

形态特征　灌木或稀小乔木。单叶对生；叶片卵状椭圆形或长椭圆形，边缘有锯齿，背面密被星状茸毛，腺点隐藏于毛中。聚伞花序腋生，5~7次分歧，密生灰白色分枝茸毛；苞片线形；花萼杯状，被灰白色星状毛和黄色腺点，萼齿不明显或呈钝三角形；花冠紫红色，疏被星状毛；雄蕊4枚；子房微被毛。果实球形，紫红色。

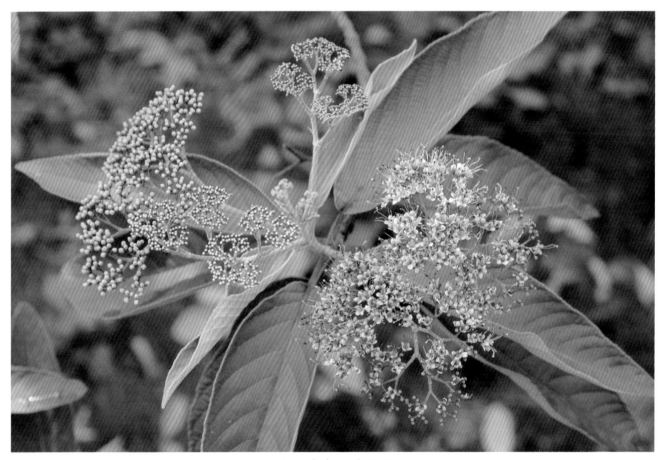

·大叶紫珠－花果期

生境分布　生于海拔100~2000m的疏林下和灌丛中。分布于我国广东、广西、贵州、云南等。广西全区各地均有分布。

化学成分　含三萜、黄酮、苯丙素、甾醇等成分。三萜类成分主要有 α-香树脂醇、乌苏酸、2α,3α,19α-三羟基-12-烯-28-乌苏酸、桦木酸、2α,3α,19α,23-四羟基-12-烯-28-乌苏酸、2α,3β,23,29-四羟基-12-烯-28-齐墩果酸、阿江榄仁树葡糖苷Ⅱ、2α,3β,23,29-四羟基

–12– 烯 – 齐墩果酸 –28–*O*–β–D– 葡萄糖苷、悬钩子皂苷 R₁ 等 [1,2]。黄酮类成分主要有 (–)–
乔松素、5– 羟基 –3,7,4' – 三甲氧基黄酮、5– 羟基 –3,6,7,4' – 四甲氧基黄酮、(–)– 球松素、
5– 羟基 –3,7,3',4' – 四甲氧基黄酮、槲皮素 –7–*O*– 芸香糖苷、木犀草苷、木犀草素 –7–*O*–
新橙皮糖苷、异槲皮苷等 [3,4]。苯丙素类成分主要有毛蕊花糖苷、蛇菰宁、(7*R*,8*S*)– 脱氢松
柏醇 –8,5'– 脱氢松柏醛 –9–*O*–β–D– 吡喃葡萄糖苷、连翘苷 B、alyssonoside、天人草苷 B
、阿克苷、马蒂罗苷、异阿克苷、车前草苷 C 和异马蒂罗苷等 [5,6]。还含有 β– 谷甾醇、胡萝
卜苷、α– 细辛醚、γ– 细辛脑、β– 细辛醚等成分 [1,3]。

药理作用　1. 抗炎、镇痛作用
大叶紫珠总黄酮能抑制二甲苯致小鼠耳肿胀，其抗炎作用可能与抑制毛细血管扩张和通透性增加
有关；还能呈剂量依赖性地抑制醋酸诱发的小鼠扭体次数 [7]。
2. 止血作用
大叶紫珠能缩短凝血时间，具有止血的作用，其止血机制可能与升高血小板，使出血时间、血块
收缩时间和凝血酶原时间缩短，并抑制纤溶系统有关 [7]。
3. 抗氧化作用
大叶紫珠总黄酮具有铁离子还原能力和清除 DPPH 自由基、OH 自由基、O_2^- 自由基及 H_2O_2
的能力 [8]。

参考文献

[1] 潘萍, 孙启时. 大叶紫珠的化学成分 [J]. 沈阳药科大学学报, 2006,23(9):565–567.

[2] 孟令杰, 覃芳敏, 袁红娥, 等. 大叶紫珠的化学成分 [J]. 暨南大学学报 (自然科学与医学版),2014,35(1):61–65.

[3] 许慧, 牛莉鑫, 姜洁, 等. 大叶紫珠化学成分研究 [J]. 中国医药工业杂志, 2017,48(9):1313–1317.

[4] 金晓东, 张杰, 顾正兵. 大叶紫珠醇溶性成分的研究 [J]. 中成药, 2014,36(6):1234–1236.

[5] 柏帆, 洪薇. HPLC 法同时测定大叶紫珠中 3 种有效成分含量 [J]. 中医药导报, 2016,22(13):94–96.

[6] 孟令杰, 覃芳敏, 袁红娥, 等. 大叶紫珠苯丙素类衍生物研究 [J]. 天然产物研究与开发, 2014,26(6):871–875.

[7] 余行, 徐诗强, 马冬晴, 等. 大叶紫珠总黄酮的提取工艺优选及其抗炎、镇痛及止血作用考察 [J]. 中国实验方剂学杂志, 2013,19(12):8–11.

[8] 刘小颖. 大叶紫珠总黄酮抗氧化活性及抗鱼藤酮诱导的 SH–SY5Y 细胞损伤机制的研究 [D]. 武汉: 武汉科技大学, 2015.

大半边莲

广西药用植物园采集记录

采集人：黄颖锋，罗兴谋 采集号：21452
采集期：2010.03.02 份数：3
产地：广西药用植物园栽培
环境：荫棚 海拔：_____
性状：草本
株高：_____ . 胸高直径_____ 厘米
形态 根：_____
　　 茎（树皮）：_____
　　 叶：背紫红色
　　 花：红色
　　 果：_____
用途：_____
土名：_____
科名：秋海棠科
中名：_____ 学名：_____
备注：_____

来源

秋海棠科（Begoniaceae）植物粗喙秋海棠 *Begonia longifolia* Blume 的全草。

民族名称

【壮族】棵算鸯英（凤山），山边林（扶绥），大叶半边莲（龙州）。
【仫佬族】讽曼法（罗城）。

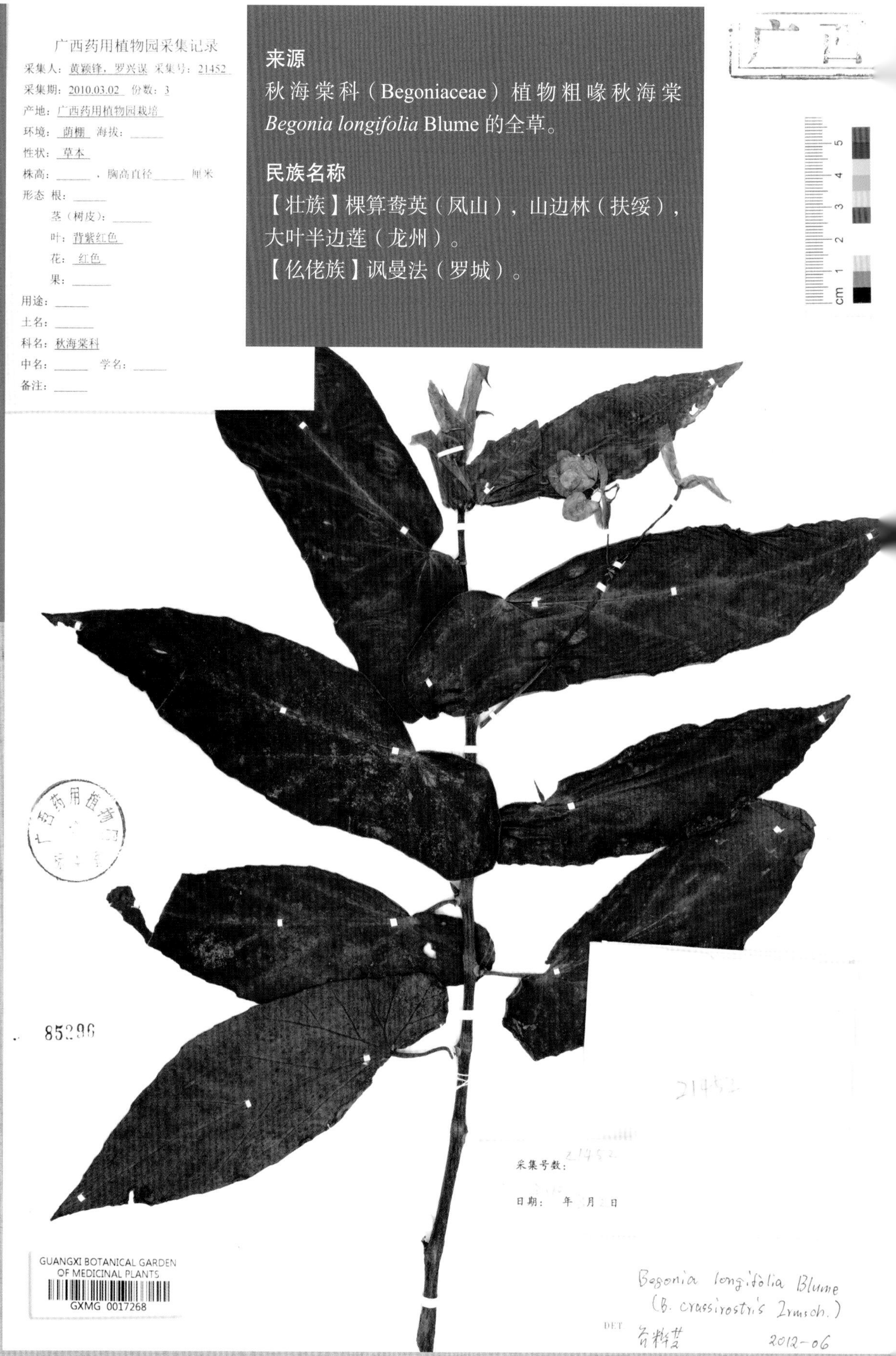

85296

GUANGXI BOTANICAL GARDEN
OF MEDICINAL PLANTS

GXMG 0017268

21452

采集号数：21452

日期： 年 月 日

Begonia longifolia Blume
(*B. crassirostris* Irmsch.)

各料艿 2012-06

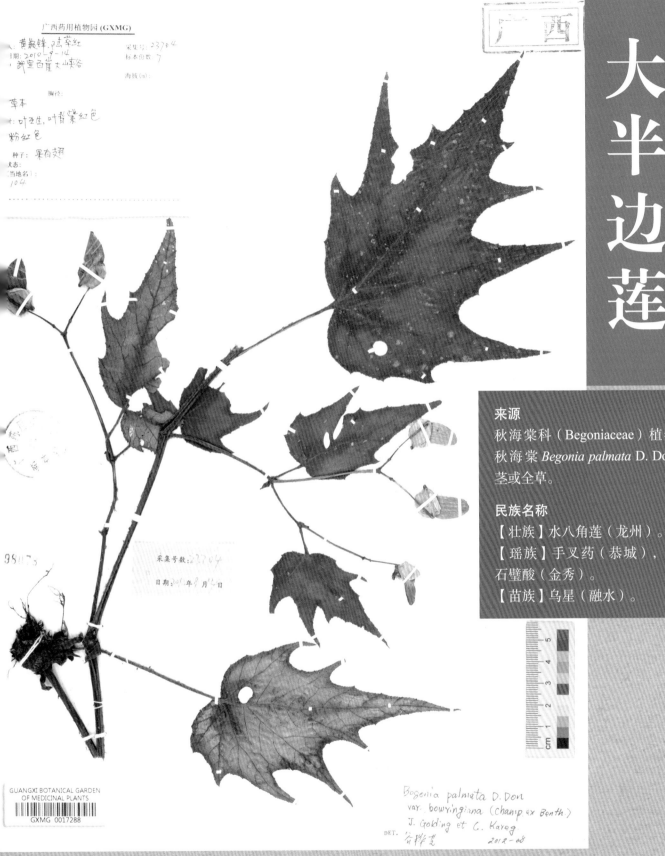

大半边莲

来源

秋海棠科（Begoniaceae）植物裂叶秋海棠 *Begonia palmata* D. Don 的根茎或全草。

民族名称

【壮族】水八角莲（龙州）。
【瑶族】手叉药（恭城），红莲、石璧酸（金秀）。
【苗族】乌星（融水）。

Begonia palmata D. Don
var. *bowringiana* (Champ. ex Benth.)
J. Golding et C. Kareg.

大半边莲

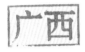
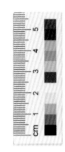

全国中药资源普查标本采集记录表

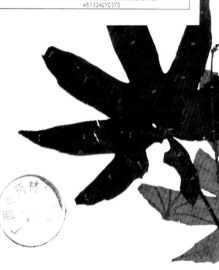

来源

秋海棠科（Begoniaceae）植物掌裂叶秋海棠 *Begonia pedatifida* Lévl. 的根茎。

民族名称

【瑶族】温杀，水八角，酸猴儿，来撒。

标本鉴定签

采集号：4513241303230201Y　科名：秋海棠科

学　名：Begonia pedatifida Lévl.

种中文名：掌裂叶秋海棠

鉴定人：郭敏　鉴定时间：2014年06月11日

第四次全国中药资源普查

民 族 应 用

粗喙秋海棠

【壮族】药用全草。切碎与猪瘦肉隔水蒸服治肝大，肝硬化；水煎服治支气管炎，过敏性皮炎；捣烂敷患处治跌打肿痛；捣烂调酒敷患处治蛇头疮；捣烂调醋敷患处治痈疮肿毒。

【仫佬族】药用全草。水煎服治半边风。

内服用量 10~15g；外用适量。孕妇忌服。

裂叶秋海棠

【壮族】药用根茎。水煎服治肝炎，肺炎。

【瑶族】药用根茎、全草。根茎水煎服治胃痛，咽喉炎；全草捣烂敷患处治手指缝生疮。

【苗族】药用全草。捣烂或研粉调水敷患处治跌打损伤。

内服用量 30g；外用适量。

掌裂叶秋海棠

【瑶族】药用根茎。治支气管炎，肺炎，肺结核、咳嗽、咯血，咽喉肿痛，腹痛，关节炎，跌打损伤，骨折，蛇伤。

内服用量 6~9g，水煎服或酒冲服；外用适量捣敷。

药材性状 根茎略呈圆柱形，弯曲，有分枝，长 5~12cm，直径 0.4~1.5cm。表面红棕色或棕褐色，粗糙，有纵皱纹和明显的结节。有时可见有薄片状的栓皮和残留的须根。有的表面具有点状突起的根痕和黄褐色绒毛。节间长 0.5~1cm，每节有一凹陷的茎痕。质硬脆，易折断。断面不平整，黄白色至棕红色，可见黄白色点状维管束。气微，味酸涩。

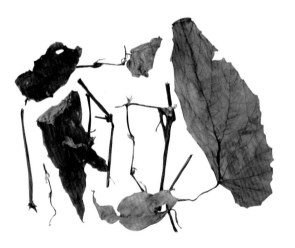

· 粗喙秋海棠－全草

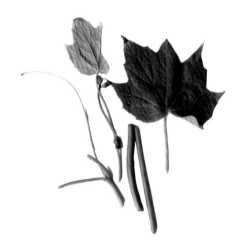

· 裂叶秋海棠－全草

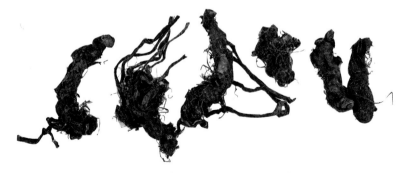

· 掌裂叶秋海棠－根茎

药用源流 《广西中药材标准》（1990年版）记载其具有清热解毒、消肿止痛的功效；主治咽喉肿痛，风湿骨痛，跌打肿痛，牙痛，毒蛇咬伤，烧、烫伤。

	种子植物门	被子植物亚门	双子叶植物纲	葫芦目	秋海棠科
分类位置	Spermatophyta	Angiospermae	Dicotyledoneae	Cucurbitales	Begoniaceae

形态特征 粗喙秋海棠 多年生草本。茎高 0.9~1.5m。叶互生，轮廓披针形至卵状披针形，长 8.5~17cm，宽 3.4~7cm；叶柄长 2.5~4.7cm。花白色，2~4 朵，二歧聚伞状；花梗长 8~12mm；苞片披针形，长 5~10mm；雄花花被片 4；雌花花被片 4；子房近球形，顶端具长约 3 mm 之粗喙。蒴果下垂，顶端具粗厚长喙，无翅，无棱；种子淡褐色。

裂叶秋海棠 多年生具茎草本。高 20~50cm。植株多少被有褐色绵毛或柔毛。茎直立，叶互生，轮廓斜卵形或偏圆形，掌状 3~7 浅至中至深裂。花玫瑰色、白色至粉红色，4 至数朵，呈 2~3 回二歧聚伞状花序。蒴果下垂，具不等 3 翅；种子长圆形，淡褐色。

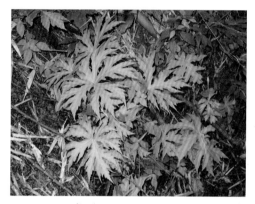

·掌裂叶秋海棠－植株

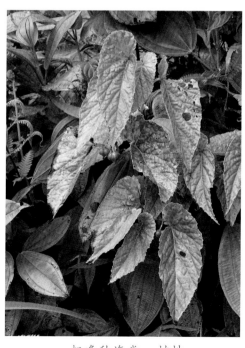

·粗喙秋海棠－植株

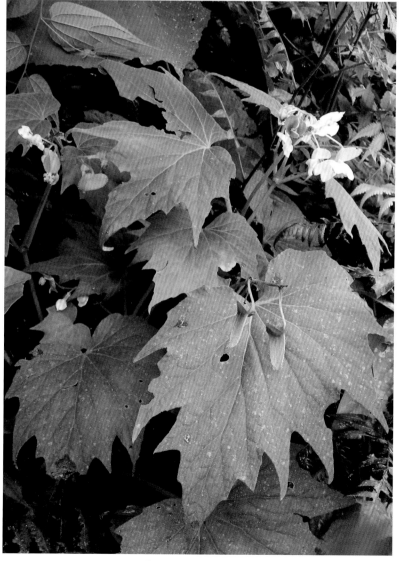

·裂叶秋海棠－花果期

掌裂叶秋海棠　草本。叶自根状茎抽出，（4~）5~6 深裂，中间 3 裂片再中裂，偶深裂，裂片均披针形，稀三角披针形，先端渐尖，两侧裂片再浅裂，披针形至三角形，先端急尖至渐尖，全边缘有浅而疏三角形之齿。花葶高 7~15cm，偶在中部有 1 小叶，和基生叶近似，但很小；花白色或带粉红，呈二歧聚伞状。蒴果下垂，具不等 3 翅；种子长圆形，淡褐色。

生境分布　粗喙秋海棠生于海拔 200~2200m 的林下阴凉潮湿环境。分布于福建、广东、广西、贵州、海南、湖南、江西、台湾、云南。广西全区各地均有分布。

裂叶秋海棠生于海拔 100~1700m 的河边阴处湿地、山谷阴处岩石上、密林中岩壁上、山谷阴处岩石边潮湿地、山坡常绿阔叶林下、石山林下石壁上、林中潮湿的石上。分布于广东、香港、海南、台湾、福建、广西、湖南、江西、贵州、四川、云南。广西全区各地均有分布。

掌裂叶秋海棠生于海拔 350~1700m 的林下潮湿处、常绿林山坡沟谷、阴湿林下石壁上、山坡阴处密林下或林缘。分布于湖北、湖南、贵州、四川、广西。广西主要分布在融水、资源、凌云、乐业。

化学成分　掌裂叶秋海棠含有胡萝卜苷、豆甾醇单糖苷、芦丁和豆甾醇等成分。粗喙秋海棠含有水杨酸、间羟基苯甲酸、阿魏酸、绿原酸、没食子酸和原儿茶酸等酚酸类成分[1]。

药理作用　1. 抗炎作用

掌裂叶秋海棠水煎液能抑制二甲苯致小鼠耳肿胀及角叉菜胶致大鼠足跖肿胀炎症反应和棉球所致大鼠炎症的肉芽增生，具有抗炎作用[2]。

2. 镇痛作用

掌裂叶秋海棠水煎液能减少醋酸所致小鼠扭体反应次数，延长热刺激小鼠的痛阈值，具有镇痛作用[2]。

3. 抗菌作用

粗喙秋海棠中的酚酸性成分对金黄色葡萄球菌、铜绿假单胞菌、枯草芽孢杆菌、白色念珠菌和大肠杆菌均具有抑制作用[1]。

附　　注　同属植物周裂秋海棠 *B.circumlobata* Hance. 和黎平秋海棠（指裂叶秋海棠）*B.lipingensis* Irmsch. 的根状茎与大半边莲功效相似。

参考文献

[1] 袁胜浩,卞金辉,谢珍,等.大半边莲中酚酸类成分与抑菌活性研究 [J].中成药,2013,35(1):170-172.

[2] 王世华,夏丁亚,陈国栋.掌裂秋海棠抗炎镇痛作用的实验研究 [J].湖北中医杂志,2010,32(1):8-10.

大地棕根

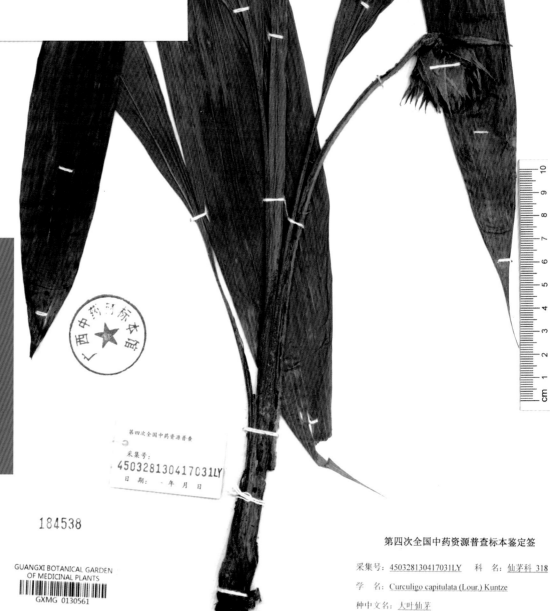

全国中药资源普查标本采集记录表

采集号	450328130417031LY	采集人：	龙胜县普查队
采集日期：	2013年04月17日	海拔(m)：	286.0
采集地点：	广西桂林市龙胜县乐江乡江口村		
经　度：	109°55′50.3″	纬　度：	25°53′56.8″
植被类型：	针阔叶混交林	生活型：	多年生草本植物
水分生态类型：	中生植物	光生态类型：	阴性植物
土壤生态类型：		温度生态类型：	亚高温植物
资源类型：	野生植物	出现多度：	少
株高(cm)：		直径(cm)：	
根：		茎（树皮）：	
叶：		芽：	
花：	花黄色	果实和种子：	
植物名：	大叶仙茅	科　名：	石蒜科*
学　名：	Curculigo capitulata (Lour.) O. Kuntze		
药材名：	大地棕根	药材别名：	
药用部位：	根及根茎类	标本类型：	腊叶标本
用　途：	用于咳嗽气喘，水肿，瘰疬。		
备　注：	遗传材料2份		
条形码：			

450328LY0436

来源

仙茅科（Hypoxidaceae）植物大叶仙茅 *Curculigo capitulata*（Lour.）O. kuntze 的根茎或全草。

民族名称

【壮族】Gocoengzlanz。
【瑶族】冬兵（金秀），叶船草（金秀）。

184538

GUANGXI BOTANICAL GARDEN OF MEDICINAL PLANTS

GXMG 0130561

第四次全国中药资源普查

采集号：
450328130417031LY
日　期：　年月日

第四次全国中药资源普查标本鉴定签

采集号：450328130417031LY　科　名：仙茅科 318
学　名：Curculigo capitulata (Lour.) Kuntze
种中文名：大叶仙茅
鉴定人：黄歆怡　鉴定日期：2014.12.12

民 族 应 用

【壮族】药用根茎。制成蜜丸或片剂口服，治疗劳虚咳嗽。

【瑶族】药用根茎或全草。根茎与猪大肠炖服治疗脱肛、子宫脱垂、胃下垂。全草水煎洗患处治疗风湿。
内服用量 9~15g；外用适量。

药材性状 根茎块状，节显著，有圆点状的须根痕，顶端有残留的叶痕。质硬，不易折断。横切面白色，中柱显著。
气微，味辛、微苦。

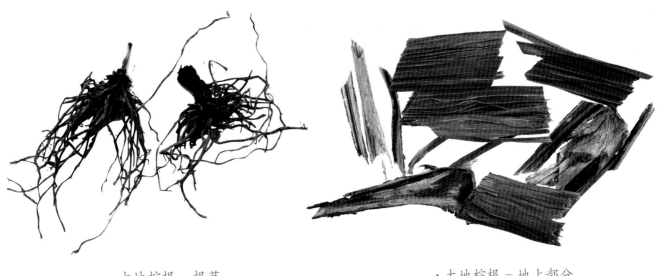

· 大地棕根 – 根茎   · 大地棕根 – 地上部分

药用源流 《中华本草》记载其具有补虚、祛风湿、调经、行瘀血的功效；主治虚劳咳嗽，阳痿遗精，白浊带下，
腰膝酸软，风湿痹痛，宫冷不孕，月经不调，崩漏，子宫脱垂，跌打损伤。

分类位置	种子植物门	被子植物亚门	单子叶植物纲	血皮草目	仙茅科
	Spermatophyta	Angiospermae	Monocotyledones	Haemodorales	Hypoxidaceae

形态特征 粗壮草本。叶长圆状披针形或近长圆形，背面无毛或被疏毛，不具绒毛。花茎甚长，被褐色
长柔毛；总状花序缩短近头状；苞片被毛；花黄色，排列极紧密；花被裂片卵状披针形；花
丝极短；子房顶端无喙。浆果球形，白色，直径 4~5mm，无喙。

生境分布 生于海拔 850~2200m 的林下或阴湿处。分布于福建、台湾、广东、广西、四川、贵州、云南、
西藏等。广西主要分布在武鸣、隆安、上林、鹿寨、三江、苍梧、防城、平南、桂平、陆川、
百色、那坡、凌云、乐业、田林、隆林、贺州、天峨、金秀等。

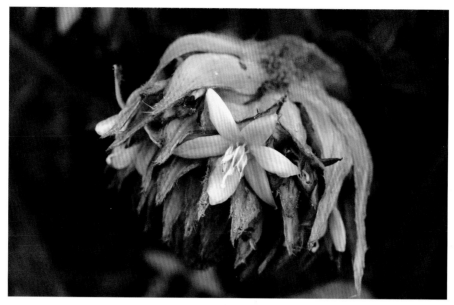

· 大叶仙茅 - 花期

化学成分　根茎主要以降新木脂素及其苷类化合物为主，主要有绒叶仙茅苷 I、短葶仙茅苷 A-B、短葶仙茅素 A、中华仙茅素 C、1,1-bis(3,4-dihydroxyphenyl)-1-(2-furan)-methane、仙茅素、异仙茅素、pilosidine、capituloside、crassifoside F、绒叶仙茅苷 A、绒叶仙茅苷 D、绒叶仙茅素 B、绒叶仙茅素 C、crucapital、1-*O*-甲基仙茅素、1-*O*-甲基异仙茅素、2,6-二甲氧基苯甲酸等[1]，还含 4-*O*-咖啡酰奎宁酸甲酯、3-hydroxy-5-methyl-phenol-1-*O*-[β-D-glucopyranosyl-(1 → 6)-β-D-glucopyranoside]、3,4-二羟基苯甲酸、苔黑酚葡萄糖苷等酚及酚苷成分[1]。

药理作用　抗心律失常作用
大叶仙茅的降木脂素化合物可抑制奎巴因所致的豚鼠心率失常，在 3 μmol/L 浓度下，可使 0.6 μmol/L 奎巴因所致的豚鼠心率失常恢复正常达 10min 以上[2]。

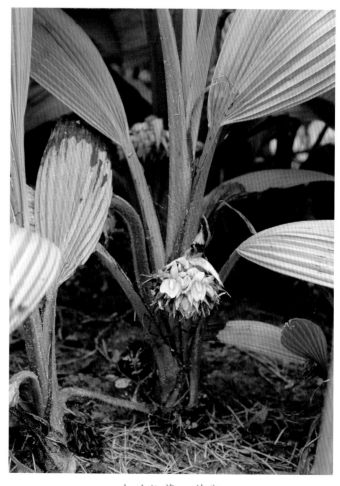

· 大叶仙茅 - 花期

参考文献

[1] 朱翠翠 . 三种仙茅属植物化学成分的研究 [D]. 合肥：安徽大学,2010.

[2] 陈笔岫 . 从大叶仙茅分得具有生物活性的降木脂素葡萄糖苷 [J]. 中草药,1997,10:638.

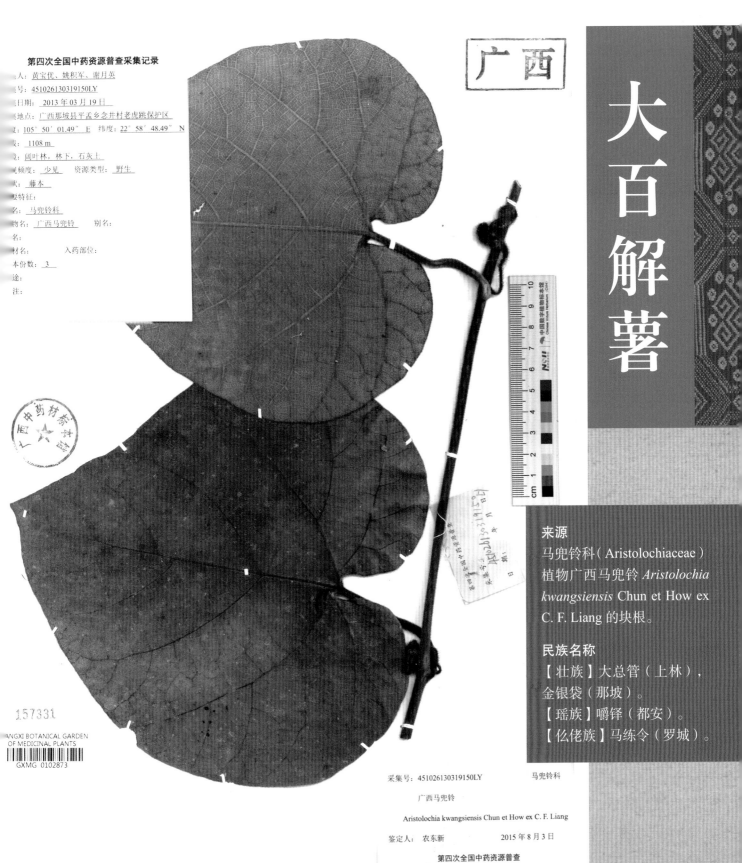

第四次全国中药资源普查采集记录

人：黄宝优、姚积军、谢月英

号：451026130319150LY

日期：2013 年 03 月 19 日

地点：广西那坡县平孟乡念井村老虎跳保护区

度：105°50′01.49″ E   纬度：22°58′48.49″ N

度：1108 m

境：阔叶林，林下，石灰土

见频度：少见   资源型：野生

状：藤本

要特征：

名：马兜铃科

物名：广西马兜铃   别名：

名：

材名：   入药部位：

本份数：3

途：

注：

广西

大百解薯

来源

马兜铃科（Aristolochiaceae）
植物广西马兜铃 *Aristolochia
kwangsiensis* Chun et How ex
C. F. Liang 的块根。

民族名称

【壮族】大总管（上林），
金银袋（那坡）。
【瑶族】嚼铎（都安）。
【仫佬族】马练令（罗城）。

采集号：451026130319150LY   马兜铃科

广西马兜铃

Aristolochia kwangsiensis Chun et How ex C. F. Liang

鉴定人：农东新   2015 年 8 月 3 日

第四次全国中药资源普查

民族应用

【壮族】药用块根。水煎服治胃痛，腹痛，胃溃疡出血，风湿；研粉敷患处治外伤出血。

【瑶族】药用块根。水煎服治感冒发热咳嗽，胃痛，腹痛。

【仫佬族】药用块根。水煎服或与猪瘦肉煲服治肾炎水肿。

内服用量 1.5~9g；外用适量。

药材性状　块根呈椭圆形、圆球形或纺锤形，直径 2~12cm。表面棕褐色，粗糙，具纵裂纹。多切成圆片或不规则块片状。质硬。切面黄白色，皮部松软，灰褐色。木部淡黄色，粉性，有棕色小点或具放射状花纹。味苦，气微。

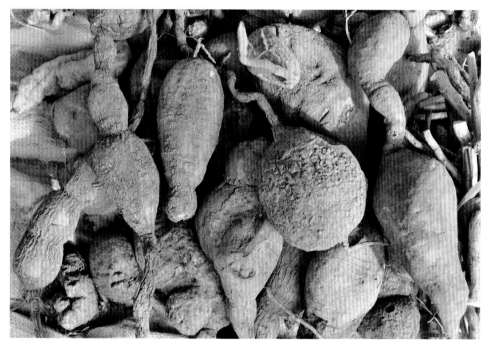

·大百解薯 – 块根（鲜）

药用源流　《中华本草》记载其具有理气止痛、清热解毒、止血的功效；主治痉挛性胃痛，腹痛，急性胃肠炎，胃及十二指肠溃疡，痢疾，跌打损伤，疮痈肿毒，外伤出血，蛇咬伤，骨结核等症。

分类位置	种子植物门	被子植物亚门	双子叶植物纲	马兜铃目	马兜铃科
	Spermatophyta	Angiospermae	Dicotyledoneae	Aristolochiales	Aristolochiaceae

形态特征　木质大藤本。嫩枝密被污黄色或淡棕色长硬毛。叶厚纸质至革质，嫩叶上面疏被长硬毛，成长叶除叶脉外，两面均密被污黄色或淡棕色长硬毛；基出脉 5 条；叶柄密被长硬毛。总状花序腋生；花梗具长硬毛；小苞片钻形；花被管中部急遽弯曲；檐部盘状，上面有暗红色棘状突起，外面密被长硬毛，边缘浅 3 裂，裂片平展，阔三角形，喉部黄色；合蕊柱顶端 3 裂。蒴果长圆柱形，成熟时自顶端向下 6 瓣开裂。种子卵形。

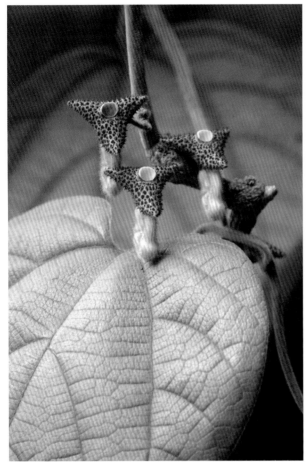

· 广西马兜铃 – 花期

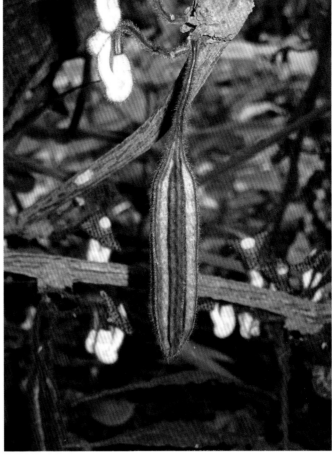

· 广西马兜铃 – 果期

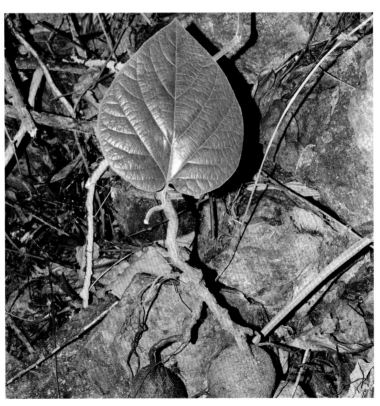

· 广西马兜铃 – 生境

生境分布　生于海拔 600~1600m 的山谷林中。分布于云南、贵州、广西、四川、湖南、浙江、广东、福建等。广西主要分布在桂西南。

化学成分　块根含马兜铃酸、β- 谷甾醇、尿囊素、3,4- 次甲二氧基 -6,8- 二甲氧基 -1- 甲酯菲、3,4- 次甲二氧基 -6,8- 二甲氧基 -10- 硝基 -1- 甲酯菲、3,4- 次甲二氧基 -8- 甲氧基 -10- 硝基 -1- 羧酸 - 菲等成分[1,2]。

药理作用　1. 镇痛作用

广西马兜铃总生物碱腹腔注射能明显抑制醋酸诱发的小鼠扭体反应，ED_{50} 为 176.55mg/kg，作用持续 2h，总碱腹腔注射或脑室注射给药均能明显提高小鼠痛阈，且对小鼠脚掌皮肤温度无明显影响。总碱镇痛作用以给药后 30min 最强，持续 2h 以上，而镇痛强度随剂量加大而增强，以腹腔注射量 300mg/kg 的 1/125（2.4mg/kg）脑室注射，其镇痛作用强度和作用时程与腹腔给药相当，表明总碱镇痛作用不是由于降低脚掌皮肤温度所致，而有中枢参与作用。纳络酮不能拮抗总碱镇痛作用，表明与脑内阿片受体无关。

2. 解痉作用

广西马兜铃总碱对离体豚鼠回肠自动收缩及乙酰胆碱和氯化钡所致的肠收缩均呈抑制作用。对临床各种疾患所致平滑肌痉挛性腹痛，止痛效果较好。

3. 升白细胞作用

广西马兜铃主要成分马兜铃酸（主要为马兜铃酸 A）3mg/kg 灌胃，每日 1 次，连续 6 天，对环磷酰胺或 ^{60}Co 照射所致小鼠白细胞降低有明显升白细胞作用。在 ^{60}Co 照射后，皮下注射这种马兜铃酸 0.5mg/kg，每日 1 次，连续 3 次，可使给药组动物脾结节数普遍比对照组多，可能是马兜铃酸可促进骨髓干细胞的分裂指数，提示马兜铃酸可促进骨髓细胞进入增殖周期。

4. 毒副作用

广西马兜铃总碱按 1g/kg 剂量给小鼠腹腔注射，24h 内无死亡。总碱 8mg/kg 给犬 1 次肌内注射，见犬出现安静、少动、食量减少，但于 10~24h 内恢复正常。小鼠灌服马兜铃酸（主要为马兜铃酸 A）的 LD_{50} 为 47.87 ± 8.25mg/kg。小鼠灌胃后活动减少，闭目，竖毛，减食，第 4 日开始死亡，持续 12 天。兔 6mg/kg 口服，每日 1 次，第 3 日即减食，第 5 日拒食，全组 3 只兔死亡。病理组织学检查呈急性肾功能衰竭的形态变化。兔 1.5mg/kg 口服，每日 1 次，第 8 日时 3 只兔中 1 只死亡，另 2 只给药第 8 日和停药后 6 天非蛋白氮（NPN）均显著升高，停药 16 天后恢复正常。病理组织学检查肾小管上皮有变性，肾小管有管型。3 只狗每日灌胃 0.8mg/kg，连续 35 天，有减食、拒食、消瘦等，1 只狗给药结束后，血清丙氨酸转氨酶略升高，余未见异常。马兜铃酸 A 有致突变作用，Ames 法试验表明，在加或不加 S_9 时回变菌落数皆明显增加，呈量效关系。微核试验表明马兜铃酸 A 可使微核率升高。

参考文献

[1] 周法兴, 梁培瑜, 瞿赐荆, 等. 广西马兜铃的化学成分研究 [J]. 药学学报, 1981,16(8):638-640.

[2] 李舒养, 姚琪. 广西马兜铃化学成分的分离与鉴定 [J]. 中草药, 1981,12(2):25.

大血藤

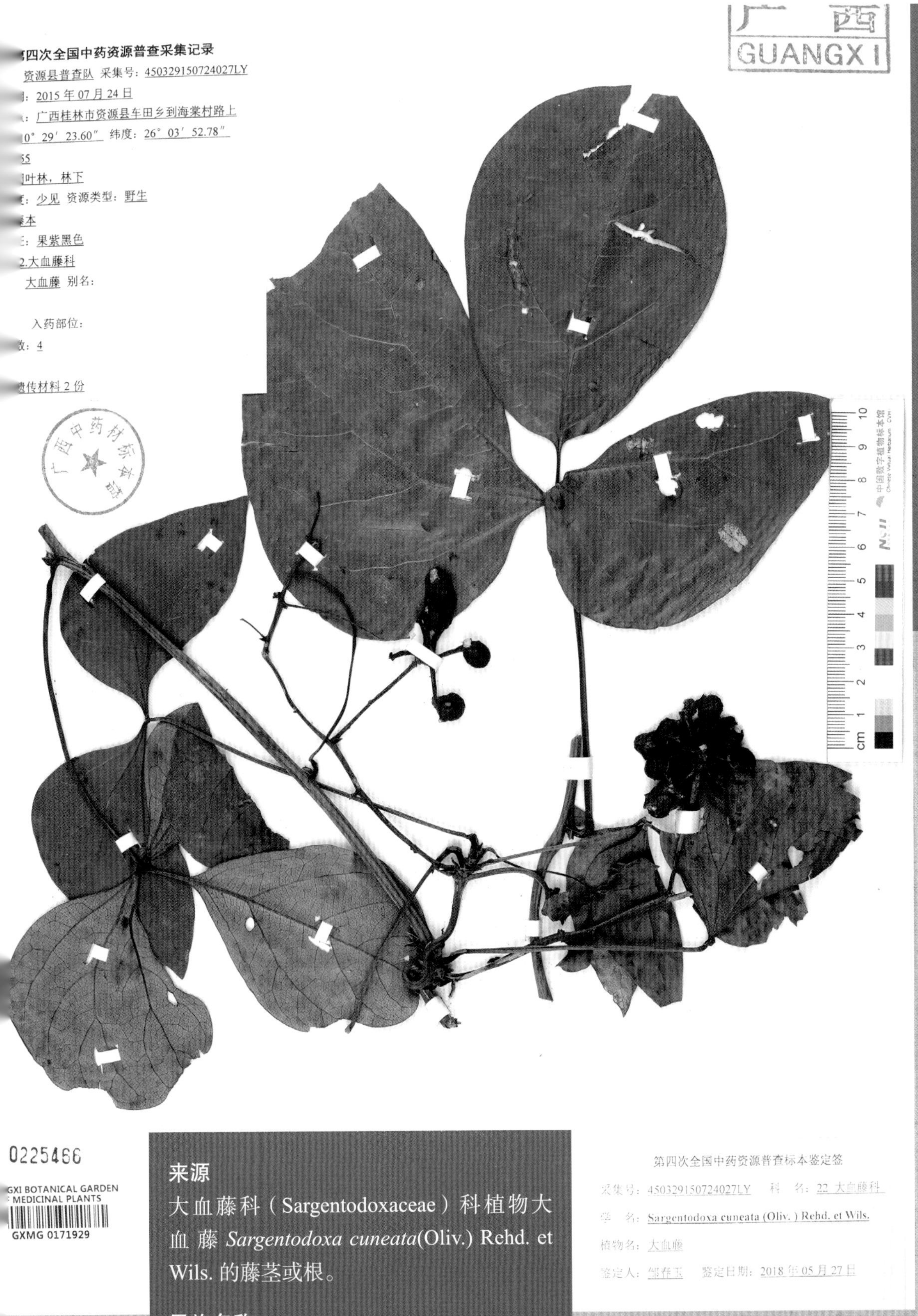
第四次全国中药资源普查采集记录
资源县普查队 采集号：450329150724027LY
：2015 年 07 月 24 日
：广西桂林市资源县车田乡到海棠村路上
0° 29′ 23.60″ 纬度：26° 03′ 52.78″
55
叶林，林下
：少见 资源类型：野生
本
：果紫黑色
2.大血藤科
大血藤 别名：
入药部位：
数：4
传材料 2 份
广西
GUANGXI
广西中药材标本馆
0225466
GXI BOTANICAL GARDEN
MEDICINAL PLANTS
GXMG 0171929
第四次全国中药资源普查标本鉴定签
采集号：450329150724027LY 科 名：22 大血藤科
学 名：Sargentodoxa cuneata (Oliv.) Rehd. et Wils.
植物名：大血藤
鉴定人：邹春玉 鉴定日期：2018 年 05 月 27 日

来源

大血藤科（Sargentodoxaceae）科植物大血藤 *Sargentodoxa cuneata*(Oliv.) Rehd. et Wils. 的藤茎或根。

民族名称

【壮族】棵勾斑（柳城），勾养（天等）。

【瑶族】绑龙准。

【仫佬族】秒罢糯（罗城）。

【侗族】大血藤（三江）。

【苗族】美勇（融水）。

民 族 应 用

【壮族】药用根或茎。根水煎服或浸酒服治风湿骨痛，肺结核，心脏病。茎水煎服治误食蚂蟥下肚，水煎服兼洗患处治跌打损伤引起的筋脉挛缩。

【瑶族】药用根或藤茎。主治风湿性关节炎，四肢麻木，跌打损伤，阑尾炎，风疹，蛔虫病，红痢，血淋，经闭腹痛，月经不调，小儿疳积，消化不良。

【仫佬族】药用根。水煎服治贫血。

【侗族】药用根。水煎服或浸酒服治风湿骨痛，病后虚弱。

药材性状　藤茎呈圆柱形，略弯曲，长 30~60cm，直径 1~3cm；表面灰棕色，粗糙，外皮常呈鳞片状剥落，剥落处显暗红棕色，有的可见膨大的节或略凹陷的枝痕或叶痕。质硬。断面皮部红棕色，有数处向内嵌入木部；木部黄白色，有多数细孔状导管，射线呈放射状排列。气微，味微涩。根近圆柱形，具纵棱，皮部易脱落，截面与藤茎的形态相似。

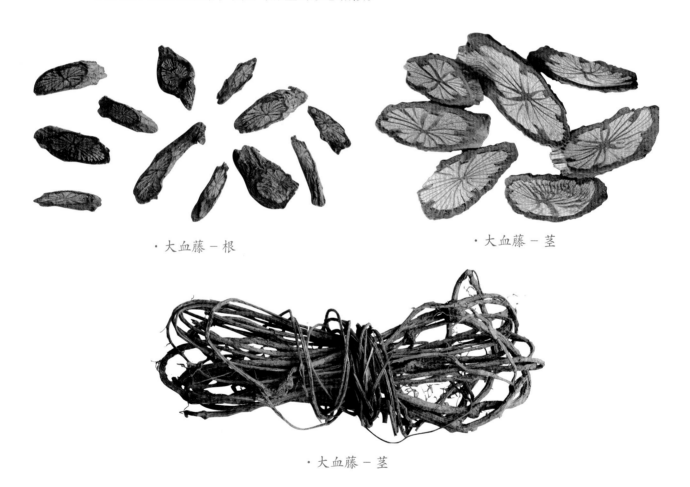

·大血藤－根　　　　　·大血藤－茎

·大血藤－茎

药用源流　大血藤的药用始载于《本草图经》，谓："血藤，生信州。叶如婆荷菜，根如大拇指，其色黄。五月采。攻血治气块。彼土人用之。"《本草品汇精要》曰："血藤，蔓生。"《植物名实图考》引《简易草药》，曰："大血藤即千年健，汁浆即见血飞，又名血竭，雌、雄二本。治筋骨疼痛，追风、健腰膝。今江西庐山多有之，土名大活血。蔓生，紫茎，一枝三叶，宛如一叶擘分。或半边圆，或有角而方，无定形，光滑厚韧。根长数尺，外紫内白。有菊花心，掘出曝之，紫液津润。

浸酒一宿，红艳如血，市医常用之。" 上述本草所述特征及附图与本种相符。《中华人民共和国药典》（2020 年版　一部）记载其具有清热解毒、活血、祛风止痛的功效；主治肠痈腹痛，热毒疮疡，经闭，痛经，跌扑肿痛，风湿痹痛。

分类位置	种子植物门	被子植物亚门	双子叶植物纲	小檗目	大血藤科
	Spermatophyta	Angiospermae	Dicotyledoneae	Berberidales	Sargentodoxaceae

形态特征　木质藤本。茎攀缘，被砍断时有红色汁液渗出，断面有放射状花纹。三出复叶，小叶革质；侧生小叶两侧极不对称。雌雄同株。总状花序长 8~15cm，花多数，有 6 枚蜜腺状花瓣，黄色或黄绿色；心皮多数，螺旋状排列，每心皮具 1 胚珠。浆果卵形，具肉质果柄，多个着生于一球形花托上，暗蓝色，被白粉；种子单生。

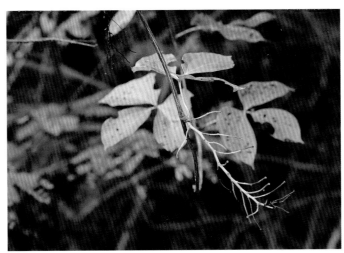

· 大血藤 - 植株

生境分布　生于海拔数百米的山坡灌丛、疏林和林缘等。分布于陕西、四川、贵州、湖北、湖南、云南、广西、广东、海南、江西等。广西主要分布在桂西、桂西北和桂北。

化学成分　含酚类、蒽醌、挥发油等成分。酚类成分主要有 3,5-O-二甲基-没食子酸、原儿茶酸、绿原酸、N-(对-羟基苯乙基)阿魏酸酰胺、对-羟基苯乙醇、(-)-表儿茶素、缩合鞣质 B_2、1-O-(香草酸)-6-(3",5"-二-O-甲基-没食子酰基)-β-D-葡糖苷、阿魏酸-对羟基苯乙醇酯、3-O-咖啡酰奎宁酸、3-O-咖啡酰奎宁酸甲酯、罗布麻宁、香草酸、3,4-二羟基-苯乙醇、4-羟基-苯乙醇、毛柳苷、红景天苷、3,4-二羟基苯乙醇葡萄糖苷、4-羟苯基-乙基-6-O-(E)-咖啡酰基-β-D-葡萄糖苷、绿原酸乙酯、丁香酸葡萄糖苷等[1-4]。蒽醌类成分主要有大黄素、大黄素甲醚、大黄酚等。挥发油类成分主要有 δ-荜澄茄烯、α-杜松醇、δ-杜松醇、α-紫穗槐烯、α-枯杷烯、罗汉柏烯、β-石竹烯、T-紫穗槐醇、表圆线藻烯、雪松烯、β-广藿香烯、表二环倍半水芹烯、石竹烯氧化物、α-蛇床烯、芳姜黄烯、荜澄茄-1,4-二烯、刺柏烯、α-姜烯、斯杷土烯等[5]。还含有 β-谷甾醇、野菰苷、红藤多糖等成分[3,4]。

药理作用　1. 抗菌作用

大血藤 25% 煎剂对金黄色葡萄球菌、乙型链球菌有极敏感的抑菌作用，对大肠杆菌、铜绿假单胞菌、甲型链球菌、卡他球菌、白色葡萄球菌均有高敏感抑菌作用。

2. 对心血管系统的作用

大血藤水溶性提取物能使心肌梗死家兔抬高的 ST 段下降，改善结扎左冠状动脉前降支所致的心肌乳酸代谢紊乱，并缩小心梗范围[6]。大血藤中的红藤甲素、丙素及多糖对异丙肾上腺素诱导的心肌缺血具有抑制作用[7]。

3. 抗肿瘤作用

大血藤中的绿原酸对人慢性髓性白血病 K562 细胞的半数抑制浓度为 97.2 μg/ml，N-（对 - 羟基苯乙基）阿魏酸酰胺在 100 μg/ml 浓度下对 K562 细胞的增殖抑制率为 46.6%，缩合鞣质 B_2 能使小鼠乳腺癌 tsFT210 细胞和 K562 细胞周期阻滞在 G_2/M 期[1]。

4. 抗炎、镇痛作用

复方大血藤能改善 CNP 模型大鼠前列腺的组织病理结构，减轻炎症反应，降低 TNF-α 和 IL-8 水平[8]。大血藤对二甲苯所致小鼠耳郭肿胀的急性炎症和对棉球所致小鼠肉芽组织增生的慢性炎症均具有较强的抑制作用。此外还能延长醋酸致疼痛模型小鼠痛阈潜伏期，减少扭体次数，表现出较强的镇痛作用[9]。

5. 抗氧化作用

大血藤具有抗氧化作用，其水提取物能够抑制 Nrf2 的降解，促进 HO-1 的表达，提示大血藤水提取物可能通过调控 Nrf2/HO-1 发挥抵抗氧化应激、延缓组织损伤过程，从而达到保护机体的作用[10]。

6. 免疫调节作用

大血藤提取物能提高小鼠胸腺指数和脾脏指数，降低小鼠的吞噬指数、IgM 生成量、外周血 T 淋巴细胞数目、T 和 B 淋巴细胞转化率，说明大血藤提取物具有提高小鼠机体免疫机能的功能[11]。

7. 其他作用

大血藤还具有保胎、抗病毒、抑制小鼠肠蠕动等作用[12-14]。

附　注　大血藤应用广泛，除作中药外，还可当作植物染料及园林绿化藤本。

参考文献

[1] 毛水春，顾谦群，崔承彬，等 . 中药大血藤中酚类化学成分及其抗肿瘤活性 [J]. 中国药物化学杂志 ,2004,14(6):326-330.

[2] 田瑛，张慧娟，屠爱萍，等 . 中药大血藤的酚性化合物 [J]. 药学学报 ,2005,40(7):628-631.

[3] 毛水春 . 中药大血藤 Sargentodoxa cuneata 抗癌活性成分的分离与鉴定 [D]. 青岛：中国海洋大学 ,2003.

[4] 陈智仙，高文远，刘岱琳，等 . 大血藤的化学成分研究（Ⅱ）[J]. 中草药 ,2010,41(6):867-870.

[5] 高玉琼，赵德刚，刘建华，等 . 大血藤挥发性成分研究 [J]. 中成药 ,2004,26(10):71-73.

[6] 陈鸿兴，陈滨凌，邵以德，等 . 红藤水溶性提取物对家兔实验性心肌梗塞的影响 [J]. 上海第一医学院学报 ,1984,11(3):201-204.

[7] 张鹏，颜寿琪，邵以德，等 . 红藤水溶性提取物的抗心肌缺血研究 [J]. 上海医科大学学报 ,1988,15(3):191-194.

[8] 汪克蕾，李淑芳，梁冰 . 复方大血藤对大鼠慢性非细菌性前列腺炎的作用 [J]. 贵阳医学院学报 ,2009,34(3):304-307.

[9] 李华，黄淑凤，邓翀，等 . 大血藤镇痛作用和抗炎作用研究 [J]. 陕西中医 ,2013,34(10):1427-1428.

[10] 陈兆榕，程晓平，褚剑锋，等 . 红藤水提物活化 Nrf2 细胞信号通路促进抗氧化基因 HO-1 表达的研究 [J]. 康复学报 ,2017,27(4):27-32.

[11] 鲁平，张小峰，赵阳 . 红藤对小鼠生长性能、抗氧化及免疫功能的影响 [J]. 医学信息 ,2011,24(18):194-195.

[12] 工卫华，闫坤，王丽霞，等 . 红藤对 LPS 诱导流产小鼠的保胎作用及子宫巨噬细胞的影响 [J]. 中国免疫学杂志 ,2011,27(4):325-329.

[13] RÜECKER G, MAYER R, SHIN-KIM J S, et al. Triterpene saponins from the Chinese drug "Daxueteng" (Caulis Sargentodoxae) [J]. Planta Medica, 1991,57(5):468-470.

[14] 邵以德，张敖珍，张鹏，等 . 红藤的药理研究（Ⅰ）[J]. 中草药 ,1983,14(1):23-26.

第四次全国中药资源普查采集记录
人：<u>黄雪彦</u>
号：451025180618001LY
日期：<u>2018 年 6 月 18 日</u>
地点：<u>广西靖西县端午药市</u>
E 纬度：N

度：_ 资源类型：_
<u>草本</u>
特征：_

名：_ 别名：

名：_ 入药部位：

数：1

采集号 Coll. No.:
~~451~~1025180618001LY
日期 Date:

231165
BOTANICAL GARDEN
MEDICINAL PLANTS
MG 0177629

广西

大伸筋草

采集号：451025180618001LY　　　石杉科

龙骨马尾杉
Phlegmariurus carinatus (Desv. ex Poir.) Ching
鉴定人：余丽莹　　　2018年10月29日
　　　　第四次全国中药资源普查

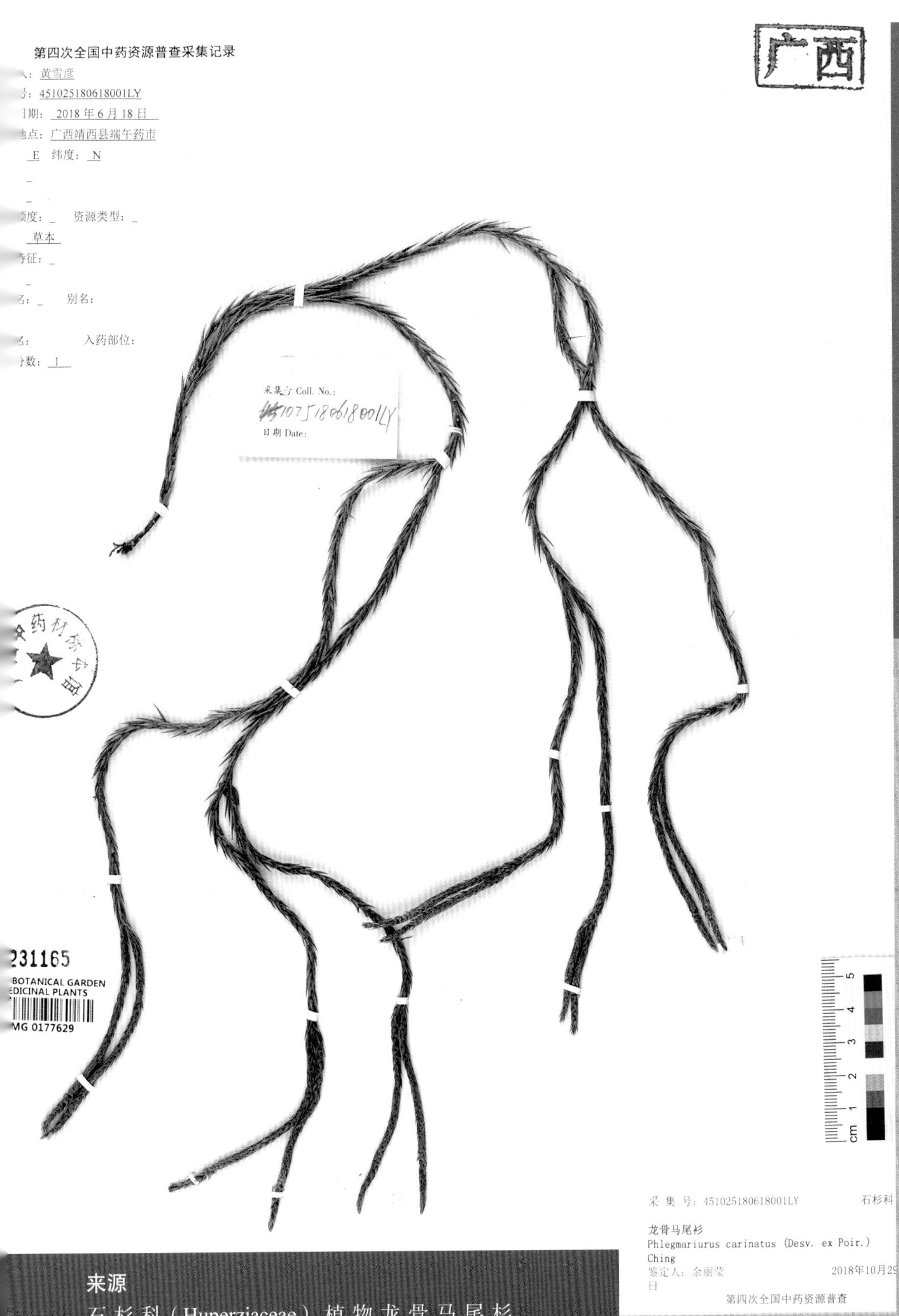

来源
石杉科（Huperziaceae）植物龙骨马尾杉
Phlegmariurus carinatus (Desv.) Ching 的全草。

民族名称
【壮族】棵汤马（那坡），壮求歪（德保），
马尾吊千斤（上林）。
【瑶族】便婆尾（龙胜）。

民族应用

【壮族】药用全草。浸酒服治坐骨神经痛，风湿骨痛；水煎服治肝炎，肾炎，风湿骨痛；水煎服或浸酒服治风湿骨痛。

【瑶族】药用全草。水煎服治胃痛；水煎服或浸酒服治风湿骨痛；加入洗米水共捣烂取汁调酒服兼敷伤口周围治毒蛇咬伤。外用适量。

药材性状　茎细长，二至五回二叉分枝，质地较轻而稍坚硬，直径连叶约6mm。鳞叶披针状钻形，排列较疏松，长8~15mm，宽1~1.5mm，逆叶尖方向触摸有刺手感。气微，味淡。

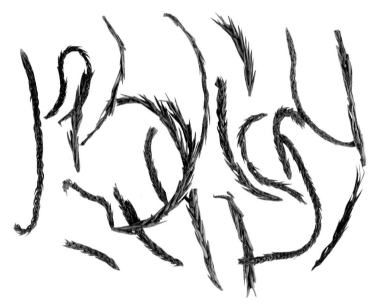

· 大伸筋草 – 全草

药用源流　《中华本草》记载其具有祛风除湿、舒筋活络、消肿止痛的功效；主治风湿痹痛，跌打损伤。

分类位置	蕨类植物门	石松纲	石松目	石杉科
	Pteridophyta	Lycopodiinae	Lycopodiales	Huperziaceae

形态特征　中型附生蕨类。茎簇生，成熟枝下垂，一至多回二叉分枝，枝连叶绳索状，枝细粗，第三回分枝连叶直径大于2.5mm，侧枝不等长。营养叶密生，针状，长不足5mm，长达8mm，宽约4mm，基部楔形，顶端渐尖，近通直，向外开张，背面隆起呈龙骨状。孢子囊穗顶生，直径约3mm。孢子叶卵形，基部楔形，先端尖锐，具短尖头，中脉不显，全缘。孢子囊生于孢子叶腋，藏于孢子叶内，不显，肾形，2瓣开裂，黄色。

生境分布　附生于海拔700m以下的山脊、山谷、丘陵密林中石上或树干上。分布于台湾、广东、广西、海南、云南。广西主要分布在兴安、永福、龙胜、东兴、玉林、龙州等。

化学成分　主要含有 8,15-dihydrohuperzine A、lycocarinatine A、lycoposerramine U N-oxide、石杉碱甲、carinatine A、carinatine B 等生物碱成分[1,2]及萜类。

药理作用

1. 抗乙酰胆碱酯酶作用

用龙骨马尾杉所含的活性成分石杉碱甲给小鼠灌胃 30 min 后，小鼠全血乙酰胆碱酯酶的活性抑制达到最高峰，24 h 后全血及脑组织乙酰胆碱酯酶活力基本恢复正常[3]。

2. 神经保护作用

石杉碱甲可显著改善血管性痴呆大鼠的学习记忆障碍，其机制可能与石杉碱甲能增强脑组织 SOD 活性，降低胆碱酯酶活性，减少 MDA 和 NO 含量，从而提高脑组织的抗氧化水平，发挥其神经保护作用有关[4]。

3. 抗炎作用

石杉碱甲可以抑制小胶质细胞分泌细胞因子和趋化因子，减缓 $A\beta_{1-42}$ 诱导的炎症反应，从而发挥抗炎作用[5]。

4. 抗凋亡作用

石杉碱甲能减少急性低压、低氧导致的大鼠大脑海马 CA1 区神经元细胞凋亡数，降低海马组织中促凋亡因子 Bax 表达，升高抗凋亡因子 Bcl-2 的表达，表明石杉碱甲具有抗凋亡作用[6]。

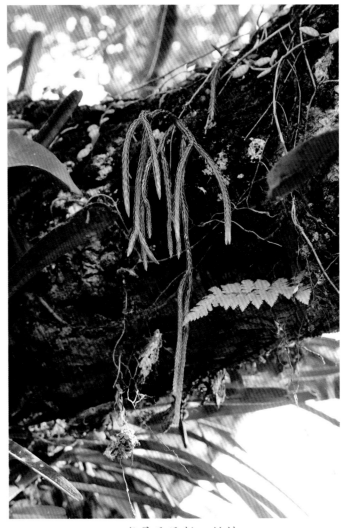

·龙骨马尾杉 - 植株

参考文献

[1]THORROAD S, WORAWITTAYANONT P, KHUNNAWUTMANOTHAM N, et al. Three new *Lycopodium* alkaloids from *Huperzia carinata* and *Huperzia squarrosa*[J].Tetrahedron, 2014,70(43):8017-8022.

[2] LIU F, LIU Y C, JIANG W W, et al.Carinatines A and R, *Lycopodium* alkaloids from *Phlegmariurus carinatus*[J]. Nat. Prod. Bioprospect,2014,4:221-225.

[3] 杨跃新,田海林,时锡金,等.石杉碱甲对乙酰胆碱酯酶活性的抑制作用[J].工业卫生与职业病,2008,34(1):24-27.

[4] 刘忠锦,张海燕,刘佳俊,等.石杉碱甲对血管性痴呆大鼠胶质细胞源性神经营养因子的表达及氧化应激水平的影响[J].中国生化药物杂志,2014,34(6):44-46,50.

[5] 朱宁,林继宗,陈庆状,等.石杉碱甲的抗炎作用及其对大鼠神经干细胞的保护作用[J].中国病理生理杂志,2013,29(7):1160-1164.

[6] 史清海,韩茹,伏建峰,等.石杉碱甲对急性低压低氧模型大鼠海马神经元凋亡的影响[J].解放军医学杂志,2013,38(2):103-106.

大驳骨

全国中药资源普查标本采集记录表

采集号：	451029130320022	采集人：	山林普查队
采集日期：	2013年03月20日	海拔(m)：	495.0
采集地点：	广西田林县潞城乡丰防水库周围		
经 度：	105°54′52″	纬 度：	24°24′45″
植被类型：	草丛	生活型：	灌木和小乔木
水分生态类型：	中生植物	光生态类型：	阳性植物
土壤生态类型：	酸性土植物	温度生态类型：	喜高温植物
资源类型：	野生植物	出现多度：	
株高(cm)：		直径(cm)：	
根：		茎(树皮)：	
叶：		芽：	
花：		果实和种子：	
植物名：	鸭嘴花	科 名：	爵床科
学 名：	Adhatoda vasica Nees		
药材名：		药材别名：	
药用部位：		标本类型：	腊叶标本
用 途：			
备 注：			
条形码：			

451029LY0706

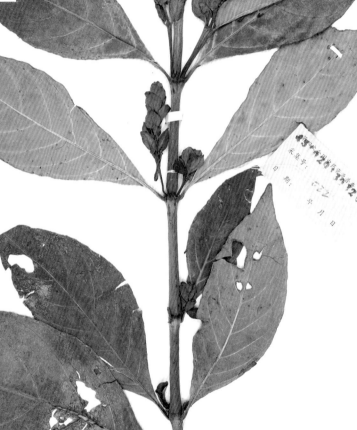

154477

采集号： 451029130320022 259. 爵床科 Acantha

鸭嘴花
Justicia adhatoda L.

鉴定人：方鼎　　鉴定时间：2014 年 06 月
第四次全国中药资源普查

来源

爵床科（Acanthaceae）植物鸭嘴花 *Justicia adhatoda* Linn. 的树皮、叶或全株。

民族名称

【壮族】大驳骨（桂平）。

【瑶族】大驳骨兰、端干（金秀）。

【仫佬族】马江（罗城）。

民 族 应 用

【壮族】药用全株。捣烂敷患处治骨折，关节脱臼。

【瑶族】药用树皮、叶。水煎服或浸酒服兼捣烂调酒敷患处治跌打扭伤，骨折。

【仫佬族】药用叶。水煎服治肝炎，跌打内伤。

内服用量9g；外用适量。

药材性状 枝圆柱形，老枝光滑，幼枝密被灰白色微毛。叶对生，皱缩，完整的叶片长圆状椭圆形至披针形，长 8~15cm，宽 3~6cm，先端渐尖，基部楔形；全缘，两面被微毛；叶柄明显。气微，搓揉后有特殊臭气。

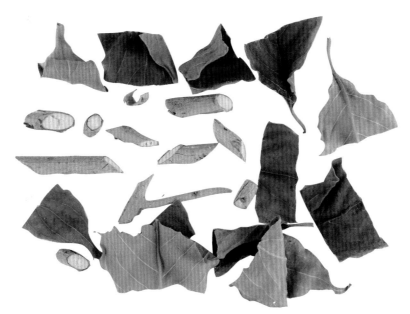

· 大驳骨 - 全株

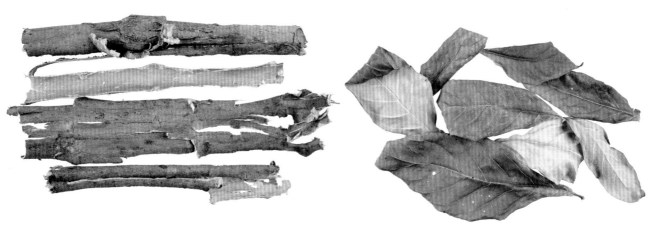

· 大驳骨 - 树皮

· 大驳骨 - 叶

药用源流　以鸭子花之名始载于《植物名实图考》，谓："鸭子花，产广东，似蓼而大，叶长数尺，以其花如小鸭，故名。" 所述特征及附图与本种相符。《中华本草》记载其具有活血止痛、接骨续筋、止血的功效；主治筋伤骨折，扭伤，瘀血肿痛，风湿痹病，腰痛，月经过多，崩漏。

分类位置	种子植物门	被子植物亚门	双子叶植物纲	马鞭草目	爵床科
	Spermatophyta	Angiospermae	Dicotyledoneae	Verbenales	Acanthaceae

形态特征　大灌木。叶纸质，矩圆状披针形至披针形，或卵形或椭圆状卵形。穗状花序卵形或稍伸长；花梗长 5~10cm；苞片卵形或阔卵形，长 1~3cm，宽 8~15mm，萼裂片 5，花冠白色，有紫色条纹或粉红色，长 2.5~3cm，被柔毛；药室椭圆形，基部通常有球形附属物不明显。蒴果。

生境分布　分布于广东、广西、海南、澳门、香港、云南等。广西主要分布在南宁、钦州、玉林、梧州、罗城、金秀、桂平、临桂等。

化学成分　含生物碱类、黄酮类及脂肪酸类等成分。其中生物碱类主要有鸭嘴花定碱、鸭嘴花碱、鸭嘴花醇碱、鸭嘴花酮碱、鸭嘴花考林碱、鸭嘴花考林酮碱等[1]。黄酮类主要有槲皮素、芹菜素、异牡荆黄素等[2]。不饱和脂肪酸及其酯类主要有棕榈酸、油酸、硬脂酸、10-十八碳烯酸甲脂、十七酸、二十酸、新植三烯、十六酸甲酯、亚油酸甲酯等[3]。还含有 β- 谷甾醇、西米杜鹃醇、对羟基苯甲酸、1,2,4- 三甲氧基苯、β-胡萝卜苷、丁香树脂醇等[3,4]。

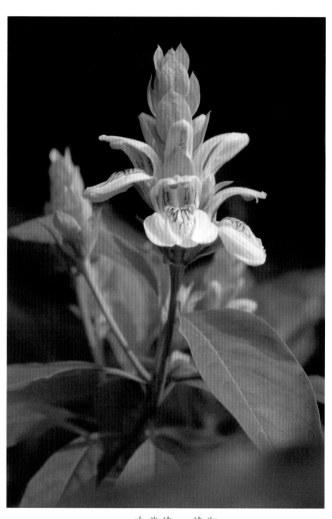

·鸭嘴花 - 花期

药理作用　1. 子宫兴奋作用

鸭嘴花中的活性成分鸭嘴花碱有显著的子宫兴奋作用，其作用强度与缩宫素和甲基麦角新碱相似，其作用机制与促进前列腺素释放有关[5]。

2. 抗菌作用

鸭嘴花碱对伤寒杆菌、变形杆菌和金黄色葡萄球菌等有中度抗菌作用；从叶、花及根部提取的油脂部分有抗结核杆菌作用。

3. 镇咳作用

鸭嘴花提取物经静脉注射大鼠，对机械和电刺激引起的咳嗽有显著的镇咳作用，其镇咳活性为可待因的 1/20~1/40。给予豚鼠口服后，鸭嘴花提取物能对抗由刺激性气溶胶引起的咳嗽，其活性类似于可待因[6]。

4. 对神经系统的作用

脱氢鸭嘴花碱有显著的局部麻醉作用，对毛果芸香碱所致唾液分泌有抑制作用，对内源性和外源性乙酰胆碱和肾上腺素均有阻断作用。

5. 对支气管的作用

鸭嘴花酮碱对支气管有较强的扩张作用，特别对组胺所致支气管收缩有显著的解痉作用；鸭嘴花碱对气管平滑肌具有显著舒张作用，能抑制氯化钾、乙酰胆碱、磷酸组胺所致气管平滑肌收缩，而且能使磷酸组胺、乙酰胆碱收缩气管平滑肌的量效曲线右移，并抑制最大效应[7]。

6. 其他作用

鸭嘴花叶中不含氮的中性成分，对家兔有降血糖作用，持续时间约2h；大鸭嘴花酮碱有较强的抗过敏作用；鸭嘴花提取物还具有抗诱变作用，连续口服其提取物7天，对氯化镉引起的诱变作用具有显著的抑制作用，其机制在于鸭嘴花提取物能抑制丙二醛的形成[8]。

附 注 鸭嘴花属植物中国仅有一种，主产广西、广东，全国各地均有应用和收购。

参考文献

[1]JOSHI B S, BAI Y L, PUAR M S, et al. ¹H− and ¹³C−nmr assignments for some pyrrolo [2,1b] quinazoline alkaloids of *Adhatoda vasica*[J]. Journal of Natural Products, 1994, 57(7):953−962.

[2]AHMED E S, ABD EI−MEGEED H F, ALI A M.Flavonoids and antimicrobial volatiles from *Adhatoda vasica* Nees[J].Pharm Pharmacol Lett,1999,9(2):52−56.

[3]章小丽,余正文,郭芳琴,等.大驳骨化学成分研究[J].天然产物研究与开发,2004,16(2):131−132.

[4]关永霞,杨小生,佟丽华,等.大驳骨化学成分研究（Ⅱ）[J].天然产物研究与开发,2004,16(6): 516−517.

[5]GUPTA O P, ANAND K K, GHATAK B J, et al.Vasicine,alkaloid of *Adhatoda vasica*,a promising uterotonic abortifacient[J]. Indian J Exp Biol,1978,16(10):1075−1077.

[6]DHULEY J N. ANTITUSSIVE effect of *Adhatoda vasica* extracton mechanical or chemical stimulation−induced coughing in animals[J].J Ethnopharmacol,1999,67(3):361−365.

[7]高春艳,聂珍贵,梁翠茵,等.鸭嘴花碱对豚鼠离体气管平滑肌收缩功能的影响[J].天津药学,2003,15(6):4−6.

[8]JAHANGIR T, KHAN T H, PRASAD L. Reversal of cadmium chloride−induced oxidative stress and genotoxicity by *Adhatoda vasica* extract in Swiss albino mice[J]. Biological Trace Element Research, 2006,111:217−228.

大金牛草

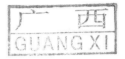

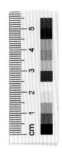

全国中药资源普查标本采集记录表

采集号:	450123130727009LY	采集人:	隆安县普查队
采集日期:	2013年07月27日	海拔(m)	277.0
采集地点:	广西隆安县屏山乡石岭村新向屯		
经 度:	107°33′53.34″	纬 度:	22°54′04.08″
植被类型:	灌丛	生活型:	一年生草本植物
水分生态类型:	中生植物	光生态类型:	阳性植物
土壤生态类型:		温度生态类型:	亚热温植物
资源类型:	野生植物	出现多度:	少
株高(cm):		直径(cm):	
根:		茎(树皮):	
叶:		芽:	
花:		果实和种子:	
植物名:	华南远志	科 名:	远志科
学 名:	Polygala glomerata Lour. -P. chinensis L.		
药材名:	大金牛草	药材别名:	
药用部位:	全草类	标本类型:	腊叶标本
用 途:	祛痰，消积，散瘀，解毒。用于小儿疳积，百日咳，气管炎，肝炎，毒蛇咬伤。		
备 注:	遗传材料2份		
条形码:			

450123LY1414

第四次全国中药资源普查

采集号:
450123130727009LY

日期: 年月日

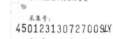

标本鉴定签

采集号:	450123130727009LY	科名:	远志科
学 名:	Polygala glomerata Lour. -P. chinensis L.		
种中文名:	华南远志		
鉴定人:	许为斌	鉴定时间:	2013年12月25日

第四次全国中药资源普查

来源

远志科（Polygalaceae）华南远志
Polygala chinensis Linn. 的带根全草。

民族名称

【壮族】杀粘（大新），小远志（忻城）。
【瑶族】甘得（金秀），金不换（贺县）。

民 族 应 用

【壮族】药用全草。浸酒服治阳痿；水煎服治咳嗽，心脏病，咳嗽，咯血，小儿疳积，黄疸肝炎，支气管炎；与瘦猪肉蒸服治小儿疳积。

【瑶族】药用全草。水煎服治肝炎；与瘦猪肉蒸服治小儿疳积。

内服用量 15~30g。

药材性状　全草长 6~40cm。叶片皱缩，椭圆形、长圆状披针形或卵圆形，灰绿色或褐色，叶柄短，有柔毛。蒴果长约 4mm，顶端内凹，萼片宿存。种子基部有 3 短裂的种阜。味甘，性平。

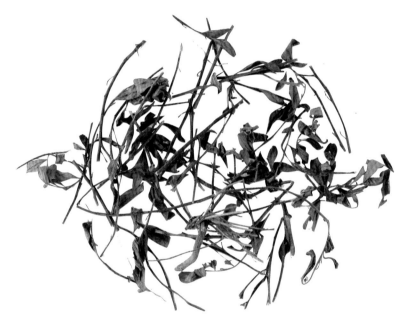

·大金牛草－全草

药用源流　大金牛草又称"鹧鸪茶"，《生草药性备要》记载："鹧鸪茶，味甘，香，性温。散热毒，止咳嗽，理痰火。治蛇咬，又名蛇总管。小叶的怯风，治咳膨胀，小儿五疳。其根，止牙痛。又名金不换，又名紫背金牛。"《本草求原》曰："鹧鸪茶，即紫背金牛、金不换、蛇总管。甘辛、香温。主咳嗽、痰火内伤，散热毒瘰疬；理蛇要药。根，治牙痛、疳积。"但本草并无太多的形态描述。《中华本草》记载其具有祛痰、消积、散瘀、解毒的功效；主治咳嗽咽痛，小儿疳积，跌打损伤，瘰疬，痈肿，毒蛇咬伤。

分类位置	种子植物门 Spermatophyta	被子植物亚门 Angiospermae	双子叶植物纲 Dicotyledoneae	远志目 Polygalales	远志科 Polygalaceae

形态特征　直立草本。茎枝较粗。叶片纸质，倒卵形、椭圆形至披针形，长 2.6~10cm，宽 1~1.5cm，疏被短柔毛。总状花序腋上生；花大，长约 4.5mm；花柱顶部扩大呈马蹄形，无簇毛，柱头

生其内；雄蕊之花丝 2/3 以下合生成鞘，以上分离；萼片花后全部宿存；龙骨瓣具丰富的丝状流苏或稀为蝶结状附属物。蒴果圆形，直径约 2mm。

生境分布 生于海拔 500~1500m 的山坡草地或灌丛中。分布于福建、广东、海南、广西和云南等。广西主要分布在贺州等。

化学成分 全草主要有三萜皂苷类、黄酮类、叫酮类、苯甲酮苷类、远志醇衍生物等成分。其中三萜皂苷类成分主要有 E-senegasaponin b、polygalasaponin ⅩⅬⅢ、polygalasaponin ⅩⅩⅩ、polygalasaponin XLⅣ 等。叫酮类成分主要有 glomeratide E-F、glomerxanthone A-C 等。苯甲酮苷成分有 glomeratide A-D、apigrnin-7-O-[3-O-acetyl-α-L-rhamnopranosyl(1→6)-β-D-glucopyranoside 等。黄酮类成分

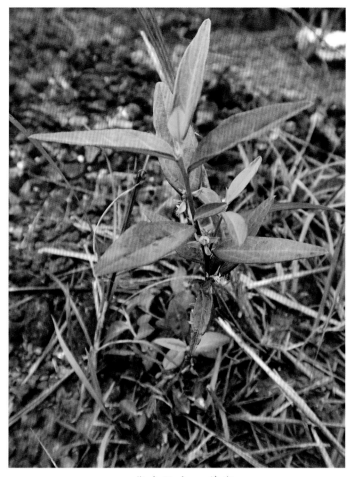

·华南远志－花期

主要有芦丁、山奈酚、紫云英苷、芒果苷、山奈酚 -3-O- 芸香糖苷、槲皮素 -3-O- 葡萄糖苷、槲皮素 -3-O- 半乳糖苷等。远志醇衍生物成分主要有 6-O-feruloyl-3-O-2-hydroxymethyl-5-hydroxyl-2-pentenoic acid polygalytol、5-O-β-D-glucosi-de-1-O-polygalytol-2-hydroxymethyl-5-hydroxyl-2-pentenoic ester、3-O-2-hydroxymethyl-5-hydroxyl-2-pentenoic acid polygalytol、6-O-feruloyl-polygalytol 等。还含有远志醇、胡萝卜苷等成分[1]。

药理作用 1. 神经保护作用
华南远志丙酮提取物和总提取物具有神经营养作用，能促进 PC12 细胞分化，使细胞突起长度明显增加；其皂苷类化合物对去血清模型造成的神经损伤具有保护作用；其黄酮和叫酮类化合物能提高 PC12 细胞的增殖率，有保护神经作用，且有一定的量效关系；皂苷类化合物在去血清模型和谷氨酸模型中均能促进 PC12 细胞的增殖，对 PC12 细胞具有保护作用[1]。
2. 保肝作用
华南远志总浸膏、30% 乙醇部位、叫酮类、苯甲酮苷类及远志醇衍生物具有很好的保肝活性，对 D-GalN 引起的肝细胞损伤具有保护作用[1]。

附 注 主产于福建、广东、广西，多自产自销。

参考文献

[1] 李创军. 远志和华南远志的化学成分及其生物活性研究 [D]. 北京：中国协和医科大学,2008.

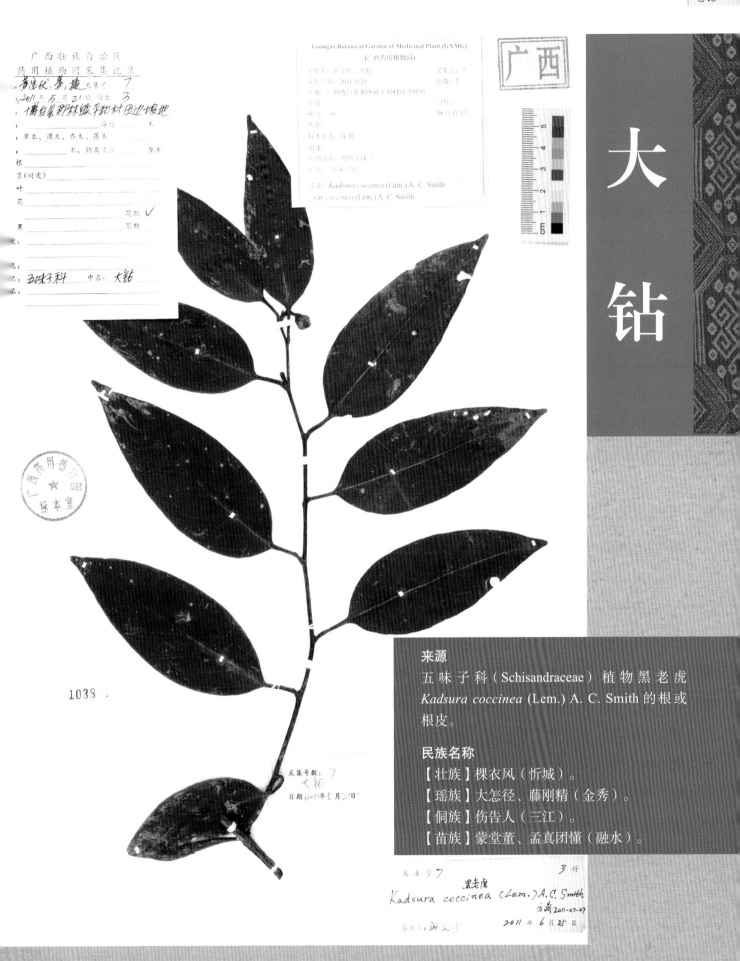

广　西

大

钻

1038

来源

五味子科（Schisandraceae）植物黑老虎
Kadsura coccinea (Lem.) A. C. Smith 的根或
根皮。

民族名称

【壮族】棵衣风（忻城）。
【瑶族】大怎径、藤刚精（金秀）。
【侗族】伤告人（三江）。
【苗族】蒙堂董、孟真团懂（融水）。

黑老虎
Kadsura coccinea (Lem.) A. C. Smith

民 族 应 用

【壮族】药用根或根皮。水煎服治风湿骨痛。
【瑶族】药用根或根皮。水煎服治风湿骨痛，胃痛；捣烂敷患处治骨折。
【侗族】药用根或根皮。水煎服治痢疾，肠炎，心悸胸闷。
内服用量 50~250g；外用适量。

药材性状　根呈圆柱形，略弯曲，长短不一，直径 1~4cm。表面深褐色或黑褐色，具纵皱纹及横向深裂，弯曲处深裂成横向沟纹。皮部多横向断裂呈串珠状，易与木部剥离。质坚韧，不易折断。断面纤维性。皮部厚，浅蓝灰色，有密集的小白点和放射状的细纹；木部黄白色或浅棕色，可见多数小孔。气微香，味微辛。

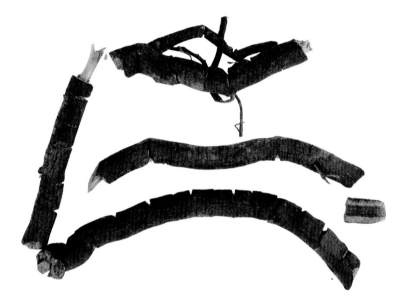

·大钻 - 根

药用源流　《广西壮族自治区壮药质量标准　第二卷》（2011 年版）记载其具有行气活血、祛风止痛的功效；主治胃痛，腹痛，风湿痹痛，跌打损伤，痛经，产后瘀血腹痛，疝气痛。

分类位置	种子植物门	被子植物亚门	双子叶植物纲	木兰目	五味子科
	Spermatophyta	Angiospermae	Dicotyledoneae	Magnoliales	Schisandraceae

形态特征　常绿木质藤本。叶革质，长圆形至卵状披针形。花单生于叶腋，雌雄异株；雄花花被片红色，10~16 片，肉质；花托长圆锥形，顶端具 1~20 条分枝的钻状附属体；花丝顶端为两药室包围着；雌花花被片与雄花相似，花柱短钻状，顶端无盾状柱头冠，心皮 50~80 枚。聚合果近球形，红色或暗紫色，径 6~10cm 或更大；小浆果倒卵形，长达 4cm，外果皮革质，不显出种子。

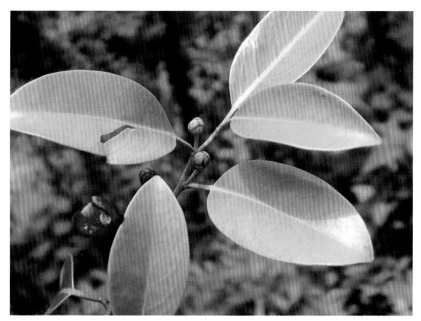

· 黑老虎 – 花期

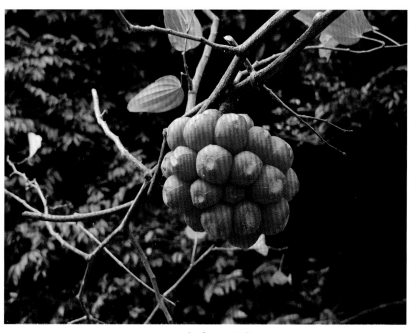

· 黑老虎 – 果期

生境分布 生于海拔 1500~2000m 的林中。分布于江西、湖南、广东、香港、海南、广西、四川、贵州、云南。广西全区各地均有分布。

化学成分 主要含有木脂素类、三萜类、挥发油等成分。其中木脂素类主要有去氧五味子素、benzoylisogomisin O、R– 五味子丙素、戈米辛 M2、冷饭团素、kadsuranin、异南五味子木脂宁、戈米辛 D–E、戈米辛 J、戈米辛 R、kadsuralignan A–B、schizanrin F 等[1,2]。三萜类化合物以羊毛甾烷型、环阿屯烷型、kadlongilactone 型以及降三萜类为主，主要有 seco-coccinic acid A–E、coccinilactone A–B、coccinone A–D 等成分[3,4]。挥发油成分主要有异石竹烯、δ– 榄香烯、乙酸龙脑酯、δ– 荜澄茄烯、β– 古芸烯、γ– 依兰油烯及其水合物等[5]。还含有 24ξ–n– 丙基 – 胆甾 –3– 酮、豆甾 –5– 烯 –7– 羰基 –3β– 醇、豆甾 –5– 烯 –3β,7α– 二醇、美国茶叶花素、

正丁基 -β-D- 吡喃果糖苷、香草酸、香草醛、原儿茶酸、莽草酸、β- 谷甾醇、胡萝卜苷、去氢二异丁香酚、内消旋二氢愈创木脂酸、豆甾 -4- 烯 -3- 酮、没食子酸、水杨酸、2- 甲氧基苯甲酸、邻苯二甲酸二丁酯、5- 羟甲基糠醛、天师酸、α- 棕榈酸甘油酯等成分[6,7]。

药理作用 1. 抗炎作用

从黑老虎中分离得到的匙叶桉油烯醇能抑制重组小鼠干扰素（IFN-γ）和脂多糖（LPS）诱导 RAW264.7 细胞释放 NO[8]。

2. 抗肿瘤作用

黑老虎中的 *seco*-coccinic acid A–C 和 *seco*-coccinic E 均能抑制人白血病 HL60 细胞的增殖，其 GI_{50} 在 6.8~42.1 μmol/L 之间[3]。

3. 保肝作用

黑老虎提取物对大鼠非酒精性脂肪肝具有调节脂质和保护肝脏的作用，其作用机制可能与减少脂质在肝脏的沉积、减轻肝脏氧化损伤有关[9]。黑老虎能降低 CCl_4 诱导的大鼠肝纤维化血清中谷丙转氨酶（ALT）和谷草转氨酶（AST）的活性，提高血清白蛋白（Alb）含量以及降低肝组织中羟脯氨酸（Hyp）含量，改善大鼠肝细胞损伤、肝脏脂肪变性和胶原纤维增生[10]。

4. 抗病毒作用

黑老虎中的 kadcotriones A–C、triterpenoid 均具有抗 HIV–1 活性[11,12]。

参考文献

[1]LIAN-NIANG L, HUNG X. Dibenzocyclooctadiene lignans from roots and stems of *Kadsura coccinea*[J].Planta Medica,1985,51(4):297–300.

[2]LI H R, FENG Y L, YANG Z G, et al.New lignans from *Kadsura coccinea* and their nitric oxide inhibitory activities[J].Chemical & Pharmaceutical Bulletin,2006,54(7):1022–1025.

[3]WANG N, LI Z L, SONG D D, et al. Lanostane-type triterpenoids from the roots of *Kadsura coccinea*[J].Journal of Natural Products,2008,71(6):990–994.

[4]WANG N, LI Z L, LI D Y, et al. Five new triterpenoids from the roots of *Kadsura coccinea*[J]. Helv Chim Acta, 2009,92(7):1413–1418.

[5] 彭富全, 邓慧怡 . 黑老虎挥发油成分的 GC-MS 分析 [J]. 现代食品与药品杂志 ,2006,16(4):6–8.

[6] 王楠, 李占林, 华会明 . 黑老虎根化学成分的研究 [J]. 中草药 , 2010,41(2):195–197.

[7] 王楠, 李占林, 刘晓秋, 等 . 黑老虎根化学成分的研究 (Ⅱ)[J]. 中国药物化学杂志 ,2012,22(4):305–309.

[8] 石柳柳, 李贺然 . 黑老虎中倍半萜类化合物的分离鉴定及抑制 NO 生成作用研究 [J]. 中国医药导报 ,2016,13(10):27–29,34.

[9] 王来友, 王凤云, 何琳, 等 . 壮药黑老虎根提取物对大鼠非酒精性脂肪肝病的作用及机制 [J]. 广东药学院学报 ,2015,31(6):772–775,785.

[10] 屈克义, 黄继海, 李文胜, 等 . 冷饭团抗肝纤维化的实验研究 [J]. 中国中西医结合消化杂志 ,2001,9(2):86–87,89.

[11]LIANG C Q, SHI Y M, LUO R H, et al. Kadcoccitones A and B, two new 6/6/5/5-fused tetracyclic triterpenoids from *Kadsura coccinea*[J]. Organic Letters, 2012,14(24):6362–6365.

[12]LIANG C Q, SHI Y M, LI X Y, et al. Kadcotriones A-C: tricyclic triterpenoids from *Kadsura coccinea*[J]. Journal of Natural Products, 2013,76(12):2350–2354.

各论

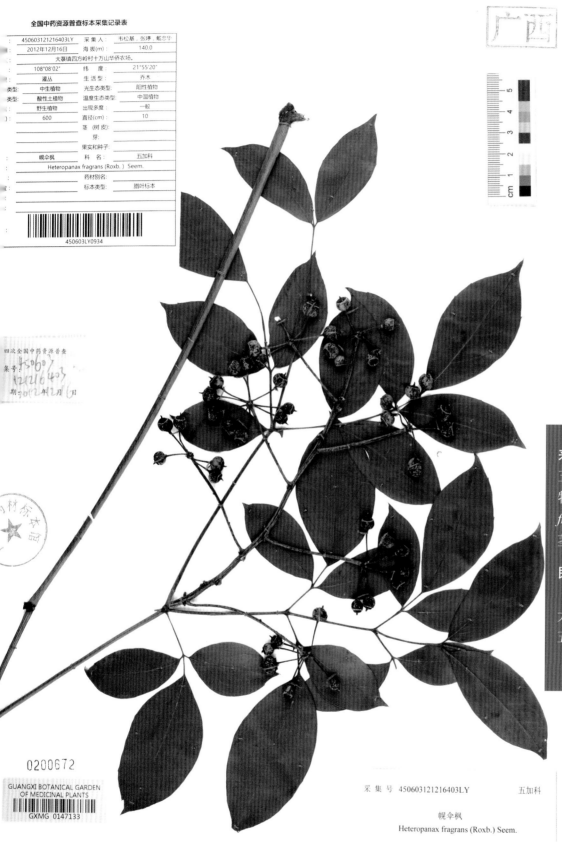

广西

大蛇药

来源
五加科（Araliaceae）植物幌伞枫 *Heteropanax fragrans* (Roxb.) Seem. 的茎皮、根皮、树皮和叶。

民族名称
【壮族】Govahdangjlaus，大蛇药，雅当老，富贵树，五加通，凉伞木。
【瑶族】大蛇药（金秀）。

采 集 号 450603121216403LY　　　　五加科

幌伞枫
Heteropanax fragrans (Roxb.) Seem.

鉴定人：韦松基，戴忠华 2012年　12月　22日
第四次全国中药资源普查

民 族 应 用

【壮族】药用茎皮或根皮。主治发热，痈疮，疔疮，痹病，扭挫伤，毒蛇咬伤。内服用量 15~30g；外用适量，捣敷或水煎洗。

【瑶族】药用叶或树皮。主治营养不良水肿，肾炎，孕妇水肿。外用适量，捣敷或水煎洗。

药材性状 茎皮呈板片状、卷筒状或弧状弯曲条块状，厚 0.5~1cm，外表面灰褐色至灰棕色，粗糙，栓皮较厚，上面龟裂状。内表皮棕黄色，光滑。质坚硬，不易折断。折断面黄白色，颗粒性。气微，味苦而涩。根皮比茎皮稍薄。叶片两面无毛，全缘。

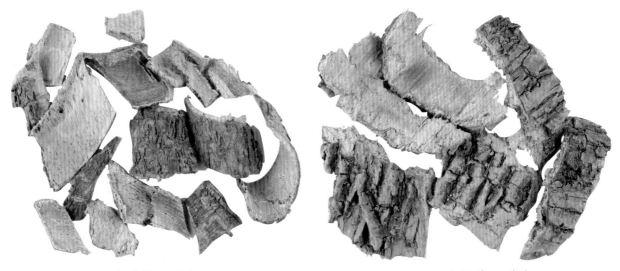

· 大蛇药－根皮　　　　　　　　　　· 大蛇药－茎皮

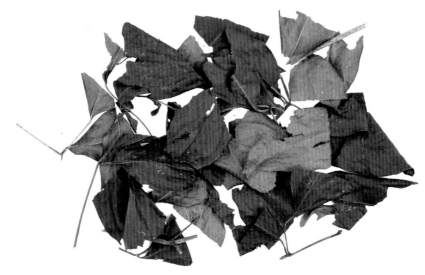

· 大蛇药－叶

药用源流 《广西壮族自治区壮药质量标准　第二卷》（2011 年版）记载其干燥茎皮具有清热解毒、消肿止痛的功效；主治感冒发热，中暑头痛，痈疖肿毒，瘰疬，风湿痹痛，跌打损伤，毒蛇咬伤。

分类位置	种子植物门	被子植物亚门	双子叶植物纲	五加目	五加科
	Spermatophyta	Angiospermae	Dicotyledoneae	Araliales	Araliaceae

形态特征 常绿乔木。树皮淡灰棕色，枝无刺。三至五回羽状复叶；小叶片在羽片轴上对生，纸质，椭圆形，长 5.5~13cm，宽 3.5~6cm，两面均无毛，边缘全缘。圆锥花序顶生，长 30~40cm，主轴及分枝密生锈色星状绒毛，后毛脱落；伞形花序头状；花淡黄白色；花瓣 5。果实卵球形，长 7mm，厚 3~5mm，黑色。

生境分布 生于海拔数十米至 1000m 的林中。分布于云南、广西、广东等。广西主要分布在百色、龙州等，各地有栽培。

化学成分 根含齐墩果酸、胡萝卜苷、白千层酸、3β,23- 二羟基 -20(29)- 羽扇烯 -27,28- 二羧酸等成分[1]。枝叶含绿原酸、异绿原酸、正戊基 -β-D- 呋喃果糖苷、山奈酚 -3-O-β-D- 芸香糖苷、槲皮素 -3-O-β-D- 芸香糖苷、槲皮素 -3-O-β-D- 吡喃葡萄糖苷、原儿茶酸、4β,10α- 香木兰烷二醇、(7S,8R)- 蛇菰脂醛素 -4-O-β-D- 吡喃葡萄糖苷等成分[2-3]。

药理作用 幌伞枫提取物可用作血小板凝聚抑制剂、组胺释放抑制剂、消炎剂、活性氧清除剂、抗氧剂和皮肤外用剂的活性成分，也可防治接触性皮炎、牛皮癣、皮肤粗糙、炎症、局部缺血、心肌梗死、动脉硬化、癌转移、哮喘、支气管哮喘、过敏性鼻炎和风疹，以及因活性氧引起的皮肤衰老[4]。

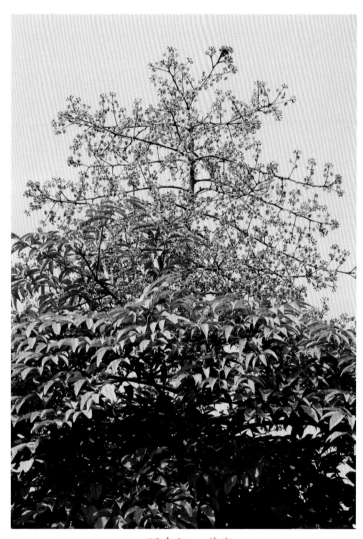

· 幌伞枫 – 花期

参考文献

[1] 宋仁华, 李干孙, 张壮鑫, 等. 大蛇药化学成分的研究 [J]. 云南植物研究, 1988,10(4):457-465.

[2] 王银朝. 滇山茶和幌伞枫化学成分研究及变异黄芪中苦马豆素的结构再鉴定 [D]. 咸阳: 西北农林科技大学, 2006.

[3] 胡引明, 张良, 胡章立, 等. 幌伞枫叶的化学成分研究 [J]. 热带亚热带植物学报, 2016,24(2):223-227.

[4] 用含幌伞枫提取物的磷脂酶 A_2 抑制剂预防皮肤病和哮喘等 [J]. 国外医药植物学分册, 2003,18(5):216.

万寿菊

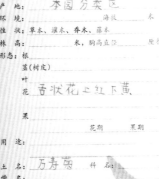

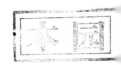

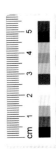

来源
菊科 (Compositae) 植物万寿菊 *Tagetes erecta* Linn. 的花序、根或叶。

民族名称
【壮族】Nyagumhvaj，里苦艾（西林）。
【瑶族】蒙背咪。

GUANGXI BOTANICAL GARDEN
OF MEDICINAL PLANTS

GXMG 0070028

Tagetes erecta ♂.

Det. 陈艺林   **2012** 年 **8** 月 **9** 日

民 族 应 用

【壮族】药用叶及花序。水煎服治肺痈；水煎服或洗眼治眼痛；捣烂调醋敷患处治猪头肥；捣烂调红糖敷患处治乳腺炎。内服用量5~10g；外用适量。

【瑶族】药用根、叶、花序。花序研末后用水调敷或水煎洗治头眩晕，小儿惊风，感冒发热，咳嗽，气管炎，百日咳，结膜炎，腮腺炎，乳腺炎。根、叶适量捣敷治腮腺炎，乳腺炎，痈疮肿痛。内服用量3~9g；外用适量。

药材性状　主根略呈圆柱形，表面褐色至棕色。叶片羽裂，边缘具齿，叶缘偶见腺体，近无柄。头状花序直径4~8cm，常带一小截花序梗，花序梗皱缩有棱，总苞常有腺点；舌状花棕黄色至金黄色。

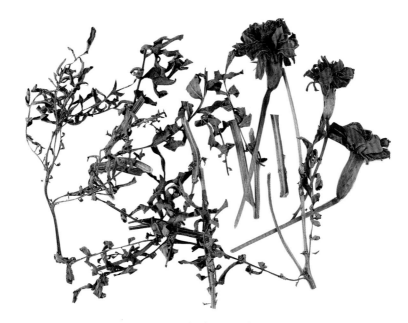

·万寿菊－全草

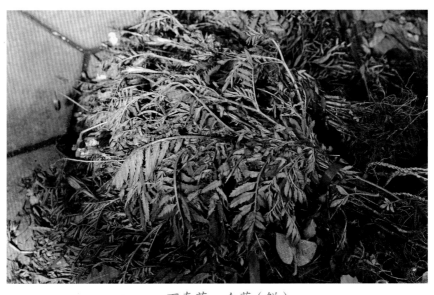

·万寿菊－全草（鲜）

药用源流 《植物名实图考》载："万寿菊，花开金黄色，繁而且久，性极喜肥。按万寿菊有两种：小者色艳，日照有光如倭段；大者名臭芙蓉，皆有臭气"。所述特征及附图与本种相符。《中华本草》记载其具有清热解毒、化痰止咳的功效；主治上呼吸道感染，百日咳，结膜炎，牙痛，咽炎，眩晕，小儿惊风，闭经，血瘀腹痛，痈疮肿毒。

分类位置	种子植物门	被子植物亚门	双子叶植物纲	菊目	菊科
	Spermatophyta	Angiospermae	Dicotyledoneae	Asterales	Compositae（Asteraceae）

形态特征 一年生草本。高50~150cm。茎直立，粗壮，具纵细条棱，分枝向上平展。叶羽状分裂，长5~10cm，宽4~8cm，裂片边缘具锐锯齿，上部叶裂片齿端有长细芒；沿叶缘有少数腺体。头状花序单生，直径5~8cm，花序梗顶端棍棒状膨大；舌状花黄色或暗橙色；管状花花冠黄色，顶端具5齿裂。瘦果线形，黑色或褐色，被短微毛。

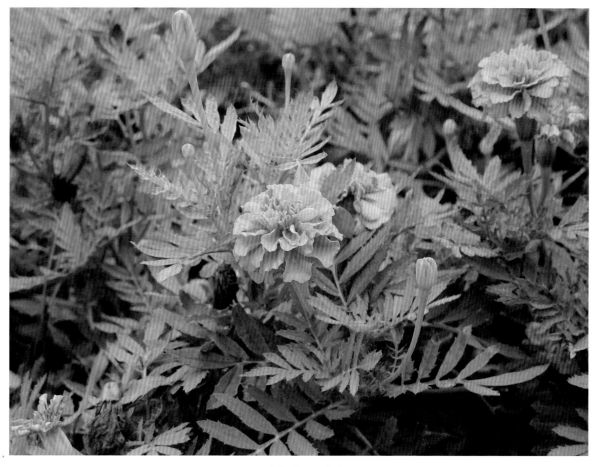

·万寿菊－花期

生境分布 生于向阳温暖湿润环境。全国各地均有栽培。广西全区各地均有栽培。

化学成分 花含反式石竹烯、β-荜澄茄烯、1-柠檬烯、α-异松油烯、3-甲基-6-(1-甲基亚乙基)-2-环庚烯-1-酮、3,7-二甲基-1,6-辛二烯-3-醇、1-环己基-2-甲基-丙烯-2-酮、β-

月桂烯、反 -β- 罗勒烯、2- 异丙基 -5- 甲基 -3- 环己烯 -1- 酮、丁香酸、槲皮素、万寿菊属苷、尿嘧啶、甘露醇、乌发醇、槲皮万寿菊素 3-O- 葡萄糖苷、quercetagetin 5-methyl ether、5,7-dimethoxy quercetin、没食子酸、3,4- 二羟基 -5- 甲氧基苯甲酸、16Z,19Z- pentacosadienoic acid、亚油酸甘油单酯、维生素 E α、3,4 二羟基苯甲酸、β- 香树脂醇、槲皮万寿菊素、β- 谷甾醇、豆甾醇、正三十四烷、3,4- 二丁香酸 -α-D- 葡萄糖、3,4- 二丁香酸 -β-D- 葡萄糖[1-7]。根含 5- 羟甲基糠醛基 - 甲基 - 丁二酸脂、5,7,3'- 三羟基 -3,6,4'- 三甲氧基黄酮、丁香酸、万寿菊苷、2,2'- 二联噻吩 -5- 醇等成分[8]。

药理作用 1. 抗氧化作用

万寿菊提取物可通过提高大鼠机体抗氧化能力，延缓 D- 半乳糖致大鼠衰老[9]。万寿菊花中的叶黄素酯可通过影响组织、血清中相关酶活性，保护四氧嘧啶所致的小鼠氧化损伤[10]。

2. 抗肿瘤作用

万寿菊中的叶黄素对乳腺癌细胞 MCF7 的增殖有抑制作用，并能诱导 MCF7 细胞凋亡[11]。

3. 止咳、祛痰作用

万寿菊 90% 乙醇洗脱部位能延长氨水引咳模型小鼠的咳嗽潜伏期和减少咳嗽次数，其 50% 乙醇洗脱部位还能促进小鼠气管酚红的分泌量，提示万寿菊具有止咳、祛痰作用[12,13]。

参考文献

[1] 冷丰收, 王思宏, 金大成. 延边地区黄万寿菊花挥发油的 GC/MS 研究 [J]. 延边大学学报 (自然科学版),1999,25(4):262-265.

[2] 回瑞华, 侯冬岩, 李铁纯, 等. 万寿菊不同部位挥发性化学成分比较研究 [J]. 分析实验室,2009,28(7):54-57.

[3] 李健, 宋帅娣, 张若男, 等. 黑龙江产万寿菊花精油的化学成分研究 [J]. 化学与黏合,2010,32(6):42-44.

[4] 杨念云, 段金廒, 钱士辉, 等. 万寿菊花的化学成分研究 [J]. 沈阳药科大学学报,2003,20(4):258-259.

[5] 黄帅, 周先礼, 王洪燕, 等. 万寿菊花的化学成分 [J]. 华西药学杂志,2007,22(4):370-373.

[6] 黄帅, 周先礼, 王洪燕, 等. 西昌万寿菊化学成分的研究 [J]. 天然产物研究与开发,2006,18(6):57-59.

[7] 周先礼, 黄帅, 周小力, 等. 万寿菊中新的单宁类化合物 (英文)[J]. 中国中药杂志,2012,37(3):315-318.

[8] 李国玉, 吕鑫宇, 菅计苹, 等. 万寿菊根中一个新的双取代丁二酸酯 [J]. 药学学报,2019,54(8):1457-1460.

[9] 裴凌鹏, 惠伯棣, 董福慧. 万寿菊提取物改善 D- 半乳糖致衰大鼠抗氧化功能的研究 [J]. 国外医学·老年医学分册,2007,28(1):38-42.

[10] 张秀娟, 安鹏, 季宇彬. 叶黄素酯对四氧嘧啶所致小鼠氧化损伤的保护性研究 [J]. 中国微生态学杂志,2008,20(1):25-27.

[11] 臧智超, 梁俊青. 万寿菊叶黄素对乳腺癌 MCF7 细胞增殖、凋亡的影响 [J]. 内蒙古中医药,2018,37(7):106-108.

[12] 邹淑君, 贾昌平, 田宝成, 等. 万寿菊花镇咳作用有效部位的实验研究 [J]. 中医药学报,2010,38(1):40-42.

[13] 邹淑君, 李妍, 孙跃臣, 等. 万寿菊花祛痰作用有效部位的实验研究 [J]. 中医药信息,2012,29(6):17-18.

上树蜈蚣

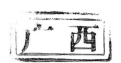

来源

苦苣苔科（Gesneriaceae）植物黄杨叶芒毛苣苔 *Aeschynanthus buxifolius* Hemsl. ex Duun 的全株。

民族名称

【壮族】Cijsaepmei，Godusiphwnjfaex。

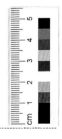

采集号数:23803
日期:201年8月16日

采集号:23803 苦苣苔科
黄杨叶芒毛苣苔
Aeschynanthus buxifolius Hemsley
鉴定人:余丽莹 2019年2月13日

民 族 应 用

【壮族】药用全株。和合欢皮、夜交藤一起水煎服或鲜品捣碎塞入猪心炖服治心旷不寐，烦躁不安；和白鸡屎藤水煎服治脾胃不和。内服用量5~10g。

药材性状　全草长 20~60cm。茎枝具鳞状突起。叶片长 0.5~2cm，宽 0.5~1cm，稍厚，侧脉不明显，叶柄极短。

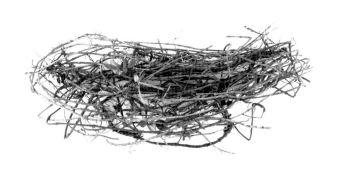

·上树蜈蚣－全株

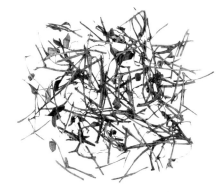

·上树蜈蚣－全株

药用源流　《中国壮药学》记载其具有滋阴降火、宁心安神、健脾和胃的功效；主治心旷不寐，烦躁不安，脾胃不和。

分类位置	种子植物门	被子植物亚门	双子叶植物纲	玄参目	苦苣苔科
	Spermatophyta	Angiospermae	Dicotyledoneae	Personales	Gesneriaceae

形态特征　附生小灌木。茎长 20~60cm，分枝，无毛，常有小鳞状突起。叶对生或 3 枚轮生，叶片革质，顶端钝，基部宽楔形或圆形，全缘，上面干时多皱纹，侧脉不明显。花单生于枝上部叶腋；花梗细，花萼 5 裂，裂片线形至披针状线形；花冠紫红色，下唇有深红色条纹；雄蕊伸出，花丝着生于花冠筒中部，有稀疏短腺毛；花盘环状。蒴果线形，无毛；种子纺锤形，每端各有 1 条附属物，后者狭三角状线形。

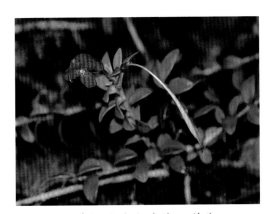

·黄杨叶芒毛苣苔－花期

生境分布　生于海拔 1300~2100m 的山地林中树上或石上。
分布于云南、广西、贵州等。广西主要分布在德保、凌云、环江、象州、金秀等。

附　注　黄杨叶芒毛苣苔的化学和药理研究尚未见报道。苦苣苔科常用药用植物的药理研究也较少，主要具有抗炎、抗菌、止咳平喘等作用。同属华丽芒毛苣苔 *A. superbus* Clarke 石油醚部位，具斑芒毛苣苔 *A. maculates* Lindl. 石油醚部位、乙酸乙酯部位和甲醇部位具有较好的体外 α－葡萄糖苷酶抑制活性。华丽芒毛苣苔和具斑芒毛苣苔的总甲醇提取物对血清唾液酸（SA）均具有抑制作用。

小飞扬

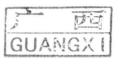

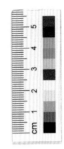

第四次全国中药资源普查采集记录

采集人：永福县普查队　采集号：45032613013005LY

采集日期：2013 年 10 月 13 日

采集地点：广西桂林市永福县二皇乡菜田村

经度：109°29′26.00″E　纬度：24°56′59.00″N

海拔：265 m

环境：草丛，路旁，其他

出现频度：一般　资源类型：野生

性状：草本

重要特征：

科名：136

植物名：___ 别名：

学名：

药材名：　入药部位：

标本份数：4

用途：

备注：遗传材料 2 份

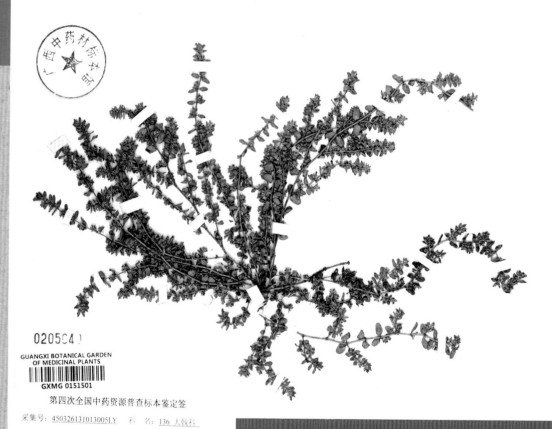

020504

GUANGXI BOTANICAL GARDEN
OF MEDICINAL PLANTS

GXMG 0151501

第四次全国中药资源普查标本鉴定签

采集号：45032613013005LY　科　名：136 大戟科

学　名：Euphorbia thymifolia L.

植物名：千根草

鉴定人：陆昭岑　鉴定日期：2017 年 06 月 16 日

来源

大戟科（Euphorbiaceae）植物千根草 *Euphorbia thymifolia* Linn. 的全草。

民族名称

【壮族】地锦草（隆林）。

【瑶族】飞扬端（金秀）。

【苗族】能务柏（融水）。

民 族 应 用

【壮族】药用全草。水煎服治肺炎，痢疾，腹泻。鲜全草加食盐少量捣烂外敷治乳腺炎，痈疮肿毒。

【瑶族】药用全草。捣烂取汁或加清水少许，取汁涂患处治小儿毛囊炎。

【苗族】药用全草。水煎服汁治水肿，消化不良，小儿疳积。

内服用量 10~30g；外用适量。

药材性状 全草长约 13cm，根细小。茎细长，粗约 1mm，红棕色，稍被毛，质稍韧，中空。叶对生，多皱缩，灰绿色或稍带紫色。花序生于叶腋，花小，干缩。有的带有三角形的蒴果。气微，味微酸、涩。

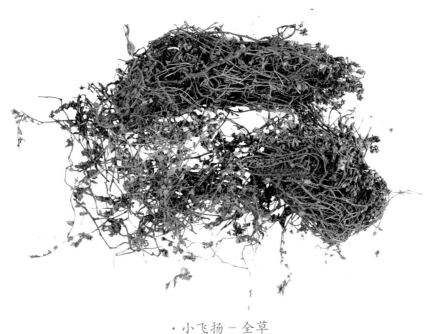

· 小飞扬 - 全草

药用源流 小飞扬以 "小飞羊草" 之名始载于《生草药性备要》："小飞羊草，味酸，性烈。治小儿飞痒疮满面，头、耳脓淋漓，敷洗，消肿毒。叶如瓜子样，有白蕊"。《广西本草选编》记载其具有清热祛湿、收敛止痒的功效；主治痢疾，泄泻，疟疾，痈疮，湿疹。

分类位置	种子植物门	被子植物亚门	双子叶植物纲	大戟目	大戟科
	Spermatophyta	Angiospermae	Dicotyledoneae	Eophorbiales	Euphorbiaceae

形态特征 一年生铺地草本。根纤细，具多数不定根。茎纤细，常呈匍匐状，被稀疏柔毛。叶对生，长 4~8mm，宽 2~5mm，先端圆，基部偏斜；叶柄极短；托叶易脱落。花序单生或数个簇生于叶腋，具短柄，被稀疏柔毛；总苞狭钟状至陀螺状，边缘 5 裂；腺体 4，被白色附属物；雄花少数；雌花 1 枚，子房柄极短；花柱 3，分离；柱头 2 裂。蒴果卵状三棱形，被贴伏的短柔毛，成熟时分裂为 3 个分果爿。

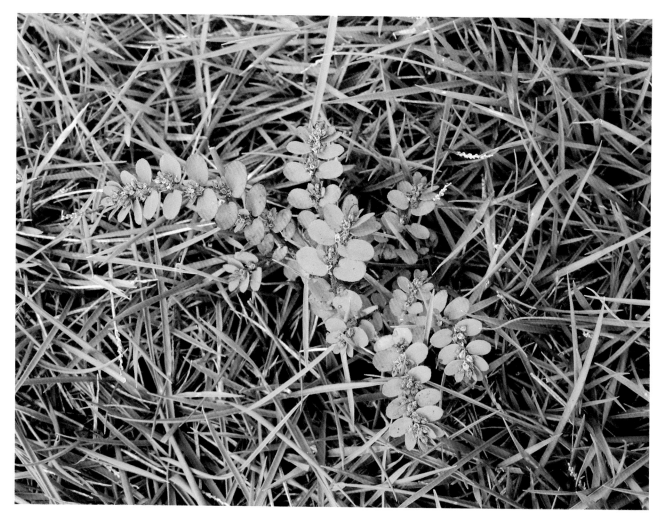

· 千根草 - 花期

生境分布 生于路旁、屋旁、草丛、稀疏灌丛等，多见于沙质土。分布于湖南、江苏、浙江、台湾、江西、福建、广东、广西、海南和云南等。广西主要分布在南宁、桂林、梧州、钦州、百色等。

化学成分 地上部分含槲皮素、槲皮素 –3–O–β–D– 葡萄糖苷、槲皮素 –3–O–β–D– 半乳糖苷、槲皮素 –3–O–β–D– 木糖苷、槲皮素 –3–O–β–D– 阿糖苷、3',4',5,7– 四羟基黄酮 –7–O–β–D– 葡糖醛苷、咸南藤酰胺乙酸酯、芹菜素、胡萝卜苷、2,3– 环氧 –1– 硬脂酸甘油酯、顺 –10– 十七碳烯酸甲酯等成分[1,2]。全草含木犀草素、山奈酚、没食子酸乙酯、对香豆酸、原儿茶酸、没食子酸、咖啡酸、3, 4– 开环 –8βH– 羊齿 –4 (23),9 (11) – 二烯 –3– 羧酸、3, 4– 开环 – 齐墩果 –4 (23),18 (19) – 二烯 –3– 羧酸、二十三烷醇、β– 谷甾醇、开环异落叶松树脂酚、二氢去氢二愈创木基醇、芹菜素 –7–O–β–D– 葡萄糖苷、butylbrevifolin carboxylate、豆甾 –4– 烯 –3– 酮、羽扇豆醇、5(6)-gluten-3α-ol、alnincanol、十六烷酸、10– 十九碳烯酸等成分[3-5]。

药理作用 1. 抗炎镇痛作用

千根草乙醇总提取物及其石油醚部位、乙酸乙酯部位、正丁醇部位、水溶部位均能抑制二甲苯致小鼠耳肿胀、乙酸致小鼠腹腔通透性增高和角叉菜胶致小鼠足肿胀，还能抑制乙酸所致的小鼠扭体反应和提高热板所致的小鼠痛阈值，提示千根草具有抗炎镇痛作用[6]。

2. 降血糖作用

千根草甲醇提取物能降低小鼠服用葡萄糖后的血糖水平，提示千根草具有降血糖作用[7]。

3. 抗肿瘤作用

千根草中的 butylbrevifolin carboxylate 对肿瘤细胞 A549 和 Huh7.5 的增殖有一定抑制的作用[8]。

4. 抗病毒作用

千根草中的槲皮素、槲皮素 –3–O–β– 葡糖苷对 I 型单纯疱疹病毒（HSV–1）和牛腹泻病毒（BVDV）有中度抑制作用[1]。

5. 抗菌作用

千根草总提取物对金黄色葡萄球菌、大肠杆菌、铜绿假单胞菌、痢疾杆菌均有一定的抑制作用，以乙酸乙酯相萃取物的抑菌作用较为明显[9]。

6. 其他作用

千根草还具有肾保护、止泻和利尿等作用[10,11]。

附　注　千根草为广西壮、瑶医常用药材，曾报道有将千根草混入地锦草的商品药材中进行销售[12,13]。

参考文献

[1] 史玉俊 . 千根草中的抗病毒类黄酮 [J]. 中草药 ,2000,31(10):88.

[2] 贺星麟 , 许文 , 徐少华 , 等 . 千根草的化学成分研究 [J]. 云南师范大学学报（自然科学版),2016,36(3):46–48.

[3] 王红刚 , 盛亚丽 , 黄巧玲 , 等 . 千根草化学成分研究 [J]. 中草药 ,2014,45(19):2766–2769.

[4] 雷翔 , 盛亚丽 , 王红刚 . 千根草化学成分研究 II [J]. 天然产物研究与开发 ,2017,29(11):1873–1876.

[5] 盛亚丽 , 陈靖靖 , 雷翔 , 等 . 千根草石油醚部位化学成分研究 [J]. 广东药科大学学报 ,2018,34(1):35–38.

[6] 陈靖靖 , 盛亚丽 , 雷翔 , 等 . 千根草抗炎镇痛活性部位的筛选研究 [J]. 广东药科大学学报 ,2018,34(5):599–603.

[7]RAHMATULLAH M,HASAN S K,ALI Z, et al. 千根草甲醇提取物的抗高血糖及镇痛作用（英文)[J]. 中西医结合学报 ,2012,10(2):228–232.

[8] 雷翔 . 冬凌草和千根草化学成分研究及抗肿瘤活性筛选 [D]. 广州 : 广东药科大学 ,2018.

[9] 王红刚 , 潘秋婷 , 梁斯婷 . 千根草粗提物体外抑菌活性部位的筛选研究 [J]. 海峡药学 ,2014,26(2):147–149.

[10] 周丽燕 , 顾晶晶 , 温庆伟 . 千根草醇提物对链脲佐菌素所致糖尿病大鼠肾损伤的保护研究 [J]. 中国医院药学杂志 ,2018,38(20):2107–2110.

[11]KANE S R , APTE V A , TODKAR S S , et al. Diuretic and laxative activity of ethanolic extract and its fractions of *Euphorbia thymifolia Linn.*[J]. International Journal of ChemTech Research,2009,1(2):149–152.

[12] 李玲 . 民族药小飞扬草薄层色谱鉴别方法的研究 [J]. 中国民族民间医药杂志 ,2009,18(15):137–138.

[13] 褚小兰 , 罗永忠 . 地锦草混淆品千根草的鉴别研究 [J]. 中国中药杂志 ,1994,19(6):325–327.

小马胎

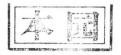

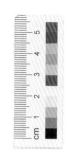

广西壮族自治区
医药研究所采集记录

采集人：黄雯才　采集号：342
采集期：77 年 5 月 11 日 份数 1
产 地：本园栽
环 境：朗处　　　海拔　　米
性 状：草本、灌木、乔木、藤本 直立
株 高：0.3 米，胸高直径　　厘米
形 态：根
　　　茎（树皮）
　　　叶
　　　花 闪
　　　　　　　　　花期
　　　果　　　　　果期
用 途：
土 名：
科 名：　　中名：
学 名：

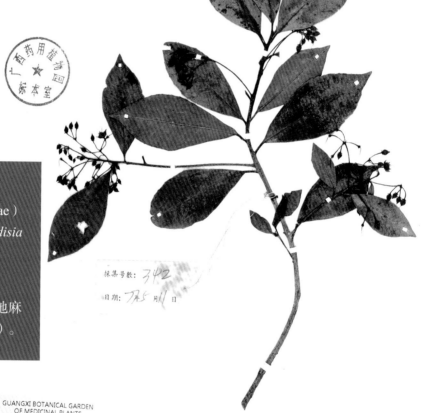

采集号数：342
日期：77年5月11日

来源

紫金牛科（Myrisinaceae）
植物灰色紫金牛 *Ardisia
fordii* Hemsl. 的全株。

民族名称

【瑶族】小麻堆、趴地麻
堆、爬地马胎（金秀）。

00349

采集号 342　　　　223

Ardisia fordii Hemsl.

鉴定人：黄雯才　　　1977年10 月30日

民 族 应 用

【瑶族】药用全株。用于肺结核，咽喉肿痛，胆道蛔虫症，月经不调，跌打损伤等。内服用量10~30g，水煎服；外用适量，捣敷。

药材性状　根及根茎圆柱形，稍弯曲，疏生须根。茎圆柱形，长 20~60cm，直径 2~5mm，表面棕褐色，幼枝密被锈色鳞片及微柔毛。单叶互生，叶片坚纸质，略卷曲，椭圆状披针形或倒披针形，长 2.5~5.5cm，宽 1~1.5cm，先端尖，基部楔形全缘，灰绿色，叶背被锈色鳞片。茎顶偶见深红色球形核果，直径 5~7mm，表面具腺点。气微，味微苦涩。

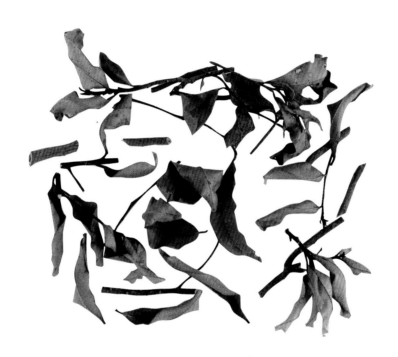

· 小马胎－全株

药用源流　《中国现代瑶药》记载其具有活血散瘀、化痰止咳、解毒止血的功效；用于肺结核，咯血，呕血，便血，黄疸，尿路感染，闭经，跌打损伤。

分类位置	种子植物门	被子植物亚门	双子叶植物纲	紫金牛目	紫金牛科
	Spermatophyta	Angiospermae	Dicotyledoneae	Myrsinales	Myrisinaceae

形态特征　小灌木。幼时茎密被锈色鳞片和微柔毛。叶片坚纸质，椭圆状披针形或倒披针形，基部楔形且钝或圆形，全缘，背面被锈色鳞片。伞形花序，少花，着生于侧生特殊花枝顶端，花枝全部具叶或中部以上具叶；花萼仅基部连合，卵形，具缘毛和腺点；花瓣红色或粉红色，广卵形，无毛，具腺点。果球形，具疏鳞片和腺点。

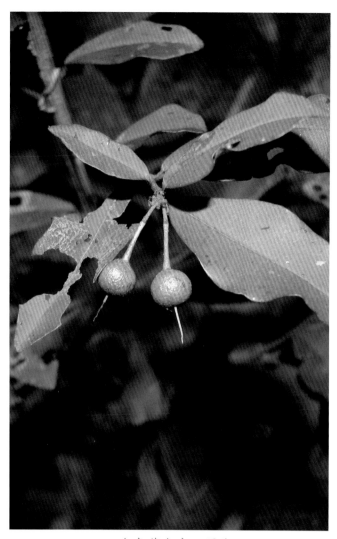

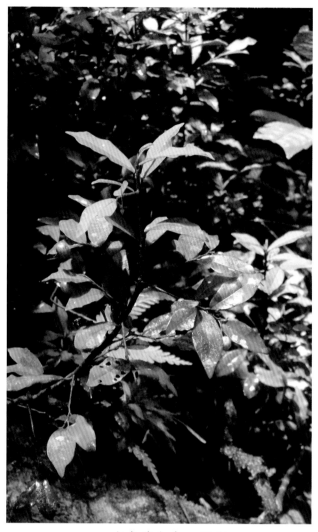

· 灰色紫金牛 – 果期　　　　　　　　· 灰色紫金牛 – 果期

生境分布　生于海拔 100~800m 的疏、密林下荫湿的地方，或水边溪旁。分布于广东、广西等。广西主要分布在藤县、平南、百色、河池、金秀、凤山、扶绥等地。

化学成分　全株含岩白菜素、11–O–(3',5'– 二羟基 –4'– 甲氧基没食子酰基)– 岩白菜素、山柰酚 –3–O–β–D– 葡萄糖苷、羽扇豆醇、槲皮素、香草醛、没食子酸乙酯、4– 羟基 –3– 甲氧基苯甲酸乙酯和 α– 菠甾醇 [1]。

药理作用　本品尚无相关药理作用报道，广西民间多地使用。同属植物如走马胎具有抗病毒、抗氧化、抗肿瘤活性，小紫金牛有抗炎和抗氧化活性，九管血有抑制结核杆菌生长和抑制哮喘、炎症作用，朱砂根有抑制肿瘤、消炎止咳等作用 [2]。

参考文献

[1] 刘宝, 胡飞龙, 雷福厚, 等 . 灰色紫金牛化学成分研究 [J]. 中药材 ,2019,42(3):561−563.

[2] 毛世忠, 唐文秀, 骆文华, 等 . 广西紫金牛属药用植物资源及可持续利用初探 [J]. 福建林业科技 , 2010,37(2):119−126.

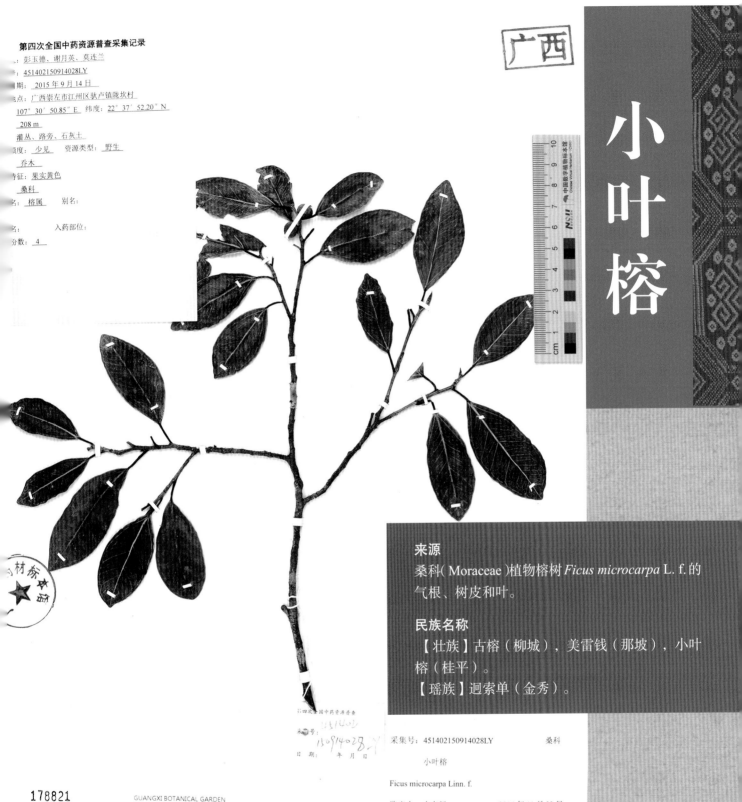

第四次全国中药资源普查采集记录

彭玉德、谢月英、莫连兰

451402150914028LY

期： 2015 年 9 月 14 日

点： 广西崇左市江州区驮卢镇陇坎村

107°30′50.85″ E 纬度： 22°37′52.20″ N

208 m

灌丛、路旁、石灰土

类： 少见 资源类型： 野生

乔木

特征： 果实黄色

桑科

名： 榕属 别名：

名： 入药部位：

分数： 4

广西

小叶榕

来源
桑科（Moraceae）植物榕树 *Ficus microcarpa* L. f. 的气根、树皮和叶。

民族名称
【壮族】古榕（柳城），美雷钱（那坡），小叶榕（桂平）。
【瑶族】迥索单（金秀）。

采集号：451402150914028LY　　　桑科

小叶榕

Ficus microcarpa Linn. f.

鉴定人：农东新　　　2016 年 11 月 23 日

第四次全国中药资源普查

民族应用

【壮族】药用气根、树皮、叶。气根水煎服治月经不调；与猪筒骨水煎洗患处治风湿，筋脉不舒，捣烂敷患处治跌打、骨折。树皮捣烂调酒敷患处治跌打肿痛。叶水煎服治咳嗽；捣烂敷患处治骨折。

【瑶族】药用气根。水煎服治阳痿，不孕症；捣烂敷患处治跌打，骨折。

内服用量 9~20g；外用适量。

药材性状　干燥气根呈木质细条状，长 1m 左右，基部较粗，直径 4~8mm，末端渐细，常分枝，有时簇生支根 6~7 条；表面呈红褐色，外皮多纵裂，有时剥落，皮孔灰白色，呈圆点状或椭圆状。质韧。皮部不易折断，断面木部棕色。气微，味微苦涩。叶呈不规则卷曲状，黄褐色或褐绿色，完整叶片展开后呈倒卵状长圆形，长 3.5~9cm，宽 2~5cm；顶端钝或短尖，基部稍狭，全缘；两面光滑，基出脉 3 条，主脉腹面微突，背面突起。质脆。气微，味苦、涩。

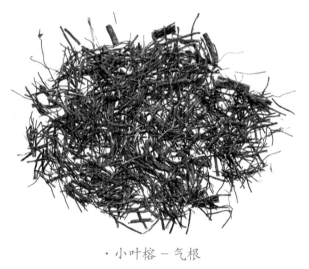

· 小叶榕－气根

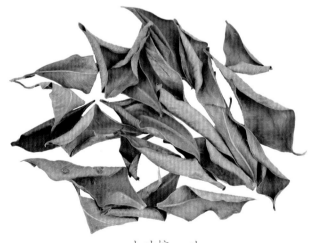

· 小叶榕－叶

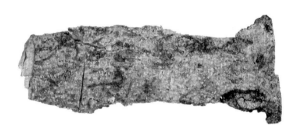

· 小叶榕－老茎皮

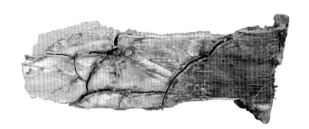

· 小叶榕－老茎皮

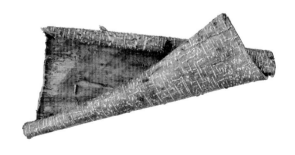

· 小叶榕－嫩皮

药用源流　小叶榕始载于《南方草木状》，曰："榕树，南海桂林多植之。叶如木麻，实如冬青。树干拳曲，是不可以为器也。其本稜理而深，是不可以为材也。烧之无焰，是不可以为薪也。以其不材，故能久而无伤，其荫十亩，故人以为息焉。而又枝条既繁，叶又茂，细软条如藤垂下，渐渐及地，藤梢入地，便生根节。或一大株有根四五处，而横枝及邻树即连理，南人以为常，不谓之瑞木。"

《本草纲目拾遗》引《粤志》云："条节节如藤垂，其干及三人围抱，则枝上生根，连绵拂地，得土石之力，根又生枝，如此数四，枝干互相连属，无上下皆成连理。其树可以倒插，以枝为根，复以根为枝，故一名倒生树。干多中空不坚，无所用。离之木也，其象如离之大腹，其中空处常产香木，炎精所结，往往有伽南焉，粤人以其香可来鹤。子可肥鱼，多植于水际。其树脂可以贴金接物，与漆相似。性畏寒，逾梅岭则不生，故红梅岭有数榕，为炎塞之界。有红、白、大叶、小叶数种。"又引《泉州府志》云："榕有二种，一种矮而盘桓，其须着地，复生为树；一种名赤榕，上耸广大，二种荫最宽广，入药用有须者。"《植物名实图考》记载："榕树，两广极多，不材之木。然其叶可阴行人，可肥田畎木……根大如屋……江西南赣皆有之，稍北遇寒即枯，故有榕不过吉之谚。"综上所述，本草记载的榕树基原多样，其中包括今桑科植物榕树。《广西壮族自治区壮药质量标准　第二卷》（2011 年版）记载其具有清热解毒、祛风活血、化痰止咳、祛风止痒、发汗、透疹的功效；主治感冒高热，麻疹不透，风湿骨痛，跌打损伤，湿热泻痢，痰多咳嗽，痔疮。

	种子植物门	被子植物亚门	双子叶植物纲	荨麻目	桑科
分类位置	Spermatophyta	Angiospermae	Dicotyledoneae	Urtcales	Moraceae

形态特征　常绿大乔木。单叶互生；叶薄革质，狭椭圆形，表面深绿色，干后深褐色，有光泽，全缘，侧脉 3~10 对；叶柄无毛；托叶小，披针形。榕果（隐头花序）成对腋生或生于已落叶枝叶腋，成熟时黄或微红色，扁球形；雄花、雌花、瘿花同生于一榕果内；雄花无柄或具柄，散生内壁；雌花与瘿花相似，花被片 3，广卵形，柱头棒形。瘦果卵圆形。

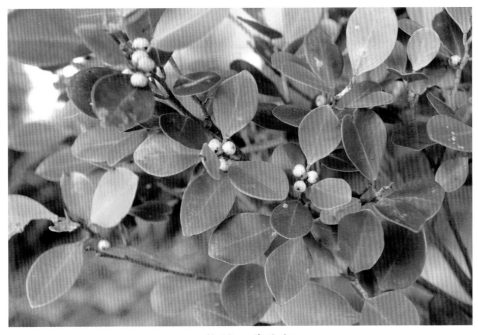

·榕树－花果期

生境分布　生于海拔 400~800m 的林缘或旷野，野生或种植。分布于台湾、浙江、福建、广东、广西、湖北、贵州、云南等。广西主要分布在靖西、那坡、隆林、上林、临桂、梧州、平乐、灵川、南宁、邕宁、防城、容县、百色、昭平、天峨、都安、龙州、大新等。

化学成分 气根含榕树酰胺 A、12,20(30)- 乌苏二烯 -3α- 醇、表木栓醇、α- 香树醇乙酸酯、β- 谷甾醇、胡萝卜苷、二十六烷酸和二十二烷酸[1]，以及 4-(2-methylbut-3-en-2-yl)-4'-meth-oxy-2,5-dihydroxychalcone[2]。叶含有 β- 香树酯酮、羽扇豆醇、羽扇豆醇乙酸酯、马斯里酸、表木栓醇、十八烷酸、β- 谷甾醇、胡萝卜苷[3]，以及阿福豆素、表阿夫儿茶素、牡荆素、异牡荆苷等黄酮类成分[4]。

药理作用 1. 止咳、平喘、祛痰作用

榕树水提取物和醇提取物均能延缓氨水致咳小鼠咳嗽的潜伏期和减少咳嗽次数，延缓磷酸组胺喷雾致豚鼠哮喘的潜伏期，提示榕树具有止咳平喘作用，且醇提取物的作用稍强于水提取物[5]。榕树水提取物、正丁醇部位、乙酸乙酯部位对枸橼酸引发豚鼠咳嗽具有镇咳作用，且能促进小鼠气管酚红的排泌，表明具有止咳、祛痰作用[6]。

2. 抗氧化作用

榕树叶总黄酮提取物具有清除 OH 自由基作用，其作用具有剂量依赖性[7]。

3. 对血液系统的作用

榕树醇提取物对小鼠脑血栓模型有一定的保护作用，能够延长凝血时间，改变血液流变性，对蛋黄乳液引起的小鼠高脂血症具有一定的降脂作用[8]。

4. 抗炎作用

榕树水提取物、水提醇沉溶解物、大孔吸附树脂吸附洗脱物均能抑制二甲苯所致小鼠耳郭肿胀，并抑制大鼠棉球肉芽肿[9]。

5. 抗病毒作用

榕树叶中的 (+)-(2R,3S)- 阿夫儿茶素和 (-)-(2R,3R)- 表阿夫儿茶素对单纯疱疹病毒 2 型 (HSV-2) 具有抑制作用[10]。

附 注 小叶榕属于广泛分布的药用植物，全国各地均有应用和收购。

参考文献

[1] 王湘敏,刘珂,许卉.榕须化学成分研究 [J].中国中药杂志,2009,34(2):169-171.

[2]HUI X, XIANG M W, XING W, et al. A new chalcone from the aerial roots of *Ficus microcarpa*[J]. Chinese Chemical Letters,2009,20(5):576-578.

[3] 李彦文,孙志蓉,李志勇,等.小叶榕化学成分研究 [J].中药材,2010,33(6):918-920.

[4] 黄华花,陈景海.小叶榕止咳化痰有效部位筛选及其化学成分的 UHPLC-MS 分析 [J].中医药导报,2017,23(1):58-62.

[5] 韦锦斌,黄仁彬,林军,等.小叶榕水提物和醇提物止咳平喘作用的比较研究 [J].广西中医药,2006,29(4):58-59.

[6] 陈艳芬,江涛,唐春萍,等.小叶榕不同提取物镇咳祛痰作用的比较研究 [J].中医药导报,2010,16(7):98-99.

[7] 刘力恒,王立升,王天文,等.小叶榕叶总黄酮含量测定、鉴别及其对羟自由基清除作用的研究 [J].时珍国医国药,2008,19(5):1078-1080.

[8] 陈家源,钟正贤,卢文杰,等.抗血栓药材醇提物的筛选研究 [J].广西医学,2009,31(8):1067-1069.

[9] 陈路,蓝鸣生,王硕.小叶榕不同提取物的主要药效学研究 [J].广西植物,2009,29(6):871-874.

[10] 胡英杰,吴晓萍,刘妮,等.小叶榕叶中具有抗 HSV 活性的黄烷成分 [J].热带亚热带植物学报,2010,18(5):559-563.

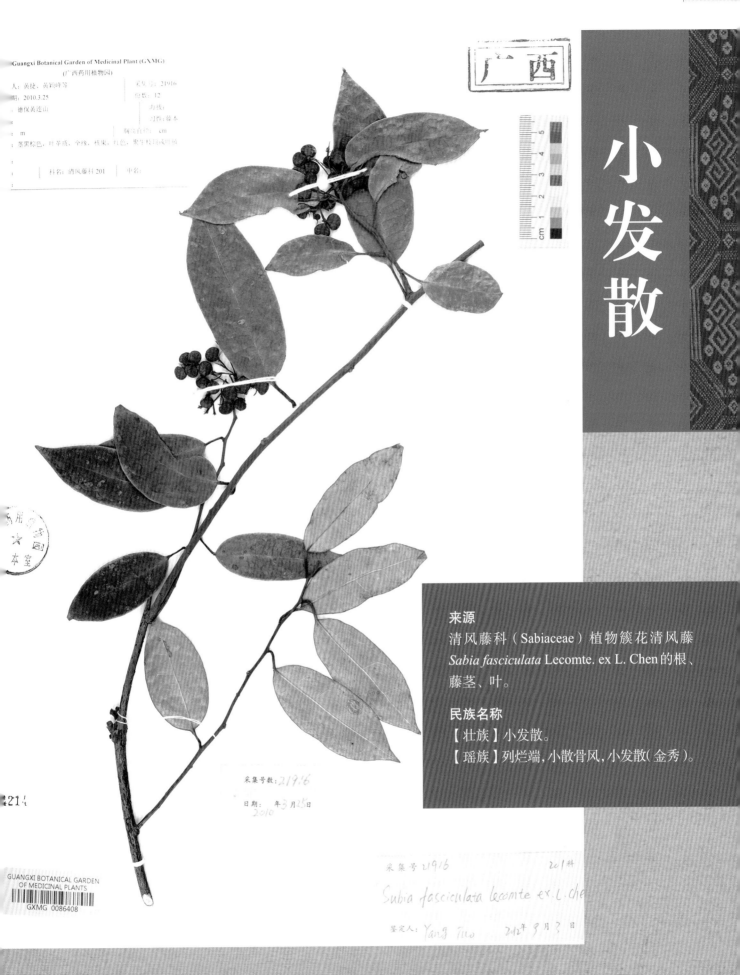

人：黄捷、黄剑峰等　　　采集号：21916
期：2010.3.25　　　　　份数：12
德保黄连山
m
茎黑棕色，叶革质，全缘，核果，红色，聚生枝顶成串状
科名：清风藤科 201　　中名：

广西

小
发
散

来源
清风藤科（Sabiaceae）植物簇花清风藤
Sabia fasciculata Lecomte. ex L. Chen 的根、
藤茎、叶。

民族名称
【壮族】小发散。
【瑶族】列烂端，小散骨风，小发散(金秀)。

采集号数：21916
日期：　年3月25日
　　2010

采集号 21916　　　201科
Subia fasciculata lecomte ex. L. che
鉴定人：Yang Tuo　2012年8月3日

民 族 应 用

【壮族】药用根、茎。水煎服治产后恶露不尽，肾炎水肿，跌打损伤，风湿骨痛。

【瑶族】药用根、藤茎、叶。根、藤茎浸酒服治跌打损伤，风湿骨痛，肾炎水肿，甲状腺肿。兼用叶捣烂敷患处治骨折；水煎服当茶饮治产后恶露未净。

内服用量 10~30g，煎汤或浸酒；外用适量，浸酒搽或水煎洗或鲜品捣敷。

药材性状 藤茎圆柱形，直径0.4~2.5cm；表面灰黄色至灰黑色，具纵棱纹或纹裂纹，有点状皮孔，皮部易脱落，剥落处露出黄棕色具纵棱纹的木部。质硬，不易折断。断面皮部薄，棕黄色，与木部多分离或有孔隙，木部浅棕色，具棕色放射状纹理和密集小孔；髓部稍大，浅黄色至棕褐色或有裂隙。气微，味淡、微辛。根表面未有皮孔，截面特征与藤茎形态相似。

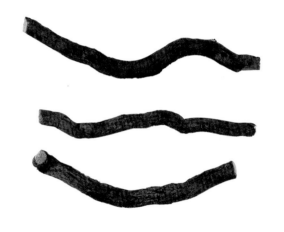

·小发散－根

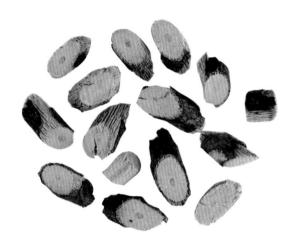

·小发散－根

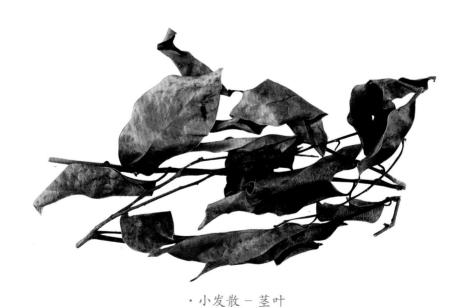

·小发散－茎叶

药用源流 《中华本草》记载其具有祛风除湿、散瘀消肿的功效；主治风湿痹痛，跌打瘀肿。

分类位置	种子植物门	被子植物亚门	双子叶植物纲	无患子目	清风藤科
	Spermatophyta	Angiospermae	Dicotyledoneae	Sapindales	Sabiaceae

形态特征 常绿攀援木质藤本。聚伞花序有花3~4朵，再排成伞房花序式；总花序梗很短；萼片5，具红色细微腺点，边缘白色，花瓣5，淡绿色，长圆状卵形或卵形，具7条脉纹，中部有红色斑纹；花盘杯状，具5钝齿。分果爿红色，核中肋明显凸起，中肋两边各有1~2行蜂窝状凹穴。

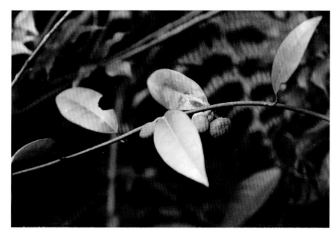

·簇花清风藤－果期

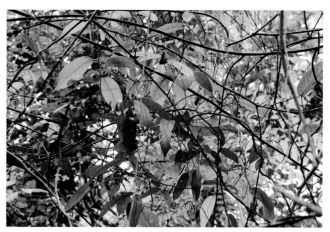

·簇花清风藤－植株

生境分布 生于海拔600~1000m的山岩、山谷、山坡、林间。分布于云南、广西、广东、福建等。在广西主要分布在融水、平南、凌云、乐业、象州、金秀等。

化学成分 枝叶主要含3-氧代-12-烯-28-齐墩果酸甲酯、白桦脂醇、3-氧-$\Delta^{11,13(18)}$-齐墩果二烯、齐墩果酸、imberic acid、拟人参皂苷 Rp_1、竹节参皂苷Ⅳa等五环三萜类成分，槲皮素、芦丁、mutabiloside等黄酮类化合物，5-氧阿朴啡碱、N-p-反式阿魏酰酪胺、N-反式对香豆酰酪胺等生物碱成分，β-谷甾醇和胡萝卜苷等甾体类成分[1]。

药理作用 簇花清风藤醇提取物和水提取物具有抗炎和镇痛作用，能减少醋酸引起的小鼠扭体反应次数和延长小鼠热板痛阈值，还能抑制二甲苯致小鼠耳郭肿胀程度[2,3]。

附　注 同属植物四川清风藤（*S. schumanniana* Diels）的藤茎，亦称"小发散"。其根称"石钻子"，有祛痰，止咳及平喘的作用，用于慢性支气管炎。

参考文献

[1]黄艳，李齐修，刘元，等.簇花清风藤的化学成分研究[J].中草药，2014,45(6):765-769.

[2]潘照斌，李辈朝，廖月娥，等.簇花清风藤醇提物镇痛抗炎作用研究[J].云南中医中药杂志,2012,33(1):61-62.

[3]潘照斌，李辈朝，廖月娥，等.簇花清风藤水提物抗炎镇痛作用研究[J].中国民族民间医药,2012,21(2):27,29.

小驳骨

全国中药资源普查标本采集记录表

采集号	450123130307047LY	采集人	隆安县普查队
采集日期	2013年03月07日	海拔(m)	1320
采集地点	广西隆安县屏山乡西大明山		
经纬类型	107°37′51.8″	纬度	22°55′12.2″
植被类型	灌丛	生活型	灌木
水分生态类型	中生植物	光生态类型	阳性植物
土壤生态类型		温度生态类型	亚热湿植物
资源类型	野生植物	出现多度	少
株高(cm)		直径(cm)	
根		茎(树皮)	
叶		芽	
花		果实和种子	
植物名	小驳骨	科 名	爵床科
学 名	Gendarussa vulgaris Nees		
药材名		药材别名	
药用部位		标本类型	腊叶标本
用途	续筋接骨，消肿止痛，祛瘀生新，用于骨折，扭挫伤，风湿关节痛。		
备注			
条形码			

450123LY0766

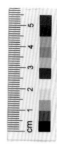

来源

爵床科（Acanthaceae）植物小驳骨
Genarussa vulgaris Nees [*Justicia gendarussa*
N. L. Burman] 的茎、叶或全草。

民族名称

【壮族】哈昌僧（龙州）。
【瑶族】驳骨默细（金秀）。
【侗族】美闷（三江）。

第四次全国中药资源普查
采集号：450123130307047LY
日 期： 年 月 日

标本鉴定签

采集号：	450123130307047LY	科名：	爵床科
学 名：	Gendarussa vulgaris Nees		
种中文名：	小驳骨		
鉴定人：	许为斌	鉴定时间：	2013年12月12日

第四次全国中药资源普查

民 族 应 用

【壮族】药用茎、叶或全草。茎、叶捣烂敷患处或调酒敷患处治跌打损伤，骨折。叶水煎洗患眼治结膜炎，捣烂敷患处治跌打损伤，骨折。全草水煎洗身治新生儿软骨病；水煎服或浸酒服兼捣烂敷患处治跌打骨折。外用适量。

【瑶族】药用茎、叶或全草。茎、叶捣烂敷患处或调酒敷患处治跌打损伤，骨折。全草水煎服或浸酒服兼捣烂敷患处治跌打骨折。

药材性状　茎呈圆柱形，有分枝，长 40~90cm，直径 0.2~3cm；表面黄绿色、淡绿褐色或褐绿色，有稀疏的黄色小皮孔；小枝微具四棱线，节膨大。质脆，易折断。断面黄白色。叶对生，卷缩破碎，展平后呈狭披针形或条状披针形，长 4~14cm，宽 1~2cm；先端渐尖，基部楔形，全缘，叶脉略带紫色。有的可见穗状花序，顶生或生于上部叶腋，苞片窄细，花冠二唇形。气微，味微辛、酸。

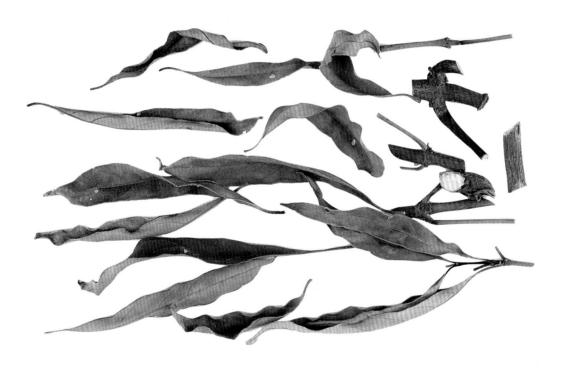

· 小驳骨 − 全草

药用源流　《中华人民共和国药典》（2020 年版　一部）记载其干燥地上部分具有祛瘀止痛、续筋接骨的功效；主治跌打损伤，筋伤骨折，风湿骨痛，血瘀经闭，产后腹痛。《广西壮族自治区瑶药材质量标准　第一卷》（2014 年版）记载其地上部分具有祛瘀、止痛、续筋接骨的功效；主治跌打损伤，筋伤骨折，风湿骨痛，血瘀闭经，产后腹痛。

分类位置	种子植物门	被子植物亚门	双子叶植物纲	马鞭草目	爵床科
	Spermatophyta	Angiospermae	Dicotyledoneae	Verbenales	Acanthaceae

形态特征　多年生草本或亚灌木。直立、无毛，高约1m。茎圆柱形，节膨大，枝多数，对生，嫩枝常深紫色。叶纸质，狭披针形至披针形，全缘；中脉粗大，在上面平坦，在背面呈半柱状凸起。穗状花

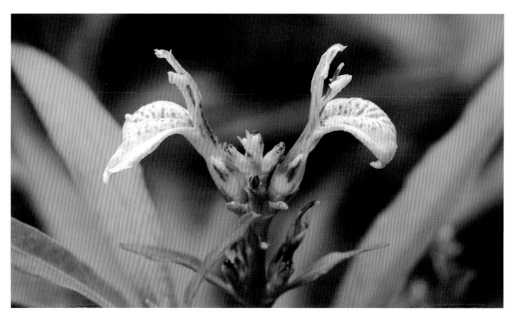

· 小驳骨－花期

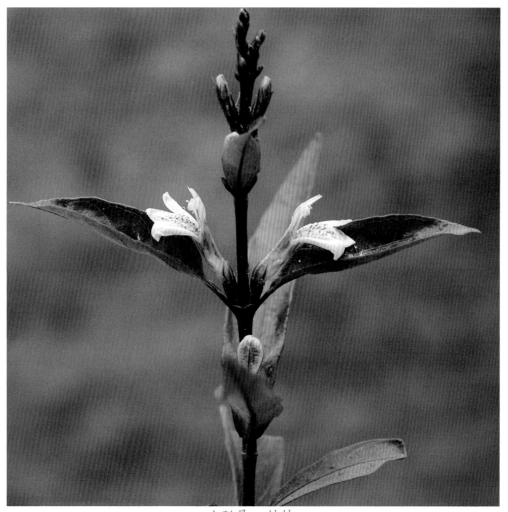

· 小驳骨－植株

序顶生，下部间断，上部密花；苞片对生，在花序下部的 1 或 2 对呈叶状，比萼长，上部的小，披针状线形，比萼短，内含花 2 至数朵；萼裂片披针状线形，无毛或被疏柔毛；花冠白色或粉红色，上唇长圆状卵形，下唇浅 3 裂。蒴果长 1.2cm，无毛。

生境分布　生于村旁或路边的灌丛中，有时栽培。分布于台湾、福建、广东、香港、海南、广西、云南等。广西全区各地均有分布。

化学成分　全草含挥发油，包括萜类、醇类、芳香族类、烯类、酮类和烷烃化合物。主要为植醇、植酮、1- 辛烯 -3- 醇、广藿香醇、3- 羟基苯乙酮、二十五烷、二十四烷[1]、α- 紫罗兰酮、三十四烷、α- 榄香烯等成分[2]。地下茎含胡萝卜苷、异鼠李素、芫花素、6"-O-acetylisavitexin、9,10-dihydroxy-4,7-megastigmadien-3-one、槲皮素、刺五加苷 E、gusanlung A-B、桦木醇、异牡荆黄素 -2"-O- 鼠李糖苷、异牡荆黄素、芹菜素、槲皮素 -3-O-β-D- 葡萄糖醛酸苷等成分[3]。

药理作用　1. 抗炎、镇痛作用
小驳骨叶乙醇提取物能抑制角叉菜胶和福尔马林诱导的大鼠足趾肿胀及棉球诱导的肉芽肿，还能抑制醋酸所致的扭体反应和延长热板痛阈值[4]。
2. 抗氧化作用
小驳骨甲醇提取物具有清除 DPPH 自由基、过氧化氢自由基和铁离子还原能力[5]。
3. 保肝作用
小驳骨甲醇提取物对 CCl_4 致大鼠肝损伤具有保护作用[5]。
4. 抗肿瘤作用
小驳骨叶中的山柰酚对乳腺癌细胞 MDA-MB231 和 MDA-MB468 具有高细胞毒性[6]。

附　注　黑叶小驳骨（*J. ventricosa* Wallich ex Hooker）和小驳骨在性状、组织及粉末等方面有较多相似之处，有混淆使用现象[7]。

参考文献
[1] 陈青,苏玲,朱华,等.驳骨丹的生药学研究 [J]. 时珍国医国药,2010,21(4):896-898.
[2] 苏玲,蔡毅,朱华,等.小驳骨挥发油化学成分GC-MS分析[J].广西中医学院学报,2009,12(2):56-58.
[3] 李胜华.小驳骨的化学成分研究[J].中草药,2018,49(17):27-31.
[4]SHIKHA P, LATHA P, SUJA S, et al. Anti-inflammatory and antinociceptive activity of *Justicia gendarussa* Burm. f. leaves[J].Indian Journal of Natural Products and Resources,2010,1(4):456-461.
[5]MRUTHUNJAYA K, KRISHNA K L, PATEL J A. Antioxidant and hepatoprotective potential of stem methanolic extract of *Justicia gendarussa* Burm[J]. International Journal of Pharmacology, 2010,6(2):72-80.
[6]AYOB Z, MOHD Bohari S P, ABD SAMAD A, et al. Cytotoxic activities against breast cancer cells of local *Justicia gendarussa* crude extracts[J]. Evidence-Based Complementary and Alternative Medicine, 2014, 2014:1-12.
[7] 刘光明.大驳骨、小驳骨的生药学鉴别 [J].亚太传统医药,2012,8(1):13-14.

小金牛草

第四次全国中药资源普查采集记录

采集人：恭城县普查队 采集号：4503332150910001LY

采集日期：2015 年 09 月 10 日

采集地点：广西桂林市恭城县嘉会乡明老四药材收购部

经度：110°51′28.75″　　纬度：24°59′39.64″

海拔：144

环境：

出现频度：偶见 资源类型：野生

性状：草本

重要特征：

科名：远志科

植物名：小花远志 别名：

学名：

药材名：瓜子莲　　入药部位：

标本份数：1

用途：

备注：

来源

远志科（Polygalaceae）植物小花远志 *Polygala polifolia* Presl［*P. arvensis* Willd.］的全草。

民族名称

【瑶族】瓜迎林。

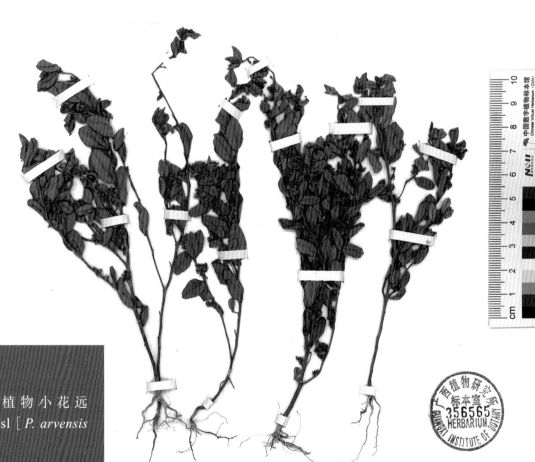

小花远志.
Polygala polifolia Presl
陆昭岑 2015.09.23

民 族 应 用

【瑶族】药用全草。主治咳嗽胸痛，痨伤咯血，尿血，便血，月经不调，骨质增生及风湿骨痛；外用治痈疮肿毒及毒蛇咬伤。内服用量 15~30g，水煎服；外用适量，捣敷。

药材性状　全草长 5~15cm。根细小，淡黄色或淡棕色，质硬，断面黄白色。茎纤细，分枝或不分枝，棕黄色，被柔毛，折断面中空。叶片多皱缩，完整叶呈卵形、倒卵形或长圆形，淡黄色，叶端常有一小突尖，叶柄极短，有柔毛，在叶腋常可见花及果实。蒴果近圆形，先端缺刻，萼片宿存。种子基部有 3 短裂的种阜。气无，味淡。

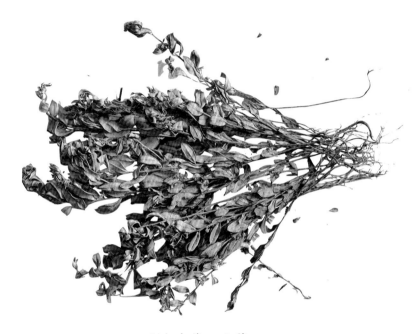

·小金牛草－全草

药用源流　《中华本草》记载其具有祛痰止咳、散瘀、解毒的功效；主治咳嗽，咳痰不爽，跌打损伤，月经不调，痈肿疮毒，毒蛇咬伤。

分类位置	种子植物门	被子植物亚门	双子叶植物纲	远志目	远志科
	Spermatophyta	Angiospermae	Dicotyledoneae	Polygalales	Polygalaceae

形态特征　一年生铺散小草本。总状花序腋生或腋外生，极短，长不及叶。花白色，稀紫红色，侧瓣三角状菱形，边缘皱波状；花丝两侧各 3 枚全部合生，中间 2 枚 2/3 以上分离；萼片花后全部宿存；龙骨瓣具丰富的丝状流苏或稀为蝶结状附属物。蒴果无翅，直径约 2mm。

生境分布　生于水旁瘠土、湿沙土以及中低海拔的山坡草地。分布于江苏、安徽、浙江、江西、台湾、广东、海南、广西和云南等。广西主要分布在隆林、罗城、融安、三江、贺州等。

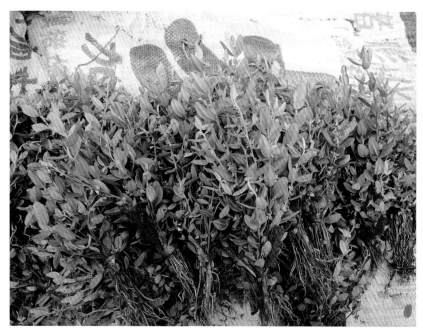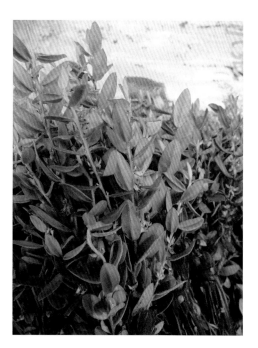

· 小花远志－植株

化学成分 全草含寡糖酯类成分 telephiose A–D、telephiose G、异芒果素、quercetin–3–*O*–*β*–D–glucopyranoside、1,3,7－三羟基𠮾酮、1,7－二羟基–3－甲氧基𠮾酮、1,3－二羟基𠮾酮、1,7－二羟基𠮾酮、1－甲氧基–2,3－亚甲二氧基𠮾酮、1,7－二甲氧基𠮾酮、telephenone A–B、garcimangosone 等[1-4]。

药理作用 小花远志甲醇提取物对吗啡引起的镇痛、连续给予吗啡后出现的撤药症状以及吗啡引起的空间记忆障碍均有抑制作用[5]。

附　注 小金牛草主产于广东，销全国。

参考文献

[1]LI J C , MASATERU O, TOSHIHIRO N. Three oligosaccharide esters, telephioses A–C, from *Polygala telephioides*[J]. Chemical & Pharmaceutical Bulletin, 2000,48(8):1223–1225.

[2] 李建晨，冯丽，戴敬，等. 小花远志的化学成分研究 [J]. 中国中药杂志，2009,34(4):402–405.

[3] 马挺军，史喜成，贾昌喜. 小花远志中一个新的酚酮 (英文)[J]. 中国天然药物，2010, 8(1):9–11.

[4] KUMAR J K, RAO M S, RAO P S, et al. Flavone glycosides from *Polygala telephioides* and *Polygala arvensis*[J]. Natural Product Letters, 1999, 14(1):35–38.

[5] EGASHIRA N , LI J C, MIZUKI A , et al. Antagonistic effects of methanolic extract of *Polygala telephioides* on morphine responses in mice[J]. Journal of Ethnopharmacology, 2006, 104(1–2):193–198.

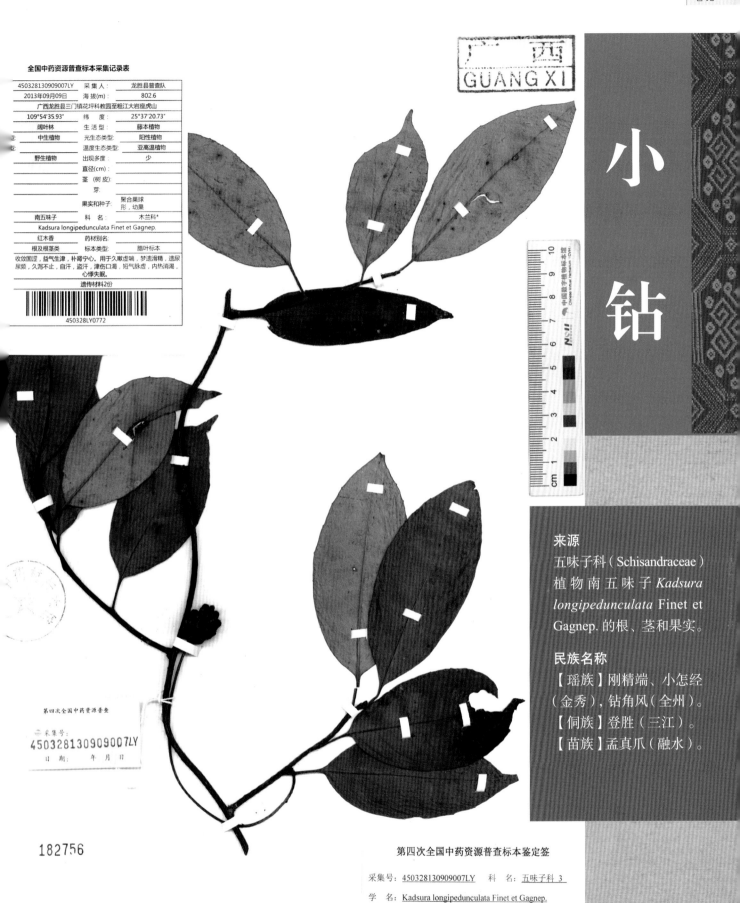

全国中药资源普查标本采集记录表

450328130909007LY	采集人：	龙胜县普查队
2013年09月09日	海拔(m)：	802.6
广西龙胜县三门镇花坪科教园至粗江大岩座虎山		
109°54'35.93"	纬度：	25°37'20.73"
阔叶林	生活型：	藤本植物
中生植物	光生态类型：	阳性植物
	温度生态类型：	亚高温植物
野生植物	出现多度：	少
	直径(cm)：	
	茎（树皮）：	
	芽：	
	果实和种子：	聚合果球形，幼果
南五味子	科 名：	木兰科*
Kadsura longipedunculata Finet et Gagnep.		
红木香	药材别名：	
根及根茎类	标本类型：	腊叶标本

收敛固涩，益气生津，补肾宁心。用于久嗽虚喘、梦遗滑精，遗尿尿频，久泻不止，自汗，盗汗，津伤口渴，短气脉虚，内热消渴，心悸失眠。
遗传材料2份

450328LY0772

GUANG XI

小

钻

第四次全国中药资源普查

采集号：
450328130909007LY

日 期： 年 月 日

182756

来源

五味子科（Schisandraceae）植物南五味子 *Kadsura longipedunculata* Finet et Gagnep. 的根、茎和果实。

民族名称

【瑶族】刚精端、小怎经（金秀），钻角风（全州）。
【侗族】登胜（三江）。
【苗族】孟真爪（融水）。

第四次全国中药资源普查标本鉴定签

采集号：450328130909007LY　科 名：五味子科 3
学 名：Kadsura longipedunculata Finet et Gagnep.
种中文名：南五味子
鉴定人：黄歆怡　鉴定日期：2014.11.21

民 族 应 用

【壮族】药用根、茎。水煎服或浸酒服治风湿骨痛，腰痛，胃痛。

【瑶族】药用根、茎。水煎服或浸酒服治风湿骨痛，腰痛，胃痛，妇女经前腹痛；捣烂酒炒敷患处治骨折。

【仫佬族】药用根、茎。浸酒服治老人肾虚小便频数。

【侗族】药用根、果实。根水煎服治水肿；果实水煎服补肝肾。

内服用量 15~30g。

药材性状　根圆柱形，扭曲，直径 0.3~2.5cm。表面灰黄色至灰褐色，具纵皱纹及横裂纹，栓皮疏松，剥落露出红棕色皮层或横向断裂，露出淡棕色木心，质坚韧，不易折断；断面不平整，皮部稍厚，红棕色或淡紫褐色，纤维性；木部淡棕黄色至浅棕色，具密集小孔。气香，味微苦、辛。茎黑褐色，长短不一。聚合果球形，小浆果倒卵圆形，外果皮薄革质，干时显出种子。

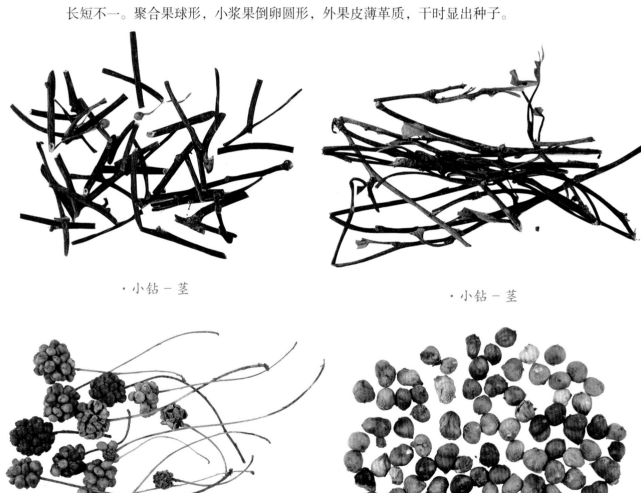

·小钻－茎

·小钻－茎

·小钻－果序

·小钻－果实

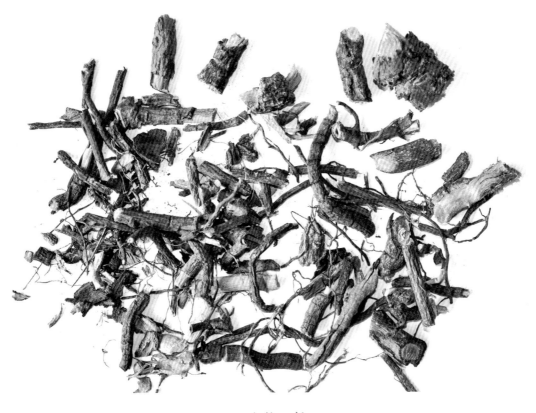

· 小钻－根

药用源流 南五味子又名紫金皮、红木香、内风消，以紫金皮之名始载于《滇南本草》，《本草纲目拾遗》曰："红木香，一名广福藤，又名紫金皮，立夏后生苗，枝茎蔓延，叶类桂，略尖而软，叶蒂红色，咀之微香，有滑涎。根入土，人药用，须以水洗净，去外粗皮，取内皮色红者用之。入口气味辛香而凉沁，如龙脑。治风气痛，跌扑损伤，胃气疼痛，食积痧胀等症。俱酒煎服，紫金锭中必不可少。"《植物名实图考》记载："江西山中多有之。蔓延林薄，紫根坚实，茎亦赭赤；叶如橘柚，光滑无齿；叶节间垂短茎，结青蒂，攒生十数子，圆紫如毯，鲜嫩有汁液出。"根据所述特征及附图与本种相符。《广西壮族自治区壮药质量标准　第二卷》（2011 年版）记载其具有理气止痛、祛风通络、活血消肿的功效；主治胃痛，腹痛，风湿痹痛，痛经，月经不调，产后腹痛，咽喉肿痛，痔疮，无名肿毒，跌打损伤。

分类位置	种子植物门	被子植物亚门	双子叶植物纲	木兰目	五味子科
	Spermatophyta	Angiospermae	Dicotyledoneae	Magnoliales	Schisandraceae

形态特征 常绿木质藤本。叶长圆状披针形、倒卵状披针形或卵状长圆形。花单生于叶腋，雌雄异株；雄花：花被片白色或淡黄色；花托椭圆形，顶端伸长圆柱状，不凸出雄蕊群外；雄蕊群球形，具雄蕊 30~70 枚；药隔与花丝连成扁四方形，药隔顶端横长圆形。雌花：雌蕊群椭圆体形或球形，具雌蕊 40~60 枚。聚合果球形，直径 1.5~3.5cm；小浆果倒卵圆形，长 8~14mm，外果皮薄革质，干时显出种子。

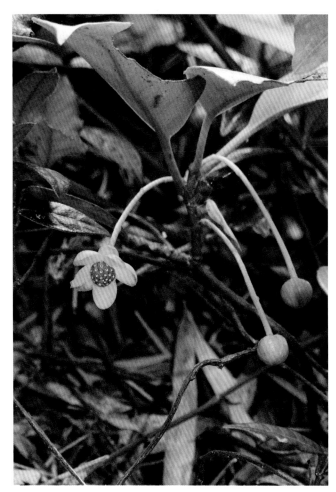

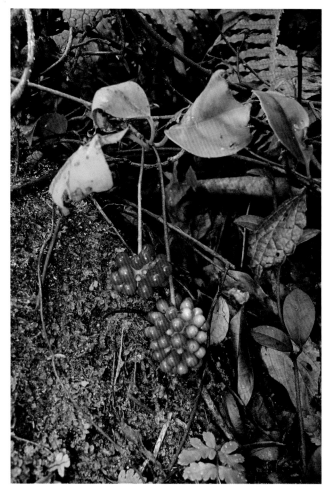

· 南五味子 – 花期   · 南五味子 – 果期

生境分布 生于海拔 1000m 以下的山坡、林中。分布于江苏、安徽、浙江、江西、福建、湖北、湖南、广东、广西、四川、云南等。广西主要分布在融安、融水、临桂、全州、兴安、龙胜、资源、钦州、平南、博白、金秀、宁明等。

化学成分 根皮含挥发油，主要为莰烯、α- 蒎烯、β- 蒎烯、龙脑、乙酸龙脑酯、δ- 荜澄茄烯等[1]，还含五内酯 E、长南酸、五内酯 B、kadsulignan C–D、kadsulignans E–G 等[2-4]。根含南五内酯酸、南五内酯、(+)- 安五脂素、d- 表加巴辛、二氢愈疮木脂素、β- 谷甾醇、pinobatol、leptolepisol B、(7S,8R)-4,7,9,9′ - 四羟基 –3,3′ - 二甲氧基 –8-O-4′- 新木脂素、2,3- 二 –(3- 甲氧基 –4,7- 二羟基 – 苯基)- 丁基 –1,4- 二醇、(7′S,8R,8′S)-4,4′,9- 三羟基 –3,3′,5- 三甲氧基 –9′-O-β-D- 吡喃木糖 –2,7′- 环木脂素、aviculin、异落叶松脂素、lawsorosemarinol、(+)- 安五脂素、异落叶松脂素 –2α-O-β-D- 木糖苷、原花青定 B3、原飞燕草素 B3、(–)- 棓儿茶素、(+)- 儿茶素、脱落酸 –β-D- 吡喃葡萄糖等[5,6]。茎含 kadsulignan D–E、五味子酯甲、longipedunin D、renchangianin A–B、$meso$-dihydroguaiaretic acid、异落叶松脂素 –9-O-β-D- 木糖苷、(–)- 棓儿茶素、(+)- 儿茶素等[7,8]。

药理作用 1. 抗胃溃疡作用
南五味子乙醇提取物及其组分对幽门结扎型大鼠溃疡模型、消炎痛型大鼠溃疡模型、无水乙醇型大鼠溃疡模型均有不同程度的预防作用[9]。

2. 抗肿瘤作用

南五味子所含成分 kadlongilactones A 和 kadlongilactones B 对人肿瘤细胞 K562 有明显的抑制作用，IC_{50} 值分别为 1.40、1.71 μg/ml[10]；longipedlactones A–C、F、H 对 A549、HT29、K562 细胞有明显的细胞毒作用，其 IC_{50} 值为 0.84~11.38 μmol/L[11]；kadlongilactones A、kadlongilactones C、kadlongilactones D、kadlongilactones E 对 A549、HT29、K562 细胞也有显著的细胞毒作用，在体外 IC_{50} 值为 0.49~3.61 μmol/L[12]。

3. 抗病毒作用

南五味子所含成分 longipedunins A、schisanlactone A 对 HIV–1 蛋白酶有明显的抑制活性，IC_{50} 值分别为 50 μmol/L 和 20 μmol/L[13]。

4. 抗氧化作用

南五味子根的黄酮提取物具有抑制 OH 自由基的能力[14]。

5. 抗菌作用

南五味子根黄酮提取物对黑曲霉、金黄色葡萄球菌、大肠杆菌等具有抑制作用[14]。

参考文献

[1] 田恒康，闫文玫，马冠成，等 . 长梗南五味子根皮挥发油的研究 [J]. 中国中药杂志,1993,18(3):166-167.

[2] 刘嘉森，黄梅芬 . 五内酯 E 和长南酸的分离与结构 [J]. 化学学报,1991,49:502-506.

[3] LIU J S, HUANG M F, ZHOU H X. KADSULIGNAN C and D, two novel lignans from *Kadsura longipedunculata*[J]. Canadian Journal of Chemistry, 1991,69(9):1403-1407.

[4] LIU J S, HUANG M F. Kadsulignans E-G from *Kadsura longipedunculata*[J]. Phytochemisrty, 1992,31(3):957.

[5] 游志鹏，廖玫江，石玉瑚，等 . 长梗南五味子化学成分的研究 [J]. 药学学报,1997,32(6):455-457.

[6] 陈佳宝，刘佳宝，崔保松，李帅 . 南五味子根的化学成分研究 [J]. 中草药,2015,46(2):178-184.

[7] 沈报春，赵静峰，胡玮，等 . 五味子中木脂素的化学研究 [J]. 昆明医学院学报,2004,25(1):38-40.

[8] 郭耀杰，高石曼，张本刚，等 . 长梗南五味子藤茎的化学成分研究 [J]. 中药材,2016,39(6):1287-1290.

[9] 张守仁 . 长梗南五味子对实验性大鼠胃溃疡作用的初步观察 [J]. 中草药,1990,21(9):27-28.

[10] PU J X, XIAO W L, LU Y, et al. Kadlongilactones A and B, two novel triterpene dilactones from *Kadsura longipedunculata* possessing a unique skeleton[J].Organic Letters,2005,7(22):5079-5082.

[11] PU J X, LI R T, XIAO W L, et al. Longipedlactones A-I, nine novel triterpene dilactones possessing a unique skeleton from *Kadsura longipedunculata*[J].Tetrahedron,2006,62(25): 6073-6081.

[12] PU J X, HUANG S X, REN J, et al. Isolation and structure elucidation of kadlongilactones C-F from *Kadsura longipedunculata* by NMR spectroscopy and DFT computational methods[J]. Journal of Natural Products,2007,70(11):1706-1711.

[13] Sun Q Z, Chen D F, Ding P L, et al. Three new lignans, longipedunins A-C, from *Kadsura longipedunculata* andtheir inhibitory activity against HIV-1 protease[J].Chemical and Pharmaceutical Bulletin,2006,54(1):129-132.

[14] 林雄平，曾思颖，彭彪，等 . 南五味子根黄酮提取物的抗菌抗氧化活性 [J]. 安徽农业科学,2019,47(4):173-175,180.

小野鸡尾

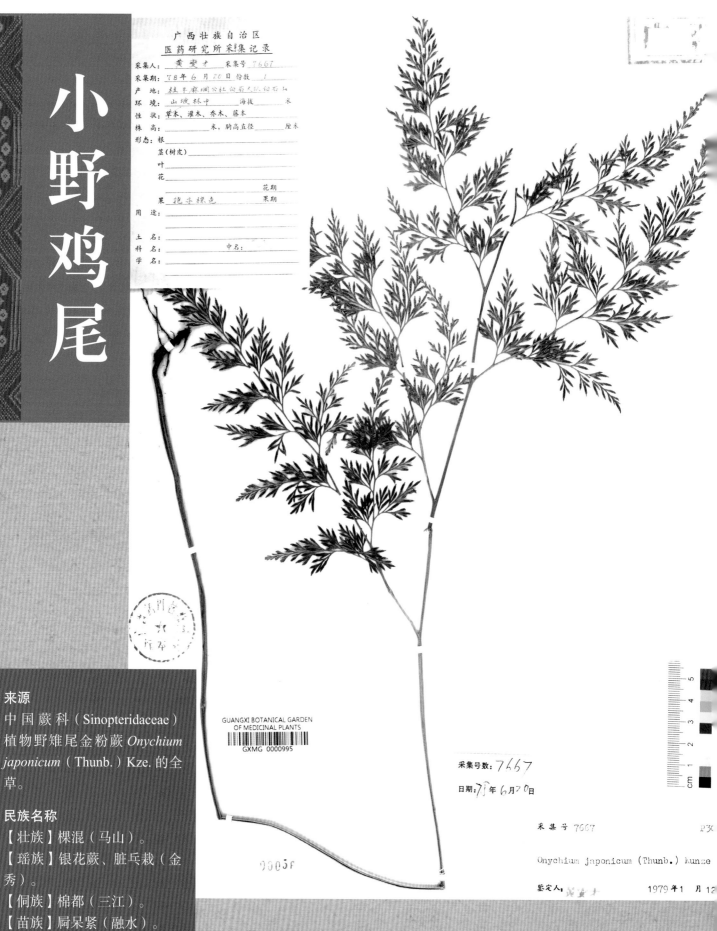

来源

中国蕨科（Sinopteridaceae）植物野雉尾金粉蕨 *Onychium japonicum*（Thunb.）Kze. 的全草。

民族名称

【壮族】棵混（马山）。
【瑶族】银花蕨、脏乒栽（金秀）。
【侗族】棉都（三江）。
【苗族】厕呆紧（融水）。

民 族 应 用

【壮族】药用全草。与猪脚骨炖服治胃及十二指肠溃疡；捣烂调洗米水涂患处或水煎（浓缩）涂患处治烧伤烫伤。

【瑶族】药用全草。与猪肺煲服治肺炎咳嗽；水煎服治热咳；水煎洗患处拔铁砂；捣烂调洗米水涂患处或水煎（浓缩）涂患处治烧伤烫伤。

【侗族】药用全草。水煎服治木薯中毒、农药中毒；捣烂敷患处治骨折；捣烂调洗米水涂患处或水煎（浓缩）涂患处治烧伤烫伤。

【苗族】药用全草。水煎冲蜜糖服治痢疾；研粉敷患处治外伤感染。

内服用量 15~30g；外用适量。

药材性状 根茎细长，略弯曲，直径 2~4mm，黄棕色或棕黑色，两侧着生向上弯的叶柄残基和细根。叶柄细长略呈方柱形，表面绿黄色至浅棕黄色，具纵沟。叶片卷缩，展开后呈卵状披针形或三角状披针形，浅黄绿色或棕褐色，略有光泽，三至四回羽状分裂，末回裂片梭形，先端短尖，全缘，有的下表面边缘着生有孢子囊群；囊群盖短条形，浅棕色。叶片草质。无臭，味苦。

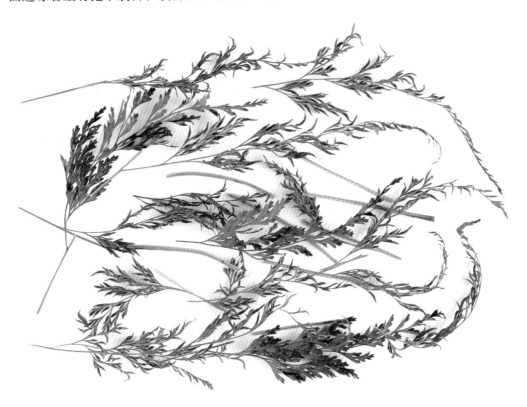

· 小野鸡尾－全草

药用源流 小野鸡尾以海风丝之名始载于《植物名实图考》，曰："生广信。一名草莲。丛生，横根绿茎，细如小竹；初生叶如青蒿，渐长细如茴香叶。"所述特征及其附图与本种基本相符。《中华人民共和国药典》（1977年版 一部）记载其具有清热解毒的功效；主治砷中毒，沙门菌所致食物中毒，野菰、木薯中毒，肠炎，痢疾，肝炎。

分类位置	蕨类植物门	薄囊蕨亚纲	真蕨目	中国蕨科
	Pteridophyta	Leptosporangiatidae	Eufilicales	Sinopteridaceae

形态特征　植株高约 60cm。根状茎长而横走，粗 3mm 左右，疏被鳞片，鳞片棕色或红棕色。叶散生，坚草质或纸质，灰绿色或绿色，遍体无毛；叶柄禾秆色，至多下部栗棕色，叶片几和叶柄等长，宽约 10cm，卵状三角形或卵状披针形，渐尖头，四回羽状细裂；叶轴和各回羽轴上面坚而挺拔，不育裂片仅有中脉一条，能育裂片有斜上侧脉和叶缘的边脉汇合。孢子囊群长 (3)5~6mm；囊群盖线形或短长圆形，膜质，灰白色，全缘。

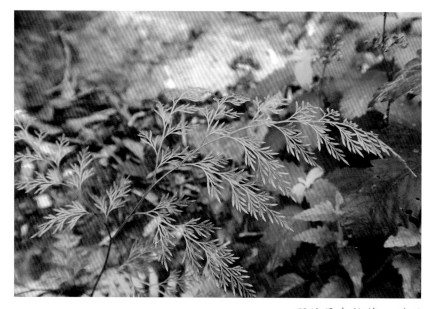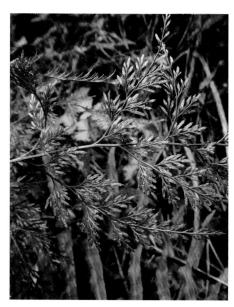

· 野雉尾金粉蕨 – 孢子叶

生境分布　生于海拔 50~2100m 的林下沟边或溪边石上。广泛分布于华东、华中、东南及西南，向北达陕西（秦岭）、河南（鸡公山）、河北西部（新乐）等。广西全区各地均有分布。

化学成分　叶及根茎含山奈酚 –3,7– 双鼠李糖苷及蕨素 M、蕨苷 M、菊苣酸、野鸡尾二萜醇。全草还含有野鸡尾酮 D、金圣草酚、木犀草素、紫铆素、原儿茶酸、3,4-dihydroxy-ace-tophenone、咖啡酸、香草酸、对羟基水杨醛、丁香酸、β– 谷甾醇[1]，以及大旋鸡尾酮 A–F、大旋鸡尾酯 A–B、4,6– 二甲氧基没食子酸等成分 [2]。

药理作用　野雉尾金粉蕨所含成分大旋鸡尾酮 A 对 HeLa 和 Bel7402 肿瘤细胞均具有抗癌活性，其中对 HeLa 细胞的抑制率为 41.49%（30μg/ml），对 Bel7402 细胞的抑制率为 45.87%（30μg/ml）[2]。

参考文献

[1] 李明潺, 唐生安, 段宏泉. 野雉尾金粉蕨化学成分研究 [J]. 中草药,2010,41(5):685–688.

[2] 李明潺. 野雉尾金粉蕨的化学成分研究 [D]. 天津：天津医科大学,2007.

全国中药资源普查标本采集记录表

号：	451324131114001LY	采集人：	郭敏，陆海琳，银胜亮，
			庞赵生
期：	2013年11月14日	海拔(m)：	570.0
名：	和平电站		
	110°16′11.08″	纬度：	24°13′02.7″
型：	阔叶林	生活型：	灌木
类型	中生植物	光生态类型：	耐阴植物
类型	钙质土植物	温度生态类型：	
型：	野生植物	出现多度：	一般
)	10	直径(cm)：	
		茎（树皮）	草质茎 直立茎
	单叶	芽	
		果实和种子	
名	小紫金牛	科名：	紫金牛科
	Ardisia chinensis Benth.		
名：		药材别名	
位：		标本类型	腊叶标本

451324LY0703

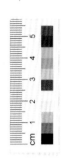

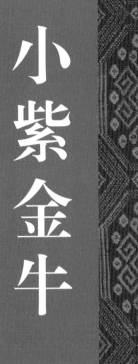

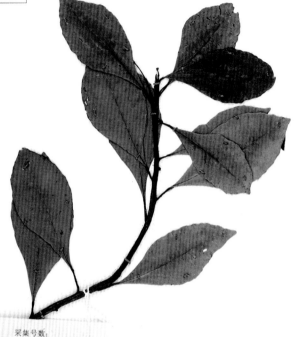

采集号数：
451324131114001

日期： 年 月 日

C209008

UANGXI BOTANICAL GARDEN
OF MEDICINAL PLANTS

GXMG 0155470

小紫金牛

来源
紫金牛科（Myrisinaceae）植物小紫金牛
Ardisia chinensis Benth. 的全株。

民族名称
【瑶族】吓地光，光叶不出林（金秀）。

标本鉴定签	
采集号：451324131114001LY	科名：紫金牛科
学名：Ardisia chinensis Benth.	
种中文名：小紫金牛	
鉴定人：郭敏	鉴定时间：2014年08月10日

第四次全国中药资源普查

民 族 应 用

【瑶族】药用全株。水煎服治肺结核，老人咳嗽。内服用量 10~30g。

药材性状　根茎圆柱形,着生多数细根。茎扁圆形,直径1.5~2mm,表面暗褐色。叶互生,倒卵状椭圆形或椭圆形,长 3~5cm，宽 1.5~2.5cm，先端钝或渐尖，基部楔形，边缘中部以上波状，上面暗棕色，下面浅棕色。气微，味微涩。

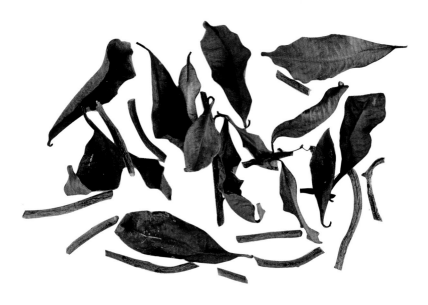

· 小紫金牛 – 全株

药用源流　《中华本草》记载其具有活血止血、散瘀止痛、清热利湿的功效；主治肺痨咯血，吐血，痛经，闭经，跌打损伤，黄疸，小便淋痛。

分类位置	种子植物门	被子植物亚门	双子叶植物纲	紫金牛目	紫金牛科
	Spermatophyta	Angiospermae	Dicotyledoneae	Myrsinales	Myrisinaceae

形态特征　亚灌木状矮灌木。高 25~45cm。叶互生，倒卵形或椭圆形，长 3~7.5cm，宽 1.5~3cm，全缘或于中部以上具疏波状齿，叶面无毛，叶脉平整。亚伞形花序，有花 3~5 朵；萼片三角状卵形，具缘毛；花瓣白色，广卵形；雄蕊为花瓣长的 2/3，花药卵形，背部具腺点；雌蕊与花瓣近等长。果球形，熟时由红变黑色。

生境分布　生于海拔 300~800m 的山谷、山地疏、密林下，荫湿的地方或溪旁。分布于浙江、江西、广西、广东、福建、台湾等。广西主要分布于武鸣、马山、上林、融水、三江、阳朔、临桂、恭城、蒙山、防城、上思、平南、容县。

化学成分 全株含有水杨酸、对羟基间甲氧基苯甲酸、没食子酸乙酯、4-羟基-3,5-二甲氧基苯甲酸、原儿茶酸、没食子酸、儿茶素、紫金牛酸等酚类成分[1]，以及豆甾-5,22-二烯-3β-醇、豆甾醇-3-O-β-D-吡喃葡萄糖苷、α-香树脂醇、β-香树脂醇、羊毛甾-7,9(11),24-三烯-3β-醇、羊毛甾-9(11),24-二烯-3β-醇、羊毛甾-8,24-二烯-3β-醇等三萜类成分[2]。还含有包括烯烃、酮、醇、酯和酸类物质等成分的挥发油，其中相对含量在2%以上的化合物主要有石竹烯、棕榈酸、6,10,14-三甲基-2-十五烷酮、α-法呢烯、水杨酸甲酯、3,9-杜松二烯、2,6-二甲基-6-(4-甲基-3-戊烯基)-2-降蒎烯等[3]。

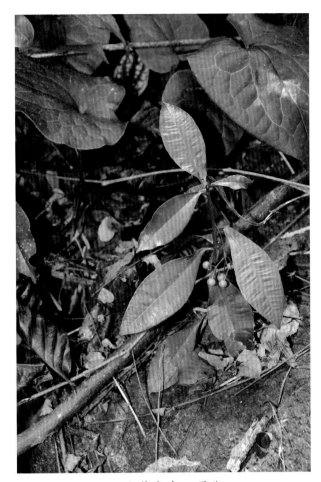

· 小紫金牛 – 果期

药理作用 1. 抗菌作用

小紫金牛不同溶媒提取物、小紫金牛挥发油以及小紫金牛正丁醇层粗分离品对大肠埃希菌、表皮葡萄球菌、金黄色葡萄球菌、猪霍乱沙门菌、藤黄微球菌、枯草芽孢杆菌均有不同程度的抑制作用[2]。

2. 抗病毒作用

小紫金牛乙醇提取物和水提取物对柯萨奇病毒B组3型（Cox B3）和单纯疱疹病毒1型（HSV-1）均有不同程度的抑制作用，其中水提取物对Cox B3病毒的作用最强，而乙醇提取物经不同溶剂萃取后得到的萃取部位的抗病毒活性随着萃取溶剂极性的增大而增强，以正丁醇萃取部位对Cox B3病毒的抑制作用最强[1]。

3. 保肝作用

小紫金牛水提取物可降低由四氯化碳引起的小鼠急性肝损伤血清中谷丙转氨酶（ALT）、谷草转氨酶（AST）活性，表明小紫金牛水提取物有明显的保肝作用[2]。

附　注 粤北的瑶族也使用该植物，称为"黄胆草"，用于治疗黄疸型肝炎。

参考文献

[1] 苏妙贤.小紫金牛和猴耳环的化学成分和生物活性研究[D].广州：暨南大学,2006.

[2] 林秋凤.小紫金牛（*Ardisia chinensis* Benth)化学成分及部分生物活性研究[D].广州：暨南大学,2004.

[3] 林秋凤,岑颖洲,伍秋明.GC-MS分析小紫金牛挥发性化学成分[J].安徽农业科学,2010,38(17):8951-8952,8969.

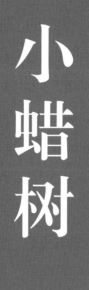

小蜡树

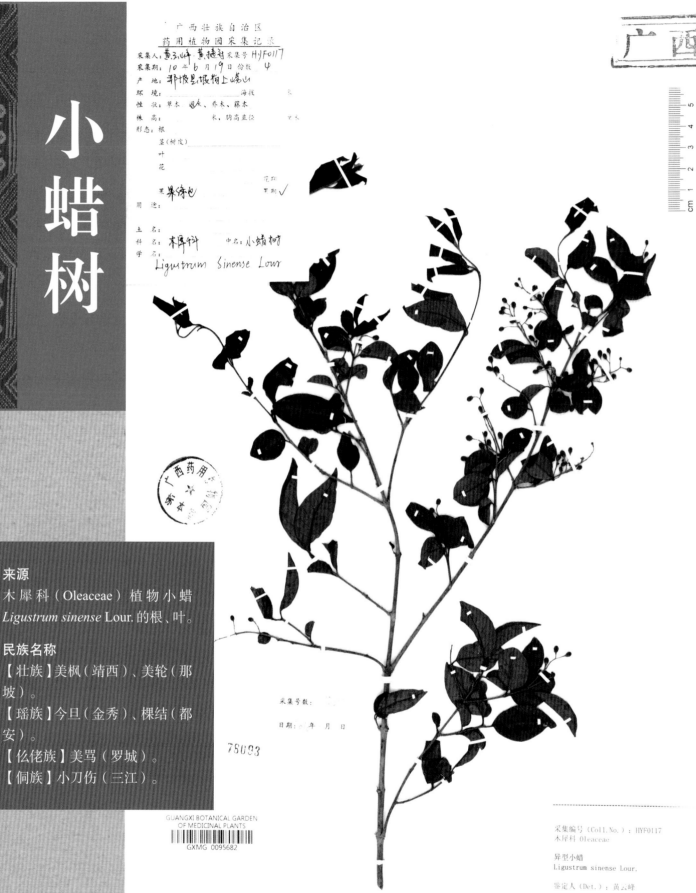

来源
木犀科（Oleaceae）植物小蜡
Ligustrum sinense Lour. 的根、叶。

民族名称
【壮族】美枫（靖西）、美轮（那坡）。
【瑶族】今旦（金秀）、棵结（都安）。
【仫佬族】美骂（罗城）。
【侗族】小刀伤（三江）。

民族应用

【壮族】药用叶。捣烂炒热敷患处治跌打瘀肿。

【瑶族】药用根、叶。根水煎服治感冒，水煎洗患处治皮肤过敏。叶捣烂调洗米水含咽或水煎服治口腔炎，加食盐少许捣烂敷患处治疮疖，无名肿毒，各种皮炎；捣烂炒热敷患处治跌打外伤。

【侗族】药用根、叶。根水煎服治黄疸型肝炎。叶捣烂调洗米水含咽或水煎服治口腔炎，加食盐少许捣烂敷患处治疮疖，无名肿毒。

内服用量 15~20g；外用适量。

药材性状 根圆柱形。叶多破碎，呈黄绿色或绿褐色。完整的叶片呈卵形、披针形或近圆形，长 3~7cm，宽 1~3cm，先端锐尖至渐尖，或钝而微凹，基部宽楔形至近圆形，全缘；上表面近无毛，下表面被短柔毛。纸质，易碎。气微，味微苦、甘。

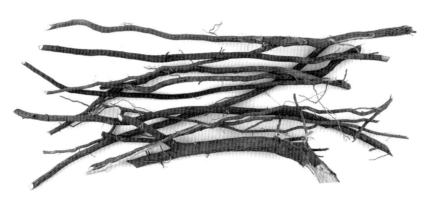

·小蜡树－根

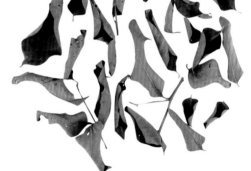

·小蜡树－叶

药用源流 小蜡树始载于《植物名实图考》，曰："湖南山阜多有之。高五六尺，茎叶花俱似女贞而小，结小青实甚繁。湖南产蜡，有鱼蜡、水蜡二种：鱼蜡树小叶细，水蜡树高叶肥。水蜡树即女贞，此即鱼蜡也。"。所述鱼蜡特征及其附图与本种基本相符。《广西壮族自治区壮药质量标准 第二卷》（2011 年版）记载其叶具有清热利湿、解毒消肿的功效；主治感冒发热，肺热咳嗽，咽喉肿痛，口舌生疮，湿热黄疸，痢疾，痈肿疮毒，湿疹，皮炎，跌打损伤，烫伤。

分类位置	种子植物门	被子植物亚门	双子叶植物纲	马钱目	木犀科
	Spermatophyta	Angiospermae	Dicotyledoneae	Loganiales	Oleaceae

形态特征 落叶灌木或小乔木。叶片纸质或薄革质；叶柄被短柔毛。圆锥花序顶生或腋生，塔形；花序轴被较密淡黄色短柔毛或近无毛；花梗长 1~3mm，被短柔毛或无毛；花萼无毛，先端呈截形或浅波状齿。果近球形。

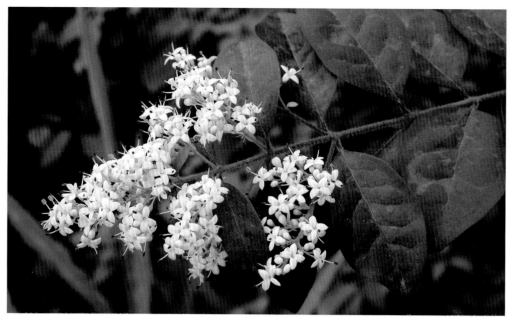

· 小蜡 - 花期

生境分布 生于海拔200~2600m的山坡、山谷、溪边、河旁、路边的密林、疏林或混交林中。分布于江苏、浙江、安徽、江西、福建、台湾、湖北、湖南、广东、广西、贵州、四川、云南等。广西主要分布于南宁、横县、融水、三江、桂林、临桂、全州、兴安、龙胜、资源、平乐、恭城、梧州、苍梧、蒙山、浦北、贵港、平南、容县、博白、平果、德保、靖西、那坡、田林、隆林、贺州、罗城、环江、巴马、金秀、龙州。

化学成分 嫩茎叶含D-甘露醇、正卅二烷、β-谷甾醇和山奈苷[1]。还含有10-hydroxyoleuropein和specneuzhenide等裂环环烯醚萜类化合物。含3,4-二羟基苯乙醇、3,4-二羟基苯乙醇-2′-O-β-D-吡喃葡萄糖苷、小蜡苷A、4-羟基苯乙醇、4-羟基苯乙醇-2′-O-β-D-吡喃葡萄糖苷等苯乙醇类化合物[2]。含山奈酚-3-β-D-吡喃葡萄糖苷、7-O-α-L-吡喃鼠李糖基-山奈酚-3-O-β-D-吡喃葡萄糖苷等黄酮类化合物[3]。含苞待放的鲜花精油含有反式-桂酸甲酯、反式-桂酸乙酯、1,2-二甲基苯、苯乙酸乙酯、1,4-二甲基苯、苯乙酸乙酯等成分[4]。果实、叶子及枝条中还含有酪醇和齐墩果酸[5]。

药理作用 小蜡的叶对金黄色葡萄球菌、伤寒杆菌、甲型副伤寒杆菌、铜绿假单胞菌、大肠杆菌、弗氏痢疾杆菌、肺炎杆菌有极强的抗菌作用。

附　注 果实可酿酒；种子可榨油供制肥皂。

参考文献

[1] 蓝树彬,思秀玲,韦松,等.小蜡树化学成分的研究[J].中草药,1996,27(6):331-332.

[2] 欧阳明安,周剑宁.女贞小蜡树的酚性配糖体成分研究[J].广西植物,2003,23(3):276-278.

[3] 欧阳明安.女贞小蜡树的木脂素及黄酮类配糖体成分研究[J].中草药,2003,34(3):196-200.

[4] 罗心毅,辛克敏,洪江,等.小蜡精油的化学成分[J].云南植物研究,1993,15(2):208-210.

[5] 徐娟华,栾连军,黄亦佳,等.女贞和小蜡中有效成分的分离与检测[J].中国现代应用药学,1997,4:14-16,66.

广西植物研究所采集记录

人：黄俞淞、吴磊等　采集号：LYJX1149

日期：2010 年 11 月 17 日

地点：广西靖西县底定保护区

1150m

山坡，红壤，密林

少见

灌木

淡红色

九节属

茜草科

分数：4

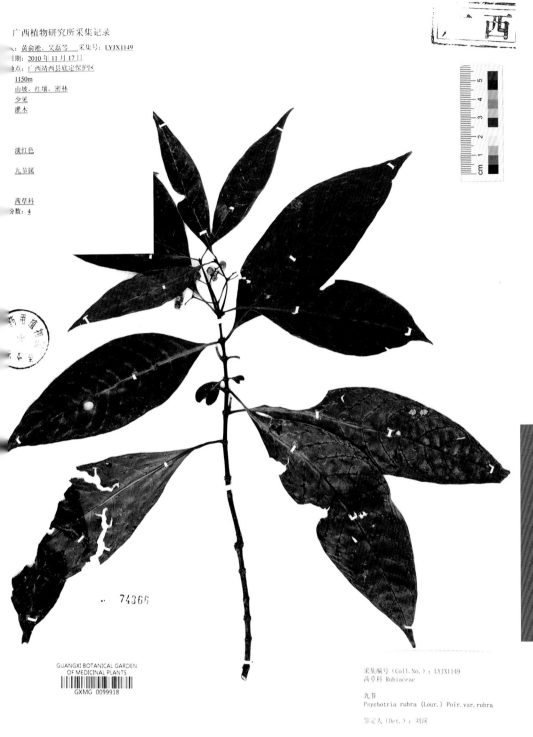

GUANGXI BOTANICAL GARDEN
OF MEDICINAL PLANTS

GXMG 0099918

74366

采集编号 (Coll. No.)：LYJX1149

茜草科 Rubiaceae

九节

Psychotria rubra (Lour.) Poir. var. rubra

鉴定人 (Det.)：刘演

山大刀

来源

茜草科（Rubiaceae）植物 九 节 *Psychotria rubra* (Lour.) Poir. 根、叶或全株。

民族名称

【壮族】大罗伞（上思），棵台柑（桂平）。

【京族】给梅的（防城）。

民 族 应 用

【壮族】药用全株。水煎服治鼻衄；水煎含漱治牙龈脓肿。

【京族】药用根、叶。根浸酒服治风湿。叶水煎服治木薯中毒，捣烂敷患处治跌打肿痛。

内服用量 30~60g；外用适量。

药材性状　根圆柱形。茎常为绿色。叶皱缩或破碎。完整叶呈椭圆状矩圆形，长 8~20cm，先端尖或钝，基部渐狭，上面暗红色，下面淡红色，侧脉腋内可见簇生短柔毛；叶柄长可达 2cm。质脆易碎。气微，味淡。以枝嫩、叶完整、色带红者为佳。

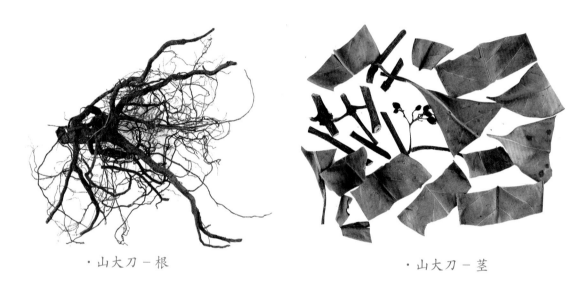

·山大刀－根　　　　　　　·山大刀－茎

药用源流　《中华本草》记载其嫩枝及叶具有清热解毒、祛风除湿、活血止痛的功效；主治感冒发热，咽喉肿痛，白喉，痢疾，肠伤寒，疮疡肿毒，风湿痹痛，跌打损伤，毒蛇咬伤。其根具有祛风除湿、清热解毒、消肿的功效；主治风湿痛，感冒发热，咽喉肿痛，胃痛，疟疾，痔疮，跌打损伤，疮痈肿毒。

分类位置	种子植物门	被子植物亚门	双子叶植物纲	茜草目	茜草科
	Spermatophyta	Angiospermae	Dicotyledoneae	Rubiales	Rubiaceae

形态特征　灌木或小乔木。叶对生，纸质或革质，基部楔形，全缘，鲜时稍光亮，干时常暗红色或在下面褐红色而上面淡绿色，中脉和侧脉在上面凹下，在下面凸起，脉腋内常有束毛，侧脉 5~15 对，弯拱向上，近叶缘处不明显联结；叶柄长 0.7~5cm，无毛或被稀疏极短柔毛；托叶膜质，脱落。聚伞花序通常顶生，无毛或被稀疏极短柔毛，多花，总花梗常极短，花梗长 1~2.5mm；花冠白色；雄蕊与花冠裂片互生。核果球形或宽椭圆形，有纵棱，红色。

生境分布　生于海拔 20~1500m 的平地、丘陵、山坡、山谷溪边的灌丛或林中。分布于浙江、福建、台湾、湖南、广东、香港、海南、广西、贵州、云南等。广西主要分布在横县、桂林、临桂、平乐、苍梧、防城、灵山、贵港、平南、博白、百色、平果、靖西、那坡、凌云、东兰、巴马、都安、金秀、扶绥、宁明、龙州、大新等。

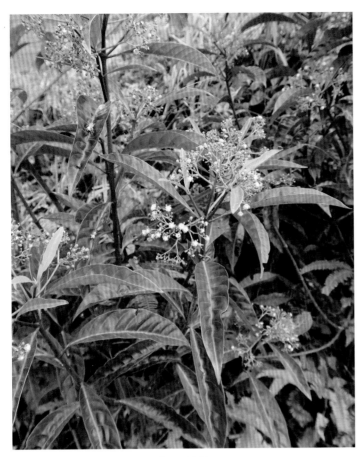

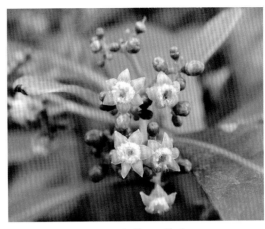

·九节 - 花期

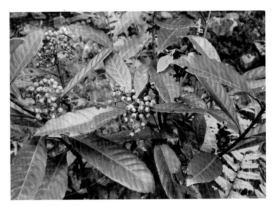

·九节 - 植株

·九节 - 果期

化学成分 含堆心菊素和九节素及微量元素铁、锰、铜、锌，其根还含有asperulosidic acid、6-methoxygeniposidic acid、6α-hydroxygeniposide、deacetylasperulosidic acid、asperuloside、蔗糖、蔗糖乙酸酯、葡萄糖乙酸酯等成分[1]。

药理作用 1. 抗肿瘤作用

九节中的九节素对人鼻咽癌（KB）细胞呈现显著的细胞毒性，ED_{50} 为 3 μg/ml。

2. 抗抑郁作用

九节地上部分乙醇提取物能缩短小鼠悬尾和游泳不动时间，对利血平所致小鼠体温的下降和眼睑下垂有明显改善作用[2]。

3. 益智作用

九节乙酸乙酯萃取物能显著增强正常小鼠的学习记忆能力，对抗不同化学试剂所造成的记忆障碍[3]。

参考文献

[1] 卢海啸,黄晓霞,苏爱秋,等.九节根的化学成分研究 [J].中药材,2017,40(4):858-860.

[2] 卢海啸,李家洲,叶蓥,等.九节木地上部分抗抑郁作用的实验研究 [J].玉林师范学院学报（自然科学）,2011,32(5):95-98.

[3] 卢海啸,李家洲,勾玲,等.九节木不同极性提取物对小鼠学习记忆能力的影响 [J].中国实验方剂学杂志,2014,20(7):140-143.

山小橘

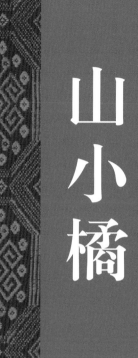

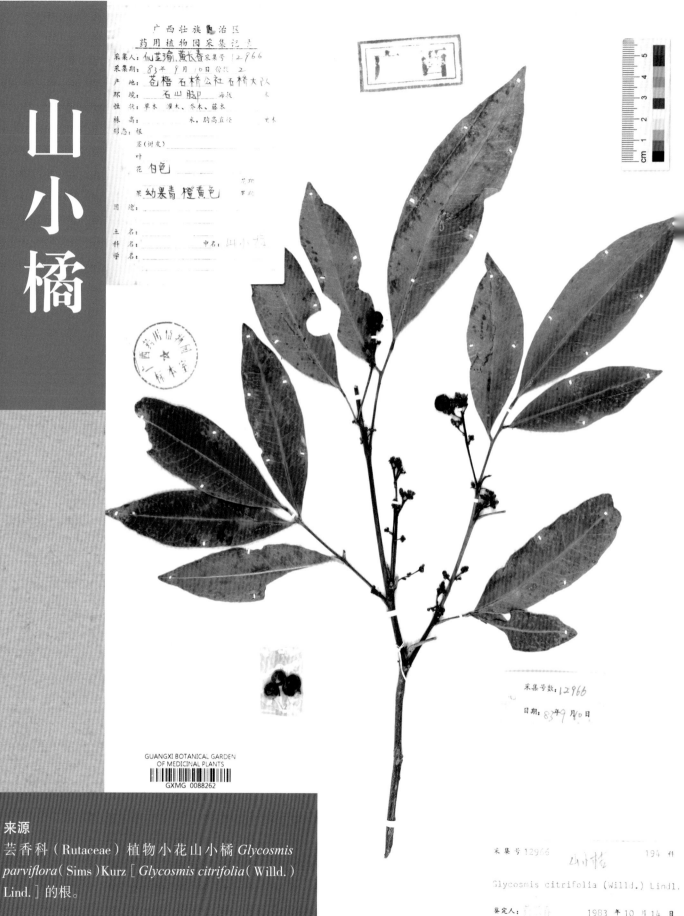

来源

芸香科（Rutaceae）植物小花山小橘 *Glycosmis parviflora*（Sims）Kurz［*Glycosmis citrifolia*（Willd.）Lind.］的根。

民族名称

【壮族】棵马楠捞，墨稔蓼（上思）。

民 族 应 用

【壮族】药用根。水煎服用于治黄疸型肝炎。内服用量12g。

药材性状　根呈圆柱形，上粗下细，长25~55cm，直径为0.5~2.8cm，顶端常有残留的茎基。表面棕黄色或土黄色，具纵皱纹、须根痕及点状皮孔。质地硬而韧，不易折断，折断时粉尘飞扬。横切面皮部棕黄色，木部黄白色或淡黄色，略呈层片状纤维性，皮部和木部易分离。气微香，味微辛。

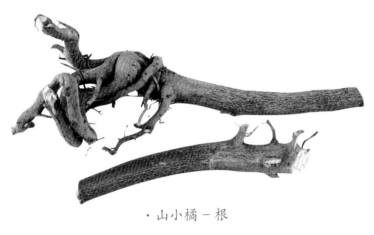

·山小橘－根

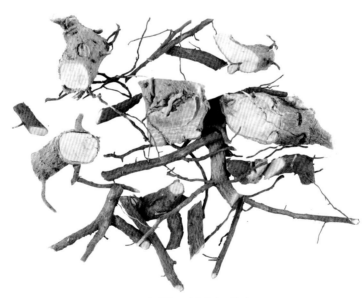

·山小橘－根（切片）

药用源流　《中华本草》记载其根和叶具有祛风解表、化痰止咳、理气消积、散瘀消肿的功效；主治感冒咳嗽，食滞纳呆，食积腹痛，疝气痛，跌打肿痛。

分类位置	种子植物门	被子植物亚门	双子叶植物纲	芸香目	芸香科
	Spermatophyta	Angiospermae	Dicotyledoneae	Rutale	Rutaceae

255

形态特征　灌木或小乔木。叶有小叶 2~4 片，稀 5 片或兼有单小叶；小叶片椭圆形，长圆形或披针形，通常倒卵状椭圆形，全缘，干后不规则浅波浪状起伏，且暗淡无光泽。圆锥花序腋生及顶生，通常 3~5cm，很少较短；花瓣白色，长约 4mm，长椭圆形，较迟脱落，干后变淡褐色，边缘淡黄色；花丝略不等长，上部宽阔，下部稍狭窄，与花药接连处突尖，药隔顶端有 1 油点；子房阔卵形至圆球形，油点不凸起，花柱极短，柱头稍增粗，子房柄略升起。果圆球形或椭圆形，半透明油点明显，有种子 3~2，稀 1 粒。

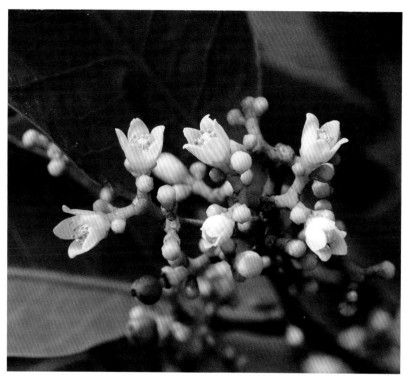
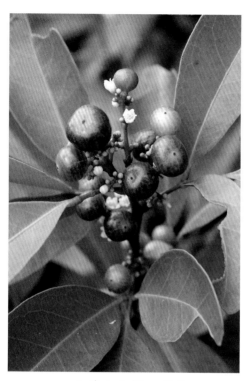

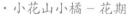

· 小花山小橘 – 花期　　　　　　　　　　　· 小花山小橘 – 果期

生境分布　生于低海拔缓坡或山杂木林，路旁树下的灌木丛中亦常见，很少见于海拔达 1000m 的山地。分布于台湾、福建、广东、广西、贵州、云南六省区的南部及海南。广西主要分布在乐业、靖西、马山、隆安、南宁、邕宁、龙州、宁明、防城、北海、贵港、平南、北流、岑溪、昭平等。

化学成分　叶、茎、果实中主要含有石竹烯、α- 石竹烯、氧化石竹烯、双戊烯、芳樟醇、(E)-β- 金合欢烯、n- 石竹烯、榄香烯、没药烯、斯巴醇、莰烯、植醇等挥发油成分 [1,2]。

药理作用　小花山小橘叶外敷可以治疗关节扭伤，效果较好 [3,4]。

参考文献

[1] 马雯芳,朱意麟,贾智若等.小花山小橘叶、茎挥发油 GC-MS 分析 [J].中国实验方剂学杂志,2013,19(1):95-98.

[2] 周波,谭穗懿,周静,等.山小橘叶与果实挥发油成分的 GC-MS 分析 [J].中药材,2004,27(9): 640-645.

[3] 一八七医院二外科.山小橘叶外敷治疗踝关节扭伤 [J].人民军医,1975,9:34.

[4] 卓新明.山小橘叶治疗关节扭伤 374 例 [J].中西医结合杂志,1987,7:448.

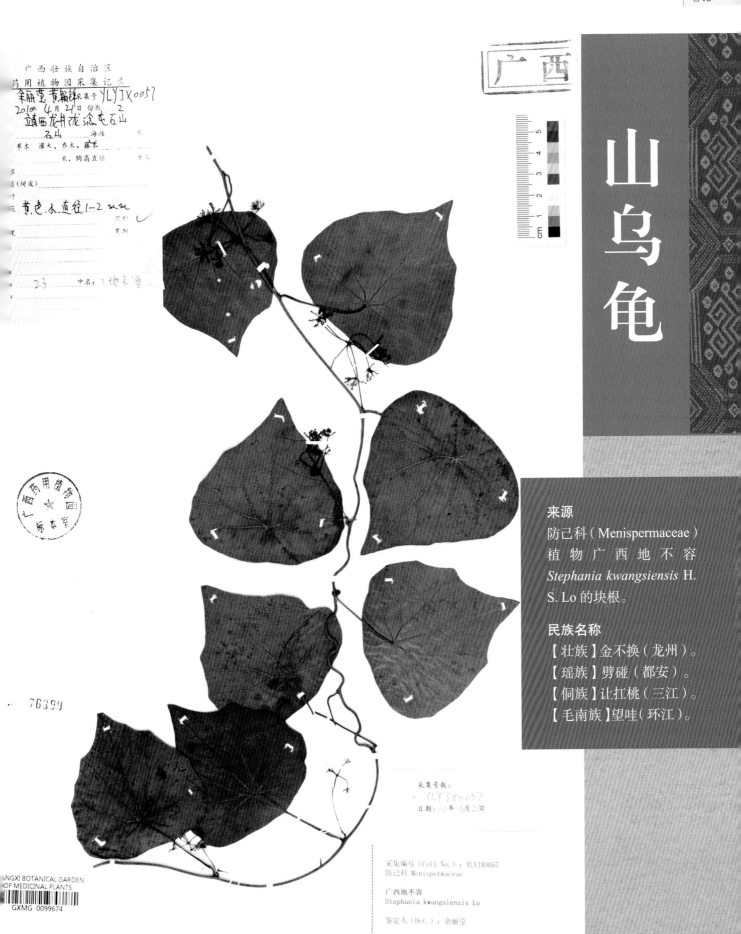

山乌龟

来源
防己科（Menispermaceae）
植物 广 西 地 不 容
Stephania kwangsiensis H.
S. Lo 的块根。

民族名称
【壮族】金不换（龙州）。
【瑶族】劈碰（都安）。
【侗族】让扛桃（三江）。
【毛南族】望哇（环江）。

采集号数：
YLYJX0057
日期 10 年 9 月 2 日

采集编号（Coll. No.）：YLYJX0057
防己科 Menispermaceae

广西地不容
Stephania kwangsiensis Lo

鉴定人（Det.）：余丽莹

民 族 应 用

【壮族】药用块根。水煎服治胃痛。

【瑶族】药用块根。水煎服治胃痛，月经不调，口干，气喘。

【侗族】药用块根。研粉冲开水服治产后腹痛；研粉调凡士林膏涂患处治乳痈，对疮口，无名肿毒。

【毛南族】药用块根。水煎服治胃痛。

内服用量 10~15g；外用适量。

药材性状 块根类球形或扁球形，或为不规则块状，直径 10~40cm，有时可达 50~70cm，重数千克，有时可达几十千克，表面褐色、灰褐色至黑褐色，有不规则的龟裂纹，散生众多小凸点。商品多为横切或纵切片，直径 2~7cm，厚 0.5~1cm；新鲜切面淡黄色至黄色，放置后呈深黄棕色或白色。质脆而硬，易折断。断面常可见筋脉纹（三生维管束）环状排列呈同心环状，干后略呈点状突起。气微、味苦。

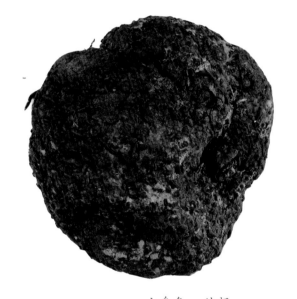

·山乌龟－块根

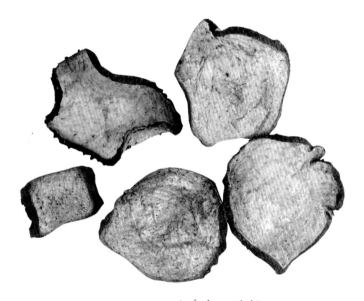

·山乌龟－块根

药用源流 地不容的药用始载于《本草图经》，但根据所记载的产地判断应不包括广西地不容。《中华本草》记载其具有散瘀止痛、清热解毒的功效；主治胃痛，痢疾，咽痛，跌打损伤，疮疖痈肿，毒蛇咬伤等症。

分类位置	种子植物门	被子植物亚门	双子叶植物纲	小檗目	防己科
	Spermatophyta	Angiospermae	Dicotyledoneae	Berberidales	Menispermaceae

形态特征 草质落叶藤本。叶纸质，长、宽近相等，全缘或有角状粗齿，掌状脉上密覆小乳凸，常 2 叉分枝，叶柄基部扭曲。复伞形聚伞花序腋生；雄花萼片 6，排成 2 轮，外密生小乳凸；花瓣 3，外密生小乳凸，内有 2 个大腺体；花药 4；雌花序粗壮，伞梗短；雌花萼片 1；花瓣 2；子房

无毛。核果红色，果梗非肉质，胎座迹正中穿孔，果核背部柱状雕纹，顶端弯钩状。

生境分布　生于石灰岩地区的石山上。分布于广西、云南等。广西主要分布在武鸣、田阳、靖西、那坡、凌云、隆林、田林等。

化学成分　块根主要含 *l*- 四氢巴马亭、*d*- 异紫堇定、*l*- 罗默碱、去氢罗默碱、去氢千金藤碱、千金藤碱、巴马汀、二氢巴马汀、紫堇定、氯仿巴马亭、青风藤碱、dehassiline 等生物碱[1-3]。

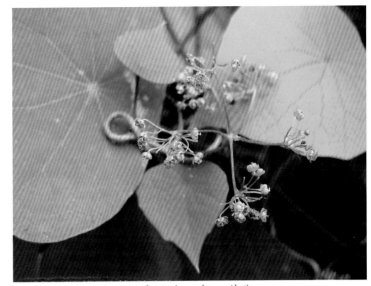

· 广西地不容 – 花期

药理作用　1. 抗炎镇痛作用

广西地不容总生物碱可降低福尔马林致痛小鼠的疼痛强度，减少小鼠舔后足时间，延长热水所致小鼠缩尾时间，抑制冰醋酸引起的小鼠扭体反应次数，还能减少棉球肉芽组织增生模型中小鼠肉芽肿质量，抑制蛋清引起的小鼠足肿胀和二甲苯引起的小鼠耳郭肿胀，提示广西地不容总生物碱具有镇痛抗炎作用[3-5]。

2. 对中枢神经系统的作用

广西地不容中的右旋异紫堇啶能明显减少小鼠的自发活动，拮抗 4 mg/kg 苯丙胺诱发的小鼠精神运动性兴奋，加强小剂量氯丙嗪（0.8mg/kg）对小鼠自发活动的抑制作用，加强戊巴比妥钠对小鼠中枢的抑制作用，抑制腹腔注射乙酸所致小鼠的扭体反应次数，提示右旋异紫堇啶对中枢神经系统具有抑制作用[6]。

参考文献

[1] 闵知大, 钟守明. 广西地不容生物碱的研究 [J]. 药学学报,1980,15(9):532-537.

[2] 成桂仁, 王桂青, 文永新. 广西地不容生物碱的研究 [J]. 中草药,1981,12(4):6-8.

[3] 邓业成, 徐汉虹. 广西地不容块根生物碱成分研究 [J]. 广西师范大学学报（自然科学版）,2004,22(4):73-77.

[4] 罗翌澜, 廖曾珍, 廖露琴, 等. 广西地不容总生物碱体内抗炎镇痛作用研究 [J]. 药物评价研究,2017,40(10):1424-1427.

[5] 罗翌澜, 李江, 毛柳珺, 等. 广西地不容总碱镇痛抗炎作用及其急性毒性研究 [J]. 海峡药学,2015,27(12):24-26.

[6] 袁惠南, 何汉增. 盐酸右旋异紫堇啶对中枢神经系统影响的实验观察 [J]. 生理科学,1984,4(5-6):126.

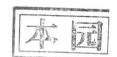

山甘草

广西壮族自治区
医药研究所采集记录

采集人：黄燮才 采集号 323
采集期：77年5月4日 份数 1
产　地：本园野生
环　境：阴处　　海拔　　米
性　状：草本、灌木、乔木、藤木
株　高：1米，胸高直径　　厘米
形态：根
　　　茎（树皮）
　　　叶
　　　花　萼（扩大叶白的花）
　　　　　　　　　　　花期
　　　果　　　　　果期
用　途：
　土　名：
　科　名：　　中名：山甘草
　学　名：

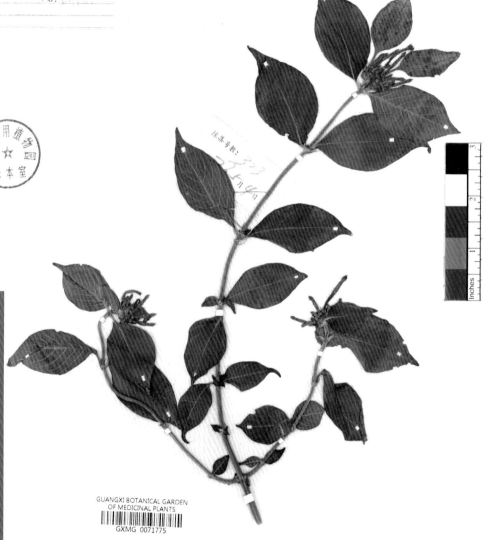

GUANGXI BOTANICAL GARDEN
OF MEDICINAL PLANTS

GXMG 0071775

采集号323　　　　　232
Mussaenda pubescens Ait. f.

鉴定人，黄燮才　　1979 年 2 月 10

00604

来源

茜草科（Rubiaceae）植
物玉叶金花 *Mussaenda
pubescens* W. T. Aiton 的
根、茎、叶或全株。

民族名称

【壮族】土麻药(天等)，
白纸扇（桂平），棵偻
林（天峨），枯捉培（忻
城）。
【瑶族】车带藤（龙胜），
乍京官（桂平）。
【侗族】白蝴蝶（三江）。
【苗族】屙岗奴（融水）。

民族应用

【壮族】药用根、叶或全株。根研粉拌粥服或水煎服治小儿疳积。叶捣烂敷患处治丹毒。全株水煎当茶饮治精神分裂症；研末与猪瘦肉蒸服治小儿疳积；水煎服兼敷患处治狂犬咬伤；捣烂敷患处治骨折，跌打肿痛。

【瑶族】药用根、茎或全株。根水煎服用于避孕；研粉拌粥服或水煎服治眼睛胀痛，角膜云翳。根和茎用于中暑，感冒，肝炎，痛经，产后腹痛等症。全株水煎服治连珠疮，咽喉痛。

【侗族】药用根、枝叶。根水煎服治小儿疳积。枝叶水煎服治外感发热，腹泻；水煎涂患处治烧烫伤。

【苗族】药用根、叶。根水煎服治黄疸型肝炎。叶捣烂涂患处拔枪砂。

内服用量 15~30g；外用适量。

药材性状　根呈圆柱形，直径 0.6~2cm，表面红棕色或淡绿色；具细侧根，长 3~12cm，直径 1~3mm；质坚硬，不易折断，断面黄白色或淡黄色。茎呈圆柱形，直径 0.3~1cm；表面棕色或棕褐色，具细纵皱纹、点状皮孔及叶柄痕；质坚硬，不易折断，断面黄白色或淡黄绿色，髓部明显，白色。气微，味淡。叶多卷曲破碎，展平后呈卵状矩圆形或卵状披针形，全缘。气微，味微苦。

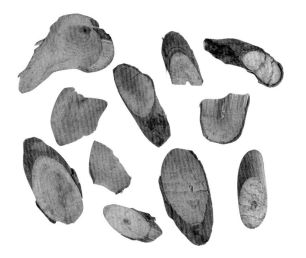

·山甘草－根

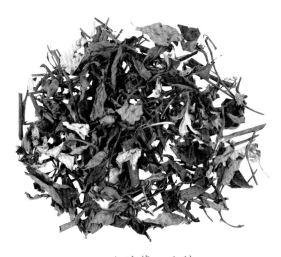

·山甘草－全株

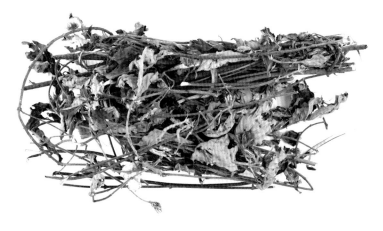

·山甘草－全株

药用源流 《广西中药材标准》（1990 年版）记载其干燥茎和根具有清热利湿、解毒消肿的功效；主治感冒，中暑，肠炎，肾炎水肿，咽喉肿痛，支气管炎。

分类位置	种子植物门	被子植物亚门	双子叶植物纲	茜草目	茜草科
	Spermatophyta	Angiospermae	Dicotyledoneae	Rubiales	Rubiaceae

形态特征 攀援灌木。嫩枝被柔毛。叶对生或轮生，卵状长圆形或卵状披针形，长 5~8cm，宽 2~2.5cm；叶柄长 3~8mm，被柔毛；托叶三角形。聚伞花序顶生；花萼管陀螺形，长 3~4mm，被柔毛，萼裂通常比花萼管长 2 倍以上，基部密被柔毛；花叶阔椭圆形，长 2.5~5cm，宽 2~3.5cm，顶端钝或短尖，基部狭窄；花冠黄色，内面喉部密被棒形毛，花冠裂片长圆状披针形，内面密生小疣突；花柱短，内藏。浆果近球形，顶部有萼檐脱落后的环状瘢痕，干时黑色。

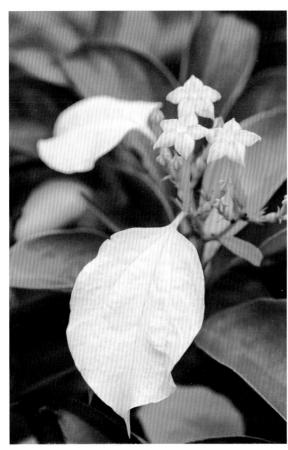

玉叶金花 - 花期

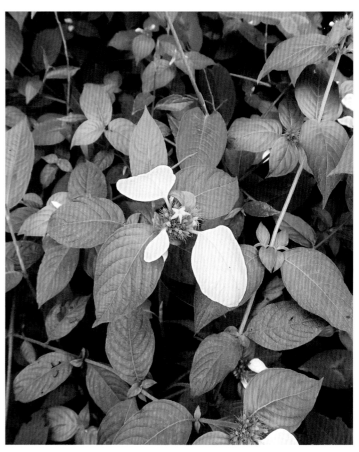

·玉叶金花 - 植株

生境分布 生于灌丛、溪谷、山坡或村旁。分布于广东、香港、海南、广西、福建、湖南、江西、浙江和台湾等。广西全区各地均有分布。

化学成分 地上部分或全草含 β- 谷甾醇、熊果酸、乙基降麦角甾烯醇、月桂醇、东莨菪内酯、水杨酸、玉叶金花苷酸甲酯、山栀子苷甲酯、mussaendoside M、mussaendoside R、mussaendoside V 等 [1,2]。叶含挥发油，主要成分为 N- 甲基吡咯、叶绿醇、十六烷酸、角鲨烯等 [3]。

药理作用 1. 抗炎作用

玉叶金花具有抗炎作用，其水提取液能明显抑制二甲苯致小鼠耳郭肿胀、大鼠棉球肉芽肿及角叉菜胶致大鼠足跖肿胀[4]。

2. 抗菌、抗病毒作用

玉叶金花水提取物对金黄色葡萄球菌、大肠埃希菌、肺炎球菌、链球菌、痢疾杆菌均有抑菌作用，其最小抑菌浓度（MIC）分别为 125mg/kg、31.3mg/kg、15.7mg/kg、62.5mg/kg、62.5mg/kg[4]。玉叶金花中的咖啡酸甲酯、玉叶金花苷 Q、玉叶金花苷 R 具有体外抗流感病毒活性，其机制与下调病毒血凝素的 mRNA 表达水平有关[5]。

3. 抗氧化作用

玉叶金花叶挥发油的总还原力以及对 DPPH 自由基、O_2^- 自由基、OH 自由基、ABTS$^+$ 自由基的清除能力均随浓度的增大而增大，提示其具有良好的体外抗氧化活性[6]。

4. 对 M 胆碱能神经作用

玉叶金花皂苷 U 有阿托品样作用，能抑制溴化乙酰胆碱致平滑肌收缩，使溴化乙酰胆碱终浓度与肌收缩力之间的量效反应曲线右移；能降低毛果芸香碱致 M 胆碱能神经兴奋模型小鼠小肠碳末推进百分量，扩大瞳孔，减少唾液腺分泌量[7]。

5. 抗早孕作用

玉叶金花中的咖啡酸与阿魏酸对小白鼠具有不同程度的抗早孕作用，山甘草水煎液和 81% 乙醇沉淀物具有其抗早孕活性有效部位[8]。

6. 其他作用

玉叶金花可保持钩吻醇提取物的抗肿瘤作用，并降低其毒性[9]。

附 注 同属植物展枝玉叶金花 *Mussaenda divaricata* Hutch. 的茎叶亦作山甘草药用。以山甘草为主要成分的中成药有金牡感冒片、玉叶金花清热片等，用于治疗感冒、咽喉上火及急性咽喉炎。

参考文献

[1] 张颖，李嘉，姜平川.玉叶金花化学成分研究[J].中药新药与临床药理,2013,24(3):278-281.

[2] 周中林，孙继燕，潘利明，等.玉叶金花化学成分研究[J].广东药科大学学报,2017,33(2):184-186.

[3] 潘绒，黄京京，赵玉立，等.资源植物玉叶金花挥发油的 GC-MS 分析及体外抗氧化活性研究[J].安徽农业科学,2018,46(1):173-177.

[4] 邢文善，李艳华，朱玉花，等.玉叶金花提取液对动物模型抗炎抑菌作用研究[J].中国实验方剂学杂志,2013,19(19):267-270.

[5] 潘利明，林励，胡旭光.玉叶金花水提物的抗炎抑菌作用[J].中国实验方剂学杂志,2012,18(23):248-251.

[6] 王遥.玉叶金花化学成分及其体外抗流感病毒抗炎活性研究[D].广州:广州中医药大学,2017.

[7] 曾宪彪，李嘉，韦桂宁，等.玉叶金花皂苷 U 对 M 胆碱能神经支配器官的影响[J].中国实验方剂学杂志,2015,21(20):159-162.

[8] 刘星堦，梁国建，蔡雄，等.山甘草化学成分及其抗生育活性研究[J].上海医科大学学报,1986,13(4):36-40.

[9] 杨帆，陆益，李艳，等.钩吻提取物抗肿瘤作用的实验研究[J].广西中医药,2004,27(1):51-53.

山芝麻

广西药用植物园采集记录

采集人：吴忠发，陈德荣　采集号：229
采集期：1989.08.04　份数：3
产地：广西药用植物园栽培
环境：_____　海拔：_____
性状：灌木
株高：_____，胸高直径_____厘米
形态 根：_____
　　　茎（树皮）：_____
　　　叶：_____
　　　花：淡紫蓝色
　　　果：幼果绿色
用途：_____
土名：_____
科名：_____
中名：山芝麻　学名：_____
备注：_____

来源

梧桐科（Sterculiaceae）植物山芝麻 *Helicteres angustifolia* Linn.的根或全株。

民族名称

【壮族】棵赐伢（上思），麻巴（靖西）。
【瑶族】山芝麻（金秀），野沙（金秀）。

GUANGXI BOTANICAL GARDEN
OF MEDICINAL PLANTS

GXMG 0022594

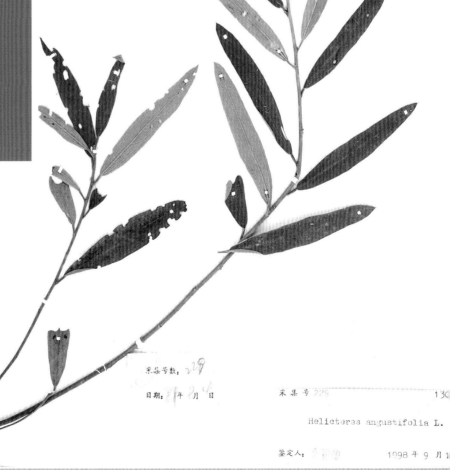

采集号数：229
日期：87年8月4日

采集号 229　　130

Helicteres angustifolia L.

鉴定人：_____　1998 年 9 月 1

民族应用

【壮族】药用根或全株。根水煎服治黄疸型肝炎。全株水煎服治流感，感冒发热。
【瑶族】药用全株。水煎服治感冒发热，胃腹疼痛，痢疾，腹泻。
内服用量 10~20g。

药材性状　根呈圆柱形，稍弯曲，长短不一；直径 0.3~1.5cm，表面黑褐色、灰棕色或灰黄色，有不规则的纵皱纹及细根痕。质坚硬，不易折断。茎圆柱形，直径 0.5~3cm。表面黑褐色或灰黄色，上部小枝直径 1~2mm，密被灰黄绿色柔毛，有明显的叶痕。叶多卷曲，薄革质，展平后呈长圆状披针形，长 3.5~8cm，宽 1.5~2cm，上表面暗棕色，被少数柔毛，下表面灰白色，密被黄白色柔毛。花呈暗紫棕色。果卵状长圆形，表面密被黄褐色柔毛。气微，味苦。

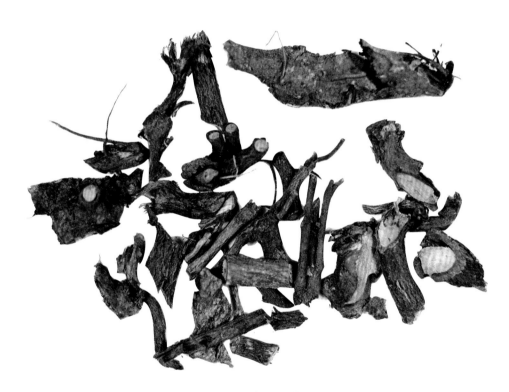

·山芝麻－根

药用源流　山芝麻的药用始载于《生草药性备要》，谓："冈油麻，催疮去毒，止血埋口，又能润大肠，食多必便快。"《广西壮族自治区壮药质量标准　第一卷》（2008 年版）记载其具有解表清热、消肿解毒的功效；主治感冒高热，痈疮肿毒，瘰疬，扁桃体炎，咽喉炎，腮腺炎，皮肤湿疹。

分类位置	种子植物门	被子植物亚门	双子叶植物纲	椴树目	梧桐科
	Spermatophyta	Angiospermae	Dicotyledoneae	Titiales	Sterculiaceae

形态特征 小灌木。叶狭矩圆形或条状披针形，顶端钝或急尖，基部圆形。聚伞花序有 2 至数朵花；花瓣 5 片，不等大，淡红色或紫红色，基部有 2 个耳状附属体；雄蕊 10 枚，退化雄蕊 5 枚，线形；子房 5 室，每室有胚珠约 10 个。蒴果卵状矩圆形；种子小，褐色，有椭圆形小斑点。

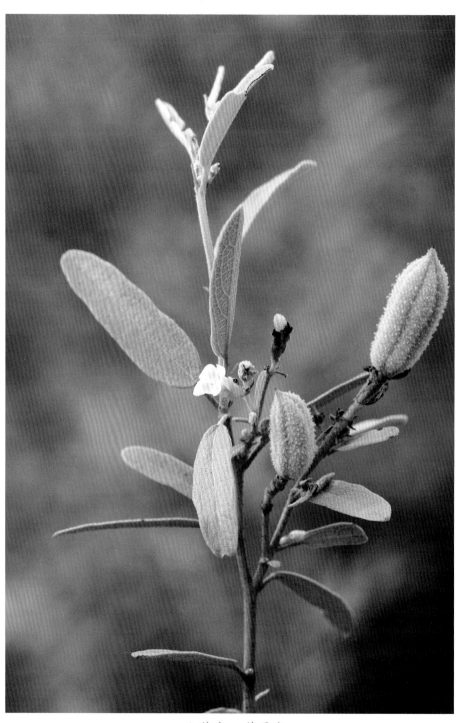

·山芝麻－花果期

生境分布 生于草坡上。分布于湖南、江西、广东、广西、云南、福建、台湾等。广西主要分布在宁明、南宁、武鸣、贵港、陆川、平南、梧州、桂林等。

化学成分 根含有 β-谷甾醇、白桦脂酸、齐墩果酸、山芝麻酸甲酯、山芝麻宁酸甲酯、山芝麻宁酸、葫芦素 E、小麦黄素、2,6-二甲氧基对醌、乌苏酸、3-O-[β-D-吡喃葡萄糖]-谷甾-5-烯-3β-醇苷、麦角甾醇、白桦脂醇-3-乙酸酯、葫芦素 D、葫芦素 B、异葫芦素 D、十六烷酸、胡萝卜苷、pyracrenic acid、迷迭香酸、十二硫醇、细辛脂素等成分[1-4]。

药理作用 1. 抗肿瘤作用

山芝麻中的葫芦素 D 和葫芦素 J 对肝癌细胞 BEL7402 和恶性黑色素细胞瘤 SK-MEL-2 有明显的抑制作用[5]，从山芝麻根皮中提取分离的多个三萜类化合物对人结肠癌细胞（COLO205）和人胃癌细胞（AGS）有明显的细胞毒作用[6]。

2. 抗炎镇痛作用

山芝麻能抑制二甲苯引起的小鼠耳郭肿胀，抑制醋酸引起的小鼠腹腔毛细血管通透性增高，并降低小鼠热板痛阈值，减少醋酸引起的扭体次数[7]。

3. 保肝作用

山芝麻水提取物对免疫性肝损伤具有保护作用，其机制可能与调整 T 细胞亚群的活性和减少炎性细胞因子有关[8]。山芝麻可降低肝纤维化大鼠血清 MDA、Hyp、HA 和 TIMP-1 含量，提示山芝麻具有抗肝纤维化作用[9]。山芝麻的主要成分山芝麻酸甲酯对小鼠肝纤维化有一定的抑制作用，其作用机制与 RAS/ERK 信号通路有关[10]。

参考文献

[1] 刘卫国，王明时.山芝麻化学成分的研究[J].南药译丛,1986,1:86-87.

[2] 郭新东，安林坤，徐迪，等.中药山芝麻的化学成分研究（Ⅰ）[J].中山大学学报（自然科学版),2003,42(2):52-55.

[3] 魏映柔，王国才，张晓琦，等.山芝麻化学成分[J].中国中药杂志,2011,36(9):1193-1197.

[4] 金孝勤，庞素秋.山芝麻中化学成分与抗肿瘤活性研究[J].安徽医药,2016,20(1):34-37.

[5]CHEN WL,TANG WD,LOU LG,et al.Pregnane,coumarin and lupane derivatives and cytotoxicconstituents from *Helicteres angustifolia*[J].Phytochemistry,2006,67(10):1041-1047.

[6]PAN M H,CHEN C M,LEE S W,et al.Cytotoxic triterpenoids from the root bark of *Helicteres angustifolia*[J].Chem Biodivers,2008,5(4):565-574.

[7] 高玉桥，胡莹，张文霞.山芝麻的抗炎镇痛作用研究[J].今日药学,2012,22(5):267-269.

[8] 林兴，黄权芳，张士军，等.山芝麻水提取物对小鼠免疫性肝损伤的保护作用[J].中国现代应用药学,2012,29(1):1-5.

[9] 林兴，黄权芳，张士军，等.山芝麻对肝纤维化大鼠血清学指标的影响[J].时珍国医国药,2010,21(12):3085-3086.

[10] 陈丽霞，李克，李俊，等.山芝麻酸甲酯对肝纤维化小鼠的影响[J].中国临床药理学杂志,2020,36(17):2654-2657.

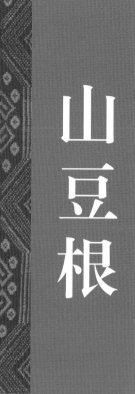

山豆根

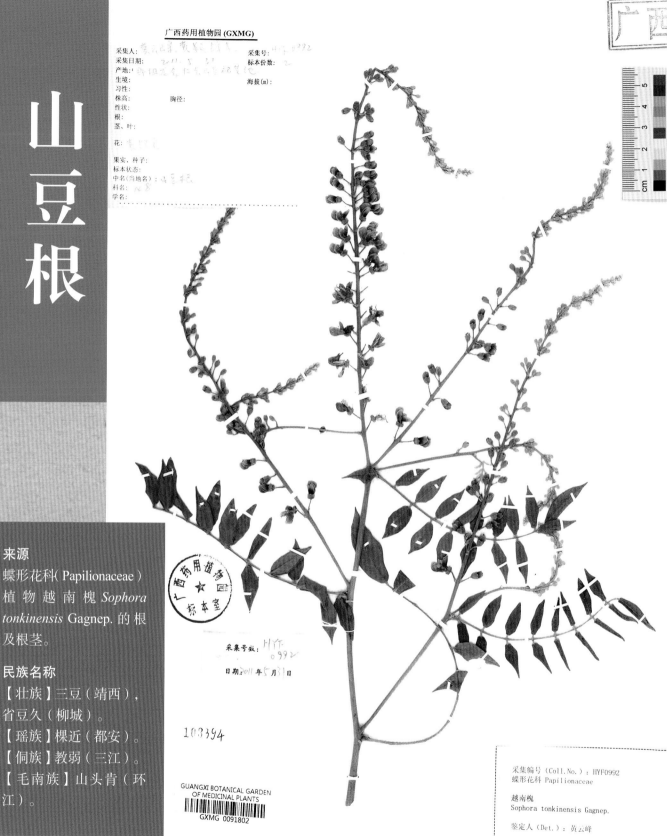

广西药用植物园 (GXMG)

采集人：
采集日期：
产地：
生境：
习性：
株高：　　　胸径：
性状：
根：
茎、叶：
花：
果实、种子：
标本状态：
中名(当地名)：
科名：
学名：

采集号：
标本份数：
海拔(m)：

GUANGXI BOTANICAL GARDEN
OF MEDICINAL PLANTS

GXMG 0091802

采集编号（Coll. No.）：HYF0992
蝶形花科 Papilionaceae

越南槐
Sophora tonkinensis Gagnep.

鉴定人（Det.）：黄云峰

来源
蝶形花科(Papilionaceae)
植物越南槐 *Sophora tonkinensis* Gagnep. 的根及根茎。

民族名称
【壮族】三豆（靖西），
省豆久（柳城）。
【瑶族】棵近（都安）。
【侗族】教弱（三江）。
【毛南族】山头肯（环江）。

民 族 应 用

【壮族】药用根及根茎。根水煎服治咽喉痛，慢性咽喉炎，痧病，痢疾，胃痛，腹痛；研粉泡开水搽患处治头部烂疮。根及根茎用于牙周炎，咳嗽，黄疸，痔疮等。

【瑶族】药用根。水煎服治咽喉痛，慢性咽喉炎，感冒，肝炎，小儿支气管炎，腹痛。

【侗族】药用根。加水煎服治咽喉痛，慢性咽喉炎，感冒，肝炎，小儿支气管炎，痧病，痢疾，胃痛，腹痛。

【毛南族】药用根。水煎服治咽喉痛，慢性咽喉炎。

有小毒。内服用量3~15g；外用适量。

药材性状　根及根茎呈不规则的结节状，横向延长，顶端常残存茎基，其下着生根数条。根呈长圆柱形，常有分枝，长短不等，直径0.7~1.5cm。表面棕色至棕褐色，有不规则的纵皱纹及横长皮孔样突起。质坚硬，难折断。断面皮部浅棕色；木部淡黄色。有豆腥气，味极苦。

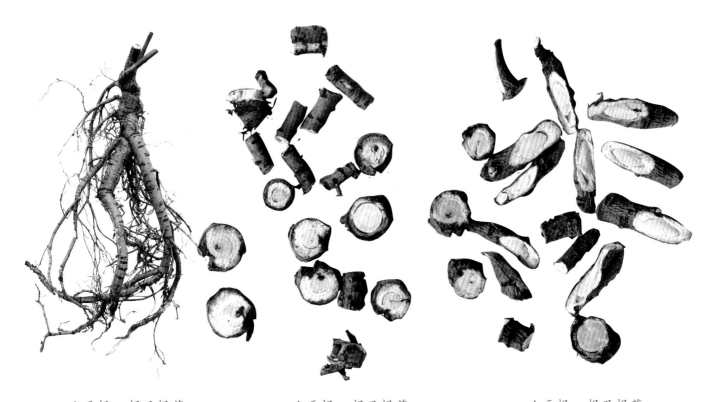

·山豆根－根及根茎　　　　　·山豆根－根及根茎　　　　　·山豆根－根及根茎

药用源流　山豆根的药用始载于《开宝本草》，谓："山豆根，味甘，寒，无毒。主解诸药毒，止痛，消疮肿毒，人及马急黄发热咳嗽，杀小虫。生剑南山谷，蔓如豆。"从形态描述和产地记录来看，不是现今的越南槐。之后多部本草也有收载，其中"广南者如小槐，高尺余"的形态特征与越南槐相似。宋代《本草图经》记载："生剑南（今四川一带）山谷，今广西亦有，以忠（今重庆忠县一带和广西扶绥一带均称为忠州）、万州（今重庆万县一带）者佳。苗蔓如豆根，以此为名。广南（今广西一带）者如小槐，高尺余。"《宝庆本草折衷》记载："生剑南山谷，及广西、广南，忠、万、宜（今广西河池一带）、果州（今四川南充一带）。"说明山豆根在宋代时有四川和广西两个主要产区，不同产区的基原物种不同，产自广西的应为越南槐。《本草纲目》记载："生剑南及宜州、果州山谷，今广西亦有，以忠州、万州者为佳。"本草记载逐渐倾向广西产地的品质更佳。《植物名实图考》记载："以产广西者良。江西、湖南别有豆根，皆以治喉之功得名，非一种。"民国时期《药物出产辨》记载："产广西南宁、百色等处。"综上所述，山豆根药材产区的历史记载以广西、四川和重庆的产地记录最多，而越南槐的实际产地范围为广西、贵州及云南等石灰岩山地，其中广西的山豆根产量最大，主要产自百色、南宁及河池等地，与本草记载一致。《中华人民共和国药典》（2020 年版　一部）记载其具有清热解毒、消肿利咽的功效；主治火毒蕴结，乳蛾喉痹，咽喉肿痛，齿龈肿痛，口舌生疮。

分类位置	种子植物门	被子植物亚门	双子叶植物纲	豆目	蝶形花科
	Spermatophyta	Angiospermae	Dicotyledoneae	Legumiales	Papilionaceae

形态特征　灌木。奇数羽状复叶、互生；小叶 5~9 对，革质或近革质，椭圆形、长圆形或卵状长圆形。总状花序顶生，长 10~30cm；被短柔毛，花梗钻状，被毛；花萼杯状，尖齿状；花冠黄色，旗瓣近圆形，子房被丝质柔毛，圆柱形。荚果长 2~5cm，疏被短柔毛，沿缝线开裂成 2 瓣。种子卵形，黑色。

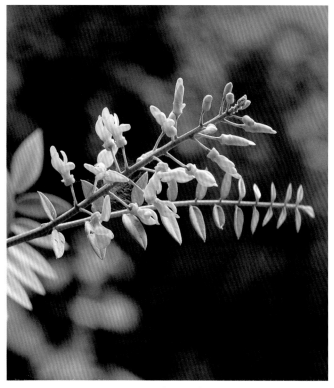

· 越南槐－花期

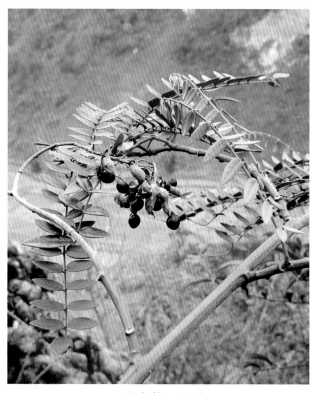

· 越南槐－果期

生境分布　生于海拔 1000~2000m 的亚热带或温带的石山或石灰岩山地的灌木林中。分布于广西、贵州、云南等。广西主要分布在百色、田阳、靖西、德保、那坡、乐业、南丹、凤山、罗城等。

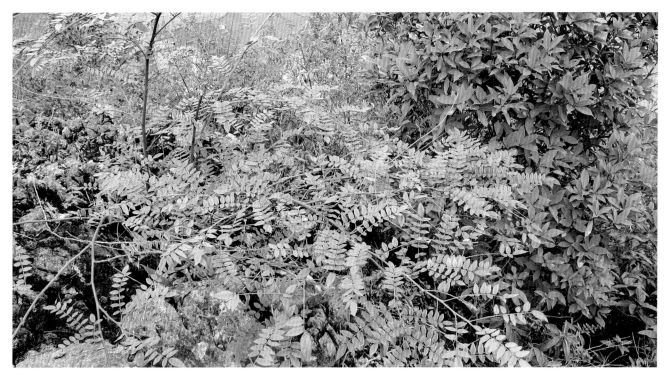

·越南槐－植株

化学成分　根及根茎含生物碱，包括苦参碱、氧化苦参碱、金雀花碱、氧化槐果碱、槐胺、槐醇、5α,9α-二羟基苦参碱、氧化槐醇、羟基化苦参碱、N-甲基金雀花碱、槐果碱[1,2]。黄酮类化合物有山豆根色满二氢黄酮I、光甘草酚、lupinifolin、tonkinensisol、8-C-prenylkaempferol、7,2'-dihydroxy-4'-methoxy-isoflavanol、芒柄花素、金雀异黄素[3]。此外还含有皂苷类成分相思子皂醇A、相思子皂醇C、相思子皂醇D、相思子皂醇E、相思子皂醇H、相思子皂醇I、cantoniensistriol、sophoradiol、subprogenin A-D、大豆皂醇A-B[4]等，以及由淀粉类多糖、阿拉伯半乳葡聚糖、木葡聚糖、异木聚糖和果胶酸类多糖组成的多糖类成分[5]。

药理作用　1. 镇痛抗炎作用

越南槐醇提取物能减轻巴豆油所致小鼠耳郭肿胀，减少醋酸致小鼠扭体次数[6]。越南槐颗粒及其饮片可减轻角叉菜胶致小鼠足跖肿胀程度，具有一定的抗炎作用，其抗炎作用机制可能与清除氧自由基、抑制细胞膜脂质过氧化反应、减少炎症因子的释放、抑制细胞因子的表达有关[7]。

2. 抗菌作用

越南槐水煎液对白色念珠菌有较强的抑制作用[8]。越南槐中生物碱对金黄色葡萄球菌、乙型溶血性链球菌、甲型溶血性链球菌、肺炎链球菌、恶臭假单胞菌、产碱假单胞菌、铜绿假单胞菌均有抑制作用[9]。

3. 抗肿瘤作用

越南槐水提取物能引起体外培养的人肝癌SMMC7721细胞死亡，并能抑制其有丝分裂和降低其线粒体活性[10]。越南槐生物碱通过上调肝肿瘤组织中PTEN的表达量，抑制VEGF、PI3K的表达量，缓解PIP3的积聚，抑制AKT的持续活化，从而起到抑制肿瘤的作用[11]。

4. 保肝作用

越南槐总成分和非生物碱成分均有一定保肝降酶、延缓免疫性肝损伤的作用，能改善和恢复肝细胞变性和坏死，其作用机制可能与稳定肝细胞膜正常结构，加强组织修复，清除自由基，抑制脂质过氧化有关[12]。

5. 抗氧化作用

山豆根多糖对 OH 自由基、O_2^- 自由基有良好的清除作用，对调理酵母多糖诱导的小鼠脾脏淋巴细胞释放 H_2O_2 具有抑制作用，提示山豆根多糖具有抗氧化作用[13]。

6. 对免疫系统作用

山豆根多糖可提高正常小鼠脾巨噬细胞活性及淋巴细胞增殖活性，提高 Lewis 肺癌小鼠 CD4+ 、CD8+ T 细胞水平及 CD4+ /CD8+ 比值，提示山豆根多糖具有提高机体免疫功能作用[14]。

7. 毒性作用

小鼠灌胃越南槐不同组分，给药后出现烦躁、多动、呼吸急促、抽搐等症状，毒性最大的组分为总生物碱提取物[15]。给予大鼠 16g/kg 山豆根水煎液可导致明显的肝损伤，其损伤机制与炎症因子的作用和脂质过氧化有关[16]。

参考文献

[1] 窦金辉,李家实,阎文玫.山豆根生物碱成分的研究 [J].中国中药杂志,1989,14(5):40-42.

[2] 曾祖平,郭智,彭冰,等.山豆根和苦参生物碱类成分 UPLC/Q-TOF MS~E 比较研究 [J].天然产物研究与开发,2015,27(5):804-808.

[3] 李行诺,闫海霞,庞晓雁,等.山豆根中黄酮化学成分研究 [J].中国中药杂志,2009,34(3):282-285.

[4] TAKESHITA T, YOKOYAMA K, DING Y, et al.Four new and twelve known sapogenols from *Sophorae subprostratae* Radix[J].Chem Pharm Bull,1991,39(7):1908-1910.

[5] 董群,方积年.山豆根多糖的性质和化学组成 [J].中国药学杂志,2001,36(2):85-87.

[6] 钟正贤,张颖,卢文杰,等.多叶越南槐和山豆根的药理作用比较 [J].云南中医中药杂志,2012,33(1):58-60.

[7] 彭红华,黄健,席雯,等.山豆根颗粒及其饮片抗炎作用及其机制的研究 [J].中国实验方剂学杂志,2013,19(12):265-269.

[8] 吴达荣,泰瑞,郑有顺.北豆根、山豆根水煎液对白色念珠菌的抗菌作用 [J].中国医药报导.2006,3(9):118-119.

[9] 戴五好,钱利武,杨士友,等.苦参、山豆根生物碱及其总碱的抑菌活性研究 [J].中国实验方剂学杂志,2012,18(3):177-180.

[10] 肖正明,宋景贵,徐朝晖,等.山豆根水提取物对体外培养人肝癌细胞增殖及代谢的影响 [J].山东中医药大学学报,2000,24(1):62-64.

[11] 曹洛云,李天娇,孟宪生,等.山豆根生物碱对 DEN 诱发肝癌大鼠的作用及机制研究 [J].中国现代应用药学,2018,35(3):370-374.

[12] 周明眉,范自全,赵爱华,等.山豆根非生物碱部位对免疫性肝损伤模型小鼠的影响 [J].时珍国医国药,2011,22(11):2709-2710.

[13] 胡庭俊,程富胜,陈炅然,等.山豆根多糖体外清除自由基作用的研究 [J].中兽医医药杂志,2004,23(5):6-8.

[14] 路海滨,高洋,禹珊珊,等.山豆根多糖对 Lewis 肺癌小鼠抑瘤作用及免疫功能影响的实验研究 [J].中药材,2018,41(6):1459-1462.

[15] 孙蓉,杨倩,赵燕.山豆根不同组分小鼠急性毒性比较研究 [J].中国药物警戒,2010,7(5):257-262.

[16] 陈龙,吴谦,耿娅,等.山豆根水煎液致大鼠亚急性肝脏毒性研究 [J].中国实验方剂学杂志,2013,19(18):293-297.

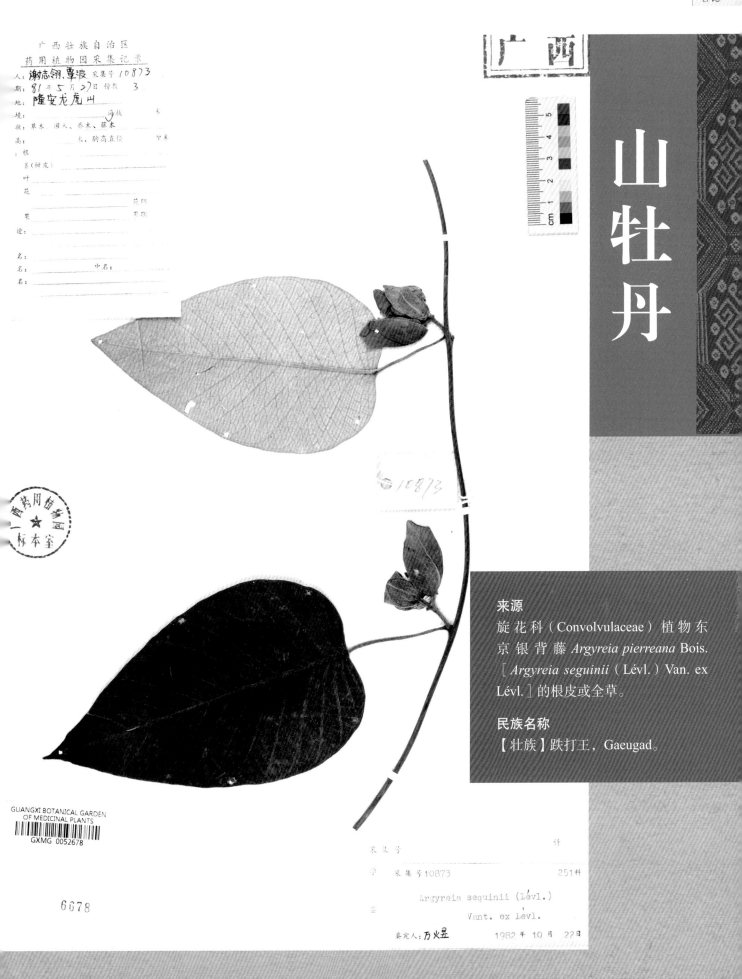

广西壮族自治区
药用植物园采集记录

人：谢志翎、覃波　采集号 10873
期：81 年 5 月 27 日　份数　3
地：隆安龙虎山
境：　　　　　　　海拔　　　米
状：草本、灌木、乔木、藤本
高：　　　　　　长、胸高直径　厘米
：根
茎（树皮）
叶
花
　　　　　　　　　　花期
果　　　　　　　　　果期
途：
名：
名：　　　中名：
名：

山牡丹

来源

旋花科（Convolvulaceae）植物东京银背藤 *Argyreia pierreana* Bois. ［*Argyreia seguinii*（Lévl.）Van. ex Lévl.］的根皮或全草。

民族名称

【壮族】跌打王，Gaeugad。

6678

采果号　　　　　　　　　　　　　　　　什
采集号 10873　　　　　　　　251什
Argyreia seguinii (Lévl.)
Vant. ex Lévl.
鉴定人：万火昱　　　1982 年 10 月 22日

民 族 应 用

【壮族】药用根皮、全草。水煎服治肺燥久咳；水煎洗患处治慢性溃疡；捣烂敷患处治无名肿毒。内服用量 10~60g；外用适量。

药材性状 根外皮棕褐色或暗褐色，稍粗糙，具颗粒状凸起或龟裂纹；切面黄褐色或黄棕色，具 2~3 个环纹。茎外皮色较浅，老茎稍粗糙，有浅纵沟纹及不规则的纵纹或龟裂纹，皮孔点状；切面有数个同心环纹；髓部灰黄色。质坚硬。气微，味微涩。叶多皱缩破碎，完整者展平后呈卵圆形或阔椭圆形，长 10 ~ 13cm，宽 5 ~ 12cm，下面密生绒毛；叶柄长 4.5 ~ 8.5cm。有时可见花簇生于叶腋，花序外有总苞片，总花梗长 1 ~ 2.5cm，被绒毛；花冠漏斗状，被短柔毛。气微，味苦。

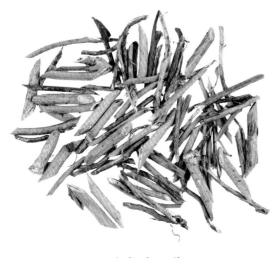

·山牡丹－茎

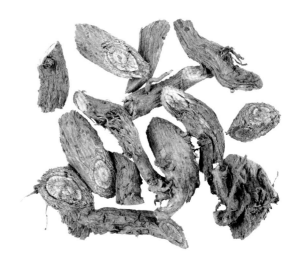

·山牡丹－根

药用源流 《广西中药材标准》（第二册）记载其干燥根和茎具有补气血、止咳、驳骨、止血生肌的功效；主治内伤出血，贫血头昏，咳嗽，骨折。

分类位置	种子植物门	被子植物亚门	双子叶植物纲	茄目	旋花科
	Spermatophyta	Angiospermae	Dicotyledoneae	Solanales	Convolvulaceae

形态特征 藤本。长达 3m。茎圆柱形。叶互生，宽卵形，长 10.5~13.5cm，宽 5.5~12cm，先端锐尖或渐尖，基部圆形或微心形，叶面无毛，背面被绒毛，侧脉多数，在叶背面突起。聚伞花序腋生，总花梗短，密被灰白色绒毛；苞片明显，卵圆形，外面被绒毛，内面无毛；萼片狭长圆形，外面密被长柔毛，内萼片较小；花冠管状漏斗形，白色，外面被长柔毛，冠檐浅裂；雄蕊及花柱内藏，雄蕊着生于管下部，花丝短，花药箭形；子房无毛，花柱丝状，柱头头状。

生境分布 生于海拔 600~1400m 的路边灌丛。分布于贵州、广西、云南等。广西主要分布在凌云、天峨、河池、都安等。

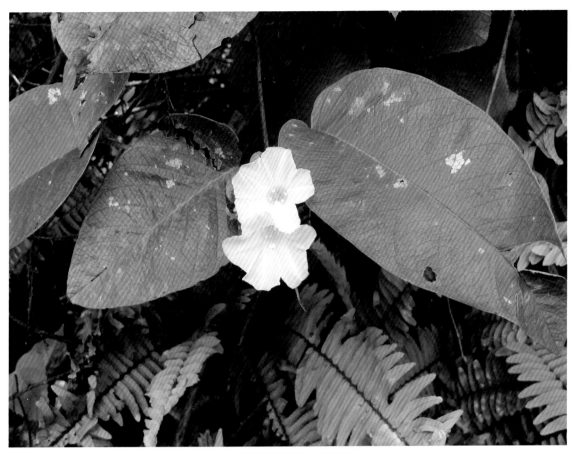

· 东京银背藤 - 花期

化学成分　地上部分含有 β- 谷甾醇、豆甾醇、胡萝卜苷、东莨菪亭、邻羟基苯甲酸、3,4- 二羟基苯甲醛，N- 反式 - 对羟基苯乙基香豆酰胺、N- 反式 - 对羟基苯乙基阿魏酰胺、3,5- 二咖啡酰奎宁酸甲酯、3,4- 二咖啡酰奎宁酸甲酯等成分 [1]。

药理作用　1. 止血作用
东京银背藤乙酸乙酯部位与正丁醇部位能缩短小鼠凝血和出血时间，其作用与云南白药和止血芳酸相似 [2]。
2. 抗炎作用
东京银背藤具有一定的抗炎作用，能抑制巴豆油致小鼠耳郭肿胀和角叉菜胶致大鼠足跖肿胀，并能减小大鼠棉球肉芽肿质量 [3]。

参考文献

[1] 常小龙,李军,吴立军,等.白花银背藤化学成分的研究 [J].中草药,2006,37(2):178-181.

[2] 陈海丰,姜燕,梁少妹,等.白花银背藤不同提取部位止血作用研究 [J].医药导报,2008,27(10):1186-1187.

[3] 邱宏聪,李茂,李燕婧.白花银背藤抗炎作用研究 [J].中国实验方剂学杂志,2011,17(9):207-208.

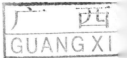

山胡椒

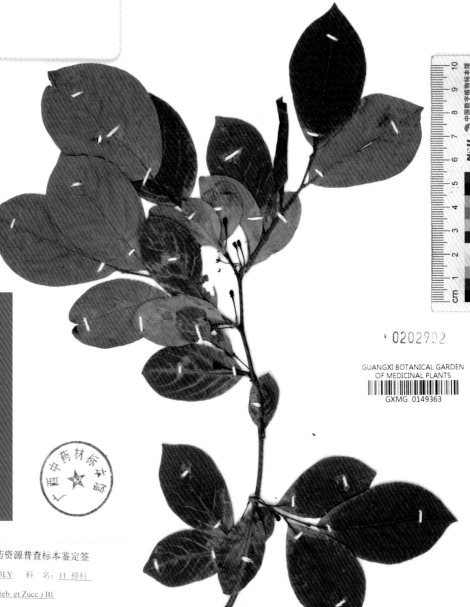

第四次全国中药资源普查采集记录

采集人: 全州县普查队　采集号: 450324130421053LY

采集日期: 4/21/2013

采集地点: 广西全州县全州镇电视塔

经度: 111°2′36″E　纬度: 25°55′16″N

海拔: 430 m

环境: 灌丛，林下，黄棕壤

出现频度: 一般　资源类型: 野生

性状: 灌木

重要特征:

科名: 樟科

植物名: 山胡椒　别名:

学名:

药材名:　入药部位:

标本份数: 4

用途:

备注: 遗传材料 2 份

来源

樟科（Lauraceae）植物山胡椒 *Lindera glauca* (Sieb. et Zucc.) Bl. 的根、树皮、叶或者全株。

民族名称

【瑶族】见风消（全州）。

【侗族】美棵略（三江）。

【苗族】都药肉（融水）。

0202902

GUANGXI BOTANICAL GARDEN
OF MEDICINAL PLANTS

GXMG 0149363

第四次全国中药资源普查标本鉴定签

采集号: 450324130421053LY　科　名: 11 樟科

学　名: Lindera glauca (Sieb. et Zucc.) Bl.

植物名: 山胡椒

鉴定人: 韦发南　鉴定日期: 2017 年 03 月 07 日

民 族 应 用

【瑶族】药用全株。水煎洗患处治风湿肿痛。

【仫佬族】药用根。研粉敷患处治刀伤。

【侗族】药用根。水煎洗患处治风湿肿痛，跌打损伤，骨折，疮疖。

【苗族】药用树皮、叶。树皮水煎服治胃痛吐酸水。树皮、叶捣烂敷患处或研粉敷患处治皮肤溃疡久不收口。

内服用量 9~15g；外用适量。

药材性状　根呈长圆柱形，表面棕褐色，栓皮粗糙，易脱落。质坚硬，难折断。断面皮部褐色，木部黄白色。茎皮灰白色或灰色，幼枝常见冬芽，呈长角锥形，断面白色。叶纸质，黄绿色或棕绿色，常皱缩破碎，完整者呈长圆形至倒卵形，长 4~8cm，宽 2~6cm，被白色柔毛。果实圆球形，表面棕褐色或黑褐色，具略突起的皱纹及圆形的果柄痕，直径 4~8mm。质硬。剖开后，有 2 片淡黄棕色的半球形种仁。气微芳香，味辛凉。

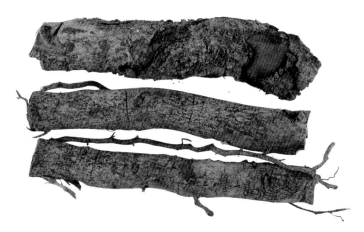

· 山胡椒 - 根

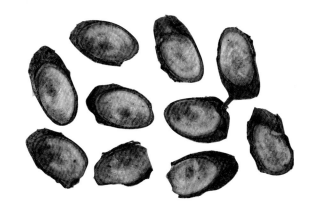

· 山胡椒 - 根

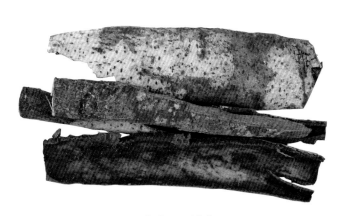

· 山胡椒 - 树皮

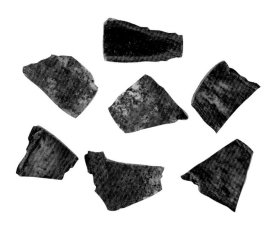

· 山胡椒 - 树皮

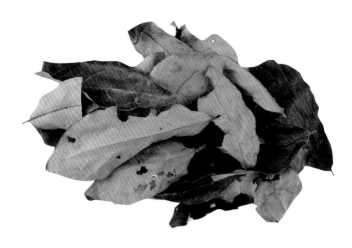

·山胡椒－叶

药用源流 山胡椒始载于《新修本草》，曰："似胡椒，颗粒大如黑豆，其色黑。"《植物名实图考》记载："长沙山坡有之。高二三尺，黑茎细劲，叶大如茉莉花叶而不光润，面青背白，赭纹细碎；九月间结实如椒。"所述特征及其附图与本种基本相符。《中华本草》记载其具有温中散寒、行气止痛、平喘的功效；主治脘腹冷痛，胸满痞闷，哮喘。

分类位置	种子植物门	被子植物亚门	双子叶植物纲	樟目	樟科
	Spermatophyta	Angiospermae	Dicotyledoneae	Laurales	Lauraceae

形态特征 落叶灌木或小乔木。树皮平滑，灰色或灰白色。叶互生，宽椭圆形、椭圆形、倒卵形到狭倒卵形，纸质，羽状脉。伞形花序腋生，总梗短或不明显，长不超过3mm，生于混合芽中的总苞具绿色膜质。雄花花被片黄色；雄蕊9；退化雌蕊上有一小突尖；雌花花被片黄色；退化雄蕊条形；子房椭圆形，柱头盘状。

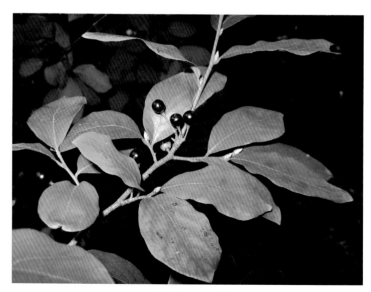

·山胡椒－果期

生境分布 生于海拔 900m 左右的山坡、林缘、路旁。分布于山东、河南、陕西、甘肃、山西、江苏、安徽、浙江、江西、福建、台湾、广东、广西、湖北、湖南、四川等。广西主要分布在融水、临桂、全州、兴安、龙胜、资源、南丹、罗城等。

化学成分 根含木兰箭毒碱、N-甲基樟苍碱、樟苍碱、波尔定碱、去甲异波尔定碱、去甲异紫堇定碱、瑞枯灵、紫堇碱、N-反式阿魏酸酪酰胺、N-顺式阿魏酸酪酰胺、芒籽香碱、降异紫堇定碱等成分[1,2]。果实挥发油中含有正癸酸、大根香叶烯 A、正十二烷酸、表水菖蒲乙酯、氧化丁香烯、莰烯、3,6,6- 三甲基 -2- 降蒎烯、癸酸乙酯、桉叶素和罗勒烯、β- 水芹烯、柠檬醛和沉香醇等成分[3,4]。叶挥发油中含有 α- 水芹烯、D- 吉马烯、(+)- 喇叭烯、月桂烯、δ- 杜松烯、石竹烯等成分[5]。

药理作用　**1. 抗氧化作用**
山胡椒具有清除 ABTS$^+$ 自由基和还原铁能力，还能改善 t–BHP 诱导的氧化损伤，提高斑马鱼中相关抗氧化酶的活性[6]。

2. 抗菌、抗病毒作用
山胡椒挥发油具有一定的抗真菌活性，可抑制 4 种皮肤致病菌（新型隐球菌、申克孢子丝菌、羊毛状小孢子菌、石膏样小孢子菌，MIC 值 0.03~0.5ml/L）和 5 种污染霉菌（黄曲霉、黑曲霉、黑根霉、球毛壳霉、球孢毛霉，MIC 值 1.0~1.5ml/L）的生长与繁殖，其中水蒸气蒸馏挥发油的抑菌作用强于溶剂提取挥发油[3]。山胡椒叶精油对肺炎双球菌、白色葡萄球菌、卡他奈氏球菌、炭疽杆菌、铜绿假单胞菌、鲍氏痢疾杆菌、福氏痢疾杆菌、宋氏痢疾杆菌、新型隐球菌和白色念珠菌等都有较强的抗菌作用，且对鸡胚外有抗流感病毒的作用[7]。

3. 抗肿瘤作用
山胡椒提取物及其化合物具有抗肿瘤转移作用，其中以化合物樟苍碱、紫堇碱和 N- 反式阿魏酸酪酰胺的活性较强[2]；N- 甲基樟苍碱、樟苍碱、波尔定碱对肿瘤细胞 HT29、SGC7901、SMMC7721 和 A549 的增殖还具有抑制作用，其中以 N- 甲基樟苍碱的抑制活性最强[1]。

4. 其他作用
山胡椒叶精油还具有镇静催眠、松弛气管和肠管平滑肌作用[7]。

参考文献

[1] 刘婷,李文艺,刘小文,等.山胡椒根化学成分及其生物碱抑制肿瘤细胞增殖研究 [J].中药材,2016,39(8):1789-1792.

[2] 王然,唐生安,翟慧媛,等.山胡椒抗肿瘤转移化学成分研究 [J].中国中药杂志,2011,36(8): 1032-1036

[3] 杨得坡,王发松,任三吾,等.山胡椒果挥发油的化学成分与抗真菌活性 [J].中药材,1999,22(6): 295-298.

[4] 万顺康,董光平,张兰胜.山胡椒挥发油化学成分的研究 [J].时珍国医国药,2012,23(6):1470-1471.

[5] 孙慧玲,王俊霞,顾雪竹,等.山胡椒叶及果实挥发性成分分析 [J].中国实验方剂学杂志,2011, 17(7):94-97.

[6]KIM Y S, KIM E K, DONG X, et al.*Lindera glauca* (Siebold et Zucc.) Blume stem extracts protect against *tert*-butyl hydroperoxide-induced oxidative stress[J].Journal of Medicinal Food,2019,22(5):508-520.

[7] 刘立鼎,顾静文,陈京达.山胡椒叶子化学成分及其应用 [J].江西科学,1992,10(1):38-40.

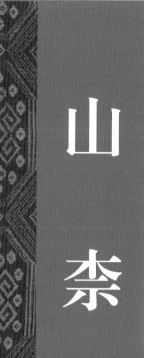

山奈

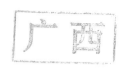 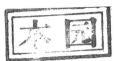

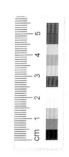

广西药用植物园采集记录

采集人：黄颖锋　采集号：21414
采集期：2009.07.02　份数：6
产地：广西药用植物园栽培
环境：_____　海拔：_____
性状：草本
株高：_____，胸高直径_____厘米
形态 根：_____
　　　茎（树皮）：_____
　　　叶：_____
　　　花：白色
　　　果：_____
用途：_____
土名：_____
科名：姜科
中名：_____　学名：_____
备注：_____

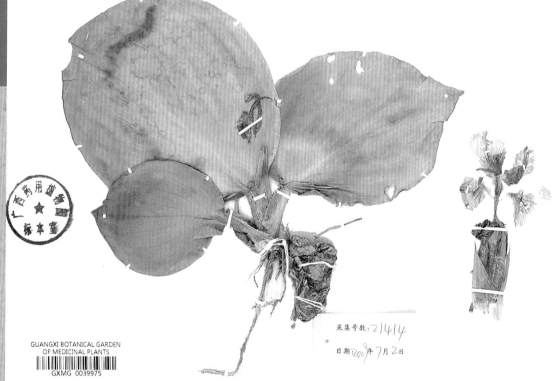

采集号数：21414
日期：2009年7月2日

来源

姜科（Zingiberaceae）植物山奈 *Kaempferia galanga* Linn. 的根状茎。

民族名称

【壮族】沙姜（hinggaeq）。

采集号 21414

Kaempferia galanga Linn.
var. galanga

鉴定人：方鼎　　　2014 年 9 月

民族应用

【壮族】药用根状茎。主治寒凝腹痛，谷道不畅，牙痛，骨卡喉，胃寒呕吐，风寒湿痹，跌打损伤，无名肿毒，上吐下泻，瘴毒。
口服用量 3~6g；外用适量

药材性状 多为圆形或近圆形的横切片，直径 1~2cm，厚 0.3~0.5cm。外皮浅褐色或黄褐色，皱缩，有的有根痕或残存须根；切面类白色，粉性，常鼓凸。质脆，易折断。气香特异，味辛辣。

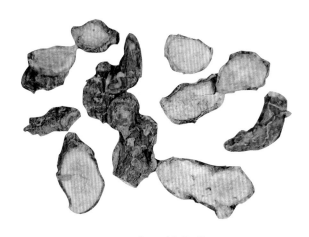

· 山柰 - 根状茎

药用源流 山柰以"三赖"一名始载于《本草品汇精要》，曰："其根分蒔，春月抽芽，直上抽一叶似车前而卷，至秋旁生一茎，开碎花，红白色，不结子，其本旁生小根，作丛，每根发芽亦生一叶，至冬则凋，土人取根作段市之，其香清馥逼人可爱，今合香多用之。"《本草纲目》记载："山柰生广中，人家栽之。根叶皆如生姜，作樟木香气。土人食其根如食姜，切段暴干，则皮赤黄色，肉白色。"所述特征与本种相符。《中华人民共和国药典》（2020 年版　一部）记载其具有行气温中、消食、止痛的功效；主治胸膈胀满，脘腹冷痛，饮食不消。

	种子植物门	被子植物亚门	单子叶植物纲	姜目	姜科
分类位置	Spermatophyta	Angiospermae	Monocotyledoneae	Zingiberales	Zingiberaceae

形态特征 根茎块状，淡绿色或绿白色，芳香。叶常 2 片贴近地面生长，干时叶面可见红色小点，几无柄。花 4~12 朵顶生，半藏于叶鞘中，花白色，有香味；侧生退化雄蕊倒卵状楔形；唇瓣白色，基部具紫斑；雄蕊无花丝。蒴果。

生境分布 生于山坡、林下、草丛中，多为栽培。台湾、广东、广西、云南等有栽培。

化学成分 根茎中主要含有山柰酚、木犀草素等黄酮类成分。含对羟基苯甲酸、对甲氧基苯甲酸、苯甲酸、苯甲醇、邻苯二甲酸二丁酯等芳烃类成分。含反式对甲氧基肉桂酸、反式对甲氧基肉桂酸乙酯、反式肉桂酸乙酯、顺式对甲氧基肉桂酸乙酯、阿魏酸等苯丙素类成分。含硬脂酸、5-癸烯酸、柠檬酸三甲酯、二十酸乙酯、十四碳烯酸、单棕榈酸甘油酯等脂肪酸酯类成分[1]。

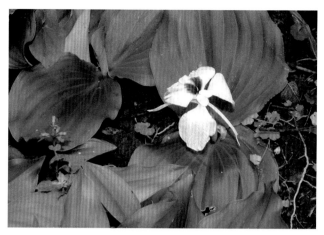

·山柰－花期

药　理　1. 抗肿瘤作用

山柰挥发油有抑制胃癌细胞增殖的作用，并有可能通过抗肿瘤血管生成而起到抑制转移的作用；其与化疗药物联合应用有协同增效作用[2]。从山柰中分离出来的对甲氧基肉桂酸乙酯具有抗促癌作用[3]。

2. 抗炎镇痛作用

山柰中所含山柰酚对于人肥大细胞株 HMC1 的炎症反应具有显著的抑制效应，它能够抑制 IKKβ 的活化，抑制 IκBα 的磷酸化，阻止 NF-κB p65 进入细胞核内，进而影响相关炎症介质的释放[4]。与生理盐水组比较，山柰提取物能显著抑制二甲苯所致小鼠耳郭肿胀度，提高小鼠的痛阈值，且醋炙醇提取物组的抗感染镇痛作用均高于生品水提取物组[5]。山柰根茎的石油醚提取物可抑制中性粒细胞浸润，有效抑制大鼠急性和慢性炎症的发展[6]。

3. 对肠道平滑肌的作用

山柰根茎煎剂 0.25%~0.75% 浓度对豚鼠离体肠管呈兴奋作用，当浓度增至 1%~1.25% 则出现抑制作用；其挥发油的饱和水溶液与煎剂的作用类似。

4. 降血糖作用

山柰中的山柰酚可能是通过降低血糖、改善胰岛素敏感指数，维持正常血脂水平，以及抗氧化、抗炎、降低 AR 途径，从而对 2 型糖尿病大鼠的慢性并发症起到保护作用[7]。

5. 其他作用

山柰还具有扩张血管的作用[8]。

参考文献

[1] 吴华东. 山柰化学成分的研究 [D]. 武汉：华中科技大学,2016.

[2] 刘彦芳,魏品康. 山柰挥发油提取物对裸鼠原位移植人胃癌组织的影响 [J]. 临床肿瘤学杂志,2005,10(5):486-488,491.

[3] 薛颖,村上明,小清水弘一,等. 沙姜中抗促癌有效成分的分离鉴定 [J]. 中国中药杂志,2002,27(7):522-524.

[4] 周运江,王虎,李丽,等. 山柰酚对脂多糖诱导的肥大细胞炎症反应的抑制作用 [J]. 药学学报,2015,50(6):702-707.

[5] 吴艳婷,陈桂添,时军,等. 山柰醋炙前后对甲氧基肉桂酸乙酯含量与抗感染镇痛作用变化研究 [J]. 广东药学院学报,2019,32(6):679-683.

[6] JAGADISH P C, LATHA K P, MUDGAL J, et al. Extraction, characterization and evaluation of *Kaempferia galanga* L. (Zingiberaceae) rhizome extracts against acute and chronic inflammation in rats[J]. Journal of Ethnopharmacology,2016,194:434-439.

[7] 吴巧敏,金雅美,倪海祥. 山柰酚对 2 型糖尿病大鼠慢性并发症相关因子的影响 [J]. 中草药,2015,46(6):1806-1809.

[8] ROZANA O, HALIJAH I, MUSTAFA A M, et al. Vsorelaxant effects of ethyl cinnamate Isolated from *Kaempferia galanga* on smooth muscles of the rat aorta[J]. Planta Med,2002,68:655-657.

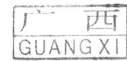

全国中药资源普查标本采集记录表

450328130419045LY	采集人：	龙胜县普查队
2013年04月19日	海 拔(m)：	584.0
广西桂林市龙胜县和平乡黄洛村		
110°09′31.7″	纬 度：	25°47′03.6″
针阔叶混交林	生活型：	灌木
类型 中生植物	光生态类型：	阳性植物
类型	温度生态类型：	亚高温植物
野生植物	出现多度：	一般
	直径(cm)：	
	茎（树皮）：	
	芽：	
	果实和种子：	
海金子	科 名：	海桐花科
Pittosporum illicioides Makino		
	药材别名	
	标本类型：	腊叶标本
	遗传材料2份	

450328LY0583

山栀茶

183053

来源

海桐花科（Pittosporaceae）植物海金子 *Pittosporum illicioides* Makino 的根、树皮。

民族名称

【瑶族】上山虎，来了亮（金秀）。

第四次全国中药资源普查标本鉴定签

采集号：450328130419045LY　科 名：海桐花科 88

学 名：Pittosporum illicioides Makino

种中文名：海金子

鉴定人：黄歆怡　鉴定日期：2015.01.21

民族应用

【瑶族】药用根或树皮。浸酒服兼搽患处治风湿，跌打，骨折。内服用量 15~30g。

药材性状　根呈圆柱形，或略扭曲。长 10~20cm，直径 1~3cm(或更大)。表面灰黄色至黑褐色，较粗糙，可见茎基及侧根痕和椭圆形皮孔。质硬，不易折断。切面木心常偏向一侧，木部黄白色，可见环纹。皮部较木部色深，易剥离，韧皮部呈棕褐色环状。气微，味苦、涩。

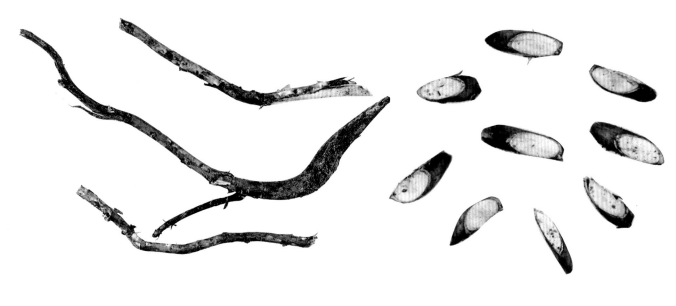

·山栀茶－根　　　　　　　　　　　　·山栀茶－根

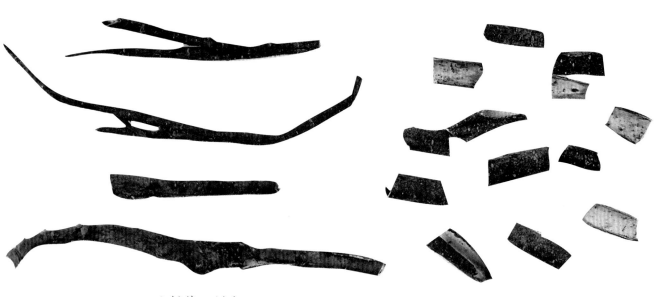

·山栀茶－树皮　　　　　　　　　　　·山栀茶－树皮

药用源流　《中华人民共和国药典》（1977年版　一部）记载其根具有镇静、降血压的功效；主治神经衰弱，失眠多梦，高血压病。

分类位置	种子植物门	被子植物亚门	双子叶植物纲	海桐花目	海桐花科
	Spermatophyta	Angiospermae	Dicotyledoneae	Pittosporales	Pittosporaceae

形态特征　常绿灌木。叶生于枝顶，簇生呈假轮生状，倒卵状披针形或倒披针形，长5~10cm，宽2.5~4.5cm。伞形花序顶生，有花2~10朵；萼片卵形，长2mm，花瓣长8~9mm，子房长卵形；侧膜胎座3个。蒴果近圆形，长9~12mm，多少三角形，或有纵沟3条，子房柄长1.5mm，3片裂开，果片薄木质；种子8~15个，长约3mm，种柄短而扁平，长1.5mm。

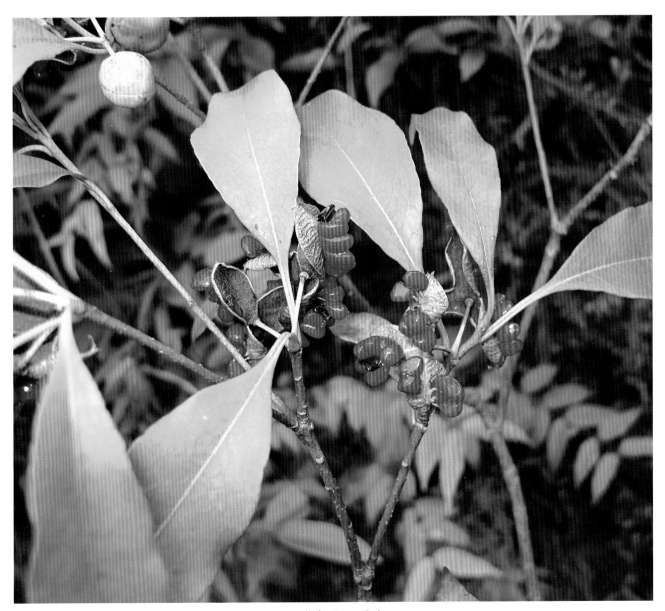

·海金子－果期

生境分布　生于山沟边、林下、岩石旁及山坡杂木林中。分布于福建、台湾、浙江、江苏、安徽、江西、湖北、湖南、贵州等。广西主要分布在融水、桂林、临桂、兴安、永福、龙胜、苍梧、贺州、天峨、金秀等。

化学成分　根含十二酸、十二醛、1- 十二醇、十四醛、十一醛、2,4- 癸二烯醛、(*E*,*E*)-2,4- 癸二烯醛、1- 癸醇、十一烷、壬醛以及顺式马鞭草烯酮、己醛、8- 羟基 - 对聚伞素、(-)- 反式松香芹醇等挥发性成分 [1,2]。还含丁香树脂醇双葡萄糖苷、粟猪殃殃素（大叶茜草素）、豆甾醇、3*α*- 羟基 -20- 脱甲异木油树 -14(15)- 烯 -28,30- 二酸、1,3- 二羟基蒽醌、1,3,6- 三羟基 -2- 甲基蒽醌、8-*O*-4/8-*O*-4- 脱氢阿魏酸三聚体、1,3,6- 三羟基 -2- 甲基蒽醌 -3-*O*-*α*- 鼠李糖 -(1 → 2)-*β*-D- 葡萄糖苷、1,3,6- 三羟基 -2- 甲基蒽醌 -3-*O*-*α*- 鼠李糖 -(1 → 2)-*β*-D-(6'-*O*- 乙酰基)- 葡萄糖苷等成分 [3,4]。

药理作用　1. 抗炎作用
海金子不同提取部位对小鼠口腔溃疡具有不同程度的治疗作用，其中以乙酸乙酯提取部位的治疗效果最为明显，平均溃疡愈合天数 4.5 天 [5]。
　　2. 杀精作用
海金子皂苷提取物可使豚鼠附睾管上皮细胞部分脱落，管腔部分变窄，腔内精细胞部分自溶，提示海金子具有杀精效果 [6]。
　　3. 抗抑郁作用
海金子醇提取物的正丁醇萃取部位和乙酸乙酯萃取部位具有抗抑郁作用，能明显缩短小鼠悬尾不动时间及小鼠游泳不动时间 [7]。

附　注　本药材基原物种易与同属其他植物混淆，用时应注意鉴别。

参考文献
[1] 高玉琼,刘建华,赵德刚,等 . 山栀茶挥发性成分研究 [J]. 药物分析杂志 ,2006,26(12):1866-1868.
[2] 肖炳坤,杨建云,黄荣清,等 . 山栀茶挥发油成分的 GC-MS 分析 [J]. 中药材 ,2015,38(7):1436-1438.
[3] 叶苹,茅青,沈锡定 . 莽草海桐根中一种木脂素成分的分离鉴定 [J]. 贵阳医学院学报 ,1994,19(4):327-329.
[4] 肖炳坤,黄荣清,杨建云,等 . 山栀茶化学成分研究 [J]. 中草药 ,2011,42(10):1948-1951.
[5] 唐西,孔靖,卓桑,等 . 山栀茶不同提取部位治疗小鼠口腔溃疡的药理作用研究 [J]. 海峡药学 ,2015,27(6):39-40.
[6] 周述芳,钟代华,杨模坤 . 海金子杀精作用的初步研究 [J]. 四川中草药研究 ,1994,36:41-44.
[7] 左晓娜,肖炳坤,刘妍如,等 . 山栀茶抗抑郁活性部位研究 [J]. 军事医学 ,2013,37(4):283-285.

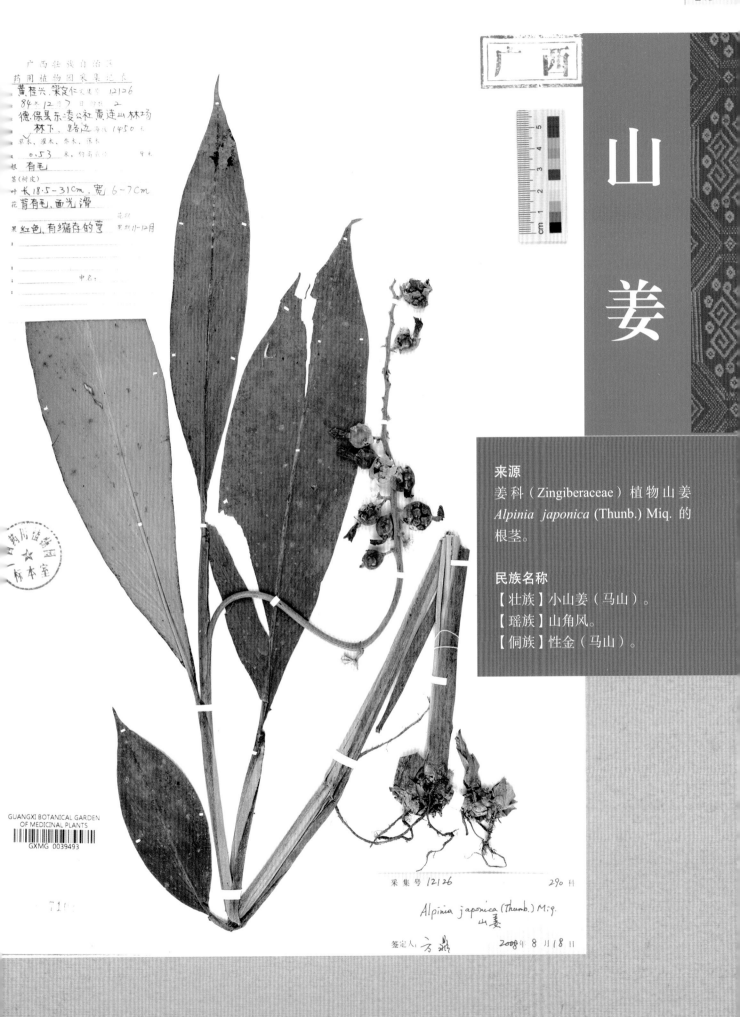

山姜

来源
姜科（Zingiberaceae）植物山姜
Alpinia japonica (Thunb.) Miq. 的
根茎。

民族名称
【壮族】小山姜（马山）。
【瑶族】山角风。
【侗族】性金（马山）。

采集号 *12126*　　290 片

Alpinia japonica (Thunb.) Miq.
山姜

签定人: 方鼎　　2008年 8 月 18 日

民 族 应 用

【壮族】药用根茎。水煎服治心气痛。内服用量 3~15g。

【瑶族】药用根状茎。主治感冒，胃痛，腹痛，吐血，月经不调，闭经，营养不良性浮肿，产后风，跌打损伤。内服用量 15~20g；外用适量。

【侗族】药用根状茎。水煎服治胃寒痛，风寒感冒。内服用量 3~15g。

药材性状　呈圆柱形，有分枝，长 5~20cm，直径 0.3~1.2cm。表面棕色或红棕色，有细密的纵皱纹及灰棕色的细密环节，被有鳞皮状叶鞘，节上有细长须根及圆形的根痕。分枝顶端有茎痕或芽痕。质柔韧，不易折断。断面黄白色或灰白色，纤维性较强，有明显的粉性，圆形内皮层环纹明显，可见细小的孔隙及筋脉点。气香，味辛辣。

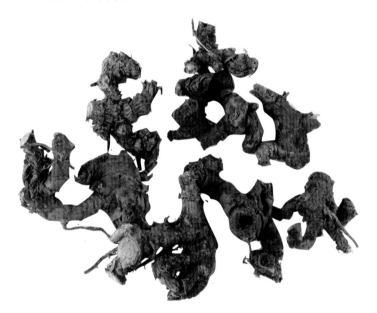

·山姜－根状茎

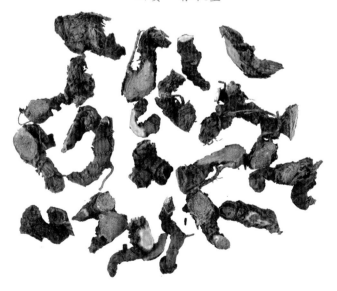

·山姜－根状茎

药用源流　山姜始载于《南方草木状》的山姜花条，曰："茎叶即姜也。根不堪食。于叶间吐花，作穗如麦粒，软红色。"《本草图经》记载："山姜，开紫花，不结子。"《本草纲目》记载："与杜若之山姜，名同物异也。"又引《岭表录异》云："茎叶皆姜也，但根不堪食。亦与豆蔻花相似，而微小耳。花生叶间，作穗如麦粒，嫩红色。"《植物名实图考》记载："江西、湖南北山中多有之。与阳藿、茈姜无别，惟根如嫩姜，而味不堪辛，颇似黄精。"根据本草所述特征及其附图，可推断古人所用的山姜的基原不止一种。《广西壮族自治区瑶药材质量标准　第一卷》（2014 年版）记载其具有温中行气，消肿止痛的功效；主治腹痛泄泻，胃脘痛，食滞腹胀，风湿痹痛，跌打损伤。

分类位置	种子植物门	被子植物亚门	单子叶植物纲	姜目	姜科
	Spermatophyta	Angiospermae	Monocotyledoneae	Zingiberales	Zingiberaceae

形态特征　多年生草本植物。叶片通常 2~5 片，两面被短柔毛；叶舌 2 裂，长约 2mm，被短柔毛。总状花序顶生；花小，成对着生；花萼棒状，被短柔毛，顶端 3 齿裂；花冠管被小疏柔毛，花冠裂片长圆形，外被绒毛，后方的一枚兜状；唇瓣卵形，白色而具红色脉纹，顶端 2 裂，边缘具不整齐缺刻。果球形或椭圆形，熟时橙红色，顶有宿存的萼筒。

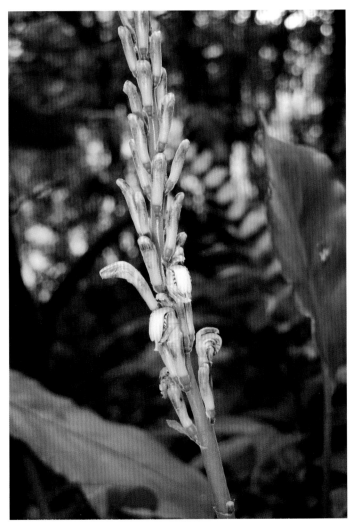

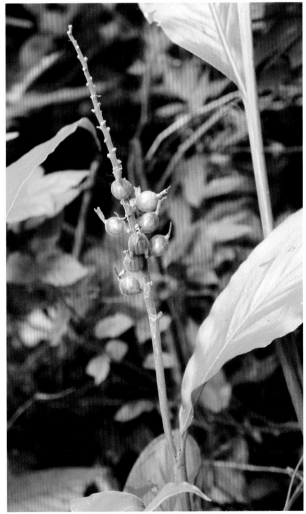

· 山姜－花期　　　　　　　　　　　　　　　· 山姜－果期

生境分布　生于林下荫湿处。分布于我国东南部、南部至西南部。广西主要分布在三江、灵川、容县、德保、那坡、乐业、隆林、富川、南丹等。

化学成分　根茎主要含有 α– 蒎烯、β– 蒎烯、莰烯、β– 水芹烯、桉油醇、1,7,7– 三甲基 – 二环 [2.2.1] 庚 –2– 酮、(–)– 花柏烯、1,2,3,5,6,7,8,8a– 八氢 –1,8a– 二甲基 –7 –(1– 甲基乙烯基)– 萘、石竹素、十氢 –1,4a– 二甲基 –7– (1– 甲基亚乙基)–1– 萘甲醇等挥发性成分 [1]，还含有硅、硒、钙、锰、铝、锌、铜等元素 [2]。

药理作用　1. 抗溃疡作用

山姜水煎剂对幽门结扎型、应激型及利血平型大鼠实验性胃溃疡均有不同程度的抑制作用；能增加胃液及胃蛋白酶活性，降低总胃酸与游离盐酸；还能降低胃张力和拮抗乙酰胆碱引起的胃收缩 [3]。

2. 抗菌作用

山姜水提取液对结肠炎耶尔森菌和摩根变形杆菌的最低抑菌浓度（MIC）为 1/160（抑菌力达中度），最低杀菌浓度（MBC）为 1/80（杀菌力为低度）；对福氏痢疾杆菌的抑、杀菌作用分别是 1/40 和 1/10，均属低度有效 [4]。

3. 对离体肠管平滑肌的作用

山姜小剂量对豚鼠小肠管无影响，大剂量呈抑制作用；山姜对乙酰胆碱和氯化钡引起的大鼠肠管紧张性、强直性收缩均有部分拮抗作用；山姜的挥发性部位可使兔肠管轻度兴奋，然后转入明显抑制作用，张力降低，收缩频率减慢，振幅减少，其不同浓度可部分或完全拮抗乙酰胆碱、氯化钡引起的肠管兴奋和痉挛 [5]。

附　　注　该药材在湖南、福建等省习称"湘砂仁"或"建砂仁"，用于治疗气滞痞胀，腹痛作呕，寒泻冷痢及胎动不安。

参考文献

[1] 蔡进章, 林崇良, 林观样, 等 . 温州产山姜不同部位挥发油化学成分的 GC–MS 分析 [J]. 中华中医药学刊 ,2014,32(4):893–896.

[2] 沙玫, 金淇漾, 黄哲元 . 山姜的元素含量分析 [J]. 海峡药学 ,1997,9(1):7.

[3] 倪峰, 郑兴中 . 山姜抗溃疡的实验研究 [J]. 中药药理与临床 ,1995,11(4):29–31.

[4] 陈永培, 黄哲元, 金琪元, 等 . 山姜与长泰砂仁的抑菌试验 [J]. 福建中医药 ,1990,21(5):25–26.

[5] 郑兴中, 倪峰, 王碧英 . 福建常用几种砂仁的药理研究 [J]. 福建中医药 ,1985,16(1):44–46.

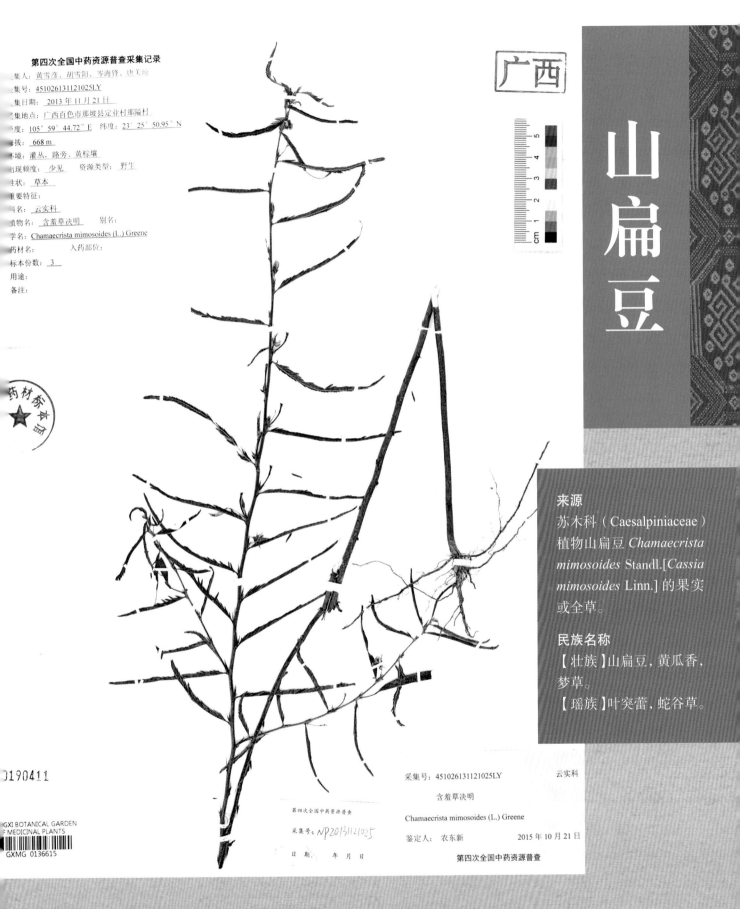

民 族 应 用

【壮族】药用果实。用于治疗小儿疳积，劳伤积淤，暑热吐泻，淋病，水肿。内服用量 5~15g；外用适量。

【瑶族】药用全草。治黄疸型肝炎，肾炎水肿，咳嗽多痰，便秘，夜盲症，小儿疳积，毒蛇咬伤，疗疮肿毒，漆疮。内服用量 15~30g，水煎服；外用适量，捣敷或水煎洗。

药材性状　全草长 30~45cm。根细长，须根发达，外表质硬，不易折断，呈棕褐色。茎多分枝，被短柔毛，呈棕褐色或黄褐色。叶卷曲，下部的叶多脱落，质脆易碎，呈黄棕色至灰绿色；托叶锥尖。荚果，扁平，宽约 4mm。气微，味淡。

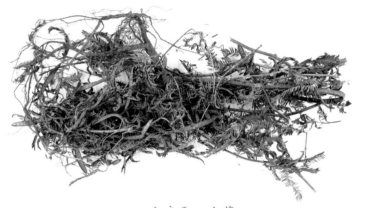
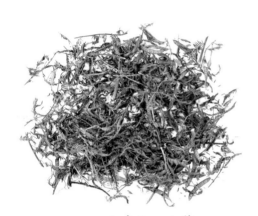

·山扁豆－全草　　　　　　　　　　·山扁豆－全草

药用源流　山扁豆的药用始载于《救荒本草》，曰："生田野中。小科苗高一尺许，梢叶似蒺藜叶微大，根叶比苜蓿叶颇长，又似初生豌豆叶，开黄花，结小匾角儿。"所述特征及其附图与本种相符。岭南一带别称铁甲草。《中华本草》记载其具有清热解毒、健脾利湿、通便的功效；主治黄疸，小儿疳积，肾炎水肿，暑热吐泻，习惯性便秘，毒蛇咬伤，疗疮痈肿。

分类位置	种子植物门	被子植物亚门	双子叶植物纲	豆目	苏木科
	Spermatophyta	Angiospermae	Dicotyledoneae	Legumiales	Caesalpiniaceae

形态特征　一年生或多年生亚灌木状草本。偶数羽状复叶，互生；叶长 4~8cm；在叶柄的上端、最下 1 对小叶的下方有圆盘状腺体 1 枚；小叶 20~50 对，线状镰形，干时呈红褐色；托叶线状锥形，长 4~7mm，有明显肋脉，宿存。花序腋生，单朵或数朵排成总状，总花梗顶端有 2 枚小苞片，长约 3mm；萼长 6~8mm，外被黄色疏毛；花瓣黄色，5 片不等大；雄蕊 10 枚，不等大，5 长 5 短相间而生。荚果镰形。

生境分布　生于坡地或空旷地的灌木丛或草丛中。广布于全世界热带和亚热带地区。分布于我国东南部、南部至西南部。广西主要分布在南丹、靖西、平果、隆安、武鸣、南宁、宁明、灵山、金秀、玉林、贵港、北流、阳朔等。

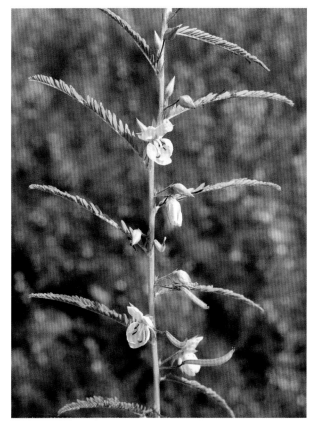

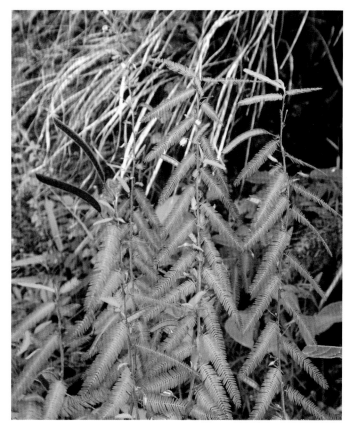

・山扁豆 – 花期　　　　　　　　　　　　　　・山扁豆 – 果期

化学成分　含香草酸、木犀草素 –7–O–β–D– 葡萄糖苷、木犀草素、大黄酚 – 龙丹二糖苷、5,7,4'– 三羟基 –3'– 甲氧基黄酮、槲皮素、山柰酚、齐墩果酸、大黄素、大黄素甲醚、胡萝卜苷、β– 谷甾醇[1]、间苯二酚、(R)– 鹰爪三醇、α–L– 鼠李糖[1,2]。另含挥发油，主要成分为 6,10,14– 三甲基 –2– 十五烷酮，植醇，雪松醇，金合欢基丙酮，棕榈酸乙酯等[3]。

药理作用　保肝作用

　　山扁豆水煎液能降低慢性酒精性肝损伤大鼠血清的谷丙转氨酶（ALT）和谷草转氨酶（AST）的水平，能减轻慢性酒精性肝损伤程度，且其抗肝损伤作用与剂量呈正相关[4]。山扁豆醇提取物能抑制二甲基亚硝胺诱导的大鼠肝纤维化的形成，其作用机制可能与保护肝细胞和抑制胶原纤维合成有关[5]。山扁豆水提取物对肝脏脂肪变性还具有改善作用[6]。

参考文献

[1] 韩德凤，杜成林，王晓静 . 铁甲草化学成分 [J]. 中国实验方剂学杂志 ,2016,22(7):78–81.

[2] 张纪达，胡英杰，张文，等 . 铁甲草化学成分的初步研究 [J]. 热带亚热带植物学报 ,2009,17(1):80–82.

[3] 张纪达，胡英杰，沈创鹏，等 . 铁甲草挥发油成分研究 [J]. 中药新药与临床药理 ,2008,19(6):502–503,507.

[4] 李翎，符运舜，林柳青 . 铁甲草抗大鼠酒精性和四氯化碳慢性肝损伤的作用研究 [J]. 新中医 ,2015,47(10):207–208.

[5] 张文，张纪达，李如良，等 . 铁甲草醇提取物抑制二甲基亚硝胺诱导大鼠肝纤维化的实验研究 [J]. 中药新药与临床药理 ,2009,20(4):308–311.

[6] 沈创鹏，杜芊慧，张毓英，等 . 铁甲草水提取物对高脂血症大鼠调脂作用的实验研究 [J]. 中药材 ,2015,38(10):2169–2171.

山银花

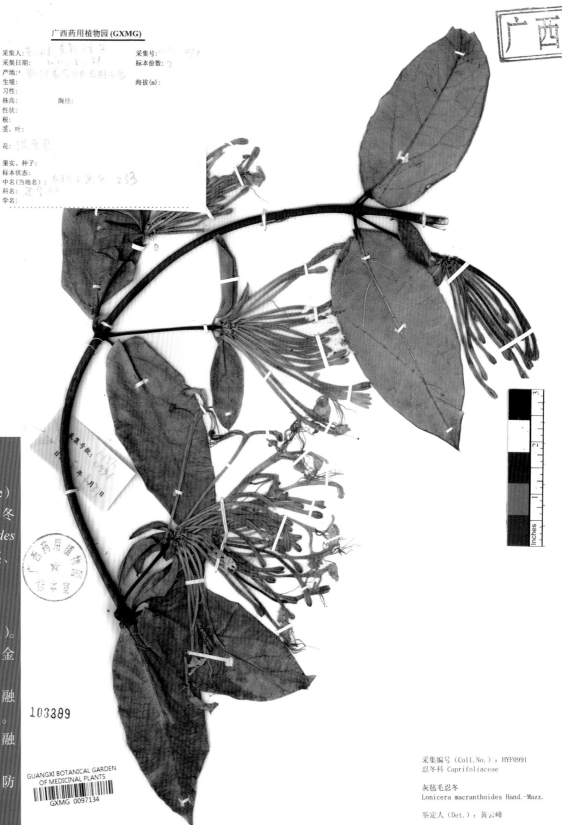

广西药用植物园 (GXMG)

采集人：
采集日期：
产地：
生境：
习性：
株高：　　　胸径：
性状：
根：
茎、叶：
花：
果实、种子：
标本状态：
中名(当地名)：
科名：
学名：

采集号：
标本份数：
海拔(m)：

广西

103389

GUANGXI BOTANICAL GARDEN
OF MEDICINAL PLANTS

GXMG 0097134

采集编号 (Coll. No.)：HYF0991
忍冬科 Caprifoliaceae

灰毡毛忍冬
Lonicera macranthoides Hand.-Mazz.

鉴定人 (Det.)：黄云峰

来源

忍冬科（Caprifoliaceae）
植物灰毡毛忍冬
Lonicera macranthoides
Hand.-Mazz. 的藤茎、
叶、花或全株。

民族名称

【壮族】棵端巴（东兰）。
【瑶族】琴严扁（金
秀）。
【侗族】胶都颠（融
水），吊坡（三江）。
【苗族】孟卡烧勾（融
水）。
【京族】棵因思花（防
城）。

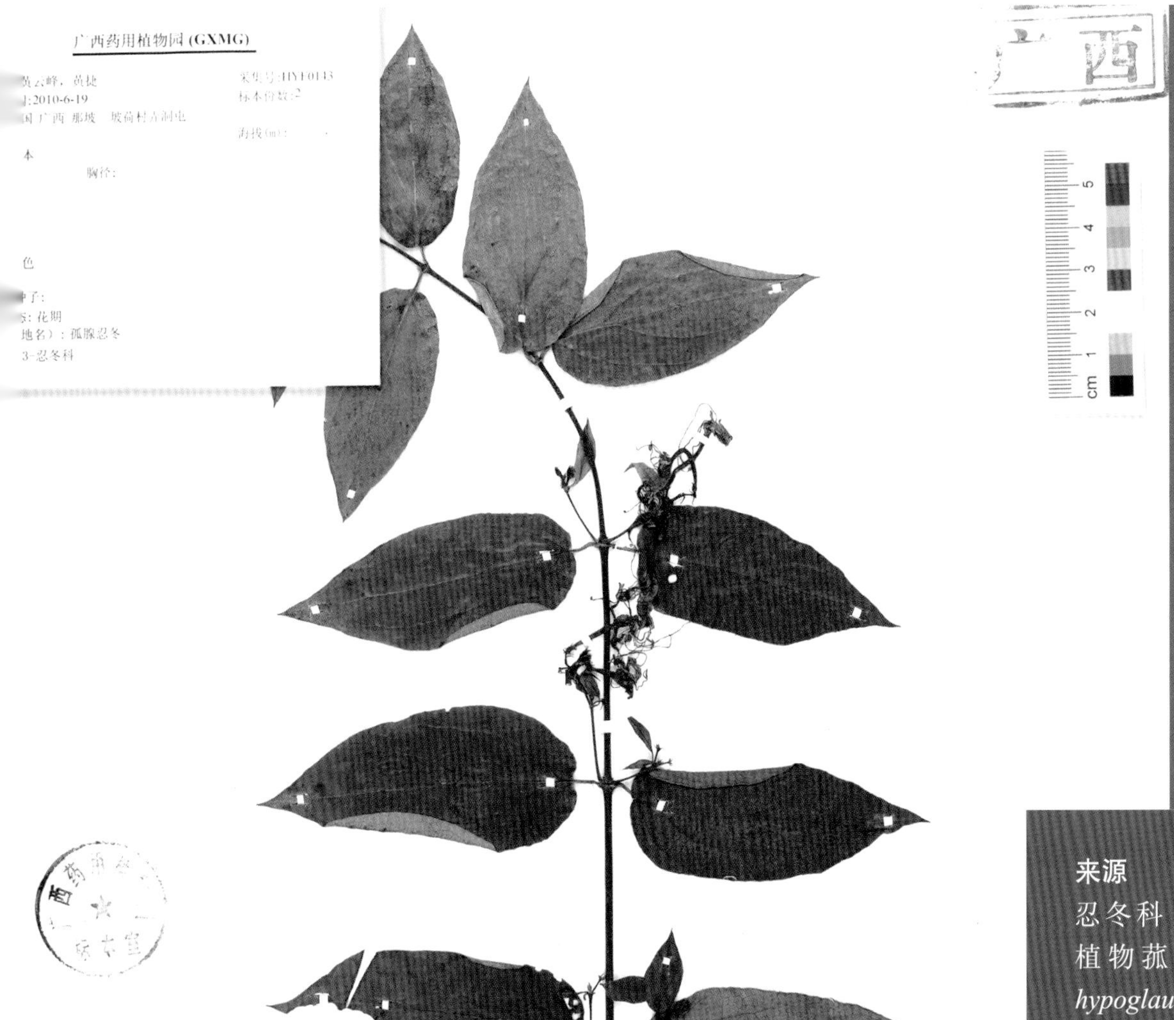

山银花

采集号数:HYF0143
日期:2010年6月日

采集编号（Coll. No.）：HYF0143
忍冬科 Caprifoliaceae

菰腺忍冬
Lonicera hypoglauca Miq.

鉴定人（Det.）：黄云峰

cm 1 2 3 4 5

来源

忍冬科（Caprifoliaceae）植物菰腺忍冬 *Lonicera hypoglauca* Miq. 的藤茎、叶、花或全株。

民族名称

【壮族】棵端巴（东兰）。

【瑶族】琴严扁（金秀）。

【侗族】胶都颠（融水），吊坡（三江）。

【苗族】孟卡烧勾（融水）。

【京族】棵因思花（防城）。

山银花

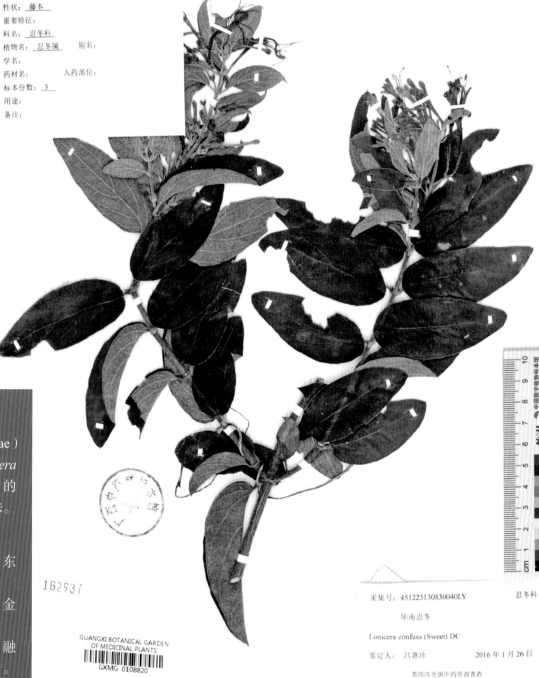

第四次全国中药资源普查采集记录

采集人：黄宝优、谢月英、刘威、姚积军

采集号：45122313083004OLY

采集日期：2013 年 08 月 30 日

采集地点：广西凤山县乔音乡合运村弄合屯

经度：E　纬度：N

海拔：717 m

环境：灌丛，林缘，黄棕壤

出现频度：少见　资源类型：野生

性状：藤本

重要特征：

科名：忍冬科

植物名：忍冬属　别名：

学名：

药材名：　　入药部位：

标本份数：3

用途：

备注：

162931

GUANGXI BOTANICAL GARDEN
OF MEDICINAL PLANTS

GXMG 0108820

采集号：45122313083004OLY　　　忍冬科

华南忍冬

Lonicera confusa (Sweet) DC

鉴定人：吕惠珍　　　2016 年 1 月 26 日

第四次全国中药资源普查

来源
忍冬科（Caprifoliaceae）植物华南忍冬 *Lonicera confusa*(Sweet) DC. 的藤茎、叶、花或全株。

民族名称
【壮族】棵端巴（东兰）。

【瑶族】琴严扁（金秀）。

【侗族】胶都颠（融水），吊坡（三江）。

【苗族】孟卡烧勾（融水）。

【京族】棵因思花（防城）。

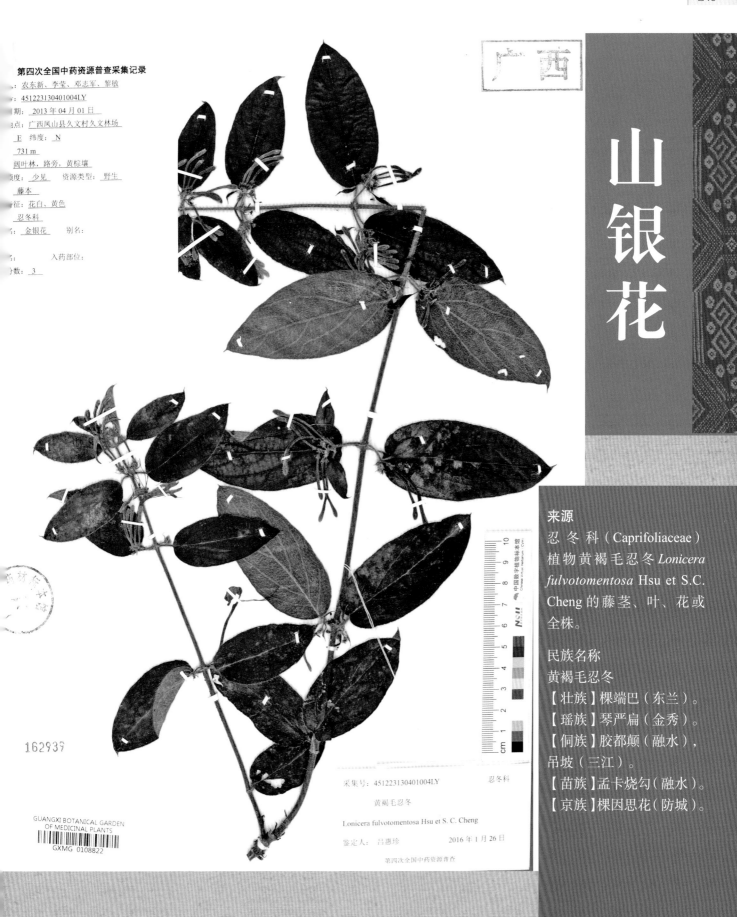

第四次全国中药资源普查采集记录

农东新、李莹、邓志军、黎敏

451223130401004LY

期： 2013 年 04 月 01 日

点： 广西凤山县久文村久文林场

E 纬度： N

731 m

阔叶林，路旁，黄棕壤

度： 少见　资源类型： 野生

藤本

征： 花白、黄色

忍冬科

金银花　别名：

入药部位：

数： 3

162939

采集号： 451223130401004LY　　忍冬科

黄褐毛忍冬

Lonicera fulvotomentosa Hsu et S. C. Cheng

鉴定人： 吕惠珍　　2016 年 1 月 26 日

第四次全国中药资源普查

山银花

来源

忍冬科（Caprifoliaceae）植物黄褐毛忍冬 *Lonicera fulvotomentosa* Hsu et S.C. Cheng 的藤茎、叶、花或全株。

民族名称

黄褐毛忍冬

【壮族】棵端巴（东兰）。

【瑶族】琴严扁（金秀）。

【侗族】胶都颠（融水），吊坡（三江）。

【苗族】孟卡烧勾（融水）。

【京族】棵因思花（防城）。

民族应用

【壮族】药用藤茎、叶、花、全株。藤茎水煎洗患处治筋骨强直。叶捣烂敷患处治烂疮。花加冰糖、猪肺同煎服治小儿肺结核，小儿哮喘。全株水煎服治疗感冒发热，腹泻，痢疾，慢性肾炎，血崩，大小便不通，疮疖。

【瑶族】药用全株。水煎服治疗感冒发热，腹泻，痢疾，疮疖，黄疸型肝炎；水煎冲鸡蛋服治月经不调，水煎服兼搽患处治风湿痛。

【仫佬族】药用花。水煎服驱蛲虫。

【侗族】药用全株。水煎服预防流感，治疗疮疖，小儿消化不良，咽喉痛。

【苗族】药用藤茎或花。藤茎水煎服兼洗身治感冒全身痛，神经痛，腹泻发热。花水煎服治小儿食欲不振，腹泻，水煎服兼洗患处治疮疥。

【京族】药用全株。水煎服治疗感冒发热，腹泻，痢疾。

内服用量9~60g；外用适量。

药材性状　灰毡毛忍冬　藤茎常捆成束或卷成团。茎枝长圆柱形，多分枝，直径1.5~6mm，节间长3~6cm，有残叶及叶痕；表面棕红色或暗棕色，有细纵纹，老枝光滑，细枝有淡黄色毛茸；外皮易剥落出灰白色内皮；质硬脆，易折断，断面黄白色，中心空洞。气微，老枝味微苦，嫩枝味淡。叶多皱缩而破碎，完整叶片展平后呈卵形至长椭圆形；顶端急尖，基部圆形或近心形；上表面棕绿色，下表面黄棕色；质脆。气清香，味微苦。花呈棒状而稍弯曲，长3~4.5cm，上部直径约2mm，下部直径约1mm；表面黄色或黄绿色；总花梗集结成簇，开放者花冠裂片不及全长之半。质稍硬，手捏之稍有弹性。气清香，味微苦甘。

菰腺忍冬　藤茎常捆成束或卷成团。茎枝长圆柱形，多分枝。叶多皱缩而破碎，完整叶片展平后呈卵形至卵状矩圆形，两面密被淡黄褐色短柔毛。花长2.5~4.5cm，直径0.8~2mm；表面黄白色至黄棕色，无毛或疏被毛，萼筒无毛，先端5裂，裂片长三角形，被毛，开放者花冠下唇反转，花柱无毛。

华南忍冬　藤茎常捆成束或卷成团。茎枝长圆柱形，多分枝。叶多皱缩而破碎，完整叶片展平后

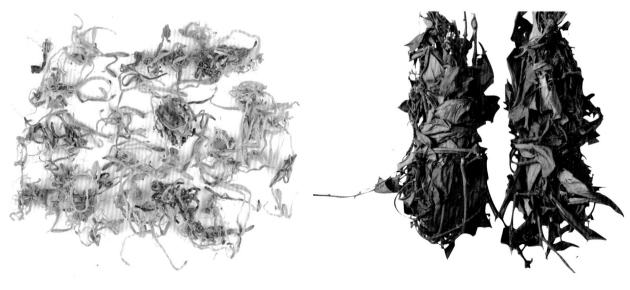

·山银花－花　　　　　　　　　　　　·山银花－藤茎

呈卵形至卵状矩圆形，基部圆形、截形或带心形。花长 1.6~3.5cm，直径 0.5~2mm。萼筒和花冠密被灰白色毛。

黄褐毛忍冬　藤茎常捆成束或卷成团。茎枝长圆柱形，多分枝。叶多皱缩而破碎，完整叶片展平后呈卵状矩圆形或矩圆状披针形，基部圆形或微心形，叶背密被黄褐色毡毛状糙毛。花长 1~3.4cm，直径 1.5~2mm；花冠表面淡黄棕色或黄棕色，密被黄色茸毛。

药用源流　山银花的药用始载于《本草经集注》，谓："忍冬，味甘，温，无毒。主治寒热身肿，久服轻身，长年益寿。十二月采，阴干。"《新修本草》谓："此草藤生，绕覆草木上。苗茎赤紫色，宿者有薄白皮膜（音莫）之。其嫩茎有毛。叶似胡豆，亦上下有毛。花白蕊紫。"《苏沈良方》曰："叶尖圆茎生，茎叶皆有毛，生田野篱落，处处有之，两叶对生。春夏新叶梢尖，而色嫩绿柔薄，秋冬即坚浓，色深而圆，得霜则叶卷而色紫，经冬不凋。四月开花，极芬，香闻数步，初开色白，数日则变黄。每黄白相间，故一名金银花。"《救荒本草》曰："金银花，《本草》名忍冬，一名鹭鸶藤，一名左缠藤，一名金钗股，又名老翁须，亦名忍冬藤。旧不载所出州土，今辉县山野中亦有之。"指出其产地之一为辉县，即今河南辉县。《本草纲目》云："忍冬在处有之。附树延蔓，茎微紫色，对节生叶。叶似薜荔而青，有涩毛。三四月开花，长寸许，一蒂两花二瓣，一大一小，如半边状，长蕊。"《植物名实图考》载："忍冬，吴中暑月，以花入茶饮之，茶肆以新贩到金银花为贵，皆中州产也。"中州，位置在今河南。本草古籍中记载金银花有忍冬、左缠藤等多个俗名，未述及品种区别，而包含多个产地，多统称为金银花，其所述特征及附图与金银花类药材相符。中国药典历年版中所收载的金银花药材基原也包括现今山银花药材项下多个物种，至 2005 年版另列收载山银花。《中华人民共和国药典》（2020 年版　一部）记载其干燥花蕾或带初开的花具有清热解毒、疏散风热的功效；主治痈肿疔疮，喉痹，丹毒，热毒血痢，风热感冒，温病发热。

分类位置	种子植物门	被子植物亚门	双子叶植物纲	败酱目	忍冬科
	Spermatophyta	Angiospermae	Dicotyledoneae	Valerianales	Caprifoliaceae

形态特征　灰毡毛忍冬　藤本。幼枝或其顶梢及总花梗有薄绒状短糙伏毛。叶革质，卵形，上面无毛，下面被灰白色毡毛，并散生暗橘黄色微腺毛，网脉凸起而呈明显蜂窝状。双花密集于小枝梢成圆锥状花序；苞片披针形，连同萼齿外面均有细毡毛和短缘毛；小苞片圆卵形；萼筒常有蓝白色粉；花冠外被倒短糙伏毛及橘黄色腺毛，内面密生短柔毛；雄蕊连同花柱均伸出而无毛。果实黑色。

菰腺忍冬　落叶藤本。叶纸质，长 6~11.5cm，叶下具短柔毛，

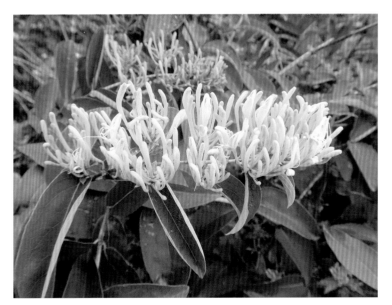

· 灰毡毛忍冬 - 花期

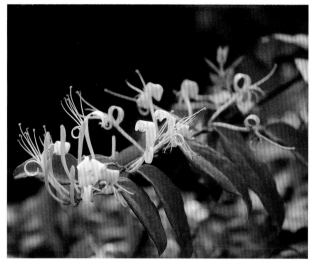

· 菰腺忍冬－花期

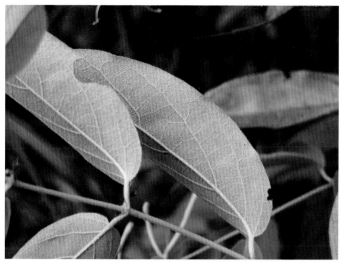

· 菰腺忍冬－叶片

并有无柄或具极短柄的黄色至橘红色蘑菇形腺。双花单生至多朵集生于侧生短枝上，或于小枝顶集合成总状；花冠白色，有时有淡红晕，后变黄色，长3.5~4cm，外面疏生倒微伏毛，常具腺；花冠唇瓣长至少为花冠筒的2/5。果实熟时黑色，近圆形，有时具白粉。

华南忍冬　半常绿藤本。叶纸质，长3~7cm，幼时两面有短糙毛，老时上面变无毛。花香，双花腋生或于小枝或侧生短枝顶集合成短总状花序，有明显的总苞叶；花冠白色，后变黄色；花冠唇瓣长至少为花冠筒的2/5；萼管密被短柔毛。果实黑色，椭圆形或近圆形，长6~10mm。

黄褐毛忍冬　藤本。幼枝、叶柄、叶下面、总花梗、苞片、小苞片和萼齿均密被开展或弯伏的黄褐色毡毛状糙毛，幼枝和叶两面还散生橘红色短腺毛。叶纸质，卵状矩圆形至矩圆状披针形。双花排列成短总状花序；苞片钻形；小苞片卵形至条状披针形，长为萼筒的1/2至略

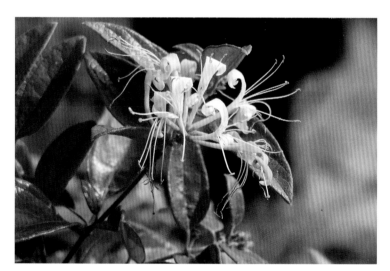

· 华南忍冬－花期

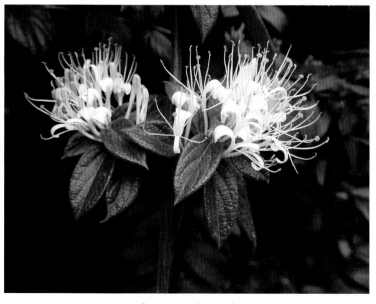

· 黄褐毛忍冬－花期

较长；萼筒倒卵状椭圆形，萼齿条状披针形；花冠外面密被黄褐色倒伏毛和开展的短腺毛。

生境分布　灰毡毛忍冬生于海拔 500~1800m 的山谷溪流旁、山坡或山顶混交林内或灌丛中。分布于安徽、浙江、江西、福建、湖北、湖南、广东、广西、四川以及贵州。广西全区各地均有分布。

菰腺忍冬生于海拔 200~700（~1800）m 的灌丛或疏林中。分布于安徽、浙江、江西、福建、台湾、湖北、湖南、广东、广西、四川、贵州及云南等。广西全区各地均有分布。

华南忍冬生于海拔 800m 以下的山坡、杂木林及灌丛中或平原旷野路旁、河边。分布于广东、海南和广西。广西主要分布在邕宁、横县、防城、上思、陆川、博白、北流等。

黄褐毛忍冬生于海拔 850~1300m 的山坡岩旁、灌丛或林中。分布于广西、贵州和云南。广西主要分布在凌云、乐业、隆林、南丹、凤山等。

化学成分　灰毡毛忍冬花蕾中含甲氧基槲皮素苷、7,3',4'- 三甲氧基槲皮素 -3-O- 芸香糖苷、槲皮素 -3-O-β-D- 吡喃葡萄糖苷、坎卡酯苷等苷类成分[1]。

菰腺忍冬花蕾含有绿原酸、豆甾醇、反式阿魏酸、3,3'- 二甲氧基鞣花酸、灰毡毛忍冬皂苷乙、马钱子苷、山奈酚等[2,3]。其挥发油含棕榈酸、亚油酸、(Z,Z,Z)-9,12,15- 十八碳三烯酸甲酯[4]等。藤茎含有绿原酸、地榆皂苷Ⅱ、灰毡毛忍冬皂苷甲、灰毡毛忍冬皂苷乙、东莨菪素、胡萝卜苷、β- 谷甾醇[5]。环烯醚萜类化合物：马钱子苷、獐牙菜苷、断马钱子苷半缩醛内酯、断氧化马钱子苷、断马钱子苷[6]。

华南忍冬花蕾含有酚酸类化合物：绿原酸、咖啡酸、绿原酸甲酯和 5-O- 咖啡酰基 - 奎宁酸丁酯[7]；黄酮类化合物：木犀草素、槲皮素、苜蓿素、苜蓿素 -7-O-β-D- 葡萄糖苷、木犀草素 -7-O-β-D- 半乳糖苷、芦丁、金圣草素 -7-O- 新橙皮糖苷、苜蓿素 -7-O- 新橙皮糖苷[8]；常春藤皂苷类化合物：常春藤皂苷元 -28-O-β-D- 吡喃葡萄糖基 (6 → 1)-O-β-D- 吡喃葡萄糖基酯、常春藤皂苷元 -3-O-α-L- 吡喃阿拉伯糖基 (2 → 1)-O-α-L- 吡喃鼠李糖苷等[9]。

黄褐毛忍冬花蕾含有挥发油，包括 L- 芳樟醇、α- 松油醇、香叶醇等成分[10]；还含三萜咖啡酰奎宁酸类成分，包括灰毡毛素 F、4,5-O- 双咖啡酰奎宁酸甲酯、3,4-O- 双咖啡酰奎宁酸、4,5-O- 双咖啡酰奎宁酸、绿原酸[11]。

药理作用　1. 抗菌作用

山银花各器官对白色葡萄球菌均有抑制作用，其抑菌效果为：叶≥花蕾 > 茎 > 根[12]。山银花提取物在体外对金黄色葡萄球菌、甲型溶血链球菌、乙型溶血链球菌、肺炎球菌、白喉杆菌、铜绿假单胞菌等均有很强的抗菌作用，对各菌的最小抑菌浓度（MIC）介于 6.53×10^{-7}g/ml~7.85×10^{-5}g/ml 之间，其高剂量还能减少金黄色葡萄球菌感染小鼠所致死亡率，低、中剂量有减少金黄色葡萄球菌感染小鼠所致死亡率的趋势[13]。

2. 抗炎作用

山银花中的绿原酸具有体外抗炎作用，其作用机制可能与抑制肿瘤坏死因子 (TNF-α)、白细胞介素 -6(IL-6) 等炎症因子的活化以及影响花生四烯酸 (AA) 代谢有关[14]。

3. 抗病毒作用

山银花对伪狂犬病病毒 (PRV) 和新城疫病毒 (NDV) 均具有明显的阻断、抑制和中和作用[15,16]。

4. 保肝作用

黄褐毛忍冬总皂苷对 CCl_4、D- 半乳糖胺（D-Gal）、扑热息痛（AAP）造成的小鼠肝损伤均具有保护作用，能降低正常小鼠肝脏的三酰甘油水平[17]。

5. 抗过敏作用

高浓度的黄褐毛忍冬总皂苷可降低卵清蛋白激发所致小鼠过敏反应的腹泻发生率，减轻肥大细胞聚集和脱颗粒，降低卵清蛋白特异性 IgE 水平，缓解卵清蛋白介导的足垫肿胀反应，减轻小肠绒毛炎症。提示高浓度黄褐毛忍冬总皂苷可同时缓解食物过敏小鼠 IgE 介导的和细胞介导的超敏反应[18]。

参考文献

[1] 梅玉丹,李海波,王振中,等.灰毡毛忍冬花蕾中苷类化学成分研究[J].中草药,2020,51(2):287-292.

[2] 辛华,单义旻,王柳萍.广西产红腺忍冬有效成分的含量测定研究[J].广西中医学院学报,2012,15(1):51-53.

[3] 姚彩云,宋志军,李汉希,等.红腺忍冬基源山银花的化学成分[J].天水师范学院学报,2014,34(5):10-12.

[4] 苟占平,万德光.红腺忍冬干燥花蕾挥发油成分研究[J].中国现代应用药学杂志,2005,22(6):475-476.

[5] 贺清辉,李会军,毕志明,等.红腺忍冬藤茎的化学成分[J].中国天然药物,2006,4(5):385-386.

[6] 贺清辉,田艳艳,李会军,等.红腺忍冬藤茎中环烯醚萜苷类化合物的研究[J].中国药学杂志,2006,41(9):656-658.

[7] 柴兴云,窦静,贺清辉,等.山银花中酚酸类成分研究[J].中国天然药物,2004,2(6):339-340.

[8] 柴兴云,王林,宋越,等.山银花中黄酮类成分的研究[J].中国药科大学学报,2004,35(4):299-302.

[9] 柴兴云,李萍,窦静,等.山银花中皂苷类成分研究[J].中国天然药物,2004,2(2):83-87.

[10] 黄丽华,王道平,詹尚明,等.黄褐毛忍冬花蕾挥发油化学成分分析[J].贵州科学,2011,29(2):44-47.

[11] 汤丹,李会军,钱正明,等.黄褐毛忍冬花蕾咖啡酰奎宁酸类成分研究[J].中国药学杂志,2007,42(20):1537-1539.

[12] 赵成.山银花不同器官的绿原酸含量及体外抑菌效果比较[J].安徽医药,2006,10(8):584-585.

[13] 陈丽娜.山银花的抗菌作用初步研究[J].临床医学工程,2009,16(10):46-47.

[14] 杨斌,丘岳,王柳萍,等.广西山银花绿原酸体外抗炎作用及分子机制研究[J].中国药理学通报,2009,25(4):542-545.

[15] 王林青,崔保安,张红英.金银花、山银花黄酮类提取物体外抗伪狂犬病病毒作用研究[J].中国畜牧兽医,2011,38(3):183-188.

[16] 王林青,张红英,崔保安,等.金银花、山银花绿原酸类提取物体外抗 NDV 作用研究[J].中国农学通报,2011,27(19):277-282.

[17] 时京珍,宛蕾,陈秀芬.黄褐毛忍冬总皂苷对几种化学毒物致小鼠肝损伤的保护作用[J].中药药理与临床,1990,6(1):33-34.

[18] 白枫,黎海芪.黄褐毛忍冬总皂苷对卵清蛋白致敏小鼠的抗过敏作用[J].第四军医大学学报,2008,29(15):1395-1398.

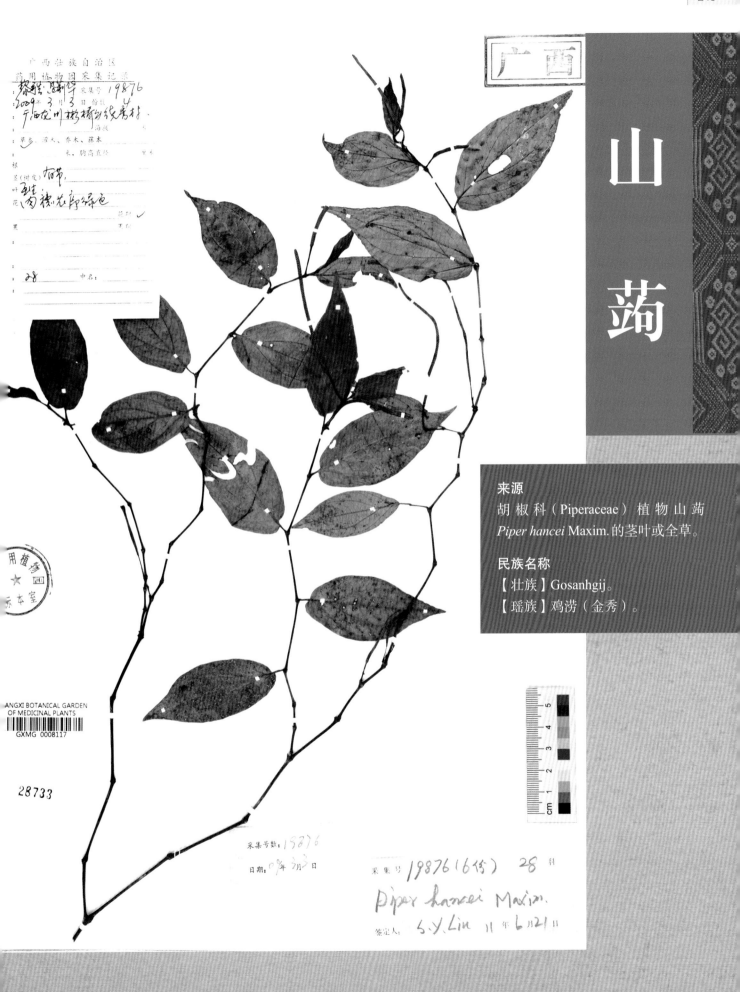

广西壮族自治区
药用植物园采集记录
采集号 19876
2009 年 3 月 3 日 份数
于洞宽川桥物线禹村
海拔
草本、灌木、乔木、藤本
长、胸高直径
根
茎（排它）柏节
叶
花 菊穗花萼绿色 花期
果
28 中名：

28733

采集号数：19876
日期：09年3月3日

采集号 19876（6份） 28 月
Piper hancei Maxim.
鉴定人：S.Y.Liu 11年6月21日

广西

山
蒟

来源
胡椒科（Piperaceae）植物山蒟
Piper hancei Maxim. 的茎叶或全草。

民族名称
【壮族】Gosanhgij。
【瑶族】鸡涝（金秀）。

民 族 应 用

【壮族】药用茎叶。主治风湿骨痛，风寒骨痛，外感风寒，咳嗽气喘，跌打损伤，闭经。内服用量6~15g（鲜品30~60g），水煎服或浸酒服；外用适量，捣烂敷患处或煎水外洗。
【瑶族】药用全草。水煎服治胃寒痛。内服用量30g。

药材性状　茎呈扁圆柱形，具膨大的节，直径3~15mm。外表黑褐色或棕褐色，具细小纵沟，皮孔嫩茎不明显，老茎呈细密的点状，节间3~9mm，老茎节处常有气生根。质坚韧。切断面灰黄色，皮部显棕褐色，木部呈放射状。叶卵状披针形或椭圆形，叶脉5~7条。气香，味辛微涩。

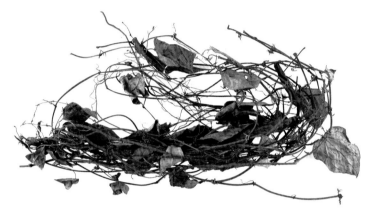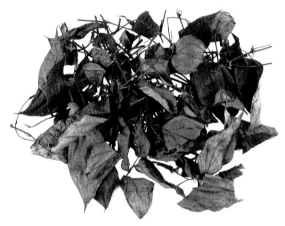

· 山蒟 - 全草

药用源流　《广西中药材标准》（第二册）记载其具有祛风湿、强腰膝、止喘咳的功效；主治风湿痹痛，腰膝无力，风寒感冒，咳嗽气喘，跌打损伤，慢性胃炎，肌肉萎缩，胃寒痛。《广西壮族自治区瑶药材质量标准　第一卷》（2014年版）记载其具有祛风散寒、舒筋活络、消肿止痛、镇痉的功效；主治感冒咳嗽，胃痛，腹痛，肝炎，风湿，类风湿关节炎，跌打损伤。

分类位置	种子植物门	被子植物亚门	双子叶植物纲	胡椒目	胡椒科
	Spermatophyta	Angiospermae	Dicotyledoneae	Piperales	Piperaceae

形态特征　攀援藤本。除花序轴和苞片柄外，其余均无毛；茎、枝具细纵纹，节上生根。叶纸质，卵状披针形或椭圆形，顶端短尖或渐尖，基部渐狭或楔形，通常相等或有时略不等；叶脉5~7条；叶鞘长约为叶柄之半。花单性，雌雄异株，穗状花序，与叶对生；雄花序长6~10cm，苞片近圆形，近无柄或具短柄，盾状；雄蕊2枚，花丝短；雌花序长约3cm；柱头4。浆果球形，黄色。

生境分布　生于海拔1700m以下的山地溪涧边、密林或疏林下，攀缘于树上或石上。分布于福建、浙江、江西、湖南、广东、广西、贵州、云南等。广西主要分布在临桂、容县、博白、昭平等。

化学成分 藤茎含有山蒟酮、海风藤酮、denudatin B、山蒟醇、burchellin、风藤酰胺、荜芰明宁碱、*N*-异丁基-反-2-反-4-癸二烯酰胺、毛穗胡椒碱、假荜芰酰胺 A、胡椒次碱、几内亚胡椒碱、胡椒碱、胡椒亭、卵形椒碱、(2*E*,4*E*)-*N*-异丁基-7-(3,4-次甲二氧基苯基)-2,4-二烯庚酰胺、*N*-*p*-香豆酰酪胺、*N*-反式-阿魏酰酪胺、马兜铃内酰胺 A Ⅲ a、马兜铃内酰胺 A Ⅱ、香草酸、藜芦酸、胡萝卜苷、山蒟素 B–D[1-6]。茎叶含挥发油，主要成分有

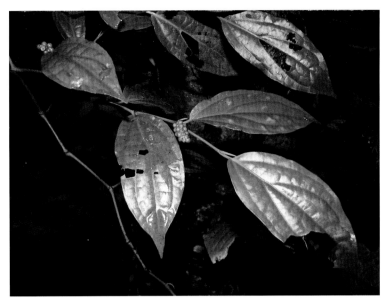

· 山蒟 – 果期

α- 石竹烯、α- 蒎烯、1,8- 桉叶油素、芳樟醇、乙酸 α- 松油酯等[7]。

药理作用 1. 抗血小板聚集作用

山蒟醇提取物可抑制由血小板活化因子和花生四烯酸所致的血小板聚集，对两者所致的血小板聚集（体外试验）的 IC_{50} 分别为 40.34 mg/L 和 345.46mg/L。家兔静脉注射山蒟醇提取物 30mg/kg，15min 后产生的抗血小板聚集作用最明显；山蒟醇提取物对血小板活化因子和花生四烯酸所致的血小板聚集（体内 – 体外试验）的抑制率分别为 82.75% 和 33.34%，对血小板聚集的抑制持续时间分别为 60min、30min[8]。山蒟的二氯甲烷提取物具有较强抗血小板活化因子活性[9]。

2. 抗动脉粥样硬化作用

山蒟提取物能够明显降低兔动脉粥样硬化病理病变程度，并且对血脂有一定的调节作用[10]。

参考文献

[1] 韩桂秋, 李书明, 李长龄, 等. 山蒟新木脂素成分的研究 [J]. 药学学报, 1986, 21(5):361–365.

[2] 李书明, 韩桂秋, ARISON B H, 等. 山蒟化学成分的研究（Ⅱ）[J]. 药学学报, 1987, 22(3):196–202.

[3] 周亮, 杨峻山, 涂光忠. 山蒟化学成分的研究（Ⅰ）[J]. 中草药, 2005, 36(1):13–15.

[4] 周亮, 杨峻山, 涂光忠. 山蒟化学成分的研究 [J]. 中国中药杂志, 2005, 40(3):184–185.

[5] 李书明, 韩桂秋. 山蒟化学成分的研究 [J]. 植物学报, 1987, 16(3):293–296.

[6] 韩桂秋, 魏丽华, 李长龄, 等. 石南藤、山蒟活性成分的分离和结构鉴定 [J]. 药学学报, 1989, 24(6):438–443.

[7] 赖小平, 刘心纯, 陈建南, 等. 山蒟挥发油的化学成分 [J]. 中药材, 1995, 18(10):519–520.

[8] 赵淑芬, 张建华, 韩桂秋. 山蒟醇提取物的抗血小板聚集作用 [J]. 首都医科大学学报, 1996, 17(1):28–31.

[9] 李长龄, 韩桂秋, 马建, 等. 百余种中草药抗血小板活化因子作用的初步观察 [J]. 中国药理学通报, 1987, 3(5):298.

[10] 柱前, 曹健, 葛勤, 等. 山蒟提取物对兔动脉粥样硬化的影响 [J]. 中国药房, 2005, 16(18):1382–1384.

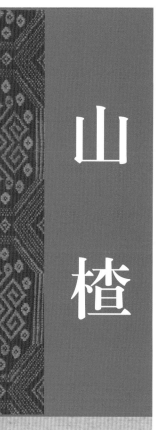

山楂

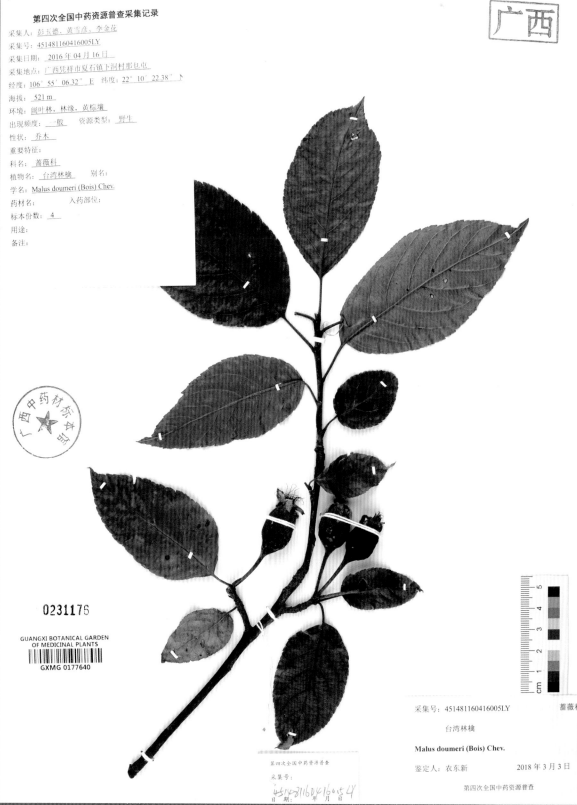

第四次全国中药资源普查采集记录

采集人：彭玉德，黄雪彦，李金花
采集号：451481160416005LY
采集日期：2016 年 04 月 16 日
采集地点：广西凭祥市夏石镇卜洞村那也屯
经度：106°55′06.32″ E 纬度：22°10′22.38″ N
海拔：521 m
环境：阔叶林，林缘，黄棕壤
出现频度：一般 资源类型：野生
性状：乔木
重要特征：
科名：蔷薇科
植物名：台湾林檎 别名：
学名：Malus doumeri (Bois) Chev.
药材名： 入药部位：
标本份数：4
用途：
备注：

0231176

GUANGXI BOTANICAL GARDEN
OF MEDICINAL PLANTS

GXMG 0177640

采集号：451481160416005LY 蔷薇科

台湾林檎

Malus doumeri (Bois) Chev.

鉴定人：农东新 2018 年 3 月 3 日

第四次全国中药资源普查

第四次全国中药资源普查
采集号：
日期：451481160416005LY

来源
蔷薇科（Rosaceae）植物台湾林檎 *Malus doumeri* (Bois) A. Chev. 的果实或叶。

民族名称
【壮族】大果山楂（靖西），麻缺顿，墨鸡屯。
【瑶族】黑偷董，野木瓜。
【苗族】古蝉子，乌蝉子。

民 族 应 用

【壮族】药用果实、叶。果实治食滞，痢疾，胃痛，闭经，疝气，高脂血症。叶治食滞，厌食。

【瑶族】药用果实、叶。果实治消化不良。叶治糖尿病，鲜叶捣烂外敷治外伤出血。

【苗族】药用果实。煎汤内服治食积停滞，脘腹胀满疼痛，泄泻。

内服用量：果 9~15g，果炭 6~15g。

药材性状 完整叶片椭圆形或卵状椭圆形，长 7~14cm，宽 3~7.5cm，顶端渐尖或急尖，基部圆形或宽楔形，边缘具锯齿，棕黄色，有光泽，嫩叶两面有黄白色柔毛，老叶无毛或仅叶脉上有毛。质稍脆。气微，味微苦。果实球形，直径 4~5.5cm，表面棕红色或棕褐色，具细纹，无斑点；顶端隆起，有宿萼，萼片反卷。干品为类圆形切片，直径 1.5~4.2cm，厚 0.3~1cm；外皮棕红色至紫棕色，有细皱纹，边缘略内卷；果肉厚 0.4~1.2cm，淡棕红色，中部横切片可见 5 个子房室，每室具种子 2 粒。种子皮薄而易碎，但种子多脱落而中空；顶部切片可见管状突起的宿存萼筒，有微柔毛或无毛；有的切片可见残存的果柄。气微，味酸、微涩。

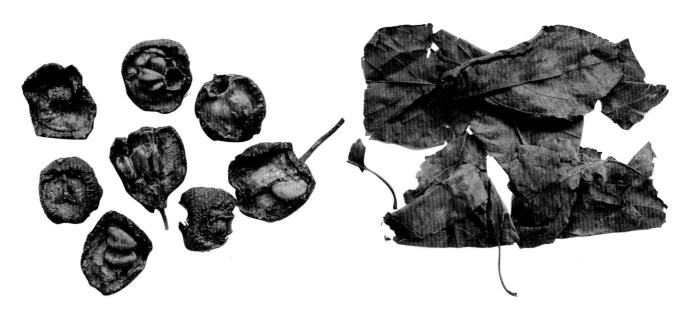

·山楂－果实　　　　　　　　·山楂－叶片

药用源流 山楂之名始见于《本草纲目》，载："山楂味似楂子，故亦名楂。……唐本草赤瓜木当作赤枣，盖枣，爪音讹也，楂状似赤枣故尔。"此前唐《新修本草》、宋《证类本草》等多部本草古籍以"赤爪木""山查子""鼠楂子""棠梂子""山裹果""映山红果""茅楂"等名收录。《广西中药材标准》（1990 年版）记载其具有理气健脾、消食导滞的功效；主治食积停滞，脘腹胀满疼痛。炒炭后收敛作用增强，主治大便溏泄。

	分类位置	种子植物门	被子植物亚门	双子叶植物纲	蔷薇目	蔷薇科
		Spermatophyta	Angiospermae	Dicotyledoneae	Rosales	Rosaceae

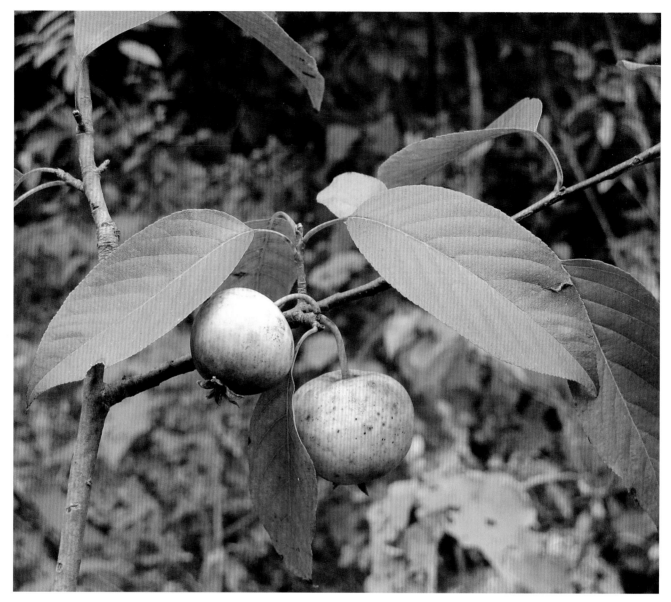

·台湾林檎－果期

形态特征　乔木。高达15m，小枝圆柱形，具稀疏纵裂皮孔。叶片长椭卵形至卵状披针形，先端渐尖，基部圆形或楔形。花序近似伞形，有花4~5朵；花直径2.5~3cm；萼筒倒钟形，外面有绒毛；花瓣卵形，基部有短爪，黄白色；雄蕊约30；花柱4~5，基部有长绒毛，较雄蕊长，柱头半圆形。果实球形，宿萼有短筒，萼片反折，先端隆起，果梗长1~3cm。

生境分布　生于海拔1000~2000m的林中。分布于广东、贵州、湖南、江西、浙江、台湾、云南、广西等。广西主要分布于融水、全州、兴安、平乐、容县、陆川、靖西、田林等。

化学成分　果实含苷类、有机酸类、黄酮类、萜类等物质[1]。叶含根皮酚、根皮酸、黄酮类成分及有机酸[2-4]。

药理作用　1.保肝作用
台湾林檎总黄酮可降低四氯化碳、D-半乳糖胺所致的急性肝损伤小鼠血清谷草转氨酶（AST）、谷丙转氨酶（ALT）、碱性磷酸酶（ALP）的活性，并能增加肝糖原含量，改善肝脏组织病理损伤[5]；台湾林檎总黄酮还能减轻乙醇所致的肝细胞脂肪变性和坏死，降低肝脏三酰甘油、胆固醇及谷草转氨酶（AST）、谷丙转氨酶（ALT）、丙二醛（MDA）水平，提高超氧化物歧化酶（SOD）的活性[6]。

2. 对胃肠功能的影响

台湾林檎能增加小鼠胃液分泌量、总酸度及总酸排出量，增加胃蛋白酶的活性和胃蛋白酶排出量，对肠管有一定的兴奋作用[7]。

3. 降压作用

台湾林檎乙醇提取物给猫自股静脉给药 1g/kg（生药），可使猫血压下降 18.8%[1]。

4. 对心脏的作用

台湾林檎可使离体蛙心收缩幅度增大 5 倍，有拮抗戊巴比妥钠抑制心肌收缩力的作用[1]。

5. 降脂作用

台湾林檎有拮抗高脂饲料引起的大鼠血清胆固醇及三酰甘油含量升高的作用[1]。

6. 催眠作用

台湾林檎能延长小白鼠戊巴比妥钠睡眠持续时间，显示良好的催眠作用[1]。

7. 抗菌作用

台湾林檎对白色葡萄球菌、白喉杆菌、伤寒杆菌、溶血性链球菌、奈氏球菌、大肠杆菌、福氏痢疾杆菌、铜绿假单胞菌、金黄色葡萄球菌均具有抑制作用[1]。

附　注　山楂药材因产地不同，分为北山楂、南山楂、云楂和广山楂。《广西中药材标准》（1990年版）记载广西的山楂商品常有两类：一类是从外省调入的 *Crataegus* 属的山楂，医药部门常称之为"北山楂"；另一类是本地收购的山楂，为 *Malus* 属植物的果实，商品常称"山楂"，别名广山楂。虽然植物来源不同，但性味功能基本相同。本品在广西和广东部分地区除了作山楂供药用和作为生产成药的原料药使用外，还用于制作山楂饼、山楂糕等食品。《广西壮族自治区壮药质量标准　第二卷》（2011年版）收载广山楂另一基原植物光萼林檎 (*M. leiocalyca* S. Z. Huang)，其与台湾林檎相似，主要区别在于光萼林檎的嫩枝、嫩叶、萼筒外面和萼片外面均无毛，花较小，果实较小，直径约 2cm，广西金秀有分布。

参考文献

[1] 林启云，潘晓春．广西大果山楂药理作用研究 [J]．广西中医药,1990,13(3):45-46.

[2] 文洁，周法兴．台湾林檎叶化学成分研究 [J]．中药材,1998,21(11):572.

[3] 李小燕，邓光辉，罗伟强，等．微波萃取广山楂叶中黄酮类化合物的工艺研究 [J]．生物质化学工程,2007,41(4):39-42.

[4] 王乃平，袁艳，江海燕，等．液质联用法测定广山楂有机酸含量 [J]．中国实验方剂学杂志,2011,17(10):77-78.

[5] 潘莹，林启云，欧贤红，等．台湾林檎总黄酮护肝作用的实验研究 [J]．广西医学,2004,26(8):1139-1141.

[6] 潘莹，江海燕，丁国强．大果山楂总黄酮对实验性酒精肝损伤保护作用的研究 [J]．中医药学刊,2004,22(12):2293-2293,2311.

[7] 欧贤红，林启云，黄小琪．广西大果山楂对小鼠胃肠功能作用的实验研究 [J]．广西中医学院学报,2004,7(3):6-8.

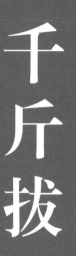

千斤拔

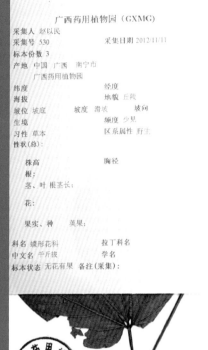

广西药用植物园（GXMG）

采集人 赵以民
采集号 530　　　采集日期 2012/11/11
标本份数 3
产地 中国 广西 南宁市
　　　广西药用植物园

纬度　　　　　　经度
海拔　　　　　　地貌 丘陵
坡位 坡底　坡度 滑坡　坡向
生境　　　　　　频度 少见
习性 草本　　　区系属性 野生
性状(总)：

株高　　　　　胸径
根：
茎、叶 根茎长：
花：

果实、种 荚果

科名 蝶形花科　　拉丁科名
中文名 千斤拔　　学名
标本状态 无花有果 备注(采集)：

110569

采集号数：530
日期：2012年11月11日

标本号：110569

Flemingia philippinensis Merr. & Rolfe

鉴定人：赵以民　　鉴定日期：2012/

来源
蝶形花科（Papilionaceae）植物千斤拔 *Flemingia prostrata* C.Y.Wu[*F. philippinensis* Merr. et Rolfe] 的根。

民族名称
【壮族】棵拉丁（柳城），棵千根（桂平），钻地龙（龙州）。
【瑶族】得丁龙，老鼠毛。
【侗族】老鼠尾（三江）。
【彝族】呢吾过旗（隆林）。

民族应用

【壮族】药用根。水煎服治风湿骨痛，腰骨疼痛，软困目眩，四肢无力，消化不良，食欲不振。

【瑶族】药用根。主治风湿痹痛，腰腿痛，风湿性关节炎，腰肌劳损，四肢软弱无力，痹症，偏瘫，慢性支气管炎，慢性肾炎，子宫脱垂，胃下垂，小儿疳积，坐骨神经痛，阳痿，遗精，白带异常。

【侗族】药用根。主治风湿骨痛，腰骨疼痛，软困目眩，四肢无力，消化不良。

【彝族】药用根。捣烂敷患处治疮疡脓肿。

内服用量 9~30g；外用适量。

药材性状 根呈长圆锥形，不分枝，长 15~50cm，直径 1~2cm，外表棕红色、棕褐色或灰褐色，有横向皮孔和纵皱纹，皮部易剥落，根头部膨大，有圆形疤痕和残留茎基，下部渐细。质硬，不易折段。断面呈放射状纹理，皮部薄，棕红色，木部黄白色或淡红色。气微，味微甘、涩。

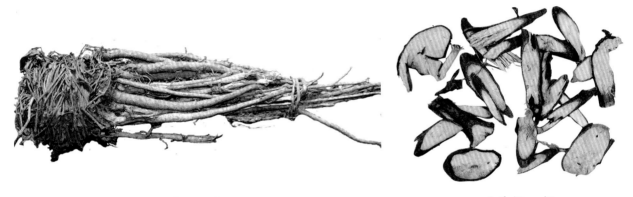

· 千斤拔 - 根　　　　　　　　　　· 千斤拔 - 根

药用源流 千斤拔的药用始载于《植物名实图考》，谓："千斤拔产湖南岳麓，江西南安亦有之。丛生，高二尺许，圆茎淡绿，节间微红。附茎参差生小枝，一枝三叶，长几二寸，宽四五分，面背淡绿，皱纹极细。夏间就茎发苞，攒密如毯，开紫花。独根，外黄内白，直韧无须，长至尺余。俚医以补气血、助阳道，亦呼土黄鸡，南安呼金鸡落地，皆以其三叶下垂如鸡距云。"所述特征及附图与本种相符。《广西中药材标准》（第二册）记载其具有祛风除湿、消瘀解毒的功效；主治风湿痹痛，腰腿痛，腰肌劳损，慢性肾炎，跌打损伤等症。

分类位置	种子植物门	被子植物亚门	双子叶植物纲	豆目	蝶形花科
	Spermatophyta	Angiospermae	Dicotyledoneae	Legumiales	Papilionaceae

形态特征 直立或披散亚灌木。幼枝有棱角，密被短柔毛。叶具 3 小叶，互生；托叶 2 片，长约 6~10mm，被茸毛，先端细尖；叶柄长 20~25mm，上面被疏短柔毛，背面密被灰褐色柔毛。总状花序腋生，密被灰褐色至灰白色柔毛；苞片狭卵状披针形；萼裂片披针形，被长伏毛；花冠紫红色，基部具瓣柄；雄蕊二体；子房被毛。荚果椭圆状，被短柔毛；种子 2 颗，近圆球形，黑色。

生境分布　常生于海拔 50~300m 的平地旷野或山坡路旁草地上。分布于云南、四川、贵州、湖北、湖南、广西、广东、海南、江西、福建和台湾等。广西全区各地均有分布。

化学成分　含有千斤拔素 C-D、5,7,3',4'- 四羟基 -6,8- 双异戊基异黄酮、β- 谷甾醇、羽扇豆醇、异长叶烯、卡达烯、金合欢醇异构体、β - 石竹烯、α- 衣兰烯、染料木苷、槐属苷、5,7,2',3',4'- 五羟基异黄酮、大黄酚、大黄素、大黄素甲醚、岛青霉素、滨蒿内酯、咖啡酸二十八烷酯、单棕榈酸甘油酯、水杨酸、白桦酸、对甲氧基苯丙酸、3'-O- 甲基香豌豆苷元、染料木黄酮、dorsmanins Ⅰ、dosajin、eriosematin、lupinalbin A 等成分[1-4]。

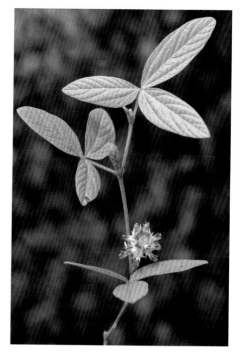

· 千斤拔 – 花期

药理作用　1. 抗炎及镇痛作用

千斤拔乙醇提取物具有抗炎作用，能抑制角叉菜胶或蛋清致大鼠足肿胀和巴豆油致小鼠耳部水肿，抑制大鼠白细胞游走。千斤拔乙醇提取物具有一定的镇痛作用，对醋酸灌胃所致小鼠扭体反应有明显的抑制作用，能提高热板法中小鼠的痛阈值[5]。

2. 调节血脂作用

千斤拔总黄酮能调节高脂血症大鼠血脂代谢，纠正 NO 代谢紊乱[6]。

3. 对戒断反应的作用

千斤拔水煎液能抑制乙酰胆碱引起的正常豚鼠回肠收缩和纳络酮引起的吗啡依赖离体豚鼠回肠戒断性收缩[7]。

4. 抗血栓作用

千斤拔黄酮具有抑制血栓形成作用，其机制与抑制血小板活化和促进纤溶作用有关[8]。

附　注　千斤拔在广东、广西、福建等地多有栽培，广泛用于中成药生产如妇科千金片、金鸡胶囊、活络止痛丸、壮腰健肾丸等。同属植物大叶千斤拔 *F. macrophylla* (Willd.) Prain 为千斤拔另一基原植物，广西民间主要使用千斤拔。

参考文献

[1] 陈敏, 罗思齐, 陈均鸿. 蔓性千斤拔化学成分的研究 [J]. 药学学报,1990,26(1):42-48.

[2] 王小庆, 杨树德, 杨竹雅. 蔓性千斤拔挥发油成分的研究 [J]. 云南中医学院学报,2008,31(6):12-14.

[3] 李华, 杨美华, 斯建勇, 等. 千斤拔化学成分研究 [J]. 中草药,2009,40(4):512-516.

[4] 李华, 杨美华, 马小军. 千斤拔黄酮类化学成分研究 [J]. 中国中药杂志,2009,34(6):724-726.

[5] 陈一, 李开双, 黄凤娇. 千斤拔的镇痛和抗炎作用 [J]. 广西医学,1993,15(2):77-79.

[6] 付鑫, 吕春平, 金明华, 等. 千斤拔对高脂血症大鼠一氧化氮及一氧化氮合酶的影响 [J]. 中国实验诊断学,2011,15(7):1059-1061.

[7] 祁晓晨, 王航, 邱晟, 等. 千斤拔对吗啡依赖离体豚鼠回肠戒断性收缩作用的研究 [J]. 浙江中医药大学学报,2009,33(6):763-765.

[8] 张明秋, 关铭, 年晓莉, 等. 千斤拔黄酮抑制血栓形成机制研究 [J]. 中国老年学杂志,2009,29(16):2074-2076.

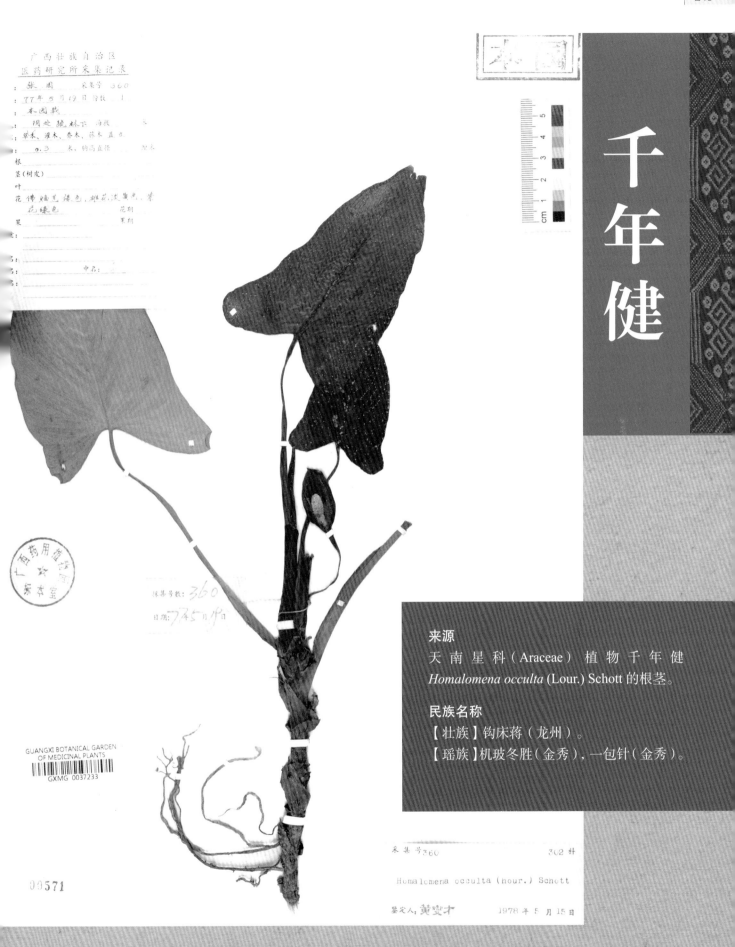

千年健

来源
天南星科（Araceae）植物千年健 *Homalomena occulta* (Lour.) Schott 的根茎。

民族名称
【壮族】钩床蒋（龙州）。
【瑶族】机玻冬胜（金秀），一包针（金秀）。

采集号360   302 科
Homalomena occulta (hour.) Schott
鉴定人 黄燮才   1978 年 5 月 15 日

民族应用

【壮族】药用根状茎。水煎服治疗跌打内伤。
【瑶族】药用根状茎。水煎服治疗胃痛；浸酒或水煎服治疗风湿腰腿痛。
内服用量 6~15g；外用适量。

药材性状 根茎呈圆柱形，稍弯曲，有的略扁，长 15~40cm，直径 0.8~1.5cm。表面黄棕色或红棕色，粗糙，可见多数扭曲的纵沟纹、圆形根痕及黄色针状纤维束。质硬而脆。断面红褐色，黄色针状纤维束多而明显，相对另一断面呈多数针眼状小孔及有少数黄色针状纤维束，可见深褐色具光泽的油点。气香，味辛、微苦。

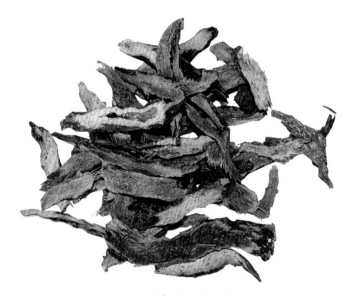

·千年健 – 根茎

药用源流 千年健的药用始载于《本草纲目拾遗》，谓："千年健，朱排山《柑园小识》：千年健出交趾，近产于广西诸上郡。形如藤，长数尺，气极香烈，可入药酒，风气痛老人最宜食此药。忌莱菔。壮筋骨，浸酒，同钻地风、虎骨、牛膝、甘枸杞、二蚕虫、萆薢，作理风用。止胃痛。酒磨服。"所述特征及产地与本种相符。《中华人民共和国药典》（2020 年版　一部）记载其具有祛风湿、壮筋骨的功效；主治风寒湿痹，腰膝冷痛，拘挛麻木，筋骨痿软。

分类位置	种子植物门	被子植物亚门	单子叶植物纲	天南星目	天南星科
	Spermatophyta	Angiospermae	Monocotyledoneae	Arales	Araceae

形态特征 多年生草本。叶片膜质至纸质，箭状心形至心形。总花梗短于叶柄；佛焰苞绿白色，长圆形至椭圆形，顶具小尖；花前席卷成纺锤形；肉穗花序长 3~5cm，粗 4~6mm；雄花具 4 雄蕊；雌花具雌蕊和 1 退化雄蕊。浆果。

生境分布　生于海拔 80~1100m 的沟谷密林下、竹林或山坡灌丛中。分布于广东、海南、广西、云南等。广西主要分布在苍梧、防城、东兴、平南、百色、那坡、金秀、宁明、龙州等。

化学成分　含有 β-谷甾醇、胡萝卜苷、oplodiol、oplopanone、homalomenol C、bullatantriol、$1\beta,4\beta,7\alpha$-trihydroxyeudesmane、羟基二十五碳酸、棕榈酸、十五碳酸、葡萄糖、D-半乳糖醇、赤鲜醇、5-pentylresorcinol-β-glucoside、原儿茶酸、对羟基苯甲酸、香草酸、5-羟甲基-2-呋喃甲酸、2-呋喃甲酸、5-羟甲基-2-糠醛、(R)-苹果酸、(R)-苹果酸二甲酯、1,2,3-丙烷三羧酸三甲酯、4-羟基-四氢呋喃-2-酮、三羟基薄荷烷等成分[1-3]。还含有芳樟醇、4-松油醇、香叶醇、α-松油醇、τ-木材醇、τ-杜松醇、2,6-十二碳二烯酸、α-杜松醇、绿花醇、斯巴醇等挥发性成分[4]。

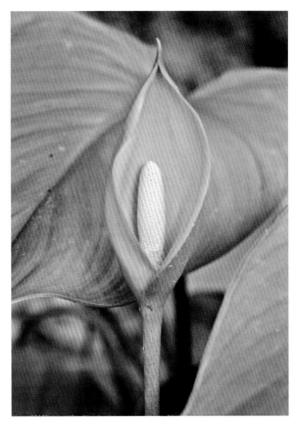

· 千年健 - 花期

药理作用　1. 解痉平喘作用

千年健醇提取液（含生药 0.4 μg/ml）对组胺致豚鼠气管平滑肌收缩有拮抗作用[5]。

2. 抗炎镇痛作用

千年健具有抗炎镇痛作用，其水提和醇提部位能降低二甲苯致小鼠耳郭肿胀度，能减少 0.7% 冰醋酸致小鼠的扭体反应次数[6]。

3. 抗凝血作用

千年健水提原液（含生药 0.2g/ml）稀释 5 倍或 20 倍后，用人血纤维蛋白试管法测定，其抗凝血时间明显长于对照组[7]。

4. 抗菌、抗病毒作用

千年健挥发油能完全抑制布氏杆菌在平板上的生长。千年健水提取物（含生药 10mg/ml）可抑制由原代人胚肌皮单细胞培养的 1 型单纯疱疹病毒，抑制效果属于低效[8]。

参考文献

[1] 胡永美,杨中林,叶文才,等.千年健化学成分的研究（Ⅰ）[J].中国中药杂志,2003,28(4):57-59.

[2] 胡永美,杨中林,叶文才,等.千年健化学成分研究（Ⅱ）[J].中成药,2006,28(12):1794-1796.

[3] 解笑瑜,王瑞,师彦平.中药千年健的化学成分研究[J].中国中药杂志,2013,38(14):2325-2327.

[4] 邱琴,丁玉萍,赵文强,等.千年健挥发油化学成分的研究[J].上海中医药杂志,2004,38(3): 51-53.

[5] 向仁德,姚志成,傅晓红,等.100 种中草药对豚鼠离体气管抗组胺的研究[J].中草药,1985,15(2):22-24.

[6] 谢丽莎,蒙田秀,欧阳炜,等.千年健镇痛抗炎药理研究[J].宁夏农林科技,2012,53(9):159-160.

[7] 欧兴长,丁家欣,张玲.126 种中药抗凝血酶作用的实验观察[J].中草药,1987,18(4):21.

[8] 郑民实.472 种中草药抗单纯疱疹病毒的实验研究[J].中西医结合杂志,1990,10(1):39-41.

千里光

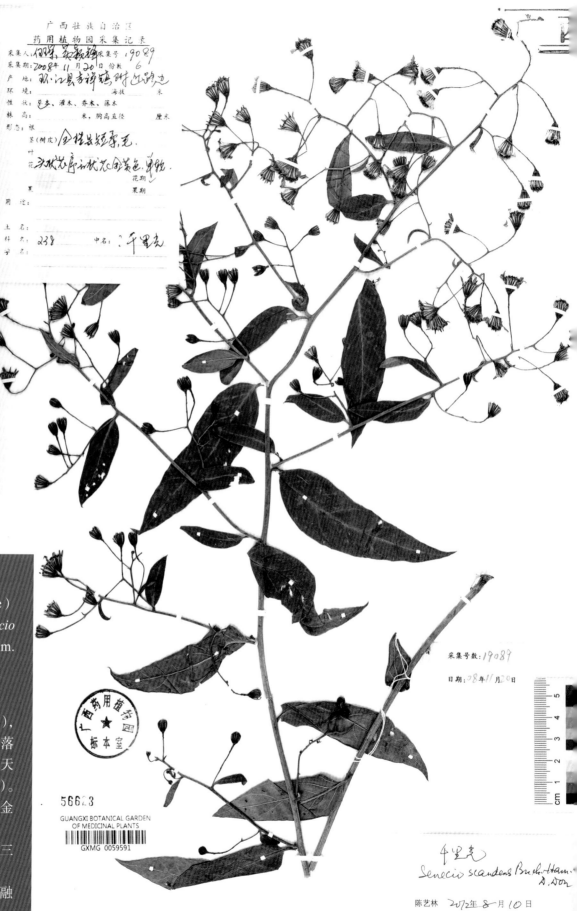

来源

菊 科（Compositae）
植物千里光 *Senecio scandens* Buch.-Ham.
的茎、叶、全草。

民族名称

【壮族】单天（田林），
棵旦染（天峨），落
显（那坡），牙盲弦（天
等），下若章（大新）。

【瑶族】德爽捞（金
秀）。

【侗族】美黄畏（三
江）。

【苗族】乌也扣（融
水）。

民 族 应 用

【壮族】药用茎、叶、全草。茎、叶水煎服治肺炎，腹泻。叶水煎服治小儿发热；用鲜柚子叶包本品鲜叶放炭火上烤，取汁液滴眼治沙眼；滴耳治中耳炎。全草水煎服治咽喉炎，腮腺炎，夜盲症，腹泻，感冒发热；与猪肝煎服治夜盲；水煎洗患眼治急性结膜炎；水煎敷患处治皮肤感染溃烂；捣烂敷患处治疮疖，骨折，骨髓炎；还可治疗风热眼痛，疮疥。

【瑶族】药用全草。水煎服治腹泻，感冒发热，各种急性炎症性疾病，痢疾，毒血症，夜盲症，顽固性荨麻疹；水煎洗患处治急性结膜炎，风火眼痛，沙虫脚，肛门及阴道瘙痒，皮肤瘙痒，过敏性皮炎；水煎敷患处治皮肤感染溃烂；捣烂敷患处治疮疖。

【侗族】药用全草。水煎洗患眼治急性结膜炎；水煎敷患处治烧烫伤；捣烂敷患处治疮疖，跌打。

【苗族】药用全草。水煎服治腹泻，感冒发热；水煎洗身治发热咳嗽，感冒全身疼痛；水煎敷患处治皮肤感染溃烂。

内服用量15~30g；外用适量。

药材性状　茎呈细圆柱形，稍弯曲，上部有分枝；表面灰绿色、黄棕色或紫褐色，具纵棱，密被灰白色柔毛。叶互生，多皱缩破碎，完整叶片展平后成卵状披针形或长三角形，有时具1~6侧裂片，边缘有不规则锯齿，基部戟形或截形，两面有细柔毛。头状花序；总苞钟形；花黄色至棕色，冠毛白色。气微，味苦。

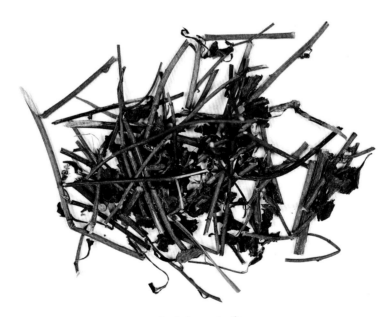

· 千里光 – 全草

药用源流　千里光的药用始载于《本草拾遗》，曰："千里及，味苦，平，小毒。主天下疫气，结黄，虐瘴，蛊毒。煮服之吐下，亦捣敷疮，虫、蛇、犬等咬处。藤生，道旁篱落间有之，叶细厚，宣、湖间有之。"千里光药用历史悠久，其性味功效古代本草书籍有较多记载。《本草图经》云："千里急，生天台山中。春生苗，秋有花。彼土人并其花叶采入药用，治眼有效。"《本草纲目》以"千里及"之名和《本草图经》之"千里光"一并记述。《植物名实图考》云："千里及，《本草纲目》始著录。《图经》千里光、千里及，性状如一。李时珍并之，良是。"《陕西中草药》载："泻火，止痒。

主治角膜云翳，沙眼，皮肤痒疹，肠炎，瘰疬。"《广西本草选编》载："主治流感，黄疸型肝炎，腮腺炎，急性扁桃体炎，急性阑尾炎，胆囊炎，脓疱疮。"《全国中草药汇编》记载其具有清热解毒、凉血消肿、清肝明目的功效；用于上呼吸道感染，扁桃体炎，咽喉炎，肺炎，结膜炎，肠炎，阑尾炎，急性淋巴管炎，丹毒，湿疹，痈肿疖毒，过敏性皮炎，痔疮。《中华人民共和国药典》（2020年版 一部）记载其具有清热解毒、明目、利湿的功效；主治痈肿疮毒，感冒发热，目赤肿痛，泄泻痢疾，皮肤湿疹。

分类位置	种子植物门	被子植物亚门	双子叶植物纲	菊目	菊科
	Spermatophyta	Angiospermae	Dicotyledoneae	Asterales	Asteraceae(Compositae)

形态特征 多年生攀援草本。植株茎生叶明显；叶片卵状披针形至长三角形，发育叶片具柄；花序分枝及花序梗宽分叉。头状花序辐射状；总苞圆柱状钟形，具外层苞片；苞片线状钻形；舌状花8~10，舌片黄色，长圆形；管状花多数，花冠黄色。瘦果圆柱形，被柔毛；冠毛白色。

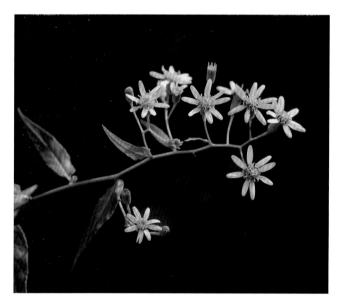
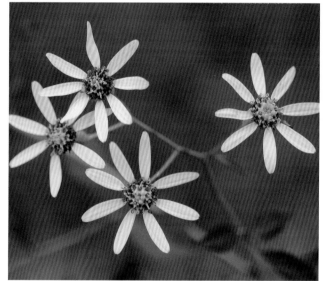

· 千里光 – 花期

生境分布 生于海拔50~2100m的林下、灌丛中、林缘、路旁、溪边，常攀援于灌木、岩石上。分布于西藏、陕西、湖北、四川、贵州、云南、安徽、浙江、江西、福建、湖南、广东、广西、台湾等。广西全区各地均有分布。

化学成分 全草含对羟基苯乙酸、齐墩果醇、槲皮素、4-(吡咯烷-2-酮基)-5-甲氧基-苯基乙酸、消旋丁香脂素、大黄素、槲皮素-3-O-β-D-葡萄糖苷、金丝桃苷、异鼠李素、绿原酸、咖啡酸、羽扇烯酮、β-谷甾醇、胡萝卜苷、adonifoline、2-(1,4-二羟基环乙烷基)-乙酸等化合物[1-3]。另含阿多尼弗林碱、7-angeloyltumeforcidine、大麦芽碱、1,3,6,6-四甲基-5,6,7,8-四氢异喹啉-8酮、4-(吡咯烷-2-酮基)-苯基乙酸等生物碱类成分[4]。根茎含19α-H羽扇豆酮、蔗糖、β-谷甾醇、胡萝卜苷、亚油酸、二十五烷酸[5]。全草含挥发油，主要成分有α-金合欢烯、α-石竹烯、石竹烯氧化物、棕榈酸和亚油酸等[6]。

药理作用 1. 抗菌作用

千里光不同剂量的含药血清对金黄色葡萄球菌、大肠杆菌、痢疾杆菌、乙型副伤寒杆菌、铜绿假单胞菌等试验菌均有抑制作用，且呈一定的量效关系[7]。经灌胃小鼠制备的千里光水浸液含药血清和黄酮类化合物含药血清作用于金黄色葡萄球菌，与阴性对照血清相比，金黄色葡萄球菌的形态和超微结构均发生明显的变化，菌体塌陷，细菌融合成团，呈现肿胀模糊等变化；其 DNA、RNA 蛋白质和肽聚糖合成也均受到明显的抑制[8]。此外，千里光 2 种含药血清对 ^{3}H-TdR、^{3}H-UdR、^{3}H- 亮氨酸和 ^{3}H- 葡糖胺 4 种同位素前体参入金黄色葡萄球菌和大肠埃希菌均有明显的抑制作用，且 2 种含药血清与受试菌的同位素前体参入抑制作用相当[9]。

2. 抗氧化作用

千里光提取液具有较强的清除 O_2^- 自由基和清除 OH 自由基的作用，其中水提取液清除超氧自由基的效果较好，醇提取液清除 OH 自由基的效果较好[10]。千里光中多酚类物质千里光多酚、茶多酚对 OH 自由基的 IC_{50} 分别为 1.120mg/mL、0.410mg/ml；对脂质过氧化的 IC_{50} 分别为 0.980mg/ml、0.950mg/ml；对 DNA 损伤的 IC_{50} 分别为 0.690mg/ml、0.140mg/ml[11]。千里光黄酮对 DPPH 有较强的清除作用，浓度为 62.36mg/L 时，清除效果最好，清除率达 54.93%，显著高于相同浓度下的维生素 C 和维生素 E 的清除率[12]。

3. 抗炎作用

千里光总黄酮对二甲苯致小鼠耳郭肿胀、醋酸致小鼠毛细血管通透性的增加以及小鼠棉球肉芽肿的形成均有明显的抑制作用；千里光总黄酮高中低剂量组炎症渗出液中白细胞数（WBC）和前列腺素 E_2（PGE_2）含量明显低于空白对照组[13]。在一定剂量范围内，给小鼠腹腔注射千里光提取物冻干粉（SCE）能较迅速地产生药理效应，使耳肿胀度抑制率显著提高；SCE 最低起效量为 57.40mg/kg，表明 SCE 具有很好的抗炎作用[14]。

4. 保肝作用

千里光能显著降低四氯化碳致肝损伤小鼠血清谷丙转氨酶（ALT）、谷草转氨酶（AST）的升高，抑制肝脏组织病理学改变，保护肝功能[15]。

5. 抗滴虫作用

千里光在 24h 体外杀灭阴道毛滴虫的最低有效浓度为 2mg/ml，其杀虫效果与甲硝唑近似[16]。

6. 镇痛作用

122.72mg/kg 的千里光提取物冻干粉（SCE）有显著的镇痛作用，能减少醋酸致小白鼠腹痛扭体次数，并推迟疼痛感出现的时间；经过较长代谢时间后能对小白鼠热板法刺激有明显的镇痛作用，其作用强于乙酰氨基酚[17]。

7. 抗钩端螺旋体作用

千里光煎剂浓度为 1:1600~1:800 时即能抑制钩端螺旋体生长。其成分氢醌对钩端螺旋体的抑制浓度为 1:500000。大鼠或家兔灌服千里光煎剂后，血、尿具有抗钩体活性。千里光对豚鼠和小鼠的实验性钩端螺旋体感染有保护作用，但对金地鼠无效。

8. 毒副作用

千里光碱对体外培养的小鼠胚胎有明显的毒性作用，随着千里光碱浓度增加，胚胎的生长发育和组织器官形态分化受到的影响越大，对卵黄囊循环、心、视、嗅系统、下颌突和后肢芽的影响最为明显[18]。千里光水提取物、总生物碱提取物给大鼠连续灌胃给药后，对凝血指标 APTT 有一定缩短作用，对肝脏生化指标谷草转氨酶（AST）均有一定的影响，表明其对大鼠肝脏有轻度毒性反应[19]。千里光单味药及其复方均具有一定程度的胚胎毒性，主要表现为骨骼发育异常[20]。

参考文献

[1] 史辑,张芳,马鸿雁,等.千里光化学成分研究 [J].中国中药杂志,2007,32(15):1600-1602.

[2] 何忠梅,宗颖,孙佳明,等.千里光中几种黄酮和酚酸类成分的分离与鉴定 [J].应用化学,2010,27(12):1486-1488.

[3] 陈录新,马鸿雁,张勉,等.千里光化学成分研究 [J].中国中药杂志,2006,31(22):1872-1874.

[4] 谭道鹏,陈莹,季莉莉,等.千里光中的生物碱类成分 [J].中国中药杂志,2010,35(19):2572-2575.

[5] 李俊平.千里光及蹄叶橐吾化学成分研究 [D].郑州:郑州大学,2010.

[6] 何忠梅,王慧,包海鹰,等.栽培千里光和野生千里光中挥发油的化学成分及含量比较 [J].安徽农业科学,2010,38(20):10646-10648.

[7] 张文平,张瑞其,张文书,等.含千里光血清体外抗菌作用的研究 [J].江西医学检验.2004,22(6):537-538.

[8] 张文平,张文书,王小丽,等.千里光抗金黄色葡萄球菌作用机制的血清药理学研究 [J].时珍国医国药,2009,20(7):1629-1630.

[9] 张文平,刘志春,张文书,等.千里光对金黄色葡萄球菌和大肠埃希菌生物合成的影响 [J].广东医学,2009,30(11):1634-1635.

[10] 王如阳,刘满红,王泓,等.千里光提取液的抗氧化活性研究与总黄酮含量测定 [J].云南中医中药杂志,2009,30(5):51-52.

[11] 杨新星,程春梅,王炯,等.千里光多酚提取物的体外抗氧化研究 [J].云南民族大学学报(自然科学版),2009,18(2):143-145.

[12] 陆艳丽,管毓相,方玉,等.千里光黄酮类化合物清除 DPPH 自由基的作用 [J].食品科技,2010,35(3):197-199.

[13] 张文平,陈惠群,张文书,等.千里光总黄酮的抗炎作用研究 [J].时珍国医国药.2008,19(3):605-607.

[14] 聂芳红,李华,林红英,等.千里光提取物冻干粉药物代谢动力学研究 - 抗炎药理效应法 [J].中国畜牧兽医学会家畜内科学分会 2009 年学术研讨会论文集,2009:564-567.

[15] 谭宗建,田汉文,彭志英.千里光保肝作用的实验研究 [J].四川生理科学杂志,2000,22(1):20-23.

[16] 张静,叶彬,武卫华,等.千里光提取物体外抗阴道毛滴虫的效果观察 [J].热带医学杂志,2011,11(2):173-174,177.

[17] 陈进军,聂芳红,林红英,等.千里光提取物的镇痛作用及致突变性分析 [J].西北农林科技大学学报(自然科学版),2007,35(3):49-52,56.

[18] 韩佳寅,梁爱华.全胚胎培养方法研究千里光碱对小鼠胚胎发育的影响 [J].生态毒理学报,2011,6(2):189-194.

[19] 王秀坤.千里光肝脏毒性研究 [D].北京:中国中医科学院,2008.

[20] 赵雍,梁爱华,刘婷,等.千里光、千柏鼻炎片和总生物碱大鼠胚胎毒性研究 [J].中国中药杂志,2010,35(3):373-377.

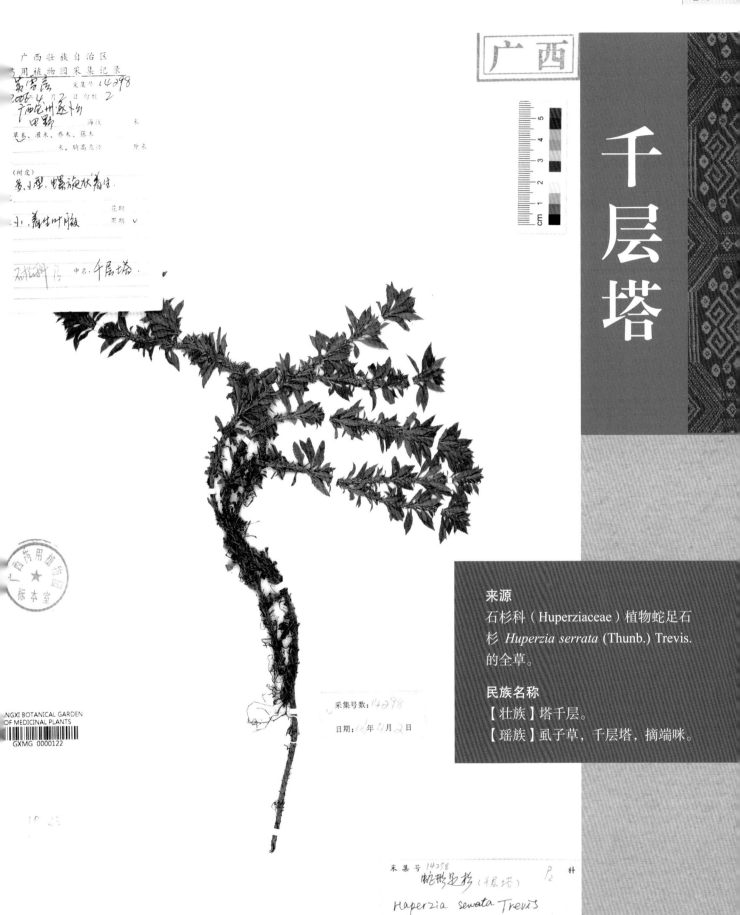

千层塔

来源
石杉科（Huperziaceae）植物蛇足石杉 *Huperzia serrata* (Thunb.) Trevis. 的全草。

民族名称
【壮族】塔千层。
【瑶族】虱子草，千层塔，摘端咪。

民 族 应 用

【壮族】药用全草。用于无名肿毒，坐骨神经痛，小儿惊风，蛔虫病，胆结石引起的剧痛，胆囊炎，痔疮，疔疮疖肿，烧烫伤，跌打损伤。

【瑶族】药用全草。用于风湿痹痛，烧烫伤，无名肿毒，咯血吐血，便血。

药材性状　根须状，细长，多回二叉分支，灰棕色。茎圆柱形，直径 2~3mm，茎上部叉状分枝，长 10~25cm，上有四行交替互生的叶片或叶片脱落后凸起的叶柄痕。叶多卷缩，暗绿色或黄绿色，叶片薄纸质，展平后呈椭圆状披针形或匙状披针形，长 10~30mm，宽 2~4mm，稍光滑无毛，先端锐尖，基部渐狭窄成细短柄，边缘有不整齐的细尖锯齿，有主脉 1 条于背面稍凸起。孢子叶与营养叶同形；孢子囊多横生于叶腋处，肾形，淡黄色，长约 1.5mm，宽约 0.8mm，内有众多细小孢子。气微，味苦。

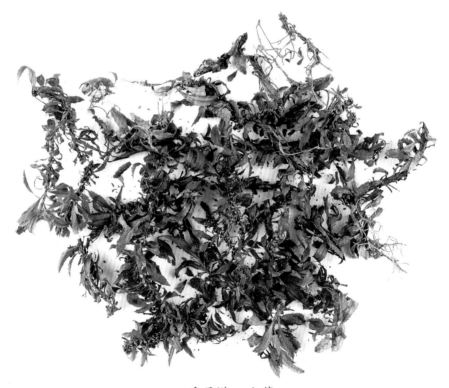

· 千层塔 － 全草

药用源流　千层塔始载于《植物名实图考》，云："千层塔，生山石间，蔓生绿茎，小叶攒生，四面如刺，间有长叶及梢头叶，俱如初生之柳叶。可煎洗肿毒、跌打及鼻孔作痒。"千层塔的性味和功效古代其他本草未见报道。《广西本草选编》收载："清热凉血，生肌，灭虱。用于烧烫伤，无名肿毒，疮疡溃烂久不生肌，跌打损伤，杀虱。"《福建药物志》收载："治癫痫，痈疖，皮肤瘙痒。"《全国中草药汇编》记载其具有散瘀止血、消肿止痛、清热解毒、健脑的功效；主治跌打损伤，劳伤吐血，尿血，痔疮下血，瘀血肿痛，记忆减退；外用治痈疖肿毒，毒蛇咬伤，烧烫伤。《中华本草》记载其具有散瘀止血、消肿止痛、除湿、清热解毒的功效；主治跌打损伤，劳伤吐血，尿血，痔疮下血，水湿膨胀，带下病，肿毒溃疡久不收口，烫火伤。

分类位置	蕨类植物门	石松纲	石松目	石杉科
	Pteridophyta	Lycopodiinae	Lycopodiales	Huperziaceae

形态特征　多年生土生植物。茎直立或斜生，2~4回二叉分枝，枝上部常有芽孢。叶螺旋状排列，疏生，平伸，狭椭圆形，向基部明显变狭，通直，基部楔形，下延有柄，先端急尖或渐尖，边缘平直不皱曲，有粗大或略小而不整齐的尖齿，两面光滑，有光泽，中脉突出明显，薄革质。孢子叶与不育叶同形；孢子囊生于孢子叶的叶腋，两端露出，肾形，黄色。

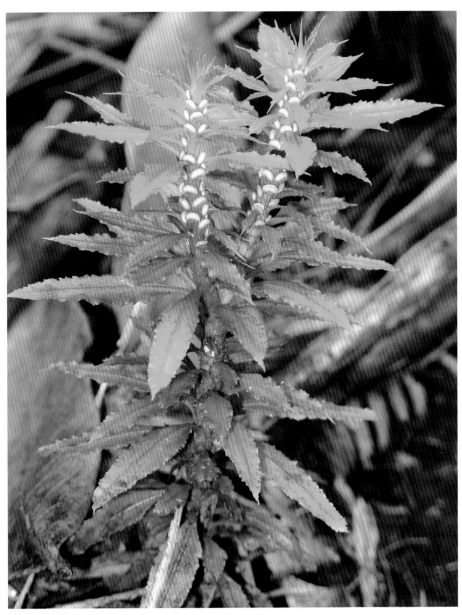

· 蛇足石杉－孢子叶

生境分布　生于海拔300~2100m的林下、灌丛、路旁。分布于全国除西北部分地区、华北地区外的各省区。广西主要分布在武鸣、马山、上林、鹿寨、融水、三江、临桂、灵川、全州、兴安、龙胜、资源等。

化学成分　全草含生物碱，包括石杉碱甲、石杉碱乙[1]、千层塔宁碱、千层塔碱、石松灵碱[2]、6-β-羟基石杉碱甲、马尾杉碱 N[3]、蛇足石杉碱乙[4]、马尾杉碱 M、异福定碱[5]、蛇足石杉新碱[6]、8-羟基马尾杉碱乙[7]、蛇足石杉碱丙[8]、石杉碱 W[9]、石杉碱 V[10]、8α-OH-马尾杉碱 B[11]、11-羟基马尾杉碱乙、7-羟基马尾杉碱乙、7,11-羟基马尾杉碱乙[12]、石杉碱 O[13]、石杉碱 J、石杉碱 K、石杉碱 L[14]、6α-hydroxyserratidine、4α-hydroxyserratidine、4α,6α-dihydroxyserratidine[15]、2α-羟基马尾杉碱乙、2-oxophlegmariurine B、11-oxophlegmariurine B[16]、石杉碱 R[17]等。另含 21-表千层塔烯二醇、16-氧代双表千层塔烯二醇[18]、14β,15β-epoxy-3β-hydroxyserratan-21α-ol-3β-O-acetate[19]、5,5'-dihydroxy-2',4'-dimethoxy flavones-7-O-β-D-(6"-O-Z-p-coumaroyl)-glucopyranoside[20]等。

药理作用　1. 对胆碱酯酶的作用

蛇足石杉所含的活性成分石杉碱甲对乙酰胆碱酯酶活性的抑制作用具有明显的选择性，其选择性强于他克林[21]。石杉碱甲对小鼠和狗血浆中的乙酰胆碱酯酶（AChE）同工酶均有高度的选择性作用，是可逆性的，为混合型[22]。

2. 对神经肌肉的作用

蛇足石杉总生物碱对麻醉兔胫神经肌标本、大鼠离体膈肌标本有明显的肌肉松弛作用。皮下注射 10~25 μg/kg 或口服 50 μg/kg 的石杉碱甲，能使家兔的重症肌无力症状得到良好恢复。

3. 改善记忆的作用

腹腔注射石杉碱甲（0.075~0.125mg/kg）或石杉碱乙（0.4~0.8mg/kg）均能明显促进小鼠的空间辨别学习，并能明显预防二氧化碳引起的短时间识别障碍，促进记忆保持和记忆再现，其促进作用的强弱顺序为石杉碱甲＞毒扁豆碱＞石杉碱乙，剂量与效应的关系呈倒 U 型[23]。石杉碱甲改善血管性痴呆小鼠学习、记忆成绩与其恢复海马低水平的胆碱乙酰转移酶（CHAT）及降低海马神经元 CHAT 的 mRNA 水平有关[24]。

4. 抗肿瘤作用

蛇足石杉所含生物碱 Serratezomines A-B 的小鼠淋巴瘤 L1210 细胞的细胞毒活性的 IC_{50} 分别为 9.7 μg/ml 和 7.2 μg/ml，而对人体皮肤癌 KB 细胞的细胞毒活性的 IC_{50} 分别为大于 10 μg/ml 和 5.1 μg/ml[25]。

5. 抗炎及神经保护作用

石杉碱甲可以抑制小胶质细胞分泌细胞因子和趋化因子，减弱 Aβ 诱导的炎症反应，降低神经干细胞凋亡率，从而发挥抗炎和神经保护作用[26]。

附　注　千层塔药材来源于野生资源，目前尚无人工种植品。由于其在治疗阿尔茨海默症具有一定的特色疗效，发展前景可观，应加强人工种植、繁育等方面的研究。

参考文献

[1]JIANG J H,Liu Y,Min K,et al.Two new lycopodine alkaloids from *Huperzia serrata*[J].Helvetica Chimica Acta,2010,93(6):1187-1191.

[2] 张秀尧,王惠康,齐一萍.蛇足草（千层塔）的化学成分研究[J].中草药,1990,21(4):2-3.

[3] 袁珊琴,赵毅民.蛇足石杉生物碱成分的研究(IV)[J].中草药,2000,31(7):498-499.

[4] 袁珊琴,赵毅民,冯锐.蛇足石杉生物碱成分的研究(V)[J].军事医学科学院院刊,2001,25(1):57-58.

[5] 袁珊琴,赵毅民.蛇足石杉生物碱成分的研究(VI)[J].中草药,2003,34(7):595-596.

[6] 袁珊琴, 赵毅民, 冯锐. 蛇足石杉新碱的结构鉴定 [J]. 药学学报,2002,37(12):946-949.

[7] 袁珊琴, 赵毅民. 蛇足石杉中一个新的 Phlegmariurine 型生物碱 [J]. 药学学报,2003,38(8):596-598.

[8] 袁珊琴, 赵毅民, 冯锐. 蛇足石杉碱丙的结构鉴定 [J]. 药学学报,2004,39(2):116-118.

[9]TAN C H,MA X Q,CHEN G F,et al. Huperzine W,a novel 14 carbons lycopodium alkaloid from *Huperzia serrata*[J]. 中国化学快报（英文版）,2002,13(4):331-332.

[10]LIU H Q,TAN C H,JIANG S H,et al. Huperzine V,a new lycopodium alkaloid from *Huperzia serrata*[J]. 中国化学快报（英文版）,2004,15(3):303-304.

[11] 谭小健, 王海颂, 蒋华良, 等. 8α-OH马尾杉碱B的结构鉴定-NMR谱分析及密度泛函理论研究 [J]. 化学学报,2000,58(11):1386-1392.

[12]TAN C H,WANG B D,JIANG S H,et al. New lycopodium alkaloids from *Huperzia serrata*[J].Planta Med,2002,68(2):188-190.

[13] 王保德, 藤宁宁, 朱大元. 石杉碱O的结构鉴定 [J]. 有机化学,2000,20(5):812-814.

[14]GAO W,LI Y,JIANG S,et al.Three lycopodium alkaloids N-oxide from *Huperzia serrata*[J]. Planta Med,2000,66(7):664-667.

[15]TAN C H,MA X Q,JIANG H,et al.Three new hydroxylated serratidine alkaloids from *Huperzia serrata*[J].Nat Prod Lett,2002,16(3):149-153.

[16]TAN C H,CHEN G F,MA X Q,et al.Three new phlegmariurine B type lycopodium alkaloids from *Huperzia serrata*[J].J Asian Nat Prod Res,2002,4(3):227-231.

[17]TAN C H,CHEN G F,MA X Q,et al.Huperzine R,a novel 15-carbon lycopodium alkaloid from *Huperzia serrata*[J].J Nat Prod,2002,65(7):1021-1022.

[18] 李军, 韩燕艺, 刘嘉森. 千层塔中三萜类成分的研究 [J]. 药学学报,1988,23(7):549-552.

[19]ZHOU H,JIANG S H,TAN C H,et al.New epoxyserratanes from *Huperzia serrata*[J].Planta Med,2003,69(1):91-94.

[20]SHAN W G,REN F Y,YING Y M,et al. A new lycopodine alkaloid from *Huperizia Serrata* [J].J chem Res,2012,36(1):15-16.

[21] 黄雪萍, 邵碧云, 黄泓, 等. 石杉碱甲对乙酰胆碱酯酶活性选择性抑制作用及促智作用 [J]. 神经病学与神经康复学杂志,2006,3(2):89-91.

[22] 王月娥, 岳冬贤, 唐希灿. 石杉碱甲的抗胆碱酯酶作用 [J]. 中国药理学报,1986,7(2):110-113.

[23] 朱晓东, 唐希灿. 石杉碱甲和乙促进小鼠的空间辨别学习和记忆 [J]. 药学学报,1987,22(11):812-817.

[24] 吕佩源, 宋春风, 樊敬峰, 等. 石杉碱甲对血管性痴呆小鼠学习记忆及海马胆碱乙酰转移酶的影响 [J]. 中国行为医学科学,2005,14(12):1068-1070.

[25]MORITA H,ARISAKA M,YOSHIDA N,et al.Serratezomines A-C,new alkaloids from *Lycopodium serratum* var. *serratum*[J].J Org Chem,2000,65:6241-6245.

[26] 朱宁, 林继宗, 陈庆状, 等. 石杉碱甲的抗炎作用及其对大鼠神经干细胞的保护作用 [J]. 中国病理生理杂志,2013,29(7):1160-1164.

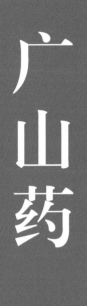

广山药

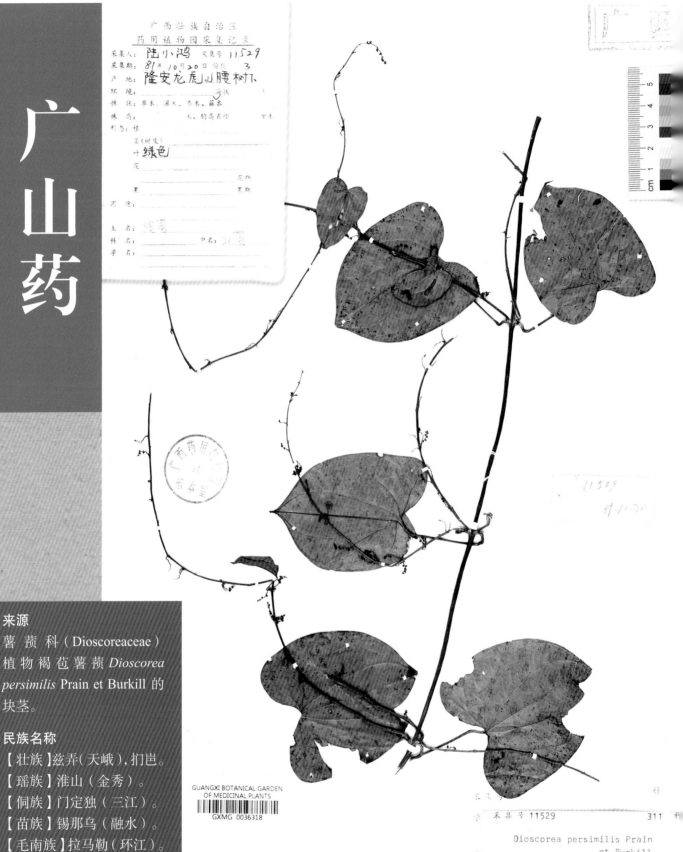

来源
薯蓣科（Dioscoreaceae）
植物褐苞薯蓣 *Dioscorea
persimilis* Prain et Burkill 的
块茎。

民族名称
【壮族】兹弄（天峨），扪岜。
【瑶族】淮山（金秀）。
【侗族】门定独（三江）。
【苗族】锡那乌（融水）。
【毛南族】拉马勒（环江）。

民 族 应 用

【壮族】药用块茎。水煎服用于神经衰弱，肾虚腰痛，咳嗽，哮喘，遗精，泄泻，疳积，白带异常，淋证，消渴。

【瑶族】药用块茎。水煎服用于呕吐，小儿痘发不起。

【仫佬族】药用块茎。与猪脚煲服治老人身体虚弱。

【侗族】药用块茎。捣烂敷患处治乳腺炎。

【苗族】药用块茎。水煎服治胃痛；与鸡肉炖服治小儿虚咳。

内服用量 15~30g；外用适量。

药材性状　块茎略呈圆柱形，弯曲，长 10~30cm，直径 1~7cm。表面光滑，白色或黄白色，有的可见栓皮未除尽的残痕，栓皮层较薄，深褐色或灰褐色，栓皮下方的木质斑块浅黄色或浅褐色，紧附在中柱外侧。质坚实，不易折断。断面平整，白色，粉性。气微，味淡、微酸、黏。

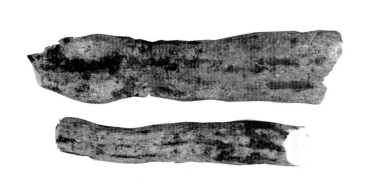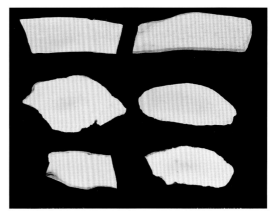

· 广山药 － 块茎

药用源流　广山药为山药的地方习用品之一，药用食用极为广泛。《湖南省中药材标准》（1993 年版）、《广东省中药材标准》（第一册）记载其块茎具有补脾养胃、生津益肺、补肾涩精的功效。用于脾虚食少，久泻不止，肺虚咳嗽，遗精，带下，尿频，消渴。麸炒山药，补脾健胃。用于脾虚食少，泄泻便溏，白带过多。《广西中药材标准》（第二册）记载其具有补脾养胃、生津益肺、补肾涩精的功效；主治脾虚食少，久泻，肺虚喘咳，肾虚遗精，带下，尿频，虚热消渴，小儿痘发不起，神经衰弱，乳腺炎。

分类位置	种子植物门	被子植物亚门	单子叶植物纲	薯蓣目	薯蓣科
	Spermatophyta	Angiospermae	Monocotyledoneae	Dioscoreales	Dioscoreaceae

形态特征　多缠绕草质藤本。块茎长圆柱形。叶片纸质，卵形、三角形至长椭圆状卵形，或近圆形，先端渐尖，全缘，网脉明显，无毛。叶腋内有珠芽。雄花序圆锥排列，苞片具紫褐色斑纹；雄蕊 6 枚；雌花序穗状 1~2 个着生于叶腋。蒴果三棱状扁圆形。

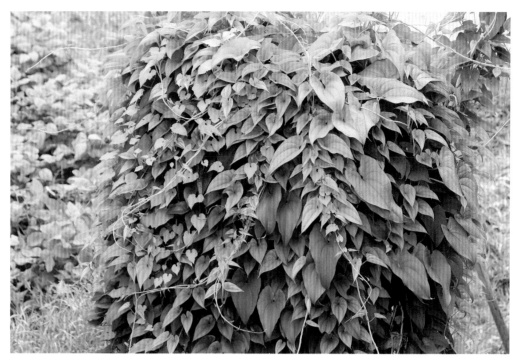

· 褐苞薯蓣－植株

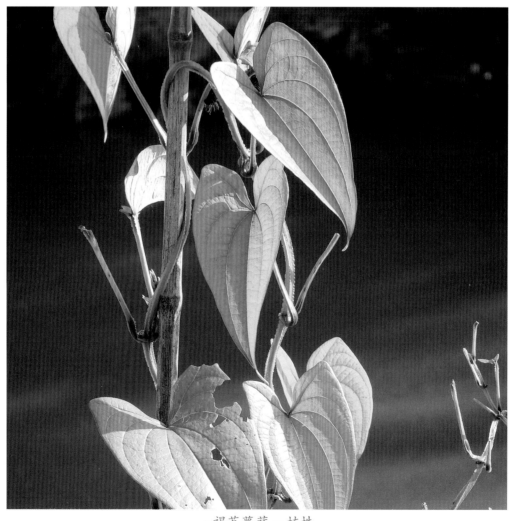

· 褐苞薯蓣－植株

生境分布 生于海拔 100 ~ 1950m 的山坡、路旁、山谷杂木林中或灌丛中。分布于湖南、广东、广西、贵州南部、云南南部等，我国南方各地均有栽培。广西主要分布在桂南、桂西、桂北、桂东北、桂中。

化学成分 根茎富含淀粉和蛋白质。含 β- 谷甾醇、豆甾醇、β- 谷甾醇棕榈酸酯、6′-O- 棕榈酰 -β- 胡萝卜苷、十七烷酸甲酯、单棕榈酸甘油酯、香草酸、丁香酸等成分[1]，以及锰、铁、锌、钙、铜、镁、磷、硒等元素[2]。

药理作用 1. 抗炎作用
褐苞薯蓣乙醇提取物各萃取层（石油醚层、乙酸乙酯层和正丁醇层）均能显著抑制卵清蛋白所致小鼠足趾肿胀，以乙酸乙酯萃取部位的抑制效果最为显著；能显著抑制二甲苯所致小鼠耳肿胀，其中乙酸乙酯组萃取物的效果最佳[1]。

2. 免疫调节作用
褐苞薯蓣正丁醇和乙酸乙酯极性部分能提高碳粒廓清速率，改善小鼠免疫功能，其药理活性与其总皂苷含量呈正相关[1]。

3. 补肾、雄激素样作用
褐苞薯蓣能显著增加去势小鼠附性器官重量，改善肾阳虚小鼠体重及体温，具有补肾与雄激素样作用[3]。

4. 降血糖作用
褐苞薯蓣预防或治疗给药均能降低四氧嘧啶所致小鼠高血糖，并能对抗肾上腺素所致血糖升高和降低正常小鼠的血糖值[4]。

5. 补脾作用
50g/kg 褐苞薯蓣给药能使脾虚证小鼠的体重、体温、胸腺重、脾重及血清木糖含量明显增加，其补脾作用与怀山药相似[5]。

参考文献

[1] 周彬. 褐苞薯蓣化学成分、药理活性及与薯蓣对比研究 [D]. 天津：天津大学,2015.

[2] 黄岛平,莫建光,劳燕文,等. 广山药中 16 种元素的分析比较 [J]. 广东微量元素科学,2002,9(2):47-50.

[3] 覃俊佳,周芳,王建如,等. 褐苞薯蓣对去势小鼠和肾阳虚小鼠的影响 [J]. 中医药学刊,2003,21(12):1993-1995.

[4] 覃俊佳,庞声航,周芳,等. 褐苞薯蓣对正常小鼠和高血糖小鼠血糖水平影响的实验研究 [J]. 中国中医药科技,2003,10(3):158-159.

[5] 覃俊佳,周芳,方红,等. 褐苞薯蓣对小鼠脾虚证的影响 [J]. 时珍国医国药,2003,3:193-194.

广防己

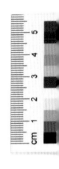
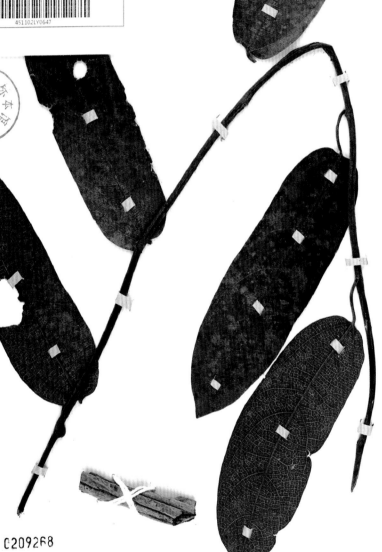

全国中药资源普查标本采集记录表

采集号:	451102130421022LY	采集人	吴庆标
采集日期:	2013年04月21日	海拔(m)	289.3
采集地点:	八步区南乡镇新水冲		
经 度:	111°55'28.68"	纬 度	24°22'13.56"
植被类型:	灌丛	生活型	藤本植物
水分生态类型:	中生植物	光生态类型	阳性植物
土壤生态类型:	酸性土植物	温度生态类型	中温植物
资源类型:	野生植物	出现多度	一般
株高(cm)		胸径(cm)	
根		茎(树皮)	
叶		芽	
花		果实和种子	
植物名	广防己	科 名	马兜铃科
学 名:	Aristolochia fangchi Y. C. Wu		
药材名		药材别名	
药用部位:		标本类型	腊叶标本
用 途:			
备 注:			
条形码:			

451102LY0647

C209268

来源
马兜铃科（Aristolochiaceae）植物 广 防 己 *Aristolochia fangchi* Y. C. Wu ex L. D. Chow et S. M. Hwang 的根。

民族名称
【壮族】Go'gvangjfangzgij。
【瑶族】黄己（金秀）。

标本鉴定签	
采集号: 451102130421022LY	科名: 马兜铃科
学 名: Aristolochia fangchi Y. C. Wu	
种中文名: 广防己	
鉴定人: 吴庆标	鉴定时间: 2013年11月28日

第四次全国中药资源普查

民族应用

【壮族】药用根。用于风湿痹痛，水肿，小便不利，脚气肿痛，湿热疮毒。

【瑶族】药用根。水煎服治肝炎；研粉敷患处治外伤肿痛。

内服用量 15g；外用适量。

药材性状　根呈圆柱形或半圆柱形，略弯曲，长 6~18cm，直径 1.5~4.5cm。表面灰棕色，粗糙，有纵沟纹；除去粗皮的呈淡黄色，有刀刮的痕迹，体重，质坚实，不易折断。断面粉性，有灰棕色与类白色相间连续排列的放射状纹理。无臭，味苦。

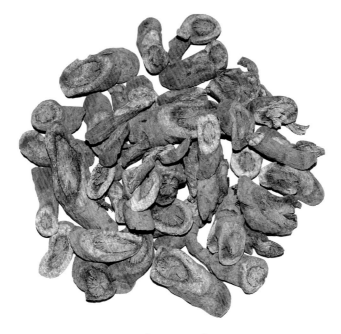

·广防己－根

药用源流　广防己最早记载于广东各县志，如《阳春县志》《恩平县志》。广防己在广东地区当作防己使用，并部分销往其他地区。《中华人民共和国药典》（2000 年版　一部）记载其具有祛风止痛、清热利水的功效；主治湿热身痛，风湿痹痛，下肢水肿，小便不利。

分类位置	种子植物门	被子植物亚门	双子叶植物纲	马兜铃目	马兜铃科
	Spermatophyta	Angiospermae	Dicotyledoneae	Aristolochiales	Aristolochiaceae

形态特征　木质藤本。茎圆柱状，具不明显条纹，具长柔毛。叶长圆形或卵状长圆形，背面密被褐色或灰色短柔毛。总状花序着生于老茎近基部；花梗密被长柔毛，常向下弯垂；花被管中部急遽弯曲；檐部盘状，近圆形，暗紫色并有黄斑，外面密被长柔毛，边缘浅 3 裂；喉部半圆形，白色；花药裂片对生；合蕊柱粗厚，顶端 3 裂。蒴果圆柱形。种子卵状三角形。

生境分布 生于海拔 500~1000m 的山坡密林或灌丛中。分布于广东、广西、贵州、云南等省区。广西主要分布在苍梧、合浦、玉林、容县、陆川、博白、北流、昭平、金秀等地。

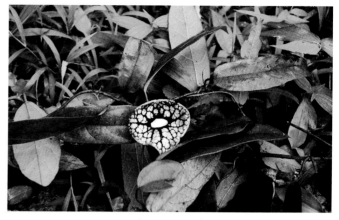

· 广防己 – 花期

化学成分 根主要含有马兜铃酸、马兜铃内酰胺、尿囊素、木兰花碱、β- 谷甾醇，还含有异鼠李素 –3–O– 刺槐双糖苷、9– 羟基 –3,4,8– 三甲氧基马兜铃内酰胺、N–β–D– 马兜铃内酰胺葡萄糖苷、N–β–D– 马兜铃内酰胺 Ⅰ a 葡萄糖苷、9– 羟基马兜铃内酰胺 –8–O– 芸香糖苷、马兜铃酸 Ⅲ a、胡萝卜苷等成分[1]。含挥发油成分，主要为 β– 古芸烯、longipinocarvone、马兜铃烯、亚油酸、棕榈酸、环氧马兜铃烯、表雪松醇、β– 愈创木烯、刺柏脑等[2]。

药理作用 1. 利尿作用

广防己总提取物给药大鼠后，其尿量明显增多，说明广防己具有利尿的作用[3]。

2. 毒副作用

大鼠早期口服广防己可影响肾小管排泌功能，造成肾脏损伤，持续长期的给药，可引起大鼠肾小管、肾髓质及肾小球滤过功能的损伤[4]。马兜铃酸是广防己的主要毒性成分，雌、雄大鼠口服马兜铃酸（含 77.24% 的马兜铃酸 Ⅰ，21.18% 的马兜铃酸 Ⅱ）的 LD_{50} 分别为 183.9mg/kg、203.4mg/kg；静脉注射分别为 74.0mg/kg、82.5mg/kg。雌、雄小鼠口服马兜铃酸的 LD_{50} 分别为 106.1mg/kg、55.9mg/kg；静脉注射分别为 70.1mg/kg、38.4mg/kg。大、小鼠接受高剂量马兜铃酸后，常呈现肾小管严重坏死，淋巴器官萎缩，前胃浅表性溃疡，鳞状上皮增生和过度角化等病变现象，15 天内死于急性肾衰竭[5]。广防己给药大鼠 2 周可造成其谷草转氨酶（AST）显著升高，出现肝细胞脂肪变性、炎性浸润等病理改变，肝线粒体功能受损，血糖和脂代谢受到影响；广防己给药 4 周，其肝脏损害更加严重，大鼠的谷丙转氨酶（ALT）和谷草转氨酶（AST）升高，肝组织出现脂肪变性和点状坏死等病变现象，代谢功能紊乱[4]。

附　注 1963 年版至 2000 年历版《中国药典》都收载广防己，其应用相对广泛，后因其所含的马兜铃酸的致肾毒性，已取消收载。

参考文献

[1] 茹欢 . 广防己化学成分的研究 [D]. 长春：吉林大学 ,2009.

[2] 吴惠勤，林晓珊，黄晓兰，等 . 广防己挥发油的 GC–MS 指纹图谱研究 [J]. 分析测试学报 ,2004,23:95–97.

[3] 张良，江振洲，卞勇，等 . 中药广防己与粉防己总提取物利尿效应及肾毒性比较研究 [J]. 安徽医药 ,2009,13(12):1471–1473.

[4] 梁琦，倪诚，颜贤忠，等 . 广防己、粉防己的肝肾毒性及代谢组学比较研究 [J]. 中国中药杂志 ,2010,35(21):2882–2888.

[5]MENGS U. Acute toxicity of aristolochic acid in rodents[J].Archives of Toxicology,1987,59(5):328–331.

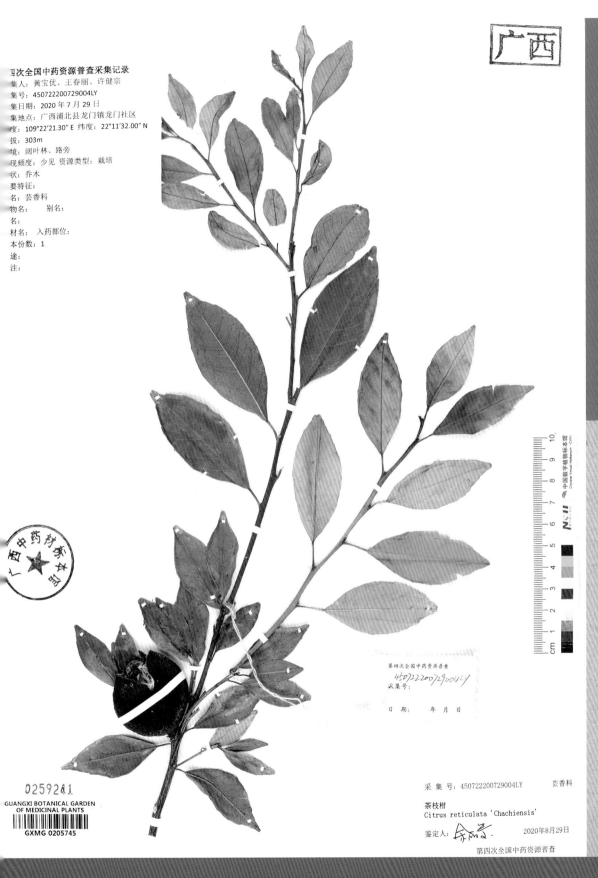

广陈皮

4次全国中药资源普查采集记录

集人：黄宝优、王春丽、许健宗
集号：450722200729004LY
集日期：2020 年 7 月 29 日
集地点：广西浦北县龙门镇龙门社区
度：109°22′21.30″E 纬度：22°11′32.00″N
拔：303m
境：阔叶林、路旁
现频度：少见 资源类型：栽培
状：乔木
要特征：
名：芸香科
物名： 别名：
名：
材名： 入药部位：
本份数：1
途：
注：

第四次全国中药资源普查
450722200729004LY
采集号：
日 期： 年 月 日

采 集 号：450722200729004LY　　芸香科

茶枝柑
Citrus reticulata 'Chachiensis'

鉴定人： 2020年8月29日
第四次全国中药资源普查

来源
芸香科（Rutaceae）植物茶枝柑 *Citrus reticulata* Blanco 'Chachiensis' 成熟果实的外层果皮。

民族名称
【壮族】能柑。

—————————— 民 族 应 用 ——————————

【壮族】药用成熟果实的外层果皮。用于食滞，呕吐，泄泻，咳痰。内服用量 3~10g。

药材性状　常 3 瓣相连，形状整齐，厚度均匀，约 1mm；外表面橙黄色至棕褐色，点状油室较大，对光照视，透明清晰。质较柔软。

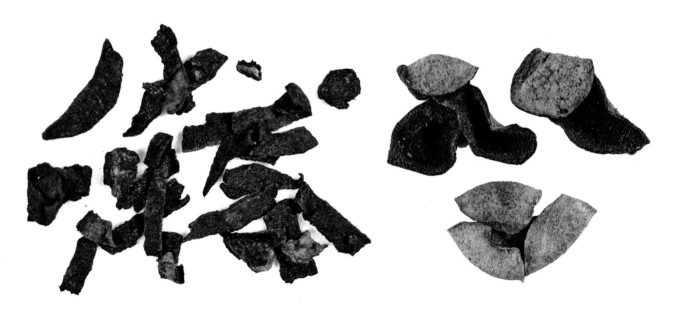

· 广陈皮－果皮

药用源流　陈皮，其异名为橘皮、广陈皮、红皮等。橘皮首载于《神农本草经》，列于"橘柚"项下。从宋代的《本草图经》、明代的《本草纲目》、清代的《本草崇原》等主流本草对橘的详细描述来看，陈皮的来源无疑是今日的芸香科植物橘。明清以来多部医书著作皆强调广产陈皮为优质药材，即所谓道地药材，如《本草汇言》引李氏所言："今天下多以广中橘皮为胜，盖因香辛而烈故也。江西次之，台、衢又次之。"也因此质量较好的称为广陈皮。《中华人民共和国药典》（2020 年版　一部）记载其具有理气健脾、燥湿化痰的功效；主治脘腹胀满，食少吐泻，咳嗽痰多。

	种子植物门	被子植物亚门	双子叶植物纲	芸香目	芸香科
分类位置	Spermatophyta	Angiospermae	Dicotyledoneae	Rutale	Rutaceae

形态特征　小乔木。分枝多。单身复叶，翼叶狭窄，叶片披针形、椭圆形或阔卵形，顶端常有凹口，中脉由基部至凹口附近成叉状分枝。花单生或 2~3 朵簇生；花瓣白色；雄蕊 20~25 枚。果扁圆形，果皮甚薄而光滑，厚 2.7~3.3mm，甚易或稍易剥离；果肉酸或甜，或有苦味，或另有特异气味；种子卵形，子叶深绿、淡绿或间有近于乳白色，多胚，少有单胚。

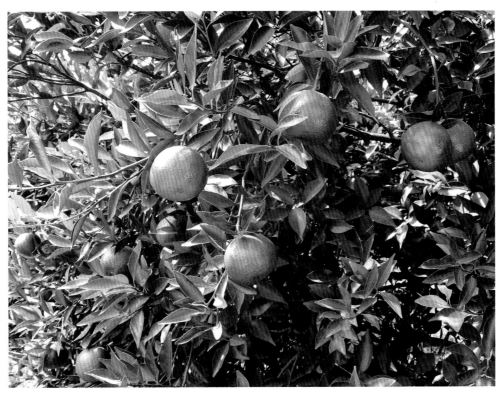

·茶枝柑 – 果期

生境分布　主产广东新会、四会等，多为栽培。广西全区均有栽培，其中浦北、平南、防城等地为主要产区。

化学成分　果皮中主要含有挥发油、多糖、黄酮等成分。挥发油含量 3.541%，主要成分为 α- 侧柏烯、α- 蒎烯、桧烯、β- 蒎烯、β- 月桂烯、辛醛、α- 水芹烯、α- 松油烯、柠檬烯、γ- 松油烯、异松油烯、芳樟醇、壬醛、3,7- 二甲基 -7- 辛烯醛、α- 松油醇、癸醛、香茅醇、紫苏醛、香芹酚、2- 甲氨基苯甲酸甲酯、α- 金合欢烯、2,6,10- 三甲基 -2,6,9,11- 十二碳四烯醛[1]、莰烯、顺式 -β- 罗勒烯、isopropenyltoluene、4- 蒈烯、(R)-3,7-dimethyl-6-octenal、樟脑、1-terpinen-4-ol、n-decanal、2,5,5-trimethyl-1,6-heptadiene、香芹酮、β- 香茅醇、香叶醛、麝香草酚、乙酸橙花酯、香叶醇、癸酸、古巴烯、石竹烯、γ-muurolene、undecyl acetate、a- 杜松烯、榄香醇、香叶烯和正十六酸等[2]。多糖类成分主要为甘露糖、核糖、鼠李糖、半乳糖醛酸、葡萄糖、半乳糖、木糖、阿拉伯糖[3]。黄酮类成分主要有 6,8-Di-C-β- 葡糖基芹菜苷、橙皮苷、芸香柚皮苷、川陈皮素、橘皮素[4]、柚皮苷等[5]。

药理作用　1. 对消化系统的作用

茶枝柑具有促进胃运动，加速胃排空的作用[6]。茶枝柑提取物对在体动物胃肠动力具有促进作用，并存在一定的剂量 – 效应关系，而对离体肠管有一定的抑制作用，其抑制效应可能由胆碱能 M 受体介导[7]。茶枝柑水煎液的乙酸乙酯提取物通过提高胃蛋白酶活性，促进蛋白酶排出量，促进小肠推进运动，进而增强肠蠕动发挥促消化作用，其中起作用的主要活性成分为黄酮类化合物，且多甲氧基黄酮类化合物活性更强[8]。

2. 对心血管系统的作用

（1）抗血栓作用

茶枝柑能抑制大鼠血小板聚集，降低红细胞聚集[9]。橙皮苷能体内外抑制由胶原、花生四烯酸、

ADP 和凝血酶诱导的大鼠血小板凝聚和延长小鼠尾静脉出血时间 [10]。

（2）抗动脉粥样硬化作用

茶枝柑所含的柚皮苷抗动脉粥样硬化作用主要通过抑制羟甲戊二酰辅酶 A 还原酶和酰基辅酶 A 胆固醇酰基转移酶活性来调节血脂、LDL-C、Apo-B 水平和 non-HDL-C 的量，通过抑制血管细胞黏附分子 -1、单核细胞趋化蛋白 -1 和细胞间黏附分子 -1 表达，抑制巨噬细胞渗入、平滑肌细胞增殖、免疫细胞黏附、内皮功能紊乱，从而减慢高脂动物血管斑块的发展 [11,12]。

（3）心肌保护作用

茶枝柑所含的橙皮苷及其衍生物可抗心肌凋亡、抑制冠脉血管增殖和迁移，在心肌损伤、心脏重构、心肌缺血、心肌梗死方面均显示良好的作用 [13]。川陈皮素可减轻心肌缺血再灌注损伤，减少心肌细胞凋亡，其机制与 PI3K-Akt 通路激活降低氧化应激有关 [14]。

3. 对呼吸系统的影响

茶枝苷挥发油具有平喘、镇咳作用，能减少 DNFP 诱导的小鼠支气管炎肺泡灌洗液中嗜酸性粒细胞数，明显延长氨水刺激小鼠咳嗽潜伏期和减少咳嗽次数 [15]。川陈皮素可激活囊性纤维化跨膜传导调节因子，呈剂量依赖性，并能有效刺激小鼠气管黏膜下腺液体分泌速度 [16]。

4. 对免疫系统的影响

免疫应激大鼠灌服陈皮混悬液后，血清中 IL-1、TNF-α 含量明显降低，说明茶枝苷可调节机体免疫功能，对免疫应激有缓解作用 [17]。

5. 保肝作用

橙皮苷对刀豆蛋白 A 致小鼠免疫性肝损伤具有一定的保护作用，其机制可能与清除自由基，增强机体抗脂质过氧化能力以及降低白细胞介素 -1、肿瘤坏死因子 -α 和干扰素 -γ 等炎性细胞因子的表达有关 [18]。橙皮苷还可以通过诱导肝内血红素加氧酶 -1 蛋白的表达，增强白细胞介素 -10 的生成，从而抑制 TNF-α 的产生，使炎症反应和肝细胞凋亡减轻，从而改善脂多糖联合 D- 氨基半乳糖诱导的急性肝衰竭 [19]。

6. 抗氧化作用

铁还原法和 OH 自由基法实验显示，茶枝苷的黄酮化合物具有较强的铁还原能力和消除 OH 自由基活性 [20]。

7. 抗菌作用

茶枝苷挥发油对金黄色葡萄球菌、蜡样芽孢杆菌、枯草芽孢杆菌、粪链球菌、大肠杆菌、沙门菌、铜绿假单胞菌、阴沟肠杆菌、黄曲霉、黑曲霉、汉逊德巴利酵母均有抑制作用，其中对革兰阳性菌及真菌的抑制效果最佳 [21]。

8. 抗肿瘤作用

茶枝苷提取物对人肺癌细胞、人直肠癌细胞和肾癌细胞的生长有明显的抑制作用 [22]。茶枝苷挥发油对 HO-8910PM 细胞具有增殖抑制及促凋亡作用，其机制可能为破坏肿瘤细胞的细胞膜，激活细胞凋亡途径中的关键酶 caspase-3 [23]。

9. 抗过敏作用

茶枝苷总黄酮通过减少 OVA 诱导的小鼠血清中 IgE 和 IL-4、IL-13 的含量，改善肺组织的炎性浸润情况，发挥抗过敏作用 [24]。

10. 毒副作用

茶枝苷煎剂副作用极小，动物多次试验均未见急性中毒。气虚证、阴虚燥咳、吐血及舌赤少津、内有实热者慎服。

参考文献

[1] 刘文粲,王玫馨,黄爱东,等.广陈皮挥发油成分 [J].中山医科大学学报,1991,12(2):136-138.

[2] 王亚敏,易伦朝,梁逸曾,等.茶枝柑青皮与陈皮挥发油成分比较研究 [J].时珍国医国药,2008,19(6):1293-1295.

[3] 陈思,黄庆华,游明霞,等.茶枝柑皮中多糖组成成分的分析 [J].安徽农业科学,2011,39(32):19731-19733,19754.

[4] 唐维,叶勇树,王国才,等.广陈皮水提物的化学成分分析 [J].中国实验方剂学杂志,2015,21(4):30-33.

[5] 邱蓉丽,吴玉兰,乐巍.陈皮、青皮中 4 种黄酮成分的比较研究 [J].中成药,2015,37(1):149-153.

[6] 张启荣,李莉,陈德森,等.厚朴、枳实、大黄、陈皮对兔离体胃底平滑肌运动的影响 [J].中国中医药科技,2008,15(4):279-280.

[7] 张旭,纪忠岐,赵长敏,等.陈皮提取物对小鼠胃排空、肠推进及家兔离体回肠平滑肌的影响 [J].河南大学学报(医学版),2012,31(1):12-14.

[8] 傅曼琴,肖更生,吴继军,等.广陈皮促消化功能物质基础的研究 [J].中国食品学报,2018,18(1):56-64.

[9] 吉中强,宋鲁卿,牛其昌.15 种理气中药体外对人血小板聚集的影响 [J].中草药,2001,32(5):428-430.

[10]YU H Y, PARK S W, CHUNG I M, et al.Anti-platelet effects of yuzu extract and its component [J]. Food ChemToxicol,2011,49(12):3018-3024.

[11]CHANET A, MILENKOVIC D, DEVAL C, et al. Naringin,the major grapefruit flavonoid, specifically affects atherosclerosis development in diet-induced hypercholesterolemia in mice [J]. J Nutr Biochem,2012,23(5):469-477.

[12]BHARTI S, RANI N, KRISHNAMURTHY B, et al. Preclinical evidence for the pharmacological actions of naringin: a review [J]. Planta Med,2014,80(6):437-451.

[13]YANG Z, LIU Y, DENG W, et al. Hesperetin attenuates mitochondria-dependent apoptosis in lipopolysaccharide-induced H9C2 cardiomyocytes [J]. Mol Med Rep,2014,9(5):1941-1946.

[14] 陈才,吴继雄,王靓,等.川陈皮素后处理减轻心肌缺血再灌注损伤时细胞凋亡 [J].安徽医科大学学报,2016,51(7):944-950.

[15] 蔡周权,代勇,袁浩宇.陈皮挥发油的药效学实验研究 [J].中国药业,2006,15(13):29-30.

[16] 杨爽,于波,张耀方,等.川陈皮素对囊性纤维化跨膜传导调节因子的激活作用 [J].药学学报,2013,48(6):848-854.

[17] 周蔷,姜晓文,辛秀,等.陈皮对应激大鼠免疫抑制的缓解和肝肾功能影响 [J].黑龙江畜牧兽医,2013,23:150-151.

[18] 李晓冬,李俊,李荣,等.橙皮苷对刀豆蛋白 A 致小鼠免疫性肝损伤的保护作用 [J].安徽医科大学学报,2010,45(3):350-353.

[19] 远明,万敬员,龚霞,等.橙皮苷对小鼠急性肝衰竭的保护作用及其机制 [J].中国生物制品学杂志,2011,24(2):125-129.

[20] 张海丽.陈皮提取物的抗氧化活性研究 [J].黑龙江医药,2014,27(2):306-309.

[21] 高蓓.广陈皮黄酮类化合物和挥发油成分及其活性研究 [D].武汉:华中农业大学,2011.

[22] 钱士辉,王佾先,亢寿海,等.陈皮提取物体外抗肿瘤作用的研究 [J].中药材,2003,26(10):744-745.

[23] 曾臣红,陈冲,陈久林,等.陈皮、枫香脂、没药、木香挥发油对人高转移卵巢癌细胞 HO-8910PM 体外增殖影响的研究 [J].上海中医药杂志,2017,51(3):84-87.

[24] 吴迪.陈皮总黄酮的提取工艺优化及其抗过敏活性研究 [D].长春:吉林大学,2016.

广金钱草

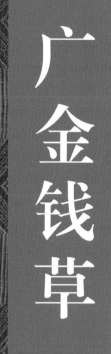

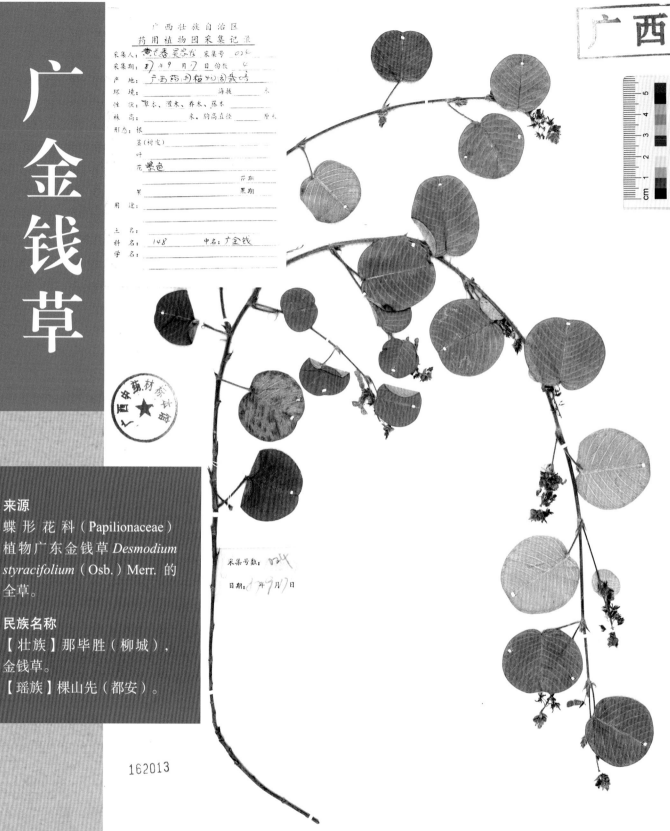

来源

蝶形花科（Papilionaceae）植物广东金钱草 *Desmodium styracifolium*（Osb.）Merr. 的全草。

民族名称

【壮族】那毕胜（柳城），金钱草。
【瑶族】棵山先（都安）。

民 族 应 用

【壮族】药用全草。水煎服治疗肾炎，膀胱炎，消化不良。

【瑶族】药用全草。水煎服治疗肾炎，膀胱炎，风湿痛。

内服用量 15~60g。

药材性状 茎呈圆柱形，长可达 1m；密被黄色伸展的短柔毛。质稍脆，断面中部有髓。叶互生，小叶 1 或 3，圆形或矩圆形，直径 20~40mm；基部心形或钝圆，全缘；上表面呈黄绿色或灰绿色，无毛，下表面具灰白色紧贴的绒毛，侧脉羽状；叶柄长 10~20mm，托叶 1 对，披针形，长约 8mm。气微香，味微甘。

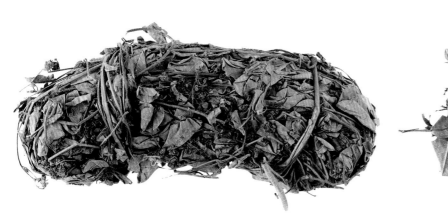

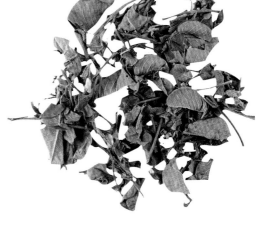

·广金钱草－全草　　　　　　　　　　　·广金钱草－全草

药用源流 广金钱草的药用始载于《岭南草药志》："本品系蝶形花科山绿豆属中的一种直立亚灌木状草本。"《中华人民共和国药典》（2020 年版　一部）记载其具有利湿退黄、利尿通淋的功效；主治黄疸尿赤，热淋，石淋，小便涩痛，水肿尿少。

	种子植物门	被子植物亚门	双子叶植物纲	豆目	蝶形花科
分类位置	Spermatophyta	Angiospermae	Dicotyledoneae	Legumiales	Papilionaceae

形态特征 直立亚灌木状草本。叶通常具单小叶或 3 小叶；叶柄密被贴伏或开展的丝状毛；托叶披针形，被毛，厚纸质至近革质，圆形或近圆形至宽倒卵形。总状花序顶生或腋生，总花梗密被绢毛；苞片密集，宽卵形，被毛；花冠紫红色，有香气，旗瓣倒卵形或近圆形，具瓣柄；雄蕊二体；子房线形，被毛。荚果长 10~20mm，宽约 2.5mm，被短柔毛和小钩状毛。

生境分布 生于海拔 1000m 以下的山坡、草地或灌木丛中。分布于广东、海南、广西、云南。广西主要分布在南宁、宾阳、岑溪、玉林、龙州等。

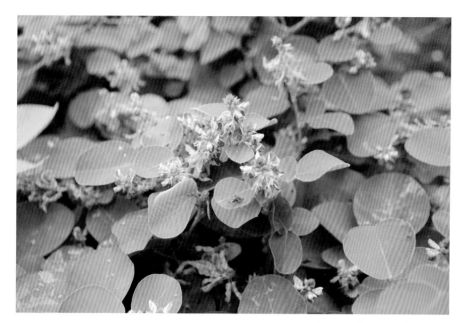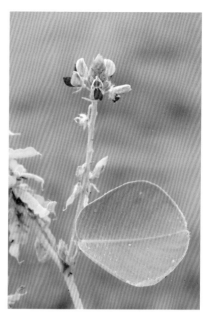

· 广东金钱草 - 花期

化学成分　全草主要含有黄酮类、生物碱、酚酸、挥发油、多糖、萜类等成分。黄酮类成分主要为夏佛塔苷、异夏佛塔苷、维采宁 -2、异荭草苷、异牡荆苷、木犀草素、芹菜素等[1]。生物碱类成分主要为广金钱草碱和广金钱草内酯等[2]。酚酸类成分主要为水杨酸、香草酸、阿魏酸、3,4 二甲氧基苯酚等[3]。挥发油类成分主要为正十六酸、9,12- 十八烯酸、硬脂酸、β- 豆甾醇、羽扇豆酮、羽扇豆醇、4,8,12,16- 四甲基十七烷 -4- 内酯等[4]。

药理作用　1. 抗泌尿系结石作用

广东金钱草中的主成分三萜醇配糖体和黄酮苷配糖体能显著降低乙二醇和活性 VD_3 诱导的草酸钙尿路结石模型大鼠尿结石的形成率，对草酸钙结石具有较好的防治效果[5]。

2. 抗胆结石作用

广东金钱草水提取液可抑制林可霉素诱导的豚鼠胆囊胆色素结石的形成，结石抑制率随给药剂量增大而增加，表现出明显的剂量依赖性[6]。

3. 利尿作用

40% 广东金钱草煎剂对大鼠有明显的利尿利钠作用，广东金钱草煎剂的利水利钠作用均强于灰分对照[7]。广东金钱草具有明显增加大鼠尿量的作用，其利尿作用属于快速起效型，2h 时起效最强[8]。

4. 对心脑血管系统的作用

广东金钱草总黄酮可明显增加小鼠心肌营养性血流量，显著增强小鼠常压缺氧耐受力；对大鼠急性心肌缺血有明显的保护作用；可增加狗在体冠状动脉及脑血流量[9]。广东金钱草总黄酮在体内和体外试验中均对大鼠有降压作用，其作用机制可能为刺激胆碱受体和阻断植物神经系统的神经节和 α 受体[10]。

5. 保肝利胆作用

广东金钱草正丁醇萃取物对 α- 异硫氰酸萘酯诱导的急性肝内胆汁淤积大鼠具有拮抗作用，其可能通过促进胆汁分泌，降低胆汁中谷胱甘肽和血清中 γ- 谷氨酰转肽酶含量，减少 α- 异硫氰酸萘酯在胆管的蓄积，升高血清中环磷酸腺苷水平和 NO 的含量，减轻氧化损害而发挥保肝利胆的药理作用[11]。

6. 抗炎作用

广东金钱草总黄酮对组胺引起的小鼠血管通透性增加、巴豆油致小鼠耳部炎症、蛋清致大鼠关节肿胀及大鼠棉球肉芽肿等均有显著抑制作用[12]。

7. 改善记忆作用

广东金钱草对樟柳碱和氯霉素引起的小鼠记忆障碍均有改善作用，其机制可能与影响胆碱能神经元或蛋白质合成有关[13]。

参考文献

[1] 赖丽嫦,林裕英,陈丰连,等.基于 HPLC-Q-TOF-MS 和 HPLC-DAD 的广金钱草主要活性成分分析 [J].中草药,2016,47(20):3578-3585.

[2] 高瑞英,郭璇华.广金钱草化学成分的分离与鉴定 [J].中药材,2001,24(10):724-725.

[3] 刘苗,董焱,王宁,等.广金钱草的化学成分 [J].沈阳药科大学学报,2005,22(6):422-424,437.

[4] 陈丰连,王术玲,徐鸿华.广金钱草挥发油的气相色谱-质谱分析 [J].广州中医药大学学报,2005,22(4):302-303.

[5] 王植柔,白先忠,覃光熙,等.广金钱草主要成分防治尿石症的实验研究 [J].中华泌尿外科杂志,1991,12(1):13-16.

[6] 刘琼.广金钱草对林可霉素致豚鼠胆色素结石药理学作用研究 [D].广州:中山大学,2010.

[7] 王琍文,陈秀英,孙安盛,等.金钱草、马蹄金、鸭跖草、海金沙、满天星利尿作用的实验观察 [J].遵义医学院学报,1981,4(1):9-11.

[8] 向松涛.广金钱草提取液对大鼠尿量影响的实验研究 [A].中国中西医结合学会泌尿外科分会.2008澳门国际中西医结合泌尿外科学术会议论文汇编 [C].中国中西医结合学会泌尿外科分会:中国中西医结合学会,2008:1.

[9] 许实波,丘晨波,钟如芸,等.广金钱草总黄酮对心脑血管的效应 [J].中山大学学报(自然科学版),1980,29(4):98-102.

[10]HO C S,WONG Y H,CHIU K W.The hypotensive action of *Desmodium styracifolium* and *Clematis chinensis*[J].Am J Chin Med,1989,17(3-4):189-202.

[11] 何贵坤,黄小桃,刘美静,等.广金钱草对肝内胆汁淤积大鼠的干预作用 [J].中药新药与临床药理,2015,26(2):152-156.

[12] 顾丽贞,张百舜,南继红,等.四川大金钱草与广金钱草抗炎作用的研究 [J].中药通报,1988,13(7):40-42,63.

[13] 覃文才,洪庚辛.广金钱草益智作用研究 [J].中药药理与临床,1992,8(3):24-26.

广狼毒

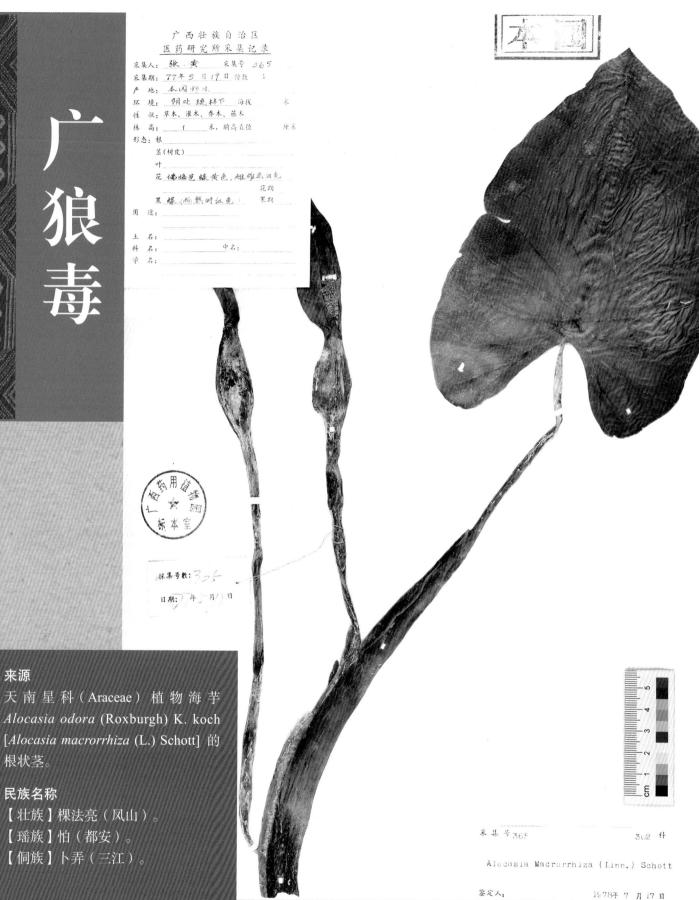

广西壮族自治区
医药研究所采集记录

采集人：张、黄　采集号 365
采集期：77年5月19日 份数 1
产　地：本园野生
环　境：阴处路林下　海拔　米
性　状：草本、灌木、乔木、藤木
株　高：1 米，胸高直径　厘米
形态：根
　　　茎（树皮）
　　　叶
　　　花 佛焰苞绿黄色，雌雌花白色
　　　　　　　　　花期
　　　果 螺（成熟时红色）果期
用　途：
土　名：
科　名：　　　中名：
学　名：

采集号数：365
日期：77年 月 日

采集号 365　　　　　302 朴

Alocasia Macrorrhiza (Linn.) Schott

鉴定人：　　　　1978年 7 月 17 日

来源
天南星科（Araceae）植物海芋
Alocasia odora (Roxburgh) K. koch
[*Alocasia macrorrhiza* (L.) Schott] 的
根状茎。

民族名称
【壮族】棵法亮（凤山）。
【瑶族】怕（都安）。
【侗族】卜弄（三江）。

民族应用

【壮族】药用根状茎。去外皮切片，加食盐共炒焦，加水煎服治疗感冒，钩端螺旋体病；加食盐捣敷患处治疗痈疮，颈部淋巴结核。

【瑶族】药用根状茎。水煎服或鲜品30~60g加大米适量炒至焦黄，治疗感冒发热，肺结核；外用适量敷伤口治疗蛇虫咬伤。

【侗族】药用根状茎。捣敷患处治疗淋巴腺炎。

有毒。内服用量9~60g；外用适量，捣烂敷患处。

药材性状　根状茎为近圆形或不规则的薄片，卷曲或皱缩，厚1~3mm，外皮棕黄色，有时可见圆形根痕和残存鳞叶，茎节环明显。切面白色或黄白色，有颗粒状或波状皱纹。质硬、脆，易折断，粉性。气微，味淡，嚼之麻舌而刺喉。

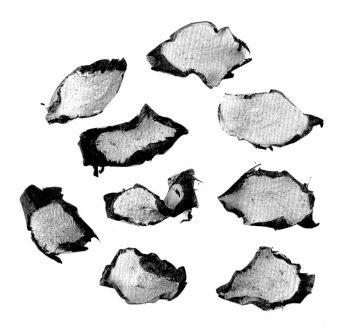

· 广狼毒－根状茎

药用源流　海芋的药用始载于《夷坚志·戊志》："鄱阳山间生一种草，始萌芽时，便似莲房，俗呼为独角莲。"《本草纲目》把它归为毒草类，记载："海芋生蜀中，今亦处处有之。春生苗，高四五尺。大叶如芋叶而有干。夏秋间，抽茎开花，如一瓣莲花，碧色。花中有蕊，长作穗，如观音像在圆光之状，故俗呼为观音莲……基根似芋魁，大者如升盏，长六七寸，盖野芋之类也。"其描述特征与本种相符。《广西中药材标准》（1990年版）记载其具有清热解毒、消肿散结的功效；主治热病高热，流行性感冒，肠伤寒，疔疮肿毒。

分类位置	种子植物门	被子植物亚门	单子叶植物纲	天南星目	天南星科
	Spermatophyta	Angiospermae	Monocotyledoneae	Arales	Araceae

形态特征 　大型多年生常绿草本。具匍匐根茎和直立地上茎，茎高可达 3~5m。叶多数，叶柄粗壮，下部抱茎；叶片亚革质，箭状卵形，边缘波状，先端锐尖。花序柄圆柱形，2~3 枚丛生；佛焰苞管部绿色，花蕾时绿色，花时黄绿色，绿白色，凋萎时变黄色、白色；肉穗花序芬芳，短于佛焰苞，上部为雄花，下部为雌花，中部为中性花，附属器圆锥状，嵌有不规则槽纹。浆果红色，卵状。

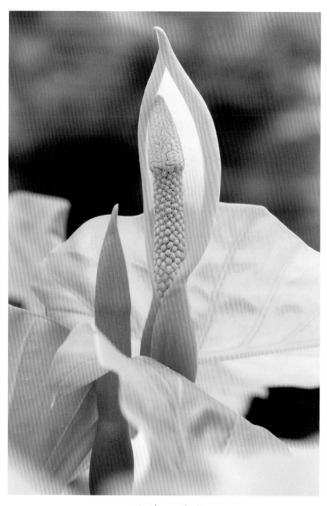

· 海芋－花期

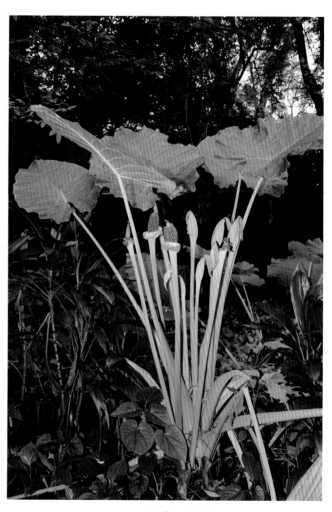

· 海芋－果期

生境分布 　生于海拔 1700m 以下的热带雨林林缘或河谷野芭蕉林下。分布于江西、福建、台湾、湖南、广东、广西、四川、贵州、云南等。广西主要分布在临桂、苍梧、都安、玉林、凌云等。

化学成分 　根状茎含有维生素 B$_1$、维生素 B$_2$、烟酸、抗坏血酸、去氢抗坏血酸、胆甾醇、菜油甾醇、豆甾醇、β- 谷甾醇、岩藻甾醇、胡萝卜素、草酸钙、三半乳糖基二甘油酯、四半乳糖基二甘油酯、中性酯类、糖脂、磷脂、亚油酸、棕榈酸、亚麻酸、油酸等。多糖主要由甘露糖、半乳糖醛酸、葡萄糖、半乳糖、阿拉伯糖等单糖组成[1]。

药理作用 　1. 抗肿瘤作用
海芋粗提取物对肝癌细胞（SMMC7221）具有细胞毒和诱导凋亡作用，其作用机理可能与激活 PPARγ，上调 Rb、Bax 基因表达，下调 Cyclin D1、Bcl-2 基因表达有关[2]。海芋乙酸乙酯和丙酮提取物对人肺癌细胞株 A549、黑色素瘤细胞株 B16、人胃腺癌细胞株 BGC823 有较好的细胞毒活性[3]。海芋石油醚部位能抑制 H22 荷瘤小鼠肿瘤的生长，其机制与诱导肿瘤细胞凋亡有关[4]。

2. 抗炎、镇痛作用

海芋能较大幅度地延长痛阈值，改善二甲苯所致小鼠耳郭炎症（肿胀），抑制棉球肉芽肿的形成[5]。

3. 抗病毒作用

海芋的根茎中分离得到一种分子量为 11kDa 的蛋白（Alocasin），能减低 HIV-1 逆转录酶的活性[6]。

4. 毒性作用

海芋有大毒，其最主要的毒性是对皮肤和黏膜的刺激作用，严重的中毒反应可导致死亡[7,8]。海芋鲜植株含有高浓度的草酸钙，推测草酸钙可能是引起皮肤和黏膜的刺激的毒性成分之一[9]。

附　注　海芋全株有毒，茎干的毒性最强，药材需要经过炮制处理，体弱寒证勿用。接触皮肤中毒可用醋酸或醋洗涤；误食中毒可服蛋清、面糊，大量饮糖水或静脉滴注葡萄糖盐水。

参考文献

[1] 陈小芳,钟晓明,黄真,等.海芋多糖提取工艺优化及其单糖组成分析[J].浙江中医药大学学报,2017,41(4):265-270.

[2] 方胜涛,林采余,张全波,等.海芋粗提物对人肝癌细胞的细胞毒和凋亡诱导作用[J].肿瘤预防与治疗,2011,24(2):69-73.

[3] 赵俊.不同溶剂海芋提取物的体外抗肿瘤活性研究[J].时珍国医国药,2008,19(8):1865-1866.

[4] 丁韩洁,朱燕,刘祖望,等.海芋石油醚部位对肝癌 H22 荷瘤小鼠的抑制及诱导凋亡作用研究[J].浙江中医药大学学报,2017,41(5):362-369.

[5] 卢先明,黄国均,蒋桂华,等.海芋抗炎镇痛的药效学研究[J].四川中医,2005,23(10):44-45.

[6]WANG H X, NG T B. Alocasin,an anti-fungal protein from rhizomes of the giant taro *Alocasia macrorrhiza*[J].Protein Expr Purif,2003,28(1):9-14.

[7] 李峰,李丽文,温暖,等.海芋中毒 1 例报告[J].中国乡村医药,2007,14(11):4.

[8]MOON J M, LEE B K, CHUN B J.Toxicities of raw *Alocasia odora*[J].Human and Experimental Toxicology,2011,30(10):1720-1723.

[9]HIROFUMI M,KYOKO K,YOSHIKAZU K.Oxalic acid analysis by capillary electrophoresis in *Alocasia macrorrhiza*[J].Miyazaki-ken Eisei Kankyo Kenkyusho Nenpo,2008,20:91-93.

广藿香

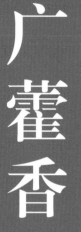

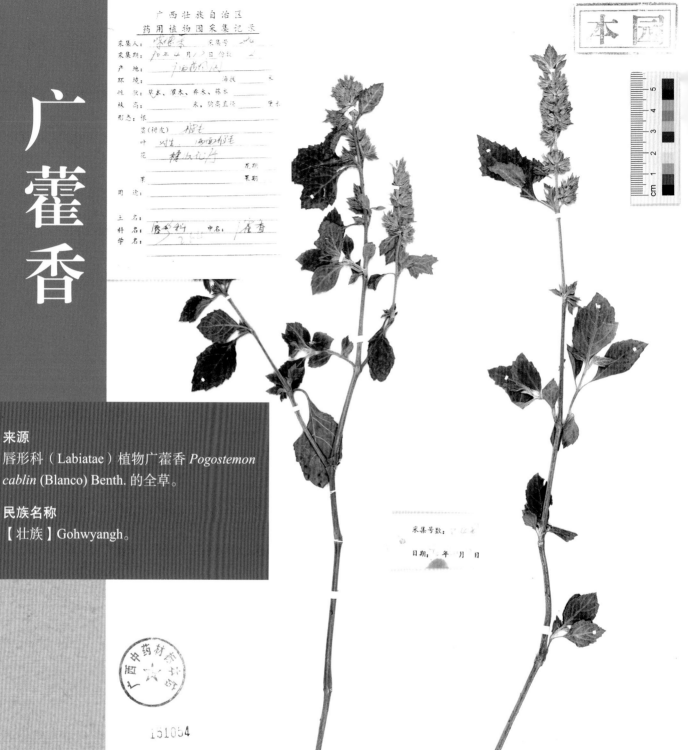

来源

唇形科（Labiatae）植物广藿香 *Pogostemon cablin* (Blanco) Benth. 的全草。

民族名称

【壮族】Gohwyangh。

民 族 应 用

【壮族】药用全草。治脘腹满闷，食欲不振，呕吐，泄泻，寒热头痛，感冒，胸闷恶心，鼻渊，手足癣。

药材性状 茎略呈方柱形，多分枝，枝条稍曲折，长 30~60cm，直径 0.2~0.7cm；表面被柔毛。质脆，易折断。断面中部有髓；老茎类圆柱形，直径 1~1.2cm，被灰褐色栓皮。叶对生，皱缩成团，展平后呈卵形或椭圆形，长 4~9cm，宽 3~7cm；两面均被灰白色绒毛；先端短尖或钝圆，基部楔形或钝圆，边缘具大小不规则的钝齿；叶柄细，长 2~5cm，被柔毛。气香特异，味微苦。

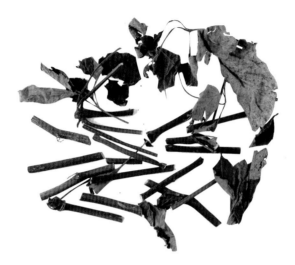

·广藿香－全草

药用源流 广藿香的药用始载于东汉杨孚《异物志》："藿香交趾有之。"《本草图经》记载："藿香，旧附五香条，不著所出州土，今岭南郡多有之。人家亦多种植。二月生苗，茎梗甚密作丛，叶似桑而小薄，六月七月采之，暴干乃芬香，须黄色然后可收。"《本草纲目》记载："藿香方茎有节中虚，叶微似茄叶。"《本草乘雅半偈》对其特征描述更为详细："方茎丛生，中虚外节。叶似荏苏，边有锯齿。七月擢穗，作花似蓼。房似假苏，子似茺蔚。"根据上述本草所述特征以及附图，判断本草所述的藿香为今所用的广藿香。《中华人民共和国药典》（2020 年版　一部）记载其干燥地上部分具有芳香化浊、和中止呕、发表解暑的功效；主治湿浊中阻，脘痞呕吐，暑湿表证，湿温初起，发热倦怠，胸闷不舒，寒湿闭暑，腹痛吐泻，鼻渊头痛。

 分类位置

种子植物门	被子植物亚门	双子叶植物纲	唇形目	唇形科
Spermatophyta	Angiospermae	Dicotyledoneae	Laminales	Labiatae

形态特征 多年生芳香草本或半灌木。茎直立，四棱形，分枝，被绒毛。叶圆形或宽卵圆形，边缘具不规则的齿裂，侧脉约 5 对，与中肋在上面稍凹或近平坦，下面突起。轮伞花序 10 至多花，下部的稍疏离，向上密集，排列成穗状花序；苞片及小苞片线状披针形，比花萼稍短或与其近等长；花萼长 7~9mm，外被长绒毛，内被较短的绒毛；花丝 4 枚，均具髯毛。

生境分布　分布于台湾、海南、广西、广东、福建等，多为栽培。广西全区各地有分布。

化学成分　含挥发油，主要有广藿香醇、广藿香酮、d-愈创木烯、3,4-二甲苯-环丁烷甲酸酯、α-愈创木烯、β-绿叶烯、1-石竹烯、环苜蓿烯、雪松烯-V6、蓝桉醇、5-氨基-1-乙基吡唑等成分，其中广藿香醇和广藿香酮是广藿香挥发油最主要的成分[1]。还含有非挥发油成分，有表木栓醇、5-羟甲基糠醛、1,4-丁二酸、β-谷甾醇、胡萝卜苷、1,2-O-[2S-(3,4-二羟基苯基]-1,2-乙烷二基]-3-O-α-L-鼠李吡喃糖基-4-O-咖啡酰基-β-D-葡萄吡喃糖苷、1,2-O-[2S-(3,4-二羟基苯基)-1,2-乙烷二基]-3-O-α-L-鼠李吡喃糖基-4-O-阿魏酰基-β-D-葡萄吡喃糖苷、3,3',7-三甲氧-4',5-二羟黄酮、3,3',4',7-四甲氧-5-羟黄酮、齐墩果酸等[2,3]。

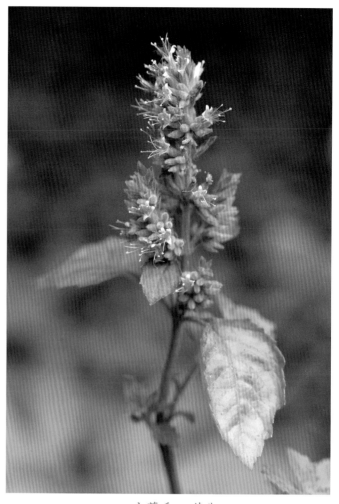

· 广藿香－花期

药理作用　**1. 对胃肠道的作用**

广藿香水提取物、去油水提取物和挥发油提取物均可抑制离体兔肠的自发收缩和乙酰胆碱及氯化钡引起的痉挛性收缩，对冰醋酸引起的内脏绞痛也有抑制作用；水提取物和去油水提取物均减慢胃排空，抑制正常小鼠和新斯的明引起的小鼠肠推进运动，增加胃酸分泌，提高胃蛋白酶的活性，促进胰腺分泌淀粉酶，提高血清淀粉酶活力，减少番泻叶引起的腹泻次数[4]。广藿香醇对胃黏膜有保护作用，其机制可能与改善炎症反应，调节氧化系统平衡，提高前列腺素 E_2（PGE_2）水平和胃黏液含量，改善胃黏膜血流量（GMBF），增加胃黏膜防御功能有关[5]。广藿香可通过降低血清 NO 浓度，抑制血清 TNF-α 水平，使肠上皮细胞保持良好的细胞膜流动性，达到保护肠屏障功能的作用[6]。

2. 抗菌作用

广藿香水提取物和挥发油对沙门菌、大肠杆菌、志贺菌、金黄色葡萄球菌等常见肠道致病菌均有一定的抑制作用[7]。广藿香油对皮肤癣菌具有很好的特异选择性抑制作用[8]。

3. 止咳化痰作用

广藿香挥发油及水提取物能明显延长引起小鼠咳嗽的氨水喷雾时间，促进小鼠气管酚红的排泌，从而发挥止咳化痰的作用[9]。

4. 免疫调节作用

广藿香叶挥发油对小鼠具有免疫调节作用，对小鼠外周白细胞具有非常显著的活化作用，能够活化小鼠腹腔巨噬细胞，脾淋巴细胞增殖[10]。广藿香醇可使免疫功能低下的小鼠胸腺指数、脾指数、血清溶血素含量和廓清指数升高，并且抑制流感病毒感染小鼠脾和胸腺的缩小，使机体免疫功能提高[11]。

5. 抗炎、镇痛作用

广藿香挥发油和水提取物能抑制二甲苯所致的小鼠耳郭肿胀和醋酸所致的小鼠扭体腹痛，对小鼠具有明显的抗炎、镇痛作用[12]。广藿香酮具有抑制中晚期炎症反应的组织液渗出和肿胀作用；其作用可能是通过抑制炎症部位的炎症因子 IL-1β、PGE_2、NO 和 TNF-α 来实现[13]。

6. 抗病毒作用

广藿香二氧化碳超临界萃取部位能显著抑制流感病毒所致小鼠肺炎病变，且能提高流感病毒感染小鼠生存率及延长其生命存活时间[14]。广藿香醇具有抑制病毒增殖的作用，其机制是降低 RLH 通路 RIG-1、IRF-7、IPS-1 的表达量[15]。

附　注　药材市场传统上将广藿香药材商品按产地不同分为石牌产广藿香（简称牌香）、高要产广藿香（简称肇香）、湛江产广藿香（简称湛香）、海南产广藿香（简称南香）。当前牌香、肇香的药材资源较为短缺，市售的广藿香实际上多为南香或湛香。

参考文献

[1] 林彦君,许莉,陈佳江,等.川藿香与广藿香挥发油化学成分 GC-MS 对比分析 [J]. 中国实验方剂学杂志,2013,19(20):100-102.

[2] 黄烈军,穆淑珍,张建新,等.中药广藿香非挥发性化学成分的研究 [J]. 中国中药杂志,2009,34(4):410-413.

[3] 关玲,权丽辉,徐丽珍,等.广藿香化学成分的研究 [J]. 中国中药杂志,1994,19(6):355-356,383.

[4] 陈小夏,何冰,李显奇,等.广藿香胃肠道药理作用 [J]. 中药材,1998,9:462-466.

[5] 谢建辉.广藿香醇抗幽门螺杆菌相关性胃炎机理研究 [D]. 广州：广州中医药大学,2014.

[6] 谢肄聪,唐方.广藿香对肢体缺血-再灌注大鼠肠上皮细胞膜流动性的保护作用 [J]. 中国中西医结合杂志,2009,29(7):639-641.

[7] 刘琥琥,罗集鹏,赖沛炼.广东高要与吴川产广藿香提取物对肠道致病菌抗菌作用的比较研究 [J]. 中药材,1999.22(8):408-450.

[8] 杨得坡,CHAUMONT J P,MILLET J.藿香和广藿香挥发油对皮肤癣菌和条件致病真菌的抑制作用 [J]. 中国药学杂志,2000,35(1):9-11.

[9] 刘尧,毛羽.广藿香挥发油止咳化痰药理实验的研究 [J]. 时珍国医国药,2007,18(8):1920-1921.

[10] 齐珊珊,胡丽萍,陈文娜.广藿香叶挥发油对小鼠免疫调节作用的实验研究 [J]. 中华中医药学刊,2009,27(4):774-776.

[11] 彭绍忠.广藿香抗甲型流感病毒有效成分筛选及评价研究 [D]. 广州：广州中医药大学,2011.

[12] 赵书策,贾强,廖富林.广藿香提取物的抗炎、镇痛药理研究 [J]. 中成药,2007,29(2):285-287.

[13] 何景进.广藿香油和广藿香酮的抗炎抗过敏和免疫调节作用研究 [D]. 广州：广州中医药大学,2013.

[14] 彭绍忠,李耿,秦臻,等.广藿香不同提取部位体内抗流感病毒作用研究 [J]. 时珍国医国药,2011,22(11):2578-2579.

[15] 周畅.广藿香醇对 RLH 免疫通路的影响机制及体外抗 H1N1 感染研究 [D]. 广州：暨南大学,2013.

飞龙掌血

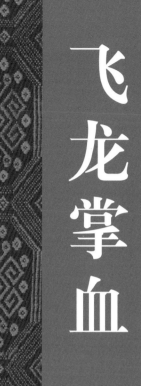

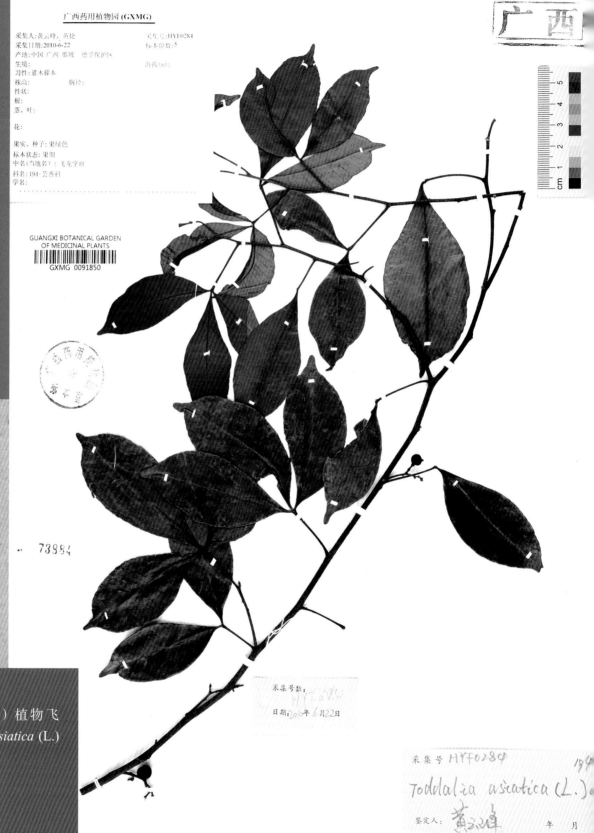

广西药用植物园（GXMG）

采集人:黄云峰，黄捷
采集日期:2010-6-22
产地:中国 广西 那坡 德孚保护区
生境:
习性:灌木藤本
株高:　　　胸径:
性状:
根:
茎、叶:

花:

果实、种子:果绿色
标本状态:果期
中名(当地名)：飞龙掌血
科名:194·芸香科
学名:

GUANGXI BOTANICAL GARDEN
OF MEDICINAL PLANTS
GXMG 0091850

采集号数:
日期:

广 西

来源

芸香科（Rutaceae）植物飞龙掌血 *Toddalia asiatica* (L.) Lam. 的根及茎。

民族名称

【壮族】温肖。
【瑶族】走血风。
【仫佬族】胃卡麻（罗城）。
【苗族】白苦木（融水）。

民 族 应 用

【壮族】药用根、茎。主治痹病，腰痛，胃痛，扭挫伤，各种血证，闭经。内服用量 6~15g；外用适量，捣敷或研末敷患处。

【瑶族】药用根、茎。主治风湿，类风湿关节炎，跌打损伤，外伤出血，胃痛，腹痛，偏瘫。内服用量 10~20g；外用适量

【仫佬族】药用根、茎。水煎服治胃痛，牙痛，跌打损伤；与猪肉煲服治风湿痹痛。内服用量 3~6g；外用适量。

【苗族】药用根、茎。水煎服；治阿米巴痢疾，胃痛，牙痛。内服用量 3~6g；外用适量。

药材性状　根呈圆柱形，弯曲，直径 8~30mm，有分枝；外表黄色或土黄色，具纵皱，刮除栓皮，皮部棕红色呈颗粒状。质硬，不易折断。断面灰黄色；皮部灰棕色，颗粒性；木部具小而密集的小孔。茎呈圆柱形，直径 10~50mm。外表具黑褐色或灰棕色花斑；皮孔密集，呈灰黄色点状或纵长排列，并具乳头状的刺。质坚硬，不易折断。断面皮部暗棕色，呈颗粒性，皮厚 1~4mm；木部黄或灰黄色；木质细密，可见细环状的年轮。气微，味辛、微苦。

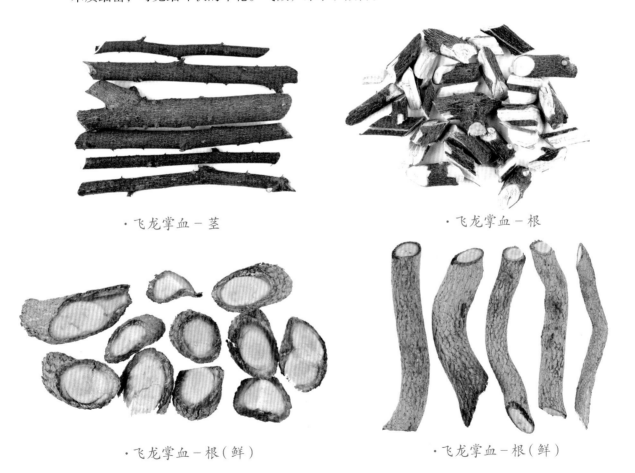

·飞龙掌血－茎　　　　　　　　　　　·飞龙掌血－根

·飞龙掌血－根（鲜）　　　　　　　　·飞龙掌血－根（鲜）

药用源流　飞龙掌血始载于《植物名实图考》，谓："生滇南。粗蔓巨刺，森如鳞甲，新蔓密刺，叶如橘叶，结圆实如枸橘微小。"所述特征及附图与本种相符。《广西中药材标准》（第二册）记载其根和茎具有祛风止痛、散瘀止血的功效；主治风湿痹痛，胃痛，跌打损伤，吐血，衄血，刀伤出血，痛经，闭经，阿米巴痢疾，牙痛，疟疾。

分类位置	种子植物门	被子植物亚门	双子叶植物纲	芸香目	芸香科
	Spermatophyta	Angiospermae	Dicotyledoneae	Rutale	Rutaceae

形态特征 木质蔓生藤本。老茎干有较厚的木栓层及黄灰色、纵向细裂且凸起的皮孔，三、四年生枝上的皮孔圆形而细小，茎枝及叶轴有向下弯钩的锐刺。小叶无柄，对光透视可见密生的透明油点，揉之有类似柑橘叶香气，叶卵形、倒卵形、椭圆形或倒卵状椭圆形，顶部尾状长尖或急尖而钝头，叶缘有细裂齿。花淡黄白色；萼片边缘被短毛；雄花序为伞房状圆锥花序；雌花序呈聚伞圆锥花序。果橙红或朱红色，有 4~8 条纵向浅沟纹，干后甚明显；种皮褐黑色。

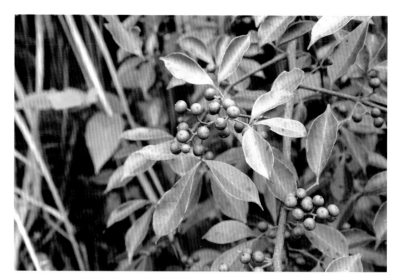

· 飞龙掌血 - 果期

生境分布 生于海拔 2000m 以下的山地灌木林、次生疏林中，常攀援于树干或岩石上。分布于福建、甘肃、广东、广西、贵州、海南、河南、湖北、湖南、陕西、四川、台湾、西藏、云南等。广西全区各地均有分布。

化学成分 根含十八酸、油酸、亚油酸、β- 谷甾醇、茴芹内酯、去甲白屈菜红碱、茴芹香豆素、异茴芹香豆素、珊瑚菜内酯、阿尔洛花椒酰胺、白屈菜红碱、绿原酸、原阿片碱、茵芋碱、白鲜碱、飞龙掌血内酯烯酮、佛手柑内酯、8- 羟基 -6 甲氧基香豆素、毛两面针素等成分[1-3]。茎含飞龙掌血素、飞龙掌血双香豆素、飞龙掌血新双香豆素、白屈菜红碱、橙皮素、橙皮苷等[4]。叶含挥发油，主要成分为石竹烯、反式橙花叔醇、β- 榄香烯和斯巴醇[5]。

药理作用 1. 抗炎、镇痛作用

飞龙掌血根皮醇提取物能抑制二甲苯所致小鼠耳郭肿胀，同时具有良好的镇痛作用，能明显减少冰醋酸所致小鼠扭体反应次数，镇痛率超过 80%；但其水提取物镇痛作用较弱[6]。飞龙掌血生物总碱制剂小鼠灌胃给药能抑制二甲苯所致耳肿胀和琼脂所致足肿胀，抑制羧甲基纤维素钠所致腹腔白细胞游走，抑制醋酸所致小鼠扭体反应[7]。

2. 扩张血管作用

飞龙掌血水提取物给小鼠腹腔注射，其 LD_{50} 为 3.70g/kg，具有直接扩张血管作用，可扩张外周血管、降低心脏前后负荷、扩张冠状动脉、增加心肌供血供氧，从而发挥抗心肌缺血的保护作用。此作用与抑制钙内流有关[8]。

3. 抗病毒作用

飞龙掌血具有很强的抗 H1N1 型流感病毒活性，半数有效剂量（EC_{50}）在 MTS 方法和定量 PCR 中分别为 4.7 mg/L、0.9 mg/L。毒性试验显示半数细胞毒剂量（CC_{50}）为 187.2mg/L，选择指数（SI）在定量 PCR 测试中大于 206。飞龙掌血与病毒同时加入细胞可获得最佳抗病毒效果，病毒感染前、后 24 h 加入飞龙掌血仍然具有一定抗病毒作用[9]。

4. 止血作用

飞龙掌血的根具有止血作用。其氯仿层提取物为最佳止血活性部位，能使给药大鼠血液的凝血酶时间显著缩短，纤维蛋白原含量显著增加，血小板数目显著增加，血小板形态发生延展，部分生出伪足[10]。

5. 毒副作用

飞龙掌血根皮注射液给小鼠腹腔注射的 LD_{50} 为（7.83±1.03）g/kg，根心注射液 LD_{50} 为（19.41±4.05）g/kg。两种注射液腹腔注射的中毒表现为先安静，而后呼吸困难，约 5~7min 肢体抽搐而死亡。飞龙掌血根醇提物小鼠灌胃给药 LD_{50} 为 6.59g/kg，95% 可信区间为 6.45~6.73g/kg。

附　注　本品有小毒。中毒症状为果实多食后引起头晕等，解救方法应采取对症治疗。

参考文献

[1] 石磊,王微,姬志强,等.飞龙掌血石油醚部位的化学成分研究 [J].中国药房,2012,23(27):2531-2532.

[2] 刘志刚,王翔宇,毛北萍,等.飞龙掌血化学成分研究 [J].中药材,2014,37(9):1600-1603.

[3] 刘志刚,谢晓林,余磊,等.RP-HPLC 法同时测定飞龙掌血中 6 种成分的含量 [J].中药材,2019,42(9):2100-2103.

[4] 陈小雪,热合曼·司马义,龙盛京.飞龙掌血茎的化学成分研究 [J].西北药学杂志,2013,28(4):337-339.

[5] 刘志刚,李莹,朱芳芳,等.GC-MS 法分析贵州产飞龙掌血叶中挥发油成分 [J].贵阳学院学报（自然科学版）,2011,6(2):28-30,61.

[6] 刘明,罗春丽,张永萍,等.头花蓼、飞龙掌血的镇痛抗炎及利尿作用研究 [J].贵州医药,2007,31(4):370-371.

[7] 郝小燕,彭琳,叶兰,等.飞龙掌血生物总碱抗炎镇痛作用的研究 [J].中西医结合学报,2004,2(6):450-452.

[8] 任先达.飞龙掌血水提物的扩血管作用及原理初探 [J].暨南大学学报（自然科学与医学版）,1990,11(2):29-35.

[9] 栗世铀,乔延江,肖培根,等.飞龙掌血抗 A 型流感病毒活性的鉴定 [J].中国中药杂志,2005,13:998-1001.

[10] 刘志刚,王翔宇,毛北萍,等.飞龙掌血的止血活性及其机制的研究 [J].华西药学杂志,2016,31(2):157-159.

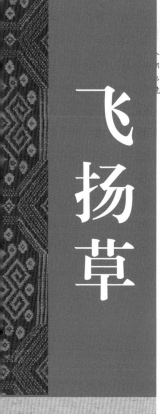

飞扬草

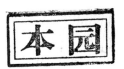
广西壮族自治区
医药研究所采集记录

采集号

年 月 日 份数

海拔 米

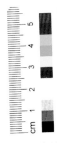

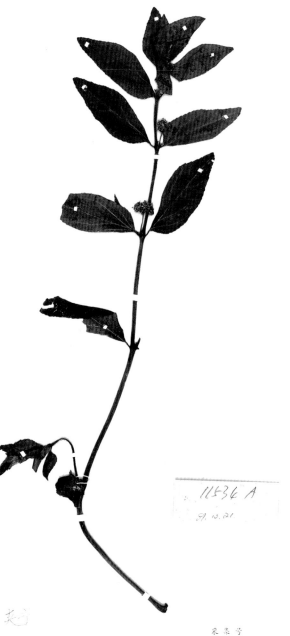

来源

大戟科（Euphorbiaceae）植物飞扬草 *Euphorbia hirta* Linn. 的全草。

民族名称

【壮族】弓强草（靖西），棵弄猫（象州），夏唧（大新）。

【瑶族】匪胀麦（金秀）。

【苗族】乌少怒（融水）。

【毛南族】沃飞纪（环江）。

【京族】飞扬草（防城）。

11536 A
91. 12. 21

采集号 什

采集号 11534A 大飞杨 136

Euphorbia hirta Linn

鉴定人 1982 年 3 月 2

民 族 应 用

【壮族】药用全草。水煎服治遗尿，痢疾，腹泻；水煎洗患处治湿疹；捣烂敷患处治疔疮；鲜品折断的乳汁涂患处治红癣。

【瑶族】药用全草。水煎服治胃病，痢疾，腹泻；水煎洗患处治湿疹；捣烂敷患处治疔疮。

【苗族】药用全草。水煎服治痢疾，腹泻；水煎服兼捣烂敷患处治乳痈。

【毛南族】药用全草。水煎服治痢疾，腹泻。

【京族】药用全草。鲜品捣烂塞鼻（塞药前 10min 先服黄糖 15g）治鼻窦炎。

内服用量 10~20g；外用适量。

药材性状 茎呈近圆柱形，长 15~50cm，直径 1~3mm；表面黄褐色或浅棕红色；质脆，易折断，断面中空；地上部分被长粗毛。叶对生，皱缩，展平后叶片椭圆状卵形或略近菱形，长 1~4cm，宽 0.5~1.3cm；绿褐色，先端急尖或钝，基部偏斜，边缘有细锯齿，有 3 条较明显的叶脉。聚伞花序密集成头状，腋生。蒴果呈卵状三棱形。气微，味淡、微涩。

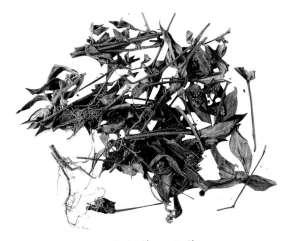

·飞扬草 - 全草

药用源流 飞扬草始载于《生草药性备要》，谓："大飞羊，性味相同。治浮游虚火，敷牙肉肿痛。叶如柳叶，仍有白蕊。"《中华人民共和国药典》（2020 年版　一部）记载其具有清热解毒、利湿止痒、通乳的功效；主治肺痈，乳痈，疔疮肿毒，牙疳，痢疾，泄泻，热淋，血尿，湿疹，脚癣，皮肤瘙痒，产后少乳。

分类位置	种子植物门	被子植物亚门	双子叶植物纲	大戟目	大戟科
	Spermatophyta	Angiospermae	Dicotyledoneae	Eophorbiales	Euphorbiaceae

形态特征 一年生草本。茎单一，自中部向上分枝，被褐色的多细胞粗硬毛。叶对生，披针状长圆形，先端极尖或钝，基部略偏斜；叶面绿色，叶背灰绿色，两面均具柔毛；叶柄极短。花序多数，头状；总苞钟状，被柔毛，边缘 5 裂；腺体 4，杯状，边缘具白色附属物；雄花数枚；雌花 1 枚，具短梗；花柱 3，分离；柱头 2 浅裂。蒴果呈三棱状，被短柔毛，成熟时分裂为 3 个分果爿。

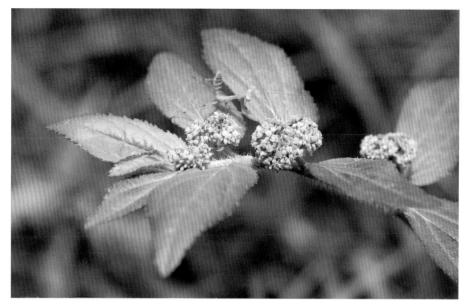

·飞扬草－花期

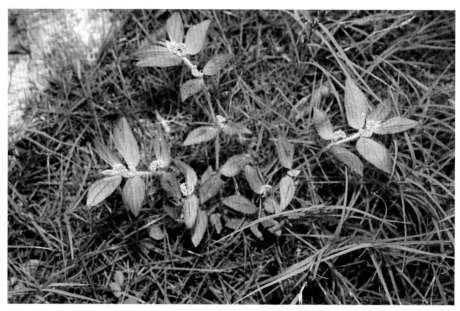

·飞扬草－植株

生境分布 生于路旁、草丛、灌丛及山坡，多见于砂质土。分布于江西、湖南、福建、台湾、广东、广西、海南、四川、贵州和云南等。广西全区各地均有分布。

化学成分 地上部分含邻苯二甲酸二异丁基酯、邻苯二甲酸二乙基己基酯、高车前素、过氧化乙酰、槲皮素、没食子酸、euphorhirtins A-D、5-methoxyvirgatusin、β-谷甾醇、原儿茶酸、豆甾醇等[1,2]。叶中含没食子酸、槲皮苷、杨梅苷、3,4-di-O-没食子鸡钠酸、2,4,6-tri-O-galloyl-D-glucose和1,2,3,4,6-penta-O-galloyl-β-D-glucose[3]。

药理作用 1. 抗过敏作用
飞扬草的乙醇提取物具有显著的抗过敏作用，可预防和治疗大鼠全身性皮肤过敏反应，并抑制抗DNP-HAS蛋白激活的大鼠腹腔肥大细胞释放 TNF-α 和 IL-6[4]。飞扬草95%乙醇提取物在各动物模型中均显示出抗组胺、免疫抑制和抗炎特性,可抑制大鼠早期和晚期阶段过敏反应[5]。

2. 抗焦虑、镇痛作用

飞扬草全草用水、乙醇或含水乙醇提取,提取液经冻干或喷雾干燥所得的产物具有镇痛、抗焦虑效果[6]。飞扬草水提取物对小鼠有中枢镇痛作用,其作用类似吗啡[7]。

3. 止泻作用

飞扬草冻干煎剂(剂量为 350~700mg/kg)具有止泻作用。该冻干煎剂可延缓蓖麻油加速的肠蠕动,其止泻作用与栎素有关[8]。

4. 抗菌作用

飞扬草提取液对常见食品腐败菌有较强的抑菌作用,其抑制大肠杆菌、金黄色葡萄球菌、苏云金芽孢杆菌的最低体积分数为 0.156%,抑制根霉菌和青霉菌的体积分数为 0.625%,抑制枯草芽孢杆菌、曲霉菌、酵母菌的最低体积分数分别为 0.078%、0.313% 和 1.25%[9]。

5. 解热、抗炎作用

飞扬草水提取物能降低高体温大鼠的直肠温度,对体温正常大鼠亦有一过性降温作用。对大鼠急性炎症过程,在 100mg/kg 剂量以上有剂量相关的作用,与参比非甾体抗炎药吲哚美辛(10mg/kg)的效果相当。对慢性炎症过程,给大鼠日剂量为 200mg/kg 和 400mg/kg 的提取物未能抑制局部水肿的发展,而消炎痛则有抑制作用,但与参比的非甾体抗炎药不同,它通过升高大鼠的痛阈值抑制痛觉过敏[7]。

6. 抗高血压和止渴作用

飞扬草提取物(500μg)具有抑制血管紧张肽转化酶作用,抑制率达 90% 以上,其有效部位是低极性和极性部分。Wistar 雌性大鼠给予腹腔注射飞扬草提取物 40mg/ml,其饮水量显著降低,并持续 2h,表明飞扬草提取物具有止渴作用[10]。

7. 抗氧化作用

飞扬草总黄酮对 DPPH 自由基和 ABTS+ 自由基均有较好的清除作用,其 IC_{50} 值分别为 56.1μg/ml 和 60.7μg/ml。其黄酮类成分大多具有酚羟基基团,具有较好的抗氧化活性[11]。

参考文献

[1] 王壹,蒋金和,陈业高,等.飞扬草化学成分研究 [J].安徽农业科学,2012,40(7):4060-4062.

[2] 张玲.飞扬草化学成分及生物活性研究 [D].济南:山东大学,2019.

[3] 陈玲.飞扬草叶中的多酚类成分研究 [J].中国中药杂志,1991,16(1):38-39,64.

[4]YOUSSOUF M S, KAISER P, TAHIR M, et al.Anti-anaphylactic effect of *Euphorbia hirta*[J].Fitoter apia,2007,78(7-8):535-539.

[5]SINGH G D,KAISER P,YOUSSOUF M S, et al.Inhibition of early and late phase allergic reactions by *Euphorbia hirta* L. [J].Phytotherapy Research,2006,20(4):316-321.

[6] 飞扬草制成止痛和抗焦虑的制剂 [J].国外医药植物药分册,1991,6(4):185.

[7] 章鸣.飞扬草的镇痛解热和抗炎作用 [J].国外医药·植物药分册,1992,7(1):36-37.

[8] 蔡幼清,李宗友.飞扬草提取物的止泻作用和一种活性黄酮类成分的分离 [J].国外医学中医中药分册,1994,16(3):38-39.

[9] 陆志科,黎深,谭军.飞扬草提取物的抗菌性能研究 [J].西北林学院学报,2009,24(5):110-113.

[10] 杜海燕,李宗友.飞扬草提取物的血管紧张肽转化酶抑制作用和止渴作用 [J].国外医学中医中药分册,1998,20(4):44-45.

[11] 庞玉新,张新蕊,于福来,等.大飞扬总黄酮提取工艺优化及抗氧化活性测定 [J].广西植物,2015,35(1):115-119,125.

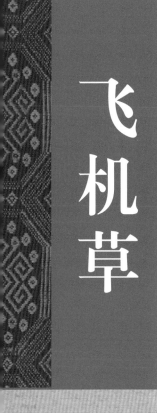

飞机草

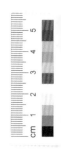

全国中药资源普查标本采集记录表

采集号:	450521121121130LY	采集人	合浦县普查队
采集日期:	2012年11月21日	海拔(m)	70.0
采集地点:	广西壮族自治区北海市合浦县常乐镇北城村		
经度:	109°30′05″	纬度	21°50′24″
植被类型:	灌丛	生活型	多年生草本植物
水分生态类型:	中生植物	光生态类型	阳性植物
土壤生态类型:		温度生态类型	中温植物
资源类型:	野生植物	出现多度	多
株高(cm):	300	直径(cm)	
根:		茎（树皮）	
		芽	
叶:		果实和种子	
花:	白色		
植物名:	飞机草	科名	菊科
学名:	Eupatorium odoratum L.		
药材名:		药材别名	
药用部位:		标本类型	腊叶标本
用途:		药用	
备注:			
条形码:			

450521LY0015

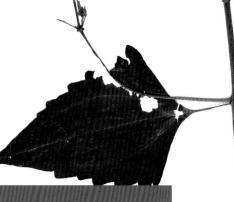

来源

菊科(Asteraceae)植物飞机草 *Chromolaena odorata*(L.) R. M.King & H. Rob.[*Eupatorium odoratum* L.] 的叶、全草。

民族名称

【壮族】夜摸草（扶绥），Gim'oujgya。

154825

采集号 450521121121130LY
菊科

飞机草

Eupatorium odoratum L.

鉴定人 韦松基 戴忠华
2013 年 5 月 14 日

第四次全国中药资源普查

民 族 应 用

【壮族】药用叶、全草。叶捣烂调酒涂患处治烧烫伤。全草捣烂敷患处治跌打肿痛，外伤出血，疮疡肿毒；水煎外洗患处治皮肤湿疹，疥癣；揉烂涂下肢或捣烂敷伤口可预防旱蚂蝗咬伤。全草有毒。外用适量。

药材性状　茎圆柱形，有细条纹，被毛。叶片具叶柄，展开后呈卵状三角形，被柔毛及腺点，叶基三出脉，叶缘锯齿。花序梗密被毛；头状花序，苞片被毛。气微，味辛、性温。

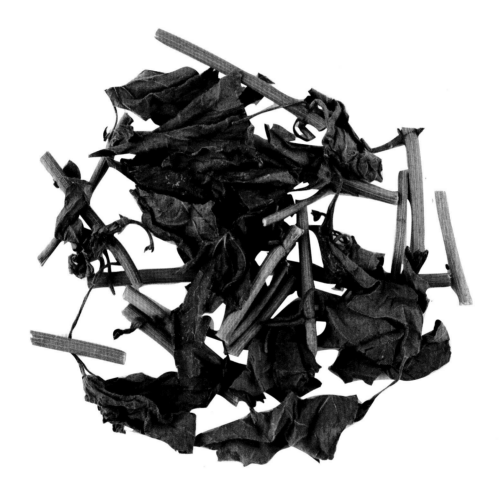

· 飞机草－全草

药用源流　《全国中草药汇编》记载其全草具有散瘀消肿、止血、杀虫的功效；主治跌打肿痛，外伤出血，旱蚂蝗叮咬出血不止，疮疡肿毒；鲜叶揉碎涂下肢可防治蚂蟥叮咬。

	种子植物门	被子植物亚门	双子叶植物纲	菊目	菊科
分类位置	Spermatophyta	Angiospermae	Dicotyledoneae	Asterales	Asteraceae(Compositae)

形态特征 多年生草本。茎直立，高 1~3m，有细条纹，全株被毛。叶对生，卵形或三角形，长 4~10cm，宽 1.5~5cm，被长柔毛及红棕色腺点，基出三脉。头状花序，花序梗粗壮，密被短柔毛；总苞圆柱形，3~4 层，覆瓦状排列，外层苞片卵形，被短柔毛，顶端钝，中层及内层苞片长圆形，顶端渐尖；花白色或粉红色，花冠长 5mm。瘦果，黑褐色，5 棱，无腺点，沿棱有短柔毛。

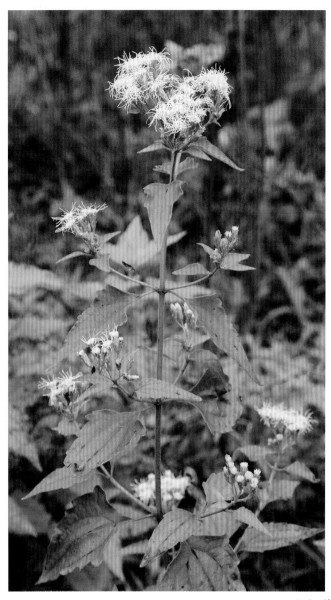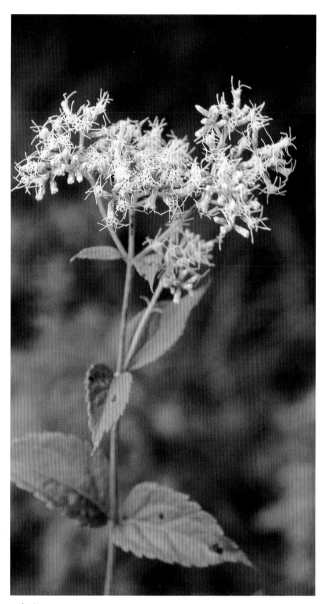

· 飞机草 - 花期

生境分布 生于林缘、路旁、空旷荒地、田边。分布于福建、海南、广西、广东、云南等。广西全区各地均有分布。

化学成分 全草含黄酮类、萜类及挥发油等。有山柰酚 -3- 甲氧基、鼠李素、柽柳素、槲皮素、山柰酚、洋芹素、木犀草素、二氢山柰素[1]、飞机草素、五桠果素、柳穿鱼黄素、金合欢素、槲皮黄素 -7-4'- 二甲基醚、异樱花素、山柰酚 -4'- 甲基醚[2]、9- 甲基 -10- 亚甲基 - 三环 [4,2,1,1(2,5)] 癸 -9- 醇、富马酸乙基 -2-(2- 亚甲基环丙基) 丙酯、4-(4- 羟基 -2,2,6- 三甲基 -7 氧杂双

环 [4,1,0] 庚 –1– 基）–3– 丁烯 –2– 酮、4– 羟基 –2– 戊酮 [3]、异泽兰黄素、橙皮苷、金圣草黄素、丁香油酚 –β–D– 吡喃葡萄糖苷、4',5,6,7– 四甲氧基黄酮、4'– 羟基 –5,6,7– 三甲氧基二氢黄酮、香叶木素、5,6,7,8– 四羟基 –4'– 甲氧基二氢黄酮、3– 山奈酚芸香糖苷等 [4]。

药理作用 1. 抗炎作用

飞机草水提取物口服 25mg/kg、50mg/kg、100mg/kg、200mg/kg 四个不同剂量，200mg/kg 剂量对角叉菜胶诱导的水肿、棉球诱导的肉芽肿和甲醛诱导的水肿能达到最高的消肿功效 [5]。

2. 血小板活性因子拮抗作用

飞机草叶提取物对血小板活性因子（PAF）受体结合有很高的抑制作用，质量浓度 18.2mg/ml 即达到 79.2 ± 2.1% 的抑制率。从叶提取物中分离得到的 11 个黄酮化合物中有 8 个在 18.2mg/ml 时显示了超过 50% 的抑制活性，提示飞机草叶提取物可能对与 PAF 生成过量有关的疾病如哮喘、败血性休克等具有治疗意义 [6]。

3. 抗肿瘤作用

飞机草中金合欢素对肺癌小细胞（NCI–H187）有中等的细胞毒活性（MIC 值 24.6μmol/L）；木犀草素对肺癌小细胞有中等的细胞毒活性（MIC 值 19.2μmol/L），对人胸腺癌（BC）细胞有较弱的毒性（MIC 值 38.4μmol/L）[7]。飞机草中的 4',5,6,7– 四甲氧基黄酮对人子宫颈癌 HeLa 细胞、人肾癌 Sn12–PM6 细胞和人慢性粒细胞白血病 K562 细胞有显著的增殖抑制活性作用；柽柳素、4'– 羟基 –5,6,7– 三甲氧基二氢黄酮、香叶木素对人慢性粒细胞白血病 K562 细胞的增殖具有较强的抑制活性 [4]。

附　注 飞机草又名香泽兰，原产美洲。第二次世界大战期间引入海南，现广西全区各地山坡、山脚、荒草地、路边等常见，属外来入侵杂草。飞机草全草有毒，不宜内服。

参考文献

[1] 袁经权 , 杨峻山 , 缪剑华 . 飞机草黄酮类成分的研究 [J]. 中药材 ,2007,30(6):657–660.

[2] 袁经权 , 杨峻山 , 缪剑华 . 飞机草化学成分研究 [J]. 中草药 ,2005,36(12):1771–1773.

[3] 袁经权 , 冯洁 , 杨峻山 , 等 . 飞机草挥发油成分的 GC–MS 分析 [J]. 中国现代应用药学杂志 ,2008,25(3):202–204.

[4] 刘培玉 . 飞机草化学成分及药理活性研究 [D]. 石家庄 : 河北医科大学 ,2015.

[5]OWOYELE V B,ADEDIJI J O,SOLADOYE A O.Anti–inflammatory activity of aqueous leaf extract of *Chromolaena Odorata*[J].Inflammopharmacology,2005,13(5–6):479–484.

[6]LING S K,Md.PISAR M,MAN S.Platelet–activating factor (PAF) receptor binding antagonist activity of the methanol extracts and isolated flavonoids from *Chromolaena odorata* (L.) King and Robinson[J].Biological & Pharmaceutical Bulletin,2007,30(6):1150–1152.

[7]SUKSAMRARN A,CHOTIPONG A,SUAVANSRI T,et al.Antimycobacterial activity and cytotoxicity of flavonoids from the flowers of *Chromolaena odorata*[J].Archives of Pharmacal Research,2004,27(5):507–511.

马扫帚

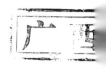

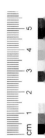

广西植物研究所采集记录

采集人：黄俞松，吴磊等　采集号：LYJX0533
采集日期：2010 年 9 月 18 日
采集地点：靖西邦亮保护区魁打乡扶颓村
海拔：840m
环境：石灰岩山坡
分布：少见
性状：灌木
树皮：
叶：
花：淡紫色
果：
用途：
中名：胡椒属
土名：
学名：
科名：
标本份数：4
附记：

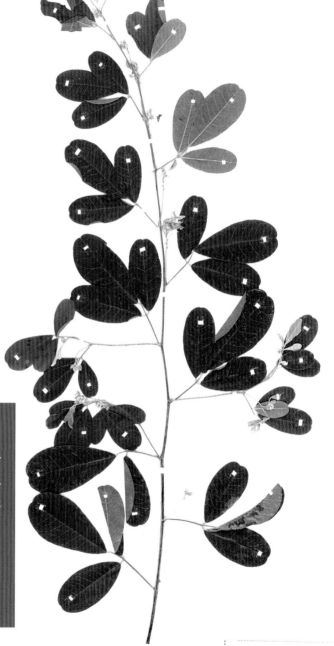

74189

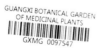

采集编号（Coll. No.）：LYJX0533
蝶形花科 Papilionaceae

美丽胡枝子
Lespedeza formosa (Vogel) Koehne

鉴定人（Det.）：刘演

来源

蝶形花科（Papilionaceae）植物美丽胡枝子
Lespedeza thunbergii. subsp. *formosa*（vogel.）H.
Ohashi[*Lespedeza formosa* (Vog.) Koehne] 的根
或全株。

民族名称

【瑶族】根民旦（金秀），谋见亮，把天门。
【侗族】美敏多（三江）。

民 族 应 用

【瑶族】药用根或全株。水煎服治风湿骨痛，关节痛，腰腿痛，跌打损伤，骨折，脱臼。内服用量 15~30g，水煎或浸酒服；外用根皮适量捣敷。

【侗族】药用根或全株。水煎服治痢疾；捣烂敷患处治骨折，跌打肿痛。内服用量 15g；外用适量。

药材性状　根呈不规则圆柱形，根皮外表面粗糙，棕红色至棕色，栓皮脱落露出浅棕红色皮部。气微，味淡。茎呈圆柱形，棕色至棕褐色，多分枝，小枝常有纵沟，幼枝密被短柔毛。复叶 3 小叶，多皱缩，小叶展平后呈卵形、卵状椭圆形或椭圆状披针形，长 1.5~9cm，宽 1~5cm；叶端急尖，圆钝或微凹，有小尖，叶基楔形；上面绿色至棕绿色，下面灰绿色，密生短柔毛。偶见花序，总花梗密生短柔毛，花萼钟状，花冠暗紫红色。荚果近卵形，长 5~12mm，有短尖及锈色短柔毛。气微清香，味淡。

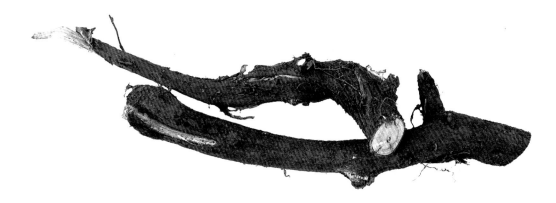

· 马扫帚 - 根

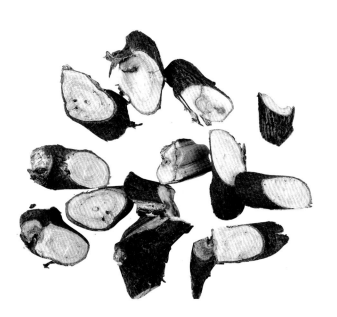

· 马扫帚 - 根

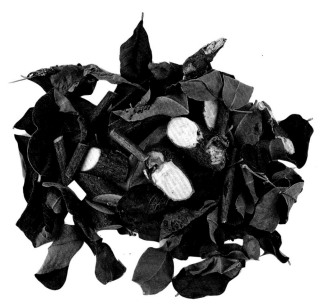

· 马扫帚 - 全株

药用源流 《广西本草选编》记载其根和花具有活血散瘀、消肿止痛的功效。根主治跌打肿痛，风湿骨痛，肺痈；花主治肺热咯血，便血，尿血。《中华本草》记载其茎叶具有清热利尿通淋的功效；主治热淋，小便不利。其花具有清热凉血的功效；主治肺热咳嗽，便血，尿血。根具有清热解毒、祛风除湿、活血止痛的功效；主治肺痈，乳痈，疖肿，腹泻，风湿痹痛，跌打损伤，骨折。

分类位置	种子植物门	被子植物亚门	双子叶植物纲	豆目	蝶形花科
	Spermatophyta	Angiospermae	Dicotyledoneae	Legumiales	Papilionaceae

形态特征 灌木。小枝常有纵沟，被疏柔毛。三出复叶互生，叶柄被短柔毛；小叶椭圆形、长圆状椭圆形或椭圆状披针形，两端稍尖或稍钝。总状花序腋生，总花梗长可达10cm，被短柔毛；花萼钟状，5深裂，外面密被短柔毛；花冠蝶形，紫红色；雄蕊10个，2束；子房有胚珠1颗。荚果近卵形，表面具网纹且被疏柔毛。

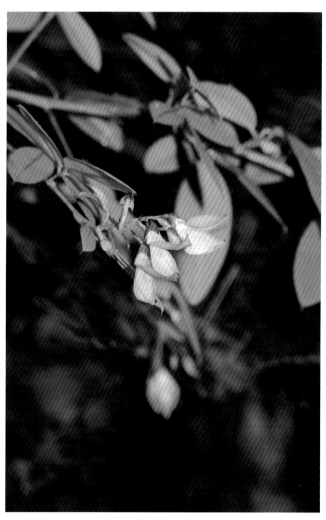

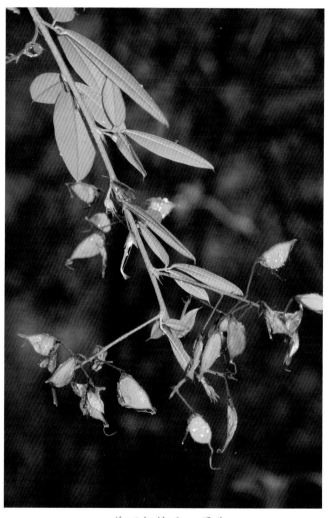

· 美丽胡枝子－花期　　　　　　　· 美丽胡枝子－果期

生境分布 生于海拔 2100m 以下山坡、路旁及林缘灌丛中。分布于河北、陕西、甘肃、山东、江苏、安徽、浙江、江西、福建、河南、湖北、湖南、广东、广西、四川、云南等。广西主要分布在邕宁、柳城、临桂、桂林、龙胜、苍梧、梧州、灵山、博白、钟山、贺州、富川、象州、金秀、宁明等。

化学成分 含 β- 谷甾醇、豆甾醇、白桦脂酸、油桐三萜酸、芹菜素、黄芩素、杜鹃素、β- 香树脂醇、儿茶精、肉桂酸、3,4- 二羟基肉桂酸、没食子儿茶精、原矢车菊素 B-3、原飞燕草素 B-3、山奈酚、对羟基肉桂酸、对羟基苯甲酸、10,10- 二羟基二十五烷酸[1]、槲皮苷[2]、胡枝子己素、胡枝子庚素等成分[3]。

药理作用 1. 解热、抗炎作用

美丽胡枝子提取物对酵母菌致发热大鼠有良好的解热抗炎作用,其作用由强到弱依次为乙酸乙酯部位、正丁醇部位、水部位和石油醚部位,其机制可能与降低血液和下丘脑促炎因子水平有关[4]。

2. 其他作用

美丽胡枝子根皮富含槲皮苷,其具有降低血压、增强毛细血管抵抗力、减少毛细管脆性、降血脂、扩张冠状动脉、增加冠脉血流量等作用[5]。

附　注 美丽胡枝子根皮在湖北民间广为应用,并作为顽癣净等中成药的主要原料,习称湖北紫荆皮。

参考文献

[1] 李景荣 . 胡枝子属药用植物的化学研究 [D]. 南京 : 中国药科大学 ,1989.

[2] 吴和珍 , 陆毅 , 艾伦强 , 等 . 反相高效液相色谱法测定美丽胡枝子根皮和茎皮中槲皮苷的含量 [J]. 医药导报 ,2009,28(4):513-515.

[3]LI JR,YUAN HM,WANG MS.Two flavanones from the root bark of *Lespedeza Formosa*[J]. Phytochemistry, 1992,31(10):3664-3665.

[4] 傅静 , 许立拔 , 张莹 , 等 . 美丽胡枝子不同提取部位对酵母菌致热大鼠发热的影响 [J]. 中国新药杂志 ,2020,29(14):1642-1647.

[5] 崔山风 . 槲皮素的研究进展 [J]. 西北药学杂志 ,2006,21(6):279-281.

马尾千金草

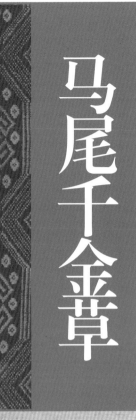

第四次全国中药资源普查采集记录

采集人：黄宝优、黄颖峰
采集号：451025130612001LY
采集日期：2013 年 6 月 12 日
采集地点：广西靖西县端午药市
经度：_E_ 纬度：_N_
海拔：_
环境：_
出现频度：_ 资源类型：_
性状：草本
重要特征：
科名：_
植物名：_ 别名：
学名：
药材名： 入药部位：
标本份数：1
用途：
备注：

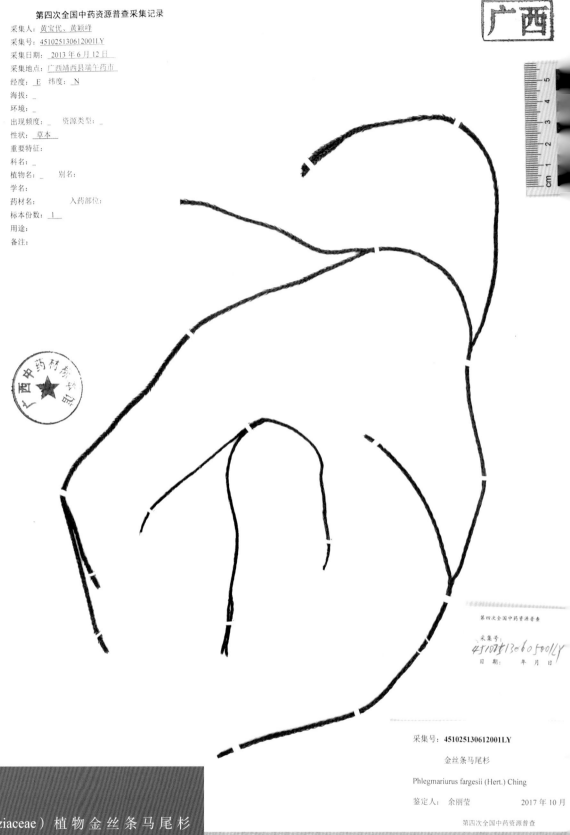

采集号：451025130612001LY

金丝条马尾杉

Phlegmariurus fargesii (Hert.) Ching

鉴定人：余丽莹　　　　2017 年 10 月

第四次全国中药资源普查

来源
石杉科（Huperziaceae）植物金丝条马尾杉
Phlegmariurus fargesii (Herter) Ching 的全草。

民族名称
【瑶族】成金咪。

民 族 应 用

【瑶族】药用全草。水煎服治风湿骨痛，跌打损伤，脑血管病，脉管炎，颈椎病，腰椎病，痛经，闭经。内服用量 3~6g；外用适量。

药材性状 干燥全草青绿色，细长，多分枝，质柔软光滑，略有光亮。鳞叶排列紧密，不刺手。多无根，如有根部残留，则可见黄白色或灰白色的绵毛。气微，味淡。

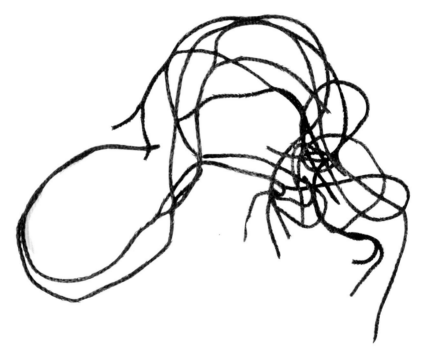

·马尾千金草－全草

药用源流 《广西中药材标准》（1990 年版）记载其具有舒筋活络、祛风湿的功效；主治跌打损伤，肌肉痉挛，筋骨疼痛。

分类位置	蕨类植物门	石松纲	石松目	石杉科
	Pteridophyta	Lycopodiinae	Lycopodiales	Huperziaceae

形态特征 中型附生蕨类。茎簇生，1 至多回二叉分枝，枝连叶绳索状，侧枝等长。营养叶密生，中上部的叶披针形，紧贴枝上，长不足 5mm，宽约 3mm，基部楔形，顶端渐尖，背面隆起，中脉不显，坚硬，全缘。孢子囊穗顶生，直径 1.5~2.3mm；孢子叶卵形和披针形，基部楔形，先端具尖头，中脉不显，全缘；孢子囊生于孢子叶腋，露出孢子叶外，肾形，2 瓣开裂，黄色。

生境分布 附生于海拔 100~1900m 的林下树干上。分布于台湾、广西、重庆、四川、云南等。广西主要分布在桂林、临桂、兴安、龙胜、资源、金秀等。

化学成分 全草含石杉碱甲、石杉碱乙[1,2]、千层塔烯二醇、千层塔三醇、千层塔烯三醇[3]、phlefargesiine A[4]、fargesiine A-C[5]等。

药理作用 金丝条马尾杉所含成分石杉碱甲为一种强效的可逆性胆碱酯酶抑制剂,主要用于治疗重症肌无力;能改善老年性记忆功能减退,可明显提高老年痴呆症患者的记忆、认知和行为功能[6-8]。此外,石杉碱甲可削弱小胶质细胞介导的炎性反应[9]。

附　注 市场上常见以同属植物龙骨马尾杉代用,功效稍逊。本品服用量过大可出现恶心、呕吐及头晕等副作用。

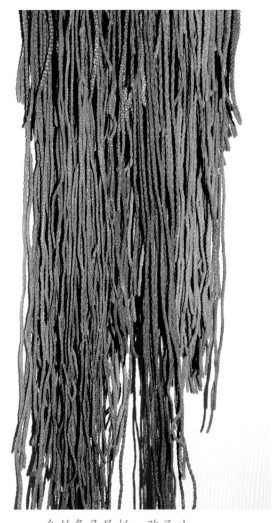

· 金丝条马尾杉 - 孢子叶

参考文献

[1]赵惠,覃兰芳,黄云峰.HPLC法同时测定17种石杉亚科植物石杉碱甲、乙[J].中成药,2018,40(3):637-642.

[2]王峻,吴伟,潘胜利.HPLC法测定6种石杉科植物中石杉碱甲的含量[J].中草药,2003,34(7):607-608.

[3]TSUDA Y,FUJIMOTO T,ISOBE K,et al.Chemotaxonomical studies on the triterpenoids of Lycopodium plants[J].Yakugaku Zasshi,1974,94(8):970-970.

[4]MENG W J,XIONGJ,WANG W X,et al.Phlefargesiine A,a C$_{16}$N$_2$ Lycopodium alkaloid with an unprecedented [6/7/6/6]-tetracyclic skeleton from *Phlegmariurus fargesii*[J].Tetrahedron Letters,2016,57(29):3218-3221.

[5]HAO L J,ZHOU Y J,WANG L L,et al.ChemInform Abstract:Three New Lycopodium Alkaloids from *Phlegmariurus fargesii*[J].Helvetica Chimica Acta,2016,99(3):228-231.

[6]李花.石杉碱甲的药理作用及临床应用[J].现代医药卫生,2007,23(17):2596-2597.

[7]洪思佳,王一涛,李铭源.石杉碱甲药理与临床研究进展[J].中药药理与临床,2007,23(1):83-86.

[8]严伟民.石杉碱甲国内临床应用研究进展[J].上海医药,2009,30(10):457-459.

[9]黄健章.石杉碱甲削弱脂多糖诱导的大鼠小胶质细胞炎性反应[J].今日药学,2007,27(4):252-253.

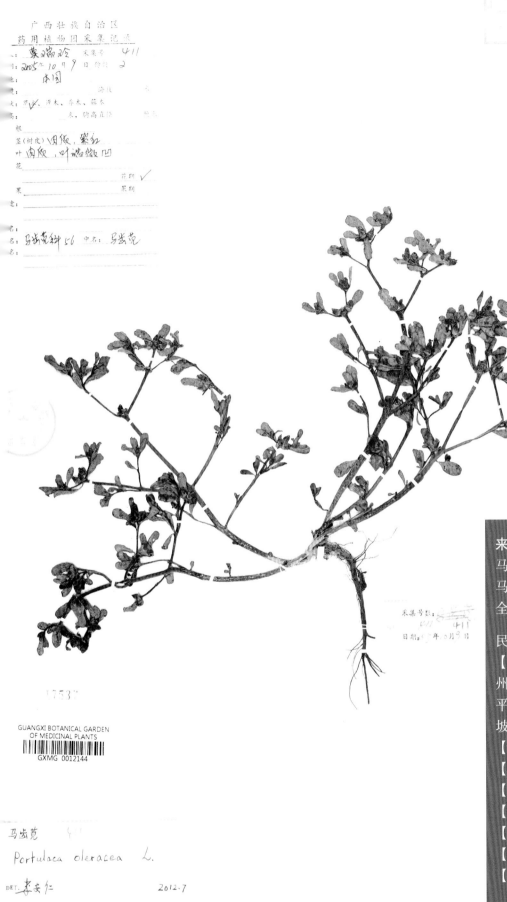

马齿苋

来源

马齿苋科（Portulacaceae）植物马齿苋 *Portulaca oleracea* L. 的全草。

民族名称

【壮族】兵谷（上林），北淹筛（象州），别毋连（环江），兵头匙（桂平），比林肥（天峨），汾头（那坡），拍美（龙州）。

【瑶族】莫瑞来（金秀）。

【仫佬族】马有骂（罗城）。

【侗族】骂碑神，三江。

【苗族】霍威（融水）。

【毛南族】马朱宁（环江）。

【京族】赵滩（防城）。

【彝族】燕捻西（隆林）。

民族应用

【壮族】药用全草。水煎服或水煎冲蜜糖服或捣烂取汁服，治痢疾，肠炎腹泻，肝炎，肺炎，胃出血，白带异常，异常子宫出血；捣烂敷患处治疔疮；调酸醋涂患处治湿疹，带状疱疹。

【瑶族】药用全草。水煎服或水煎冲蜜糖服或捣烂取汁服，治痢疾，肠炎腹泻，肺热咳嗽。

【仫佬族】药用全草。水煎服或水煎冲蜜糖服或捣烂取汁服，治痢疾，肠炎腹泻；水煎洗患处治稻田皮炎。

【侗族】药用全草。水煎服或水煎冲蜜糖服或捣烂取汁服，治痢疾，肠炎腹泻；捣烂敷患处治骨折。

【苗族】药用全草。水煎服或水煎冲蜜糖服或捣烂取汁服，治痢疾，肠炎腹泻，咽喉痛，牙痛；捣烂敷患处治无名肿毒。

【毛南族、京族】药用全草。水煎服或水煎冲蜜糖服或捣烂取汁服，治痢疾，肠炎腹泻。

内服用量30g；外用适量（多用鲜品）

药材性状 多皱缩卷曲，常结成团。茎圆柱形，长可达30cm，直径0.1~0.2cm，表面黄褐色，有明显纵沟纹。叶对生或互生，易破碎，完整叶片倒卵形，长1~2.5cm，宽0.5~1.5cm，绿褐色，先端钝平或微缺，全缘。花小，3~5朵生于枝端。蒴果圆锥形，长约5mm，内含多数细小种子。气微，味微酸。

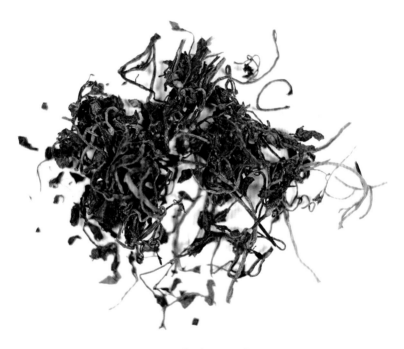

· 马齿苋 – 全草

药用源流 马齿苋始载于《本草经集注》："今马苋别一种，布地生，实至微细，俗呼为马齿苋。亦可食，小酸。"指出了马齿苋具有铺地而生、味酸的特点。《本草图经》记载："马齿苋旧不著所出州土，今处处有之。虽名苋类而苗叶与人苋辈都不相似。又名五行草，以其叶青、梗赤、花黄、根白、子黑也。"《本草纲目》记载："马齿苋处处园野生之。柔茎布地，细叶对生。六七月开细花，结小尖实，实中细子如葶苈子状。人多采苗煮晒为蔬。"结合本草所述特征及其附图，其与今所用的马齿苋一致。《中华人民共和国药典》（2020年版 一部）记载其具有清热解毒、凉血止血、止痢的功效；主治热毒血痢，痈肿疔疮，湿疹，丹毒，蛇虫咬伤，便血，痔血，崩漏下血。

分类位置	种子植物门	被子植物亚门	双子叶植物纲	石竹目	马齿苋科
	Spermatophyta	Angiospermae	Dicotyledoneae	Caryophyllales	Portulacaceae

形态特征 一年生草本。全株无毛。茎多分枝，圆柱形。叶多互生，叶片扁平，肥厚，倒卵形，似马齿状，长 1~3cm，宽 0.6~1.5cm；叶柄粗短。花无梗，常 3~5 朵簇生枝端，午时盛开；苞片 2~6，叶状，膜质；萼片 2，盔形，左右压扁；花瓣 5，黄色，倒卵形，长 3~5mm；子房无毛，柱头 4~6 裂，线形。蒴果卵球形，盖裂；种子偏斜球形，黑褐色。

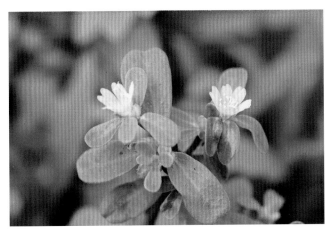

·马齿苋－花期

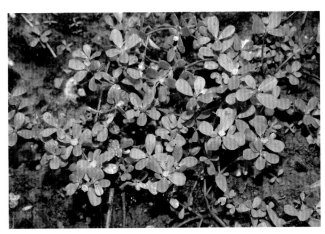

·马齿苋－植株

生境分布 生于菜园、农田、路旁。广布温带和热带地区，分布于全国各省区。广西全区各地均有分布。

化学成分 主要含生物碱类、黄酮类、有机酸类、多糖、香豆素类等成分，以及萜类、醛类和酯类等化学成分。生物碱类成分主要为去甲肾上腺素、多巴胺、多巴[1,2]、马齿苋碱 I－II[3]、马齿苋酰胺 A–I、马齿苋酰胺 K–L、马齿苋酰胺 N、马齿苋酰胺 O–S[4,5]等。全草中所含总黄酮质量分数为 7.67%[6]，黄酮类化合物有芹菜素、山柰酚[7]、橙皮苷等[8]。有机酸类成分有咖啡酸[8]。含有由葡萄糖、半乳糖、甘露糖、果糖、木糖和阿拉伯糖组成的相对分子质量为 57 kDa 的多糖[9]。香豆素类成分主要有反式–对香豆酸[7]、6,7–二羟基香豆素[10]、佛手内酯、东莨菪亭、异茴香内酯、lonchocarpic acid、lonchocarpenin 和大叶桉亭等[11]。

药理作用 1. 抗炎作用

马齿苋水提取物可显著抑制由二甲苯所致小鼠耳郭肿胀，提示马齿苋水提取物具有明显的抗炎作用[12]。马齿苋水、正丁醇、乙酸乙酯、石油醚提取物均能促进 RAW264.7 巨噬细胞的增殖，抑制 LPS 诱导的巨噬细胞分泌 NO，具有潜在的抗炎活性[13]。

2. 降血糖、降血脂作用

马齿苋多糖、生物碱和多酚类组分对链脲佐菌素（STZ）诱导的糖尿病小鼠均具有明显降血糖活性，且这 3 类组分整体给药降血糖效果更佳[14]。马齿苋口服液通过提高大鼠血清中 ADPN、降低 LEP 含量，减少高脂大鼠血清三酰甘油（TG）、总胆固醇（TC）含量，降低谷丙转氨酶（ALT）、谷草转氨酶（AST）活性，预防大鼠高血脂[15]。

3. 抗菌作用

马齿苋黄酮类化合物通过破坏细菌细胞膜，使其内容物外渗，抑制大肠杆菌、金黄色葡萄球菌、酵母菌的生长[16]。马齿苋汁对痢疾杆菌、枯草杆菌等具有抑制作用，且呈剂量依赖性[17]。

4. 抗肿瘤作用

马齿苋多糖能够抑制子宫颈癌移植瘤的生长、诱导癌细胞凋亡、干扰氧化供能、减少新生血管数目，对子宫颈癌细胞恶性生物学行为具有抑制作用[18]。马齿苋醇提取物可以通过下调 Notch-1、Notch-2、β-catenin 蛋白的表达发挥体外抑制结肠癌细胞及其干细胞增殖的作用[19]。

5. 止咳、祛痰、平喘作用

马齿苋水提取物能减少超声雾化氨水引咳法诱发小鼠咳嗽的次数，促进酚红排泌，提示马齿苋有止咳祛痰作用[20]；且对豚鼠喘息模型有显著的平喘作用，其作用与松弛气管平滑肌、改善通气量有关[21]。

6. 抗氧化、抗衰老作用

马齿苋多糖具有清除 OH 自由基、DPPH 自由基和还原 Fe^{3+} 活性，并呈现剂量依赖关系[22]。马齿苋多糖能明显改善 D- 半乳糖致亚急性衰老小鼠的学习记忆障碍，提高胸腺、脾脏系数以及超氧化物歧化酶和谷胱甘肽过氧化酶活性，降低 MDA 含量，说明马齿苋多糖具有抗衰老作用，其机制可能与增强内源性抗氧化酶活性，减弱机体衰老状态下的脂质过氧化有关[23]。

7. 增强免疫作用

马齿苋多糖可显著提高小鼠腹腔巨噬细胞的吞噬百分率和吞噬指数，促进溶血素及溶血空斑的形成，促进淋巴细胞的转化[24]；还能提高正常小鼠的脾脏指数、脾淋巴细胞增殖指数、淋巴细胞转化率等，说明马齿苋多糖具有增强免疫作用[25]。

8. 抗疲劳作用

马齿苋具有明显的抗运动性疲劳作用，而且呈现剂量依赖性[26]。

9. 对胃肠道的影响

马齿苋有显著的抗乙醇诱导大鼠急性胃溃疡作用，其抗胃溃疡的作用与其增加 NO、EGF 含量和 SOD 活性，并降低 MDA 含量、胃液的总酸度，抑制胃蛋白酶活性有关[27]。马齿苋水提取物对溃疡性结肠炎具有保护作用，可能与调节 SOD、NO 与 MDA 而抑制氧化应激反应及下调 TNF-α、IL-6 与 IL-1β 等细胞因子 m RNA 的表达而降低炎症反应有关[28]。

参考文献

[1]CHEN J, SHI Y P, LIU J Y. Determination of noradrenaline and dopamine in Chinese herbal extracts from *Portulaca oleracea* L. by high-performance liquid chromatography[J].J Chromatogr A,2003,1003 (1-2) :127-132.

[2]FENG P C, HAYNES L J, MAGNUS K E. High concentration of (-) -noradrenaline in *Portulaca oleracea* L.[J].Nature,1961,191(4793) :1108.

[3] XIANG L,XING D,WANG W,et al.Alkaloids from *Portulaca oleracea* L.[J].Phytochemistry,2005, 66(21) :2595-2601.

[4]LIU D Y,SHEN T,XIANG L.Two antioxidant alkaloids from *Portulaca oleracea*[J]. HelvChim Acta,2011,94(3):497-501.

[5]JIAO Z Z,YUE S,SUN H X,et al.Indoline amide glucosides from *Portulaca oleracea*: isolation, structure, and DPPH radical scavenging activity[J]. J Nat Prod,2015,78(11):2588-2597.

[6]雷红伟,陆付耳,徐丽君,等.紫外分光光度法测定马齿苋总黄酮的含量[J].中西医结合研究, 2010,2(3):126-128.

[7]姚佳琪,孟娜,宋少江,等.马齿苋的化学成分[J].沈阳药科大学学报,2007,24(12):751-753,757.

[8] 杨子娟,郑毅男,向兰.马齿苋的化学成分研究[J].中药材,2007,30(10):1248-1250.

[9] 田光辉,刘存芳.马齿苋多糖的超声提取及多糖中单糖组成分析 [J].食品工业科技,2007,28(6):131-134.

[10] 向兰,郭东晓,鞠瑞,等.马齿苋的化学成分研究 [C].第六届全国药用植物与植物药学术研讨会文集,2006:204.

[11] 向兰,邢东明,王伟,等.马齿苋的化学成分研究进展 [J].亚太传统医药,2006,2(7):64-68.

[12] 王国玉,王璐,王玮,等.马齿苋水提取物抗炎作用研究 [J].河北医学,2014,20(11):1866-1868.

[13] 陈新江,夏佳音.马齿苋不同极性部位的抗炎活性评价 [J].中国当代医药,2018,25(26):8-12.

[14] 郑智音,贾晓斌,舒变,等.鲜马齿苋多糖、生物碱和多酚类组分的制备及其降血糖活性研究 [J].中草药,2014,45(18):2673-2677.

[15] 牛美兰,田恒运,马俊远.马齿苋口服液对高脂大鼠 LEP、ADPN、TC、TG、ALT、AST 水平的影响 [J].中国老年学杂志,2016,36(1):38-39.

[16] 陈国妮,孙飞龙,闫亚茹,等.马齿苋黄酮类化合物抑菌机理的研究 [J].化学与生物工程,2015,32(10):34-37.

[17] 翟兴礼.马齿苋汁对 4 种细菌的作用研究 [J].农业与技术,2015,35(6):11-12.

[18] 丁虹,唐雯静,庞燕芬,等.马齿苋多糖对宫颈癌细胞恶性生物学行为抑制作用的实验研究 [J].东南国防医药,2016,18(1):38-40,58.

[19] 熊祎虹,邓超,白文,等.马齿苋醇提取物对结肠癌细胞及其干细胞体外增殖作用的机理研究 [J].北京中医药大学学报,2018,41(1):39-44.

[20] 王国玉,王浩宇,孙嘉楠,等.马齿苋水提取物对咳嗽小鼠模型的镇咳祛痰作用 [J].中国老年学杂志,2015,35(8):2180-2181.

[21] 王国玉,李伟,赵翠,等.马齿苋水提取物的平喘作用研究 [J].世界中医药,2014,9(10):1338-1340.

[22] 吴荣昆,黄小流,刘美金,等.井冈山马齿苋多糖的体外抗氧化作用及总糖含量测定 [J].井冈山大学学报(自然科学版),2016,37(2):102-106.

[23] 梁彦,吕艳荣.马齿苋多糖的抗衰老作用 [J].江苏农业科学,2014,42(4):270-272.

[24] 卢新华,何军山,朱湘忠.马齿苋多糖对小鼠免疫功能影响的研究 [J].中药药理与临床,2006,22(314):89-90.

[25] 罗强,任鸿,孙黎,等.马齿苋多糖对正常小鼠免疫功能的影响及其作用机制 [J].黑龙江畜牧兽医,2013,15:142-144.

[26] 周细根,刘曦,颜峰光,等.野生马齿苋的抗运动性疲劳作用研究 [J].井冈山大学学报(自然科学版),2016,37(3):83-86.

[27] 黄赛金,尹爱武,刘芳玉,等.马齿苋抗大鼠乙醇型胃溃疡作用研究 [J].天然产物研究与开发,2016,28(5):781-785.

[28] 徐芳琴,杜小波,姚敏娜,等.马齿苋水提物对溃疡性结肠炎保护作用的实验研究 [J].现代生物医学进展,2016,16(32):6239-6243,6260.

马兜铃

广西壮族自治区
药用植物园采集记录

采集人：莫昭科今　采集号 9913
采集期：2005 年 6 月 12 日 份数 2
产　地：引种地栽培
环　境：　　　　　海拔　　　米
性　状：草本、灌木、乔木、藤本
株　高：　　米，胸高直径　　里米
形　态：根
　　　　茎（树皮）
　　　　叶
　　　　花
　　　　　　　　花期 ✓
　　　　果　　　果期 ✓
用　途：

土　名：
科　名：24　中名：马兜铃
学　名：

11508

来源

马兜铃科（Aristolochiaceae）植物马兜铃 *Ariistolochia debilis* Sieb. et Zucc. 的根、叶。

民族名称

【壮族】筛古藤（龙州），棵缴当（上林）。

【瑶族】麻丢铃（金秀）。

【仫佬族】骂结吨（罗城）。

【侗族】定海根（三江）。

采集号数：9913
日期：05年6月日

采集号 9913　　24日

Aristolochia debilis Sieb. et Zucc.

签定人：S. Y. Lin 11 年 6 月 5 日

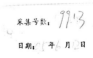

民族应用

【壮族】药用根、叶。根水煎服治风湿关节炎；磨酒涂患处治痈疮疖肿。叶水煎洗患处治癣；捣烂敷伤口周围治青竹蛇咬伤。

【瑶族】药用根。水煎服治咳嗽，胃痛，肚痛，毒蛇咬伤，风湿关节炎；水煎服兼捣烂敷患处治跌打损伤；磨酒涂患处治痈疮疖肿。

【仫佬族】药用根、叶。根水煎服治毒蛇咬伤，内伤，哮喘。叶捣烂敷伤口周围治青竹蛇咬伤。

【侗族】药用根。水煎服治毒蛇咬伤，急性肠胃炎。

内服用量15g；外用适量。有小毒。

药材性状　叶互生，多皱缩、破碎，完整叶片展平后呈三角状狭卵形或三角状宽卵形，基部心形，暗绿色或淡黄褐色，基生叶脉明显，叶柄细长。气清香，味淡。

根呈圆柱形或扁圆柱形，略弯曲，长3~15cm，直径0.5~1.5cm。表面黄褐色或灰棕色，粗糙不平，有纵皱纹及须根痕。质脆，易折断。断面不平坦，皮部淡黄色，木部宽广，射线类白色，放射状排列，形成层环明显，黄棕色。气香特异，味苦。

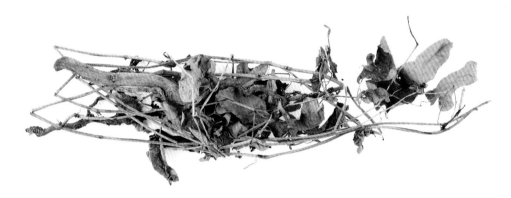

·马兜铃－全草

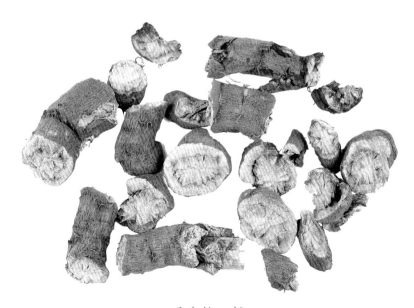

·马兜铃－根

药用源流　马兜铃的药用始载于《雷公炮炙论》。《新修本草》记载："蔓生，叶似萝摩，其子如桃李，枯则头四开，悬草木上。其根扁长尺许，做葛根气，亦似汉防己。生古堤城旁，山南名为土青木香，疗丁肿大效。一名兜零根。"《本草图经》云："春生，苗如藤蔓，叶如山芋叶；六月开黄紫花，颇类枸杞花；七月结实，枣许大，如铃，作四、五瓣。其根名云南根，似木香，小指大，赤黄色，亦名土青木香。"并附有图绘。《本草衍义》曰："叶脱时，零尚垂之，其状如马项铃，故名。"《植物名实图考》卷二十一云："马兜铃……唯花作筒，似角上弯，又似喇叭，色紫黑"，卷二十二又云："土青木香……唯开花作筒子形，本小末大，弯如牛角，尖稍上翘，紫黑颇浓，中露黄蕊"。结合上述描述及附图，古时所用马兜铃与马兜铃科植物马兜铃及其近源植物北马兜铃相似。药材天仙藤和青木香均来自马兜铃科植物马兜铃或北马兜铃。《中华人民共和国药典》（2015年版　一部）记载马兜铃的干燥成熟果实具有清肺降气、止咳平喘、清肠消痔的功效，主治肺热咳喘，痰中带血，肠热痔血，痔疮肿痛；其干燥地上部分即天仙藤具有行气活血、通络止痛的功效；主治脘腹刺痛，风湿痹痛。《中华人民共和国药典》（2000年版　一部）收录其干燥根即青木香具有平肝止痛、解毒消肿的功效；主治眩晕头痛，胸腹胀痛，痈肿疔疮，蛇虫咬伤。

分类位置	种子植物门	被子植物亚门	双子叶植物纲	马兜铃目	马兜铃科
	Spermatophyta	Angiospermae	Dicotyledoneae	Aristolochiales	Aristolochiaceae

形态特征　草质藤本。茎无毛，有腐肉味。叶纸质，呈卵状三角形、长圆状卵形或戟形，长3~6cm，基部宽1.5~3.5cm，两面无毛。花单生或2朵聚生于叶腋；花被基部膨大呈球形；檐部一侧极短，另一侧渐延伸成舌片；舌片卵状披针形；花药卵形，单个与其裂片对生；合蕊柱顶端6裂。蒴果近球形，具6棱，由基部向上沿室间6瓣开裂；种子钝三角形，边缘具白色膜质宽翅。

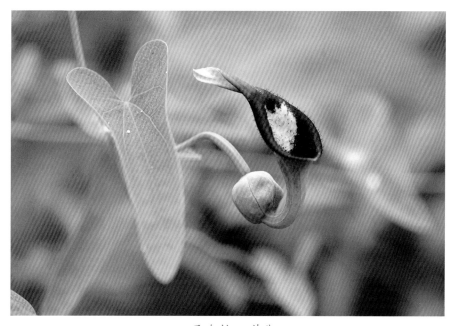

·马兜铃－花期

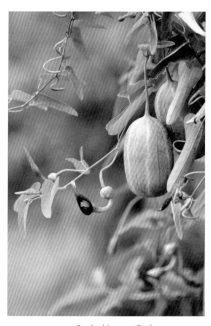

·马兜铃－果期

生境分布　生于海拔200~1500m的山谷、沟边、路旁阴湿处及山坡灌丛中。分布于浙江、安徽、江苏、湖南、湖北、广西、广东等。广西主要分布在桂林、临桂、灵川、全州、兴安等。

化学成分 果实含有马兜铃酸 A、马兜铃酸 I-III、马兜铃酸 III a、马兜铃酸 VII a、马兜铃内酰胺 I-II、马兜铃内酰胺 III a 等[1]。根含马兜铃酸 A-C、7-羟基马兜铃酸 -A、马兜铃酸 -C-6-甲醚、马兜铃酸 -A-甲酯、马兜铃酸 -D-6-甲醚、马兜铃内酰胺 -N-六碳糖苷、7-甲氧基马兜铃酸 -A 等成分[2]。含挥发油，主要由单萜组成，其中莰烯、甲酸异龙脑酯、selina-1,3,7 (11) -trien-8-one 和龙脑是主要成分[3]。

药理作用 1. 抗菌作用

马兜铃煎剂对金黄色葡萄球菌、肺炎球菌和史氏痢疾杆菌均有不同程度的抑制作用[4]。马兜铃挥发油对大部分微生物均具有很好的抗菌作用，尤其对革兰阳性菌的抗菌活性更强[3]。

2. 抗炎、镇痛作用

马兜铃块根水提取物能减轻蛋清诱导小鼠的足跖肿胀，减少醋酸引起的小鼠扭体反应次数，延缓热板致小鼠疼痛反应，具有明显的抗炎、镇痛作用[5]。

3. 平喘作用

马兜铃浸剂具有明显的扩张支气管的作用，并能解除硝酸毛果芸香碱、氯化乙酰胆碱、磷酸组胺引起的支气管痉挛[4]。

4. 降血压作用

马兜铃根粗制剂对各种动物无论口服还是静脉注射均有一定的降压作用，煎剂作用较强。

5. 抑制瘢痕组织增生作用

马兜铃中的马兜铃酸可以抑制纤维细胞增殖及降低胶原纤维的含量，抑制兔耳增生性瘢痕组织增生[6]。

6. 毒副作用

大剂量马兜铃根水煎剂可引起大鼠肾脏损伤，而小剂量短期应用对大鼠肾脏无明显不良影响[7]。马兜铃中的马兜铃酸导致寡细胞性肾间质纤维化，发生慢性肾功能不全[8]。

附　注 马兜铃分布较广，应用广泛，但因其马兜铃酸的毒性，目前已被禁用于内服类的处方药物中。

参考文献

[1] 陈常兴. 南马兜铃化学成分研究 [J]. 中药材,2010,33(8):1260-1261.

[2] 黄宝山,吴立军,殷梦龙,等. 青木香有效成分的研究——III. 五种马兜铃酸类衍生物的分离和鉴定 [J]. 中草药,1985,16(11):2-4.

[3] 朱顺英,杨扬,侯洁,等. 青木香挥发油的化学成分分析及抗菌活性 [J]. 武汉大学学报（理学版),2005,51(6):757-761.

[4] 元凤. 马兜铃 [N]. 安医学报,1977,6:59-60.

[5] 吕金海,舒孝顺,伍贤进. 青木香(*Aristolochia debillis* Sieb.et Zucc.) 的消炎和镇痛活性（英文）[J]. 山西中医学院学报,2006,7(1):18-20.

[6] 梁莉,罗少军,汤少明. 马兜铃酸对兔耳增生性瘢痕组织的影响 [J]. 实用医院临床杂志,2005,2(1):31-32.

[7] 宋立群,马晓鹏,王丽哲,等. 不同剂量青木香水煎剂对大鼠慢性肾损害的实验研究 [J]. 中国中西医结合肾病杂志,2008,9(1):57-58.

[8] 王岩,姜洋,李子龙,等. 马兜铃酸引起慢性肾功能不全21例报告 [J]. 中国工业医学杂志,2007,20(5):306-307.

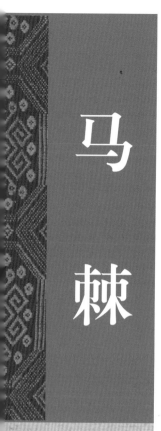

马棘

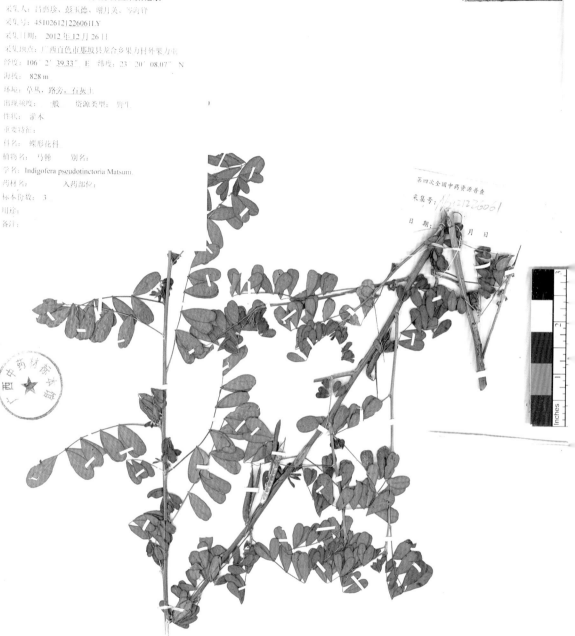

第四次全国中药资源普查采集记录

采集人：吕惠珍、彭玉德、朗月英、零向管

采集号：4510261212260611LY

采集日期：2012 年 12 月 26 日

采集地点：广西百色市那坡县龙合乡果力村外果力屯

经度：106°2′39.33″ E 纬度：23°20′08.07″ N

海拔：828 m

环境：草丛、路旁、石灰土

出现频度：一般 资源类型：野生

性状：灌木

重要特征：

科名：蝶形花科

植物名：马棘 别名：

学名：Indigofera pseudotinctoria Matsum.

药材名： 入药部位：

标本份数：3

用途：

备注：

第四次全国中药资源普查

采集号：Nfyz122260061

日期： 年 月 日

GUANGXI BOTANICAL GARDEN
OF MEDICINAL PLANTS

GXMG 0085562

采集号 4510261212260611LY 148

马棘

Indigofera pseudotinctoria Mat

鉴定人：农东新 2013 年 11 月 11 日

第四次全国中药资源普查

来源

蝶形花科（Papilionaceae）植物河北木蓝 *Indigofera bungeana* Walp. [*Indigofera pseudotinctoria* Matsum.] 的全株。

民族名称

【瑶族】马棘，豆瓣木，野槐树，岩豆柴，山皂角。

民族应用

【瑶族】药用全株。用于便秘，肺寒咳嗽，痔疮，烂脚，水肿。

药材性状　全株高60~90cm。茎多分枝，被白色"丁"字毛。小叶完整，矩状倒卵形，长1~2.5cm，宽0.5~1cm，先端微凹，基部阔楔形，全缘；小托叶锥状。荚果圆柱形。种子肾状。味苦、涩，性平。

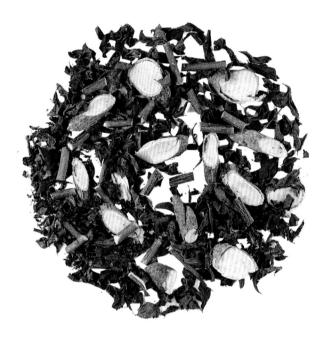

· 马棘 - 全株

药用源流　马棘的药用历史始载于《救荒本草》，曰："生于荥阳岗野间。科条高四五尺，叶似夜合树叶而小，又似蒺藜而硬，又似新生皂荚科叶，亦小，梢间开粉紫花，形状似锦鸡儿花，微小，味甜。"《植物名实图考》载："江西广饶河滨有之。土人无识之者，或呼为野槐树，其茎亦甜。"其描述的特征与现今所用的马棘基本相同。《中华本草》记载其具有清热解表、散瘀消积的功效；主治肺热咳嗽，疔疮，风热感冒，毒蛇咬伤，跌打损伤，烧烫伤，瘰疬，食积腹胀。

分类位置	种子植物门	被子植物亚门	双子叶植物纲	豆目	蝶形花科
	Spermatophyta	Angiospermae	Dicotyledoneae	Legumiales	Papilionaceae

形态特征　小灌木。多分枝，枝细长，幼枝灰褐色，明显有棱，被丁字毛。羽状复叶，长3.5~6cm；叶柄被丁字毛，叶轴上面扁平；托叶狭三角形，早落；小叶对生，先端圆形或微凹，两面有白色丁字毛。总状花序；花萼钟状，外面被白色和棕色丁字毛；花冠淡红色或紫红色；花药圆球形；子房有毛。荚果线状圆柱形，顶端渐尖，幼时密生短丁字毛。种子椭圆形。

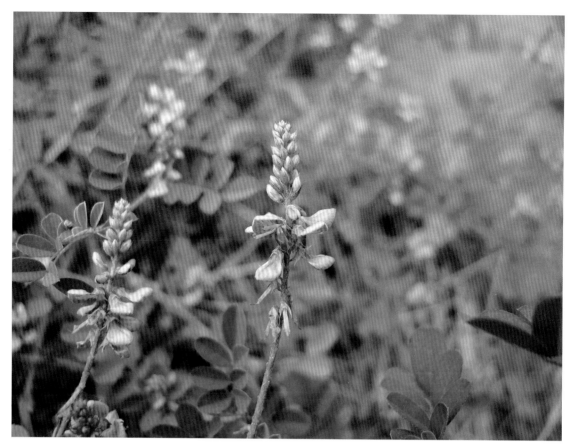

· 河北木蓝 - 花期

生境分布 生于海拔 100~1300m 的山坡林缘及灌木丛中。分布于浙江、江苏、安徽、福建、湖北、湖南、广西、广东、四川、云南、贵州等。广西主要分布在南宁、桂林、隆林、田林、乐业、天峨、南丹、都安等。

化学成分 根含有高丽槐素、12-齐墩果烯-3,11-二酮、3-乙酰氧基-12-齐墩果烯-11-酮、芒柄花素、芒柄花苷、7,4'-二羟基-3'-甲氧基异黄酮、阿夫罗摩辛、染料木素、5,7,4'-三羟基黄酮-6,8-C-二葡萄糖苷、异甘草素、胡萝卜苷、β-谷甾醇等[1]。茎叶含有三十一烷醇、3β-acetoxy-12-oleanen-11-one、3β-羟基-5-烯-欧洲桤木烷醇、二十七烷酸、lup-20(29)-en-3-one、染料木苷、硫黄菊素、紫铆查尔酮、4',7-二羟基-3'-甲氧基异黄酮、毛蕊异黄酮等[2]。

药理作用 1. 止血作用
河北木蓝的水提取物与醇提取物均能影响小鼠的出血与凝血时间，且有一定的剂量依赖关系[3]。
2. 抗炎作用
河北木蓝中的 3β-acetoxy-12-oleanen-11-one、3β-羟基-5-烯-欧洲桤木烷醇和 lup-20(29)-en-3-one 对 LPS 诱导的小鼠 RAW264.7 巨噬细胞释放 NO 的量有一定的抑制作用，其机制可能与抑制 NF-κB 和 AP-1 信号传导通路有关[2]。
3. 抗氧化作用
河北木蓝黄酮提取物能降低老龄小鼠丙二醛的含量和提高超氧化物歧化酶的活力，具有一定的抗氧化性[4]。

4. 治疗烫伤作用

一味药烫伤膏（由单味药马棘经提取加工制成）能明显缩短大鼠烫伤部位的愈合时间，并能明显提高大鼠烫伤部位羟脯氨酸含量[5]。

5. 镇痛作用

河北木蓝正丁醇、石油醚萃取部分及水部分提取物均具明显的镇痛作用[6]。

6. 抗动脉粥样硬化作用

河北木蓝70%醇提取物可降低小鼠巨噬细胞RAW264.7低密度脂蛋白受体的表达和逆转录，具有抗动脉粥样硬化的作用[7]。

7. 其他作用

河北木蓝还具有保护和修复肝细胞[8]、调节免疫功能[9]等作用。

参考文献

[1] 温而雅，梁鸿. 马棘根化学成分研究 [J]. 中国中药杂志,2010,35(20):2708-2710.

[2] 周静. 马棘抗炎化学成分的研究 [D]. 武汉：华中科技大学,2010.

[3] 胡泽华. 马棘止血作用的实验研究 [J]. 湖北民族学院学报,2009,26(2):15-17.

[4] 沈晓霞，梅淑芳，舒小丽，等. 高黄酮马棘突变体选育及其提取物抗氧化研究 [J]. 核农学报,2010,24(2):298-301.

[5] 胡泽华，舒成仁，刘莺. 一味药烫伤膏对大鼠实验性烫伤的治疗作用 [J]. 中国医院药学杂志,2009,29(18):1525-1527.

[6] 胡泽华，刘莺，舒成仁. 马棘不同提取部位对小鼠镇痛作用的研究 [J]. 时珍国医国药,2007,18(10):2442-2443.

[7] 胡泽华，郜邦鹏，黄德斌. 马棘70%醇提取物对小鼠巨噬细胞低密度脂蛋白受体表达的影响 [J]. 时珍国医国药,2009,20(10):2486-2488.

[8] 胡尚平，李秀平，韩斌，等. 马肝汤对CCl_4肝损伤小鼠肝细胞修复作用的研究 [J]. 中国中西医结合脾胃杂志,1999,7(3):163-164.

[9] 李秀萍，贾本立，李为，等. 马棘对CCl_4肝损伤小鼠L_3T_4及LYt-2细胞的影响 [J]. 中西医结合肝病杂志,1992,4(2):19-20.

马槟榔

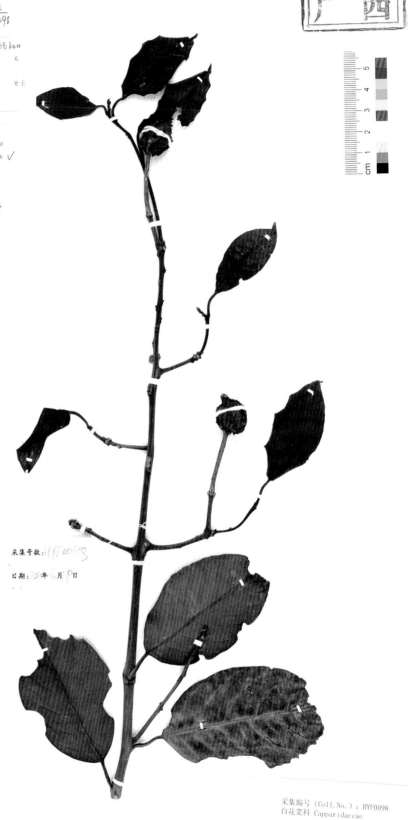

GUANGXI BOTANICAL GARDEN
OF MEDICINAL PLANTS

GXMG 0092153

来源

白花菜科（Capparidaceae）植物马槟榔
Capparis masaikai Levl. 的种子。

民族名称

【壮族】Cehmajbinghlangz。

·· 78140

采集编号（Coll. No.）：HYF0098
白花菜科 Capparidaceae

马槟榔
Capparis masaikai H. Lév.

鉴定人（Det.）：黄云峰

民 族 应 用

【壮族】药用种子。主治咽痛，恶疮肿毒，麻疹。内服用量3~6g，水煎服或生嚼服；外用适量，捣烂涂患处。

药材性状 种子呈不规则扁圆形，直径1~2cm。表面棕褐色，常有黑褐色果肉残留，边缘有鸟嘴状突出，其凹入处可见类三角形的种脐；胚乳膜质，内表面及膜质胚乳表面均可见紫棕色弯月形的种脊斑痕。种仁黄白色，胚轴长，子叶折叠，盘旋弯曲如蜗牛状。气微，味微涩、腥、甜。

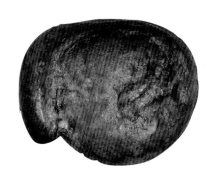 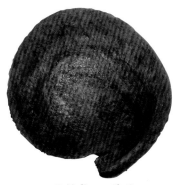

·马槟榔－种子　　　　　　　　　　　·马槟榔－种子

药用源流 马槟榔药用始载于《滇南本草》："马金囊、水槟榔。其仁有纹，盘旋似太极图，又名太极子。味微苦涩、回甜，性凉。"《本草品汇精要》记载："苗，树高一二丈，叶似楝叶，两两相对，三月蕊生枝端，开淡红白花，五出。随结实，如连皮核桃，而有三五棱瓣，至秋渐大如梨，熟则皮黑。析之每瓣有子三四枚，如龙眼核，其仁甘美，故北人当果食之。"《本草纲目》记载："马槟榔生滇南金齿、沅江诸夷地，蔓生。结实大如葡萄，紫色味甘。内有核，颇似大枫子而壳稍薄，团长斜扁不等。核内有仁，亦甜。"以上本草的描述特征与本种相符。《中华本草》记载其具有清热解毒、生津止渴、催生断产的功效；主治伤寒热病，暑热口渴，喉炎喉痛，食滞胀满，麻疹肿毒。

分类位置	种子植物门	被子植物亚门	双子叶植物纲	白花菜目	白花菜科
	Spermatophyta	Angiospermae	Dicotyledoneae	Capparidales	Capparidaceae

形态特征 灌木或攀援植物。新生枝密被锈色短绒毛；刺粗壮，基部膨大，尖利，外弯。叶近革质，干后常呈暗红褐色，背面密被脱落较迟的锈色短绒毛；叶柄被毛与枝相同。亚伞形花序腋生或在枝端再组成圆锥花序；萼片外面密被锈色短绒毛，革质。果成熟及干后呈紫红褐色，表面有4~8条纵行鸡冠状高3~6mm的肋棱，顶端有数至15mm长的喙；果皮硬革质，种皮紫红褐色。

生境分布 生于海拔1600m以下的沟谷、山坡密林中、山坡道旁、石灰岩山上。分布于云南、广西、贵州等。广西主要分布在柳州、平乐、容县、德保、靖西、那坡、凌云、乐业、隆林、南丹、天峨、凤山、都安、龙州等。

化学成分 种子主要含有马槟榔甜蛋白Ⅰ-Ⅱ[1]、2-羟乙基葡糖硫苷硫酸酯[2]、1-methoxy-3-indoleformic acid、恶唑烷-2-硫酮、O'-ethyl-1-β-D-arabinofuranosyluracil、腺嘌呤核苷、阿洛酮糖腺苷、ethyl-β-D-fructofuranoside、1-β-D-psicofuranosyluracil、尿嘧啶核苷、香兰素、4-氨基苯甲醛、酪氨酸、(R)-3-hydroxy-7-methoxychroman-4-one、pandanusphenol B、对甲氧基苯乙酮、松脂素、香草酸、β-hydroxypropiovanillone、酪醇、丁香树脂醇、皮树脂醇、耳草醇、表松脂素、对羟基苯乙酮[3]、吲唑、1H-indole-3-carboxaldehyde、尿嘧啶、3β-hydroxystigmast-5-en-7-one[4]、五甲基乙醇、对二甲苯、反-2-辛烯醛、反式-2,4,-癸二烯醛、棕榈油酸、棕榈酸、乙苯、间二甲苯、14-甲基-8-十六醇等成分[5]。

附 注 马槟榔各产地均有收购，由于其含有甜味蛋白质，已被开发应用为甜味剂。云南产区的儿童有咀嚼马槟榔种子的习惯，以获得甜味刺激。

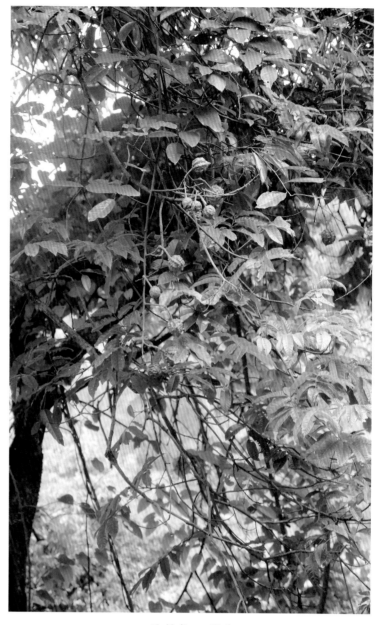

· 马槟榔-果期

参考文献

[1] 胡忠,彭丽萍,何敏.马槟榔甜味蛋白的研究Ⅱ.甜蛋白Ⅱ和甜蛋白Ⅰ的比较[J].云南植物研究,1985,7(1):1-10.

[2] 胡忠.马槟榔种子中的葡糖硫苷硫酸酯和葡糖硫苷酶[J].云南植物研究,1988,10(2):167-174.

[3] 刘永芹.马槟榔和孟仑三宝木两种植物的化学成分研究[D].昆明:昆明理工大学,2016.

[4] 孙国太,胡旭佳.马槟榔种仁的化学成分研究[J].昆明理工大学学报(自然科学版),2017,42(5):85-89.

[5] 李春,张建春,赵东兴,等.GC-MS测定马槟榔果皮、种子及叶片中的挥发性化学成分[J].热带农业科学,2018,38(7):81-84.

马蹄金

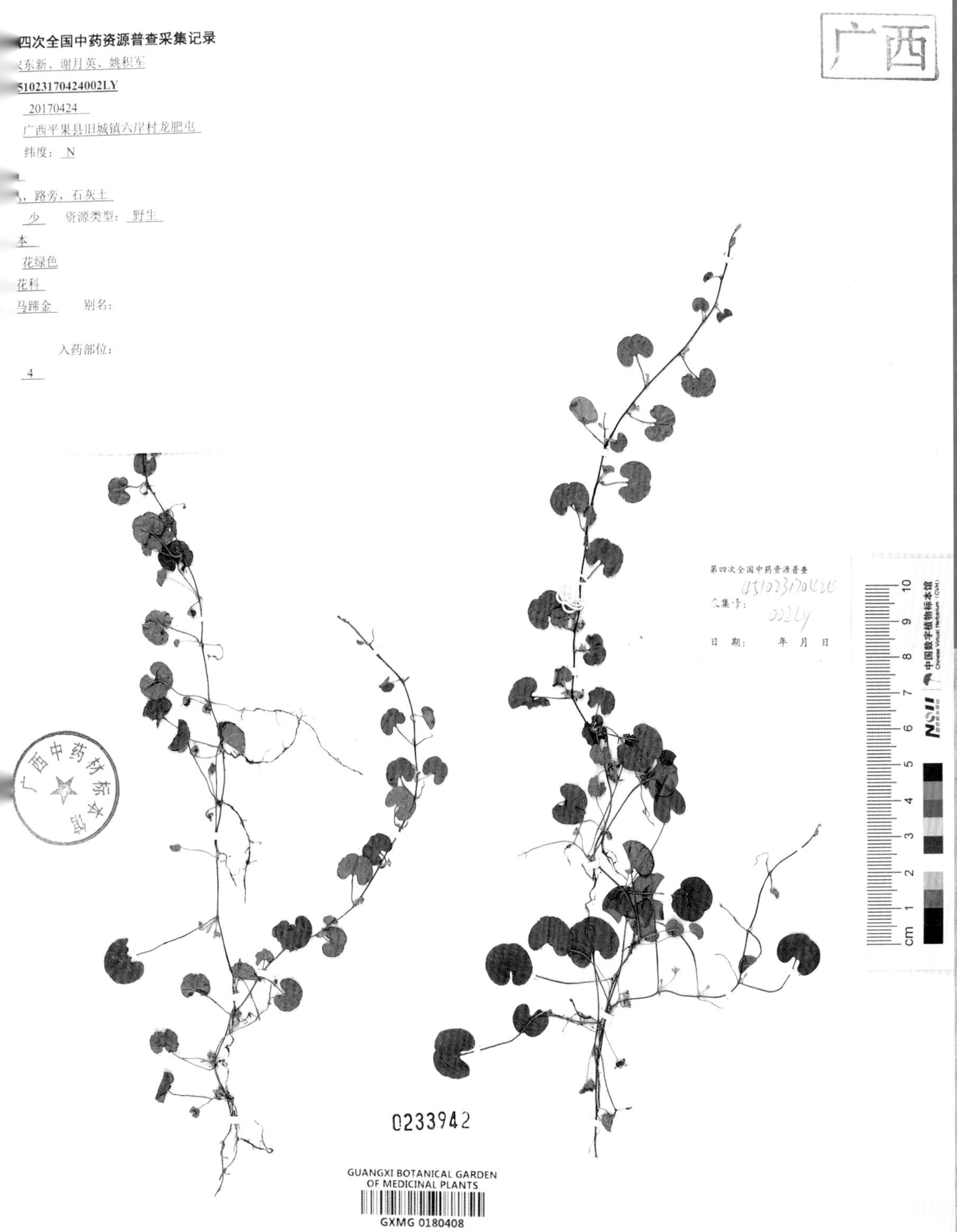
广西
四次全国中药资源普查采集记录
东新、谢月英、姚积军
51023170424002LY
20170424
广西平果县旧城镇六岸村龙肥屯
纬度： N
，路旁，石灰土
少 资源类型： 野生
本
花绿色
花科
马蹄金 别名：
入药部位：
4
广西中药材标本馆
第四次全国中药资源普查
日 期： 年 月 日
0233942
GUANGXI BOTANICAL GARDEN
OF MEDICINAL PLANTS
GXMG 0180408
采集号：451023170424002LY 旋花科
马蹄金
Dichondra micrantha Urb.
鉴定人： 吕惠珍 20180322
第四次全国中药资源普查

来源

旋花科（Convolvulaceae）植物马蹄金 *Dichondra repens* Forst.[*D. micrantha* Urban] 的全草。

民族名称

【壮族】别脚细（田林）。

【瑶族】马蹄金（金秀）。

【侗族】铜钱子（三江）。

民 族 应 用

【壮族】药用全草。水煎服治黄病，胁痛，痔疮，淋证；捣烂敷患处治烂疮，疔疮肿毒；捣烂敷肚脐治水肿；还可治疗黄疸，痢疾，砂石淋痛，疖肿，跌打损伤，百日咳，乳痛，咯血，毒蛇咬伤，白浊，疳痢，痔疮肿痛。内服6~15g（鲜品30~60g），水煎服；外用适量，捣烂敷患处。

【瑶族】药用全草。水煎服治黄疸型肝炎，尿路感染，膀胱或胆道结石；水煎服并捣烂敷肚脐治肾炎水肿；开水冲取汁服并用药渣敷肚脐治小儿腹胀；捣烂敷患处治带状疱疹，铁砂枪伤砂入肉不出；水煎服或配猪瘦肉炖服或蒸服治胆囊炎，咯血，小儿发热惊风，小儿支气管炎，咳嗽，哮喘。内服用量15~30g；外用适量。

【侗族】药用全草。水煎服治黄疸型肝炎。内服用量15~30g。

药材性状 多皱缩成团。茎呈细长圆柱形，长短不一，直径0.5~0.7mm；表面黄棕色，无毛或被疏毛；节明显，节处常有纤细的根。叶互生，多皱缩，展平后呈肾形或圆形，长3~9mm，宽4~11mm，先端圆或微凹，基部心形，全缘；上表面黄绿色，微有毛，下表面色较浅，有毛；叶柄长12~35mm，被毛。有的带花或果。花单生叶腋，有柄。蒴果球形，膜质，内有种子1~2枚。气微，味淡。

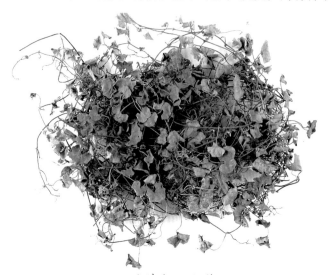

·马蹄金－全草

药用源流 马蹄金的药用始载于《本草纲目拾遗》，于卷首正误篇载："草药有金锁匙，俗称金锁银开，乃藤本蔓延之小草也。土人取以疗喉症极验。又名马蹄草，非马蹄细辛也。"其指出《本草纲目》所载杜衡并非金锁匙，并于卷五草部载："荷包草，一名肉馄饨草，一名金锁匙。生古寺园砌石间，似地连钱而叶有皱纹，形如腰包，青翠可爱。……性微寒，治黄白火丹，去湿火，兼神仙对坐草用。清五脏，点热眼，止吐血，洗痔疮，调妇人经，忌盐。"其形态、功效等描述与今马蹄金相符。《广西壮族自治区壮药质量标准 第一卷》（2008年版）记载其具有清热解毒、利湿通淋、散瘀消肿的功效；主治湿热黄疸，痢疾，砂石淋痛，白浊，水肿，疮疡肿毒，跌打损伤。

分类位置	种子植物门	被子植物亚门	双子叶植物纲	茄目	旋花科
	Spermatophyta	Angiospermae	Dicotyledoneae	Solanales	Convolvulaceae

形态特征 多年生匍匐小草本。茎细长，被灰色短柔毛，节上生根。叶肾形至圆形，直径 4~25mm，先端宽圆形或微缺，基部阔心形，叶面微被毛，背面被贴生短柔毛，全缘；具长的叶柄。花单生叶腋，花柄短于叶柄，丝状；萼片倒卵状长圆形至匙形，钝，背面及边缘被毛；花冠钟状，较短至稍长于萼，黄色，深 5 裂，裂片长圆状披针形，无毛；雄蕊 5，着生于花冠 2 裂片间

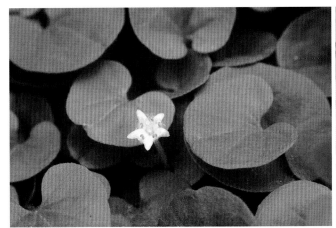

·马蹄金－花期

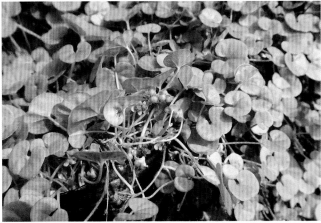

·马蹄金－果期

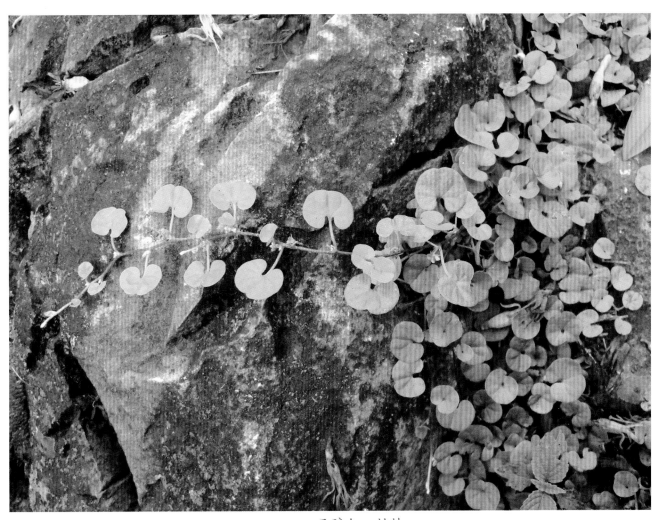

·马蹄金－植株

弯缺处，花丝短，等长；子房被疏柔毛，2室，具4枚胚珠，花柱2，柱头头状。蒴果近球形，小，短于花萼，膜质；种子黄色至褐色，无毛。

生境分布　生于海拔1300~1980m的山坡草地、路旁或沟边。主要分布在我国长江以南各省及台湾。广西全区各地均有分布。

化学成分　含有 β- 谷甾醇、香荚兰醛、正三十八烷、麦芽酚、乌苏酸、东莨菪素、伞形花内酯、委陵菜酸、尿嘧啶、茵芋苷、甘油、N-(-N- 苯甲酰基 -L- 苯丙胺酰基)-O- 乙酰基 -L- 苯丙氨醇等 [1,2]。含黄酮类、黄酮醇类、异黄酮类等多种黄酮类成分 [3]。含挥发油，主要有反式丁香烯和异社香烯、氧化丁香烯、伽罗木醇等 [4]。还含 (2R,3R)-2,3- 二羟基 -2- 甲基 -γ- 丁内酯、3,5- 二羟基 -γ- 戊内酯、甘油三乙酸酯等成分 [5,6]。

药理作用　1. 抗菌作用

马蹄金水煎剂和酊剂作体外抗菌试验，对白喉杆菌高度敏感，对金黄色葡萄球菌中度敏感，对溶血性链球菌、枯草杆菌和大肠杆菌轻度敏感。临床上用于预防和治疗白喉有一定疗效 [7]。马蹄金提取物对金黄色葡萄球菌、乙型溶血性链球菌等革兰阳性致病球菌的抑制作用较强，对大肠杆菌、伤寒杆菌、变形杆菌、产气杆菌等革兰阴性杆菌的抑制作用较弱 [8]。

2. 抗炎镇痛作用

马蹄金提取物可明显抑制二甲苯所致小鼠耳郭急性炎症性水肿，抑制角叉菜胶所致大鼠足趾致炎肿胀作用，说明该药对此种炎症模型有一定的对抗作用 [8]。此外，马蹄金石油醚提取物能显著抑制二甲苯和蛋清引起的小鼠耳肿及足肿 [9]。马蹄金提取物各剂量组均能使小鼠的热痛反应和电刺反应的潜伏期延长，热痛反应的痛阈提高率均达到50%以上，表明马蹄金提取物有较好的镇痛作用 [8]。马蹄金石油醚提取物能明显延长热板导致小鼠舔后足时间并减少乙酸所致的小鼠扭体次数，说明马蹄金石油醚提取物有较好的镇痛作用 [9]。

3. 解热利胆作用

马蹄金提取物大剂量组（32.5g/kg）对蛋白胨所致大鼠发热有明显降温作用；各剂量组均可使大鼠胆汁流量明显增加。说明马蹄金提取物有较明显的解热及利胆作用 [10]。

4. 对免疫功能的作用

马蹄金可明显提高动物免疫器官重量及指数，明显提高小鼠碳粒廓清K值及α值，增强单核巨噬细胞的吞噬功能；明显促进小鼠溶血素的产生，提高血清溶血素的水平。说明马蹄金有促进细胞免疫和体液免疫的作用，且增强免疫功能作用显著 [10]。

5. 利尿作用

马蹄金煎剂相当于生药20g/kg给大白鼠灌胃，可产生明显的利钠利尿作用 [11]。

6. 抗脂质过氧化作用

马蹄金鲜汁可明显降低无损伤小鼠和由 CCl_4 诱导急性肝损伤小鼠血清、肝组织中丙二醛（MDA）的生成量，明显升高血清、肝组织中超氧化物歧化酶（SOD）的活性，具有抗脂质过氧化作用 [12]。

7. 保肝降酶作用

马蹄金提取物对 D- 半乳糖胺（D-GlaN）、硫代乙酰胺（TAA）、异硫氰酸 -1- 萘酯（ANIT）所致小鼠肝损伤有改善作用，可明显降低 D-GlaN 所致肝损伤小鼠的血清转氨酶（ALT 和 AST）及肝脏中三酰甘油（TG）含量，并减轻肝组织病理改变；可降低 TAA 致肝损伤小鼠的血清谷丙转氨酶，降低 ANIT 所致胆汁郁积型黄疸小鼠升高的血清总胆红素（TBIL）及血清转氨酶；亦可明显降低肝组织中 TG 含量 [13]。马蹄金石油醚提取物各剂量对 CCl_4、APAP

引起小鼠血清转氨酶、碱性磷酸酶（ALP）升高呈不同程度降低作用，亦可降低血清甘胆酸（CG）含量，改善肝组织病理变化[14]。说明马蹄金石油醚提取物对急性肝损伤小鼠具有一定的保护作用。

参考文献

[1] 刘玉明,梁光义,张建新,等.马蹄金化学成分的研究 [J].中国药学杂志,2002,37(8):577-579.

[2] 刘玉明,梁光义,徐必学.苗族药马蹄金化学成分的研究 [J].天然产物研究与开发,2003,15(1):15-17.

[3] 杨小凤,仇佩虹,叶筱琴.马蹄金中黄酮成分分析 [J].光谱实验室,2005,22(6):1211-1215.

[4] 梁光义,贺祝英,周欣,等.民族药马蹄金挥发油的研究 [J].贵阳中医学院学报,2002,24(1):45-47.

[5] 梁光义,刘玉明,曹佩雪,等.民族药马蹄金中多羟基化合物的研究 [J].中南药学,2003,1(2):105-107.

[6] 刘春兰,李阳,黄潇,等.马蹄金水溶性多糖的提取及生物活性研究 [J].中央民族大学学报 (自然科学版),2010,19(2):18-22.

[7] 四川中药志协作编写组.四川中药志 (第 1 卷第 1 版)[M].成都 : 四川人民出版社,1979:420.

[8] 曲莉莎,曾万玲,谢达莎,等.马蹄金提取物镇痛、抗炎及抑菌作用的实验研究 [J].中国中药杂志,2001,28(4):374-377.

[9] 曾万玲,曲丽莎,谢达莎,等.马蹄金石油醚提取物的抗炎镇痛作用 [J].四川中医,2005,23(8):24-25.

[10] 曲莉莎,曾万玲,梁光义.马蹄金的解热利胆作用及其对免疫功能的影响 [J].辽宁中医杂志,2001,30(2):146-147.

[11] 王珂文,陈秀英,孙安盛,等.金钱草、马蹄金、鸭跖草、海金沙、满天星利尿作用的实验观察 [J].遵义医学院学报,1981,4(1):9-10.

[12] 吴维,周俐,周茜,等.黄疸草抗脂质过氧化作用的实验研究 [J].赣南医学院学报,2003,23(6):611-614.

[13] 曲莉莎,曾万玲,梁光义.民族药马蹄金提取物对 D-GlaN、TAA、ANIT 所致小鼠化学性肝损伤的药理作用研究 [J].中国医药学报,2003,18(2):84-87.

[14] 曾万玲,董学新,曲丽莎,等.民族药马蹄金石油醚提取物对 CCl_4、APAP 致小鼠急性肝损伤的保护作用 [J].中药材,2011,34(2):275-278.

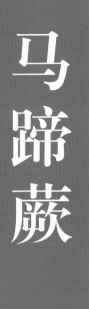

马蹄蕨

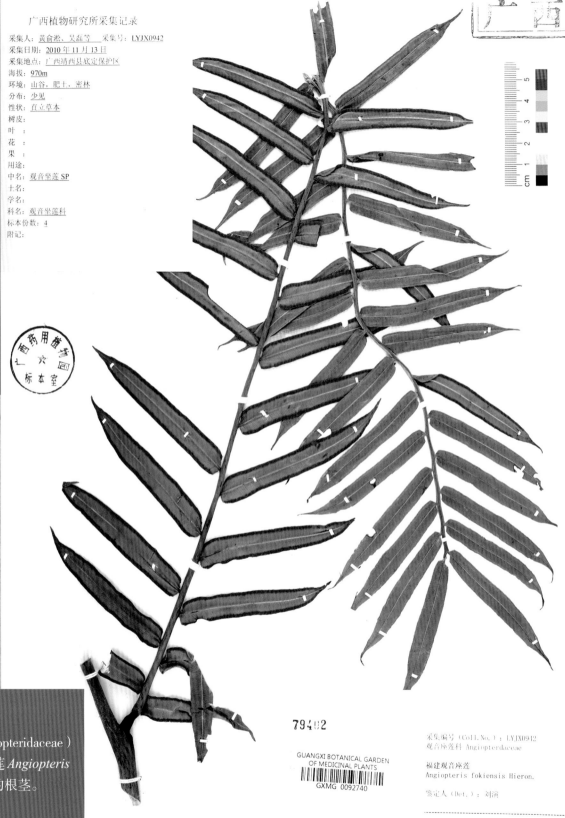

广西植物研究所采集记录

采集人：黄俞淞、吴磊等　采集号：LYJX0942
采集日期：2010 年 11 月 13 日
采集地点：广西靖西县底定保护区
海拔：970m
环境：山谷，肥土，密林
分布：少见
性状：直立草本
树皮：
叶　：
花　：
果　：
用途：
中名：观音坐莲 SP
土名：
学名：
科名：观音坐莲科
标本份数：4
附记：

79402

GUANGXI BOTANICAL GARDEN
OF MEDICINAL PLANTS

GXMG 0092740

采集编号（Coll.No.）：LYJX0942
观音座莲科 Angiopteridaceae

福建观音座莲
Angiopteris fokiensis Hieron.

鉴定人（Det.）：刘演

来源

观音座莲科（Angiopteridaceae）
植物福建观音座莲 *Angiopteris fokiensis* Hieron. 的根茎。

民族名称

【壮族】蹄马草（天等）。

【瑶族】马蹄栽（金秀）。

【仫佬族】马难马（罗城）。

【侗族】定独（三江）。

【苗族】吞马（融水）。

民族应用

【壮族】药用根茎。水煎服用于治疗腮腺炎，肺炎咳嗽。

【瑶族】药用根茎。水煎当茶饮预防流感；捣烂敷患处治淋巴结肿大。

【仫佬族】药用根茎。水煎服治疗风湿性关节炎。

【侗族】药用根茎。水煎服治胃痛，重舌。

【苗族】药用根茎。水煎服治胃痛，心气痛，驱绦虫。

内服用量 9~15g；外用适量。

药材性状　呈不规则马蹄状，稍扭曲，长 6~11cm，宽 5~6cm。表面棕褐色、灰褐色至黑褐色，具有细密的纵皱纹及明显的纵沟，远轴面分布有小鳞片。一端有叶柄脱落后的皿状痕迹，散有维管束点。质硬而韧，不易折断。断面灰棕色，灰白色维管束点以及多数小孔散在。气特殊，味淡、微甘。

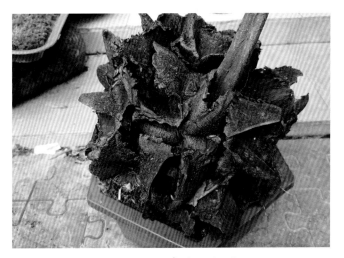

· 马蹄蕨 - 根茎

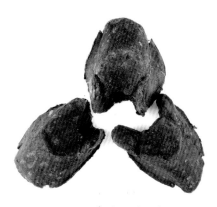

· 马蹄蕨 - 根茎

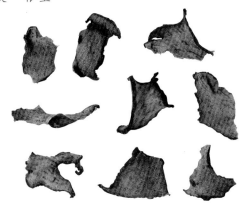

· 马蹄蕨 - 根茎

药用源流　马蹄蕨始载于《植物名实图考》，曰："生南安。形似贯众而叶水茎细，多枝杈；高二三尺；根亦如贯众，有黑毛，仿佛莲瓣，层层上攒，盖大蕨之类。"《中华本草》记载其具有清热凉血、祛瘀止血、镇痛安神的功效；主治跌打肿痛，外伤出血，崩漏，乳痈，痄腮，痈肿疔疮，风湿痹痛，产后腹痛，心烦失眠，毒蛇咬伤。

分类位置	蕨类植物门	厚囊蕨纲	莲座蕨目	观音座莲科
	Pteridophyta	Eusporangiopsida	Marattiales	Angiopteridaceae

形态特征　植株高 1.5m 以上。根状茎块状，直立。叶草质，光滑；叶柄粗壮，多汁肉质；叶片阔卵形，二回羽状；羽片互生，狭矩圆形，基部略变狭；小羽片平展，上部的稍斜上，中部小羽片长 7~9cm，宽 1~1.7cm，披针形，渐尖头，基部近截形或近圆形，具短柄，下部的逐渐缩短，顶生小羽片和侧生的同形，有柄，叶缘有浅三角形锯齿。侧脉间无倒行假脉。孢子囊群通常由 8~10 个孢子囊组成。

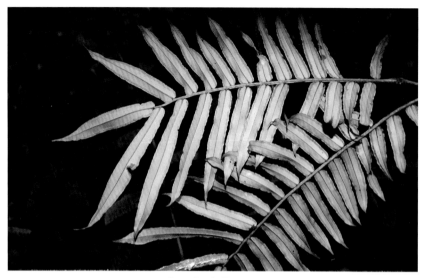
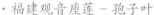

· 福建观音座莲 – 孢子叶

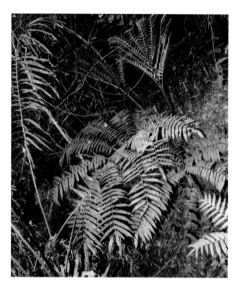

· 福建观音座莲 – 植株

生境分布　生于 400~1600m 的阔叶林下、溪沟边。分布于福建、湖北、贵州、广东、广西、湖北、江西、四川、香港等。广西全区各地均有分布。

化学成分　根茎含 β- 谷甾醇、二十烷酸、7β-hydroxysitosterol-3-O-β-D-glucoside、胡萝卜苷、紫萁内酯苷、β-sitosteryl-6'-O-undecanoate-D-glucoside、金色酰胺醇乙酸酯[1]。另含有多种脂溶性成分，主要有棕榈酸甲酯、油酸甲酯、亚油酯甲酯、十八碳酸甲酯、菜油甾醇等[2]。

药理作用　福建观音座莲黄酮有良好的抗氧化活性，其较低浓度下，福建观音座莲的抗氧化活性与黄酮浓度呈正相关[3]。

参考文献

[1] 文晓琼，胡颖，曾晓君，等.福建观音座莲的化学成分研究 [J]. 时珍国医国药,2012,23(1):1-2.

[2] 张赟赟，杨海船，李嘉，等.瑶药马蹄蕨中脂溶性成分的 GC-MS 分析 [J]. 中国药房,2015,26(18):2544-2546.

[3] 江明珠，颜辉，闻燕.马蹄蕨黄酮的纯化及抗氧化活性研究 [J].安徽农业科学,2011,39(26):15922-15923,15926.

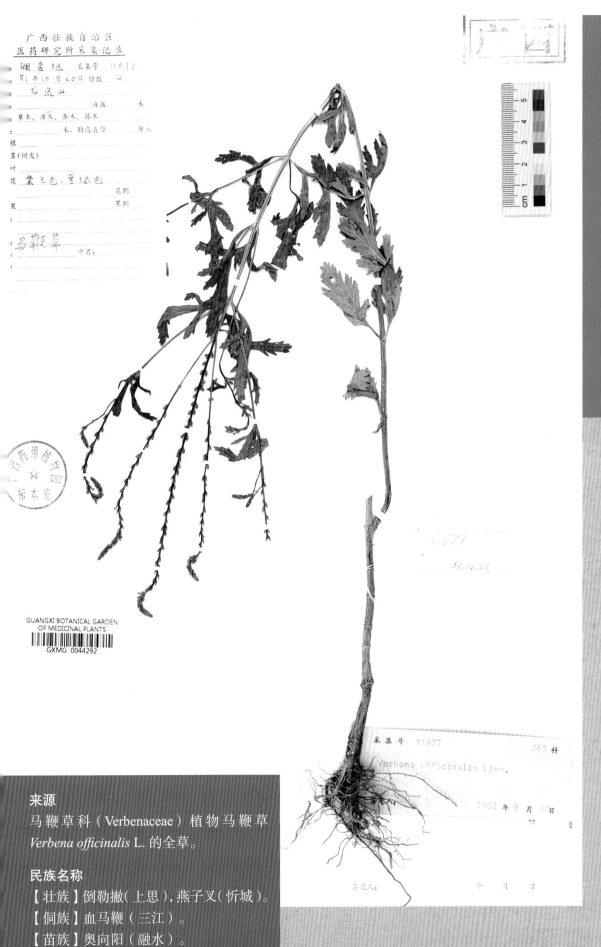

马鞭草

来源
马鞭草科（Verbenaceae）植物马鞭草
Verbena officinalis L. 的全草。

民族名称
【壮族】倒勒撇（上思），燕子叉（忻城）。
【侗族】血马鞭（三江）。
【苗族】奥向阳（融水）。

民 族 应 用

【壮族】药用全草。水煎服用于治疗感冒高热，肝炎腹水，小儿破伤风；兼冲蜜糖服治疗阿米巴痢疾，黄疸型肝炎。

【侗族】药用全草。水煎服治疗感冒高热，疟疾，尿路感染，尿路结石。

【苗族】药用全草。水煎服用于治疗尿路结石。

内服用量18g。

药材性状　茎呈方柱形，多分枝，四面有纵沟，长0.5~1m；表面绿褐色，粗糙。质硬而脆。断面有髓或中空。叶对生，皱缩，多破碎，绿褐色，完整者展平后叶片3深裂，边缘有锯齿。穗状花序细长，有小花多数。气微，味苦。

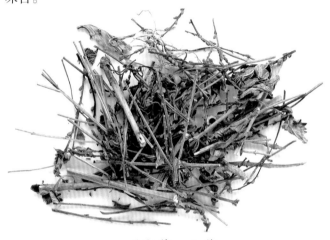

· 马鞭草－全草

药用源流　马鞭草的药用始载于《名医别录》，载："马鞭草，主治下部䘌疮。"《本草纲目》载："马鞭草下地甚多，春月生苗，方茎，叶似益母，对生，夏秋开细紫花，作穗如车前穗，其子如蓬蒿子而细，根白而小。"《本草备要》载："马鞭草泻，破血，消胀，杀虫。"其形态、功效之描述与今之常用马鞭草相符。《中华人民共和国药典》（2020年版　一部）记载其具有活血散瘀、利水、退黄、解毒、截疟的功效；主治癥瘕积聚，痛经经闭，喉痹，痈肿，水肿，黄疸，疟疾。

分类位置	种子植物门	被子植物亚门	双子叶植物纲	马鞭草目	马鞭草科
	Spermatophyta	Angiospermae	Dicotyledoneae	Verbenales	Verbenaceae

形态特征　多年生草本。茎四方形，近基部可为圆形。叶片卵圆形至倒卵形或长圆状披针形。穗状花序顶生和腋生；花小，无柄，最初密集，结果时疏离；苞片具硬毛；花萼有硬毛，有5脉；花冠淡紫至蓝色，花冠管直或弯，先端5裂，裂片长圆形；雄蕊4枚，着生于花冠管的中部，花丝短。果长圆形，成熟时4瓣裂。

生境分布　生于低至高海拔的路边、山坡、溪边或林旁。分布于湖北、江苏、广西、贵州、山西、陕西、甘肃、安徽、浙江、福建、江西、湖南、广东、河北、四川、云南、新疆、西藏等。广西全区各地均有分布。

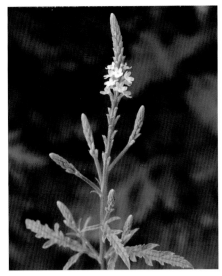

·马鞭草－花期

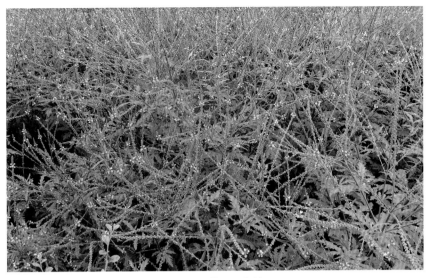

·马鞭草－植株

化学成分 全草含环烯醚萜苷类成分马鞭草苷、戟叶马鞭草苷、龙胆苦苷、桃叶珊瑚苷等[1]。黄酮类成分有山柰酚、槲皮苷、芹菜素、木犀草素、槲皮素、4'-羟基汉黄芩素等[2,3]。三萜及甾体类成分有熊果酸、齐墩果酸、3-表齐墩果酸、β-谷甾醇、胡萝卜苷等[4]。挥发油成分主要有乙酸、芳樟醇、β-榄香烯、反-石竹烯、白菖蒲油烯、反-β-金合欢烯、葎草烯、α-姜黄烯、大根香叶烯-d、十五烷、γ-芹子烯、β-没药烯、β-杜松烯等[5]。含有苯乙醇苷类毛蕊花苷、异毛蕊花苷等[4]。

药理作用 1.抗肿瘤作用

马鞭草醇提取液对绒毛膜癌JAR细胞增殖有明显抑制作用且具有特异性，对JAR细胞质中表皮生长因子受体的表达也有明显抑制作用[6]。不同质量浓度的马鞭草的单体4'-甲醚-黄芩素对JAR细胞均有增殖抑制作用，随药物浓度和作用时间的增加而增强[7]。体外和体内试验证实马鞭草醇提取液在小剂量时能够显著增加紫杉醇（PTX）的抗肿瘤活性[8]。马鞭草水、醇提取物均可明显抑制H22荷瘤小鼠体内肿瘤的生长[9]。

2.对子宫平滑肌的作用

在子宫肌条自发性收缩的基础上，分别将六种马鞭草提取物溶液加入悬挂有大鼠子宫肌条的灌流肌槽中，使其终浓度达0.2mg/ml时显示，马鞭草苷、3,4-二氢马鞭草苷和5-羟基马鞭草苷均能显著增强子宫肌条的收缩频率和振幅，收缩波频率分别增加250%、200%和100%，运动指数分别增加960%、859%和585%。当终浓度达0.6mg/ml时，马鞭草苷在给药后1min起使子宫肌条收缩波振幅增至给药前的4倍，持续1min后，出现持续抑制作用，致使收缩波频率减小至给药前的80%，而收缩波振幅减小至17%。其他化合物与终浓度为0.2mg/ml时基本一致[10]。

3.抗炎镇痛作用

马鞭草的石油醚、氯仿、甲醇提取物分别用于角叉菜胶足肿胀模型，均有抗炎活性，其中氯仿提取物的活性最强[11]。

4.抗早孕作用

马鞭草乙醇提取液剂量在25g/L能明显抑制孕绒毛滋养层细胞生长及人绒毛腺促性腺激素（hCG）分泌；加药后48h微绒毛明显减少，内质网高度扩张，线粒体有髓样改变，染色质固缩并聚集在核膜下，hCG分泌量仅为对照组的1/4；免疫组织化学反应也显示，滋养层细胞内的 hCG 及琥珀酸脱氢酶(SDH)明显减弱[12]。体外实验表明,马鞭草能抑制蜕膜细胞生长,促进凋亡是其抗早孕机制之一[13]。一定浓度的马鞭草醇提取液 C 部位能致人早孕滋养细胞及蜕膜退行性改变,胎盘组织萎缩,血流量减少,从而影响胚胎正常的生长发育[14]。

5. 抗菌作用

马鞭草提取液对大肠杆菌和金黄色葡萄球菌均有抑制作用,其最小抑菌浓度分别是 500mg/ml、50mg/ml。[15]。

6. 免疫调节作用

马鞭草醇提取物对小鼠 T 淋巴细胞增殖能力、抗体形成细胞分泌抗体的能力具有显著增强效应,对小鼠吞噬细胞功能则具有明显抑制效应,说明其具有增强小鼠 T、B 细胞免疫功能和抑制小鼠吞噬细胞功能的作用[16]。

参考文献

[1] 田菁,赵毅民,栾新慧,马鞭草化学成分的研究 [J].中国中药志 2005,30(4):268-269.

[2] 任非,段坤峰,付颖,等.马鞭草镇咳有效部位化学成分的研究[J].中国医院药学杂志,2013,33(6):445-449.

[3] 陈改敏,张建业,张向沛,等.马鞭草黄酮类化学成分的研究 [J].中药材,2006,29(7):677-678.

[4] 张玉雪,马鞭草的活性成分研究 [D].上海:上海交通大学,2010.

[5] 杨再波.顶空萃取—气相色谱-质谱法分析马鞭草的挥发油组分 [J].理化检验(化学分册),2008,44(6):514-516.

[6] 徐珊,焦中秀,徐小晶,等.马鞭草醇提液祛线毛膜癌 JAR 细胞增殖及表皮生长因子受体表达的影响 [J].中国药科大学学报,2000,31(4):281-284.

[7] 冯播,徐昌芬.马鞭草 C 部位单体 4'-甲醚-黄芩素对人绒毛膜癌细胞增殖的抑制作用 [J].中国肿瘤生物治疗杂志,2008,15(5):444-447.

[8] 徐华娥,袁红宇,欧宁.马鞭草醇提液小剂量时能显著增加紫杉醇的抗肿瘤活性 [J].南京医科大学学报(自然科学版),2008,28(10):1275-1278.

[9] 曹志然,戎瑞雪,王蓓,等.马鞭草提取物对荷瘤小鼠抑瘤作用的实验研究 [J].河北职工医学院学报,2008,25(2):8-10.

[10] 张涛,李万,阮金兰.马鞭草化学成分对大鼠离体子宫平滑肌条作用的研究 [J].中国中医药科技,2001,8(5):313.

[11]DEEPAK M, SUKBDEV S H. Antiinflammatory acitxity and chemical composition of extracts of *Verbena offeinalis*[J]. Phytotherapy Research, 2000,14(6):463-465.

[12] 徐昌芬,卢小东,焦中秀,等.马鞭草抗早孕作用机理的初步研究 [J].南京医科大学学报,1998,18(5):402-406.

[13] 张曙萱,王海琦,欧宁.马鞭草提取液对体外培养人早孕蜕膜细胞的影响 [J].中国天然药物,2004,2(4):242-246.

[14] 徐昌芬,曾群,徐珊,等.马鞭草醇提液中有效部位的提取及筛选 [J].交通医学,2003,17(5):604.

[15]HERNANDEZ N E,TERESCHUK M L,ABDALA L R. Antimicrobial activity of the flavonoids in mediciral plants from Tafí del Valle(Tucumán,Argentina)[J]. Journal of Ethnopharma cology,2000,73(1-2):317-322.

[16] 王文佳,王平,俞琦,等.马鞭草醇提物免疫活性的初步研究 [J].贵阳中医学院学报,2008,30(4):17-18.

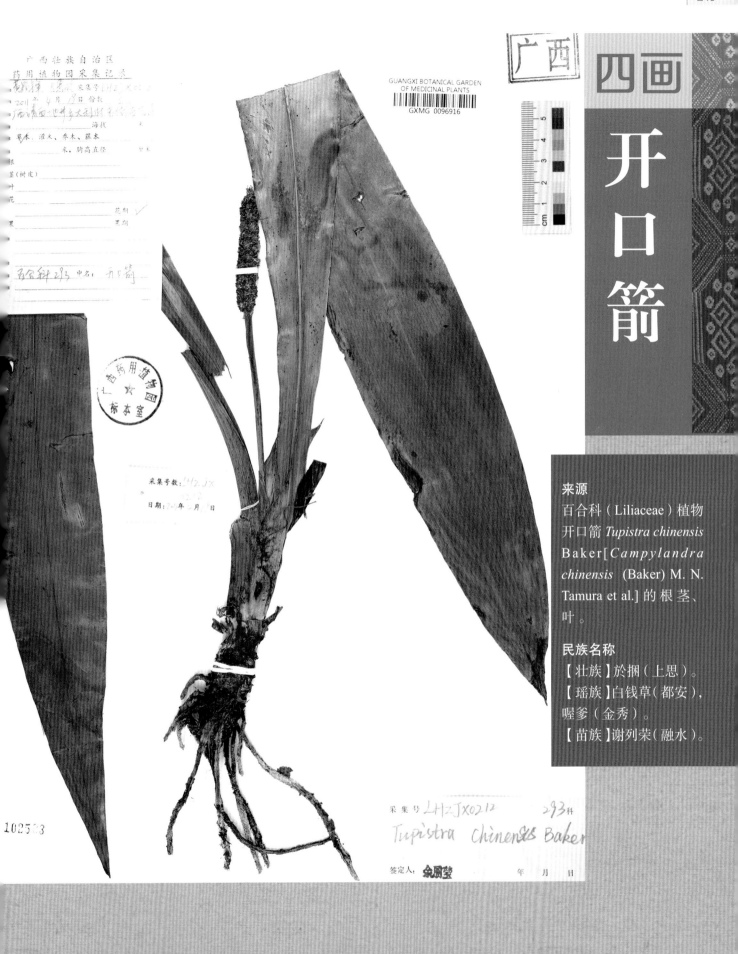

开口箭

来源

百合科（Liliaceae）植物
开口箭 *Tupistra chinensis*
Baker[*Campylandra
chinensis* (Baker) M. N.
Tamura et al.] 的根茎、
叶。

民族名称

【壮族】於捆（上思）。
【瑶族】白钱草（都安），
喔爹（金秀）。
【苗族】谢列荣（融水）。

民族应用

【壮族】药用根茎和叶。水煎服或研粉开水冲服，用于治疗咽喉炎，风湿骨痛，胃痛；外敷用于治疗疯狗咬伤，跌打肿痛。

【瑶族】药用根茎。水煎服或研粉开水冲服用于治疗咽喉炎，风湿骨痛，关节炎，腰腿痛；捣敷用于治疗痈疮肿毒，毒蛇或狂犬咬伤等。

【苗族】药用根茎。水煎服或浸酒治关节炎、腰扭伤。

内服用量15g；外用适量。本品有毒，内服宜慎。

药材性状 根茎表面黄棕色至黄褐色，有皱纹；扁圆柱形，略扭曲，长10~15cm，直径约1cm；节明显，略膨大，节间短，有芽及膜质鳞片状叶；断面淡黄白色，细颗粒状。叶倒披针形或条形，先端渐尖。气特异，味苦涩。

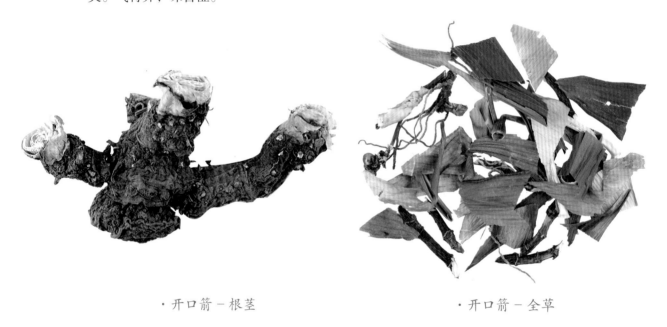

·开口箭－根茎　　　　　　　　　　·开口箭－全草

药用源流 《中华本草》记载其根茎具有清热解毒、祛风除湿、散瘀止痛、活血调经的功效；主治咽喉肿痛，风湿痹痛，胃痛，白喉，跌打损伤，痈肿疮毒，毒蛇咬伤，狂犬咬伤。

分类位置	种子植物门	被子植物亚门	单子叶植物纲	百合目	百合科
	Spermatophyta	Angiospermae	Monocotyledoneae	Liliflorae	Liliaceae

形态特征 多年生草本。根茎横生，粗厚，圆柱形，分节明显，节上生多数须根。叶基生，4~8枚，倒披针形或条状披针形，基部下延略呈鞘状抱茎；鞘叶2枚，披针形或矩圆形。穗状花序侧生，直立，密生多花；花黄色或绿色，花被筒短钟形，筒口环状，裂片卵形，先端渐尖；雄蕊6枚；花丝基部扩大，花药卵形；花柱3裂，柱头钝三棱形；子房球形，3室。浆果球形，熟时紫红色。

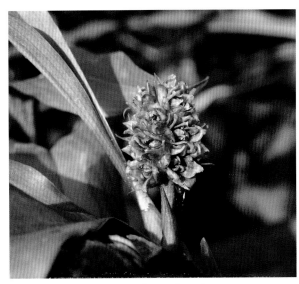

·开口箭－花果期

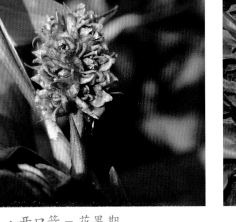

·开口箭－植株

生境分布　生于海拔 600~3000m 的湿润林下、山坡、溪边。分布于湖北、湖南、陕西、四川、云南、广西、安徽、浙江、江西、福建、台湾等。广西主要分布在临桂、兴安、那坡、荔浦、隆林、金秀、融水、资源、全州、灌阳等。

化学成分　含甾体皂苷类、黄酮类、强心苷类化合物及挥发油等成分。主要有开口箭皂苷 G-J、开口箭黄酮苷 A、开口箭皂苷元 G-I、(25S)-1β,3β,5β- 三羟基螺甾 -3-O-β-D- 吡喃葡萄糖苷、1β,3β- 二羟基螺甾 -25(27)- 烯 -3-O-β-D- 吡喃葡萄糖苷、(24S, 25S)-1β,3β- 二羟基螺甾 -24-O-β-D- 吡喃葡萄糖苷、(25R)-5α- 螺甾 -2α,3β,5α- 三醇 -3-O-β-D- 吡喃葡萄糖苷、万年青皂苷元 -3-O- β-D- 吡喃葡萄糖苷、重楼皂苷 Ⅵ、异重楼皂苷 Ⅵ、洋地黄毒苷元 -3-O-β-D- 吡喃葡萄糖基 -(1-4)-α-L- 吡喃岩藻糖苷、洋地黄毒苷元 -3-O- β -D- 吡喃葡萄糖基 -(1-4)- α -L- 吡喃洋地黄毒糖苷、洋地黄毒苷元 -3-O- α -L- 吡喃岩藻糖苷、罗斯考皂苷元、洋地黄毒苷元、8- 甲基木犀草素、香豌豆酚、异甘草素等[1]。挥发油成分主要有 1,2- 苯二羧酸双(2- 甲丙基)酯、十六烷酸甲酯、二丁基邻苯二甲酸酯、1,2- 苯二羧酸丁基辛基酯、正十六烷酸、9,12- 十八碳二烯酸甲酯、1,12- 十八碳二烯酸（Z,Z）、三十六（碳）烷等[2]。

药理作用　1. 抗肿瘤作用
开口箭总皂苷能抑制宫颈癌细胞 HeLa、肝癌细胞 HepG2 和 S180 肉瘤细胞增殖，能抑制 S180 实体瘤的增长，能将 HeLa 细胞周期阻滞于 S 期从而诱导肿瘤细胞凋亡[3,4]。开口箭 75% 甲醇超声提取物和开口箭多糖对小鼠移植性实体瘤 H22 有明显的抑制作用，且对胸腺、脾脏没有毒副作用[5]。
2. 抗炎、镇痛作用
开口箭能明显抑制二甲苯诱发小鼠耳郭肿胀及角叉菜胶所致小鼠足肿胀，能对抗小鼠毛细血管通透性的增加[6-8]。开口箭提取物对急性咽炎有良好的治疗效果，其抗炎作用与其能抑制炎症介质 PCE$_2$ 的合成与释放有关[9]。开口箭水提物能显著降低醋酸所致小鼠扭体次数，延长小鼠对热刺激的疼痛反应时间[8]。
3. 抗菌作用
开口箭对咽喉部常见致病菌如金黄色葡萄球菌、乙型溶血性链球菌等有较好的体外抑菌作用[7]。开口箭脂溶性成分对大肠埃希菌和枯草芽孢杆菌有显著的抑制活性，其最小抑制浓度（MIC）分别为 3.125~6.25μl/ml 和 6.25~12.5μl/ml[10]。

附 注 剑叶开口箭 *Tupistra ensifolia* Wang et Tang 也是开口箭药材的基原植物之一，但该品种在广西区内未见分布及使用。

参考文献

[1] 肖艳华.开口箭化学成分及其抗禽流感 H5N1 活性研究 [D].北京：中国人民解放军军事医学科学院,2015.

[2] 杨春艳,邹坤,潘家荣.开口箭挥发油成分的分析 [J].三峡大学学报（自然科学版）,2006,28(4):360-362.

[3] 朱正光,余传林,蔡晶,等.开口箭提取物的抗肿瘤作用研究 [J].中药材,2006,29(3):277-279.

[4] 杨春艳,刘朝奇,邹坤,等.开口箭皂苷体外抗肿瘤作用的初步实验研究 [J].时珍国医国药,2009,20(10):2390-2392.

[5] 晏传奇,黄文峰,邹坤,等.开口箭提取物对小鼠移植性实体瘤 H22 的抑制作用 [J].江苏中医药,2009,41(9):77-78.

[6] 杨春艳,杨兴海,刘英,等.开口箭祛痰、抗炎及抑菌实验研究 [J].中国民族民间医药杂志,2005,73:103-106.

[7] 汪鋆植,邹坤,徐宏伟.开口箭皂苷抗炎活性的研究 [J].时珍国医国药,2006,17(10):1970-1971.

[8] 李小莉,张迎庆,洪蓓蓓.民间草药开口箭的抗炎镇痛作用的研究 [J].湖北中医学院学报,2005,7(4):28-29.

[9] 徐兰兰,邹坤,汪鋆植,等.开口箭提取物治疗急性咽炎的实验研究 [J].江苏中医药,2008,40(8):78-79.

[10] 路强强,魏莹,陈智坤,等.开口箭地上部位脂溶性成分及抗菌活性分析 [J].时珍国医国药,2018,29(12):2880-2883.

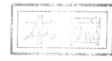

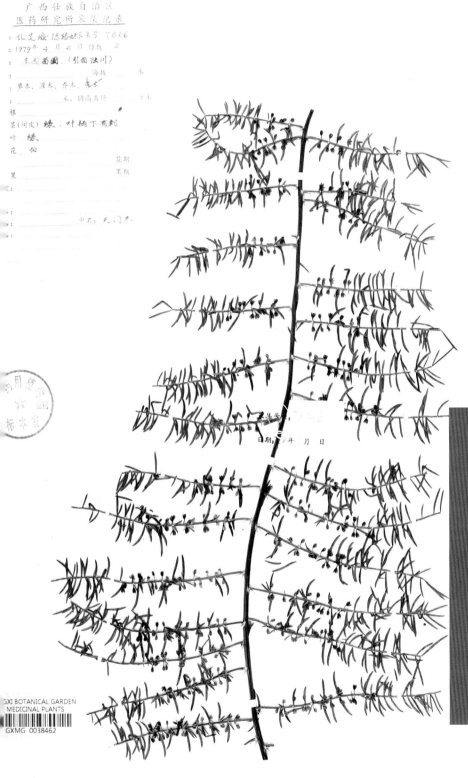

广西壮族自治区
医药研究所采集记录

采集编号 7826

1979 年 4 月 2 日

来源菌圃.（引自陆川）

海拔

草本、灌木、乔木、

米，胸高直径

根

茎（附定）绿，叶柄下有刺

叶 绿

花 白

果

中名：天门冬

采集号

日期

00585

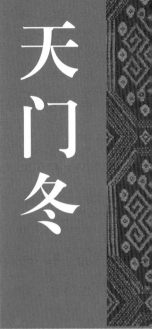

天门冬

来源

百合科（Liliaceae）植物天门冬
Asparagus cochinchinensis(Lour.)
Merr. 的块根。

民族名称

【壮族】棵于萋（柳城）。
【瑶族】金银母（昭平）。
【仫佬族】咯低久（罗城）。
【侗族】桑恩顾（融水），三百榜（三
江）。
【苗族】乌欧库（融水）。
【毛南族】拉么冬（环江）。

采集号 7826   293 计

Asparagus cochinchinensis (Lour.)
Merr.

鉴定人：   1979 年 6 月 6 日

民 族 应 用

【壮族】药用块根。水煎服治感冒发热咳嗽，气管炎，肺结核、肺炎；与猪脚炖服治产后贫血、产后风。

【瑶族】药用块根。水煎服治感冒发热咳嗽，气管炎，肺结核、肺炎，小儿消瘦；与鸡蛋或鸡肉煲服治不孕症。

【仫佬族】药用块根。水煎服治感冒发热咳嗽。

【侗族】药用块根。水煎服治气管炎，跌打损伤，肺结核、肺炎；与猪心，黄糖蒸服治反胃肚痛，吐酸水。

【苗族】药用块根。水煎服治气管炎，肺结核，肺炎。

【毛南族】药用块根。水煎服治气管炎。

内服用量12~30g。

药材性状 块根呈长纺锤形，略弯曲，长5~18cm，直径0.5~2cm。表面黄白色至淡黄棕色，半透明，光滑或具深浅不等的纵皱纹，偶有残存的灰棕色外皮。质硬或柔润，有黏性。断面角质样，中柱黄白色。气微，味甜、微苦。

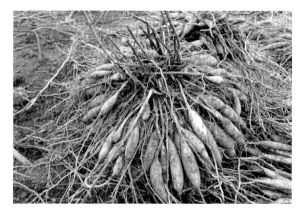

·天门冬－块根

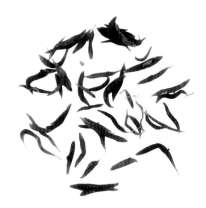

·天门冬－块根

药用源流 天门冬的药用始载于《神农本草经》，历代本草多有记载。《本草图经》曰："天门冬，生奉高山中，今处处有之。春生藤蔓，大如钗股，高至丈余。叶如茴香，极尖而疏滑，有逆刺，亦有涩而无刺者，其叶如丝杉而细散，皆名天门冬。"《本草纲目》列其为上品，载："天门冬，润肠滋阴，清金降火。"《中华人民共和国药典》（2020年版　一部）记载其具有养阴润燥、清肺生津的功效；主治肺燥干咳，顿咳，痰黏，腰膝酸痛，骨蒸潮热，内热消渴，热病津伤，咽干口渴，肠燥便秘。

分类位置	种子植物门	被子植物亚门	单子叶植物纲	百合目	百合科
	Spermatophyta	Angiospermae	Monocotyledoneae	Liliflorae	Liliaceae

形态特征 多年生攀援植物。根在中部或近末端膨大。茎平滑，常弯曲或扭曲，叶状枝通常每3枚成簇，扁平或由于中脉龙骨状而略呈锐三棱形，稍镰刀状；茎上的鳞片状叶基部延伸为硬刺，在分枝上的刺较短或不明显。花通常每2朵腋生，淡绿色；花梗较短。浆果熟时红色，有1颗种子。

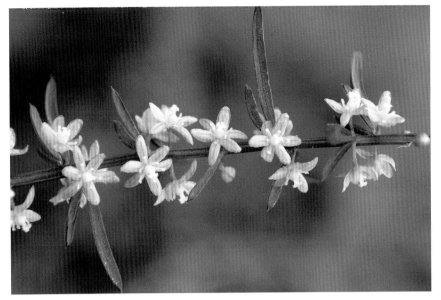

· 天门冬 - 花期

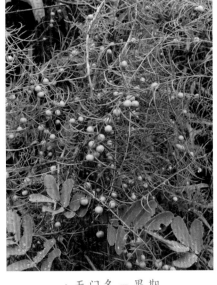

· 天门冬 - 果期

生境分布 生于海拔 1750m 以下的山坡、路旁、疏林下、山谷或荒地上。在我国分布广泛，从河北、山西、陕西、甘肃等省的南部至华东、中南、西南各省区都有分布。广西主要分布在邕宁、武鸣、柳州、融水、桂林、临桂、龙胜、玉林、容县、陆川、博白、那坡、凌云、田林、隆林、昭平、钟山、富川、天峨、凤山、金秀、龙州等。

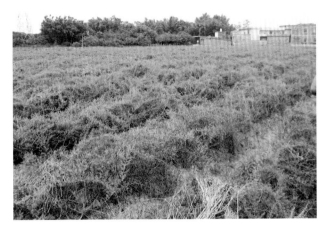

· 天门冬 - 栽培

化学成分 主要含有 β-谷甾醇、胡萝卜苷、正-三十二碳酸、棕榈酸、9-二十七碳烯、菝葜皂苷元、薯蓣皂苷元、菝葜皂苷元 -3-O-[a-L-鼠李吡喃糖基 (1-4)]-β-D-葡萄吡喃糖苷、异菝葜皂苷元、薯蓣皂苷元 -3-O-β-D-吡喃葡萄糖苷、26-O-β-D-吡喃葡萄糖基 - 呋甾 -3β,22,26-三醇 -3-O-β-D-吡喃葡萄糖基 (1 → 2)-O-β-D-吡喃葡萄糖苷、(+)-4'-methyl-nyasol、(+)-nyasol、5-羟基糠醛、豆甾醇、5,7-二羟基 -6,8,4'-三甲氧基黄酮等成分 [1-3]。

药理作用 1. 抗肿瘤作用

天门冬多糖能明显抑制低氧条件下人肝癌细胞 HepG2 的增殖，并抑制其侵袭和迁移 [4]。天门冬水煎液 80% 乙醇沉淀物对小白鼠肉瘤 S180 的抑制效果较为明显，抑瘤率可达 35%~45% [5]。天门冬提取物对 Hep 细胞增殖具有抑制作用，每天给予 Hep 荷瘤小鼠 10kg/kg、20kg/kg 的天门冬提取物，10 天后对 Hep 细胞生长抑制率分别为 31.2%、67.1%；给药组瘤体均见部分坏死，以 20g/kg 体重组坏死较明显，坏死面积较大 [6]。

2. 抗菌作用

天门冬煎剂体外对炭疽杆菌 206、甲型及乙型溶血性链球菌、白喉杆菌、类白喉杆菌、肺炎链球菌、金黄色葡萄球菌、柠檬色葡萄球菌、白色葡萄球菌及枯草杆菌均有不同程度的抑制作用；天门冬

70% 乙醇提取液对金黄色葡萄球菌、大肠杆菌、黑曲霉有较强的抑制作用，最低抑菌浓度分别为 3.13mg/ml、6.25mg/ml 和 12.5mg/ml[7]。

3. 抗氧化、抗衰老的作用

天门冬水提取液能够明显增强小鼠血清中的一氧化氮合酶（NOS）活性，提高一氧化氮（NO）含量，降低肝组织中脂褐素（LPF）含量，说明天冬具有抗氧化、延缓衰老的作用[8]；天冬总皂苷可降低衰老大鼠肾脏血清中肌酐（Cr）、尿素（UREA）及丙二醛（MDA）的含量，提高超氧化物歧化酶（SOD）活性，改善衰老肾脏的肾小球硬化率，减轻衰老肾脏的氧化损伤[9]；天门冬醇提取液可明显提高衰老模型小鼠脑 SOD 活性及肝细胞膜 Na^+、K^+-ATPase 活性，降低 MDA 含量，具有一定的延缓衰老作用[10]。

4. 祛痰镇咳平喘作用

连续 5 天灌服天门冬水提取物 20g/kg，每天 1 次，能明显减少浓氨水所致小鼠的咳嗽次数；给豚鼠连续 5 天灌服天门冬水提取物 16g/kg，能明显减轻磷酸组胺诱导的豚鼠咳嗽次数及哮喘发作症状，但其平喘作用仅维持 2h 左右；给小鼠连续 5 天灌服天冬水煎剂 10g/kg、20g/kg 都能明显增加呼吸道中酚红排泌量[11]。

5. 降血糖作用

天门冬提取物和天冬降糖胶囊均能够降低四氧嘧啶致糖尿病大鼠的血糖水平，其中天冬降糖胶囊还能对抗四氧嘧啶诱发的各种生化指标变化[12-13]。

附　　注　天门冬属于广泛分布的药用植物，各地均有应用和收购。

参考文献

[1] 徐从立，陈海生，谭兴起，等. 中药天冬化学成分研究 [J]. 天然产物研究与开发,2005,17(2):128-130.

[2] 沈阳，陈海生，王琼. 天冬化学成分的研究（Ⅱ）[J]. 第二军医大学学报,2007,28(11):1241-1244.

[3] 杨妍妍，王喆星. 天门冬化学成分的分离与鉴定 [J]. 沈阳药科大学学报,2009,26(10):796-799.

[4] 婕妤，王璇，翁苓苓，等. 天冬多糖对低氧条件下人肝癌细胞生长、侵袭及迁移的影响 [J]. 山东医药,2017,57(14):23-26.

[5] 杜旭华，郭允珍. 抗癌植物药的开发研究Ⅳ. 中药天冬的多糖类抗癌活性成分的提取与分离 [J]. 沈阳药学院学报,1990,7(3):197-200.

[6] 俞发荣，连秀珍，石军年. 天门冬提取物对 Hep 细胞毒性作用研究 [J]. 甘肃科技,2006,22(10):195-196.

[7] 方芳，张恒，赵玉萍，等. 天门冬的体外抑菌作用 [J]. 湖北农业科学,2012,51(5):931-934.

[8] 赵玉佳，孟祥丽，李秀玲，等. 天门冬水提液及其纳米中药对衰老模型小鼠 NOS、NO、LPF 的影响 [J]. 中国野生植物资源,2005,24(3):49-51.

[9] 李琴山，刘洋，李艳菊. 天冬总皂苷对衰老肾脏抗氧化作用的研究 [J]. 时珍国医国药,2011,22(9):2121-2122.

[10] 曲凤玉，魏晓东，李士莉，等. 天门冬醇提液对衰老模型小鼠抗衰老作用的实验研究 [J]. 中医药学报,1999,2:68-70.

[11] 罗俊，龙庆德，李诚秀，等. 地冬与天冬的镇咳、祛痰及平喘作用比较 [J]. 贵阳医学院学报,1998,23(2):132-134.

[12] 俞发荣，连秀珍，郭红云. 天门冬提取物对血糖的调节 [J]. 中国临床康复,2006,10(27):57-59.

[13] 陈红艳，杨新波，王建华，等. 天冬降糖胶囊对四氧嘧啶小鼠血液生化指标的影响 [J]. 中国中医药信息杂志,2005,12(11):22-23.

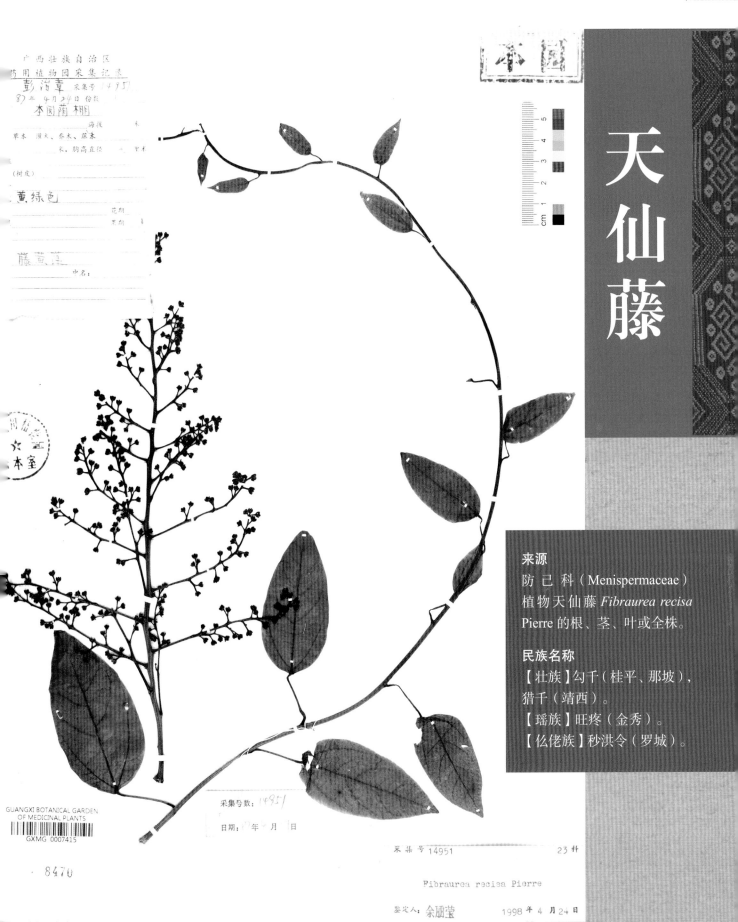

天仙藤

来源
防己科（Menispermaceae）
植物天仙藤 *Fibraurea recisa*
Pierre 的根、茎、叶或全株。

民族名称
【壮族】勾千（桂平、那坡），
猎千（靖西）。
【瑶族】旺疼（金秀）。
【仫佬族】秒洪令（罗城）。

采集号数：14951

日期：　年　月　日

采集号 14951　　　　　23 升

Fibraurea recisa Pierre

鉴定人：余丽莹　　1998 年 4 月 2+ 日

民 族 应 用

【壮族】药用根、茎、叶或全株。根浸开水或人乳汁滴眼治结膜炎，沙眼。茎水煎服治肠炎，痢疾。叶捣烂敷患处治骨折。全株水煎服治胃热痛；捣烂炒热敷患处可拔弹。

【瑶族】药用根、茎。根水煎服治黄疸型肝炎，肠胃炎；浸开水或人乳汁滴眼治结膜炎，沙眼。茎水煎服治肠炎，痢疾，水煎服浓缩成膏涂患处治烧烫伤。

【仫佬族】药用茎。水煎服治肠炎，痢疾。

【侗族】药用根。水煎服治毒蛇咬伤，急性肠胃炎。

内服用量 10~15g；外用适量。

药材性状　根圆柱形，少数扭曲，偶有分枝，直径0.5~3cm。表面黄棕色，具不规则纵棱，皮孔横向，有支根痕，栓皮易脱落。质硬。断面鲜黄色，有菊花状纹理和裂隙。气微，味极苦。茎圆柱形，少数弯曲，直径可达3cm或更粗。表面暗灰黄色至灰绿色，节微隆起，断面鲜黄色，中心有髓；味苦。叶卵形或长圆形，长11~23cm，宽5.5~14cm。暗灰绿色至暗黄棕色，先端具短尖，基部圆钝，全缘，两面无毛，离基3~5脉，叶脉两面突出，下面较明显；叶柄长5~14cm，两端肿胀，近基部盾状着生。革质而脆。气味微弱。

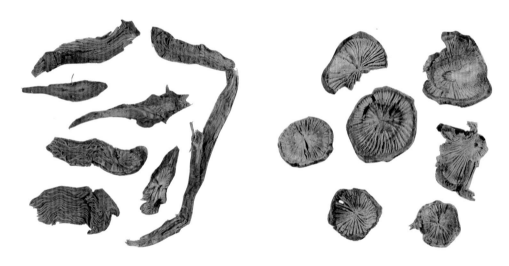

· 天仙藤－根

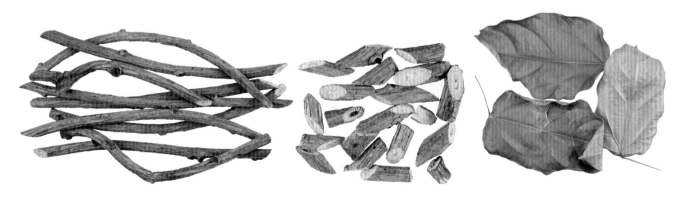

· 天仙藤－茎　　　　　　· 天仙藤－茎　　　　　　· 天仙藤－叶

药用源流 天仙藤又名黄藤、大黄藤、藤黄连，其药用始载于《本草纲目》："黄藤生岭南，状若防己。俚人常服此藤，纵饮食有毒，亦自然不发，席辩刺史云，甚有效。"与今所用黄藤一致。《中华人民共和国药典》（2020年版 一部）记载黄藤具有清热解毒、泻火通便的功效；主治热毒内盛，便秘，泻痢，咽喉肿痛，目赤红肿，痈肿疮毒。

分类位置	种子植物门	被子植物亚门	双子叶植物纲	小檗目	防己科
	Spermatophyta	Angiospermae	Dicotyledoneae	Berberdales	Menispermaceae

形态特征 木质大藤本。茎褐色，具深沟状裂纹，小枝和叶柄具直纹。叶革质，长圆状卵形，有时阔卵形或阔卵状近圆形，长约10~25cm，宽约2.5~9cm，顶端近骤尖或短渐尖，基部圆或钝，两

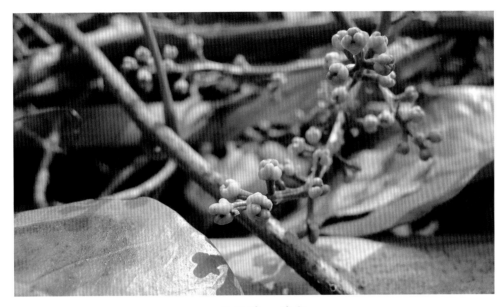

· 天仙藤 - 花期

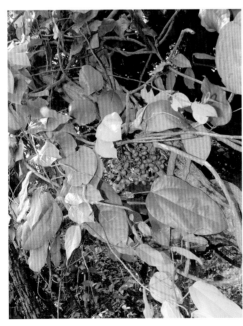

· 天仙藤 - 果期

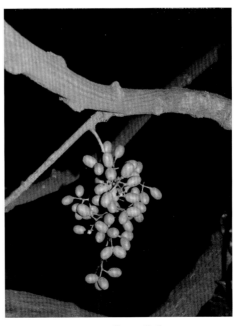

· 天仙藤 - 果期

面无毛；掌状脉 3~5 条；叶柄呈不明显盾状着生。圆锥花序生无叶老枝或老茎上，雄花序长达 30cm，下部分枝近平叉开；雄花花被自外至内渐大；雄蕊 3，花丝阔而厚，长 2mm，药室近肾形。核果长圆状椭圆形，长 1.8~3cm，黄色，外果皮干时皱缩。

生境分布　生于林中。分布于云南、广西和广东等。广西主要分布于南部地区。

化学成分　茎主要含有番荔枝宁、紫堇单酚碱、巴马汀、药根碱、小檗碱、四氢巴马汀等生物碱，去氧黄藤苦素、黄藤内酯等内酯类化合物，还含有二十二烷酸、β- 胡萝卜苷、ligballinol、芥子醛、(+)- 松脂醇、(+)-1- 羟基松脂醇、3-O-syringyl-taraxerol、β- 谷甾醇、蒲公英赛醇、松柏醛等成分[1]。其中生物碱为茎的主要有效成分，以巴马汀含量居多。枝叶主要含有黄藤内酯、马克甾酮 A、环阿屯醇、feruloylphenethylamine、反式阿魏酰酪胺、1- 棕榈酸单甘油酯、1-sinapoyl-β-D-glucopyranoside[2]等成分，以及 (8R,7'S,8'R)-5,5'-dimethoxylariciresinol-9'-O-β-D-(6-O-E-4-hydroxy-3,5-dimethoxycinnamoyl)-glucopyranoside、erythro-guaiacylglycerol-β-O-4'-coniferyl ether、threo-guaiacylglycerol-β-O-4'-coniferyl ether、去氢双松柏醇、erythro-guaiacylglycerol-β-O-4'-sinapyl ether、开环异落叶松脂醇、丁香脂素、medioresinol 等木脂素类化合物[3]。

药理作用　1. 抗菌作用
天仙藤中的黄藤素对葡萄球菌具有一定的体外抗菌作用，其中对金黄色葡萄球菌和表皮葡萄球菌最低 MIC 值均为 64mg/L，对甲氧西林敏感表皮葡萄球菌的 MIC 众数值为 128mg/L[4]。
2. 抗炎作用
合成黄藤素和天然黄藤素对二甲苯引起的小鼠耳郭肿胀、角叉菜胶所致大鼠足跖肿胀和大鼠棉球肉芽肿均有明显抑制作用[5]。
3. 降血脂作用
天仙藤中的黄藤素高 (0.4g/kg)、低（0.1g/kg）剂量组能显著降低实验性高脂血症模型小鼠三酰甘油（TG）的水平[6]。
4. 抗阿尔茨海默症作用
天仙藤总生物碱能通过抗氧化应激、抗神经炎症和抗神经细胞凋亡作用，明显改善 D- 半乳糖联合三氯化铝诱导的小鼠阿尔茨海默症[7]。

参考文献

[1] 扶教龙, 刘佳, 吴晨奇, 等. 天仙藤化学成分分离纯化研究 [J]. 上海农业学报, 2014,30(6):116-119.

[2] 王海垠, 丁林芬, 吴兴德, 等. 大黄藤化学成分研究 [J]. 昆明医科大学学报, 2014,35(1):1-4.

[3] 王海垠, 丁林芬, 吴兴德, 等. 黄藤枝叶中木脂素类化学成分研究 [J]. 中药材, 2016,39(12):2768-2771.

[4] 李耘, 吕媛, 刘健, 等. 黄藤素与临床常用抗菌药物体外联合抗菌作用研究 [J]. 中国临床药理学杂志, 2018,34(7):821-823.

[5] 于浩飞, 周敏, 吕小波, 等. 合成黄藤素与天然黄藤素药效对比实验研究 [J]. 昆明医科大学学报, 2012,33(9):31-33,46.

[6] 王维丽, 王磊, 柳丽松, 等. 黄藤素对高脂血症模型小鼠降血脂作用研究 [J]. 云南中医中药杂志, 2015,36(10):69-71.

[7] 邢志恒. 黄藤总生物碱抗阿尔茨海默症作用及机理研究 [D]. 长春: 吉林农业大学, 2019.

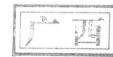

广西壮族自治区
药用植物园采集记录

人：黄桂春　　采集号：11557
期：1981年 10月 22日 份数：4
地：龙虎山住房处
境：　　　　　　海拔　　　米
状：藤本、灌木、乔木、蕨本
高：　　米，胸高直径　　厘米
根：
茎（树皮）
叶 绿色
花
　　　　　　　花期
果　　　　　　　果期
達：

名：
名：　　213 中名：
名：

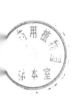

天胡荽

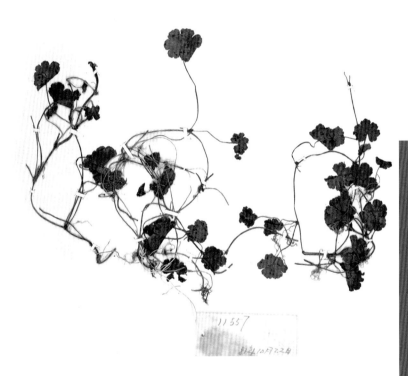

11557

GUANGXI BOTANICAL GARDEN
OF MEDICINAL PLANTS
GXMG 0083507

来源
伞形科（Umbelliferae）植物天胡荽 *Hydrocotyle sibthorpioides* Lam. 的全草。

民族名称
【壮族】叉翻（大新），棵把沙（象州）。
【瑶族】可京仔（都安）。
【仫佬族】马纳（罗城）。
【侗族】铜钱细（三江）。
【苗族】加尝（融水）。

采集号 11557　天胡荽　　213 扑

Hydocotyle sibthorpioides Linn.

鉴定人：黄桂春，陈小鸿　　82 年 1 月 4 日

民 族 应 用

【壮族】药用全草。与猪瘦肉或猪肝蒸服或水煎服治黄疸型肝炎；切碎与鸡蛋拌匀炒服治痢疾。

【瑶族】药用全草。与鸡肉煲服治气管炎、哮喘；捣烂含咽治口腔炎；水煎洗患处治疮疥，湿疹。

【仫佬族】药用全草。与猪瘦肉或猪肝蒸服或水煎服治黄疸型肝炎；捣烂调醋取药液含漱治虫牙痛，牙龈出血。

【侗族】药用全草。与猪瘦肉或猪肝蒸服或水煎服治黄疸型肝炎；水煎服兼用鲜品捣烂加75%乙醇适量，布包搽全身治小儿高热；捣烂加洗米水调匀取药液内服兼外搽额头治小儿惊风。

内服用量15~30g；外用适量。

药材性状　茎呈细长圆柱形，直径0.2~0.7mm，黄绿色或黄褐色。节明显，节上有须根或根痕。叶互生，多皱缩，展平后呈圆形或肾圆形，长5~15mm，宽7~17mm，基部心形，叶缘5~7浅裂，并有钝齿，上表面黄绿色或黄褐色，下表面色较浅；叶柄长7~45mm，无毛或顶端有毛。有的带花，伞形花序与叶对生，有花5~18朵。双悬果略呈心形，两侧压扁。

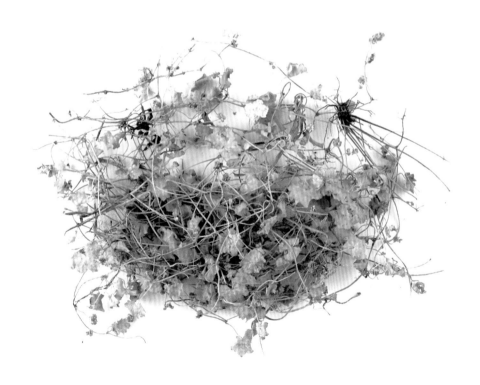

·天胡荽－全草

药用源流　以破钱草之名载于《滇南本草》，记载："破钱草，一名千里光。性温，味辛、苦。主发散诸风头痛，明目，退翳膜，利小便，疗黄疸。"《广西中药材标准》（1990年版）记载其具有清热解毒、利湿退黄、止咳、消肿散结的功效；主治湿热黄疸，咳嗽，百日咳，咽喉肿痛，目赤云翳，淋病，湿疹，带状疱疹，疮疡肿毒，跌打瘀肿。

分类位置	种子植物门	被子植物亚门	双子叶植物纲	伞形目	伞形科
	Spermatophyta	Angiospermae	Dicotyledoneae	Umbellales	Umbelliferae

形态特征　多年生草本。有气味。叶片膜质至草质，圆形或肾圆形，边缘有钝齿，表面光滑，背面脉上疏被粗伏毛；叶柄无毛或顶端有毛。伞形花序与叶对生，单生于节上；花序梗纤细，短于叶柄 1~3.5 倍；小总苞片卵形至卵状披针形，有黄色透明腺点；小伞形花序有花 5~18，花无柄或有极短的柄，花瓣卵形，绿白色，有腺点。果实略呈心形，两侧扁压。

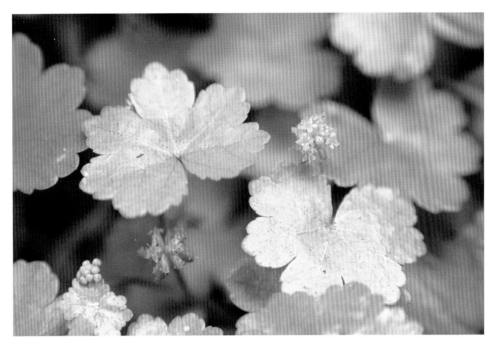

· 天胡荽－花期

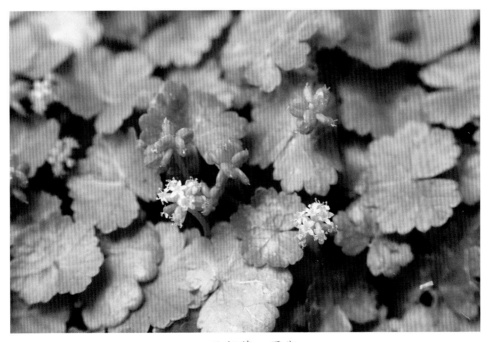

· 天胡荽－果期

生境分布 生于海拔 100~3000m 的湿润的林下、草地、山坡、河沟边、山谷。分布于江西、福建、广东、广西、贵州、四川、陕西、江苏、安徽、浙江、湖南、湖北、台湾、云南等省区。广西全区各地均有分布。

化学成分 全草含槲皮素、芹菜素、山柰酚、β-谷甾醇、菠甾醇、牡荆苷、异牡荆苷、胡萝卜苷[1]；以及绿原酸甲酯、正丁基-O-β-D-吡喃果糖苷、当归棱子芹醇、葡萄糖苷、染料木素、大豆素[2,3]等。亦含挥发油，主要成分为[-]-匙叶桉油烯醇、α-甜没药萜醇和人参醇[4]。

药理作用 1. 抗病毒作用

天胡荽具有良好的抗乙型肝炎病毒表面抗原（HBsAg）作用[5]。

2. 抗肿瘤作用

天胡荽提取物在起始给药量为 10g/kg 时，即对小鼠移植性肿瘤 Hep 有明显的抑瘤作用[6]。天胡荽的石油醚萃取物、乙酸乙酯萃取物和正丁醇萃取物对 LA795 细胞株均具有一定的抑制作用[7]。

3. 抗菌作用

天胡荽挥发油对铜绿假单胞菌、枯草芽孢杆菌、伤寒沙门菌、金黄色葡萄球菌等细菌有不同程度的抑制作用[8]。

附 注 《中华本草》记载天胡荽的基原植物有两种，一种是天胡荽，另一种是破铜钱 [*H. sibthorpioides* Lam. var. *batrachium* (Hance) Hand.-Mazz ex Shan]。

参考文献

[1] 张嫩玲,叶道坤,田璧榕,等.天胡荽的化学成分研究[J].贵州医科大学学报,2017,42(10):1145-1148.

[2] 蒲首丞,郭远强,高文远.天胡荽化学成分的研究[J].中草药,2010,41(9):1440-1442.

[3] 张兰,张德志.天胡荽化学成分研究（Ⅰ）[J].广东药学院学报,2007,23(5):494-495.

[4] 张兰,张德志.江西产天胡荽挥发油的GC-MS分析[J].广东药学院学报,2008,24(1):35-36.

[5] 郑民实,李文,李蓉,等.使用ELISA技术筛选270种中草药抗HBsAg作用[J].中医研究,1996,9(1):51-54.

[6] 白明东,俞发荣,王佩,等.天胡荽提取物对Hep、S180、U14的抑制作用及小鼠免疫功能的影响[J].实用肿瘤杂志,2002,17(2):117-118.

[7] 蒲首丞.天胡荽抗肿瘤活性成分研究[J].安徽农业科学,2014,42(11):3238-3239.

[8] 穆淑珍,汪冶,郝小江.黔产天胡荽挥发油化学成分的研究[J].天然产物研究与开发,2004,16(3):215-217.

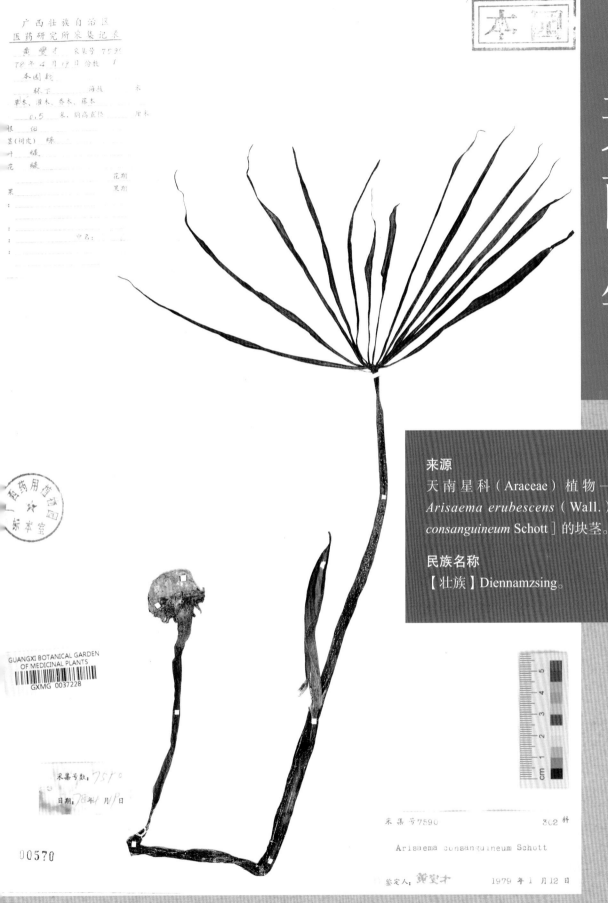

天南星

来源
天南星科（Araceae）植物一把伞南星 *Arisaema erubescens*（Wall.）Schott［*A. consanguineum* Schott］的块茎。

民族名称
【壮族】Diennamzsing。

00570

民 族 应 用

【壮族】药用块茎。用于湿痰，寒痰，风痰，痈疽肿痛，毒蛇咬伤；外用消肿止痛。

药材性状　块茎呈扁圆球形，直径 2~2.5cm。表面淡黄色或淡棕色，顶端较平，中心茎痕浅凹，四周有叶痕形成的环纹，周围有大的麻点状根痕，但不明显，周边无小侧芽。质坚硬。断面白色，粉性。气微，味辣，有麻舌感。

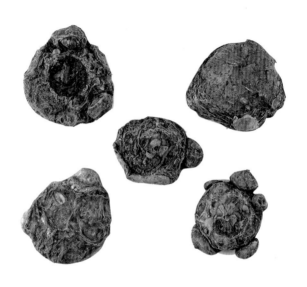

· 天南星－块茎

药用源流　本草记载有虎掌、天南星、南星等名，唐代以前木草著作多以虎掌记载，宋代之后多载天南星。《神农本草经》以虎掌一名将其列为下品。天南星一名始见于《本草拾遗》，曰："主金疮，伤折，瘀血，取根碎敷伤处。生安东山谷，叶如荷，独茎，用根最良"。《本草图经》载："古方多用虎掌，不言天南星。天南星近出唐世，中风痰毒方中多用之。"《开宝木草》载："天南星，味苦、辛，有毒。主中风，除痰，麻痹，下气，破坚积，消痈肿，利胸膈，散血堕胎。生平泽，处处有之。叶似蒻叶，根如芋。二月、八月采之。"历史上天南星的基原相对混乱，《本草纲目》将天南星与虎掌并为一物，而《植物名实图考》中天南星的原植物附图则包括天南星本种在内的四种基原。《中华人民共和国药典》(2020年版　一部) 记载其具有散结消肿的功效；外用主治痈肿，蛇虫咬伤。

分类位置	种子植物门	被子植物亚门	单子叶植物纲	天南星目	天南星科
	Spermatophyta	Angiospermae	Monocotyledoneae	Arales	Araceae

形态特征　多年生草本。块茎扁球形。叶1，叶片放射状分裂，裂片不定。花序柄比叶柄短，直立；佛焰苞绿色，背面有清晰的白色条纹，先端渐狭，略下弯，尾尖线形；肉穗花序，单性，雄花具短柄，雄蕊 2~4；雌花子房卵圆形，柱头无柄。浆果红色。

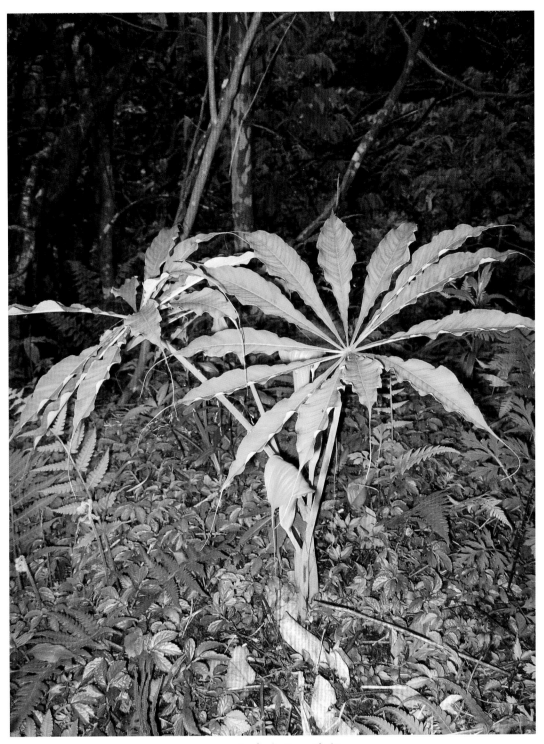

· 一把伞南星 - 花期

生境分布　生于海拔 2100m 以下的林下、灌丛或草地。分布于除内蒙古、黑龙江、吉林、辽宁、山东、江苏、新疆外的各省区。广西主要分布在武鸣、横县、融水、临桂、全州、兴安、龙胜、容县、象州、金秀等。

化学成分　块茎含挥发油，主要成分为间位甲酚、乙基苯、间二甲苯、正壬烷、芳樟醇、2- 糠基 -5- 甲基呋喃、苯乙烯、2- 烯丙基呋喃、2- 呋喃甲醇乙酸酯等[1]。还含三十烷酸、β- 谷甾醇、没食子酸乙酯、四十烷烃、胡萝卜苷、没食子酸、二十六烷酸[2]，凝集素[3]以及黄酮[4]等成分。

药理作用　1. 抗菌作用

一把伞南星生药及饮片的醇提取物、乙酸乙酯提取物及水提取物均具有抑菌活性，其中以饮片乙酸乙酯部位的抑菌作用最强[5]。

2. 消肿作用

大剂量、小剂量一把伞南星醋糊、酒糊对外伤性模型大鼠血瘀有很好的治疗作用，能显著降低血瘀模型大鼠的红细胞聚集指数、红细胞变形指数、血浆黏度、血细胞比容和红细胞刚性指数[6]。

3. 抗肿瘤作用

一把伞南星总黄酮对肺癌 A549 细胞增殖具有明显的抑制作用，并且呈剂量依赖性[7]。

4. 毒副作用

一把伞南星凝集素可刺激巨噬细胞 RAW264.7 大量释放炎性因子 TNF-α、IL-1β，促进 p-IκB、p-p65 水平升高，引起巨噬细胞中 ROS 水平升高，线粒体膜电位降低以及胞内游离钙离子水平升高。经白矾炮制后其毒性下降[8]。小鼠分别单次腹腔注射一把伞南星的生品和炮制品水提取液，连续观察 14 天，生品水提取液腹腔注射的 LD_{50} 为 21.508g/kg，而炮制品腹腔注射无明显毒性表现[9]。

附　　注　天南星在不同历史朝代和不同地区，具有多基原或较多代用、混用现象，这与本草古籍描述缺乏科学性，以及天南星属、半夏属、魔芋属等植物的外部形态相对接近、地方习用等相关。广西境内也有类似混用现象，基原包括半夏属、天南星属等物种。由于天南星属于有毒类中药，仍需深入研究各物种的化学成分、药理作用等。

参考文献

[1] 杨嘉，刘文炜，霍昕，等. 天南星挥发性成分研究 [J]. 生物技术，2007,17(5):52-54.

[2] 杜树山，徐艳春，魏璐雪. 天南星化学成分研究（Ⅰ）[J]. 中草药，2003,34(4):310,342.

[3] LIU X Q, WU H, YU H L, et al. Purification of a lectin from *Arisaema erubescens* (Wall.) Schott and its pro-inflammatory effects[J]. Molecules, 2011,16(11): 9480-9494.

[4] 居羚，韩文静，池玉梅. 天南星药典品种黄酮含量测定和鉴别方法的研究 [J]. 中成药,2010, 32(2):308-311.

[5] 李杨，罗廷顺，代欣桃，等. 天南星提取物的抑菌作用研究 [J]. 大理学院学报,2014,13(2):9-11.

[6] 王凤杰，杨玉华，王婷，等. 不同来源天南星外用对大鼠外伤性血瘀模型的影响 [J]. 中医学报，2017,32(12):2408-2414.

[7] 黄维琳，梁枫，汪荣斌，等. 天南星总黄酮对肺癌 A549 细胞增殖及凋亡作用的影响 [J]. 齐齐哈尔医学院学报,2017,38(12):23-24.

[8] 王卫，毛善虎，单雪莲，等. 基于 ROS/NF-κB 信号通路的天南星凝集素致炎机制及炮制对蛋白的影响 [J]. 中华中医药杂志，2018,33(5):64-70.

[9] 吴紫君，冯碧川，沈志滨，等. 天南星科有毒中药及其炮制品的急性毒性试验研究 [J]. 广东药科大学学报,2018,34(3):312-315.

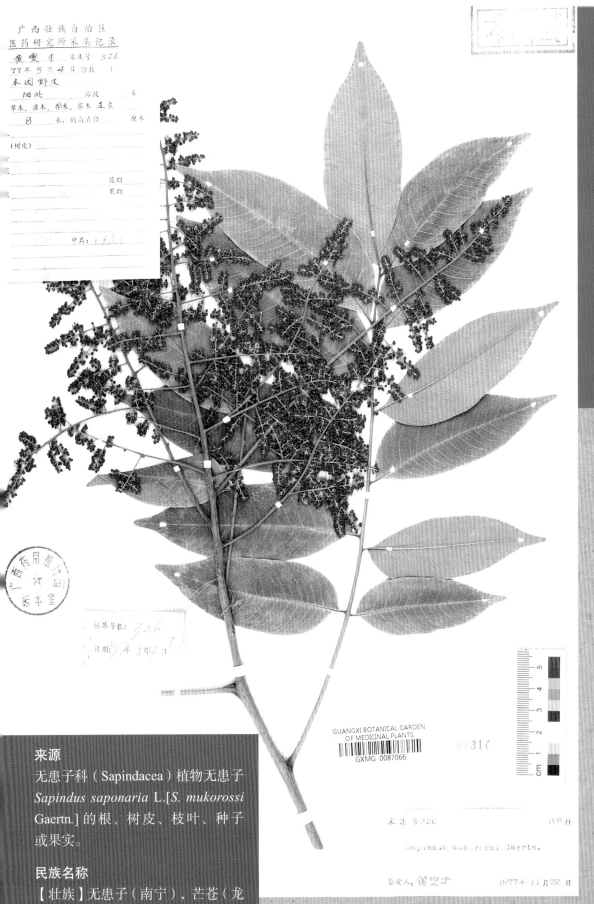

广西壮族自治区
医药研究所采集记录
黄燮才　采集号 326
77 年 5 月 4 日 份数 1
本园野生
阳处　　　海拔　　米
草本、灌木、乔木、藤本 直立
8 米, 胸高直径　　厘米
(树皮)
花期
果期
中名：无患子

无患子

GUANGXI BOTANICAL GARDEN
OF MEDICINAL PLANTS
GXMG 0087066

来源

无患子科（Sapindacea）植物无患子
Sapindus saponaria L.[*S. mukorossi*
Gaertn.] 的根、树皮、枝叶、种子
或果实。

民族名称

【壮族】无患子（南宁），芒苍（龙
州），洗手果。
【瑶族】木元表。

民族应用

【壮族】药用根、叶、种子、果实。有小毒。根水煎服治流感、头痛。叶水煎服治痧麻夹经。种子磨水服治蛔虫腹痛。果实用于治疗咳嗽，哮喘，食滞，咽痛，毒蛇咬伤，感冒，百日咳等。内服用量6~9g。

【瑶族】药用根、树皮、枝叶、种子。主治感冒发热，咳嗽，气喘，白带异常，经期痧证，慢性胃炎，蛔虫病，腹痛，咽喉炎，扁桃炎，支气管炎，毒蛇咬伤。根内服用量9~30g；种子1~3个，水煎服；外用适量，水煎洗。

本品有毒，内服宜慎。

药材性状　根呈圆柱形，略扭曲，长短不一，直径1.0~5.0cm，或切成不规则的段、块。表面黄棕色至黄褐色，较粗糙，易剥离。质坚硬，不易折断。断面皮部薄，与木部交界处常分离；木部宽而致密，黄白色。气微，味苦。果实呈球形，直径1.5~2cm，果皮棕黄色。种子呈球形，直径12~16cm。外表黑色，光滑。种脐线形，周围附有白色绒毛。种皮骨质，坚硬。无胚乳，子叶肥厚，黄色，胚粗壮稍弯曲。

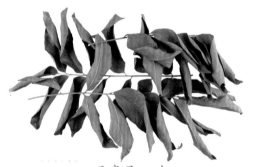

·无患子－叶

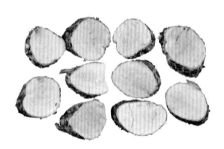

·无患子－根

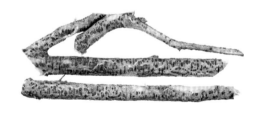

·无患子－根

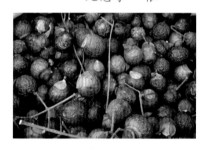

·无患子－果实

药用源流　无患子的药用始载于《本草拾遗》，曰："无患子，一名噤娄，一名桓。桓，患字声讹也。"多部本草记载其有桓、木患子、噤娄、肥珠字、菩提子、鬼见愁等俗名。《证类本草》曰："无患子皮，有小毒。主浣垢，去面，喉痹，研，内喉中，立开。又主飞尸。子中仁，烧令香，辟恶气，其子如漆珠。生山谷大树。一名噤娄，一名桓。"指出其皮有小毒。《本草衍义》载："无患子，今释子取以为念珠，出佛经。惟取紫红色小者佳。今入药绝少，西洛亦有之。"《本草纲目》则载："生高山中，树甚高达。枝叶皆如椿。特其叶对生。五六月开白花。结实大如弹丸，状如银杏及苦楝子，生青熟黄，老则文皱。"详细描述其形态。《广东中草药》《广西药用植物名录》均收载无患子俗名为洗手果。《广西中药材标准》（1990年版）记载其干燥成熟果实具有清热、祛痰、消积、杀虫的功效；主治喉痹肿痛，咳喘，食滞，白带异常，疳积，疮癣，肿毒。

分类位置	种子植物门	被子植物亚门	双子叶植物纲	无患子目	无患子科
	Spermatophyta	Angiospermae	Dicotyledoneae	Sapindales	Sapindaceae

形态特征 落叶大乔木。树皮灰褐色或黑褐色；嫩枝绿色，无毛。叶轴稍扁，上面两侧有直槽；偶数羽状复叶，互生；小叶 5~8 对。花序顶生，圆锥形；花小，辐射对称；萼片卵形或长圆状卵形，外面基部被疏柔毛；花瓣 5，有长爪，鳞片 2 个，小耳状。果的发育分果爿近球形，橙黄色，干时变黑。

生境分布 村边、庭园、寺庙常见栽培。分布于安徽、福建、广东、广西、贵州、海南、河南、湖北、湖南、江苏、江西、四川、台湾、云南、浙江等。广西全区各地均有分布。

化学成分 种仁含多种脂肪酸，主要包括棕榈酸、硬脂酸、油酸、亚油酸、亚麻酸、花生酸等[1]。果皮含脂肪、皂苷类成分[2]，主要皂苷成分为无患子皂苷 A、无患子皂苷 C、无患子皂苷 X、无患子皂苷 Y_2、皮哨子苷 I b、皮哨子苷 II b 等[3]。

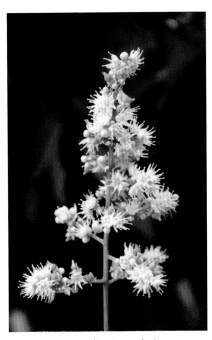

· 无患子 – 花期

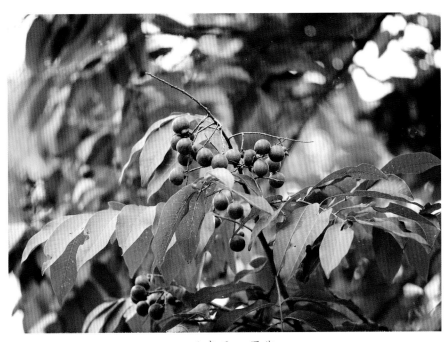

· 无患子 – 果期

药理作用 1. 抗菌作用

无患子乙醇和氯仿提取物在低浓度时即具有抑制幽门螺杆菌的作用；口服 2.5mg/ml 提取物，给药 7 天，能够清除雄性 Wister 大鼠幽门螺杆菌感染[4]。

2. 抗炎作用

无患子总皂苷对二甲苯所致鼠耳郭肿胀和蛋清所致大鼠足趾肿胀有显著的抑制作用[5]。

3. 抗肿瘤作用

无患子果皮的甲醇提取物对小鼠黑素瘤 B16F10、人子宫颈癌细胞 HeLa、人胃癌 MK1 细胞增殖具有抑制活性，其活性部分集中在单皂苷组分中[6]。无患子果实中皂苷类成分对多种人肿瘤细胞系具有不同程度的细胞毒性作用[7]。无患子皂苷可以抑制人肝癌细胞 Huh7 的增殖并诱导凋亡[8]。

4. 对心血管的作用

无患子皂苷各剂量组均能使心肌缺血模型大鼠心电图 ST 段的抬高程度显著下降，明显缩小心肌梗死范围，增强血清 SOD 和 GSH-X 的活性，降低 MDA 含量，提示无患子皂苷能有效保护大鼠实验性心肌缺血损伤[9]。无患子皂苷能提高心肌缺血再灌注模型大鼠心肌匀浆中 Na^+-K^+-ATPase 活性，降低心肌中肌酸激酶的含量，明显减少 NF-κB 表达，提示无患子皂苷对心肌缺血再灌注损伤具有保护作用[10]。

5. 保肝作用

无患子根茎提取物可显著降低四氯化碳、扑热息痛、硫代乙酰胺致急性肝损伤模型小鼠血清谷丙转氨酶（AST）、谷草转氨酶（ALT）活性，提示无患子对肝损伤具有保护作用[11]。无患子果实提取物对四氯化碳引起的肝损伤具有保护作用[12]。

附　　注　据《中华本草》记载，其种子、果皮、叶、种仁、树皮、根均可入药。种子具有清热、祛痰、消积、杀虫的功效；用于喉痹肿痛，肺热、咳喘，喑哑，食滞，疳积，蛔虫腹痛，滴虫性阴道炎，癣疾，肿毒。内服用量 3~6g；外用适量。种仁具有消积、辟秽、杀虫的功效；主治疳积，腹胀，口臭，蛔虫病。内服用量 6~9g。果皮具有清热化痰、止痛、消积的功效；主治喉痹肿痛，心胃气痛，疝气疼痛，风湿痛，虫积，食滞，肿毒。内服用量 6~9g。叶具有解毒、镇咳的功效；主治毒蛇咬伤，百日咳。内服用量 6~15g。树皮具有解毒、利咽、祛风杀虫的功效；主治白喉，疥癞，疳疮。外用适量。根具有宣肺止咳、解毒化湿的功效；主治外感发热，咳喘，白浊，带下，咽喉肿痛，毒蛇咬伤。内服用量 10~30g，外用适量。

参考文献

[1] 刘光斌，赵晓霞，胡冬南，等．无患子油脂的提取、理化性质及其制备生物柴油的研究 [J]．中国粮油学报，2013,28(3):59-64.

[2] 杨志斌，杨柳，李晖．无患子有效化学成分的分析研究 [J]．湖北林业科技，2010,5:32-34.

[3] 李锐，周燕，杨永成，等．无患子皂苷成分的串联质谱分析 [J]．高等学校化学学报，2006, 27(1):52-54.

[4]IBRAHIM M,KHAN A A,TIWARI S K,et al.Antimicrobial activity of *Sapindus mukorossi* and *Rheum emodi* extracts against *H pylori:In vitro* and *in vivo* studies[J].World Journal of Gastroenterology, 2006,12(44):7136-7142.

[5] 赵志敏，南艳平，唐青涛，等．无患子总皂苷抗炎及抑制酪氨酸酶活性研究 [J]．时珍国医国药，2014,25(7):1592-1595.

[6] 长尾常敦．关于肿瘤细胞增殖抑制成分的研究 (14)：无患子果皮中的活性成分 [J]．国外医学中医中药分册，2002,24(4):246-247.

[7]HUANG H C,WU M D,TSAI W J,et al.Triterpenoid saponins from the fruits and galls of *Sapindus mukorossi*[J].Phytochemistry,2008,69(7):1609-1616.

[8] 卢文显，周志华，陈素珠．无患子总皂苷对人肝癌细胞 Huh7 增殖与凋亡的影响 [J]．福建师范大学学报（自然科学版），2019,35(2):85-88.

[9] 孙立，龙子江，张道福，等．无患子皂苷对大鼠心肌缺血的保护作用 [J]．中国实验方剂学杂志，2011,17(1):110-112.

[10] 余晴晴，龙子江，穆磊，等．无患子皂苷对心肌缺血再灌注模型大鼠心肌酶学及胞浆蛋白 NF-$\kappa\beta$ 表达的影响研究 [J]．亚太传统医药，2010,6(12):11-12.

[11] 张道英，黄志华，江丽霞，等．无患子提取物对小鼠实验性肝损伤的保护作用 [J]．时珍国医国药，2009,20(8):1966-1967.

[12]IBRAHIM M,KHAJA M N,AARA A,et al.Hepatoprotective activity of *Sapindus mukorossi* and *Rheum emodi* extracts:*In vitro* and *in vivo* studies[J].World Journal of Gastroenterology,2008, 14(16):2566-2571.

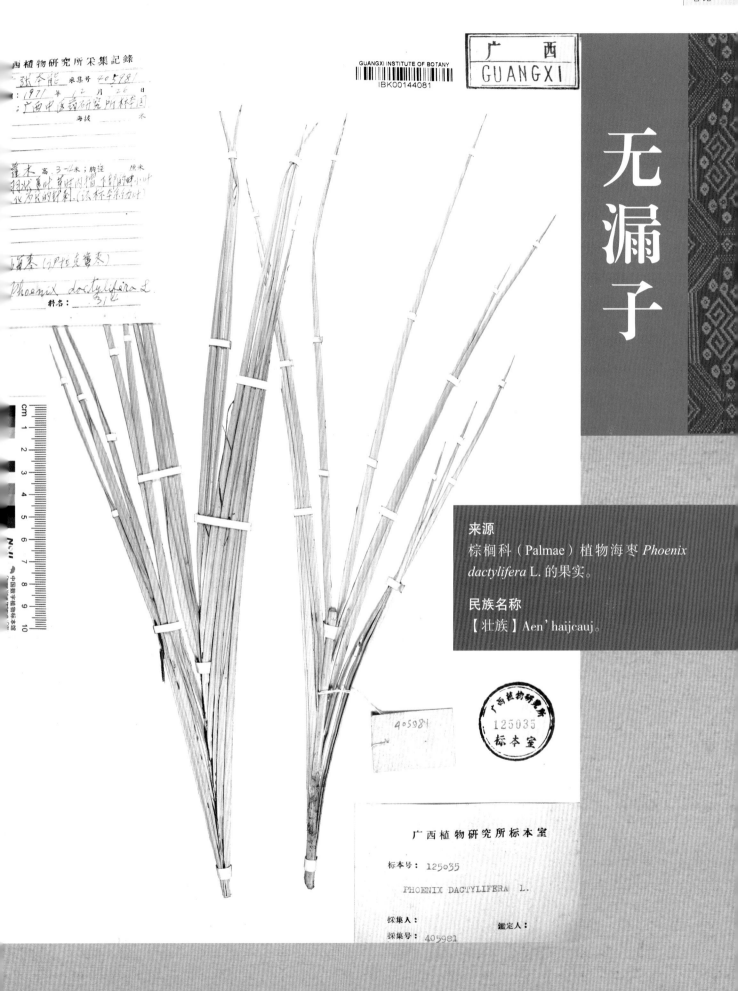

无漏子

来源
棕榈科（Palmae）植物海枣 *Phoenix
dactylifera* L. 的果实。

民族名称
【壮族】Aen'haijcauj。

广西植物研究所标本室

标本号：125035

PHOENIX DACTYLIFERA L.

采集人：　　　　　　　　鉴定人：

采集号：405981

民 族 应 用

【壮族】药用果实。具有散寒邪，补气，益肺止咳的功效；主治脾气不足之虚损，肺气虚之咳喘。内服用量9~12g；外用适量。

药材性状　果实长椭圆形，长3~6cm，形如枣样，纵剖后可见中央具一核，上具深纵沟。味甘，性温。

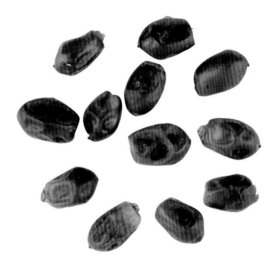

·无漏子－果实

药用源流　无漏子的药用始载于《本草拾遗》，曰："无漏子，味甘，温，无毒。主温中益气，除痰嗽，补虚损，好颜色，令人肥健。生波斯国，如枣，一云波斯枣。"历代多部本草古籍中以千年枣、万岁枣、海枣、波斯枣、凤尾蕉、无漏果等别名收载。《中华本草》记载其具有益气补虚、消食除痰的功效；主治气虚羸弱，食积不化，咳嗽有痰。

 分类位置

种子植物门	被子植物亚门	单子叶植物纲	棕榈目	棕榈科
Spermatophyta	Angiospermae	Monocotyledoneae	Palmales	Palmaceae（Palmae）

形态特征　乔木状，头状树冠。羽片线状披针形，先端渐尖，龙骨突起明显，2或3片聚生，被毛，下部羽片针刺状。佛焰苞长、大而肥厚；圆锥花序，雄花长圆形或卵形，具短柄，白色，质脆；花萼杯状，顶端具3钝齿；花瓣3，斜卵形；雄蕊6枚，花丝极短；雌花近球形，具短柄；花萼短于花冠1~2倍；花瓣圆形。果实长圆形或长圆状椭圆形。

生境分布　原产西非和北非，我国部分省区有引种栽培，分布于福建、广东、广西、云南等。广西主要分布在桂东、桂南和桂西南。

化学成分 果实富含蛋白质、脂肪、多糖、葡萄糖、果糖、蔗糖、氨基酸等物质。含有木犀草素硫酸酯等黄酮硫酸酯类化合物，酚酸、没食子酸、原儿茶酸、香草酸、咖啡酸、桂皮酸衍生物及花白素型缩合鞣质等有机酸类化合物。含胆固醇、菜油甾醇、异岩藻甾醇等甾醇类化合物[1]。含儿茶素、表儿茶素、原花青素二聚物[2]。含胡萝卜素、叶黄素、新叶黄素等[3]。枝叶含小麦黄素、小麦黄素-7-O-葡萄糖苷、木犀草苷、异鼠李素-3-O-β-D-芸香糖苷、异鼠李素-3-O-β-D-葡萄糖、异牡荆素、丁香脂素、木栓酮、黑麦草内酯、丁香醛、β-谷甾醇、胡萝卜苷、软脂酸草甘油酯、熊果酸、千金藤碱、克班宁等[1]。

药理作用 1.抗辐射作用

海枣种子提取物能显著降低伽马射线全身照射引起的死亡率，500mg/kg大剂量注射后，辐射小鼠的存活率高达83%[4]。

2.抗氧化作用

海枣果实水提取物以剂量依赖方式抑制 O_2^-、OH 自由基的产生，浓度为4.0mg/ml时可完全抑制脂质过氧化和蛋白质羰基形成[5]。

·海枣－植株

参考文献

[1] 张诗昆.海枣和岩陀的化学成分研究[D].昆明：云南中医学院,2015.

[2]BALIGA M S,BALIGA B R V,KANDATHIL S M,et al.A review of the chemistry and pharmacology of the date fruits (*Phoenix dactylifera* L.)[J].Food Research International,2011,44(7):1812-1822.

[3]BAUDRIES H,KEFALAS P,HORNERO-MÉNDEZ D M.Carotenoid composition of Algerian date varieties (*Phoenix dactylifera*) at different edible maturation stages[J].Food Chemistry,2007, 101(4):1372-1377.

[4]KHEZERLOO D,MORTEZAZADEH T, FARHOOD B,et al. The effect of date palm seed extract as a new potential radioprotector in gammairradiated mice[J].Journal of Cancer Research and Therapeutics, 2019,15(3):517-521.

[5]VAYALIL P K.Antioxidant and antimutagenic properties of aqueous extract of date fruit (*Phoenix dactylifera* L. Arecaceae)[J].Journal of Agricultural & Food Chemistry,2002,50(3):610-617.

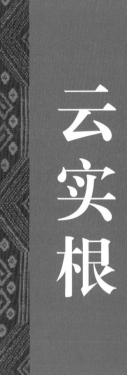

云实根

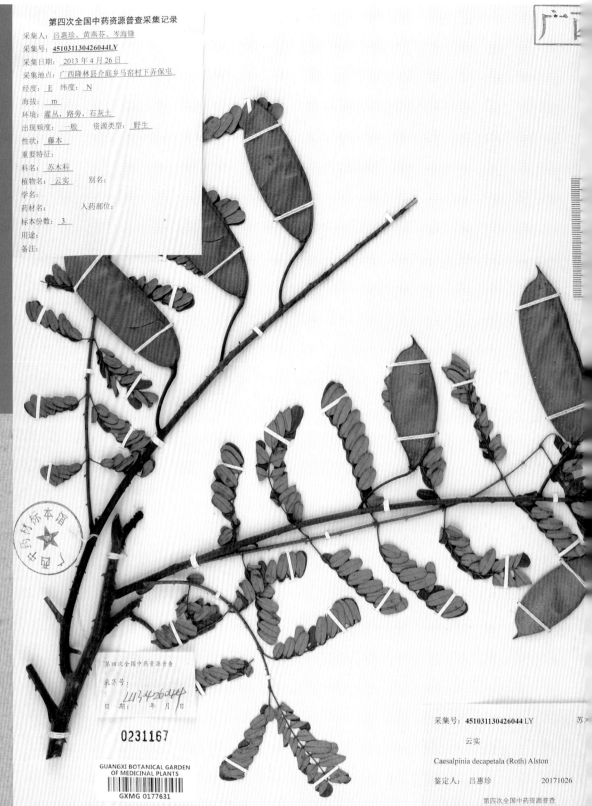

第四次全国中药资源普查采集记录

采集人：吕惠珍、黄燕芬、岑海锋
采集号：451031130426044LY
采集日期：2013 年 4 月 26 日
采集地点：广西隆林县介庭乡马窑村下弄保屯
经度：E 纬度：N
海拔：m
环境：灌丛，路旁，石灰土
出现频度：一般 资源类型：野生
性状：藤本
重要特征：
科名：苏木科
植物名：云实 别名：
学名：
药材名： 入药部位：
标本份数：3
用途：
备注：

0231167

GUANGXI BOTANICAL GARDEN
OF MEDICINAL PLANTS
GXMG 0177631

采集号：451031130426044 LY 苏
云实
Caesalpinia decapetala (Roth) Alston
鉴定人：吕惠珍 20171026
第四次全国中药资源普查

来源

苏木科（云实科）（Caesalpiniaceae）植物云实 *Caesalpinia decapetala* (Roth) Alston ［*C. sepiaria* Roxburgh ］的根或根皮。

民族名称

【壮族】温曹焖（武鸣）。

民 族 应 用

【壮族】药用根及根皮。根水煎服主治腰痛与小儿疳积，用量 25~50g；配红糖煎服治咳嗽，用量 20~50g；根研粉水调敷或鲜品捣敷治蛇毒咬伤，阴痒，皮肤感染。

药材性状 根圆柱形，弯曲，有分枝，长短不等，直径 2~6cm，根头膨大，外皮灰褐色，粗糙，具横向皮孔，纵皱纹明显。质坚，不易折断。断面皮部棕黄色，木部白色，占绝大部分。气微，味辛、涩、微苦。根皮呈卷筒状、槽状或不规则碎片状，长短厚薄不一，外表面灰褐色，粗糙，具疣状突起及灰黄色横向皮孔，常有内陷环纹；内表面浅褐色，略平坦，具细纵纹。质硬而脆，易折断。断面颗粒性，平整切面可见由石细胞群形成的斑纹。气微，味微涩。嚼之有砂粒感。

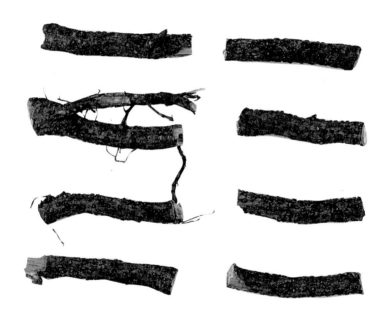

· 云实根 - 根

药用源流 云实的药用始载于《神农本草经》，曰："味辛，温。主泄利，肠澼，杀虫，蛊毒，去邪恶结气，止痛除热。"与其后多部本草古籍收载以种仁入药。《本草纲目》载："此草山原甚多，俗名粘刺。赤茎中空，有刺，高者如蔓。其叶如槐。三月开花，累然满枝。荚长三寸许，状如肥皂荚。内有子五六粒，正如鹊豆，两头微尖，有黄黑斑纹，厚壳白仁，咬之极坚，重有腥气。……根主治骨鲠及咽喉痛。研汁嚥之。"这段话详细描述了云实形态，并说明其除种子及花外，亦以根入药。《中华本草》记载其根或根皮具有祛风除湿、解毒消肿的功效；主治感冒发热，咳嗽，咽喉肿痛，牙痛，风湿痹痛，肝炎，痢疾，淋证，痈疽肿毒，皮肤瘙痒，毒蛇咬伤。《广西中药材标准》（第二册）收载其根或茎具有解表散寒、祛风除湿的功效；主治感冒咳嗽，身痛，腰痛，喉痛，牙痛，跌打损伤，鱼口便毒（腹股沟溃疡），慢性气管炎。

分类位置	种子植物门	被子植物亚门	双子叶植物纲	豆目	苏木科（云实科）
	Spermatophyta	Angiospermae	Dicotyledoneae	Legumiales	Caesalpiniaceae

形态特征 多刺藤本。二回羽状复叶，羽片 3~10 对，对生，具柄。总状花序顶生；花瓣黄色，膜质，盛开时反卷，基部具短柄；雄蕊与花瓣近等长，花丝基部扁平，下部被绵毛；子房无毛。荚果长圆状舌形，宽 2.5~3cm，沿腹缝线膨胀成狭翅，成熟时沿腹缝线开裂，先端具尖喙，果柄长 3.5~7cm。

生境分布 生于海拔 1800m 以下的山坡灌丛、丘陵、山沟、平原及河边等地。分布于江苏、安徽、江西、浙江、福建、湖南、湖北、广东、广西、四川、云南、贵州等。广西全区各地均有分布。

化学成分 全株含羽扇豆醇醋酸酯、羽扇豆醇、齐墩果酸、二十五碳酸单甘油酯、26- 羟基二十六碳酸单甘油酯、豆甾醇、$\beta-$谷甾醇[1]。还含木犀草素 -7-O- 葡萄糖苷、牡荆素、3β-acetoxy-30-norlupan-20-one、3- 羟

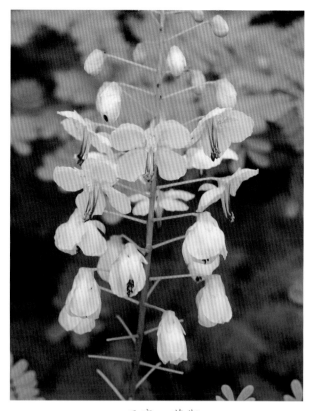

·云实 - 花期

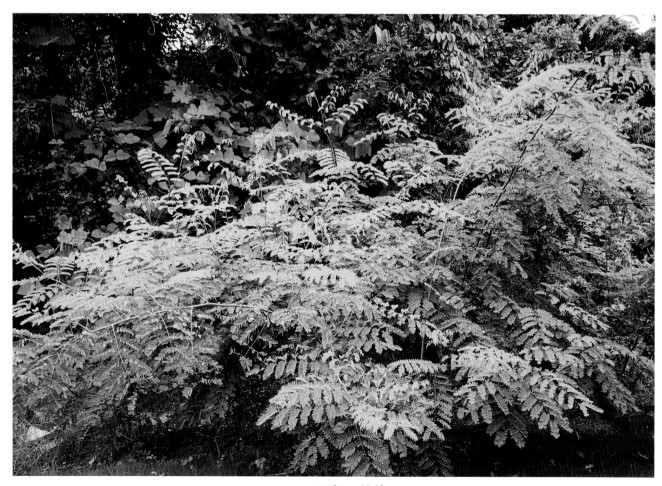

·云实 - 植株

426

基 –N– 甲基 – 脯氨酸、菠菜甾醇等[2]。茎含 3,5– 二羟基 – 肉桂酸二十八酯、2',4,4'– 三羟基查耳酮、bonducellin、7,3',5'– 三羟基二氢黄酮、胡萝卜苷[3]。种子含云实二萜 F1、α–caesalpin、caesalmin F、caesalmin C、caesalmin E[4]、caesaldecapes A、caesaldecape B[4,5] 等。根或根皮含 (±)原苏木素 B、东莨菪亭 –7–O–β–D– 吡喃葡萄糖苷、4– 羟基 –3– 甲氧基苯 –1–O–β–D– 吡喃葡萄糖苷、甘草素、异莨菪亭、3– 去氧苏木查尔酮等[6]。根、叶均含萜类化合物[7-8]。

药理作用　1. 抗肿瘤作用

云实种子中的云实二萜 F1、caesalmin C 和 caesalmin E 对人子宫颈癌 HeLa 细胞具有一定的抑制作用，其 IC_{50} 分别为 64.3μmol/L、42.9μmol/L 和 81.2μmol/L[4]。云实种子中的二萜类化合物 caesaldecapes A 对 KB 癌细胞具有选择性细胞毒性作用，其 IC_{50} 值为 9.6μmol/L[5]。

2. 抗氧化作用

云实叶乙醇提取物能显著减少水包油乳液的氧化作用，浓度为 0.2% 时其作用比 0.02% Trolox 更为有效，活性与 0.004% BHA 相当[9]。

3. 其他作用

云实根及根皮的乙醇提取物具有较强的抗炎作用[6]。云实叶和枝条 70% 甲醇水提取物具有较强的镇痛、抗炎和解热作用[10]。

附　注　《中华本草》记载云实的种子、叶、茎及根中寄生的天牛 [*Anoplophora chinensis* (Forster)] 及其近缘昆虫的幼虫均可入药。

参考文献

[1] 李茂星, 张承忠, 李冲. 云实化学成分研究 [J]. 中药材,2002,25(11):794-795.

[2] 李茂星, 贾正平, 张承忠, 等. 云实化学成分研究（Ⅱ）[J]. 中草药,2004,35(7):741-742.

[3] 张琼, 刘雪婷, 梁敬钰, 等. 云实的化学成分 [J]. 中国天然药物,2008,6(3):168-171.

[4] 向芳芳, 刘一涵, 王建霞, 等. 云实种子的二萜类成分研究 [J]. 中草药,2017,48(23):4836-4839.

[5]MA G X,CHEN P,SUN Z H,et al.Novel cassane diterpenes from the seeds of *Caesalpinia decapetala* and their antiproliferative activity[J].Phytochemistry Letters,2016,16:52-55.

[6] 刘俊宏, 汪石丽, 胡露, 等. 云实皮抗炎活性部位的化学成分 [J]. 中国实验方剂学杂志,2014,20(20):110-113.

[7]KAMIKAWA S,OSHIMO S,OHTA E,et al.Cassane diterpenoids from the roots of *Caesalpinia decapetala* var. *japonica* and structure revision of caesaljapin[J].Phytochemistry,2016,121:50-57.

[8]KIEM P V, MINH C V,HUONG H T,et al.Caesaldecan,a cassane diterpenoid from the leaves of *Caesalpinia decapetala*[J].Chemical & pharmacaeutial bulletin, 2005,53(4):428-430.

[9]GALLEGO M MONIKA S,MICHAEL G,et al.Effect of Leaves of *Caesalpinia decapetala* on Oxidative Stability of Oil-in-Water Emulsions[J].Antioxidants,2017,6(1):19.

[10]PARVEEN A,AKASH M S H,REHMAN K,et al.Analgesic,anti-inflammatory and anti-pyretic activities of *Caesalpinia decapetala*[J].BioImpacts,2014,4(1):43-48.

木防己

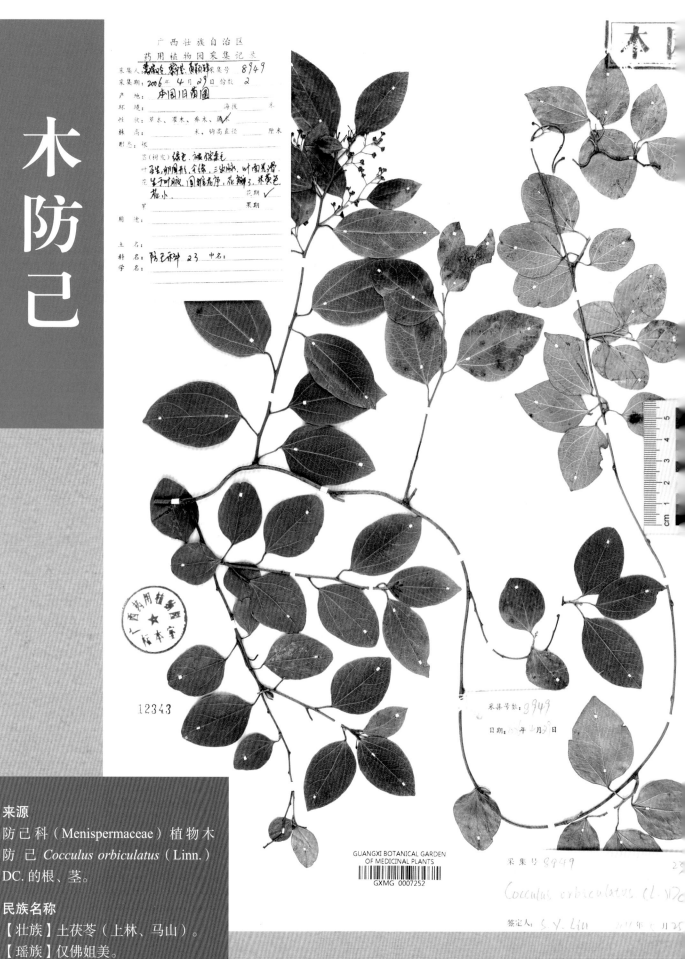

广西壮族自治区
药用植物园采集记录
采集人：_____ 采集号 8949
采集期：2006年 4月 29日 份数 2
产　地：中国旧南圃
环　境：_____ 海拔 ____ 米
性　状：草本、灌木、乔木、藤本
株　高：____ 米，胸高直径 ____ 厘米
形　态：根
茎（树定）绿色，被微柔毛
叶 互生，卵圆形，全缘，三出脉，叶面光滑，
花 生于叶腋，圆锥花序，花瓣 3，状黄色，
花小。　　　　　　　花期 ✓
　　　　　　　　　　果期
用　途：_____
土　名：_____
科　名：防己科 23 中名：_____

12343

采集号数 8949
日期：_____

GUANGXI BOTANICAL GARDEN
OF MEDICINAL PLANTS

GXMG 0007252

采集号 8949

Cocculus orbiculatus (L.)DC.

签定人：S. Y. Liu

来源

防己科（Menispermaceae）植物木防己 *Cocculus orbiculatus*（Linn.）DC. 的根、茎。

民族名称

【壮族】土茯苓（上林、马山）。

【瑶族】仅佛姐美。

民 族 应 用

【壮族】药用根。水煎服，治消化不良；外用捣烂敷患处治无名肿毒。内服用量 3~10g；外用适量。

【瑶族】药用根、茎。具有清热解毒、祛风利湿、消肿止痛的功效；主治风湿骨痛，咽喉肿痛，湿热腹痛，尿路感染，肾炎水肿，跌打损伤，毒蛇咬伤，痈疮肿毒。内服用量 10~15g，水煎服；外用适量，磨汁涂或用鲜根捣烂敷患处。

药材性状　根圆柱形，屈曲不直，直径 0.3~1.5cm；外皮黄褐色至棕褐色，有扭曲的沟纹及支根痕。质较坚硬。断面皮部极薄，木部可见放射状纹理及细孔。气无，味微苦。茎近圆形，灰褐色，具细纵纹。

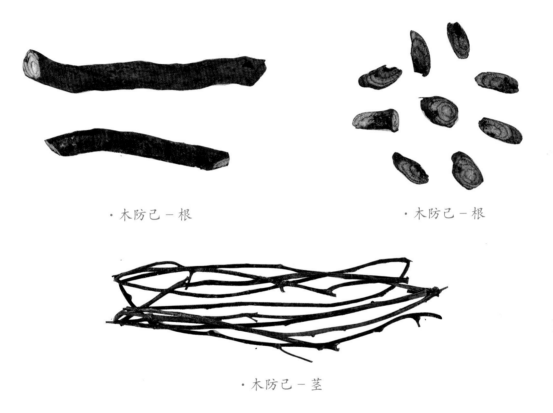

· 木防己－根　　　　　　　　　· 木防己－根

· 木防己－茎

药用源流　历代古籍文献存在防己和木防己名称及使用混乱现象。木防己的药用始载于东汉《伤寒杂病论》。唐代《新修本草》曰："防己，本出汉中者，作车辐解，黄实而香，其青白虚软者，名木防己。"唐代陈藏器《本草拾遗》曰："按汉、木二防己即是根苗为名，汉主水气，木主风气"，认为汉防己和木防己为同一植物的根和藤茎。明代陈嘉谟《本草蒙筌》曰："防己，多生汉中府，属陕西，……种因根苗各治，各分汉木两呼，汉防己是根，破之文作车辐解，黄实馨香；木防己是苗，皮皱上有丁足子，青白虚软。"认同防己和木防己虽来自同一植物，但两者药用功效不同，木防己主风气。宋代雷敩《雷公炮炙论》曰："凡使，勿使木条。以其木条，色黄、腥、皮皱，上有丁足子，不堪用。"指出木条即木防己，以"色黄、腥、皮皱，上有丁足子"为其药材特征。宋代苏颂《本草图经》载："它处者，青白虚软，又有香气，皮皱，上有丁足子，名木防己，二月、八月采根阴干用。木防己虽今不入药，而古方亦通用。"认为木防己与防己在宋代之前两者通用，但实为不同种，其所附黔州防己总轮廓与防己科木防己大致相同。《中华本草》记载木防己根具有祛风除湿、通经活络、解毒消肿的功效；主治风湿痹痛，水肿，小便淋痛，闭经，跌打损伤，咽喉肿痛，疮疡肿毒，湿疹，毒蛇咬伤。

分类位置	种子植物门	被子植物亚门	双子叶植物纲	小檗目	防己科
	Spermatophyta	Angiospermae	Dicotyledoneae	Berberidales	Menispermaceae

形态特征 木质藤本。叶两面被密柔毛至疏柔毛；掌状脉 3 条，很少 5 条，在下面微凸起；叶柄被稍密的白色柔毛。聚伞花序腋生，被柔毛；萼片 6；花瓣 6，下部边缘内折；心皮 6，无毛。果核骨质，背部有小横肋状雕纹。

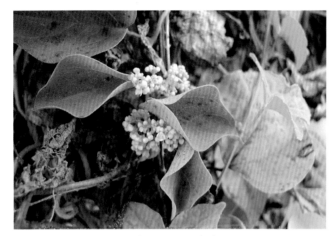

· 木防己－花期

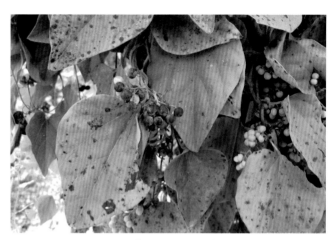

· 木防己－果期

生境分布 生于灌丛、村边、林缘等处。亚洲东南部和东部以及夏威夷群岛广布。分布于我国华东、中南、西南地区及河北、辽宁、陕西等。广西全区各地均有分布。

化学成分 根含生物碱，主要有木防己宁碱、木兰碱、异木防己碱、木防己碱、N- 氧化异木防己碱、N- 去甲基木防己碱、木防己胺、木防己宾碱、甲门尼萨任碱等[1,2]。茎含 (+)-10- 羟基 - 异木防己碱等[3]。

药理作用 1. 镇痛作用

木防己碱有镇痛作用。5~40mg/kg 腹腔注射，30min 后明显延长小鼠热板痛反应时间。且随剂量提高而增强，作用维持 180min 以上，ED_{50} 为 13mg/kg；连续应用不产生耐受性，对吗啡成瘾动物停吗啡后的戒断症状无替代作用，为非麻醉性镇痛药。

2. 解热作用

木防己碱 80mg/kg、100mg/kg 腹腔注射对酵母发热大鼠有明显的退热作用。

3. 抗炎作用

木防己碱对早期渗出性炎症及晚期增殖性炎症都有明显的抑制作用。10~40mg/kg 腹腔注射或皮下注射，对蛋清、甲醛和角叉菜胶所致的大鼠足跖肿胀，棉球肉芽肿增生及小鼠腹腔毛细血管通透性增加和耳郭肿胀均有明显抑制作用。灌胃 400mg/kg 与腹腔注射 10mg/kg 抑制蛋清性大鼠足跖肿胀的强度相近。

4. 降压作用

猫静脉注射木防己碱 1.25~20mg/kg 呈降压效应，并有剂量依赖关系；阿托品、普萘洛尔、溴化六甲双胺或切断迷走神经均不能阻断其降压效应。给麻醉动物（猫、犬、兔、大鼠）静脉注射碘化二甲基木防己碱（DTI）0.00625~1.0mg/kg 可引起血压显著下降，并有剂量依赖关系，其作用机制主要与其对神经节的阻断作用有关。

5. 抑制血小板聚集作用

木防己碱体内和体外给药，均能抑制 ADP 诱导大鼠血小板聚集。木防己碱对血小板血栓烷 A_2（TXA_2）的生成与活性有明显的抑制作用，而对大鼠颈动脉壁前列环素（PGI_2）的生成无明显的抑制作用，其抗血小板聚集作用可能与抑制环氧化酶有关。

6. 肌肉松弛作用

DTI 对大鼠、家兔、猫均有明显的肌肉松弛作用。家兔垂头试验的剂量为（0.16 ± 0.03）mg/kg，较筒箭毒碱的剂量小，两药合用呈相加作用。麻醉兔、猫、大鼠静脉注射 DTI（$0.55~4.0$mg/kg）均能使间接刺激坐骨神经产生的胫前肌最大颤搐完全阻断。DTI 对肌肉本身无直接作用，其作用部位在突触后膜，与乙酰胆碱竞争 N_2 受体，属非去极化型肌松剂。

7. 抗心律失常作用

盐酸木防己碱（TLB）对氯仿、毒毛花苷 G、氯仿 – 肾上腺素、氯化钙乙酰胆碱、氯化钡所诱发的多种试验动物心律失常均有对抗作用。TLB 以 0.5mg/kg 静脉注射或 5mg/kg 脑室内注射均可对抗因印防己毒素诱发的家兔室性心律失常，其抗心律失常作用，除了直接对心肌作用外，还具有中枢抑制作用。DTI 0.25~1mg/kg 静脉注射或腹腔注射对乌头碱、氯仿 – 肾上腺素、毒毛花苷 G 诱发的心律失常也有一定的对抗作用。木防己碱能降低小鼠氯仿诱发室颤发生率，提高哇巴因诱发豚鼠心律失常的计量，对抗氯化钡诱发的大鼠心律失常，推迟氯仿 – 肾上腺素诱发家兔心律失常的发作和缩短心律失常的持续时间，降低小鼠 $CaCl_2$–ACh 性房颤的发生率。

8. 阻断交感神经节传递作用

DTI 注入犬颈上神经节可明显抑制瞬膜收缩，静脉注射可抑制电刺激内脏大神经引起的升压效应。在 5~40μg 时可降低兔颈上交感神经节动作电位的幅度，减慢颈上交感神经节突触传递的速度，提高颈上交感神经节动作电位的刺激阈值。

9. 对血脂及血液流变学的影响

DTI 0.5mg/kg 腹腔注射可升高正常大鼠总胆固醇，降低正常大鼠和高脂饲养大鼠的高密度脂蛋白胆固醇以及高密度脂蛋白胆固醇与低密度脂蛋白胆固醇的比值；10μg/kg 静脉注射能促进家兔血栓形成，5μg/kg、10μg/kg 能增加高切变率下血浆黏度，说明 DTI 对大鼠血脂调整和血液流变学指标可能有不利影响。

10. 毒副作用

盐酸木防己碱小鼠腹腔注射的 LD_{50} 为 52mg/kg，大鼠为 162mg/kg，给药后大、小鼠出现不同程度腹部刺激症状，随后安静，闭眼垂头。碘化二甲基木防己碱对小鼠口服的 LD_{50} 为 522.0mg/kg，静脉注射为 LD_{50} 2.23mg/kg、1.68mg/kg。

11. 其他作用

木防己总碱对去甲肾上腺素诱发的兔主动脉条收缩有明显拮抗作用，使去甲肾上腺素量效曲线平行右移，呈竞争性拮抗，提示木防己总碱具有 α 受体阻断作用。木防己碱小剂量兴奋兔小肠、子宫，大剂量则使之麻醉。木防己碱可使蛙的瞳孔缩小，蛙、小鼠、兔的呼吸麻痹。

附　注　《中华本草》记载木防己的藤茎、花亦可供药用。藤茎为小青藤，具有祛风除湿、调气止痛、利水消肿的功效；主治风湿肿痛，跌打损伤，胃痛，腹痛，水肿，淋证。花具有解毒化痰的功效；主治慢性骨髓炎。

参考文献

[1] 陈海生, 梁华清, 周卓伦, 等. 木防己中两种水溶性生物碱的分离与鉴定 [J]. 第二军医大学学报,1986,7(5):349-350.

[2] 陈海生, 梁华清, 廖时萱. 木防己化学成分研究 [J]. 药学学报,1991,26(10):755-758.

[3]CHANG F R, WU Y C. New bisbenzylisopuinolines, fatty acid amidic apouphines, and a protoberberine from Formosan *Cocclulus orbiculatus*[J]. J Nat Prod, 2005,68(7):1056-1060.

木芙蓉

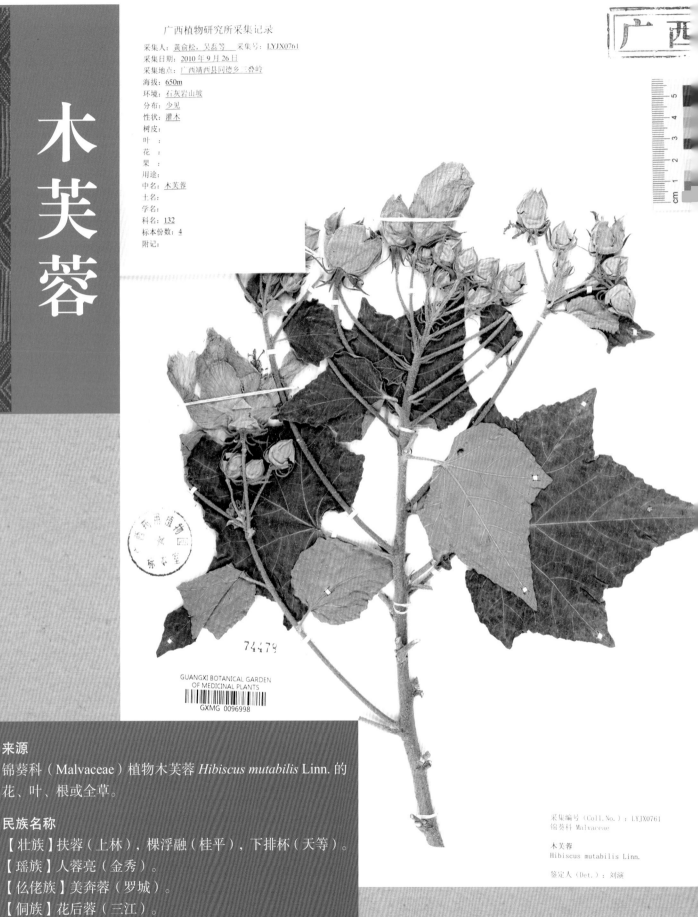

广西植物研究所采集记录

采集人：黄俞松，吴磊等　采集号：LYJX0761
采集日期：2010 年 9 月 26 日
采集地点：广西靖西县同德乡 三叠岭
海拔：650m
环境：石灰岩山坡
分布：少见
性状：灌木
树皮：
叶：
花 ：
果 ：
用途：
中名：木芙蓉
土名：
学名：
科名：132
标本份数：4
附记：

GUANGXI BOTANICAL GARDEN
OF MEDICINAL PLANTS

GXMG 0096998

74479

采集编号（Coll. No.）：LYJX0761
锦葵科 Malvaceae

木芙蓉
Hibiscus mutabilis Linn.

鉴定人（Det.）：刘演

来源

锦葵科（Malvaceae）植物木芙蓉 *Hibiscus mutabilis* Linn. 的花、叶、根或全草。

民族名称

【壮族】扶蓉（上林），棵浮融（桂平），下排杯（天等）。

【瑶族】人蓉亮（金秀）。

【仫佬族】美奔蓉（罗城）。

【侗族】花后蓉（三江）。

【苗族】木排（融水）。

民族应用

【壮族】药用根、根皮或全草。根或根皮水煎服治大便秘结；捣烂敷患处治痈疮肿毒。鲜叶捣烂调蜜糖敷患处治跌打肿痛，关节扭伤；捣烂敷患处治痈疮肿毒。全草加生盐共捣烂敷患处治阑尾炎，痈疮。

【瑶族】药用根或根皮。水煎服治痔疮。

【仫佬族】药用花。加生盐共捣烂敷患处或研粉调酒敷患处治疮疡肿毒。

【苗族】药用鲜叶。捣烂敷患处治痈疮肿毒。

内服用量 15~30g；外用适量。

药材性状　花呈不规则圆柱形，具副萼，10裂，裂片条形；花冠直径约9cm，花瓣5或为重瓣，为淡棕色至棕红色；花瓣呈倒卵圆形，边缘微弯曲，基部与雄蕊柱合生；花药多数，生于柱顶；雌蕊1枚，柱头5裂。气微香，味微辛。

叶被毛，多卷缩、破碎，完整者展平后呈卵圆状心形，直径10~20cm，掌状3~7浅裂，裂片三角形，边缘有钝齿；上表面暗黄绿色，下表面灰绿色，叶脉7~11条，于两面突起；叶柄长5~20cm。气微，味微辛。

根类圆柱形，有小分枝，直径1~3(5)cm，表面灰棕色，具细纵皱纹，皮孔点状，有的稍突起。质硬而韧，难折断。切断面皮部浅棕红色，厚2~3mm；木质部黄白色，具细的放射状纹理。味辛、微苦。

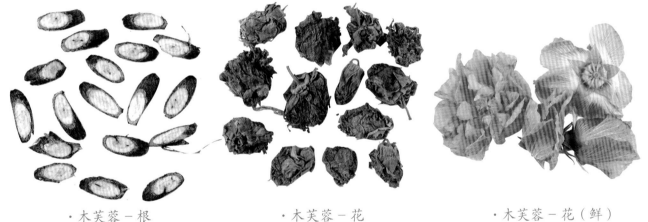

·木芙蓉－根　　　　　·木芙蓉－花　　　　　·木芙蓉－花（鲜）

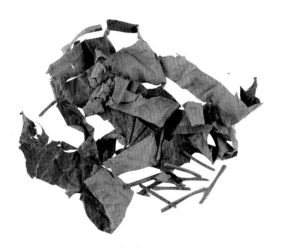

·木芙蓉－叶

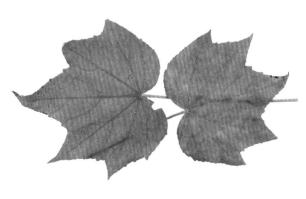

·木芙蓉－叶（鲜）

药用源流 木芙蓉的药用始载于《本草图经》，曰："有地芙蓉，云出鼎州，九月采叶，治疮肿。"此后本草记载其名又有芙蓉花、寒花、木莲、柜木、拒霜等，药用多个部位，功用相近。明代李时珍《本草纲目》曰："木芙蓉处处有之，插条即生，小木也。……秋半始着花，花类牡丹、芍药，有红者、白者、黄者、千叶者……"指出木芙蓉为灌木，花色多样，其花、叶、根皮均可入药，外敷消肿止痛，治疮疡肿毒。清代吴仪洛《本草从新》曰："用芙蓉花或叶或皮或根，生捣或干研末，……痛止肿消，已成者即脓出，已溃者即易敛。疡科秘其名为清凉膏、清露散、铁箍散，皆此物也。"进一步指出木芙蓉的功用主治。《中华人民共和国药典》（2020年版 一部）记载其叶具有凉血、解毒、消肿、止痛的功效；主治痈疽焮肿，缠身蛇丹，烫伤，目赤肿痛，跌打损伤。《中华本草》记载其花具有清热解毒、凉血止血、消肿排脓的功效；主治肺热咳嗽，吐血，目赤肿痛，崩漏，带下病，腹泻，腹痛，痈肿，疮疖，毒蛇咬伤，水火烫伤，跌打损伤。其根具有清热解毒、凉血消肿的功效，主治痈疽肿毒初起，臁疮，目赤肿痛，肺痈，咳喘，赤白痢疾，带下病，肾盂肾炎。

分类位置	种子植物门 Spermatophyta	被子植物亚门 Angiospermae	双子叶植物纲 Dicotyledoneae	锦葵目 Malvales	锦葵科 Malvaceae

形态特征 落叶灌木或小乔木。高2~5m。小枝、叶柄、花梗和花萼均密被星状毛与直毛相混的细绵毛。叶宽卵形至圆卵形或心形，常5~7裂，裂片三角形，先端渐尖。花单生于枝端叶腋间，花梗长约5~8cm，近端具节；小苞片8，线形，密被星状绵毛，基部合生；花初开时白色或淡红色，后变深红色。蒴果扁球形，果片5；种子肾形，背面被长柔毛。

生境分布 生于山坡、路旁或水边砂质壤土上。分布于我国辽宁、河北、山东、陕西、安徽、江苏、浙江、江西、福建、台湾、广东、广西、湖南、湖北、四川、贵州和云南等省区。广西主要分布在南宁、柳州、桂林、兴安、永福、龙胜、平乐、梧州、陆川等地。

化学成分 木芙蓉花主要含二十九烷、β-谷甾醇、白桦脂酸、硬脂酸己酯、豆甾-3,7-二酮、豆甾-4-烯-3-酮、三十四烷醇、槲皮素和山柰酚等成分[1]。木芙蓉叶主要含二十四烷酸、β-谷甾醇、胡萝卜苷、水杨酸、大黄素、芦丁、山柰酚-3-O-β-芸香糖苷、山柰酚-3-O-β-刺槐双糖苷及山柰酚-3-O-β-D-(6-E-对羟基桂皮酰基-)-葡萄糖苷等成分[2]。

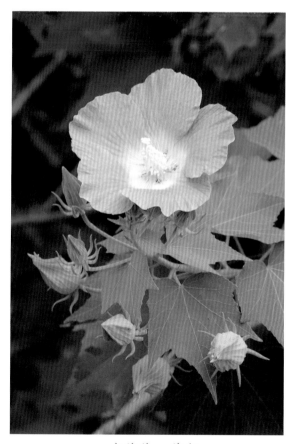

·木芙蓉-花期

药理作用 1. 杀虫、抗菌及抗病毒作用

40mg/ml 的木芙蓉叶水煎液对阴道毛滴虫具有抑制作用[3]。木芙蓉叶水煎剂对铜绿假单胞菌、葡萄状球菌有抑制作用[3]。木芙蓉根的不同提取物对金黄色葡萄球菌、大肠杆菌、铜绿假单胞菌和表皮葡萄球菌均有一定抑制作用，其中以乙酸乙酯提取物的抑制作用最强[4]。木芙蓉提取液对 HepG2.2.15 细胞表达的 HBsAg、HBeAg 均有抑制作用[5]。

2. 抗炎镇痛作用

木芙蓉有效成分（MFR-C）能抑制乙酸引起的小鼠毛细血管增高和二甲苯造成的小鼠非特异性耳郭肿胀[6]；木芙蓉叶水煎剂对角叉菜胶所致的大鼠足肿胀有明显抑制作用，切除大鼠双侧肾上腺后木芙蓉水煎剂对角叉菜胶所致大鼠足肿胀仍有显著抑制作用[3]。MFR-C 还能减少乙酸所致小鼠扭体次数，表明其有一定的镇痛作用[6]。

3. 对大鼠肾缺血再灌注损伤的保护作用

木芙蓉总黄酮对大鼠肾缺血再灌注损伤有一定的保护作用，其作用机制与抑制 IL-1、TNF-α 等炎性细胞因子的释放和表达有关[7,8]。

4. 保肝作用

木芙蓉叶对 CCl_4 诱导的大鼠肝损伤具有保护作用，且对其导致的肝纤维化有抑制和减轻作用，其作用机制可能与提高肝细胞抗氧化能力、减少膜脂质过氧化和保护肝细胞膜结构的完整性有关[9,10]。

5. 抗肿瘤作用

木芙蓉根乙酸乙酯提取物在 1.6~1000μg/ml 浓度范围内对肿瘤细胞株 HL60、K562、K562 耐阿霉素、MCF7 和 AGS 的增殖均有较强的抑制作用，且随着药物浓度增加，抑制作用增强[11]。

参考文献

[1] 陈仁通,陈玲.木芙蓉中的化学成分 [J].中草药,1993,24(5):227-229.

[2] 姚莉韵,陆阳,陈泽乃.木芙蓉叶化学成分研究 [J].中草药,2003,34(3):201-203.

[3] 林浩然,郑幼兰,陈仁通,等.木芙蓉治疗滴虫性阴道炎及霉菌性阴道炎的实验和临床研究 [J].医学通讯,1990,19(10):22-25.

[4] 曾晓芳,黄显,游枫慧.木芙蓉根提取物的体外抑菌作用研究 [J].中国药业,2011,20(2):29-30.

[5] 陈文吟,李锐,叶木荣,等.肝毒清方单味药水提物的体外抗HBV作用 [J].中药材,1999,22(9):463-465.

[6] 符诗聪,荣征星,张凤华,等.木芙蓉叶有效部位的抗炎与镇痛实验研究 [J].中国中西医结合杂志,2002,6(22):222-224.

[7] 符诗聪,罗仕华,周玲珠,等.木芙蓉叶有效组分对大鼠肾缺血再灌注损伤的保护作用 [J].广西科学,2004,11(2):131-133.

[8] 罗仕华,符诗聪,张凤华,等.木芙蓉叶有效组分对大鼠肾缺血再灌注损伤中TNF-α 的影响 [J].中国中西医结合杂志,2005,25:78-81.

[9] 沈钦海,马臻,陈国民.木芙蓉对四氯化碳大鼠急性肝损伤的保护作用 [J].现代医药卫生,2006,22(5):636-637.

[10] 沈钦海,秦召敏,孙志军.木芙蓉叶提取物对大鼠慢性肝损伤的实验性研究 [J].时珍国医国药,2010,21(5):1273-1274.

[11] 曾晓芳.木芙蓉根提取物抑菌及抗肿瘤作用的初步研究 [D].福州:福建医科大学,2009.

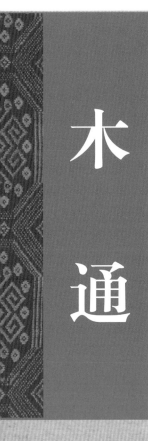

木

通

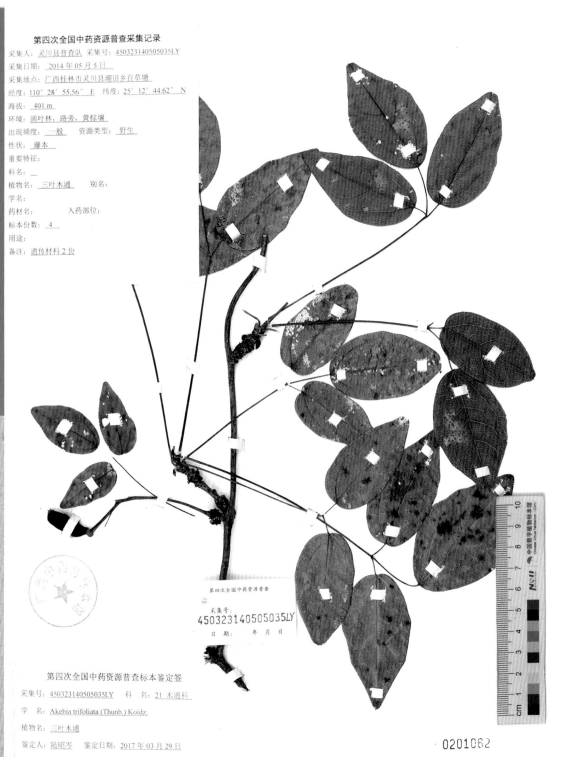

来源

木通科（Lardizabalaceae）植物三叶木通 *Akebia trifoliata*（Thunb.）Koidz. 的藤茎。

民族名称

【瑶族】八月瓜、三叶牛藤（金秀）。

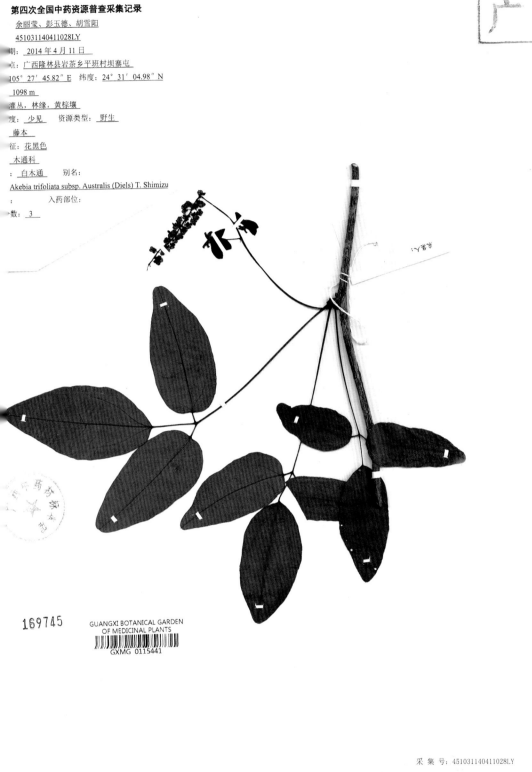

来源

木通科 (Lardizabalaceae) 植物白木通 *Akebia trifoliata* （Thunb.） Koidz. var. *australis* （Diels） Rehd. 的藤茎、根、果实。

民族名称

【瑶族】播坐翁。

民 族 应 用

三叶木通

【瑶族】药用茎。水煎服治心胃气痛，口吐清水。内服用量 15~30g。

白木通

【瑶族】药用根、藤茎、果实。根具有祛风、利尿、行气止痛、活血的功效；主治风湿性关节炎，腰背痛，疝气痛，小便不利，白带异常，血崩，跌打损伤。茎具有宁心除烦，生津止渴，退热，通经活络的功效；主治淋浊，营养不良，下肢浮肿，乳汁缺乏。果实具有疏肝理气、行气活血、清热利尿的功效；主治胃脘胸肋胀痛，疝气痛，睾丸胀痛，腰痛，遗精，白带过多。

药材性状　三叶木通　藤茎圆柱形，扭曲，直径 0.2~1.5cm。表面灰色、灰棕色或暗棕色，颜色不均匀，极粗糙而有许多不规则纵裂纹及横裂纹，有时附生有灰绿色苔藓，皮孔圆形或横向长圆形，突起，棕色，不明显，直径 1~2mm。节不膨大，仅可见互生的侧枝痕。皮部易与木部剥离，去皮处表面棕黄色，射线处有深棕色纵沟。质坚韧，难折断。断面木质部黄白色，导管孔细密，排列不规则，射线浅棕色，髓圆形而大。气微，味微而苦涩。

白木通　根呈圆柱形，稍弯曲，有的有分枝，直径 0.8~2cm；表面灰黄色至棕褐色，粗糙有纵沟纹及横向裂纹。有的皮孔已脱落。质坚硬，不易折断，断面皮部薄，木部灰白色，可见众多明显小孔。气微，味苦、涩。茎圆柱形，弯曲，直径 1.2~2cm；表面灰褐色，外皮极粗糙且有许多棕色点状皮孔。质坚硬，难折断。断面显纤维性，皮部较厚，黄褐色，木部黄白色，密布细孔，夹有 10 余条灰黄色放射状花纹；髓部小，白色。气微，味苦而涩。果实呈长椭圆形，稍弯曲，长 3~9cm，直径 1.5~3.5cm，表面黄棕色或黑褐色，有不规则的深皱纹，顶端钝圆，基部有果梗痕。质硬。破开后果瓤淡黄色或黄棕色；种子多数，扁长卵形，黄棕色或紫褐色，具光泽，有条状纹理。气微，味苦、涩。

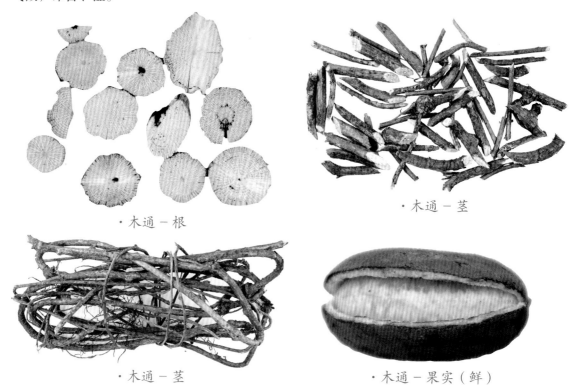

·木通－根

·木通－茎

·木通－茎

·木通－果实（鲜）

药用源流　木通的药用始载于《神农本草经》，曰："通草味辛平，主去恶虫，除脾胃寒热，通利九窍血脉关节，令人不忘，一名附支，生山谷。"描述了通草的功效及生境。木通的本草名称有木通、通草、附支、丁翁、万年藤、风藤草根等，据古籍记载存在木通与通草同名异物、同物异名、名实混淆现象。《新修本草》曰："此物大者径三寸，每节有二三枝，枝头有五叶，其子长三四寸，核黑穰白，食之甘美。"所指为木通科木通。明代李时珍《本草纲目》曰："故名通草，即今之所谓木通也。今之通草，乃古之通脱木也。"指出宋前所用通草为木通，而宋代当时所用通草实为五加科通脱木。至明代刘文泰《本草品汇精要》将木通与通草明确分为两个条目，提出木通实为"蔓生""用茎、实""主通经，利窍，散肿，消痈"。《中华人民共和国药典》（2020年版　一部）记载其干燥藤茎具有利尿通淋、清心除烦、通经下乳的功效；主治淋证，水肿，心烦尿赤，口舌生疮，经闭乳少，湿热痹痛。

	种子植物门	被子植物亚门	双子叶植物纲	小檗目	木通科
分类位置	Spermatophyta	Angiospermae	Dicotyledoneae	Berberidales	Lardizabalaceae

形态特征　三叶木通　落叶木质藤本。小叶3片，纸质或薄革质，边缘具波状齿或浅裂。总状花序长6~16cm，自短枝上簇生叶中抽出；雄花萼片为椭圆形或阔椭圆形，长与雄蕊近相等；雌花花梗稍较雄花的粗，萼片紫褐色，近圆形，心皮3~9枚，橙黄色。果长圆形，成熟时灰白略带淡紫色；种子扁卵形，种皮红褐色或黑褐色，稍有光泽。

白木通　落叶木质藤本。小叶革质，边通常全缘，有时略具少数不规则的浅缺刻。总状花序长7~9cm，腋生或生于短枝上。雄花萼片紫色；雄蕊离生，红色或紫红色，干后褐色或淡褐色；雌花萼片暗紫色，心皮5~7，紫色。果长圆形，熟时黄褐色；种子卵形，黑褐色。

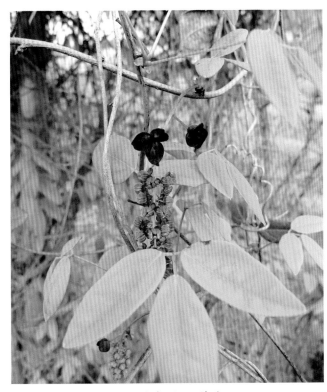

· 三叶木通－花期

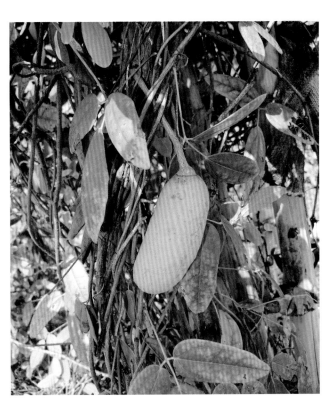

· 三叶木通－果期

生境分布　三叶木通　生于海拔 250~2000m 的山地沟谷边疏林或丘陵灌丛中。分布于我国河北、山西、山东、河南、陕西南部、甘肃东南部至长江流域各省区。广西主要分布在桂西北和桂东北。

白木通　生于海拔 300~2100m 的山坡灌丛或沟谷疏林中。分布于我国长江流域各省区，向北分布至河南、山西和陕西。广西主要分布在桂林、临桂、灵川、全州、兴安、龙胜、资源、德保、凌云、隆林、富川、南丹、罗城、金秀等。

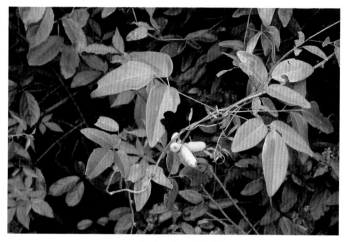

· 白木通 – 果期

化学成分　三叶木通藤茎主要含有 4- 羟基 -3,5- 二甲氧基苯甲醇、赤式 -1- 苯 -(4'- 羟基 -3'- 甲氧基)- 2 - 苯 (4"- 羟基 -3"- 甲氧基)-1,3- 丙二醇、苏式 -1- 苯 -(4'- 羟基 -3'- 甲氧基)-2- 苯 -(4"- 羟基 -3"- 甲氧基)-1,3 - 丙二醇、(7S,8S)-1-(4- 羟基 -3,5- 二甲氧基苯)-1,2,3- 丙三醇、2-(4- 羟基 -3- 甲氧基苯)- 乙醇 -1-O-β-D- 葡萄糖苷、(7S,8S) -1-(4- 羟基 -3,5- 二甲氧基苯)-1,2,3- 丙三醇 -2-O-β-D- 葡萄糖苷、齐墩果酸 -3-O-α-L- 吡喃鼠李糖 -(1 → 2)-α-L- 吡喃阿拉伯糖苷、齐墩果酸 -3-O-α-L 吡喃鼠李糖 -(1 → 4)-β-D- 吡喃葡萄糖 -(1 → 2)-α-L- 吡喃阿拉伯糖苷、常春藤皂苷元 -3-O-α-L- 吡喃鼠李糖 -(1 → 4)-β-D- 吡喃葡萄糖 -(1 → 2)-α-L- 吡喃阿拉伯糖苷、3-O-α-L- 吡喃鼠李糖 -(1 → 2)-α-L- 吡喃阿拉伯糖 - 齐墩果酸 -28-O-α-L- 吡喃鼠李糖 -(1 → 4)-β-D- 吡喃葡萄糖 -(1 → 6)-β-D- 吡喃葡萄糖酯苷、2α,3β- 二羟基 -30- 去甲齐墩果 -12,20(29)- 二烯 -28- 酸、2α,3α- 二羟基 -30- 去甲齐墩果 -12,20(29)- 二烯 -28- 酸、2α,3β,23- 三羟基 -30- 去甲齐墩果 -12,20(21)- 二烯 -28- 酸、2α,23- 二羟基 -3β- 硫酸齐墩果 -12- 烯 -28- 酸 -O-α-L- 吡喃鼠李糖基 -(1 → 4)-O-β-D- 吡喃葡糖基 -(1 → 6)-β-D- 吡喃葡糖酯钠盐、2α,23- 二羟基 -3β- 硫酸齐墩果 -12- 烯 -28- 酸 -O-β-D- 吡喃葡糖基 -(1 → 6)-β-D- 吡喃葡糖酯钠盐、3β-[(O-β-D- 吡喃葡糖醛酸内酯基 -(1 → 3)-O-[α-L- 吡喃鼠李糖基 (1 → 2)-α-L- 吡喃阿糖基) 氧]- 齐墩果 -12- 烯 -28- 酸、cryptochlorogenic acid methyl ester、新绿原酸甲酯、绿原酸甲酯、3,5- 二咖啡酰奎尼酸甲酯、3,4- 二咖啡酰奎尼酸甲酯和 4,5- 二咖啡酰奎尼酸甲酯等成分 [1-4]。

白木通藤茎主要含有 calceolarioside B、1-O-β-D-(4-hydroxyphenyl)-ethyl-6-O-trans-caffeoyl-glucopyranoside、2α,3β- 二羟基齐墩果烷 -12- 烯 -28- 酸、胡萝卜苷、β- 谷甾醇、2α,3β,23,29-tetrahydroxyolean-12-en-28-oic acid、齐墩果酸 -3-O-β-D- 吡喃葡萄糖 -(1 → 3)-α-L- 吡喃阿拉伯糖苷、齐墩果酸 -3-O-β-D- 吡喃葡萄糖 -(1 → 2)-α-L- 吡喃阿拉伯糖苷、3-O-β-D-glucopyranosyl-(1 → 2)-α-L-arabino pyranosyl-30-norolean-12-en-28-oic acid、3-O-β-D- 葡萄糖 -(1 → 3)-α-L- 阿拉伯糖 - 常春藤皂苷等成分 [5,6]。

药理作用　1. 利尿作用

白木通茎、枝制成酊剂对家兔有利尿作用。三叶木通藤茎提取物的正丁醇萃取部位中甘露醇、常春藤皂苷元 -3-O-α-L- 阿拉伯吡喃糖苷及常春藤皂苷元具有增加大鼠排尿量和促进其 Na^+、K^+ 和 Cl^- 排泄的作用 [7]。

2. 抗菌、抗炎作用

三叶木通水提取物对痢疾杆菌、乙型溶血性链球菌、金黄色葡萄球菌和大肠杆菌均有不同程度的抑制作用，还能抑制小鼠腹腔毛细血管炎性渗出和二甲苯所致小鼠耳郭肿胀，具有一定的抗炎作用[8]。

3. 对酪氨酸酶活性的抑制作用

三叶木通果实的乙醇提取物对酪氨酸酶活性有一定的抑制作用，其中果肉对酪氨酸酶活性的抑制作用最佳，中等浓度的果肉乙醇提取物（200μg/ml）对酪氨酸酶活性的抑制作用率与270μg/ml的熊果苷相当[9]。

4. 抗氧化作用

三叶木通中的咖啡酸、秦皮乙素和木通苯乙醇苷 B 等对 DPPH 自由基均具有清除能力[7]。

5. 抗肿瘤作用

白木通醇提取物体外对人肝癌细胞SMMC7721、BEL7404 和人鼻咽癌细胞CNE1有抑制增殖作用[10]。

附 注 本品与毛茛科小木通 *Clematis armandii* Franch. 的藤茎（川木通）和马兜铃科木通马兜铃 *Aristolochia manshuriensis* Kom. 的藤茎（关木通）在市场上常统称为木通。目前除了云、贵、川以外大部分地区人们使用的中药木通主要是指关木通。而据考证，"此木通非彼木通"。如今市场常见、临床常用的关木通与《神农本草经》等古籍中所记载的木通虽同名为"木通"，但并非一物。关木通来源于马兜铃科植物，其所含马兜铃酸经研究证明可能引起人体肾脏损害，属"有毒"类中药。《神农本草经》中所记载的木通为木通科的木通，其性无毒。此外，三叶木通与白木通的干燥果实即常用药材预知子，具疏肝理气、活血止痛、散结、利尿功效。

参考文献

[1] 关树光,於文博,关树宏.三叶木通中酚醇及酚醇苷类化学成分的研究[J].时珍国医国药,2010,21(4):905-906.

[2] 王晔,鲁静,林瑞超.三叶木通藤茎的化学成分研究[J].中草药,2004,35(5):495-498.

[3] 赵宇新.三叶木通茎中的三萜及三萜皂苷[J].国外医学中医中药分册,2005,27(1):59.

[4] 王晶,徐巧林,周忠玉,等.三叶木通藤茎的咖啡酰奎尼酸类化学成分研究[J].中药材,2014,37(7):1190-1193.

[5] 高慧敏,王智民,王家明.白木通化学成分研究（Ⅰ)[J].中国药学杂志,2006,41(5):333-335.

[6] 高慧敏,王智民.白木通化学成分研究（Ⅱ)[J].中国药学杂志,2006,41(6):418-420.

[7] 郭林新.三叶木通化学成分及生物活性研究[D].西安:陕西科技大学,2017.

[8] 白梅荣,张冰,刘小青,等.三叶五叶木通提取物药效及对药酶影响的比较研究[J].中华中医药学刊,2008,26(4):732-735.

[9] 彭涤非,钟彩虹,周海燕,等.三叶木通（*Akebia trifoliate*）果实乙醇提取物对酪氨酸酶体外活性的影响[J].武汉植物学研究,2008,26(2):183-185.

[10] 唐燕霞,孙悦文,梁钢.白木通醇提取物体外抗肿瘤活性研究[J].中国民族民间医药,2014,23(10):17-18.

木棉

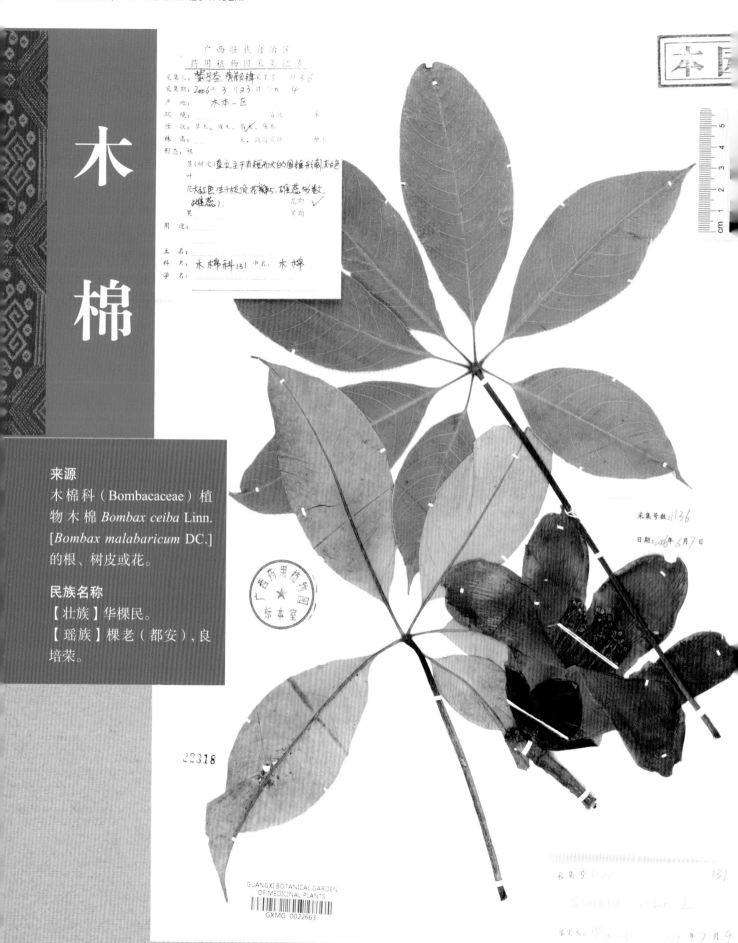

来源

木棉科（Bombacaceae）植物木棉 *Bombax ceiba* Linn. [*Bombax malabaricum* DC.] 的根、树皮或花。

民族名称

【壮族】华棵民。
【瑶族】棵老（都安），良培荣。

民 族 应 用

【壮族】药用花和树皮。花具有调谷道、清热毒、除湿毒的功效；主治肠炎，痢疾，月经不调。树皮具有通龙路、祛风湿的功效；主治跌打损伤，风湿骨痛。

【瑶族】药用根。水煎服治尿路感染。内服用量30g。

药材性状　根呈不规则的片块状，厚1~2cm，宽1~4cm。根表面棕色或灰棕色。切面皮部棕色，木部淡红色，质坚韧，不易折断，断面纤维性；根皮呈长条形，弯曲，内卷；内表面红棕色。味淡，微涩，嚼之有黏性。树皮呈条片状或卷筒状，长5~6cm，宽2~3cm，厚0.3~1.5cm。外表灰黄棕色或红棕色，粗糙，密生椭圆形钉刺，乳头状微凸，钉刺上有层纹；内表面红棕色，有纵向纹理。质坚韧，不易折断。断面纤维状。有微弱香气，味淡。花常皱缩成不规则团块状。花萼杯状，厚革质，长2~4cm，直径1.5~3cm，顶端3或5裂，裂片钝圆形、反卷；外表面棕褐色，具纵皱纹，内表面被棕黄色短绒毛。花瓣5，皱缩或破碎，完整者椭圆状倒卵形或披针状椭圆形，长3~8cm，宽1.5~3.5cm；外表面浅棕黄色或浅棕褐色，密被星状毛，内表面紫棕色，具疏毛。雄蕊多数，基部合生呈筒状，最外轮集生成5束，柱头5裂。气微，味淡、微甘、涩。

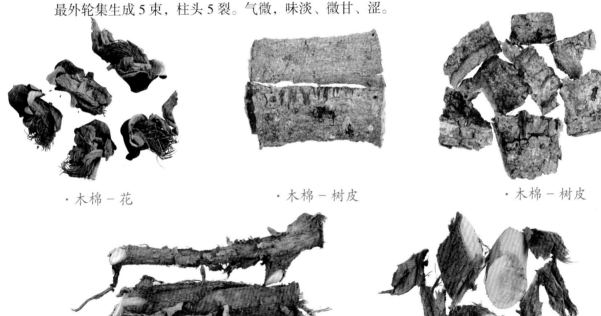

·木棉－花　　　　　　　·木棉－树皮　　　　　　　·木棉－树皮

·木棉－根　　　　　　　　　　　·木棉－根

药用源流　木棉的药用始载于《本草纲目》，曰："木绵有草、木二种。交广木绵，树大如抱。其枝似桐。其叶大如胡桃叶。入秋开花，红如山茶花，黄蕊，花片极厚，为房甚繁，短侧相比。结实大如拳，实中有白绵，绵中有子。今人谓之斑枝花，讹为攀枝花。李延寿南史所谓林邑诸国出古贝花，中如鹅毳，抽其绪，纺为布；张勃吴录所谓交州，永昌木棉树高过屋，有十余年不换者，实大如杯，花中绵软白，可为缊絮及毛布者，皆指似木绵也。"以白绵及布烧灰用于血崩，金疮，未收载其花、根或树皮之功效，《本草纲目》所载木绵应含草棉和木棉，根据其形态描述推断此"木绵"应含现今木棉科木棉。《中华人民共和国药典》（2020年版　一部）记载木棉花具有清热利湿、解毒的功效；主治泄泻，痢疾，痔疮出血。《中华本草》记载木棉的根、根皮亦可药用，具有祛风除湿、清热解毒、散结止痛的功效；主治风湿痹痛，胃痛，赤痢，产后浮肿，瘰疬，跌打扭伤。

分类位置	种子植物门	被子植物亚门	双子叶植物纲	椴树目	木棉科
	Spermatophyta	Angiospermae	Dicotyledoneae	Titiales	Bombacaceae

形态特征　落叶大乔木。高可达 25m。掌状复叶，小叶 5~7 片，两面均无毛。花单生枝顶叶腋，通常红色，有时橙红色，直径约 10cm；萼杯状，长 2~3cm，内面密被淡黄色短绢毛；雄蕊管短，花丝基部粗，上部细；外轮雄蕊多数，集成 5 束。蒴果长圆形，长 10~15cm；种子多数，倒卵形，光滑。

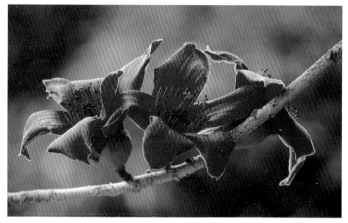

· 木棉 – 花期

生境分布　生于海拔 1400~1700m 以下的干热河谷及稀树草原，也可生长在沟谷季雨林内，亦有栽培作行道树。分布于我国云南、四川、贵州、广西、江西、广东、福建、台湾等。广西主要分布在靖西、龙州、大新、天等、隆林等。

化学成分　根含胡萝卜苷、齐墩果酸、硝酸钾[1]、羽扇豆醇、羽扇豆 –20(29)– 烯 –3– 酮、(24R)–5–α– 豆甾 –3,6– 二酮、胆甾 –4– 烯 –3,6– 二酮[2]。根还含有橙皮苷、香橙素、槲皮素、木犀草素、木犀草素 –7–O–β–D– 葡萄糖苷、金丝桃苷等黄酮类成分[1,3]。花含有黄酮、苯丙素类、脂肪酸等成分。其中黄酮类成分主要有槲皮素、芹菜素、槲皮素 –3–O–β– 吡喃葡萄糖苷、芦丁、牡荆素、异牡荆素、文赛宁 –2、山奈酚 –3–O– 芸香糖苷、山奈酚 –3–O–β– 吡喃葡萄糖醛酸苷、槲皮素 –3–O–β– 吡喃葡萄糖醛酸苷等[4,5]。苯丙素类成分主要有绿原酸、绿原酸甲酯、奎宁酸 –3– 反式 – 对 – 香豆酰酯、新绿原酸、bombalin、秦皮乙素、莨菪亭、秦皮素、东莨菪苷等[4,6]。甾体类成分主要有胆固醇、菜油甾醇、豆甾醇等[5]。挥发油成分主要有 4– 羟基 –2– 丁酮、壬烷、二乙基苯 –1,2– 二羧酸和 2,4,6– 三甲基癸烷等[7]。树皮含有羽扇豆醇、羽扇豆酮、白桦脂酸、泽屋萜、齐墩果酸、3–oxooleanolic acid、cleomiscosin A、aeolyoniresinol、链甾醇、豆甾 –3,6– 双酮、(+)–lasiodiploidin、aurantiamide acetate 等成分[8]。

药理作用　1. 抗菌作用

木棉花红色素乙醇提取液对大肠杆菌、金黄色葡萄球菌、酿酒酵母和黑曲霉均有一定程度的抑菌作用，其中对金黄色葡萄球菌的抑菌效果最好，其次为酿酒酵母和大肠杆菌，对黑曲霉的抑制效果较差[9]。

2. 抗炎作用

木棉花乙醇提取物中乙酸乙酯可溶性部分（GA）0.25g/kg、0.5g/kg 对小鼠角叉菜性足跖肿胀和小鼠二甲苯耳郭肿胀等炎症模型有较强的抗炎作用，最大抑制率分别为 49.1% 和 66.7%。GA 0.2g/kg 对大鼠蛋清及角叉菜足跖肿胀模型也有较强的抑制作用，最大抑制率分别为 78.3%、56.3%，GA 0.2g/kg 对大鼠棉球肉芽肿的抑制作用与氢化可的松 0.025g/kg 相当[10]。

3. 抗肿瘤作用

木棉根提取物能抑制人胃低分化腺癌细胞系 FGC85 增殖，延长 S180 腹水型小鼠的存活时间，抑制小鼠子宫颈瘤 U14 生长[11]。木棉树皮 85% 丙酮水提取物对体外人子宫颈癌细胞株 HeLa 具有一定的细胞毒活性，其 IC_{50} 值为 21.30μg/ml[12]。

4. 保肝作用

木棉花总黄酮对小鼠免疫性肝损伤具有保护作用，其机制可能与其抗氧自由基、抑制脂质过氧化作用有关[13]。

5. 对心脏的保护作用

木棉花对阿霉素诱导的急性心肌梗死大鼠心脏具有保护作用[14]。

附　注　木棉叶含芒果苷、东莨菪内酯、滨蒿内酯、原儿茶酸、七叶内酯、柠檬油素、龙胆酸、东莨菪苷、七叶苷、丁香酸葡萄糖苷[15]、亚油酸、棕榈酸、desmoic acid、月桂酸、壬酸甲酯、正十五烷酸、β- 谷甾醇、胡萝卜苷[16]、蒲公英赛醇乙酸酯、角鲨烯、蒲公英赛酮、β- 谷甾醇棕榈酸酯、蒲公英赛醇、4- 甲基 – 豆甾 -7- 烯 -3- 醇、^{1}H– 吲哚 -3- 羧酸、6- 氧 – 棕榈酰 – 胡萝卜苷、5- 羟甲基 – 糠醛[17] 等。

参考文献

[1] 齐一萍，郭舜民，夏志林，等．木棉化学成分的研究（Ⅱ）[J].中国中药杂志,1996,31(4):234-235.

[2] 齐一萍，黎晨光，李小梅，等．木棉根化学成分的研究（Ⅲ）[J].中草药,2005,36(10):1466-1467.

[3] 齐一萍，郭舜民，夏志林，等．木棉根黄酮类化学成分研究[J].中草药,2006,37(12):1786-1788.

[4]JOSHI K R, DEVKOTA H P, YAHARA S. Chemical analysis of flowers of *Bombax ceiba* from Nepal[J]. Natural Product Communications, 2013,8(5):583-584.

[5]ELHAGRASSI A M, ALI M M, OSMAN A F, et al. Phytochemical investigation and biological studies of *Bombax malabaricum* flowers [J]. Natural Product Research, 2011, 25(2):141-151.

[6]WU J, ZHANG X H, ZHANG S W, et al. Three novel compounds from the flowers of *Bombax malabaricum* [J]. Helvetica Chimica Acta, 2008, 91(91):136-143.

[7] 张建业，唐思丽，张亚洲，等．广东3个地区的木棉花挥发油GC-MS分析[J].中药材,2015, 38(1):108-111.

[8] 王静怡，董阳阳，戚楚露，等．木棉树皮的化学成分[J].中国药科大学学报,2016,47(5):570-574.

[9] 余红英，尹艳，吴雅红，等．木棉花色素的微波提取及其抗菌作用[J].食品与发酵工业,2004,30(5):92-93.

[10] 许建华，黄自强，季常春，等．木棉花乙醇提取物的抗炎作用[J].福建医学院学报,1993,27(2):110-112.

[11] 齐一萍，朱惠，郭舜民，等．木棉根提取物的抗肿瘤作用研究[J].中药材,2008,32(2):266-268.

[12] 冯峰，宋启示，杨剑坤，等．傣药木棉树皮的化学成分研究[J].时珍国医国药,2014,25(12):2826-2827.

[13] 伍小燕，唐爱存，卢秋玉．木棉花总黄酮对小鼠免疫性肝损伤的影响[J].中国医院药学杂志,2012,32(15):1175-1178.

[14]PATEL S S, VERMA N K, RATHORE B, et al. Cardioprotective effect of *Bombax ceiba* flowers against acute adriamycin-induced myocardial infarction in rats[J]. Revista Brasileira de Farmacognosia,2011, 21(4):704-709.

[15] 王国凯，林彬彬，刘欣欣，等．木棉叶酚性成分研究[J].天然产物研究与开发,2012,24:336-338,341.

[16] 王国凯，林彬彬，秦民坚．木棉叶化学成分研究[J].中国野生植物资源,2012,81(6):47-49.

[17] 王国凯，林彬彬，秦民坚．木棉叶化学成分研究（Ⅱ）[J].中药材,2014,37(2):240-242.

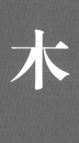

木蓝

来源

蝶形花科（Papilionaceae）植物木蓝 *Indigofera tinctoria* Linn. 的叶或全草。

民族名称

【壮族】米哦，蓝靛，火蓝。
【瑶族】成托，青黛。

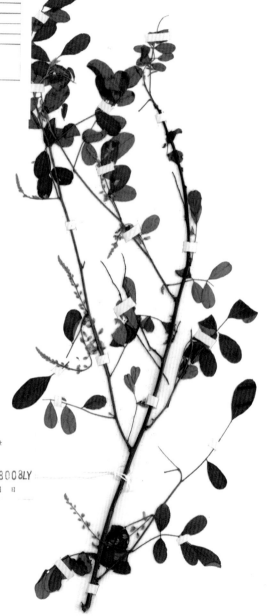

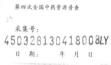

第四次全国中药资源普查

采集号：450328130418008LY

日期：年月日

183409

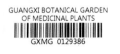

民 族 应 用

【壮族】药用全株。治肿毒，乙型脑炎，腮腺炎，目赤，疮毒，吐血，喉痛。将其加工成青黛后可用于热病发斑，小儿发热惊痫，咯血，吐血；外用治丹毒。

【瑶族】药用叶。水煎服或入丸服，用于治疗温病高热，斑疹，咯血，吐血，小儿惊痫，疮肿，腮腺炎，蛇虫咬伤。内服用量30g；外用适量，冷开水调敷。

药材性状　枝条圆柱形，有纵棱，被白色"丁"字毛。羽状复叶互生，小叶9~13，常脱落，小叶倒卵状矩圆形或倒卵形，长1~2cm，宽0.5~1.5cm，先端钝，有短尖，基部近圆形，两面被"丁"字毛；叶柄、叶轴与小叶柄均被白色"丁"字毛。总状花序，花萼钟状。荚果线状圆柱形。气微、味微苦。

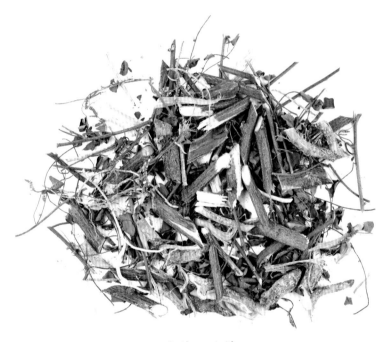

·木蓝－全株

药用源流　木蓝又名蓝、蓝实、槐蓝、大蓝、靛蓝、青黛等。其始载于《本草图经》，曰："蓝有数种：有木蓝，出岭南，不入药。"《本草拾遗》载："按淀多是槐蓝……淀寒，傅热疮，解诸毒。渣，傅小儿秃疮热肿，初作上沫堪染。"指出其清热解毒之功效。《本草纲目》载："蓝凡五种，各有主治……木蓝：长茎如决明，高者三四尺，分枝布叶，叶如槐叶，七月开淡红花，结角长寸许，累累如小豆角，其子亦如马蹄决明子而微小，迥与诸蓝不同，而作淀则一也。"描述其详细形态特征。《中华本草》记载其具有清热解毒、凉血止血的功效；主治乙型脑炎，急性咽喉炎，腮腺炎，目赤，淋巴结炎，痈肿疮疖，疥癣，丹毒，蛇虫咬伤，吐血。

分类位置	种子植物门	被子植物亚门	双子叶植物纲	豆目	蝶形花科
	Spermatophyta	Angiospermae	Dicotyledoneae	Legumiales	Papilionaceae

形态特征　直立小灌木。幼枝有棱，被白色"丁"字毛。羽状复叶，叶互生；叶轴有浅槽，被"丁"字毛，托叶钻形，长约 2mm；小叶对生，4~6 对，倒卵状长圆形或倒卵形，两面被"丁"字毛，叶干时常带蓝色。总状花序长 2.5~5（~9）cm；花萼钟状，外面有"丁"字毛；花冠蝶形，红色，长约 4mm；花药心形；子房无毛。荚果线状圆柱形，内果皮具紫色斑点。

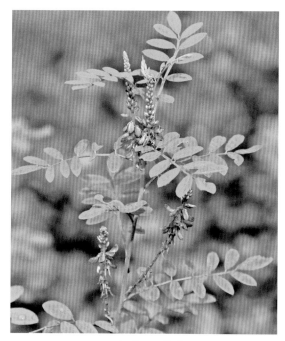

·木蓝 - 花期

生境分布　生于山坡草丛中。分布于华东及湖北、湖南、广东、广西、四川、贵州、云南等。广西主要分布在隆安、武鸣、上林、横县、宾阳、陆川、上思、合浦、宁明、东兴等。

化学成分　全株富含酚类、黄酮类、皂苷类和萜类等化合物[1]。其中主要有靛苷、鱼藤素、去氢鱼藤素、鱼藤醇、鱼藤酮、灰叶素、苏门答腊酚、组胺等。叶含有香豆精、黄酮类、蓝色染料成分。茎、叶中含芹菜素、山柰酚、木犀草素和槲皮素等黄酮类化合物，以及靛蓝酮和靛玉红等生物碱成分[2]。

药理作用　1. 保肝作用
木蓝石油醚提取物中的靛蓝酮对 CCl_4 引起的小鼠谷丙转氨酶（ALT）、谷草转氨酶（AST）及胆红素水平的升高有抑制作用，且呈剂量依赖关系，效果为水飞蓟素的 1.4~1.8 倍[2]。
2. 抗肿瘤作用
木蓝提取物靛玉红具有抗肿瘤活性。靛玉红吐温混悬剂（200mg/kg）皮下注射（每天）、腹腔注射和灌胃给荷瘤大鼠，连续 6~10 天，对大鼠实体瘤抑制率可达 50% 左右；还可以延长腹水型大鼠的生存时间，对小鼠乳腺癌、小鼠肉瘤 S180 亦有一定抑制作用。木蓝醇提取物能抑制艾氏腹水癌细胞 DNA 合成并有浓度依赖性[3]。
3. 抗菌作用
木蓝醇提取物在体外对金黄色葡萄球菌有较强的抑制作用，其最低抑菌浓度、最低杀菌浓度分别为 6.25mg/ml、12.50mg/ml[4]。
4. 抗氧化作用
木蓝叶提取物具有清除 DPPH 自由基和 O_2^- 自由基活性[1]。

参考文献

[1]SAKTHIVEL S, WANKUPAR W, SHEELADEVI R, et al. Free radical scavenging potential and HPLC analysis of *Indigofera tinctoria* linn(Fabaceae) [J]. Journal of Pharmaceutical Analysis,2016,6(2): 125-131.

[2] 杨佳 . 木蓝提取物中生物活性部分靛蓝酮的保肝作用 [J]. 国外医学中医中药分册 ,2002,24(3): 172.

[3] 李民 , 刘海 , 丛义滋 , 等 . 木蓝醇提取物的抗癌作用 [J]. 药学通报 ,1984,19(9):55-56.

[4] 张森 , 欧婧 , 熊绍斌 , 等 . 4 味草药醇提物对金黄色葡萄球菌体外抑菌效果观察 [J]. 动物医学进展 ,2018,39(11):118-121.

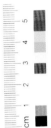

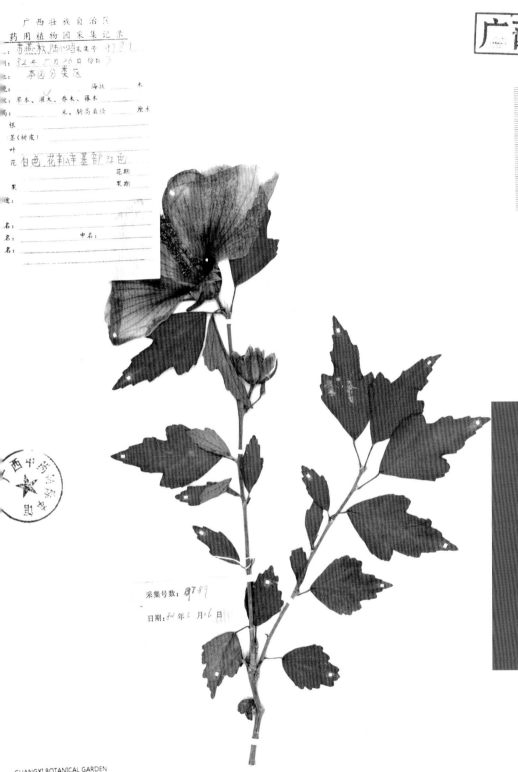

广西壮族自治区
药用植物园采集记录

采集号数：9789
日期：82年5月6日

木槿

来源
锦葵科（Malvaceae）植物木槿 *Hibiscus syriacus* Linn. 的花、根皮。

民族名称
【壮族】白牡丹（象州），棵丹培（桂平），毛旦（天峨）。
【瑶族】茶离花（恭城），当来寺、牡丹步（金秀）。
【仫佬族】弯牡丹（罗城）。

采集号 9789　　　　152 科

Hibiscus syriacus L.

鉴定人：余丽莹　　　1998年10月29日

民 族 应 用

【壮族】药用根皮或花。水煎服治月经不调；根皮捣烂用酒精浸泡搽患处治各种癣。

【瑶族】药用根皮。水煎服治高血压，肝炎，妊娠呕吐，胎动不安，小便黄赤。

【仫佬族】药用根皮或花。与猪肉煲服治肺热咳嗽。

内服用量 30g；外用适量。

药材性状　根皮多内卷成长槽状或单筒状，大小不一，厚1~2mm。外表面青灰色或灰褐色，有细而略弯曲纵皱纹，皮孔点状散在。内表面类白色至淡黄白色，平滑，具细致的纵纹理。质坚韧。折断面强纤维性，类白色。气微，味淡。花皱缩成团，常留有短花梗，全体被毛，长1.5~3cm，宽1~2cm。苞片6~7片，条形。花萼钟状，黄绿色，先端5裂，裂片三角形。花冠类白色、黄白色、蓝紫色或浅棕黄色，单瓣5片或重瓣10余片。雄蕊多数，花丝连合成筒状。气微香，味淡。

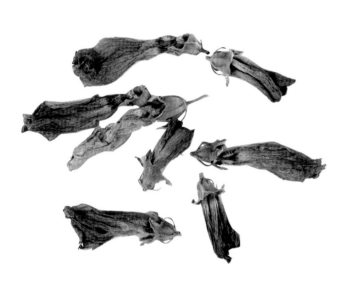

· 木槿－花

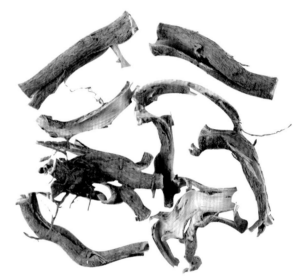
· 木槿－根皮

药用源流　木槿之名始载于《本草拾遗》。《本草衍义》载："木槿如小葵，花淡红色，五叶成一花，朝开暮敛。"《本草纲目》载："木槿皮及花，并滑如葵花，故能润燥。色如紫荆，故能活血。"《中华人民共和国药典》（1977年版　一部）记载其花具有清湿热、凉血的功效；主治痢疾，腹泻，痔疮出血，白带异常，外治疖肿。《四川省中药材标准》（1987年版）记载其茎皮具有清热、利湿、解毒、止痒的功效；主治肠风泻血，痢疾，脱肛，白带异常，疥癣，痔疮。《中华本草》记载其根具有清热解毒、消痈肿的功效；主治肠风，痢疾，肺痈，肠痈，痔疮肿痛，赤白带下，疥癣，肺结核。

	种子植物门	被子植物亚门	双子叶植物纲	椴树目	锦葵科
分类位置	Spermatophyta	Angiospermae	Dicotyledoneae	Titiales	Malvaceae

形态特征 落叶灌木。高 3~4m。叶菱形至三角状卵形，具深浅不同的 3 裂或不裂。花单生于枝端叶腋间，花梗长 9~14mm，被星状短绒毛；小苞片 6~8，线形，密被星状疏绒毛；花萼钟形，裂片 5，三角形；花钟形，淡紫色，花瓣倒卵形，外面疏被纤毛和星状长柔毛；雄蕊柱长约 3cm；花柱枝无毛。蒴果卵圆形；种子肾形。

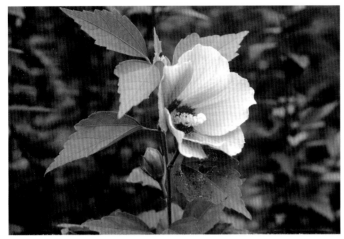
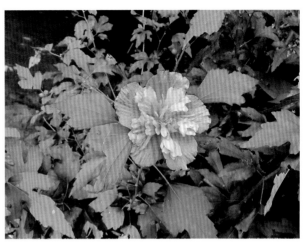

·木槿 - 花期　　　　　　　·木槿 - 花期

生境分布 分布于我国台湾、福建、广东、广西、云南、贵州、四川、湖南、湖北、安徽、江西、浙江、江苏、山东、河北、河南、陕西等。广西主要分布在南宁、马山、融水、桂林、全州、兴安、永福、龙胜、资源等。

化学成分 花含挥发油，主要有十三烷酸、(Z,Z)- 亚麻酸、油酸、二十一烷等[1]。花瓣含花旗松素 -3-O-β-D- 吡喃葡萄糖苷、蜀葵苷元 -7-β-D- 吡喃葡萄糖苷、山奈酚 -3-α-L- 阿拉伯糖苷 -7-α-L- 鼠李糖苷、飞燕草素 -3-O- 葡萄糖苷、矢车菊素 -3-O- 葡萄糖苷、矮牵牛素 -3-O- 葡萄糖苷、蹄纹天竺素 -3-O- 葡萄糖苷、芍药花素 -3-O- 葡萄糖苷、锦葵花素 -3-O- 葡萄糖苷、飞燕草素 -3-O-(6'- 丙二酰基)-β-D- 吡喃葡萄糖苷、矢车菊素 -3-O-(6'- 丙二酰基)-β-D- 吡喃葡萄糖苷、矮牵牛素 -3-O-(6'- 丙二酰基)-β-D- 吡喃葡萄糖苷、蹄纹天竺素 -3-O-(6'- 丙二酰基)-β-D- 吡喃葡萄糖苷、芍药花素 -3-O-(6'- 丙二酰基)-β-D- 吡喃葡萄糖苷及锦葵花素 -3-O-(6'- 丙二酰基)-β-D- 吡喃葡萄糖苷。根含 (+)- 松脂酚 -4-O-[β- 吡喃葡糖基 (1 → 2)-α- 鼠李糖苷]、丁香树脂醇、(E)-N- 阿魏酰酪胺、(Z)-N- 阿魏酰酪胺、6'-O- 乙酰大豆黄苷、6'-O- 乙酰染料木苷和 3'- 羟基大豆黄素[2]。根皮含壬二酸、辛二酸、二十八醇 -1、β- 谷甾醇、二十二碳二醇、白桦脂醇、古柯三醇[3]，以及 hydroxyhibiscone A 和 hibiscone D[4]。茎皮含辛二酸、1- 二十八醇、β- 谷甾醇、1,22- 二十二碳二醇、白桦脂醇、古柯三醇、壬二酸、脂肪酸、铁屎米酮。

药理作用 1. 抗肿瘤作用
木槿花能显著抑制小鼠移植性肿瘤 S37、S180 的生长[5]。木槿根皮的丙酮提取物在体外能抑制 A549、H209 和 H661 细胞的增殖，在体内能抑制 A549 皮下移植瘤生长[6]。从木槿树皮分离得到的化合物（2,7-dihydroxy-6-methyl-8-methoxy-1-naphthalenecarbaldehyde）可抑制人类肿瘤细胞系的生长[7]。
2. 抗氧化作用
热处理的木槿提取物具有清除 DPPH 自由基能力[8]。木槿根皮中的木脂素类化合物和 cleomiscosin C 具有脂质过氧化抑制活性[9]。

3. 促凝血作用

木槿花能促进新鲜鸭血凝结，提示木槿花具有一定的促凝血能力[10]。

4. 抑菌作用

木槿花提取液对细菌和真菌均有一定的抑制作用，且对细菌的抑制作用明显大于真菌，尤其是对大肠杆菌的抑菌圈达 11.0mm[10]。

附　注　《中华本草》记载木槿的果实亦可入药。木槿子具有清肺化痰、止头痛、解毒功效；主治痰喘咳嗽，支气管炎，偏正头痛，黄水疮，湿疹。

参考文献

[1] 蔡定建,戎敢,靖青秀,等.木槿花挥发油化学成分的 GC/MS 分析 [J].中国农学通报,2009,25(21):93-96.

[2] 吴巍,李平亚.木槿根皮中新木脂素成分及其抗氧化作用 [J].国外医药 (植物药分册),2000,15(3):115-116.

[3] 张恩娟,康钦树.川槿皮化学成分的研究 [J].中国中药杂志,1993,18(1):37-38.

[4]IN-JA RYOO, YUN B S, LEE I K, et al. Hydoroxyhibiscone A, a novel human neutrophil elastase inhibitor from *Hibiscus syriacus*[J].J Microbiol Biotechnol, 2010,20(8):1189-1191.

[5] 李海生,申爱军,李静.木槿果花对小白鼠移植性肿瘤抑制作用的观察 [J].河南肿瘤学杂志,1994,7(3):175-176.

[6]CHENG Y L, LEE S C, Harn HJ, et al. The extract of *Hibiscus syriacus* inducing apoptosis by activating p53 and AIF in human lung cancer cells [J]. The American Journal of Chinese Medicine, 2008,36(1):171-184.

[7]YOO I D, YUN B S, LEE I K, et al. Three naphthalenes from root bark of *Hibiscus syriacus*[J]. Phytochemistry,1998,47(5):799-802.

[8]KWON S W, HONG S S , KIM J I, et al. Antioxidant properties of heat-treated *Hibiscus syriacus*[J]. Izv Akad Nauk Ser Biol, 2003, 1:20-21.

[9]YUN B S, LEE I K, RYOO I J, et al. Coumarins with monoamine oxidase inhibitory activity and antioxidative coumarino-lignans from *Hibiscus syriacus*[J].Journal of Natural Products,2001, 64(9):1238-1240.

[10] 金月亭,应铁进.木槿花生物活性的初步研究 [J].中国食品学报,2008,8(3):37-41.

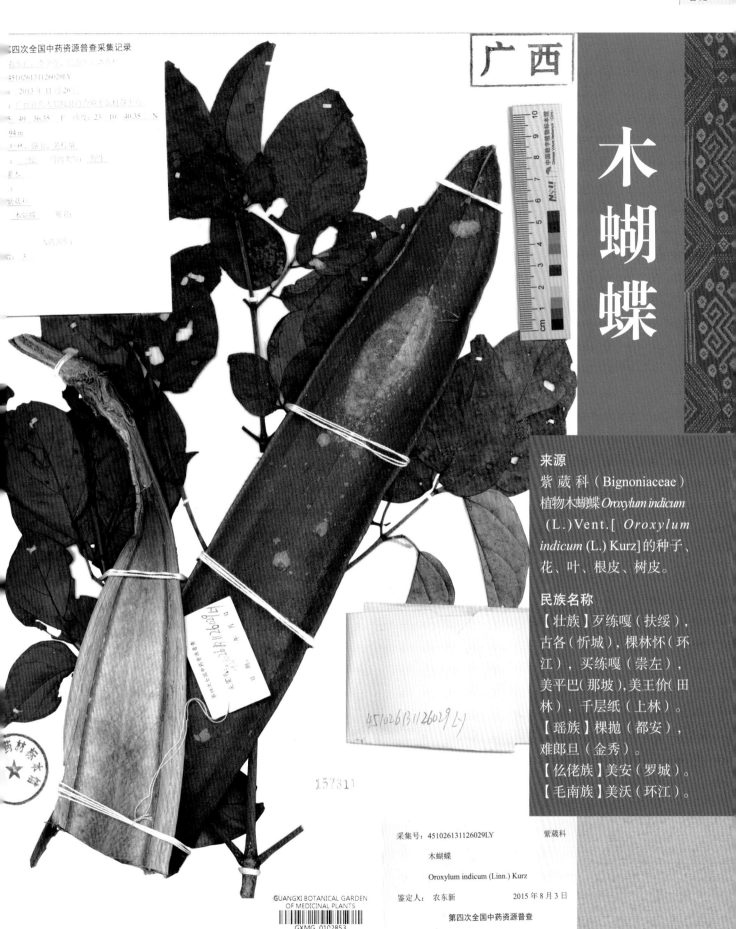

广西

木蝴蝶

来源

紫葳科（Bignoniaceae）
植物木蝴蝶 *Oroxylum indicum*
（L.）Vent.[*Oroxylum
indicum* (L.) Kurz]的种子、
花、叶、根皮、树皮。

民族名称

【壮族】歹练嘎（扶绥），
古各（忻城），棵林怀（环
江），买练嘎（崇左），
美平巴（那坡），美王价（田
林），千层纸（上林）。
【瑶族】棵抛（都安），
难郎旦（金秀）。
【仫佬族】美安（罗城）。
【毛南族】美沃（环江）。

采集号：451026131126029LY　　　紫葳科

木蝴蝶

Oroxylum indicum (Linn.) Kurz

鉴定人：农东新　　　2015 年 8 月 3 日

第四次全国中药资源普查

GUANGXI BOTANICAL GARDEN
OF MEDICINAL PLANTS

GXMG 0102853

—————— 民 族 应 用 ——————

【壮族】药用根皮、花、种子。根皮水煎服治肝炎，胎动不安，研末敷患处治疮疡溃烂久不收口。花水煎服治咳嗽，脾脏肿大。种子水煎服治咳嗽，感冒头痛，肝炎。

【瑶族】药用根皮、种子。根皮水煎服治感冒头痛。种子烧存性，研末敷患处治烧烫伤。

【仫佬族】药用树皮、叶。树皮浸酒服治跌打内伤。叶捣烂敷伤口周围治青竹蛇咬伤。

【毛南族】药用根皮。水煎服治肝炎。

内服用量9~30g；外用适量。

药材性状 树皮为卷筒状或不规则块片，厚0.3~1cm。外表面灰白色至灰黄色，栓皮厚，粗糙，有的呈鳞片状，可见圆点状皮孔；内表面淡黄色或黄绿色，具纵纹。质硬，切面黄绿色，纤维性。气微，味苦涩。小叶三角状卵圆形，顶端短渐尖，基部近圆形或心形，偏斜，全缘。花大，紫红色。种子为蝶形薄片，除基部外三面延长成宽大菲薄的翅，长5~8cm，宽3.5~4.5cm。表面浅黄白色，翅半透明，有绢丝样光泽，上有放射状纹理，边缘多破裂。体轻，剥去种皮，可见一层薄膜状的胚乳紧裹于子叶之外。子叶2，蝶形，黄绿色或黄色，长1~1.5cm。气微，味微苦。

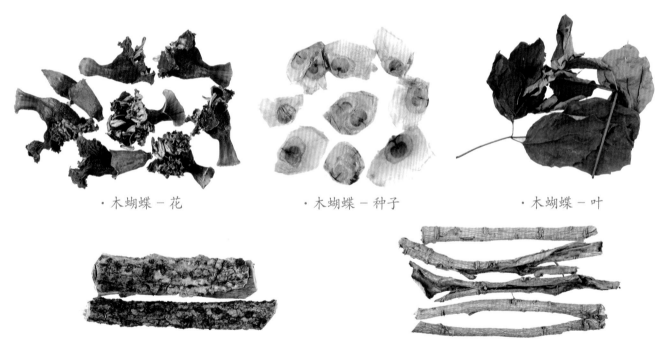

·木蝴蝶－花　　　　　　·木蝴蝶－种子　　　　　　·木蝴蝶－叶

·木蝴蝶－树皮　　　　　　　　　·木蝴蝶－根皮

药用源流 木蝴蝶以宜南草一名始载于《海药本草》，曰："谨按《广州记》云，生广南山谷，有荚，长二尺许，内有薄片似纸，大小如蝉翼。"木蝴蝶又名千张纸，记载于《滇南本草》，曰："木实似扁豆而大，中实如积纸，薄似蝉翼，片片满中，故有兜铃、千张纸之名。"《植物名实图考》记载："千张纸。生广西，云南景东、广南皆有之。大树，对叶如枇杷叶，亦有毛，面绿背微紫；结角长二尺许，挺直有脊如剑，色紫黑，老则迸裂；子薄如榆荚而大，色白，形如猪腰，层叠甚厚，与风飘荡，无虑万千。"以上所述形态特征以及附图与本种相符。《中华人民共和国药典》（2020年版　一部）记载其种子具有清肺利咽、疏肝和胃的功效；主治肺热咳嗽，喉痹，音哑，肝胃气痛。《中华本草》记载其树皮有清热利湿退黄、利咽消肿的功效；主治传染性黄疸肝炎，咽喉肿痛。

分类位置	种子植物门	被子植物亚门	双子叶植物纲	紫葳目	紫葳科
	Spermatophyta	Angiospermae	Dicotyledoneae	Bignoniales	Bignoniaceae

形态特征 直立小乔木。奇数二至四回羽状复叶；小叶三角状卵形。总状聚伞花序顶生，粗壮；花大、紫红色。花萼钟状，紫色，膜质，果期近木质，顶端平截，具小苞片。花冠肉质，檐部下唇 3 裂，上唇 2 裂，有恶臭气味。雄蕊 5 枚，柱头 2 片开裂。蒴果木质，2 瓣开裂，果瓣具有中肋，边缘肋状凸起；种子多数，圆形，连翅长 6~7cm，周翅薄如纸，故有千张纸之称。

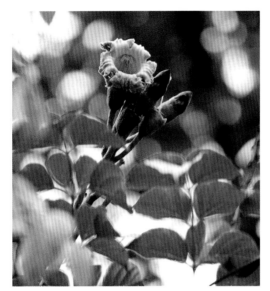

·木蝴蝶－花期

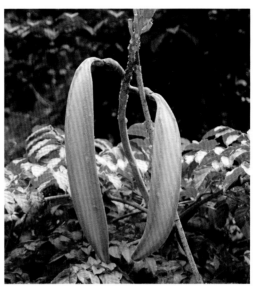

·木蝴蝶－果期

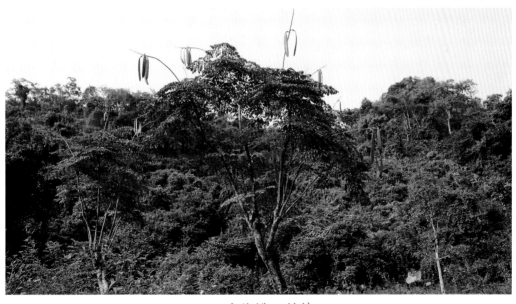

·木蝴蝶－植株

生境分布 生于海拔 500~900m 的热带及亚热带低丘河谷密林，以及公路边丛林中，常单株生长。分布于我国福建、台湾、广东、广西、四川、贵州及云南等。广西主要分布在梧州、桂平、贵港、北流、玉林、陆川、博白、合浦、上林、武鸣、邕宁、扶绥、崇左、龙州、那坡、田阳、百色、凌云、乐业、田林、隆林、都安、宜山、环江、罗城、忻城、来宾、柳州等。

化学成分　种子主要含有黄芩素、芹菜素苷元、白杨素、5-羟基-6,7-二甲氧基黄酮、木蝴蝶素A、5,6-二羟基-7-甲氧基黄酮、粗毛豚草素、印黄芩素、黄芩苷、木蝴蝶苷A、木蝴蝶苷B、千层纸苷、木蝴蝶定、白杨素-7-O-β-D-葡萄糖苷、野黄芩苷、白杨素-7-O-β-龙胆二糖苷、黄芩苷元-7-O-β-龙胆二糖苷等黄酮类成分[1-4]。还含有苯乙酮、二苯酮、丁化羟基甲苯、4-甲氧基苯乙酮等挥发油成分[5]。树皮含木蝴蝶素A[4]。叶含印黄芩素、黄芩苷元、野黄芩苷、黄芩苷等黄酮类成分[2,4]。

药理作用　1.抗菌作用

木蝴蝶的6种提取物对金黄色葡萄球菌和鸡大肠杆菌都有抑菌效果，其中95%乙醇提取物的抑制作用最强[6]。

2.抗炎作用

木蝴蝶水提取物对二甲苯致小鼠耳郭肿胀有消肿作用，高浓度的木蝴蝶水提取物能使小鼠耳肿胀度降低，表现出较好的抗炎作用[6]。

3.祛痰镇咳作用

剂量为16.70~33.40g/kg的木蝴蝶水提取液能抑制氨水引起的小鼠咳嗽，并延长咳嗽潜伏期；剂量为8.35~33.40g/kg时能促进小鼠气管酚红排泌[7]。

4.抗氧化作用

木蝴蝶总黄酮对DPPH自由基、DH自由基和O_2^-自由基均有较好的清除作用，表明木蝴蝶总黄酮有良好的抗氧化活性[8]。

5.抗肿瘤作用

木蝴蝶挥发性成分对人肝癌SMMC7721细胞具有明显的抑制作用，且具有剂量依赖性[9]。

6.其他作用

木蝴蝶具有抗白内障作用，其种子所含的黄芩苷元有抗变态反应、利尿、利胆、降胆固醇的作用。

参考文献

[1]CHEN L J, GAMES D E, JONES J. Isolation and identification of four flavonoid constituents from the seeds of *Roxylum indicum* by high-speed counter-current chromatography[J]. Journal of Chromatography A, 2003,988(1):95-105.

[2]SUBRAMANIAN S S,NAIR A G R. Flavonoids of the leaves of *Oroxylum indicum* and *Pajanelia longifolia*[J]. Phytochemistry, 1972,11(1):439-440.

[3]陈仲夏,赵志远.木蝴蝶化学成分的研究Ⅰ.二种新黄酮苷木蝴蝶甲素和木蝴蝶乙素[J].药学学报,1964,11(11):762-767.

[4]TOMIMORI T, IMOTO Y, ISHIDA M, et al. Studies on the Nepalese crude drugs(Ⅷ). On the flavonoid constituents of the seed of *Roxylum indicum* Vent[J]. Shoyakugaku Zasshi, 1988,42(1):98-101.

[5]赵丽娟,张捷莉,李学成.木蝴蝶挥发性化学成分的气相色谱-质谱分析[J].食品科技,2006,8:252-254.

[6]胡庭俊,刘姗姗,赵灵颖,等.木蝴蝶提取物制备及其抗菌抗炎活性的研究[J].中国畜牧兽医,2010,37(3):225-228.

[7]潘勇,韦健全,郑子敏,等.木蝴蝶对小鼠的镇咳祛痰作用研究[J].右江民族医学院学报,2008,30(4):550-551.

[8]王锐,何嵋,袁晓春,等.木蝴蝶总黄酮的抗氧化活性[J].中国实验方剂学杂志,2012,18(23):102-105.

[9]李楠楠,孟宪生,包永睿,等.木蝴蝶挥发性成分体外抗肿瘤活性评价及化学成分研究[J].中国现代应用药学,2016,33(11):1361-1365.

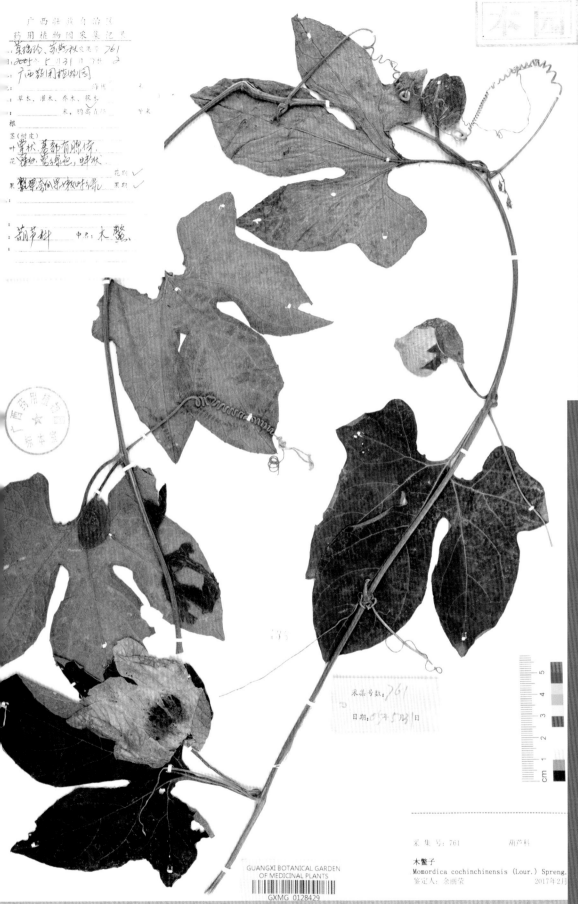

采集号：761　　葫芦科

木鳖子
Momordica cochinchinensis (Lour.) Spreng.
鉴定人：余丽莹　　　　2017年2月

木

鳖

来源

葫芦科（Cucurbitaceae）植物木鳖子*Momordica cochinchinensis*（Lour.）Spreng. 的根、叶、果实、种子。

民族名称

【壮族】派丕（那坡），棵拉望（柳城），棵模别（象州），模别果（龙州），墨扣（那坡、靖西）。

【瑶族】杜表（昭平、金秀），病瓦（都安）。

【仫佬族】瓜挪、孟呀（罗城）。

【苗族】再维污、子文武（融水）。

【毛南族】栖拉冬、峒冻、吉辣岗（环江）。

民 族 应 用

【壮族】药用根、叶、果实、种子。根捣烂取汁或调醋涂患处可拨疮脓。叶捣烂敷患处治跌打肿痛。果实（除去种子）与猪肉或猪脑蒸服治头晕。种子磨水或磨醋涂患处治无名肿毒，痈疽疔肿。

【瑶族】药用种子。捣烂调猪胆汁敷患处治淋巴结结核；捣烂冲开水服治胃病。

【仫佬族】药用根、种子。根水煎服治肺结核，痢疾；捣烂取汁或调醋涂患处可拨疮脓。种子磨水或磨醋涂患处治痔疮，无名肿毒，痈疽疔肿。

【毛南族】药用种子。磨水或磨醋涂患处治无名肿毒，痈疽疔肿。

内服用量 15~60g；外用适量。

药材性状　块根极粗壮，直径 8~18cm，带皮者表皮浅棕黄色，微粗糙，有较密的椭圆形皮孔，去皮者表面色稍浅，断面浅黄灰色。质较松，粉性甚差，纤维极多。横断面韧皮部有多层横向层纹，木部有较密的棕黄色导管小孔。味苦。完整叶卵状心形或宽卵状圆形，长、宽均 10~20cm，3~5 中裂至深裂或不分裂。果实卵球形。种子呈扁平圆板状，中间稍隆起或微凹陷，直径 2~4cm，厚约 0.5cm。表面灰棕色至黑褐色，有网状花纹，在边缘较大的一个齿状突起上有浅黄色种脐。外种皮质硬而脆，内种皮灰绿色，绒毛样。子叶 2，黄白色，富油性。有特殊的油腻气，味苦。

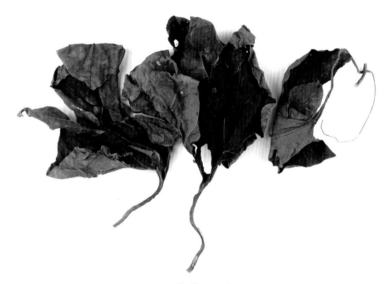

·木鳖－叶

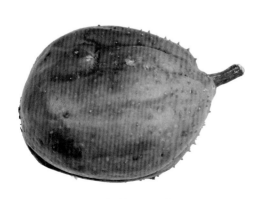

·木鳖－果实

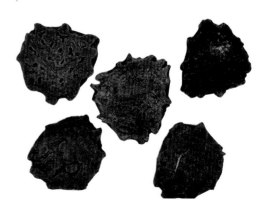

·木鳖－种子

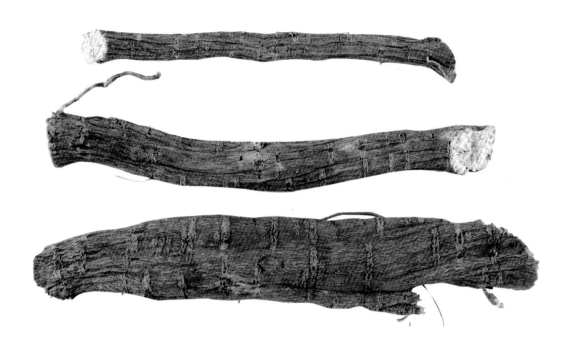

·木鳖－根·

药用源流　木鳖子始载于《日华子本草》。《开宝本草》曰："藤生。叶有五花，状如薯蓣，叶青色面光。花黄。其子似栝楼而极大，生青，熟红，肉上有刺。其核似鳖，故以为名。"《本草纲目》曰："木鳖核形扁礴砢，大如围棋子。其仁青绿色，入药去油者。"诸多本草对其形态特征的描述及其图绘与本种相符。《中华人民共和国药典》（2020年版　一部）记载其种子具有散结消肿、攻毒疗疮的功效；主治疮疡肿毒，乳痈，瘰疬，痔瘘，干癣，秃疮。《中华本草》记载其根具有解毒、消肿、止痛的功效；主治痈疮疔毒，无名肿毒，淋巴结炎。

分类位置	种子植物门	被子植物亚门	双子叶植物纲	葫芦目	葫芦科
	Spermatophyta	Angiospermae	Dicotyledoneae	Cucurbitales	Cucurbitaceae

形态特征　粗壮大藤本。长达15m。叶柄基部或中部有2~4个腺体；叶片卵状心形或宽卵状圆形，长、宽均10~20cm，叶脉掌状。雌雄异株，苞片生于雄花花梗顶端；花萼筒漏斗状，裂片宽披针形或长圆形，先端渐尖或急尖；花冠黄色；雄蕊3，药室1回折曲。果实卵球形，长超过5cm，密生具刺尖的突起。种子多数，卵形或方形，干后黑褐色，边缘有齿，两面稍拱起，具雕纹。

生境分布　生于海拔450~1100m的山沟、林缘及路旁。分布于江苏、安徽、江西、福建、台湾、广东、广西、湖南、四川、贵州、云南和西藏。广西主要分布在南宁、柳州、临桂、荔浦、恭城、苍梧、岑溪、贵港、容县、博白、金秀、龙州、大新。

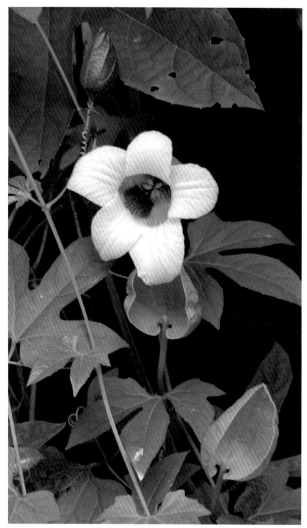

·木鳖子－花期

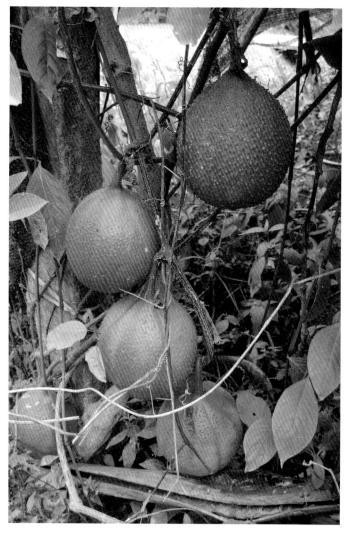

·木鳖子－果期

化学成分　种子主要含有脂肪酸、三萜和甾醇等成分，其中脂肪酸主要为十五烷酸、11-十六烷酸、2-乙基-环丙烷辛酸、十七烷酸、(Z,Z)-9,12-十八碳二烯酸、(Z)-13-十八碳烯酸、十八烷酸、十九烷酸、棕榈酸等[1,2]。三萜类主要为栝楼仁二醇、异栝楼仁二醇、5-脱氢栝楼仁二醇、7-氧代二氢栝楼仁二醇、羽扇豆醇、熊果酸、齐墩果酸等[2-4]。甾醇类主要为β-谷甾醇、豆甾-7-烯-3β-醇、豆甾-7,22-二烯-3β-醇、α-菠甾醇、豆甾-4-烯-3β,6α-二醇等[2,3]。其还含有对羟基肉桂醛、对羟基苯甲酸、木鳖子素、丝石竹皂苷元3-O-β-D-葡萄糖醛酸甲酯等[2,5,6]。

药理作用　1. 抗肿瘤作用

木鳖子醇提取物对 B16、A549、MDA-MB-231 和 TE13 细胞增殖均有明显的抑制作用，能使 B16 细胞显示典型的凋亡形态变化，凋亡率明显增高，G_0/G_1 期细胞形象增加，S 期、G_2/M 期细胞明显减少[7]。木鳖子单体化合物对羟基桂皮醛在体外能抑制食管癌细胞增殖，在体内能抑制裸鼠食管癌移植瘤的生长[8]。

2. 抗氧化作用

木鳖子提取物能抑制 OH 自由基反应，提示木鳖子提取物具有清除 OH 自由基的活性[9]。

3. 抗炎、镇痛作用

木鳖子在 20% 含油量时具有明显的抗炎、镇痛作用，能明显抑制小鼠耳郭肿胀和热板致疼痛，且对免疫器官的抑制作用最小，对小鼠一般状况和体重影响最小[10]。

4. 抗菌作用

木鳖子药材及木鳖子霜的水提取物对白色念珠菌的生长均具有明显的抑制作用，其中不同含油量的木鳖子霜水提取物抑菌效果更强，提示制霜可增强木鳖子抑菌作用[11]。

5. 毒副作用

木鳖子总皂苷有一定的毒性，小鼠单次灌胃给药的 LD_{50} 为 1.49g/kg[12]。

附　注　木鳖子囊可食用，民间常用木鳖子囊制作糍粑或饮料。

参考文献

[1] 丁旭光, 张捷莉, 郑杰, 等 . 中药木鳖子中脂肪酸的气相色谱 - 质谱联用分析 [J]. 时珍国医国药 ,2005,16(3):202-203.

[2] 王梦月, 詹志斌, 熊英, 等 . 木鳖子脂溶性成分研究 [J]. 中国中药杂志 ,2018,43(6):1175-1181.

[3] 阚连娣, 胡全, 巢志茂, 等 . 木鳖子脂肪油不皂化物质的化学成分研究 [J]. 中国中药杂志 ,2006, 31(17):1441-1445.

[4] 刘涛, 石军飞, 吴晓忠 . 蒙药木鳖子的化学成分研究 [J]. 内蒙古医学院学报 ,2010,32(4):390-393.

[5] 郑硕, 李格娥, 严松民 . 木鳖子素的纯化和性质研究 [J]. 生物化学与生物物理学报 ,1992,24(4): 311-316.

[6] 程志清, 韩光磊, 洪燕, 等 . UPLC 法测定木鳖子药材中丝石竹皂苷元 $3-O-\beta-D-$ 葡萄糖醛酸甲酯的含量 [J]. 山西中医学院学报 ,2017,18(2):25-27,38.

[7] 赵连梅, 韩丽娜, 单保恩, 等 . 木鳖子提取物体外抗肿瘤活性的初步研究 [J]. 癌变·畸变·突变 ,2010,22(1):19-23.

[8] 崔雯萱, 武一鹏, 魏思思, 等 . 木鳖子单体化合物对羟基桂皮醛对食管癌移植瘤的抑制作用 [J]. 中国肿瘤生物治疗杂志 ,2017,24(2):145-150.

[9] 张丹, 潘乐, 江峥, 等 . 木鳖子提取液抗氧化活性的分析 [J]. 复旦学报 (医学版),2010,37(3):319-322.

[10] 孙付军, 路俊仙, 崔璐, 等 . 不同含油量木鳖子霜抗炎镇痛作用比较 [J]. 时珍国医国药 ,2010,21(5):1084-1085.

[11] 路俊仙, 孟蔚, 张才波, 等 . 木鳖子制霜前后的体外抑菌作用研究 [J]. 现代中药研究与实践 ,2009,23(6):33-35.

[12] 汪斌, 程德怀, 黄带, 等 . 木鳖子中总皂苷的提取分离工艺及其急性毒性的研究 [J]. 安徽医药 ,2011,15(2):147-149.

五叶藤

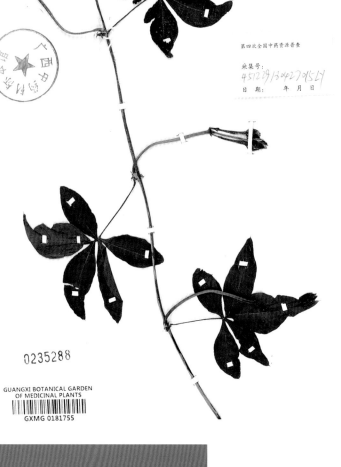

第四次全国中药资源普查采集记录

采集人：农东新、莫连兰、农振欢

采集号：451229180427015LY

采集日期：2018 年 4 月 27 日

采集地点：广西大化县都阳镇双福村上林屯

经度：107°38′27.80″E 纬度：24°03′02.62″N

海拔：357 m

环境：灌丛，沟边，黄棕壤

出现频度：一般 资源类型：野生

性状：藤本

重要特征：花紫色

科名：旋花科

植物名：五爪金龙 别名：

学名：

药材名： 入药部位：

标本份数：4

用途：

备注：

第四次全国中药资源普查

采集号：

451229180427015LY

日期： 年 月 日

0235288

GUANGXI BOTANICAL GARDEN
OF MEDICINAL PLANTS

GXMG 0181755

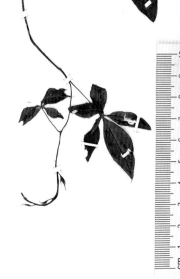

采集号：451229180427015LY 旋花

五爪金龙

Ipomoea cairica Hand.-Mazz.

鉴定人：农东新 2018 年 10 月 10 日

来源

旋花科（Convolvulaceae）植物五爪金龙 *Ipomoea cairica*（L.）Sweet 的茎、根。

民族名称

【壮族】Gaeuhajmbaw。

民 族 应 用

【壮族】药用根、茎。具有通利水道、清热解毒、清肺止咳的功效；主治水肿，小便不利，淋病，肺热咳嗽，痈疽。内服用量4.5~9g（鲜品15~30g），水煎服；外用适量，捣烂敷患处。

药材性状 根细长，长短不一。茎细长，有细棱，偶有小疣状突起。味甘，性寒。

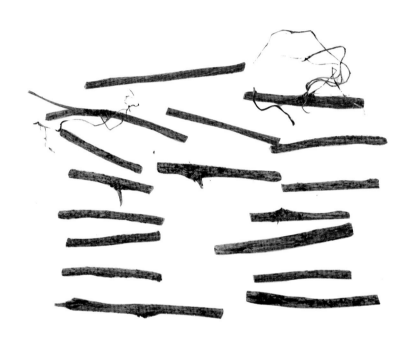

· 五叶藤－根、茎

药用源流 五叶藤始载于《植物名实图考》，曰："五爪金龙。产南安。横根抽茎，茎叶俱绿；就近生小枝，一枝五叶，分布如爪；叶长二寸许，本宽四五分，至末渐肥；复出长尖，细纹无齿；根褐色，硬如草薢。"所述特征及其附图与本种相符。《中华本草》记载其茎叶或根具有清热解毒、利水通淋的功效；主治肺热咳嗽，小便不利，淋病，水肿，痈肿疔毒。

分类位置	种子植物门	被子植物亚门	双子叶植物纲	茄目	旋花科
	Spermatophyta	Angiospermae	Dicotyledoneae	Solanales	Convolvulaceae

形态特征 多年生缠绕草本。茎细长，有细棱，偶有小疣状突起。叶掌状5深裂或全裂，中裂片较大，两侧裂片稍小，顶端渐尖或稍钝，具小短尖头；叶柄基部具小的掌状5裂的假托叶。聚伞花序腋生；苞片小，鳞片状，早落；萼片稍不等长，外方2片较短，内萼片稍宽，萼片边缘干膜质；花冠紫红色、紫色或淡红色，偶有白色，漏斗状；雄蕊不等长；子房无毛，花柱纤细，长于雄蕊，柱头2球形。蒴果近球形，2室，4瓣裂；种子黑色，边缘被褐色柔毛。

生境分布 生于海拔 90~610m 的平地或山地路边灌丛，生长于向阳处。分布于我国台湾、福建、广东及其沿海岛屿、广西、云南等。广西主要分布在南宁、邕宁、柳州、临桂、梧州、苍梧、合浦、防城、贵港、桂平、玉林、容县、博白、北流、百色、宁明等。

化学成分 种子含有糙茎牵牛素 A 和 B。地上部分含有槲皮素 –4',7– 二甲醚、山柰酚 –4',7– 二甲醚、胡萝卜苷、β– 谷甾醇、牛蒡子苷、牛蒡子苷元等 [1,2]。叶含有石竹烯、大根香叶烯 D、α–石竹烯、β– 榄香烯、大根香叶烯 B 等挥发油成分 [3]。

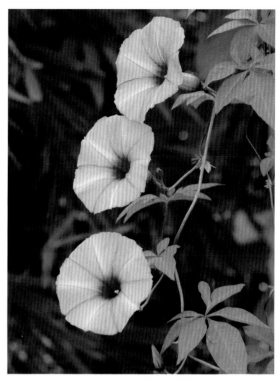

· 五爪金龙 – 花期

药理作用 1. 抗病毒作用

五爪金龙中的牛蒡子苷元和络石苷元对体外人免疫缺陷病毒 1 型（HIV–1）、人类嗜 T 淋巴细胞病毒 Ⅲ B 株（HTLV– Ⅲ B 株）的复制有较强的抑制作用。牛蒡子苷元和络石苷元在浓度 0.5 μmol/L 时，对 HIV–1 蛋白质 P_{17} 和 P_{24} 的抑制率分别为 80%~90% 和 60%~70%。HTLV– Ⅲ B/H_9–Jurkat 细胞于牛蒡子苷元 0.5μmol/L 或络石苷元 1μmol/L 浓度培养时，培养液中逆转录酶活性降低 80%~90%，抑制细胞的合胞体形成达 80% 以上。牛蒡子苷元和络石苷元分子作用机制研究发现，两种化合物是核基质关联 DNA 的局部异构酶的抑制剂，特别是 HIV1 感染细胞的酶活性抑制剂。

2. 泻下作用

五爪金龙种子的有效成分糙茎牵牛素 A 有致泻作用，大鼠被给予 0.5g 糙茎牵牛素 A 后出现明显的泻下表现。

3. 抗氧化作用

五爪金龙总黄酮具有铁还原能力和 OH 自由基、DPPH 清除能力 [4]。

4. 其他作用

糙茎牵牛素 A 给狗静脉注射可作为麻醉剂，5~10mg/kg 对其呼吸、血压及肠运动无明显影响，20~40mg/kg 可使其造成短暂降压及肠肌松弛的作用。五爪金龙还有抗菌作用。

附　注 五爪金龙的花亦可入药。五爪金龙主要分布在我国南方各省，自产自销，现已成为一种肆意泛滥的杂草。

参考文献

[1] 尹永芹, 严优芳, 沈志滨, 等. 五爪金龙的化学成分研究 [J]. 亚太传统医药,2011,7(1):17-18.

[2] 杨柳, 杨东娟, 马瑞君, 等. 五爪金龙叶挥发油化学成分的研究 [J]. 时珍国医国药,2009,20(12):2984-2985.

[3] 赵则海, 韦昌挺, 陈庆华, 等. 五爪金龙总黄酮的超声提取方法及其鉴定 [J]. 林业科技开发,2008,22(6):88-90.

[4] 易运红, 吕君亮, 刘淑娜, 等. 五爪金龙叶总黄酮的提取、纯化及抗氧化活性研究 [J]. 中国食品添加剂,2015,5:86-92.

五色梅

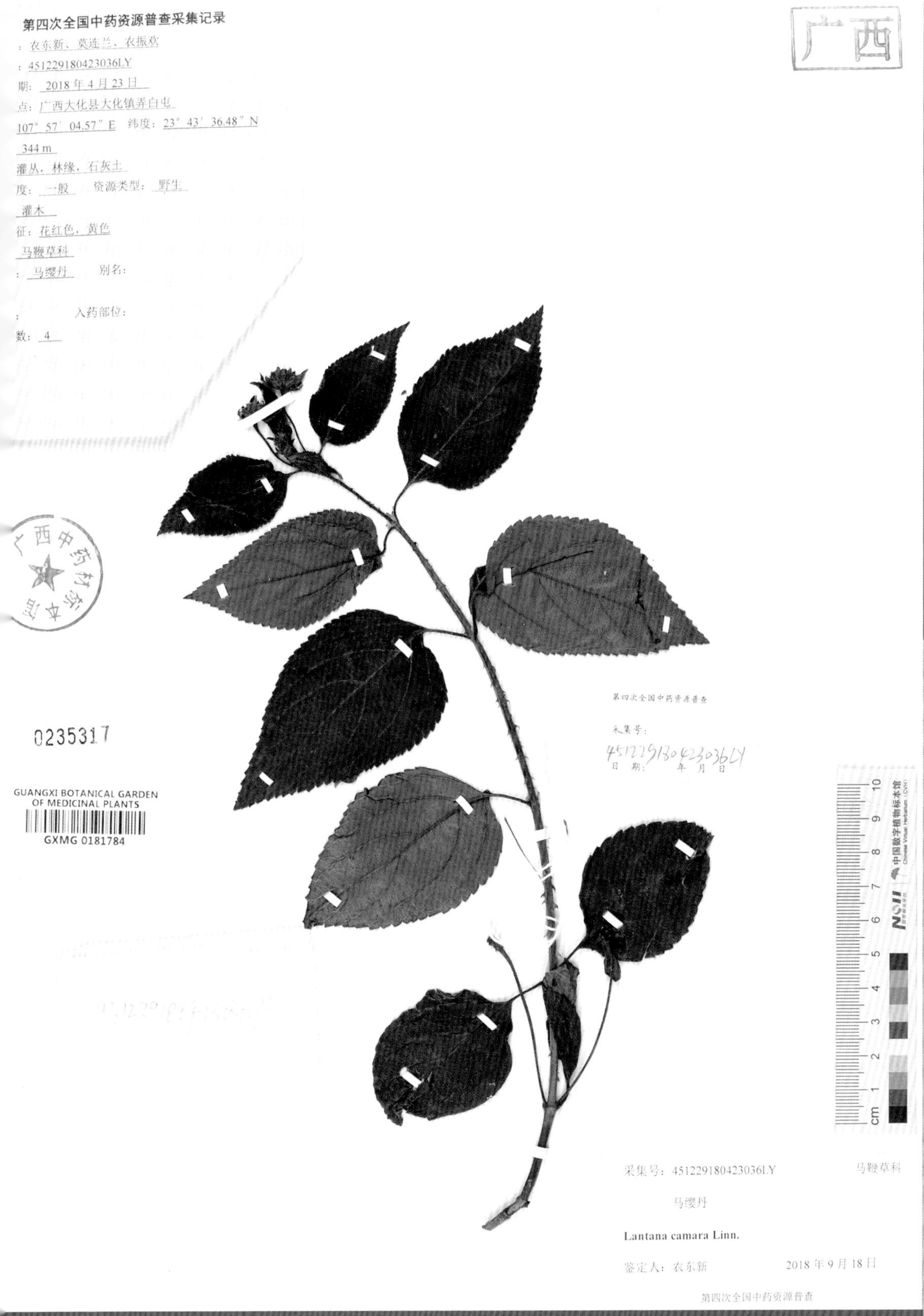
第四次全国中药资源普查采集记录
：农东新、莫连兰、农振欢
：451229180423036LY
期：2018年4月23日
点：广西大化县大化镇弄白屯
107° 57′ 04.57″ E　纬度：23° 43′ 36.48″ N
344 m
灌丛，林缘，石灰土
度：一般　资源类型：野生
灌木
征：花红色，黄色
马鞭草科
：马缨丹　别名：
入药部位：
数：4
广西
广西中药材资源中心
0235317
GUANGXI BOTANICAL GARDEN OF MEDICINAL PLANTS
GXMG 0181784
第四次全国中药资源普查
采集号：
451229180423036LY
日　期：　年　月　日
中国数字植物标本馆
Chinese Virtual Herbarium (CVH)
cm
采集号：451229180423036LY
马鞭草科
马缨丹
Lantana camara Linn.
鉴定人：农东新
2018年9月18日
第四次全国中药资源普查

来源

马鞭草科（Verbenaceae）植物马缨丹 *Lantana camara* Linn. 的根、叶、花或全株。

民族名称

【壮族】臭草（凤山），蛤蚧花（扶绥），五色花（德保、大新），无杀花（柳城），五色梅（大新）。

民 族 应 用

【壮族】药用根、叶、花或全株。根水煎服治疗高热，风湿骨痛，跌打内伤；与鸡脚浸酒服治疗膝关节痛；水煎洗患处治疗湿疹。叶水煎洗患处治疗阴囊发炎。花水煎服治疗肺结核。全株水煎洗患处治疗皮肤瘙痒，湿疹。内服用量9~15g；外用适量。

药材性状 　根呈圆柱形，有分枝，长短不一，粗细各异。表面黄棕色，有纵裂纹及根痕。质坚韧，难折断。断面皮部厚，木部黄白色。茎略呈四方形，表面浅黄绿色；有节和分枝，具棱，嫩枝具倒钩状皮刺。质韧，难折断。断面皮部黄色，木部淡黄白色；中央具较大白色的髓部。气微，味甘辛。完整叶卵形至卵状长圆形，边缘有钝齿。花序梗粗壮，苞片披针形，花萼管状。果圆球形。

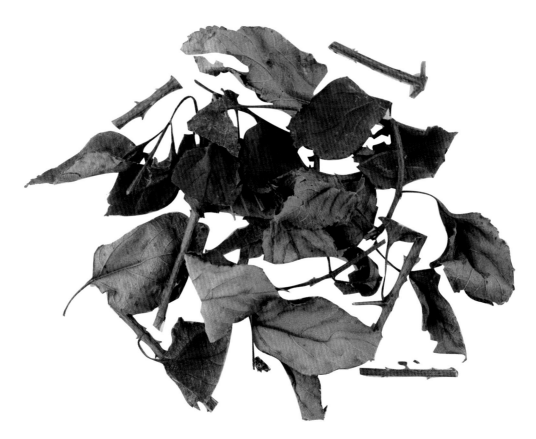

· 五色梅－全株

药用源流 　以"臭金凤"收载于《岭南采药录》，曰："别名如意花、昏花。梗方有刺，叶有锯齿，叶面有小毛。花作红黄两色。有奇臭。又名昏花。煎水洗湿毒疥癞，凡毒核证，将叶捣烂，取自然叶，用双蒸酒冲服，能去其毒。又将叶捣烂，加红糖冰片少许，敷于核上，不时转换，即可清凉止痛。"书中描述的形态、气味、功效用法，与本种相符。《中华本草》记载其花具有清热、止血的功效；主治肺痨咯血，腹痛吐泻，湿疹、阴痒。其叶具有清热解毒、祛风止痒功效，主治痈肿毒疮，湿疹，疥癣，皮炎，跌打损伤。其根具有清热泻火、解毒散结的功效，主治感冒发热，伤暑头痛，胃火牙痛，咽喉炎，疰腮，风湿痹痛，瘰疬痰核。

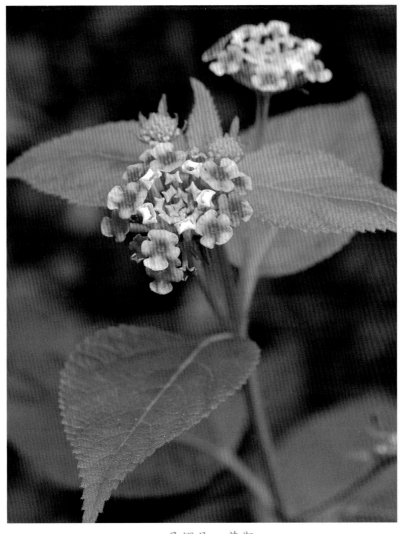

分类位置	种子植物门	被子植物亚门	双子叶植物纲	马鞭草目	马鞭草科
	Spermatophyta	Angiospermae	Dicotyledoneae	Verbenales	Verbenaceae

形态特征 灌木。直立或蔓性。茎枝四方形，通常有短而倒钩状刺。叶揉烂后有强烈的气味；叶片卵形至卵状长圆形。头状花序腋生，苞片披针形；花冠黄色或橙黄色，后转为深红色，花冠筒细长，裂片 4~5 片；雄蕊 4 枚，不外露；子房 2 室。果圆球形，成熟时紫黑色。花果期全年。

生境分布 生于海拔 80~1500m 的海边沙滩、空旷地区、林缘、路旁。世界热带地区均有分布。主要分布于台湾、福建、广东、广西等。广西全区各地均有分布。

· 马缨丹 – 花期

化学成分 带花的全草含脂类，其脂肪酸组成有肉豆蔻酸、棕榈酸、花生酸、油酸、亚油酸等。其非皂化部分有 α– 香树脂醇、β– 谷甾醇及 1– 三十烷醇，还含葡萄糖、麦芽糖、鼠李糖。花叶挥发油含 α– 水芹烯、二戊烯、α– 葎草烯、α– 松油醇、α– 松油烯、γ– 松油烯、牻牛儿醇、芳樟醇、桉叶素、丁香油酚、柠檬醛、糠醛、水芹酮、葛缕酮、柠檬烯、β– 丁香烯、对 – 聚伞花素、α– 蒎烯、β– 蒎烯、1,4– 樟烯、月桂烯、香桧烯等。茎、叶含马缨丹烯 A–B、马缨丹酸、马缨丹异酸、齐墩果酸、齐墩果酮酸、22β– 羟基 –3– 氧代 –12– 齐墩果烯 –28– 酸、

24- 羟基 -3- 氧代 -12- 齐墩果烯 -28- 酸、3- 氧代 -12- 乌苏烯 -28- 酸、白桦脂酸、白桦脂酮酸、马缨丹白桦脂酸，叶还含马缨丹酮、二甲基丙烯酰氧基马缨丹酸、马缨丹黄酮苷、22- 羟基马缨丹异酸、毛蕊花苷、对 - 羟基苯甲酸、对 - 香豆酸及水杨酸。根含水苏糖、毛蕊花糖、筋骨草糖、毛蕊花四糖、马缨丹糖 A–B、黄花夹竹桃臭蚁苷甲、黄花夹竹桃臭蚁苷乙、都桷子苷、8- 表马钱子苷、山栀苷甲酯、马缨丹酸、22β–O– 当归酰马缨丹酸、齐墩果酸、22β–O– 当归酰齐墩果酸、22β–O– 千里光酰基齐墩果酸、22β– 羟基齐墩果酸、19α– 羟基熊果酸、马缨丹熊果酸、牛膝叶马缨丹二酮、异牛膝叶马缨丹二酮、6- 甲氧基牛膝叶马缨丹二酮、7- 甲氧基牛膝叶马缨丹二酮、6- 甲氧基异牛膝叶马缨丹二酮、7- 甲氧基异牛膝叶马缨丹二酮等。

药理作用　1. 抗菌、抗病毒作用

马缨丹茎、叶和果三种精油对金黄色葡萄球菌均具有一定的抑菌活性，其中茎精油抑菌效果最好[1]。马缨丹根对 HIV 逆转录酶活性有抑制作用[2]。

2. 抗炎、镇痛作用

马缨丹根水煮醇提取物及其三萜类物质对小鼠热致痛和醋酸致痛具有明显的镇痛镇静作用，对二甲苯所致炎性水肿也有抑制作用[3,4]。

3. 抗疲劳作用

马缨丹总黄酮能明显增加小鼠负重游泳时间，其作用机制可能与清除代谢产物和提高自由基清除能力有关[5]。

4. 抗肿瘤作用

马缨丹烯 B 能延缓小鼠皮肤乳头瘤的形成，从而降低荷瘤率和肿瘤数[6]。

参考文献

[1] 朱峰，陈忻，卢卫红，等 . 五色梅茎、叶、果精油成分分析与抗菌活性研究 [C]. 中国化学会第 9 届天然有机化学学术会议论文集,2012:55.

[2] 何俊杰,郑炼付,霍天武,等 . 马缨丹根 : 化学成分及抑制 HIV 逆转录酶活性 [J]. 天然产物研究与开发 ,2011,23:25-29.

[3] 莫云雁,李安,黄祖良 . 五色梅根三萜类物质镇痛和抗炎的实验研究 [J]. 时珍国医国药 ,2004,15(8):477-478.

[4] 吴萍,李振中,李安 . 马缨丹根水煮醇提部位镇痛镇静作用的研究 [J]. 基层中药杂志 ,2002,16(2):20-21.

[5] 洪雪姣,赵淑娟,王潇檬,等 . 五色梅总黄酮抗炎、镇痛、耐缺氧及抗疲劳作用的研究 [J]. 现代医药卫生 ,2018,34(15):2299-2301.

[6] 朱小薇,李红珠 . 马缨丹化学成分与生物活性 [J]. 国外医药 (植物药分册),2002,3:93-96.

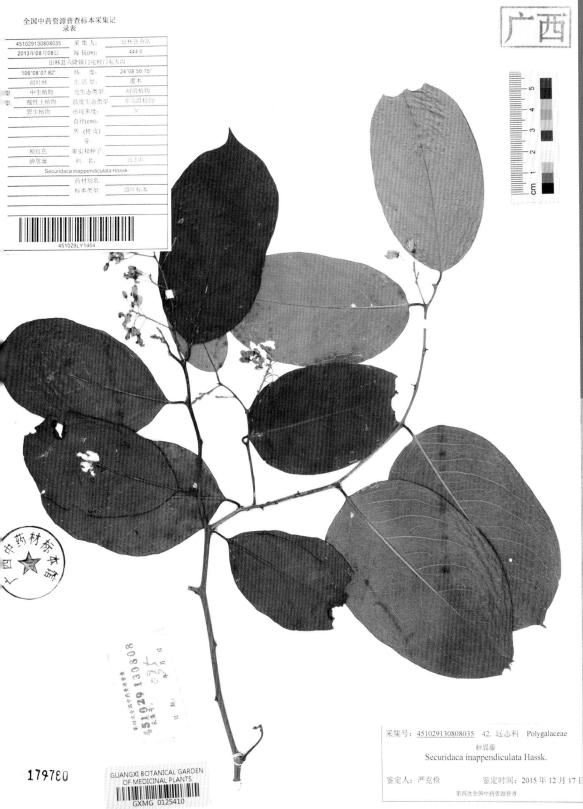

广西

五味藤

采集号：451029130808035　42. 远志科　Polygalaceae
蝉翼藤
Securidaca inappendiculata Hassk.

鉴定人：严克俭　　　鉴定时间：2015 年 12 月 17 日

第四次全国中药资源普查

来源

远志科（Polygalaceae）植物蝉翼藤 *Securidaca inappendiculata* Hassk. 的根、茎。

民族名称

【壮族】五味藤（上思），棵贡省。

【瑶族】当低相悲（金秀），往坐翁。

民 族 应 用

【壮族】药用根、茎。根浸酒外搽或用根研粉调酒外涂用于跌打损伤；水煎服或碾末开水送服治风湿骨痛。茎捣烂敷患处治骨折。

【瑶族】药用茎。水煎当茶饮治风湿痛，产后恶露不尽。

内服用量 3~6g；外用适量。

药材性状 根、茎均呈圆柱形，长短不一，直径 1~5cm。表面灰白色或土黄色，稍粗糙，有明显的纵皱纹和瘤状突起。气微，味甘、酸、苦、咸、辛而麻舌刺喉。

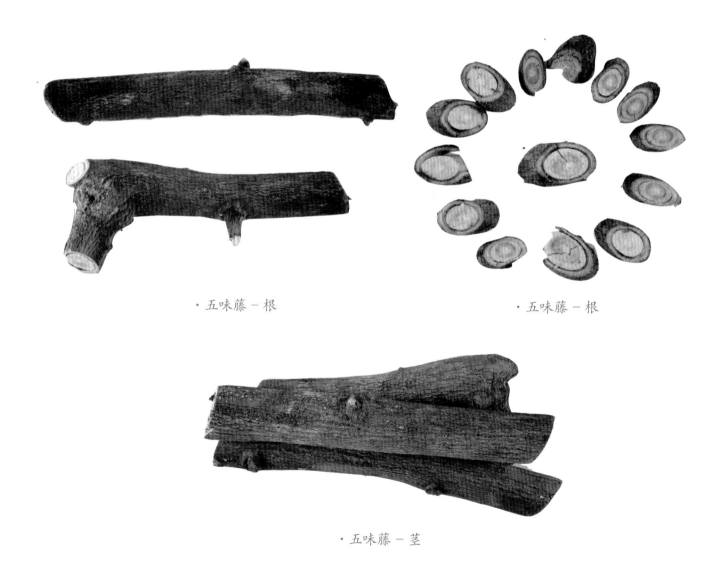

· 五味藤－根

· 五味藤－根

· 五味藤－茎

药用源流 《中华人民共和国药典》（2010 年版 一部）附录部分记载蝉翼藤的药用部位为干燥全株。《广西壮族自治区壮药质量标准 第一卷》（2008 年版）记载其全株具有祛风除湿、消肿止痛、活血化瘀的功效；主治风湿骨痛，骨折，跌打损伤，产后恶露不净，妇女体虚，咳嗽，消瘦无力，过敏性皮疹。

分类位置	种子植物门	被子植物亚门	双子叶植物纲	远志目	远志科
	Spermatophyta	Angiospermae	Dicotyledoneae	Polygalales	Polygalaceae

形态特征 攀援灌木。单叶互生，叶纸质或近革质，椭圆形或倒卵状长圆形。圆锥花序顶生或腋生；花序较大，长13~15cm，花多而密；萼片5；花瓣3，侧生花瓣倒三角形，基部与龙骨合生，龙骨瓣近圆形，先端具一兜状附属物。果核较小，直径7~15mm，仅具长翅，而无短翅状物。

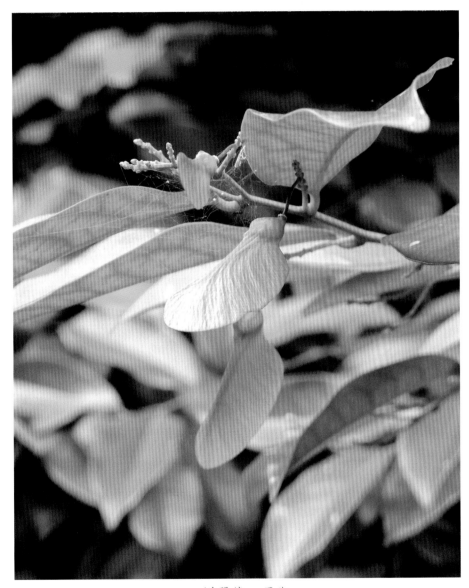

· 蝉翼藤 – 果期

生境分布 生于海拔500~1100m的沟谷密林中。分布于我国广东、海南、广西和云南等。广西主要分布在南宁、武鸣、马山、上林、苍梧、防城、上思、玉林、博白、北流、那坡、凌云、乐业、龙州等。

化学成分 茎主要含有蝉翼藤萜酸苷、齐墩果酸、古柯邻二酸、对－香豆酸、对甲氧基肉桂酸乙酯、尿嘧啶核苷、β-谷甾醇、胡萝卜苷、4,4'-二甲基-1,7-庚二酸、肌醇、豆甾醇、维太菊苷、鼠李糖和蔗糖等成分[1,2]。根及茎中还含有蝉翼藤二苯酮 B、蝉翼藤𠮨酮 E-G、(+) 丁香树脂醇 -4-O-β-D-葡糖 -(1→4)- 葡糖 -4'-O-β-D-葡糖苷、(+) 丁香树脂醇 -4-O-β-D-葡糖 -(1→4)- 葡糖 -4'-O-β-D-葡糖 -(1→4)- 葡糖苷和蝉翼藤皂苷 C-G 等成分[3]。

药理作用 　1.抗胃溃疡作用

蝉翼藤氯仿提取物能降低大鼠溃疡指数，促进溃疡愈合，对消化性胃溃疡有明显的改善作用，其作用机制可能与抗氧自由基损伤、胃内源性 PGE_2 的水平提高有关[4]。

2.抗肿瘤作用

蝉翼藤中所含乙酰化三萜皂苷成分对人源肺癌细胞株 LLC 和乳腺癌细胞株 MCF7 具有细胞毒活性[5]。

3.抗炎、镇痛作用

蝉翼藤水提取物对巴豆油诱导的小鼠耳肿胀、角叉菜胶诱导的小鼠足爪肿胀、棉球诱导的大鼠肉芽肿、角叉菜胶致大鼠胸膜炎具有抑制作用，其作用机制与抑制前列腺素 E_2（PGE_2）、NO 生成，以及抑制总蛋白渗出有关[6]。蝉翼藤水提取物对醋酸诱发的小鼠扭体反应有明显的抑制作用[7]。

4.抗病毒、保肝作用

蝉翼藤有机酸类提取物对鸭乙型肝炎病毒（DHBV）的复制有抑制作用，还能降低鸭感染 DHBV 后血清中谷丙转氨酶（ALT）、谷草转氨酶（AST）的水平，减轻肝细胞病变程度，具有保肝作用[8]。

5.免疫调节作用

蝉翼藤水煎液可增强正常小鼠的免疫功能，拮抗环孢素 A 引起的免疫功能低下，具有免疫正向调节作用[9]。

参考文献

[1] 杨学东,徐丽珍,杨世林.蝉翼藤茎化学成分研究 [J].药学学报,2002,37(5):348-351.

[2] 杨学东,徐丽珍,杨世林.蝉翼藤茎化学成分研究（Ⅱ）[J].中草药,2002,33(10):872-874.

[3] 张丽杰.蝉翼藤根及茎化学成分的研究 [D].北京：中国协和医科大学,2005.

[4] 伍倩,李丽,唐庆年.蝉翼藤氯仿提取物防治胃溃疡作用及机制 [J].广西医科大学学报,2013,30(4):523-525.

[5] 查海燕,杨学东,张丽杰,等.蝉翼藤根中的皂苷类成分及其肿瘤细胞毒活性 [J].中国中药杂志,2015,40(14):2849-2853.

[6] 李丽,李勇文,李植飞,等.蝉翼藤的药效学研究 [J].贵阳中医学院学报,2006,28(6):46-48.

[7] 李丽,李勇文,徐庆,等.五味藤的抗炎镇痛作用研究 [J].华夏医学,2006,19(2):199-201.

[8] 杨桂君,李丽,李勇文,等.蝉翼藤有机酸提取物抑制鸭体内乙肝病毒复制及保肝作用 [J].中国新药杂志,2014,23(21):2552-2555,2567.

[9] 李勇文,李丽.蝉翼藤对大鼠免疫功能的调节作用（英文）[J].中国组织工程研究与临床康复,2008,12(53):10579-10582.

五指毛桃

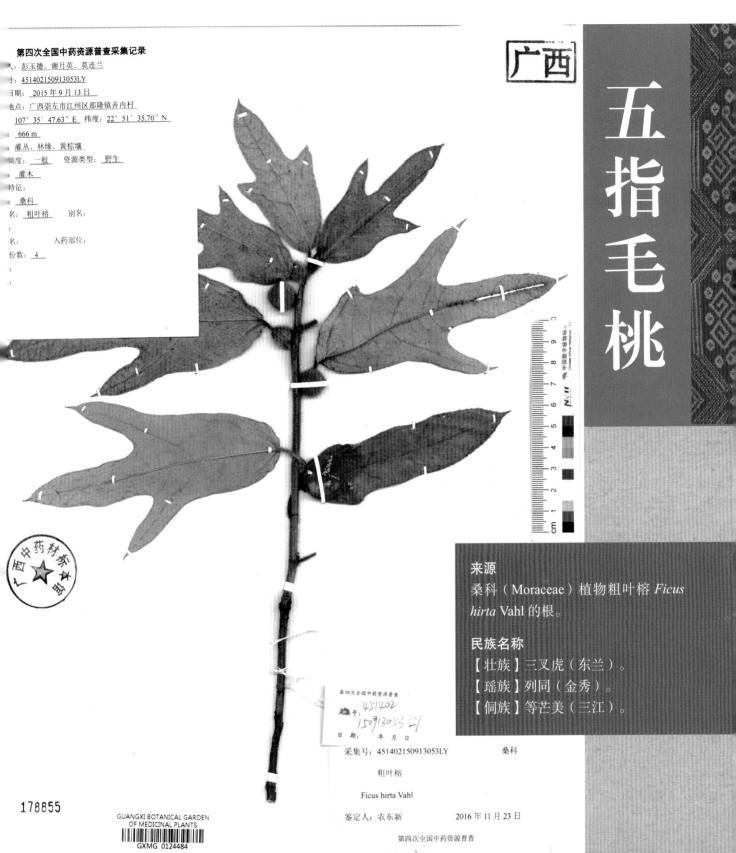

第四次全国中药资源普查采集记录

人：<u>彭玉德、谢月英、莫连兰</u>

号：<u>451402150913053LY</u>

日期：<u>2015 年 9 月 13 日</u>

地点：<u>广西崇左市江州区那隆镇弄内村</u>

<u>107° 35′ 47.63″ E</u>　纬度：<u>22° 51′ 35.70″ N</u>

：<u>666 m</u>

：<u>灌丛、林缘、黄棕壤</u>

频度：<u>一般</u>　资源类型：<u>野生</u>

：<u>灌木</u>

特征：

：<u>桑科</u>

名：<u>粗叶榕</u>　别名：

名：　入药部位：

份数：<u>4</u>

：

：

GUANGXI BOTANICAL GARDEN
OF MEDICINAL PLANTS

178855

GXMG 0124484

第四次全国中药资源普查

采集号：451402
150913053 LY

日期：　年 月 日

采集号：451402150913053LY　　　桑科

粗叶榕

Ficus hirta Vahl

鉴定人：农东新　　　2016 年 11 月 23 日

第四次全国中药资源普查

来源

桑科（Moraceae）植物粗叶榕 *Ficus hirta* Vahl 的根。

民族名称

【壮族】三叉虎（东兰）。

【瑶族】列同（金秀）。

【侗族】等芒美（三江）。

民族应用

【壮族】药用根。用于治疗慢性肾炎。

【瑶族】药用根。用于治疗慢性肝炎，病后体虚，产后缺乳。

【侗族】药用根。用于治疗哮喘，身体虚弱，肺结核，腰腿痛。

内服用量30~60g；外用适量。

药材性状　根呈圆柱形，有分枝，直径0.3~4cm。表面灰黄色或黄棕色，有红棕色斑纹及细密纵皱纹，可见横向皮孔。质坚硬，不易折断。断切面皮部薄而韧，易剥离，富纤维性；木部宽大，淡黄白色，有较密的同心性环纹；纵切面木纹顺直。气微香特异，味微甘。

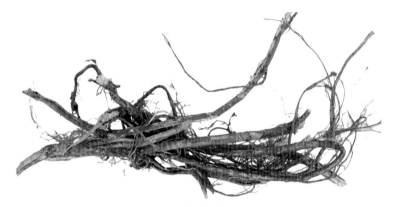

·五指毛桃－根

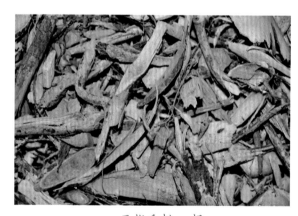

·五指毛桃－根

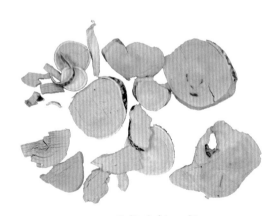

·五指毛桃－根

药用源流　粗叶榕以五爪龙一名始载于《生草药性备要》，谓："五爪龙，味甜辛，性平。消毒疮，洗疳痔，去皮肤肿痛。根治热咳痰火，理跌打、刀伤。浸酒，祛风，壮筋骨。一名五龙根。其叶五指为真的。世人多以山槟榔乱取之，但爪龙乃清香，山槟榔无味，可以别之。"《植物名实图考》以丫枫小树一名记载了粗叶榕的形态特征及功效，曰："江西处处有之。绿茎有节，密刺如毛，色如虎不挨；长叶微似梧桐叶，或有三叉，横纹糙涩。"所述特征及其附图与本种相符。《广西壮族自治区壮药质量标准　第二卷》（2011年版）记载其根具有健脾益气、行气利湿、舒筋活络的功效；主治脾虚浮肿，食少无力，肺痨咳嗽，盗汗，带下，产后无乳，风湿痹痛，水肿，鼓胀，肝胆湿热，跌打损伤。

分类位置	种子植物门	被子植物亚门	双子叶植物纲	荨麻目	桑科
	Spermatophyta	Angiospermae	Dicotyledoneae	Urtcales	Moraceae

形态特征 灌木或小乔木。叶互生，纸质，长椭圆状披针形或广卵形；托叶卵状披针形，膜质，红色，被柔毛。榕果成对腋生或生于已落叶枝上，球形或椭圆球形；雌花果球形，雄花及瘿花果卵球形。雄花生于榕果内壁近口部，有柄，花被片4，披针形，红色；雌花生于雌株榕果内，有梗或无梗，花被片4。瘦果椭圆球形，表面光滑。

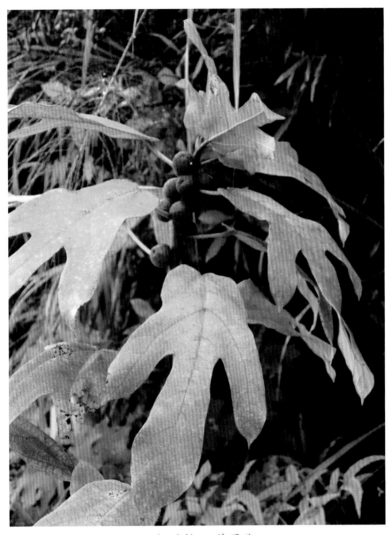

· 粗叶榕 – 花果期

生境分布 常见于村寨附近旷地或山坡林边，或附生于其他树干。分布于我国云南、贵州、广西、广东、海南、湖南、福建、江西等。广西主要分布在恭城等。

化学成分 根主要含有黄酮、香豆素、甾醇、酚类等成分。其中黄酮类成分主要有山柰酚、紫云英苷、5,3',4'-三羟基-3,7-二甲氧基黄酮、5,7,2',4'-四羟基黄酮、5-羟基-3,7,4'-三甲氧基黄酮、金合欢素-7-O-β-D-吡喃葡萄糖苷、木犀草素-7-O-β-D-吡喃葡萄糖苷、柚皮素、3,5,4'-三羟基-6,7,3'-三甲氧基黄酮、槲皮素、小麦黄素、金合欢素、木犀草素、芹菜素、牡荆苷等[1-3]。香豆素类主要有补骨脂素、伞形花内酯、(*E*)-suberenol、eranzin hydrate、佛手柑

内酯等 [1-3]。甾醇类主要有 3β- 羟基豆甾 -5- 烯 -7- 酮、胡萝卜苷、β- 谷甾醇等 [3,4]。酚类主要有丁香酚甲醚、3- 甲氧基 -4- 羟基苯甲酸、对羟基苯甲酸、绿原酸甲酯等 [2]；还含有 α- 香树素乙酸酯、11- 氧基 -α- 香树脂醇乙酸酯、大黄素甲醚、大黄素、邻苯二甲酸二异丁酯、十六酸、十八酸等成分 [2-4]。

药理作用 1. 免疫调节作用

粗叶榕能增强巨噬细胞吞噬功能，增加血清抗体生成和增强体液免疫能力，还能提高细胞免疫力 [5]。

2. 抗应激作用

粗叶榕能延长小鼠负重游泳时间、常压耐缺氧时间和耐缺血缺氧时间 [5]。

3. 抗炎、镇痛作用

粗叶榕能抑制二甲苯所致耳郭肿胀和醋酸所致的腹腔毛细血管通透性增高，提高小鼠热板法所致疼痛的痛阈值并减少醋酸所致小鼠扭体反应次数 [5]。

4. 抗肿瘤作用

粗叶榕能延长 S180 荷瘤小鼠的生存时间和抑制肿瘤的生长 [5]。

5. 对血液系统的作用

粗叶榕能提高失血性贫血和骨髓抑制性小鼠红细胞数量和血红蛋白含量，能改善小鼠耳郭微循环，延长凝血时间 [5]。

6. 保肝作用

粗叶榕水提取液能够降低急性酒精性肝损伤和急性 CCl_4 性肝损伤引起的血清谷丙转氨酶（ALT）、谷草转氨酶（AST）含量，提示粗叶榕具有保肝作用 [6]。粗叶榕水煎剂及其主要活性成分补骨脂素可保护可卡因造成的肝损伤 [7]。

7. 对胃肠道的作用

粗叶榕具有促进胃排空，减慢肠蠕动，减轻幽门结扎引起的胃黏膜损伤的作用 [5]；对过度抑制状态的胃肠平滑肌有兴奋作用，对过度兴奋状态的胃肠平滑肌则有抑制作用，呈现双向作用 [8]。

8. 其他作用

粗叶榕还具有抗菌、舒张气管平滑肌等作用 [8,9]。

参考文献

[1] 轧霁,张晓琦,王英,等.五指毛桃黄酮和香豆素类成分研究 [J].林产化学与工业,2008,28(6):49-52.

[2] 郑蓉蓉,轧霁,王文婧,等.五指毛桃的化学成分研究 [J].中国中药杂志,2013,38(21):3696-3701.

[3] 赵丽萍,狄斌,冯锋.五指毛桃的化学成分 [J].药学与临床研究,2008,16(1):5-7.

[4] 江滨,刘占强,曾元儿,等.五指毛桃化学成分研究 [J].中草药,2005,36(8):1141-1142.

[5] 王艳.五指毛桃益气作用的药理研究及与黄芪的比较 [D].广州:广州中医药大学,2008.

[6] 周添浓,王艳,唐立海,等.五指毛桃抗炎镇痛及对急性肝损伤的保护作用研究 [J].今日药学,2008,18(2):55-56.

[7] 蔡青圆,陈虎彪,赵中振,等.五指毛桃拮抗毒品可卡因的肝毒性作用及其活性成分研究 [J].中国中药杂志,2007,32(12):1190-1192.

[8] 利红宇,王成蹊,黄雪薇,等.五指毛桃根对平滑肌的作用研究 [J].医药论坛杂志,2007,28(23):9-10.

[9] 王晓平,段丽菊,陈晓白,等.五指毛桃水提液体外抗菌作用的实验研究 [J].时珍国医国药,2010,21(7):1692-1693.

期：2014 年 10 月 15 日

：广西靖西县禄峒乡凌准村旧窑屯

06° 12′ 09.88″ E　纬度：23° 09′ 17.24″ N

875 m

丛，林下，石灰土

度：一般　资源类型：野生

灌木

正：花蓝紫色

马鞭草科

黄荆　别名：

VitexNegundo Linn.

入药部位：

数：4

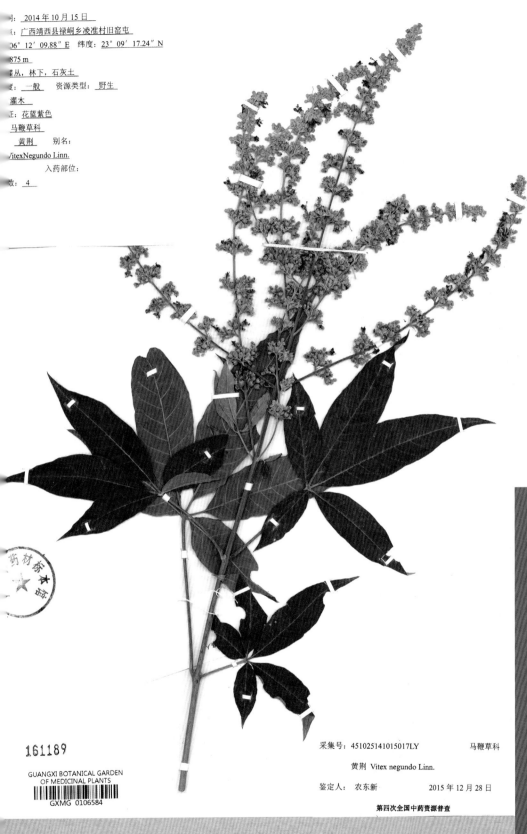

五指风

采集号：451025141015017LY　　马鞭草科

黄荆　Vitex negundo Linn.

鉴定人：农东新　　　2015 年 12 月 28 日

第四次全国中药资源普查

来源

马 鞭 草 科（Verbenaceae）
植 物 黄 荆 *Vitex negundo*
Linn. 的嫩枝、叶、果实或
全株。

民族名称

【壮族】棵劲（上林），
美覃（那坡），发痛（崇左）。

【瑶族】压散哥（都安），
重已亮（金秀）。

【仫佬族】美比紧（罗城）。

【侗族】美央喝（三江）。

【苗族】兜柏（融水）。

【毛南族】花妹镜（环江）。

【京族】烟纹柴（防城）。

民 族 应 用

【壮族】药用嫩枝、叶、果实。嫩枝、叶水煎服用于咳嗽，支气管炎，痧病，风湿，疟疾；水煎服兼洗身治感冒发热；水煎冲蜜糖服治急性肠胃炎，消化不良，便秘；捣烂敷患处治风湿痛。鲜叶放舌底治蚂蟥痧（忌饮水）。果实研末与猪腰蒸服治肾虚；研末与猪心蒸服治心跳，心脏病。

【瑶族】药用果实或全株。果实研末与猪腰蒸服治腰痛。全株水煎服治疗感冒发热，胃痛；水煎洗患处治皮肤瘙痒。

【仫佬族】药用嫩枝、叶、果实。嫩枝、叶水煎服兼洗身治感冒发热；捣烂敷太阳穴治风湿头痛。果实水煎服治疗感冒。内服用量15~50g；外用适量。

【侗族】药用嫩枝、叶、全株。嫩枝、叶水煎服治疟疾；水煎服兼洗身治感冒发热。全株水煎服治疟疾，痢疾，感冒发热。

【苗族】药用全株。水煎服治疗湿疹。

【毛南族】药用嫩枝、叶。水煎服治痧病，兼洗身治感冒发热。

【京族】药用果实。研末与猪心蒸服治心跳，心脏病。

药材性状　根、茎外表面黄棕色至灰褐色，外皮常片状剥落，木部棕黄色。根圆柱形，直径8~15mm；外表面土黄色、红棕色至棕褐色，具浅纵裂纹。质硬，不易折断。平整的断面皮部棕褐色，木部灰白色至暗灰黄色，有数个同心形环纹。气微，味淡。茎枝黄棕色至棕褐色，上部明显的四棱形，下部类圆柱形，密被短柔毛。叶多皱缩，内卷，上表面灰黑色，下表面灰白色，密被短柔毛，小叶展平后，全缘或浅波状。宿萼钟状，长约2.5mm，密被白色短柔毛，5齿裂，内藏棕褐色的果实。果实圆球形或倒卵圆形，长2~4mm，直径1.5~2.5mm；果皮较厚。质硬，不易破碎。气微臭，味苦、微涩。

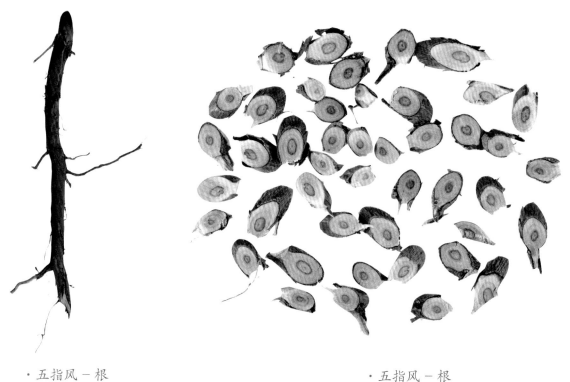

· 五指风－根　　　　　　　· 五指风－根

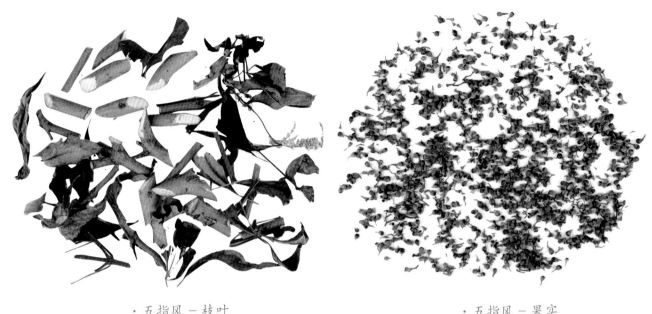

·五指风－枝叶　　　　　　　　　　　　　·五指风－果实

药用源流　黄荆的药用以"五指柑"之名始载于《生草药性备要》，谓："五指柑，味甘苦，性平，无毒。治小儿五疳。煎汤浴身散热，消疮肿痛。止呕、泻火，米炒，水饮。又洗疹癞、热毒。一名纹枝叶，又名布荆。其子即蔓荆子。又治沙屎虫食脚，用火熏用叶擦之最效。"以"山黄荆"之名收载于《本草纲目拾遗》，引《玉环志》记载："叶似枫而有杈，结黑子如胡椒而尖。可屑粉煮食。又有水荆似藜，结黑子不可食。剪其枝可以接梨，入药用山荆。"又引《救生苦海》："黄荆二种，赤者为牯，青者为荆，其木心方，其枝对出，一枝五叶或七叶，叶如榆叶长而尖，做锯齿。五月时开花红紫色，成穗，子如胡荽子大，有白膜皮包裹，用其叶捣汁，酒和服二合，立止。"所述特征及功效与本种相符。《广西壮族自治区壮药质量标准　第一卷》（2008 年版）记载其干燥全株具有祛风解表、止咳化痰、理气止痛的功效；主治感冒，咳嗽，慢性支气管炎，哮喘，风湿痹痛，胃痛，泻痢。

分类位置	种子植物门	被子植物亚门	双子叶植物纲	马鞭草目	马鞭草科
	Spermatophyta	Angiospermae	Dicotyledoneae	Verbenales	Verbenaceae

形态特征　灌木或小乔木。小枝四棱形，密生灰白色绒毛。掌状复叶，小叶 5 片，少有 3 片；小叶片长圆状披针形至披针形。聚伞花序排成圆锥花序式，顶生；花序梗密生灰白色绒毛；花萼钟状；花冠淡紫色，顶端 5 裂，二唇形，外被微柔毛；雄蕊伸于花冠管外；子房近无毛。核果近球形。

生境分布　生于山坡路旁或灌木丛中。分布于长江以南各省，北达秦岭淮河。广西主要分布在南宁、邕宁、武鸣、柳城、融安、桂林、全州、龙胜、恭城、梧州、平果、靖西、隆林、贺州、都安、龙州等。

化学成分　全株含有异荭草素、黄荆诺苷、木犀草素 $-7-O-\beta-D-$ 吡喃葡萄糖苷、异牡荆苷、木犀草素 $-3'-O-\beta-D-$ 吡喃葡萄糖醛酸苷、芹菜素 $-7-O-\beta-D-$ 葡萄糖苷、山柰酚 $-3-O-\beta-D-$ 吡喃葡萄糖苷、迷迭香酸甲脂、$5-O-$ 咖啡酰基 － 奎宁酸甲脂、咖啡酸、银桦苷 G、24 ζ － 甲基 $-5\alpha-$ 羊毛甾烷 $-25-$ 酮、豆甾烷 $-4-$ 烯 $-6\beta-$ 醇 $-3-$ 酮、麦角甾醇过氧化物、花椒毒素、

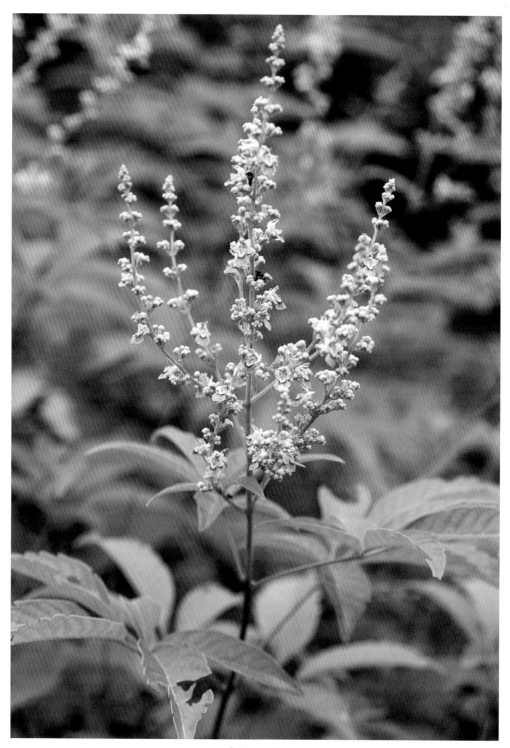

·黄荆－花期

5,8– 二甲氧基补骨脂素、5,7– 二羟基色原酮、2,6– 二甲氧基 –1,4– 苯醌、7– 氧代谷甾醇、2– 甲氧基 –4–(3– 甲氧基 –1– 丙烯基)– 苯酚、反 –3,5– 二甲氧基 –4– 羟基 – 肉桂醛、松柏醛、紫花牡荆素、木犀草素、4′,5– 二羟基 –3,6,7– 三甲氧基黄酮等[1,2]。果实含有莙草素、牡荆苷、vitedoamine A 等[3]。

药理作用　　1. 增强免疫作用
黄荆果实所含木脂素和甾类糖苷具有免疫增强活性[4]。

2. 解热镇痛作用

黄荆果实水提取液能降低 2,4- 二硝基酚所致大鼠体温升高，提高小鼠热板法所致疼痛的痛阈值并减少醋酸所致小鼠扭体反应次数[5]。

3. 抗菌作用

黄荆根、茎、叶、籽的不同溶剂提取物对大肠杆菌、苏云金杆菌、枯草杆菌、金黄色葡萄球菌均有不同程度的抑制作用，以根和叶的氯仿提取物效果最好[6]。

4. 抗肿瘤作用

黄荆子乙酸乙酯提取物（EVn-50）对人急性髓性白血病 HL60 细胞有细胞毒性和诱导凋亡作用[7]。EVn-50 能抑制人肝癌 HepG2 裸鼠移植瘤的生长，其作用机制可能与下调增殖细胞核抗原（PCNA）、血管内皮生长因子（VEGF）以及 CD31 蛋白的表达有关[8]。EVn-50 还能抑制人乳腺癌细胞 T47D、胃癌 SGC7901 细胞、子宫颈癌细胞的增殖[9-11]。

5. 抗氧化作用

黄荆果实总黄酮的氯仿、乙酸乙酯、正丁醇及残余水层萃取部位均具有不同程度的抗氧化活性，且该活性与总黄酮浓度之间有较好的相关性，其中以氯仿部分抗氧化活性最高，其铁还原力、总抗氧化力高于维生素 C，清除 DPPH 自由基能力略低于维生素 C[12]。

附　注　五指风另一基原为马鞭草科（Verbenaceae）植物牡荆 *V. negundo* L. var. *cannabifolia*（Sieb. et Zucc.）Hand.-Mazz. 的干燥全株，药材性状区别在于牡荆小叶两面仅沿叶脉被毛，边缘有锯齿。

参考文献

[1] 黄捷,王国才,李桃,等.黄荆的化学成分研究 [J].中草药,2013,44(10):1237-1240.

[2] 赵湘湘,郑承剑,秦路平.黄荆子的化学成分研究 [J].中草药,2012,43(12):2346-2350.

[3] 李妍岚,曾光尧,周美辰,等.黄荆子化学成分研究 [J].中南药学,2009,7(1):24-26.

[4] 杨亚滨.黄荆中具有免疫增强作用的化合物 [J].国外医药（植物药分册）,2006,21(5):211-212.

[5] 钟世同,邱光铎,刘元帛,等.单叶蔓荆子、蔓荆子、黄荆子和牡荆子的药理活性比较 [J].中药药理与临床,1996,12(1):37-39.

[6] 熊彪.黄荆抑菌作用研究 [J].湖北民族学院学报（自然科学版）,2007,25(1):82-84.

[7] 莫清华,周应军,向红琳,等.黄荆子乙酸乙酯提取物对 HL60 细胞生长和凋亡的影响 [J].湖南师范大学学报（医学版）,2008,5(1):14-16.

[8] 封萍,周应军,韩家凯,等.黄荆子乙酸乙酯提取物对人肝癌裸鼠移植瘤生长的影响 [J].湖南师范大学学报（医学版）,2008,5(4):13-15.

[9] 陈雪莲,姜浩,曹建国,等.黄荆子乙酸乙酯提取物对人乳腺癌 T47D 细胞及其裸鼠移植瘤生长抑制的影响 [J].现代肿瘤医学,2009,17(3):432-435.

[10] 韩家凯,焦东晓,曹建国,等.黄荆子乙酸乙酯提取物体内外对胃癌 SGC7901 细胞作用的研究 [J].中国药理学通报,2008,24(12):1652-1656.

[11] 董巍楄,周应军,曹建国,等.黄荆子乙酸乙酯提取物对人宫颈癌细胞的抑制作用 [J].南华大学学报（医学版）,2008,36(1):42-45.

[12] 张旭红,杨慧文,潘育方.黄荆子总黄酮不同极性部位的体外抗氧化活性分析 [J].辽宁医学院学报,2014,35(6):4-6,9.

车前草

第四次全国中药资源普查采集记录

采集人：农东新、谢月英、姚程军

采集号：451402150329024LY

采集日期：2015 年 3 月 29 日

采集地点：广西崇左市江州区广河村下奈屯

经度：107°26′32.54″E　纬度：22°35′29.66″N

海拔：184 m

环境：灌丛、路旁、石灰土

出现频度：一般　资源类型：野生

性状：草本

重要特征：花白色

科名：车前科

植物名：＿＿　别名：

学名：

药材名：　　入药部位：

标本份数：4

用途：

备注：

177767

GUANGXI BOTANICAL GARDEN
OF MEDICINAL PLANTS

GXMG 0123399

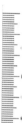
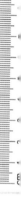

采集号：451402150329024LY　　　　车前科

车前

Plantago asiatica Linn.

鉴定人：农东新　　　　2016 年 11 月 29 日

第四次全国中药资源普查

来源

车前草科（Plantaginaceae）植物车前 *Plantago asiatica* Linn. 的全草。

民族名称

【壮族】求马（靖西），称棍（扶绥），蹄马（忻城）。

【瑶族】可儿幕（都安），腩在美（昭平），能带鸡（金秀）。

【仫佬族】吗例马（罗城）。

【侗族】骂卡苦。

【苗族】乌乃巴（融水）。

【京族】幼马地（防城）。

民 族 应 用

【壮族】药用全草。水煎服治尿路感染，小便不利，小便刺痛，白浊，黄疸型肝炎，感冒发热，咳嗽，乳腺炎。

【瑶族】药用全草。水煎服治尿路感染，小便不利，膀胱结石，慢性肾炎，黄疸型肝炎，感冒发热，咳嗽；捣烂敷患处治疔疮；捣烂调第二次洗米水敷患处治烧烫伤。

【仫佬族】药用全草。水煎服治尿路感染，小便刺痛。

【侗族】药用全草。水煎服治尿路感染，小便不利，急慢性肾炎。

【苗族】药用全草。水煎服治尿路感染，尿路结石，尿潴留，膀胱结石。

【京族】药用全草。水煎服治尿路感染。

内服用量 9~30g；外用适量。

药材性状 根丛生，须状。叶基生，具长柄；叶片皱缩，展平后呈卵状椭圆形或宽卵形，长 6~13cm，宽 2.5~8cm；表面灰绿色或污绿色，具明显弧形脉 5~7 条；先端钝或短尖，基部宽楔形，全缘或有不规则波状浅齿。穗状花序数条，花茎长。蒴果盖裂，萼宿存。气微香，味微苦。

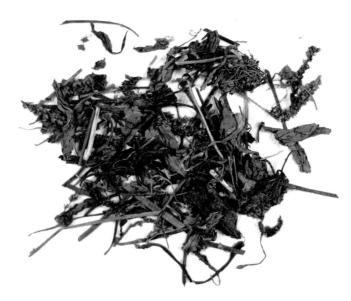

· 车前草 – 全草

药用源流 车前草的药用始载于《神农本草经》。《本草图经》曰："车前子，生真定平泽丘陵道路中，今江湖、淮甸、近京、北地处处有之。春初生苗，叶布地如匙面，累年者长及尺余如鼠尾。花甚细，青色微赤。结实如葶苈，赤黑色。"所述特征及其图绘与本种相符。《中华人民共和国药典》（2020年版 一部）记载其具有清热利尿通淋、祛痰、凉血、解毒的功效；主治热淋涩痛，水肿尿少，暑湿泄泻，痰热咳嗽，吐血衄血，痈肿疮毒。

	种子植物门	被子植物亚门	双子叶植物纲	车前目	车前科
分类位置	Spermatophyta	Angiospermae	Dicotyledoneae	Plantaginales	Plantaginaceae

形态特征　二年生或多年生草本。须根多数。根茎短。叶基生呈莲座状；叶片薄纸质或纸质，宽卵形至宽椭圆形，先端钝圆至急尖；脉 5~7 条。花序直立；花序梗长 5~30cm；穗状花序，长 3~40cm，紧密或稀疏；苞片无毛；花具短梗；萼片先端钝圆或钝尖，龙骨突不延至顶端；花冠白色，裂片狭三角形；花药卵状椭圆形，长 1~1.2mm，白色，干后变淡褐色。种子 5~12，具角；子叶背腹向排列。

生境分布　生于海拔 3~3200m 的草地、沟边、河岸湿地、田边、路旁或村边空旷处。分布于我国黑龙江、吉林、辽宁、内蒙古、河北、山西、陕西、甘肃、新疆、山东、江苏、安徽、浙江、江西、福建、台湾、河南、湖北、湖南、广东、广西、海南、四川、贵州、云南、西藏等。广西全区各地均有分布。

化学成分　主要含有黄酮类、苯乙醇苷类、环烯醚萜类和三萜及其甾醇类等[1]。黄酮类化合物主要有芹菜素、6-hydroxyluteolin、高山黄芩素、木犀草苷、大波斯菊苷、高车前素、高

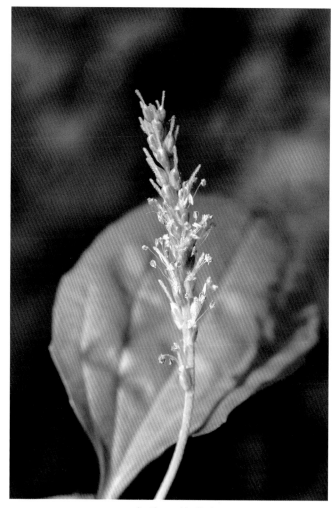

· 车前 – 花果期

车前苷、nepetin-7-glucoside、nepetin、车前子苷等[2-4]。苯乙醇苷类主要有车前草苷 A-F、大车前苷、天人草苷 A、麦角皂苷、异麦角皂苷、去鼠李糖麦角皂苷、角胡麻苷、异角胡麻苷等[5]；还含有 β- 谷甾醇、熊果酸、n-hentriacontane 等成分[6]。

药理作用　1. 止咳、祛痰及平喘作用

车前草煎剂能增加家兔气管分泌物，对猫电刺激下引咳及小鼠氨水引咳均有较强的镇咳作用，对乙酰胆碱（ACh）和组胺所致的支气管收缩有松弛作用，提示车前草具有止咳、祛痰及平喘作用[7,8]。

2. 抗肿瘤作用

车前中的成分熊果酸和乌苏酸对多种致癌、促癌物有抵抗作用，对多种恶性肿瘤细胞如白血病细胞 P338 和 L1210、人肺腺癌细胞 A549 的生长有抑制作用，同时还具有抗突变、抗氧化、诱导癌细胞分化、增强细胞免疫功能等方面的作用[9]。

3. 利尿作用

车前子和车前草通过增加正常大鼠水负荷后的排尿量，增加其尿中 Na^+、K^+、Cl^- 排泄量，从而发挥利尿作用[10]。

4. 抗抑郁作用

车前石油醚提取物具有显著的抗抑郁效果[11]。

5. 抗氧化作用

鲜车前草及干车前草水煎液对 O_2^- 自由基及 OH 自由基具有清除作用[12]。

6. 抗菌作用

车前的不同有机溶剂（无水乙醇、无水甲醇、乙醚、石油醚、三氯甲烷和苯）提取物均具有一定的抗菌作用，对金黄色葡萄球菌和大肠杆菌的抑制作用最为显著，对铜绿假单胞菌也有一定的抑菌效果[13]。

附　注　种子（车前子）亦可入药，用于热淋涩痛，水肿胀满，暑湿泄泻，目赤肿痛，痰热咳嗽。我国大部分地区均有分布。

参考文献

[1] 杨亚军, 周秋贵, 曾红, 等. 车前草化学成分及新生物活性研究进展 [J]. 中成药,2011,33(10): 1771-1776.

[2]LEBEDEV K. Flavonoids and iridoids of *Plantago major* L. and *Plantago asiatica* L. [J]. Rastitelnye Resursy,1980,16(3):403-406.

[3]MURAI Y, TAKEMURA S, TAKEDA K, et al. Altitudinal variation of UV-absorbing compounds in *Plantago asiatica*[J].Biochemical Systematics and Ecology,2009,37(4):378-384.

[4]YAMADA H, NAGAI T, TAKEMOTO N, et al. Plantagoside, a novel alpha-mannosidase inhibitor isolated from the seeds of *Plantago asiatica*, suppresses immune response[J]. Biochemical Biophysical Research Communications, 1989, 165(3):1292-1298.

[5]RAVN H, NISHIBE S, SASAHARA M, et al. Phenolic compounds from *Plantago asiatica* [J]. Phytochemistry,1990,29 (11):3627-3631.

[6]TORIGOE Y. STUDIES on the constituent of *Plantago asiatica* Linné.(1).On the acidic and neutral components[J].Yakugaku Zasshi,1965,85(2):176-178.

[7] 王丽萍, 郑冰冰, 王淑香, 等. 车前草的镇咳祛痰作用及毒性研究 [J]. 哈尔滨医科大学学报,1992,26(5):400-401.

[8] 贾丹兵, 孙佩江, 孙丽滨. 车前草的药理研究 [J]. 中草药,1990,21(1): 24-26.

[9] 季大洪, 肖振宇. 中药车前研究与应用概况 [J]. 药学实践杂志,2001,19(6):361-362.

[10] 耿放, 孙虔, 杨莉, 等. 车前子与车前草利尿作用研究 [J]. 上海中医药杂志,2009,43(8):72-74.

[11]XU C, LUO L, TAN R X. Antidepressant effect of three traditional Chinese medicines in the learned helplessness model[J].Journal of Ethnopharmacology.2004,91(2-3):345-349.

[12] 王晓春, 龙苏, 徐克前, 等. 车前草水煎液对氧自由基清除作用的研究 [J]. 实用预防医学,2002, 9(2):139-140.

[13] 陈红云, 申元英. 车前草的不同提取物抗菌活性比较研究 [J]. 安徽农业科学,2012,40(14):8155-8156.

水田七

广西植物研究所采集记录

采集人：黄俞松，吴磊等　采集号：LYJX0816
采集日期：2010 年 9 月 28 日
采集地点：广西靖西县同德乡念思峡附近
海拔：855m
环境：石灰岩山坡密林
分布：少见
性状：直立草本
树皮：
叶：
花：
果：
用途：
中名：水田七
土名：
学名：
科名：321
标本份数：4
附记：

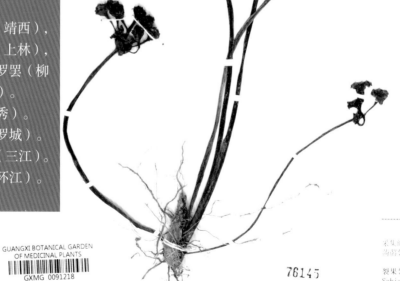

来源
蒟蒻薯科（Taccaceae）植物裂果薯 *Schizocapsa plantaginea* Hance 的根茎或全草。

民族名称
【壮族】泛莫（德保、靖西），或投给（大新、龙州、上林），棵汪脑（武宣），那罗罢（柳城），三七喃（那坡）。
【瑶族】温勒扒（金秀）。
【仫佬族】许勒拔（罗城）。
【侗族】靖南骂架苦（三江）。
【毛南族】水勒匐（环江）。

民 族 应 用

【壮族】药用根茎或全草。根茎水煎服或研粉冲开水服治肠炎腹泻，胃溃疡，肝炎；捣烂调酸醋搽患处治带状疱疹；捣烂敷患处治疗疮，无名肿毒；研粉浸酒精搽患处治皮癣。全草水煎服治胃病，肝炎。

【瑶族】药用全草。水煎服治咳嗽，肺结核。

【仫佬族】药用根茎。磨酸醋服治肚胀；磨醋取汁搽患牙治风火牙痛。

【侗族】药用根茎。磨酒服兼搽患处治跌打损伤。

【毛南族】药用根茎。捣烂敷患处治疗疮，无名肿毒。有小毒。

内服煎汤用量9~15g，或研末每次用量1~2g；外用适量，捣敷或研粉调敷。

药材性状　根茎呈球形或长圆形，有时略带连珠状，长2~4cm，直径1.5cm；先端下陷，叶着生处常倒曲，有残存的膜质叶基，表面浅灰棕色，有粗皱纹，须根痕多数。质稍硬。折断面较平，颗粒性，横切面暗褐黄色，微有蜡样光泽，散布有点状纤维管束，内皮层环明显。味苦、微甘，性凉，小毒。

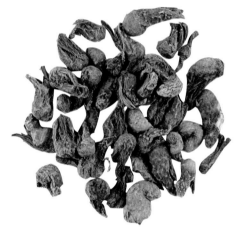

· 水田七－根茎

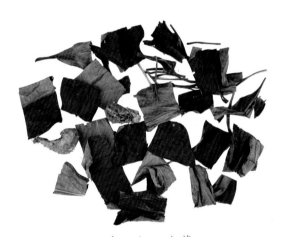

· 水田七－全草

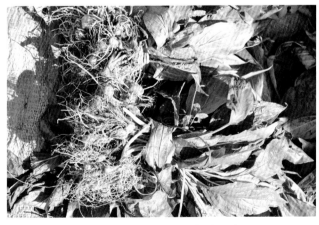

· 水田七－全草（鲜）

药用源流　《中华本草》记载其根茎具有清热解毒、止咳祛痰、理气止痛、散瘀止血的功效；主治感冒发热，痰热咳嗽，百日咳，脘腹胀痛，泻痢腹痛，消化不良，小儿疳积，肝炎，咽喉肿痛，牙痛，痄腮，瘰疬，疮肿，烧烫伤，带状疱疹，跌打损伤，外伤出血。

分类位置	种子植物门	被子植物亚门	单子叶植物纲	血皮草目	蒟蒻薯科
	Spermatophyta	Angiospermae	Monocotyledoneae	Haemodorales	Taccaceae

形态特征 多年生草本。叶片椭圆状披针形，叶上表皮细胞无气孔。花茎自叶丛中抽出；伞形花序，顶生；花被钟状，外面淡绿色，内面淡紫色；雄蕊 6，与裂片对生；内轮花被裂片稍比外轮花被裂片短而宽。蒴果 3 瓣裂至基部，表面有 10 余条纵棱。

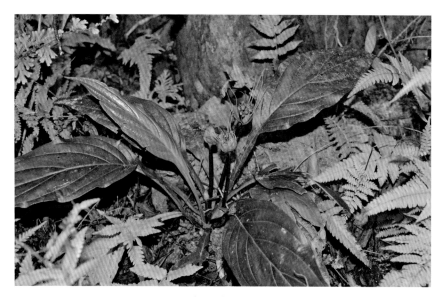

·裂果薯－植株

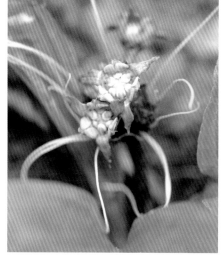

·裂果薯－花期

生境分布 生于海拔 200~600m 的水边、沟边、山谷、林下、路边、田边潮湿地方。分布于湖南南部、江西南部、广东、广西、贵州、云南等。广西主要分布在南宁、武鸣、马山、上林、柳州、融水、桂林、临桂、全州、恭城、贵港、博白、百色、田阳、凌云、昭平、天峨、凤山、巴马、宜州、来宾、金秀、扶绥、宁明、龙州等。

化学成分 含有裂果薯皂苷甲、裂果薯皂苷乙、豆甾醇苷、箭根酮内酯 A 和箭根酮内酯 B[1,2]。

药理作用 1. 抗肿瘤作用
裂果薯醇提取物可抑制 SMMC7721 细胞裸鼠移植瘤和瘤组织中血管生长，其作用机制可能与下调血管内皮生长因子（VEGF）的表达有关[3]。
2. 杀虫作用
裂果薯所含成分箭根酮内酯 A 对鼠疟原虫有杀灭作用[2]。

参考文献

[1] 邱芳龙, 周俊, 濮全龙, 等. 裂果薯的化学成分研究－皂苷甲和乙 [J]. 云南植物研究,1985,7(2): 225-231.

[2] 陈仲良, 王保德, 陈民勤. 箭根薯属（*Tacca*）苦味成分的研究－箭根酮内酯 A 和 B 的结构 [J]. 化学学报,1988,46(12):1201-1206.

[3] 欧明春, 孙悦文, 刘布鸣, 等. 裂果薯醇提物对人肝癌裸鼠移植瘤生长与血管生成的影响 [J]. 中国实验方剂学杂志,2015,21(8):106-110.

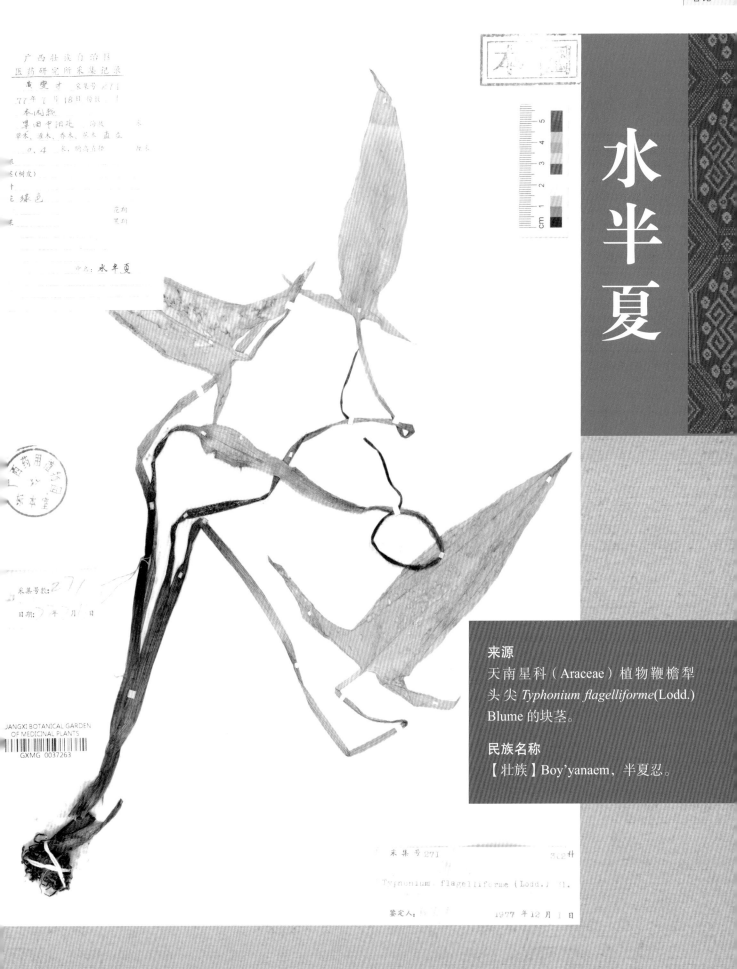

水半夏

来源
天南星科（Araceae）植物鞭檐犁
头尖 *Typhonium flagelliforme*(Lodd.)
Blume 的块茎。

民族名称
【壮族】Boy'yanaem，半夏忍。

采集号 271　　　　302科

Typhonium flagelliforme (Lodd.) Bl.

鉴定人：　　　　1977 年 12 月 1 日

民 族 应 用

【壮族】药用块茎。具有调气道、祛寒毒、除湿毒的功效。水煎服治咳嗽痰多，支气管炎，胃痛。内服用量 3~9g；外用适量。

药材性状　块茎略呈椭圆形、圆锥形或半圆形，直径 0.5~1.5cm，高 0.8~3cm。表面类白色或淡黄色，不平滑，有多数隐约可见的点状根痕。上端类圆形，有常呈偏斜而凸起的叶痕或芽痕，呈黄棕色，有的下端略尖。质坚实。断面白色，粉性。气微，味辛辣，麻舌而刺喉。

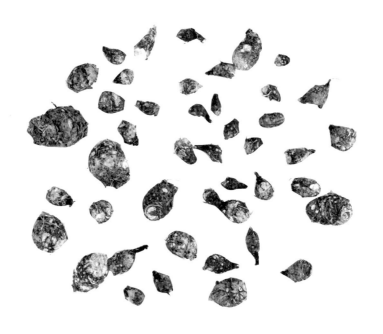

· 水半夏－块茎

药用源流　水半夏于 1974 年收录于《广西本草选编》。《中华本草》记载其具有燥湿化痰、解毒消肿、止血的功效；主治咳嗽痰多，痈疮疖肿，无名肿毒，毒虫螫伤，外伤出血等症。《广西壮族自治区壮药质量标准　第二卷》（2011 年版）记载其具有燥湿化痰、止咳的功效；主治咳嗽痰多，支气管炎。

分类位置	种子植物门	被子植物亚门	单子叶植物纲	天南星目	天南星科
	Spermatophyta	Angiospermae	Monocotyledoneae	Arales	Araceae

形态特征　多年生草本。块茎近圆形。叶片戟状长圆形，侧裂片长三角形，宽 3~5mm。佛焰苞管部绿色，卵圆形或长圆形，檐部绿色至绿白色，披针形，常伸长卷曲为长鞭状；肉穗花序比佛焰苞短或长；雌花序卵形；雄花序黄色；附属器长 16~17cm；中性花中部以下的棒状，上弯，黄色，先端紫色；上部锥形，淡黄色，下倾并有时内弯。浆果卵圆形。

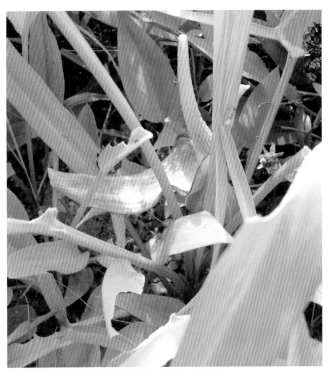

·鞭檐犁头尖－花期

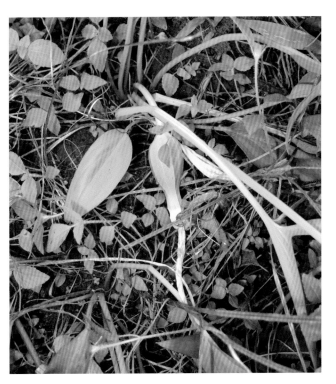

·鞭檐犁头尖－果期

生境分布 生于海拔400m以下的山溪水中、水田、水边或其他湿地。分布于广东、广西、云南等。广西主要分布在南宁、隆安、马山、上林、贵港、宁明、龙州等。

化学成分 主要含有生物碱、黄酮类、核苷、氨基酸、挥发油、微量元素和有机酸类等成分。水提取物中总生物碱的含量为0.0257%，其中麻黄碱含量为0.00582%[1]。黄酮类成分主要为芦丁、槲皮素、木犀草素、山柰酚、异鼠李素等[2]。核苷类成分主要为尿嘧啶、胞苷、次黄嘌呤、尿苷、腺嘌呤、次黄嘌呤核苷、鸟苷、胸苷和腺苷等[3]。氨基酸主要为天门冬氨酸、苏氨酸、丝氨酸、谷氨酸、脯氨酸、甘氨酸、丙氨酸、胱氨酸、缬氨酸、蛋氨酸、异亮氨酸、亮氨酸、酪氨酸、苯丙氨酸、赖氨酸、精氨酸、组氨酸等[4]。挥发油成分主要为N-甲基-氨基甲酸、4-羟基-3-戊烯-2-酮、4-羟基-4-甲基-2-戊酮、3-甲氧基-1-异丙烯基苯、2-羟基-4-甲氧基-苯乙酮、4-羟基-3-甲氧基-苯乙酮、雪松醇、十五烷、十六烷、十七烷、十六烷醛、十八烷、十六碳酸、2,6,10,14-四甲基-十五烷、十七碳酸、十六碳酸乙酯、十九烷、十八碳酸、二十烷、15-十七碳烯醛、9-十八碳烯酸、3-甲基-十九烷、十八碳烯、11-十八碳烯酸、2-甲基-十九烷、3-二十碳烯、十八碳烯酸、9-十八碳烯酸乙酯、8,11-十八碳二烯酸、9,12-十八碳二烯酸、9,12-十八碳二烯酸乙酯、13-十四碳烯-1-醇乙酸酯、14-甲基-十五碳酸十九碳酸、十九碳酸、二十碳烯、二十五烷、二十三烷、二十四烷、二十五烷等[5]。微量元素主要为钠、镁、铝、钾、钙、铍、钛、钒、铬、锰、铁、钴等[6]。

药理作用 1. 镇痛、抗炎作用
鞭檐犁头尖水提取物、醇提取物和酯提取物能减少醋酸所致小鼠的扭体次数，有较好的镇痛作用；还能明显抑制二甲苯所致小鼠耳郭肿胀[7]；能减轻小鼠棉球肉芽组织重量和抑制毛细血管通透性增高，具有明显的抗炎作用[8]。

2. 抗过敏作用
鞭檐犁头尖水提取物、醇提取物和酯提取物对组织胺所致过敏反应、迟发型超敏反应和小鼠被动皮肤过敏反应均有明显的抑制作用[8]。

3. 镇咳、祛痰、平喘作用

鞭檐犁头尖水提取物和醇提取物均能明显延长哮喘潜伏期，增加酚红排出量，延长浓氨所致小鼠咳嗽潜伏期和减少咳嗽次数[7]。

4. 镇静作用

鞭檐犁头尖提取物能明显抑制小鼠自发活动的走动时间和双前肢向上抬举次数，具有明显的镇静作用[7]。

5. 抗肿瘤作用

鞭檐犁头尖二氯甲烷提取物对白血病 WEHI3 细胞生长具有细胞毒活性，能使白血病 Balb/c 小鼠外周血中的幼稚粒细胞和单核细胞计数明显下降，抑制小鼠脾脏白血病 WEHI3 肿瘤细胞的生长[9]。

6. 抑制唾液分泌

鞭檐犁头尖能显著抑制毛果芸香碱所致的唾液分泌[10]。

7. 抗心律失常作用

鞭檐犁头尖经预防给药对氯化钡诱发大白鼠室性心律失常有较明显的对抗作用[10]。

8. 毒副作用

小鼠口服鞭檐犁头尖水煎液（40g/kg、60g/kg、80g/kg）后，出现群聚、呆卧不动、感觉迟钝、反应低下、肌肉松弛等中毒症状，但没有出现死亡的情况[11]。

附　注　20 世纪 70 年代，由于半夏紧缺，全国多地出现了以水半夏替代半夏入药的情况，《中华人民共和国药典》（1977 年版）同时收载水半夏及半夏，但因两者化学成分及药效差异，1985 年后的《中华人民共和国药典》各版已取消收载水半夏，但广西仍习用水半夏。

参考文献

[1] 王丽，鲍志烨，黄伟，等.基原对半夏急性毒性和主要化学成分含量影响研究[J].中国药物警戒,2010,7(6):324-327.

[2] 丁为.不同来源水半夏中 5 种黄酮类物质的测定[J].食品工业,2019,40(4):302-305.

[3] 王朋展，相美容，李灿，等.HPLC 法同时测定不同来源半夏及其伪品中 9 种核苷类成分的含量[J].药物分析杂志,2017,37(2):212-218.

[4] 刘布鸣，梁凯妮，黄平，等.鲜品水半夏和水半夏药材中氨基酸成分分析[J].广西中医药,2003,26(6):51-52.

[5] 刘布鸣，梁凯妮，黄平.中药水半夏挥发油化学成分分析[J].广西科学,2004,11(1):52-54.

[6] 张瑾，孙鹏飞，栾洁.采用电感耦合等离子体质谱法分析水半夏及其炮制品中 27 种元素的分布情况[J].安徽医药,2017,21(5):825-828.

[7] 钟正贤，周桂芬，陈学芬，等.水半夏提取物的药理研究[J].中药材,2001,24(10):735-738.

[8] 钟正贤，陈学芬，周桂芬，等.水半夏提取物的抗炎抗过敏作用研究[J].中药药理与临床,2003,19(2):25-27.

[9] MOHAN S,ABDUL A B,ABDELWAHAB S I,et al.*Typhonium flagelliforme* inhibits the proliferation of murine leukemia WEHI-3 cells *in vitro* and induces apoptosis *in vivo*[J].Leukemia Research,2010,34(11):1483-1492.

[10] 刘继林，钟荠.水半夏与半夏部分药理作用的对比研究[J].成都中医学院学报,1989,12(2):41-44.

[11] 刘继林，罗光宇，李玉纯，等.水半夏代半夏可行性的初步实验观察[J].成都中医学院学报,1986,2:36-39.

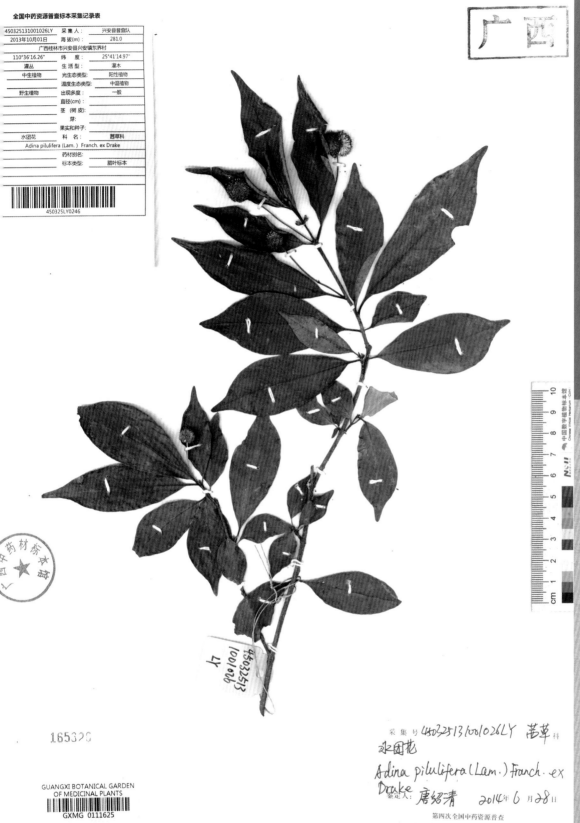

广 西

水团花

165320

GUANGXI BOTANICAL GARDEN
OF MEDICINAL PLANTS

GXMG 0111625

采 集 号 450325131001026LY 茜草 科

水团花

Adina pilulifera (Lam.) Franch. ex Drake

鉴定人： 唐绍清 2014 年 6 月 28 日

第四次全国中药资源普查

来源

茜草科（Rubiaceae）植物水团花 *Adina pilulifera*(Lam.) Franch. ex Drake 的枝叶、花、果或全株。

民族名称

【壮族】Goyangzmeizraemx。

【瑶族】温良梅，青龙珠。

民族应用

【壮族】药用枝叶、花序或果。具有收敛杀虫的功效；主治湿疹，疥疮，痧虫脚。

【瑶族】药用全株。水煎服治感冒发热，咽喉肿痛，肺热咳嗽，痢疾，肠炎，小儿惊风，结膜炎，白浊，白带异常，牙龈肿痛，跌打损伤，湿疹皮炎，痈疮肿毒。内服用量 15~30g；外用适量，捣敷或水煎洗。

药材性状　根圆柱形。茎圆柱形，具灰黄色皮孔。叶对生，叶质薄，倒披针形或长圆状椭圆形，长 4~12cm，宽 1.5~3cm，两面无毛，侧脉 8~10 条，叶柄长 3~10mm。头状花序，单生于叶腋，绒球形，直径约 0.5~2cm；总花梗长 2.5~4.5cm；萼片 5，线状长圆形；花冠白色，长漏斗状。气微，味微苦。

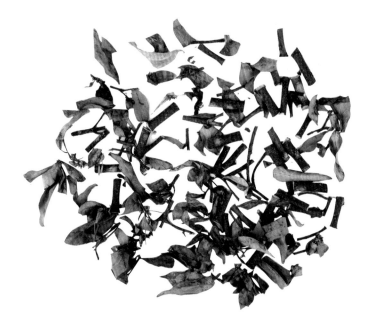

· 水团花－枝叶

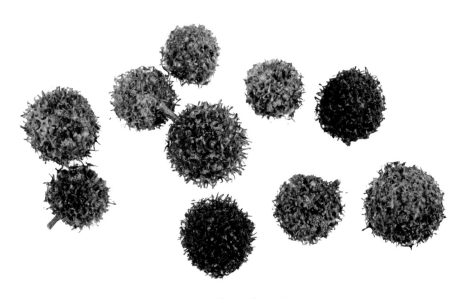

· 水团花－花果序

药用源流 《本草纲目拾遗》引《李氏草秘》记载："生溪涧近水处，叶如腊梅树，皮似大叶杨，五六月开白花，圆如杨梅，叶皮皆可用。"其所述的生长环境及形态特征与本种相符。《中华本草》记载其具有清热祛湿、散瘀止痛、止血敛疮的功效；主治痢疾，肠炎，浮肿，痈肿疮毒，湿疹，溃疡不敛，创伤出血。

分类位置	种子植物门	被子植物亚门	双子叶植物纲	茜草目	茜草科
	Spermatophyta	Angiospermae	Dicotyledoneae	Rubiales	Rubiaceae

形态特征 常绿灌木至小乔木。顶芽不明显，由开展的托叶疏松包裹。叶对生，厚纸质，上面无毛，下面无毛或有时被稀疏短柔毛；侧脉 6~12 对，脉腋窝陷有稀疏的毛；叶柄长 2~6mm，无毛或被短柔毛；托叶 2 裂，早落。头状花序明显腋生，极稀顶生，花序轴单生，不分枝；花冠白色，窄漏斗状；雄蕊 5 枚；子房 2 室。小蒴果楔形；种子长圆形，两端有狭翅。

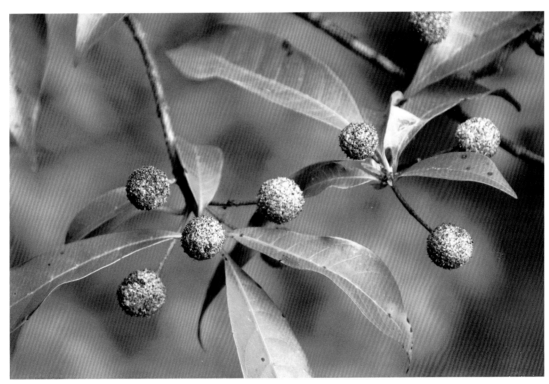

·水团花 – 果期

生境分布 生于海拔 200~400m 的山谷疏林下或旷野路旁、溪边、水畔。分布于福建、广东、广西、贵州、海南、湖南、江苏、江西、云南、浙江等长江以南各省区。广西全区各地均有分布。

化学成分 主要含有黄酮、色原酮、萜类、蒽醌等成分。黄酮类成分主要为柚皮素、圣草酚、槲皮素、柚皮素 -7-O-β-D- 葡萄糖苷、圣草酚 -7-O-α-D- 葡萄糖苷、槲皮素 -3-O-β-D- 葡萄糖苷等成分[1]。色原酮类成分主要为 2- 甲基 -5- 羟基 -7-O- 咖啡酸乙酯色原酮、2- 甲基 -5,7- 二羟基色原酮、去甲丁香色原酮、7-O-β-D- 葡萄糖基 - 去甲丁香色原酮等[1,2]。萜类主要为 morroniside、quinovic acid、quinovic acid–3–β–D–glucopyranoside、quinovic acid–3–

β–D–glucopyranoside(28→1)–β–D–glucopyranoside、quinovicacid–3–β–D–glucopyranosyl–(1 → 3)–rhamnopyr–anoside 等 [1,3]；还含有鸡纳酸、2- 羟基 -3- 甲基蒽醌、3,8- 二羟基 -1-甲氧基 -2- 甲氧基亚甲基 -9,10- 蒽醌、芦荟大黄素、β- 谷甾醇和胡萝卜苷等成分 [2,3]。

药理作用　1. 平喘、祛痰、镇咳作用

水团花醇提取物对乙酰胆碱引喘模型小鼠具有平喘作用，对乙酰胆碱所致气管收缩有明显的松弛作用，能促进小鼠酚红的排泌，抑制氨水诱导的咳嗽反应 [4]。

2. 抗菌、抗病毒作用

水团花醇提取物对大肠杆菌、铜绿假单胞菌、弗氏杆菌、伤寒杆菌、枯草杆菌、蜡样杆菌、八叠球菌、金黄色葡萄球菌均有抑制作用 [4]。水团花中的槲皮素 –3–O–β–D– 葡萄糖苷对金黄色葡萄球菌、藤黄微球菌和铜绿假单胞杆菌均有很好的抑制作用 [1]。水团花中的单体化合物圣草酚具有体外抑制呼吸道合胞病毒（RSV）和柯萨奇 B3 型病毒（CVB3）活性 [1]。

3. 抗肿瘤作用

水团花乙酸乙酯部位中的柚皮素、槲皮素、柚皮素 –7–O–β–D– 葡萄糖苷、圣草酚 –7–O–α–D–葡萄糖苷、槲皮素 –3–O–β–D– 葡萄糖苷和 2- 甲基 –5,7– 二羟基色原酮对人喉癌细胞株 Hep2、结肠癌细胞株 LOVO、肝癌细胞株 BEL7402、人肺癌细胞株 H460、人肺腺癌细胞株 A549 均有不同程度的抑制作用 [1]。

4. 对胃黏膜的保护作用

水团花和土荆芥内容物能提高再生黏膜的组织学成熟度，提高黏膜修复能力，促进溃疡愈合，其作用机制与促进 NO、EGF 分泌及上调 eGFR 有关 [5]。

5. 对心血管系统的影响

水团花具有扩张冠脉、增加在体犬的冠脉流量、提高缺氧的耐受能力的作用，对急性实验性心肌缺血有一定的保护作用 [6]。

附　注　水团花的根（水团花根）亦供药用，具有清热利湿、解毒消肿的功效；主治感冒发热，肺热咳嗽，腮腺炎，肝炎，风湿关节痛。

参考文献

[1] 范兆永 . 水团花化学成分及其生物活性的初步研究 [D]. 广州：暨南大学 ,2006.

[2] 林绥 , 阙慧卿 , 钱丽萍 , 等 . 水团花根茎醋酸乙酯部位的化学成分研究 [J]. 现代药物与临床 ,2012,27(4):353-355.

[3] 郭跃伟 , 黄伟晖 , 陈雯婷 , 等 . 水团花化学成分的研究 [J]. 中国现代中药 ,2012,14(3):15-19.

[4] 洪庚辛 , 顾以保 , 陈学芬 , 等 . 水团花醇提物平喘作用的研究 [J]. 中草药 ,1980,11(3):119-121,141.

[5] 曹名波 , 董蕾 , 苌新明 , 等 . 土荆芥 - 水团花对胃溃疡大鼠黏膜保护作用的研究 [J]. 中国中药杂志 ,2007,32(1):49-52.

[6] 张庆元 , 李友娣 . 水团花抗心绞痛的实验研究 [J]. 中草药 ,1987,18(1):26-28.

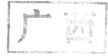

水杨梅

细叶水团花 Adina rubella Hance

来源

茜草科（Rubiaceae）植物细叶水团花 *Adina rubella* Hance 的根皮、茎、叶、花、果序或全株。

民族名称

【壮族】Yiengzmei zraemx。
【瑶族】温张美（金秀）。
【仫佬族】美死漏（罗城）。
【侗族】美进见、美张（三江）。

165832

采集号 450325140817023LY 茜草 科
细叶水团花
Adina rubella Hance
鉴定人 庞纪晴 2014年 8月23日
第四次全国中药资源普查

民 族 应 用

【壮族】药用茎叶或花果序。具有清热、利湿、止血止痢的功效；主治热痢，湿疹，牙痛，外伤出血。

【瑶族】药用全株。用于治疗肝炎，咳嗽，痢疾，肠炎，咽喉肿痛，胃下垂，小儿惊风，白浊，白带异常，牙龈肿痛，湿疹皮炎，痈疮肿毒，结膜炎。捣烂敷患处治跌打骨折；捣烂敷伤口周围治毒蛇咬伤。

【仫佬族】药用叶。水煎服治腹泻，风火牙痛；水煎服兼用鲜品捣烂塞患牙治牙痛。

【侗族】药用根皮、叶或全株。根皮或叶捣烂敷患处治跌打损伤，外伤出血。全株水煎服治疗肝炎，咳嗽，痢疾，肠炎，难产；水煎洗患处治皮肤病。

【毛南族】药用全株。用于治疗胃肠炎，咳嗽，痢疾，肠炎，难产，跌打损伤，骨折。

内服用量30g；外用适量。

药材性状　茎呈圆柱形，有分枝。表面灰褐色，有细纵皱纹及灰黄色类圆形皮孔。质硬，不易折断。断面皮部成片状，木部呈纤维状，黄白色。气微，味微苦。果序由众多小蒴果密集成头状，呈圆球形，直径3~10mm，棕黄色，粗糙触手，搓揉后小蒴果很易脱落，露出果序轴；小蒴果倒圆锥形，长3~4mm，淡黄色，先端有5裂的宿萼，内有4~8枚种子。种子棕色，外被毛，长椭圆形，两端并有狭窄的薄翅。气微，味略苦涩。根头部稍粗，往下渐细，直径2~3mm；表面灰色或灰黄色，有细纵皱纹及细根痕，刮除栓皮者呈红棕色。体轻，质硬韧，不易折断。断面不平坦，皮部易剥落，木部占大部分，灰黄色至棕黄色。气微，味微苦涩。

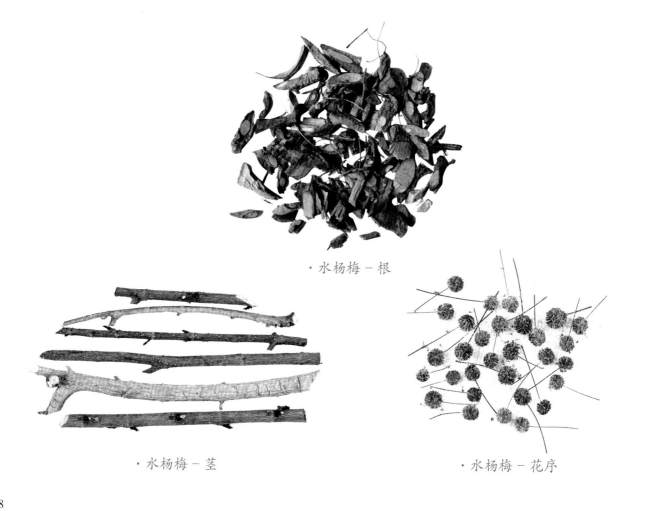

·水杨梅－根

·水杨梅－茎

·水杨梅－花序

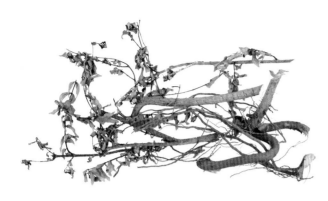

· 水杨梅－全株

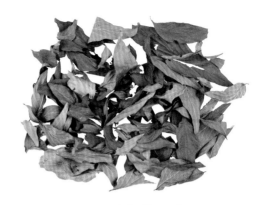

· 水杨梅－叶

药用源流　水杨梅始载于《本草纲目》，曰："生水边，条叶甚多，生子如杨梅状。……主治疗疮肿毒。"《植物名实图考》在引用《本草纲目》叙述后，记载："按此草，江西池泽边甚多，花老为絮，土人呼为水杨柳，与所引《庚辛玉册》地椒开黄花不类。"根据以上本草对水杨梅特征的描述以及附图，推断其与现今细叶水团花一致。《中华本草》记载其具有清利湿热、解毒消肿的功效；主治湿热泄泻，痢疾，湿疹，疮疖肿毒，风火牙痛，跌打损伤，外伤出血。

分类位置	种子植物门	被子植物亚门	双子叶植物纲	茜草目	茜草科
	Spermatophyta	Angiospermae	Dicotyledoneae	Rubiales	Rubiaceae

形态特征　落叶小灌木。顶芽不明显，被开展的托叶包裹。叶对生，近无柄，薄革质，卵状披针形或卵状椭圆形，全缘；侧脉5~7对，被稀疏或稠密短柔毛；托叶小，早落。头状花序不计花冠直径4~5mm，单生，顶生或兼有腋生，总花梗略被柔毛；花冠裂片三角状，紫红色。果序直径8~12mm，小蒴果长卵状楔形。

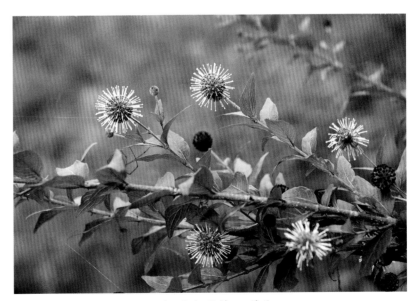

· 细叶水团花－花期

生境分布　生于海拔100~600m的溪边、河边、沙滩等湿润处。分布于广东、广西、浙江、江苏、江西、湖北、湖南、陕西等。广西主要分布在南宁、桂林、临桂、兴安、永福、灌阳、平乐、梧州、贵港、贺州、昭平、罗城、宜州、龙州等。

化学成分　主要含有萜类、色酮类、酚类、生物碱等化学成分。萜类化合物主要为熊果酸、齐墩果酸、β-谷甾醇、quinovic acid、3-oxours-12-ene-27、28-dioic acid、qinovic acid-3β-O-β-D-glucopyranoside、quinovic acid-3β-O-α-L-rhamnopyranoside、quinovic acid-3β-O-(3',4'-isopropylidene)-β-Dfucopyranoside、quinovic acid–3β–O–(2',3'–isopropylidene)–α–L–rhamnopyranoside、quinovic acid–3β–O–β–D–fucopyranoside、quinovic acid–3β–O–β–D–glucopyranosyl–(28→1)–β–D–glucopyranosyl ester、quinovic acid–3β–O–β–D–fucopyranosyl–(28→1)–β–D–glucopyranosyl ester、quinovic acid–3β–O–α–L– rhamnopyranoside–(28→1)–β–D–glucopyranosyl ester、quinovic acid–3β–O–β–D–glucopyranosyl –(1→2)–β–D– glucopyranoside 等[1–5]。色酮类成分主要有去甲丁香色原酮、7–O–β–D–glucosyl–noreugenin、5–hydroxy–2–methylchromone–7–O–β–D–apiofuranosyl–(1→6)–β–D–glucopyranoside、5–hydroxy–2–methylchromone–7'–O–β–D–xylopyranosyl–(1→6)–β–D–glucopyranoside 等[2,4]。酚类成分主要有 4–heptanone–3–methyl、ethanol–2–butoxy、cyclohenxanone、hexatriacontane、toluenez、4– 庚酮 1,1,3–trimethyl–3–phenylindan 等[6]。还含有 strictosidinic acid、harman–3–carboxylic acid、反式对羟基肉桂酸、生育酚、东莨菪内酯、胡萝卜苷、马钱素、2–O–α–D–glucopyranosyl–D–glucose、2,4,6–trimethoxyphynol–1–O–β–D– apiofuranosyl–(1→6)–β–D– glucopyranoside 等成分[1,2,4]。

药理作用　1. 对血液系统的影响

细叶水团花根黄酮类成分具有改善急性肺栓塞模型小鼠存活率、延长凝血时间、抑制大鼠动静脉旁路血栓、抑制血小板聚集及血栓形成的作用[7]。

2. 抗肿瘤作用

细叶水团花根乙酸乙酯提取物对直肠癌 LS174T 细胞具有较强的抑制作用，且具有剂量依赖性[8]。细叶水团花总黄酮通过提高小鼠免疫功能，抑制 S180 荷瘤小鼠肿瘤的生长[9]。

3. 抗菌作用

细叶水团花提取物对金黄色葡萄球菌、藤黄微球菌、铜绿假单胞菌均有抑制活性[10]。

附　　注　水杨梅药用资源廉价易得，但近年来其药理作用研究相对较少，临床应用还不够广泛。水杨梅具有抗癌活性，具有重要的研究价值。

参考文献

[1] 张一冰 . 细叶水团花活性成分研究 [D]. 郑州 : 河南大学 ,2014.

[2] 何直昇 , 方世跃 , 胥传凤 . 水杨梅化学成分的研究 [J]. 中草药 ,1995,26(6):285–287,301,333.

[3] 方世跃 , 何直升 , 叶永茂 . 水杨梅化学成分的研究（Ⅱ）[J]. 中草药 ,1996,27(3):131–134.

[4] 樊高骏 , 何直升 . 水杨梅化学成分的研究（Ⅲ）[J]. 中草药 ,1997,28(4):195–198.

[5] 何直昇 , 樊高骏 . 水杨梅化学成分的研究（Ⅳ）[J]. 中草药 ,1998,29(3):151–153.

[6] 叶勇 , 江虹 , 施敏荣 , 等 . 水杨梅根提取物的 GC–MS 分离鉴定 [J]. 浙江中医药大学学报 ,2007,31(6):763–764.

[7] 方晴霞 , 邹小舟 , 俞文英 , 等 . 水杨梅根黄酮类成分抑制血小板聚集和血栓形成的作用及机制研究 [J]. 中国临床药理学与治疗学 ,2018,23(6):640–645.

[8] 叶勇 , 涂先琴 , 宋兴文 , 等 . 水杨梅根提取物的体外抗肿瘤活性 [J]. 浙江中医药大学学报 ,2007,31(3):372–373.

[9] 张蓓 , 余潇苓 , 覃开羽 . 水杨梅总黄酮灌胃对 S180 荷瘤小鼠肿瘤生长及免疫系统的影响研究 [J]. 亚太传统医药 ,2018,14(7):12–14.

[10] 白雪 , 林晨 , 李药兰 , 等 . 水杨梅和水团花提取物体外抑菌活性的实验研究 [J]. 中草药 ,2008,39(10):1532–1535.

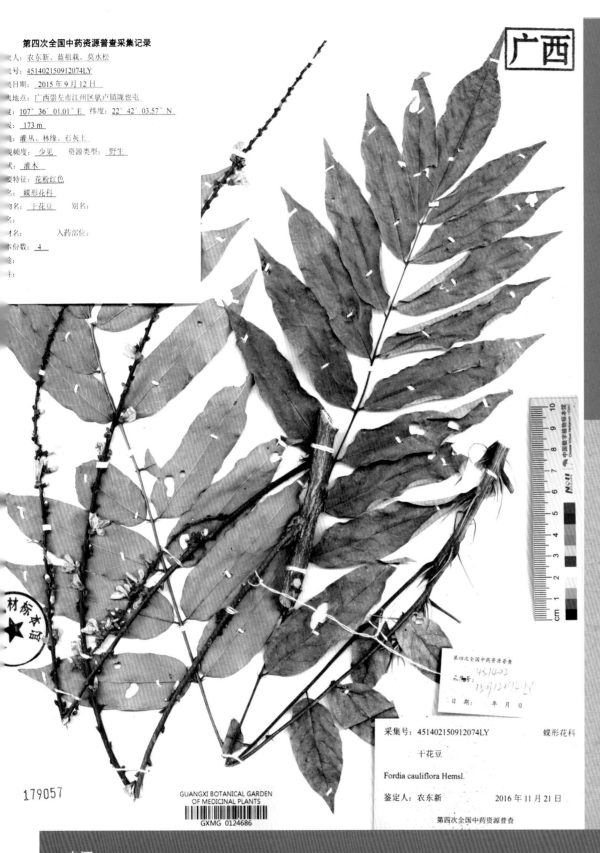

第四次全国中药资源普查采集记录

采集人：农东新、蓝祖栽、莫水松

号：451402150912074LY

日期：2015 年 9 月 12 日

集地点：广西崇左市江州区驮卢镇陇也屯

经度：107°36′01.01″E　纬度：22°42′03.57″N

海拔：173 m

生境：灌丛、林缘、石灰土

频度：少见　资源类型：野生

性状：灌木

主要特征：花粉红色

科名：蝶形花科

植物名：干花豆　别名：

名：

材名：　　入药部位：

标本份数：4

用途：

注：

广西

水罗伞

179057

GUANGXI BOTANICAL GARDEN
OF MEDICINAL PLANTS

GXMG 0124686

采集号：451402150912074LY　　　蝶形花科

干花豆

Fordia cauliflora Hemsl.

鉴定人：农东新　　　　2016 年 11 月 21 日

第四次全国中药资源普查

来源

蝶形花科（Papilionaceae）植物干花豆 *Fordia cauliflora* Hemsl. 的根、叶。

民族名称

【壮族】仁推（大新），棵亮忍。

【瑶族】岸北（都安）。

民 族 应 用

【壮族】药用叶。捣烂水煎洗患处治风湿关节痛，手脚麻痹，骨折。

【瑶族】药用根。水煎服治身体虚弱或产后虚弱。

内服用量30~60g；外用适量。

药材性状　根呈圆柱形，直径1~9.5cm。新鲜时肉质，表面棕黄色；干燥的根呈灰棕色，表面不平，有下陷的纵沟，皮孔横列，呈线状突起。质坚韧，不易折断。断面纤维性，切面呈类白色至棕黄色，木部具黄白色相间的放射状纹理，有的可见淡黄色或棕褐色分泌物小点散在。羽状复叶，小叶披针形，先端尾状渐尖，基部近圆形，全缘，羽状脉；叶片较薄。质脆。气微，味淡、微辛、苦。

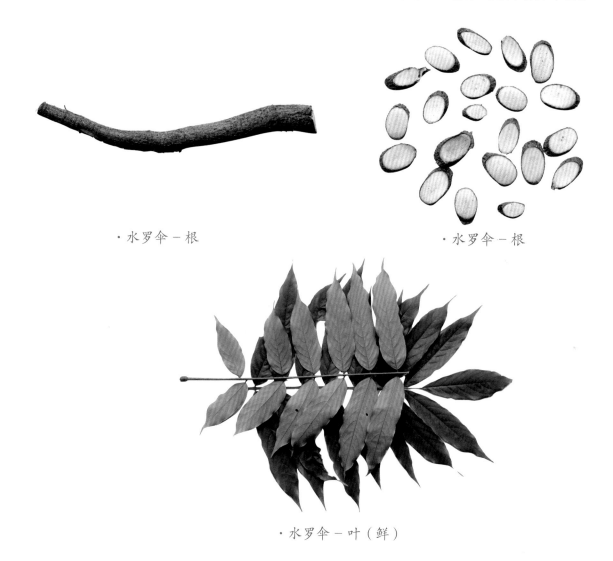

·水罗伞－根　　　　　·水罗伞－根

·水罗伞－叶（鲜）

药用源流　《广西本草选编》记载其根用于风湿骨痛，跌打骨折，瘀积疼痛，肺结核咳嗽。《广西壮族自治区壮药质量标准　第二卷》（2011年版）记载其根具有活血散瘀、消肿止痛、化痰止咳的功效；主治风湿痹痛，跌打损伤，痈疮肿痛，咳嗽。

分类位置	种子植物门	被子植物亚门	双子叶植物纲	豆目	蝶形花科
	Spermatophyta	Angiospermae	Dicotyledoneae	Legumiales	Papilionaceae

形态特征 直立灌木。幼枝密被锈色绒毛，老茎赤褐色。羽状复叶，长达50cm以上；托叶钻形，稍弯曲，宿存；小叶长圆形至卵状长圆形，全缘，上面无毛，下面淡白色，密被平伏细毛；小托叶丝状，宿存。总状花序长15~40cm，着生侧枝基部或老茎上；花萼钟状，花冠粉红色至紫红色，旗瓣外被细绢毛；子房被柔毛。荚果棍棒状，扁平，革质，棕褐色，顶端截形；种子圆形，扁平，光滑。

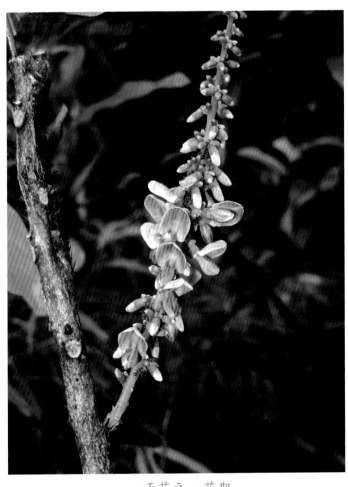

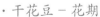

·干花豆－花期

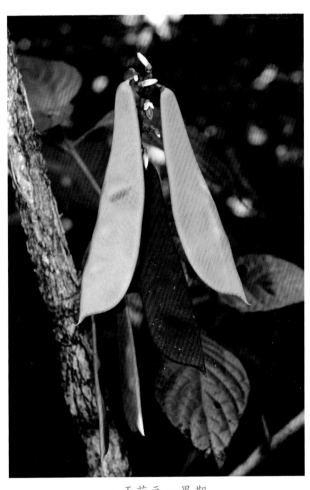

·干花豆－果期

生境分布 生于海拔500m以下的山地灌木林中。分布于广西、广东、贵州等。广西主要分布在容县、百色、田阳、田东、凌云、那坡、扶绥、宁明、龙州、崇左等。

化学成分 根中含黄酮类成分，主要为水黄皮素、3,3'-二甲氧基呋喃[4",5":8,7]黄酮、5-甲氧基呋喃[4",5"-8,7]黄酮、水罗伞甲素、水罗伞乙素、6-羟基-3-甲氧基-6",6"-二甲基吡喃(2",3":7,8)黄酮、3-甲氧基-6-(3-甲基-2-丁烯氧基)-6",6"-二甲基吡喃(2",3":7,8)黄酮、3,6-二甲氧基-6",6"-二甲基吡喃(2",3":7,8)黄酮、7-羟基-4'-甲氧基异黄酮、7,4'-二羟基异黄酮等[1-4]，还含有氨基酸、多糖等成分[5]。叶中的挥发油成分主要为4-乙烯基愈创木酚、甘菊烷烃、2-甲基-6-羟基喹啉、2,5,5,8α-四甲基-3,4,4α,5,6,8α-四氢-2H-1-

苯并吡喃、3,4 二甲氧基苯乙烯、杜烯、香橙烯等 [6]。

药理作用　1. 抗炎作用

干花豆提取物对角叉菜胶所致大鼠足肿和对巴豆油所致小鼠耳肿均有明显的抑制作用，对组胺所致大鼠皮肤毛细血管通透性增加有一定的降低作用，干花豆提取物通过影响炎症反应的急性瞬时相和亚急性相，发挥抗炎作用 [7]。

2. 抗衰老作用

干花豆提取物能降低 D- 半乳糖致亚急性衰老模型小鼠脑组织的 MDA 和 MAO 含量，提高脑组织的 SOD 活力，提示干花豆有抗衰老作用，以水煎物的作用尤为突出 [8]。

3. 抗氧化作用

干花豆提取物可能是通过减轻肝细胞膜的脂质过氧化，拮抗溴代苯所致的小鼠肝细胞损伤；还能通过增强机体的清除自由基能力，提高老年小鼠的总抗氧化能力 [9]。

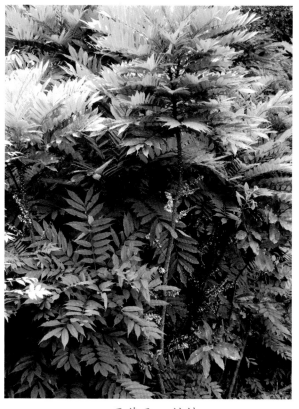

· 干花豆－植株

4. 益智作用

干花豆醇提取物对东莨菪碱所致小鼠记忆获得性障碍，以及对戊巴比妥钠所致小鼠方向辨别性记忆障碍均有显著的改善作用 [10]。干花豆提取物、水煎物具有改善樟柳碱所致小鼠记忆获得性障碍的作用；还能改善乙醇所致小鼠记忆再现性缺损 [11]。

参考文献

[1] 戴斌, 丘翠嫦, 戴向东, 等. 水罗伞的化学成分（Ⅰ）[J]. 中草药,2003,34(1):24-25.

[2] 戴向东, 杨东爱, 戴斌, 等. 水罗伞的化学成分（Ⅱ）[J]. 中草药,2003,34(5):20-21.

[3] 戴斌, 戴向东, 杨东爱, 等. 水罗伞的化学成分（Ⅲ）[J]. 中草药,2003,34(12):11-13.

[4] 梁志远, 杨小生, 朱海燕, 等. 滇产干花豆中的两个新黄酮 [J]. 药学学报,2006,41(6):533-536.

[5] 张勤, 周学敏, 许美娟, 等. 干花豆根中微量元素、氨基酸及多糖的分析 [J]. 中国生化药物杂志,1997,18(3):145-146.

[6] 刘金磊, 刘真一, 苏涛, 等. GC-MS 分析干花豆叶挥发油成分 [J]. 广西科学,2012,19(1):74-76.

[7] 汤祖青, 陈邦树, 周智, 等. 水罗伞多种提取物的抗炎作用研究 [J]. 中国民族民间医药杂志,2003,4:223-225.

[8] 韦奇志, 吴植强, 周智, 等. 水罗伞提取物的抗衰老作用及急性毒性研究 [J]. 广西中医学院学报,2003,6(2):37-40.

[9] 吴植强, 周智, 韦奇志. 水罗伞提取物对溴代苯小鼠肝损伤的保护作用和抗氧化作用 [J]. 中国药理学通报,2004,20(11):1221-1223.

[10] 李植钦. 水罗伞对小鼠记忆获得障碍的影响作用研究 [J]. 广东药学院学报,2002,18(2):124-126.

[11] 周智, 韦奇志, 李植钦, 等. 水罗伞多种提取物对学习记忆能力的影响 [J]. 广西中医药,2003,26(2):47-48.

全国中药资源普查标本采集记录表

号	450603130116497LY	采集人	韦松基，戴忠华
日期	2013年01月16日	海拔(m)	478.0
地点			峒中镇那湛村.
经度	107°39′21″	纬度	21°38′13″
类型	草丛	生活型	多年生草本植物
生态类型	中生植物	光生态类型	阳性植物
生态类型	酸性土植物	温度生态类型	中温植物
类型	野生植物	出现多度	一般
(cm)	50	直径(cm)	
		茎（树皮）	
叶		芽	
花		果实和种子	
物名	菖蒲（原变种）	科名	天南星科
	Acorus calamus L. var. calamus		
材名		药材别名	
部位		标本类型	腊叶标本
途			
注			
形码			

450603LY0386

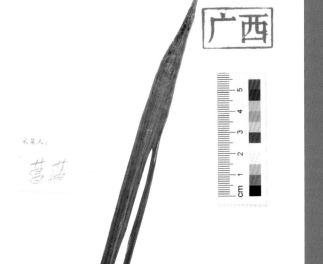

广西

水菖蒲

来源
天南星科（Araceae）植物菖蒲 *Acorus calamus* L. 的根茎、花或全草。

民族名称
【壮族】土方便（龙州），积隘喃（崇左），水蜡烛（忻城）。
【瑶族】逞包乍，清包（金秀）。
【苗族】山江污（融水）。

采集号　450603130116497LY　　　　天南星科

菖蒲
Acorus calamus L.

鉴定人：韦松基，戴忠华 2013 年　1 月　27 日
第四次全国中药资源普查

民 族 应 用

【壮族】药用根茎或全草。根茎水煎服治白浊，白带异常；浸酒服治脾脏肿大；水煎洗耳身兼捣烂敷患处治浮肿。全草水煎服治脾脏发炎。

【瑶族】药用根茎或全草。根茎水煎服用于治疗失眠，遗精。全草捣烂冲开水服治腹泻。

【仫佬族】药用花序。研粉敷患处治刀伤出血。

【苗族】药用全草。捣烂取汁调人乳灌服治中风不语；水煎洗患处治跌打损伤。

内服用量 9~15；外用适量。

药材性状　根茎扁圆柱形，少分枝，长 10~24cm，直径 1~1.5cm。表面类白色至棕红色，有细纵纹。节间长 0.2~1.5cm，上侧有较大的类三角形叶痕，下侧有凹陷的圆点状根痕，节上残留棕色毛须。质硬。折断面海绵样，类白色或淡棕色；横切面内皮层环明显，有多数小空洞及维管束小点。气较浓烈而特异，味苦、辛。叶线形，中肋隆起，具平行脉。

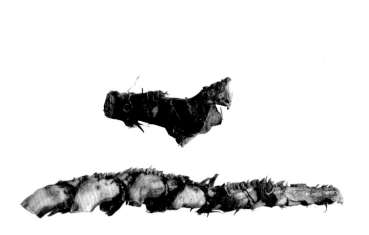

·水菖蒲－根茎

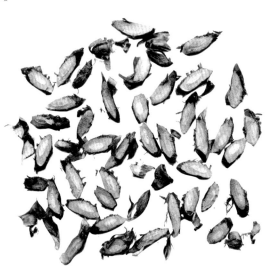

·水菖蒲－根茎

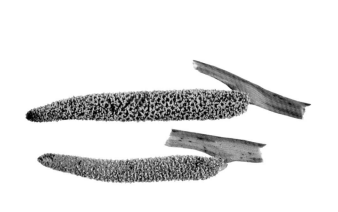

·水菖蒲－花序

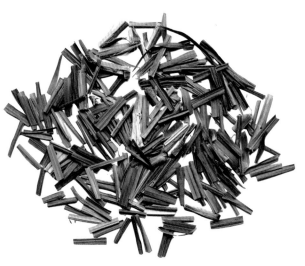

·水菖蒲－叶

药用源流 菖蒲始载于《神农本草经》，列为上品，《本草经集注》记载："在下湿地，大根者名昌阳，真昌蒲叶有脊，一如剑刃。"《本草图经》记载："菖蒲，春生青叶，长一二尺许，其叶中心有脊，状如剑。"《本草纲目》记载："生于池泽，蒲叶肥根，高二三尺者，白菖也。"以上本草著作对生境以及对植物形态的描述与现今菖蒲相符。《中华本草》记载其具有化痰开窍、杀虫止痒、健胃除湿的功效；主治癫狂惊痫，痰厥昏迷，风湿痹痛，耳鸣耳聋，食积腹痛，痢疾泄泻，痈疽疥癣。

分类位置	种子植物门	被子植物亚门	单子叶植物纲	天南星目	天南星科
	Spermatophyta	Angiospermae	Monocotyledoneae	Arales	Araceae

形态特征 多年生草本。根茎横走，分枝，芳香，具毛发状须根。叶基生，剑状线形，长 90~100(~150)cm，中部宽 1~2(~3)cm，基部宽、对褶，中部以上渐狭；中肋明显隆起，侧脉 3~5 对，平行。花序柄三棱形，长 (15~)40~50cm；叶状佛焰苞剑状线形；肉穗花序斜向上或近直立，狭锥状圆柱形；花黄绿色，花被片长约 2.5mm，宽约 1mm；花丝长 2.5mm，宽约 1mm；子房长圆柱形。浆果长圆形，红色。

生境分布 生于海拔 2100m 以下的水边、沼泽湿地或湖泊浮岛上，亦有栽培。分布于全国各地。广西主要分布在融水、兴安、资源、梧州、玉林、都安、金秀、龙州等。

化学成分 根茎中主要含有萜类、苯丙素及木脂素、黄酮、甾类、生物碱等成分。其中萜类化合物主要有为单萜和倍半萜 2 类，主要有 calamusin A–Q、hedytriol、oplodiol、tatarinowin A、bullatantrilo、homalomenol A、(*E*)-4'-dihydrophaseic acid、

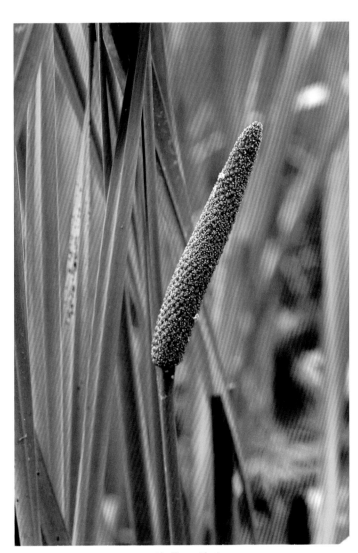

· 菖蒲－花期

4-dihydrophaseic acid、blumenol C、2-hydroxyacorenone、(-)-1β,4β,7α-trihydroxyeudesmane、(6*R*,9*R*)-9-hydroxy-4-megastigmen-3-one[1]、1,4- 顺 -1,7- 顺 - 菖蒲烯酮、2-β- 异丙烯基 -6-α- 异丙烯基 -3-β- 甲基 -3-α- 乙烯基环己酮、β- 倍半水芹烯、α- 佛手柑油烯、γ- 紫穗槐烯、γ- 杜松烯、顺 - 甲基 - 异丁香油酚等[2]。苯丙素及木脂素类化合物主要为 *threo*-2,4,5- 三甲氧基 -7-*O*-(1-α- 阿洛呋喃糖基)-8- 羟基苯丙烷、*threo*-2,4,5- 三甲氧

基 -7-*O*-(1-*β*- 呋喃果糖基)-8- 羟基苯丙烷、*threo*-3,4- 二甲氧基 -7-*O*-(1-*α*- 阿洛呋喃糖基)-8- 羟基苯丙烷[1,3]、(+)-7*R*,8*S*-4,3',4'- 三羟基 -3,5- 二甲氧基 -9'- 降碳 -7,8'- 氧新木脂素 -8,9- 二醇、(+)-4- 羟基 -3,5'- 二甲氧基 -4,7'- 环氧 -8,3'- 新木脂烷 -9- 醇 -9'- 酸甲酯等[1]。黄酮类化合物主要为 5- 羟基 -7,8,3',4'- 四甲氧基黄酮、5,4'- 二羟基 -7,8- 二甲氧基黄酮、luteolin 8-*β*-D-glucopyranoside[4,5]。甾类化合物主要为 *β*- 谷甾醇、*β*- 胡萝卜苷、4'-*O*-docosanoyl-3-*O*-*β*-D-glucosyl-sitosterol、6*β*-hydroxystigmast-4-en-3-one、6*β*-hydroxystigmast-4、22-dien-3-one、7*α*-hydroxysitoseterol、7*β*-hydroxysitoseterol 等[4,6]。生物碱类化合物主要为 calamusine A-E、4-pyrazin-2-yl-but-3-ene-1,2-diol、2-oxo-1-pyrrolidineacetic acid、*N*-ethoxycarbonylmethyIpyrrolidin-2-one、*α*-pyrrolidone acetic methyl ester、tatarine A、telitoxine、paprazine、*N-trans*-feruloyl tyramine、3-(4-hydroxy-3-methoxyphenyl) -*N*-[2-(4-hydroxyphenyl)-2-methoxyethyl]acrylamide 等[1]。

药理作用　1. 抗炎作用

菖蒲水提取物通过抑制炎症因子 TNF-α、IL-1β、IL-6 的表达降低炎症反应，其抗炎作用呈现一定的量效关系[7]。

2. 抗氧化作用

菖蒲总黄酮能清除 DPPH 自由基和 OH 自由基，具有一定的抗氧化活性[8]。菖蒲提取物能提高 APAP 诱导的大鼠肾损伤的超氧化物歧化酶（SOD）、过氧化氢酶（CAT）和谷胱甘肽过氧化物酶（GSH-Px）活性，降低丙二醛（MDA）含量[9]。

3. 抗肿瘤作用

菖蒲中的 α- 细辛醚对人胃癌 SGC7901、人肺转移癌 Detroit6、人子宫颈癌 HeLa 细胞株均有一定的抑制作用，其具有剂量和时间依赖性[10]。

4. 祛痰作用

菖蒲中的 α- 细辛醚能增加小鼠酚红排泌量，具有明显的祛痰作用[11]。

5. 抗惊厥作用

菖蒲甲醇提取物对戊四氮诱发的惊厥模型具有抵抗作用，其作用机制可能与影响 γ- 氨基丁酸（GABA）的活性有关[12]。

6. 对胃肠道的影响

菖蒲对大鼠离体胃底和胃体纵、环行肌有兴奋作用，但对胃窦和幽门环行肌有抑制作用[13]。菖蒲乙酸乙酯提取物具有促进肠道胰高血糖素样肽 -1（GLP-1）表达与分泌的作用，其作用机制与 cAMP/PKA 信号通路和 Wnt 信号通路密切相关[14]。

7. 其他作用

菖蒲还具有抗菌、杀虫、镇静、降血脂等作用[15]。

参考文献

[1] 郝志友 . 水菖蒲化学成分与生物活性研究 [D]. 北京：北京协和医学院 ,2012.

[2] 赵超 , 杨再波 , 肖利强 , 等 . 固相微萃取技术 / 气相色谱 / 质谱分析水菖蒲挥发性化学成分 [J]. 中华中医药杂志 ,2009,24(4):464-467.

[3] 张钧寿 , 阮文平 , 赵守训 , 等 . 水菖蒲挥发油中主要成分和 α- 细辛醚的分离鉴定及其注射剂的研究（简报）[J]. 南京药学院学报 ,1979,1:70-73.

[4] 肖昌钱 , 翁林佳 , 张相宜 , 等 . 水菖蒲的化学成分研究 [J]. 中草药 ,2008,39(10):1463-1465.

[5]SAXENA P.Luteolin-8-*C*-*β*-D-glucopyranoside from the roots of the *Acorus calamus* (Linn.)

[J].J Inst Chem,2009,81(part-2):39-43.

[6]DONG W W, JIAO W, DENG M C, et al. A new steroid glycoside derivative from *Acorus calamus* L[J].Journal of the Chinese Chemial Society,2008,55(6) :1277-1279.

[7] 王常丽, 吴琼, 陈宇峰, 等. 水菖蒲水提物的抗炎与促愈活性研究 [J]. 中国药师,2015,18(5):730-733.

[8] 杨詹詹, 鲁道旺, 陈仕学, 等. 梵净山水菖蒲总黄酮的提取工艺优化及其抗氧化活性 [J]. 贵州农业科学,2015,43(8):237-240,245.

[9]PALANI S, KUMAR R,Parameswaran R P,et al.Therapeutic efficacy of *Acorus calamus* on acetaminophen induced nephrotoxicity and oxidative stress in male albino rats[J].Acta Pharmaceutica Sciencia,2010,52(1):89-100.

[10] 胡伯渊, 纪耀沅. 水菖蒲抗癌活性研究——α- 细辛醚对人癌细胞株的抗癌活性 [J]. 中西医结合杂志,1986,6(8):480-483,454.

[11] 孙瑞元, 方泰惠, 宋运瑛, 等. 水菖蒲有效成份——α- 细辛醚祛痰实验研究 [J]. 皖南医学,1979,10:24-25.

[12] JAYARAMAN R,ANITHA T,JOSHI V D.Analgesic and anticonvulsant effects of *Acorus calamus* roots in mice[J].International Journal of Pharmtech Research,2010,2(1):552-555.

[13] 李伟, 郑天珍, 张英福, 等. 水菖蒲和石菖蒲对大鼠离体胃平滑肌条作用的比较 [J]. 甘肃中医学院学报,2000,17(4):7-9.

[14] 刘云西. 水菖蒲乙酸乙酯提取物对肠道内分泌激素 GLP-1 表达分泌的影响及分子机制研究 [D]. 杭州：浙江大学,2016.

[15] 杨詹詹, 鲁道旺, 唐红. 水菖蒲的药理活性研究进展 [J]. 山东化工,2016,45(24):64-65,71.

水蜈蚣

广西植物研究所采集记录

采集人：黄俞松，吴磊等　采集号：LYJX0490
采集日期：2010 年 9 月 16 日
采集地点：靖西邦亮保护区安德三荷乡卉翁屯
海拔：760m
环境：山坡疏林
分布：普遍
性状：直立草本
树皮：
叶　：
花　：
果　：
用途：
中名：水蜈蚣
土名：
学名：
科名：331
标本份数：4
附记：

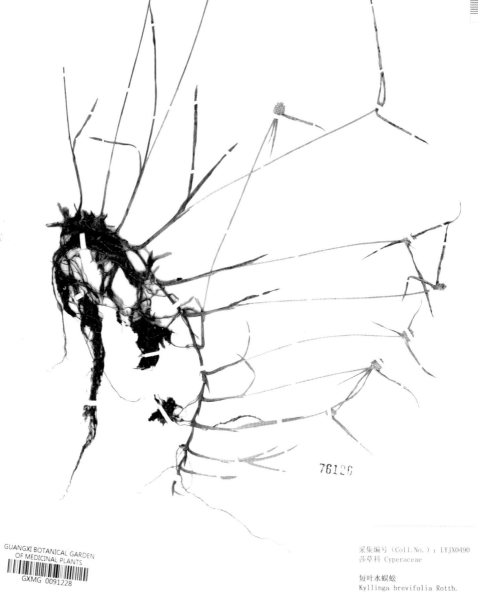

76126

GUANGXI BOTANICAL GARDEN
OF MEDICINAL PLANTS

GXMG 0091228

采集编号（Coll.No.）：LYJX0490
莎草科 Cyperaceae

短叶水蜈蚣
Kyllinga brevifolia Rottb.

鉴定人（Det.）：刘演

来源

莎草科（Cyperaceae）植物短叶水蜈蚣 *Kyllinga brevifolia* Rottb. 的全草。

民族名称

【壮族】棵三林。
【瑶族】温剎咪，一箭球。
【仫佬族】嘎砍南（罗城），落地球（罗城）。

民 族 应 用

【壮族】药用全草。治感冒，咳嗽，哮喘，黄疸，痈疮，跌打损伤，创伤出血，痢疾，疟疾。内服用量 12~18g，鲜品 30~60g，捣汁内服；外用适量，煎汤洗患处。

【瑶族】药用全草。水煎服治小儿惊风。内服用量 15~30g。

【仫佬族】药用全草。水煎服治感冒，流感；捣烂冲米酒于疟疾发作前 1 小时服（不能饮酒者水煎服）治疟疾。

药材性状 呈不规则小段，长 10~30cm，淡绿色至灰绿色。根茎近圆柱形，细长，直径 0.1~0.2cm，表面棕红色至紫褐色，节明显，节处有残留的叶鞘及须根；断面类白色，粉性。茎细，三棱形。叶多卷缩破碎，线形，基部叶鞘呈紫褐色。头状花序顶生，球形，直径 0.5cm，基部有狭长叶状苞片 3 片。坚果扁卵形，褐色。气微，味淡。

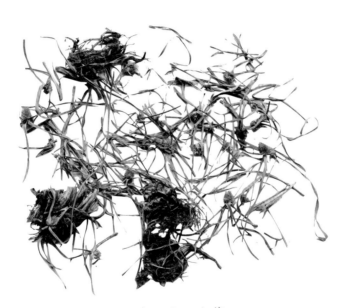

· 水蜈蚣－全草

药用源流 以鱼秋串之名始载于《草药图经》，载："又名水蜈蚣，本草名水菖蒲。能通九窍，开心窍。四季有之。"《植物名实图考》载："水蜈蚣生沙洲，处处有之。横根赭色多须，微似蜈蚣形。发青苗如茅芽，高三四寸，抽茎结青毬如指顶大，茎上复生细叶三四片。俚医以为杀虫、败毒之药。"《广西壮族自治区壮药质量标准 第一卷》（2008 年）记载其具有祛风利湿、止咳化痰的功效；用于感冒咳嗽，关节酸痛，乳糜尿；外治皮肤瘙痒。

分类位置

种子植物门	被子植物亚门	单子叶植物纲	莎草目	莎草科
Spermatophyta	Angiospermae	Monocotyledoneae	Cyperales	Cyperaceae

形态特征 多年生草本。根状茎长而匍匐，外被膜质、褐色的鳞片。叶柔弱，平张，上部边缘和背面中

肋上具细刺。叶状苞片 3 枚，极展开，后期常向下反折；穗状花序单个，极少 2 或 3 个，球形或卵球形；小穗长圆状披针形或披针形，压扁，具 1 朵花；鳞片膜质，背面的龙骨状突起，具刺；雄蕊 1~3 个；花柱细长，柱头 2。小坚果长为鳞片的 1/2 倍，表面具密的细点。

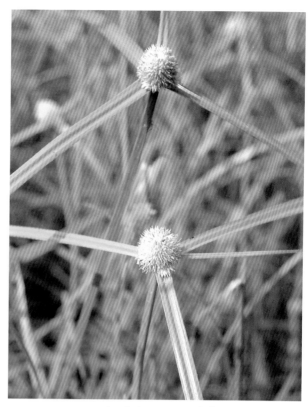

· 短叶水蜈蚣 - 花期

生境分布 生于海拔 2800m 以下的山坡荒地、路旁草丛中、田边草地、溪边、海边沙滩。分布于安徽、重庆、福建、甘肃、河北、黑龙江、湖南、江苏、浙江、江西、四川、贵州、云南、广东、广西等。广西主要分布在南宁、隆安、马山、上林、横县、柳州、融水、临桂、梧州、龙胜、东兰、龙州、大新等。

化学成分 全草含黄酮类成分，主要为牡荆苷和荭草苷[1]等。含挥发油，主要成分为 β- 榄烯、β- 蒎烯、α- 蒎烯、石竹烯[2]，以及氧化石竹烯、3,7,11,15- 四甲基 -2,6,10,14- 十六烷四烯 -1- 醇、1,5,5,8- 四甲基 -12- 氧杂双环 [9.1.0] 十二烷 -3,7- 二烯、六氢金合欢基丙酮、β- 石竹烯和植醇等[3]。

药理作用 1. 抗氧化作用
短叶水蜈蚣茎提取物对 OH 自由基具有一定的清除作用[4]。水蜈蚣提取物中的黄酮类物质对 OH 自由基具有很强的清除能力，当黄酮浓度为 5μg/ml 时，清除率为 70.71%[5]。
2. 镇静作用
短叶水蜈蚣根茎提取物能显著减少小鼠的运动活动和呼吸速率，能增强戊巴比妥诱导的催眠作用[6]。

附 注 水蜈蚣挥发油中具有抗癌活性物质 β- 榄烯，含量占挥发油的 18.30%。

参考文献

[1] 葛正华, 胡忠勤, 苏晓伟, 等. 水蜈蚣化学成分研究 [J]. 中医药学报, 1995, 5:21-22.

[2] 何斌, 侯震, 彭新君. 水蜈蚣挥发油化学成分的研究 [J]. 湖南中医学院学报, 2005, 25(2):28-29.

[3] 宁振兴, 王建民, 田玉红, 等. 水蜈蚣精油的成分分析及其在卷烟中的应用研究 [J]. 天津农业科学, 2012, 18(2):55-57.

[4] 贤景春, 傅彩红. 水蜈蚣总多酚提取工艺及其提取物的抗氧化性研究 [J]. 安徽农业科学, 2010, 38(33):18763-18764, 18767.

[5] 贤景春, 陈巧劝, 赖金辉, 等. 水蜈蚣总黄酮提取及对羟自由基的清除作用 [J]. 江苏农业科学, 2011, 39(3):427-429.

[6]HELLIöN-IBARROLA M C, IBARROLA D A, MONTALBETTI Y, et al. Acute toxicity and general pharmacological effect on central nervous system of the crude rhizome extract of *Kyllinga brevifolia* Rottb.[J]. Journal of Ethnopharmacology, 1999, 66(3):271-276.

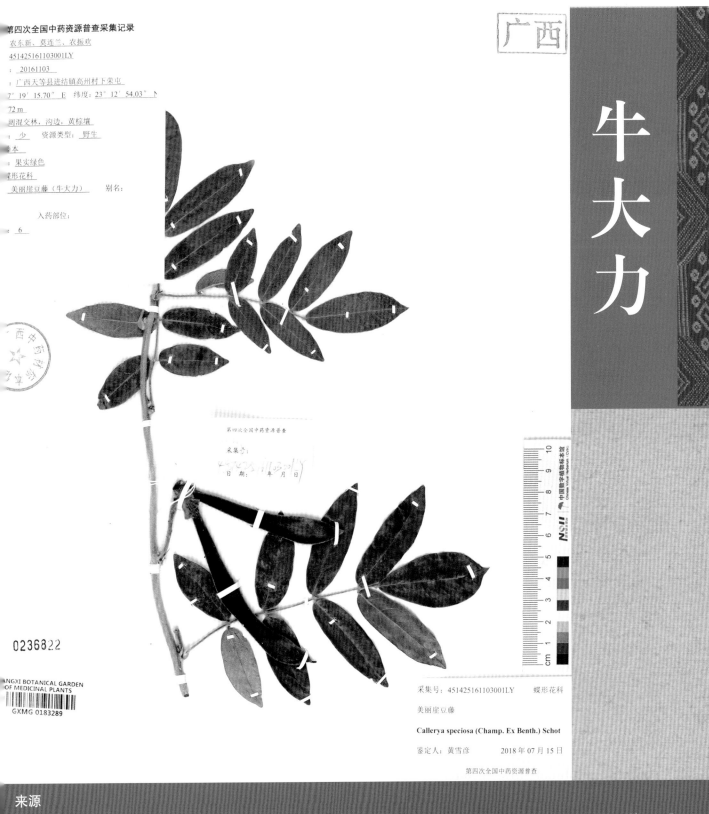

第四次全国中药资源普查采集记录

农东新、莫连兰、农振欢

451425161103001LY

： 20161103

：广西天等县进结镇高州村卜荣屯

7°19′15.70″ E　纬度：23°12′54.03″ N

72 m

阔混交林，沟边，黄棕壤

：少　　资源类型：野生

本

：果实绿色

蝶形花科

美丽崖豆藤（牛大力）　　别名：

入药部位：

：6

广西

牛大力

第四次全国中药资源普查

采集号：

日　期：

0236822

GXMG 0183289

GXMG 0183289

采集号：451425161103001LY　　蝶形花科

美丽崖豆藤

Callerya speciosa (Champ. Ex Benth.) Schot

鉴定人：黄雪彦　　2018 年 07 月 15 日

第四次全国中药资源普查

来源

蝶形花科（Papilionaceae）植物美丽崖豆藤 *Callerya speciosa* (Champ. ex Benth.) Schot ［*Millettia speciosa* Champ.］的块根。

民族名称

【壮族】牛大力（桂平、上林），姆生（靖西），勾两抹。

【瑶族】钳林藕，九龙串珠。

【仫佬族】美嘎咪（罗城）。

民 族 应 用

【壮族】药用块根。水煎服治咳嗽，腰痛，慢性肝炎，遗精，白带异常，肺结核。内服用量 15~30g。

【瑶族】药用块根。治风湿痹痛，风湿性关节炎，腰肌劳损，腰腿痛，肺结核，慢性支气管炎，咳嗽，哮喘，产后虚弱，四肢无力，头晕，遗精，白带异常。内服用量 15~30g，水煎或浸酒服。

【仫佬族】药用块根。水煎冲黄糖服治风湿，贫血。内服用量 15~60g。

药材性状　呈长结节块状，有的略弯曲，长短不一，圆柱形或椭圆柱形，直径可达5cm。表面灰黄色至土黄色，粗糙，有不规则的纵棱和横向细环纹，偶有须根痕，外皮粗厚。质坚，不易折断。横切面皮部狭，黄白色至类白色，有裂隙。分泌物呈深褐色，木部黄色，导管孔不明显，射线放射状排列，无髓部。气微，味微甜。

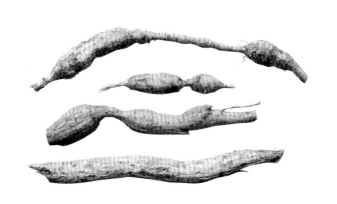

·牛大力－块根

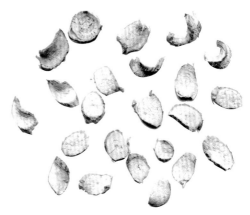

·牛大力－块根

药用源流　以大力牛之名始载于《生草药性备要》，载："大力牛，味甜，性劫。壮筋骨，解热毒，理内伤，治跌打。浸酒，滋肾。一名大口唇，一名伴山虎。"《岭南采药录》以大口唇为名记载，指出其俗名为牛大力、伴山虎，其药用功效描述与《生草药性备要》一致。《陆川本草》载："山莲藕，别名坡莲藕，生山麓。灌木，高一、二尺，根呈连珠状块根，略似莲藕故名。茎圆形，皮棕色，嫩枝有白色绒毛。奇数羽状复叶，小叶革质，有光泽，间或有绿色斑块，叶椭圆形或梭形，长一寸至三寸，宽八分至一寸二分，叶脉网状，向背面凸起，黄色，叶柄极短，大小叶柄基部有勾状托叶一对。"详细描述了山莲藕生长环境、形态特征，与现今牛大力基本一致。《广西壮族自治区壮药质量标准　第一卷》（2008 年版）记载其具有舒筋活络、补虚润肺的功效；主治腰腿痛，风湿痛，慢性肝炎，肺结核。

分类位置	种子植物门	被子植物亚门	双子叶植物纲	豆目	蝶形花科
	Spermatophyta	Angiospermae	Dicotyledoneae	Legumiales	Papilionaceae

形态特征　攀援灌木。单数羽状复叶，小叶通常 6 对，硬纸质，长圆状披针形或椭圆状披针形，基部钝圆，上面光亮，边缘略反卷；小托叶针刺状。圆锥花序腋生，花大密集而单生，有香气；花冠白色、米黄色至淡红色；雄蕊二体；子房线形，密被绒毛。荚果线状，扁平，密被褐色绒

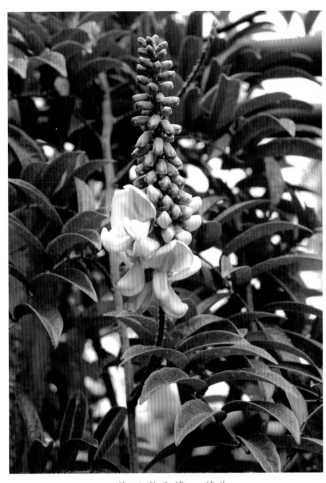

·美丽崖豆藤－花期

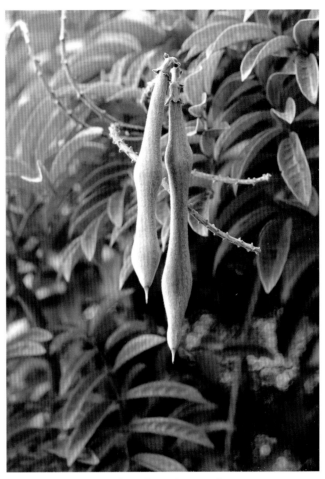

·美丽崖豆藤－果期

毛，有种子 4~6 粒；种子卵形。

生境分布　生于海拔 1700m 以下的灌丛、疏林和旷野中。分布于湖南、广东、海南、广西、福建、贵州、云南等。广西主要分布在梧州、玉林、钦州、南宁、柳州、百色、河池等，贵港、玉林、梧州、钦州等地有栽培。

化学成分　根含生物碱[1]、多糖[2]，以及高丽槐素、芒柄花黄素、异甘草素、补骨脂二氢黄酮、槲皮素、异槲皮苷、3,4,2',4'- 四羟基查尔酮、(-)- 丁香脂素、胡萝卜苷、β- 谷甾醇、豆甾醇 –3–O–β–D– 葡萄糖苷、豆甾醇、2,5- 二羟基苯甲酸，以及紫檀素、高紫檀素等[3-5]。叶含维生素 E、亚麻酸乙酯、γ- 谷甾醇、棕榈酸乙酯、叶绿醇、亚油酸等[6]。

药理作用　1. 免疫调节作用

美丽崖豆藤对小鼠 B 淋巴细胞分泌特异性抗体及 T 淋巴细胞产生的白细胞介素 2 具有免疫调节作用。不同剂量给药组小鼠 B 淋巴细胞产生的溶血空斑数、血清中抗绵羊红细胞（SRBC）抗体凝集效价、脾淋巴细胞产生的 IL-2 活性均明显高于正常对照组[7]。美丽崖豆藤水提取物能显著提高醋酸泼尼松所致免疫低下小鼠的脾脏指数、胸腺指数及廓清指数，提高小鼠血清溶血素含量，并能抑制二硝基氯苯（DNCB）引起的小鼠迟发型皮肤过敏反应[8]。美丽崖豆藤多糖对免疫功能低下小鼠具有免疫调节作用，可增强吞噬细胞的吞噬功能，增加抗体形成细胞的数量，促进淋巴细胞转化[9]。

2. 保肝作用

美丽崖豆藤具有一定的保肝作用,能降低急性肝损伤模型小鼠血清中谷草转氨酶(AST)、谷丙转氨酶(ALT)活性,减少肝匀浆 MDA 含量,降低肝脏指数,提高胸腺指数 [10]。

3. 祛痰、镇咳、平喘作用

美丽崖豆藤水提取物能显著增加小鼠气管酚红排泌量,促进家鸽气管内墨汁运动,减少氨水引发小鼠和枸橼酸引发豚鼠咳嗽反应的次数,延长咳嗽潜伏期,对抗组胺 - 乙酰胆碱引起的豚鼠支气管哮喘 [11]。

4. 抗炎作用

美丽崖豆藤总黄酮对脂多糖致小鼠急性肺损伤具有明显的抗炎作用,可明显减少小鼠急性肺炎肺泡灌洗液中的白细胞数量和总蛋白含量,显著降低肺组织 NF-κB p65 蛋白表达水平,抑制 IL-6 和 TNF-α 的 mRNA 表达水平 [12]。

5. 抗氧化作用

美丽崖豆藤具有体外抗氧化作用,其中美丽崖豆藤水提取物对 OH 自由基和 DPPH 自由基的清除能力大于美丽崖豆藤醇沉物和粗多糖 [13]。美丽崖豆藤乙醇提取物的氯仿萃取物对 DPPH 自由基的清除效果最好,其 IC_{50} 为 40.97μg/ml;乙酸乙酯萃取物对 OH 自由基的清除效果最好,其 IC_{50} 值为 90.5μg/ml [14]。

附　注　美丽崖豆藤主产于湖南、广东、海南、广西等地,以广东、广西、香港等地销量较大,民间作为煲汤原料,可补腰肾,强筋骨。

参考文献

[1] 钟燕珠,麦润萍,郭顺群.酸性染料比色法测定牛大力中总生物碱的含量 [J].中药新药与临床药理,2011,22(6):685-687.

[2] 蔡红兵,刘强,李慧,等.超声提取牛大力多糖的工艺研究 [J].中药材,2007,30(10):1315-1317.

[3] 王呈文,陈光英,宋小平,等.牛大力中黄酮类成分 [J].中成药,2014, 36(10):2111-2114.

[4] 王春华,王英,王国才,等.牛大力的化学成分研究 [J].中草药,2008,39(7):972-975.

[5] 宗鑫凯,赖富丽,王祝年,等.牛大力化学成分研究 [J].中药材,2009,32(4):520-521.

[6] 赖富丽,王祝年,王建荣,等.牛大力藤叶脂溶性成分的 GC-MS 分析 [J].热带作用学报,2009,30(5):714-717.

[7] 吕世静,黄槐莲,吴宋厦.牛大力对抗体及 IL-2 产生的影响 [J].上海免疫学杂志,1997,17(1):56.

[8] 韦翠萍,刘丹丹,唐立海,等.牛大力对小鼠免疫功能的影响 [J].广州中医药大学学报,2009,26(6):539-542.

[9] 石焱,弓小雪,那婕.牛大力多糖对免疫抑制小鼠的免疫调节作用 [J].临床军医杂志,2008,36(4):530-532.

[10] 周添浓,刘丹丹,唐立海,等.牛大力对四氯化碳及酒精所致小鼠急性肝损伤的保护作用 [J].时珍国医国药,2009,20(10):2585-2587.

[11] 刘丹丹,唐立海,王艳,等.牛大力祛痰、镇咳和平喘作用的实验研究 [J].广州中医药大学学报,2009,26(3):266-269.

[12] 杜顺霞,黄慧学,蒙雪芳,等.甜牛大力和苦牛大力总黄酮对小鼠急性肺损伤的影响 [J].中国实验方剂学杂志,2017,23(8):168-173.

[13] 陈蓉蓉,蒲含林,姜华,等.牛大力多糖的分离纯化及抗氧化活性研究 [J].食品研究与开发,2014,35(3):31-34

[14] 王呈文,经明慧,舒火明,等.牛大力总黄酮提取工艺及不同萃取物的抗氧化活性研究 [J].化学研究与应用,2013,25(5):713-717.

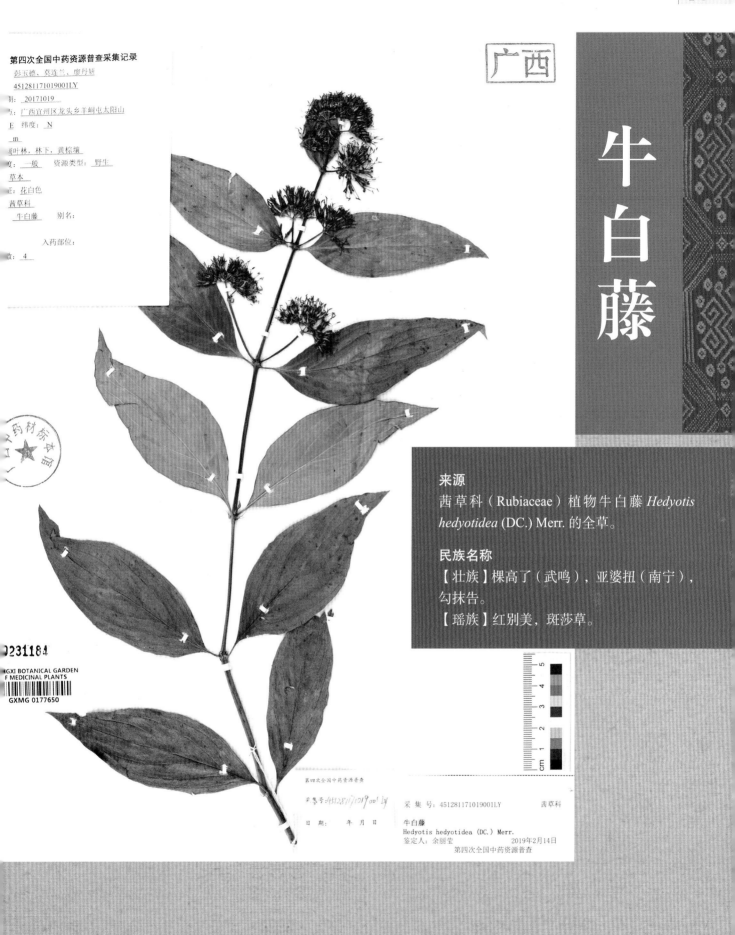

期： 20171019

点： 广西宜州区龙头乡羊峒屯太阳山

E 纬度： N

m

阔叶林，林下，黄棕壤

度： 一般 资源类型： 野生

草本

正：花白色

茜草科

牛白藤 别名：

入药部位：

数： 4

广西

牛白藤

来源

茜草科（Rubiaceae）植物牛白藤 *Hedyotis hedyotidea* (DC.) Merr. 的全草。

民族名称

【壮族】棵高了（武鸣），亚婆扭（南宁），勾抹告。

【瑶族】红别美，斑莎草。

第四次全国中药资源普查

采集号：45128117I019001LY

日 期： 年 月 日

采 集 号：45128117I019001LY 茜草科

牛白藤

Hedyotis hedyotidea (DC.) Merr.

鉴定人：余丽莹 2019年2月14日

第四次全国中药资源普查

民 族 应 用

【壮族】药用全草。用于中暑，感冒，咳嗽，泄泻，痔疮出血，风湿骨痛，跌打损伤，湿疹，乳痈，带状疱疹；水煎洗患处治荨麻疹，伤口溃疡。内服用量 15~30g；外用适量，煎水洗患处。

【瑶族】药用全草。治感冒发热，肺炎咳嗽，风湿骨痛，关节痛，坐骨神经痛，瘰疬，荨麻疹，皮肤瘙痒，毒蛇咬伤。内服用量 15~30g，水煎服；外用适量，水煎洗或用鲜叶捣敷。

药材性状　藤茎多切成斜片或段片，长 3~5cm，直径 0.3~3cm。外皮淡黄色或灰褐色，粗糙，有稍扭曲的浅沟槽及细纵纹；皮孔点状突起，常纵向排列呈棱线，黄白色。质坚硬，不易折断。断面皮部暗灰

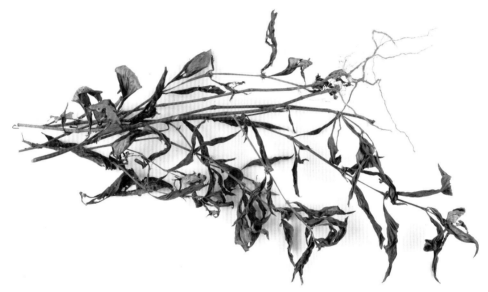

·牛白藤－全草

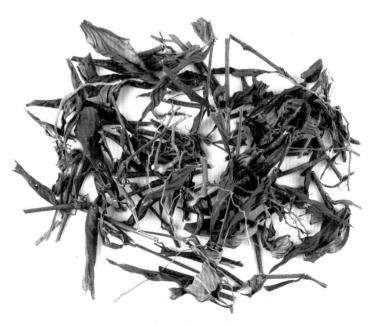

·牛白藤－全草

色，较窄，木部宽广，深黄色、黄白色或红棕色，有不规则菊花纹，中心有髓。叶对生，多皱缩，完整叶片展平后呈卵形或卵状矩圆形，长4~10cm，宽2.5~4cm，先端渐尖，基部近圆形或阔楔形，全缘，上面粗糙，下面叶脉有粉末状柔毛；侧脉明显；托叶截头状，长4~6mm；先端有刺毛4~6条；叶柄长3~10mm。气微，味微甘。

药用源流 《广西壮族自治区壮药质量标准 第一卷》（2008年版）记载其具有清热解暑、祛风活络、消肿解毒的功效；用于中暑发热，感冒咳嗽，风湿骨痛，跌打损伤，皮肤瘙痒。

分类位置	种子植物门	被子植物亚门	双子叶植物纲	茜草目	茜草科
	Spermatophyta	Angiospermae	Dicotyledoneae	Rubiales	Rubiaceae

形态特征 藤状灌木。嫩枝方柱形，被粉末状柔毛，老时圆柱形。叶对生，膜质，长卵形或卵形，长4~10cm，宽2.5~4cm；侧脉每边4~5条，柔弱斜向上伸，在上面下陷，在下面微凸；托叶长4~6mm，顶部截平，有4~6条刺状毛。花序腋生和顶生，由10~20朵花集聚而成一伞形花序；总花梗长2.5cm或稍过之，被微柔毛；花4数，有长约2mm的花梗；花冠白色，管形，外反，外面无毛，里面被疏长毛；雄蕊二型。蒴果近球形，长约3mm，直径2mm，宿存萼檐裂片外反，成熟时室间开裂为2果爿，果爿腹部直裂；种子数粒，微小，具棱。

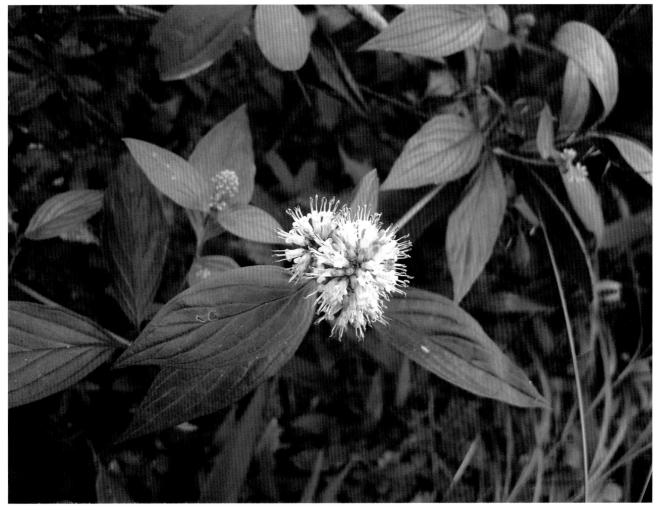

· 牛白藤 - 花期

519

生境分布　生于海拔 200~1000m 的沟谷灌丛或丘陵坡地。分布于福建、广东、广西、云南、贵州、海南、台湾等省区。广西全区各地均有分布。

化学成分　茎叶含 β- 谷甾醇、$\triangle^{5.22}$ 豆甾醇、莨菪亭、羽扇豆醇、表白桦脂酸、熊果酸、齐墩果酸和咖啡酸[1]。藤茎含吐叶醇、桦木酮酸、白桦脂酸、白桦醇、3- 表白桦脂酸、乌苏酸、7β- 羟基谷甾醇[2] 等。叶含挥发油，主要成分为叶绿醇、3,7,11,15- 四甲基 -1- 十六炔 -3- 醇、植酮、棕榈酸、绣球酚[3、4] 等。

药理作用　1. 免疫抑制作用
牛白藤中的白桦醇、乌苏酸和 7β- 羟基谷甾醇对淋巴细胞转化具有明显的抑制作用，与地塞米松的抑制作用强度相当[2]。
2. 保肝作用
牛白藤中的白桦醇对 Con A 诱导的小鼠急性肝炎具有保肝作用，预注射白桦醇能抑制 Con A 刺激的小鼠脾细胞增殖，显著降低促炎细胞因子 IFN-γ，TNF-α 和 IL-6 的水平，并改善肝损伤[5]。

附　　注　牛白藤根亦供药用，具有凉血解毒、祛瘀消肿的功效；主治风湿性腰腿痛，痈疮肿毒，跌打损伤，痔疮出血。"复方牛白藤汤"对治疗肝炎疾病疗效显著，具有较好发展前景[6]。

参考文献

[1] 陶曙红, 陈艳芬, 李钟, 等. 牛白藤抗炎活性化学成分的研究 [J]. 广东药科大学学报, 2011, 27(4):364-366.

[2] 张甜甜, 高莎莎, 侯俊杰, 等. 牛白藤的化学成分及其免疫抑制活性研究 [J]. 中国中药杂志, 2015, 40(12):2357-2362.

[3] 陶曙红, 张少逵, 袁旭江. 牛白藤叶挥发油化学成分的 GC-MS 分析 [J]. 中成药, 2010, 32(3):511-512.

[4] 袁振海, 刘燕, 尚立霞, 等. 牛白藤叶中绣球酚的分离及含量测定 [J]. 中国中医药信息杂志, 2018, 25(3):94-97.

[5]ZHOU Y Q,WENG X F,DOU R,et al.Betulin from *Hedyotis hedyotidea* ameliorates concanavalin A-induced and T cell-mediated autoimmune hepatitis in mice[J].Acta Pharmacologica Sinica, 2016, 38:201-210.

[6] 韦人鉴. 复方牛白藤汤治疗急性传染性肝炎 20 例初步观察 [J]. 广西中医药, 1978, 2:16-17.

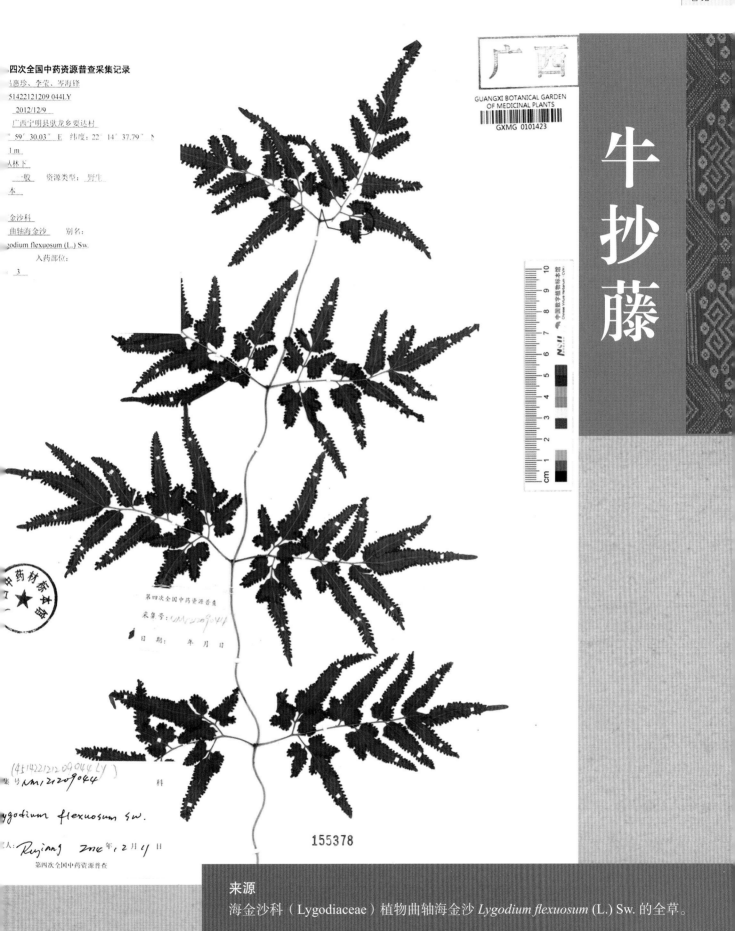

广 西

GUANGXI BOTANICAL GARDEN
OF MEDICINAL PLANTS

GXMG 0101423

牛抄藤

来源

海金沙科（Lygodiaceae）植物曲轴海金沙 *Lygodium flexuosum* (L.) Sw. 的全草。

民族名称

【壮族】Goniuzcauhdwngz。

民 族 应 用

【壮族】药用全草。主治水肿，淋证，风湿骨痛，肢体麻木，跌打损伤。内服用量 9~15g，水煎服；外用适量，水煎洗。

药材性状　缠绕团状，暗绿褐色。茎细长，扭曲。完整叶展开为羽状，羽片长圆三角形，羽轴多少左右弯曲，奇数二回羽状，一回小羽片 3~5 对，基部一对最大，三角状披针形，自第二对或第三对的一回小羽片起不分裂，披针形，基部耳状，叶缘有细锯齿；叶草质。孢子囊穗长 3~9mm，线形，棕褐色。气微，味淡。

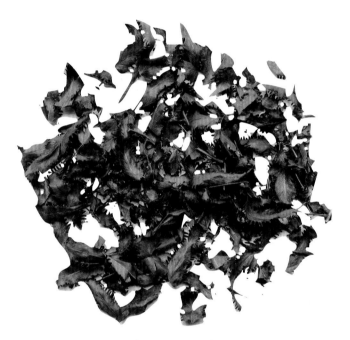

· 牛抄藤 - 全草

药用源流　《中华本草》记载其具有舒筋通络、清热利湿、止血的功效；主治尿路感染，尿路结石，肾炎水肿，肝炎，痢疾，目赤肿痛，风湿痹痛，筋骨麻木，跌打骨折，外伤出血。《广西中药材标准》（1990年版）收载包括曲轴海金沙为基原之一的金沙藤药材，以干燥地上部分入药，具有清热解暑、利水通淋的功效；主治热淋，沙淋，石淋，血淋，膏淋，尿道涩痛，湿热黄疸，风热感冒，咳嗽，咽喉肿痛，泄泻，痢疾。

分类位置	蕨类植物门	蕨纲	真蕨目	海金沙科
	Pteridophyta	Filicopsida	Eufilicales	Lygodiaceae

形态特征　攀援草本。高达 7m。三回羽状；羽片多数，对生于叶轴上的短距上，向两侧平展，羽片长

圆三角形，羽轴多少向左右弯曲，上面两侧有狭边，奇数二回羽状。叶缘有细锯齿，中脉明显，侧脉纤细，明显，自中脉斜上，三回二叉分歧，达于小锯齿。叶草质，干后暗绿褐色，下面光滑，小羽轴两侧有狭翅和棕色短毛，叶面沿中脉及小脉略被刚毛。孢子囊穗长 3~9mm，线形，棕褐色，无毛，小羽片顶部通常不育。

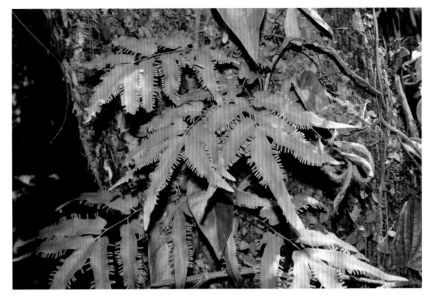

· 曲轴海金沙 – 孢子叶

生境分布 生于海拔 1000m 以下的空旷地、柚木或竹林下，攀援于灌木上。分布于福建、广东、海南、广西、贵州、云南、湖南等。广西主要分布在南宁、武鸣、隆安、上林、桂林、灵川、兴安、防城、灵山、桂平、百色、那坡、宁明、龙州等。

化学成分 全草含海金沙内酯[1]及黄酮类化合物[2]。

药理作用 1. 抗肿瘤作用
曲轴海金沙提取物对人肝癌细胞 PLC/PRF/5 和 Hep3B 均具有抗增殖作用和促凋亡活性，对 TNF-α 诱导的 PLC/PRF/5 细胞中 NF-κB 活化具有抑制作用[3]。
2. 保肝作用
曲轴海金沙正己烷提取物对 D- 半乳糖胺诱导的大鼠肝损伤具有保护作用[4]。另外，对四氯化碳诱导大鼠肝纤维化具有保护作用[5]。

参考文献

[1]ACHARI B,CHAUDHURI C,SAHA C R,et al.X-ray crystal structure of lygodinolide,a novel spiro furanopyran-perhydrophenanthrene derivative from *Lygodium flexuosum*[J].Journal of Organic Chemisry,1990,55(16):4977-4978.

[2] 吕锡亮，姬生国. 曲轴海金沙与小叶海金沙中总黄酮的含量测定 [J]. 中医学报 ,2013,28(8):1187-1189.

[3]WILLS P J,ASHA V V.Chemopreventive action of *Lygodium flexuosum* extract in human hepatoma PLC/PRF/5 and Hep3B cells[J].Journal of Ethnopharmacology,2009,122(2):294-303.

[4]WILLS P J,ASHA V V.Protective effect of *Lygodium flexuosum* (L.) Sw. (Lygodiaceae) against D-galactosamine induced liver injury in rats[J].Journal of Ethnopharmacology,2006,108:116-123.

[5]WILLS P J,ASHA V V.Preventive and curative effect of *Lygodium flexuosum* (L.) Sw. on carbon tetrachloride induced hepatic fibrosis in rats[J].Journal of Ethnopharmacology, 2006, 107:7-11.

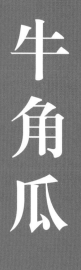

牛角瓜

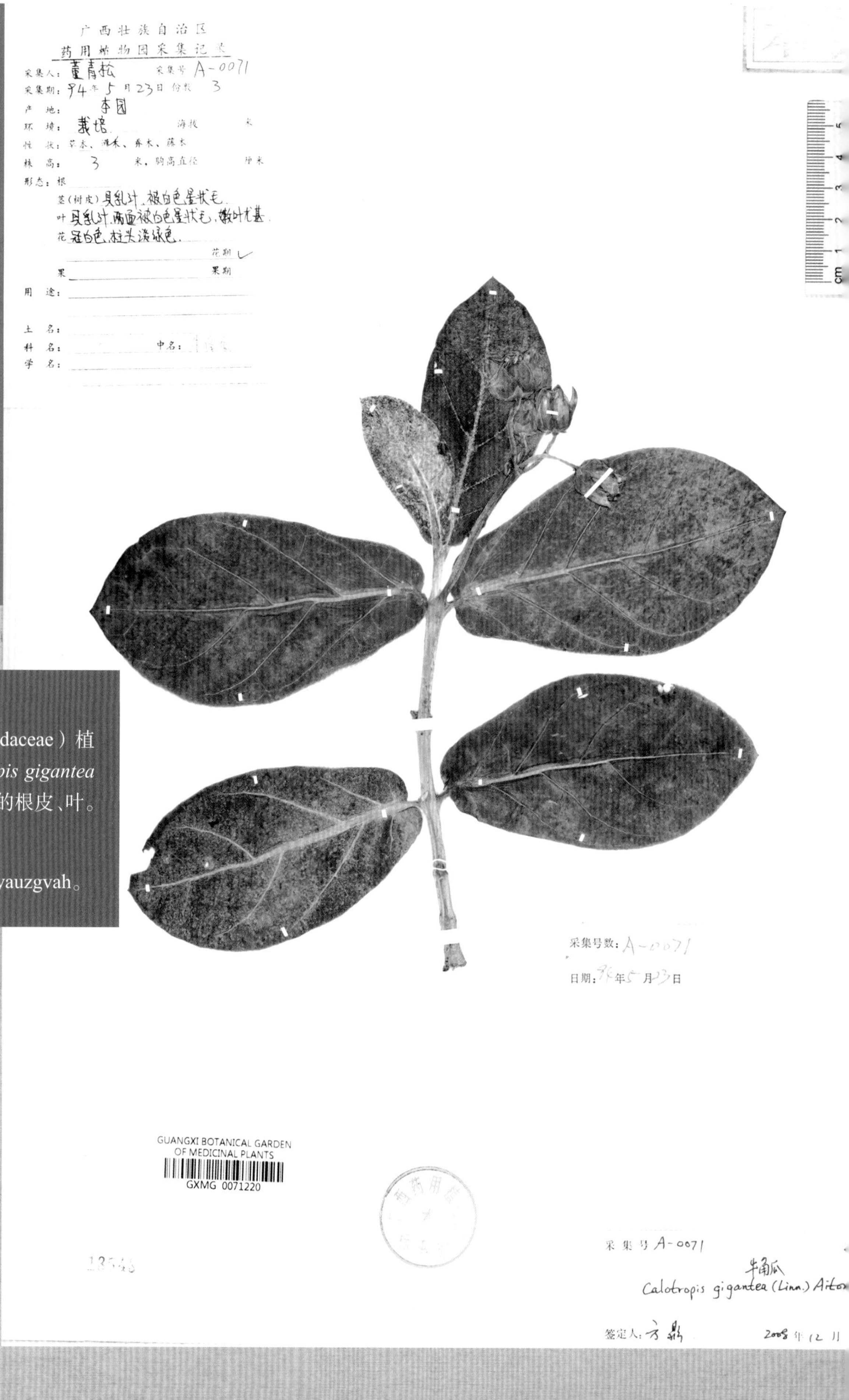

广西壮族自治区
药用植物园采集记录

采集人：董青松　采集号 A-0071
采集期：94年 5 月 23 日 份数 3
产　地：本园
环　境：栽培　　海拔　米
性　状：草本、灌木、乔木、藤本
株　高：3 米，胸高直径　厘米
形　态：根

茎（树皮）具乳汁，被白色星状毛。
叶具乳汁，两面被白色星状毛，嫩叶尤甚。
花冠白色，柱头淡绿色。

花期 ✓
果　　　果期
用　途：

土　名：
科　名：　　　中名：
学　名：

来源

萝藦科（Asclepiadaceae）植物牛角瓜 *Calotropis gigantea* (L.) Dry. ex Ait. f. 的根皮、叶。

民族名称

【壮族】Goniuzgyauzgvah。

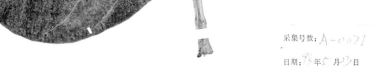

采集号数：A-0071
日期：零年 5 月 23 日

采集号 A-0071
牛角瓜
Calotropis gigantea (Linn.) Aiton

鉴定人：方鼎　2008年12月

民 族 应 用

【壮族】药用根皮、叶。根皮用于体癣，梅毒。叶主治百日咳，咳嗽痰多，支气管炎，哮喘。

药材性状　根呈圆柱形，长短不一，直径0.5~5cm，稍弯曲；表面灰黄色，栓皮粗糙，具纵向粗大裂缝，皮孔圆形而突起；横断面皮部浅黄白色，稍厚；木部淡黄色。质坚韧，不易折断。叶灰黄色，皱缩，厚纸质，嫩叶背面具白色柔毛，老叶无毛；长10~21cm，展开宽5~8cm，全缘，基部耳状；叶柄短而粗壮；下表面叶脉粗大而突起。干叶质脆而易碎。气微，味微苦、涩。有毒。

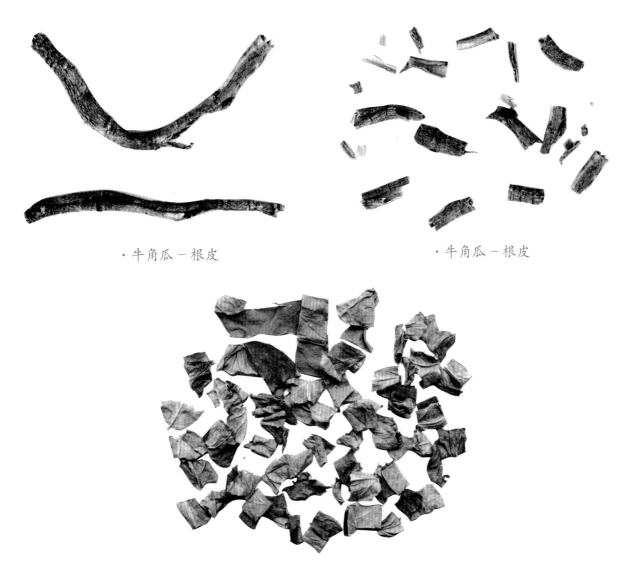

·牛角瓜－根皮　　　　　　·牛角瓜－根皮

·牛角瓜－叶

药用源流　牛角瓜的药用载于《新华本草纲要》："地上部和乳汁外用治各种皮肤癣及疣。本种有大毒，不可内服。"《广西本草选编》记载其叶具有祛痰定喘的功效；用于百日咳，支气管炎，哮喘。《中华本草》记载其叶具有祛痰定喘的功效；主治咳喘痰多，百日咳。

分类位置	种子植物门	被子植物亚门	双子叶植物纲	夹竹桃目	萝摩科
	Spermatophyta	Angiospermae	Dicotyledoneae	Apocynales	Asclepiadaceae

形态特征 直立灌木。全株具乳汁。茎黄白色，枝粗壮，幼枝部分被灰白色绒毛。叶倒卵状长圆形或椭圆状长圆形，两面被灰白色绒毛，老渐脱落；叶柄极短，有时叶基部抱茎。聚伞花序伞形状，腋生和顶生；花序梗和花梗被灰白色绒毛，花梗长 2~2.5cm；花冠紫蓝色，辐状；副花冠裂片比合蕊柱短，顶端内向，基部有距。蓇葖单生，膨胀，端部外弯，被短柔毛；种子广卵形，顶端具白色绢毛。

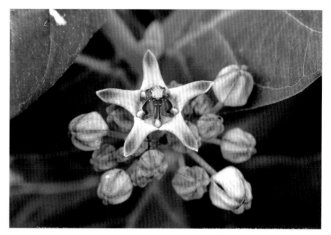

·牛角瓜－花期

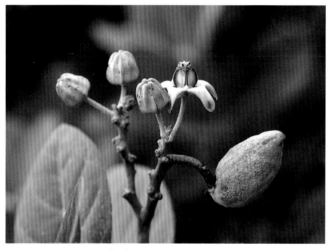

·牛角瓜－果期

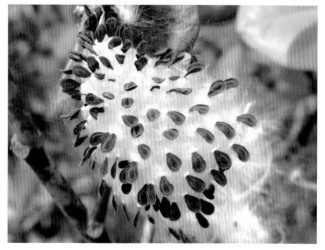

·牛角瓜－果期

生境分布 生于海拔 1400m 以下的向阳山坡、旷野地及海边。分布于海南、云南、四川、广西和广东等。广西主要分布在宁明、龙州等。

化学成分 叶含羽扇豆醇、松柏醇、酚类及黄酮类化合物 [1]，以及 15β–hydroxycardenolides、16α–hydroxycardenolide、16α–hydroxycalotropagenin、calactinic acid、12β–hydroxycoroglaucigenin、calotropagenin、calotoxin、coroglaucigenin 等强心苷类化合物 [2]。根含强心苷类化合物牛角瓜苷、弗如糖苷、4'–O–β–D–glucopyranosylfrugoside [3]，以及洋地黄毒苷元 –3–O–β–D–葡萄糖苷、洋地黄毒苷元 –3–O–α–L– 鼠李糖苷、坎诺苷元 –3–O–β–D– 葡萄糖苷、坎诺苷元 –3–O–α–L– 鼠李糖苷 [4]。还含齐墩果烷 –12– 烯、羽扇豆醇、奈皮菌素、3α,11α– 二羟基 –20(29)– 羽扇豆烷 –28– 酸甲酯和熊果酸 [4]。全株含钉头果苷、乌沙苷元、阿江榄仁酸、胡萝卜苷、齐墩果酸、β– 谷甾醇、1– 苯乙酸甲酯、对羟基苯甲酸丁酯等 [5]。

药理作用　1. 抗菌作用

牛角瓜茎的石油醚粗提取物对枯草芽孢杆菌、白色念珠菌、黑曲霉等具有良好的抑菌活性，氯仿粗提取物对白色念珠菌的抑菌作用与氟康唑相当，乙酸乙酯和甲醇粗提取物对变紫青霉、黑曲霉等具有一定的抑菌活性 [6]。根的石油醚粗提取物对枯草芽孢杆菌、白色念珠菌、黑曲霉菌等具有良好的抑菌活性，氯仿粗提取物和乙酸乙酯粗提取物也具有一定的抑菌作用，而甲醇粗提取物的抑菌作用较弱 [7]。

2. 抗肿瘤作用

体外活性检测发现牛角瓜中的强心苷类化合物钉头果苷及乌沙苷元对肿瘤 HLE、K562、RPMI8226、MCF7、MDA、WM9 细胞的增殖具有明显的抑制活性，对肿瘤 K562、RPMI8226 细胞株增殖的抑制作用最为明显 [5]。牛角瓜根中的牛角瓜苷、弗如糖苷和 4′-O-β-D-glucopyranosylfrugoside 对 20 种人肿瘤细胞株具有毒性作用，对 5 种小鼠肿瘤细胞株无毒性（浓度为 2mg/L 时）[3]。

3. 抗氧化作用

牛角瓜叶乙醇提取物具有显著的抗氧化活性，对 DPPH 自由基的 IC_{50} 为 0.33g/L，对 OH 自由基的 IC_{50} 为 0.21g/L [1]。

4. 强心作用

牛角瓜苷对在体蛙心、猫心、兔心及离体猫心、豚鼠心有强心作用；腿淋巴囊注射牛角瓜苷 0.5~1.0mg 可使在体蛙心搏动于 30min 至 1h 内停止于收缩期 [8]。

5. 其他作用

牛角瓜根皮甲醇提取物具有较高的杀虫活性 [9]；牛角瓜苷对鸽的最小致死量为 2.82mg/kg [8]。

附　　注　牛角瓜的根、茎、叶、果及各部位的白色汁液均有大毒和强烈的刺激性。食少量能引起呕吐、腹泻，食大量则会发生严重的腹痛及肠炎，以致死亡。妊娠的人畜中毒会引起流产。牛角瓜强心苷表现出显著的体外抗肿瘤活性，强心苷和 2-oxovoruscharin 及其衍生物的抗肿瘤用途已申请美国专利并获得授权 [10]。

参考文献

[1] 王洁,李花,骆焱平.牛角瓜叶乙醇提取物的体外抗氧化活性 [J].热带生物学报,2018,9(2):183-188.

[2]SEEKA C,SUTHIVAIYAKIT S.Cytotoxic cardenolides from the leaves of *Calotropis gigantea*[J].Chemical and Pharmaceutical Bulletin,2010,58(5):725-728.

[3]KIUCHI F,FUKAO Y,MARUYAMA T,et al.Cytotoxic principles of a bangladeshi crude drug,akond mul (roots of *Calotropis gigantea* L.)[J].Chemical & Pharmaceutical Bulletin,1998,46(3):528-530.

[4]杨彩霞,马成龙,郜晓玲,等.牛角瓜根化学成分的研究 [J].西北师范大学学报（自然科学版）,2018,54(5):78-82.

[5]黄筑艳,敖芳芳,吴希芝,等.牛角瓜化学成分及其抗肿瘤活性研究 [J].中国药学杂志,2016,51(21):1826-1830.

[6]杨军辉,杨彩霞,何翠华,等.牛角瓜茎提取物的抑菌活性研究 [J].中国消毒学杂志,2017,34(2):112-114,118.

[7]杨军辉,何翠华,高非,等.牛角瓜根的抑菌活性研究 [J].热带作物学报,2017,38(1):160-165.

[8]邓士贤,王懋德,王德成.牛角瓜苷的强心作用及其生物效价 [J].药学学报,1962,9(11):667-670.

[9]ALAM M A,M. HABIB R,NIKKON F,et al.Insecticidal activity of root bark of *Calotropis gigantea* L. against *Tribolium castaneum* (Herbst)[J].World Journal of Zoology,2009,4(2): 90-95.

[10]戴好富,王茂媛,梅文莉,等.牛角瓜属植物化学成分与药理活性研究进展 [J].河南大学学报（医学版）,2009,28(1):1-7.

毛叶白粉藤

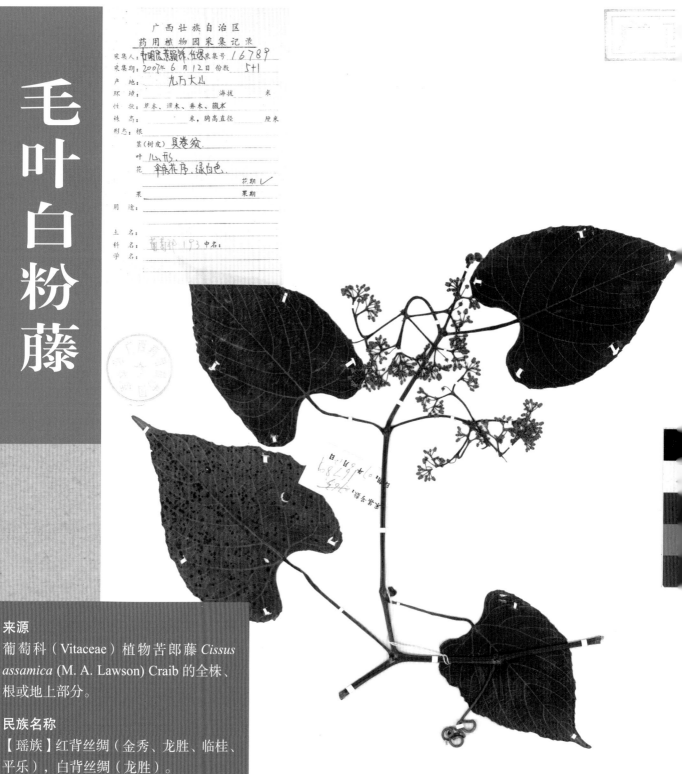

来源

葡萄科（Vitaceae）植物苦郎藤 *Cissus assamica* (M. A. Lawson) Craib 的全株、根或地上部分。

民族名称

【瑶族】红背丝绸（金秀、龙胜、临桂、平乐），白背丝绸（龙胜）。

民 族 应 用

【瑶族】药用全株、根或地上部分。全株水煎服治支气管炎，哮喘，毒蛇咬伤。根水煎冲酒服兼外敷，治肝炎，肝硬化腹水，跌打损伤，风湿痹痛，毒蛇咬伤，痈肿等。地上部分捣烂敷患处治湿疹。内服用量 6~9g；外用适量。

药材性状 藤茎呈椭圆形或扁圆形，直径 0.3~1.5cm；表面黑褐色或灰褐色，有棱形条纹，并伴有多数红褐色点状突起的皮孔；节明显，稍膨大，节间长 5~10cm。质坚，难折断。断面不平整，皮部窄，木部呈黄褐色，射线辐射状，导管的孔眼明显，木部易纵向片状分离；髓部疏松，红褐色，老茎常中空。气微，味淡，口尝有滑腻感。

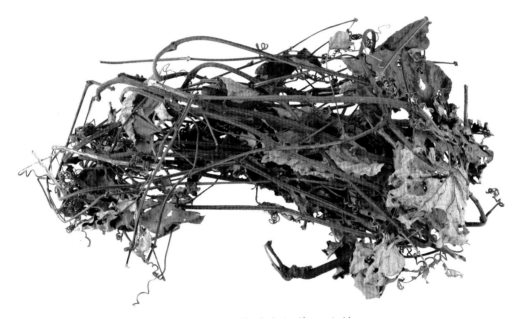

· 毛叶白粉藤 - 全株

药用源流 《全国中草药汇编》和《福建药物志》记载其具有拔脓消肿、散瘀止痛的功效；主治跌打损伤，扭伤，风湿关节疼痛，骨折，痈疮肿毒，骨髓炎。《中华本草》记载其根具有祛风除湿、散瘀、拔毒的功效；主治风湿痹痛、跌打扭伤、痈疽肿毒。

 分类位置

种子植物门	被子植物亚门	双子叶植物纲	鼠李目	葡萄科
Spermatophyta	Angiospermae	Dicotyledoneae	Rhamnales	Vitaceae

形态特征 木质攀援藤本。枝、叶和花序均有黄褐色短柔毛；卷须粗壮，二叉分枝。单叶互生，心形或宽卵状心形，长 5~7cm，宽 4~14cm，顶端短尾尖或急尖，基部心形，边缘有尖锐小锯齿，下面脉上有锈色"丁"字形短毛或无毛，基出脉 5，侧脉 4~6 对。复聚伞花序与叶对生，近伞形；花小；花梗有锈色或黄褐色"丁"字形短绒毛。果梨形，长 6~8mm，内有种子 1 粒。

生境分布 生于海拔 200~1600m 的山谷溪边林中、林缘或山坡灌木林下。分布于广西、广东、江西、福建、湖南、四川、贵州、云南等。广西主要分布在隆林、那坡、百色、贺州、金秀、恭城、平乐、临桂、灵川、龙胜、罗城等。

化学成分 根含 β- 谷甾醇、没食子酸、3,4',5 三羟基反式芪[1]、白藜芦醇[2]。藤茎含岩白菜素、3,3',4' - 三甲基鞣花酸、β- 谷甾醇、没食子酸、3,3'- 二甲氧基鞣花酸[3]。

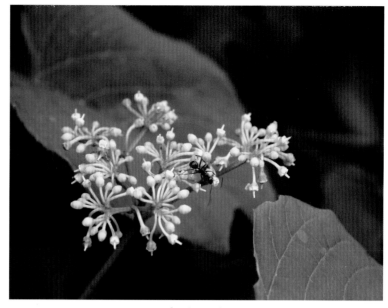

· 苦郎藤 - 花期

药理作用 1. 抗炎和镇痛作用

苦郎藤口服液不同剂量灌胃给药，对小鼠热板法痛阈值均有不同程度的提高，在 60~90min 时作用最强，作用持续 2h 以上；对二甲苯所致小鼠耳郭肿胀有明显的抑制作用[4]。苦郎藤有明显的镇痛作用，能明显地改善大鼠原发性炎症和继发性炎症，减轻大鼠的关节肿胀程度，降低多发性关节炎指数，提示其具有抗类风湿关节炎的有效成分[5]。

2. 拮抗内皮素（ET-1）和蛇毒（S6b）的作用

苦郎藤水提取物与醇提取物具有拮抗 ET-1 的作用，且醇提取物的拮抗活性强于水提取物。其醇提取物对 S6b 具有与拮抗 ET-1 相同的作用；能舒张 ET-1 对大鼠离体主动脉肌条的缩血管作用，该作用呈现剂量依赖性[6]。苦郎藤拮抗 ET-1 和 S6b 的活性成分为白藜芦醇，白藜芦醇与 ET-1 受体有一定的结合作用[7]。

参考文献

[1] 杨连春, 王峰, 刘敏, 等. 红背丝绸拮抗内皮素有效成分的提取、分离和鉴定 [J]. 空军总医院学报, 1997,13(4):22-25.

[2]YANG L C,WAN G F,LIU M.A study of an endothelin antagonist from a Chinese antisnake venom medicinal herb[J].J Cardiovasc Pharmacol,1998,31(suppl 1):5249-5250.

[3] 谢一辉, 张叶青, 邓鹏, 等. 安痛藤化学成分的研究 [J]. 时珍国医国药,2007,18(12):2905-2906.

[4] 黄立中, 莫新民, 雷晓明. 安痛藤口服液对小鼠镇痛抗炎作用的实验研究 [J]. 湖南中医杂志,2000,16(4):53-54.

[5] 黄丽萍, 谢一辉, 肖百全, 等. 安痛藤对大鼠佐剂性关节炎的实验研究 [J]. 时珍国医国药,2006,17(11):2139-2140.

[6] 王峰, 杨连春, 刘敏, 等. 抗蛇毒中草药拮抗 ET-1 和 S6b 作用的初步研究 [J]. 中国中药杂志,1997,22(10):44-46,64-65.

[7] 杨连春, 王峰, 刘敏, 等. 抗蛇毒中草药红背丝绸对内皮素 -1 的拮抗作用 [J]. 中国新药杂志,2000,9(7):455-458.

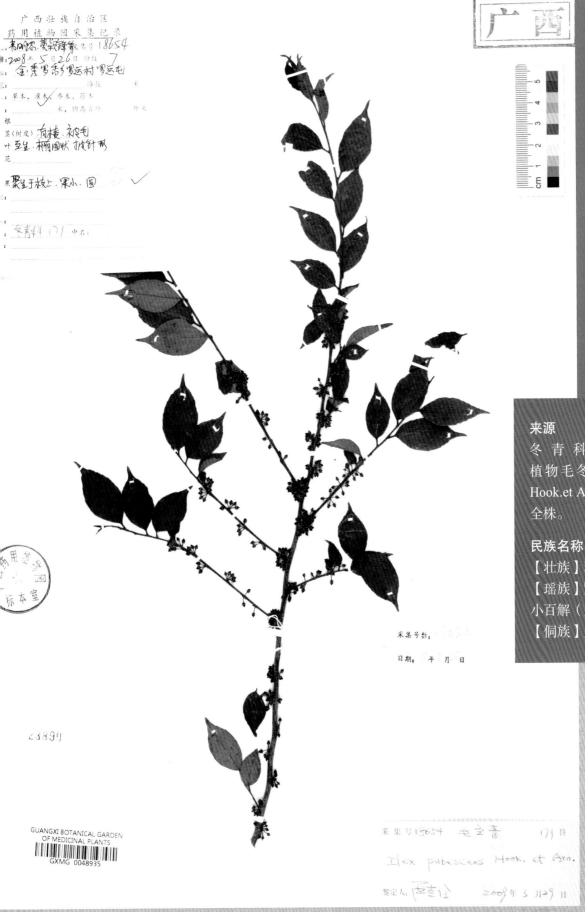

广西壮族自治区
药用植物园采集记录
采集人：黄瑞群等 采集号 18654
2008年 5月26日 份数
金秀罗香乡罗运村罗运屯
海拔　　　　　米
草本、灌木、乔木、藤木
来，购高音标　　　所见
根
茎（树皮）有棱，被毛
叶 互生 椭圆状 披针形
花
果 聚生于枝上，果小，圆

冬青科 门 中名

药用植物园
标本室

28899

采集号数：
日期：　年　月　日

采集号18654 毛冬青 门井
Ilex pubescens Hook. et Arn.
鉴定人：黄瑞群 2009年3月29日

毛冬青

来源

冬 青 科（Aquifoliaceae）
植物毛冬青 *Ilex pubescens*
Hook.et Arn. 的根、根皮或
全株。

民族名称

【壮族】雅火冬。
【瑶族】咒供旦，蚂蚁树，
小百解（金秀）。
【侗族】火格木（三江）。

民 族 应 用

【壮族】药用根。用于痧病，咽痛，高血压，脉管炎，冠心病，烫伤。内服用量 60~120g；外用适量，煎成 1:1 煎剂，敷患处。

【瑶族】药用根、根皮或全株。根或根皮水煎服治高血压，肝炎；研粉调水敷患处或水煎涂患处治骨折，跌打肿痛，痈疮肿毒。全株水煎服治感冒发热，肺炎，咽喉炎；水煎敷患处治烧烫伤；水煎洗患处或敷患处治皮肤瘙痒。内服用量 15~20g；外用适量。

【侗族】药用根、根皮或全株。研粉调水敷患处或水煎涂患处治骨折，跌打肿痛，痈疮肿毒。

药材性状　根呈圆柱形，有的分枝，长短不一，直径 1~4cm。表面灰褐色至棕褐色，根头部具茎枝及茎残基；外皮稍粗糙，有纵向细皱纹及横向皮孔。质坚实，不易折断。断面皮部薄，老根稍厚，木部发达，土黄色至灰白色，有致密的放射状纹理及环纹。气微，味苦、涩而后甜。商品多为块片状，大小不等，厚 0.5~1cm。

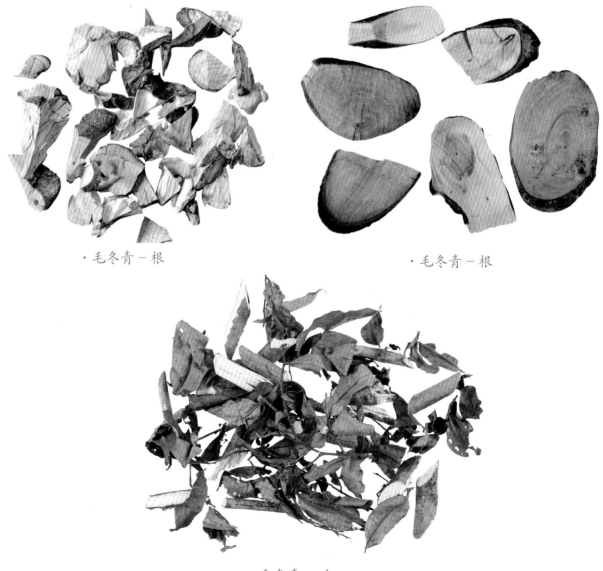

·毛冬青－根　　　　　　　　　　·毛冬青－根

·毛冬青－叶

药用源流 毛冬青为我国民间常用草药,现代医药书籍有较多报道。《广西中草药》记载:"(毛冬青)清热解毒,消肿止痛,利小便。治刀枪打伤,肺热喘咳,外感风热,预防流感。"《浙江民间常用草药》记载:"(毛冬青)治感冒,扁桃体炎,痢疾,血栓闭塞性脉管炎。"《全国中草药汇编》记载其具有活血通脉、消肿止痛、清热解毒的功效;主治冠心病,血栓闭塞性脉管炎,缺血性脑中风,慢性肾炎,小儿急性上呼吸道感染,高胆固醇血症,高血压,血栓性静脉炎,中心性视网膜炎,葡萄球膜炎,慢性盆腔炎,输卵管炎性阻塞,萎缩性鼻炎,唇风及外科感染性外伤;外用于烧伤,烫伤,冻疮。《中华本草》记载其具有清热解毒、活血通络的功效;主治风热感冒,肺热喘咳,咽痛,乳蛾,牙龈肿痛,胸痹心痛,中风偏瘫,血栓闭塞性脉管炎,丹毒,烧烫伤,痈疽,中心性视网膜炎等。《广西壮族自治区壮药质量标准 第二卷》(2011年版)记载其根具有凉血、活血、通脉、消炎、解毒的功效;主治血栓闭塞性脉管炎,冠心病;外治烧伤,烫伤。

	种子植物门	被子植物亚门	双子叶植物纲	卫矛目	冬青科
分类位置	Spermatophyta	Angiospermae	Dicotyledoneae	Celastrales	Aquifoliaceae

形态特征 常绿灌木或小乔木。小枝纤细,近四棱形,灰褐色,密被长硬毛,具纵棱脊。叶生于1~2年生枝上,椭圆形或长卵形,基部钝,边缘具疏而尖的细锯齿或近全缘,两面被长硬毛。花序簇生于1~2年生枝的叶腋内,密被长硬毛。雄花序:簇的单个分枝具1或3花的聚伞花序,花梗长1.5~2mm,基部具2枚小苞片;花4或5基数。雌花序:簇生,被长硬毛,单个分枝具单花,稀具3花,花梗长2~3mm,基部具小苞片;花6~8基数。果球形,直径约4mm,成熟后红色。

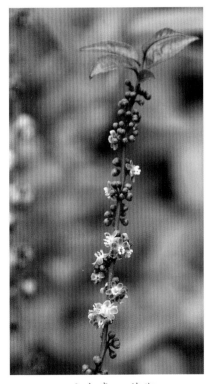

·毛冬青-花期

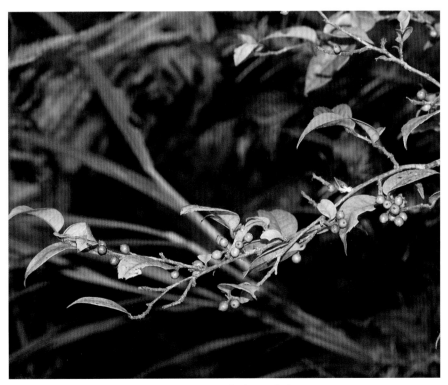

·毛冬青-果期

生境分布 生于海拔 100~1000m 的山坡常绿阔叶林中或林缘、灌木丛中及溪旁、路边。分布于广东、广西、福建、江西、安徽、浙江、台湾、湖南、海南、香港和贵州等。广西全区各地均有分布。

化学成分 根含 3,4- 二羟基苯乙酮、氢醌、东莨菪素、马栗树皮素、高香草酸、秃毛冬青素。含苯丙素类化合物 jasurolignoside、isolariciresinol 4'-O-β-D-glucopyranoside、phillyrind、syringin 等[1]。含木脂素类化合物 vladinol D、$erythro$-(7R,8S)-guaiacylglycerol-β-coniferyl aldehyde ether、(-)- 丁香酯素、(-)- 杜仲树脂酚、(+)- 环橄榄树脂素等[2]。含皂苷类化合物，主要成分包括毛冬青酸、具栖冬青苷、毛冬青皂苷 B$_1$、毛冬青皂苷 B 等[3]。

药理作用 1. 降压作用

毛冬青甲素（由毛冬青根中的毛冬青酸经丁二酸酐酰化而得）能使去甲肾上腺素性急性高血压兔的动脉血压降低，对平滑肌细胞膜上的电位依赖性钙通道和受体操纵性钙通道均有拮抗作用[4]。

2. 抗凝作用

毛冬青甲素可使血栓素 A$_2$ 降低、前列环素升高并可阻止血栓素 A$_2$ 诱导的动脉内膜增厚[5]；能促进前列环素分泌，抑制血栓素 A$_2$ 释放，保持前列环素 / 血栓素 A$_2$ 的相对平衡，抑制动脉成形术后的再狭窄[6]。毛冬青注射液对凝血酶诱导的肌动蛋白聚合和肌球蛋白与肌动蛋白微丝的结合均有强烈的抑制作用[8]。毛冬青甲素能提高血小板 cAMP 水平[8]。毛冬青甲素体外给药，能抑制二磷酸腺苷、胶原诱导的人、兔血小板聚集和 5- 羟色胺释放，剂量与效应相关。药物抑制二磷酸腺苷诱导的聚集和释放反应较强，给大鼠体内给药也明显抑制血小板聚集[9]。毛冬青酸具有抗动脉、静脉血栓作用，能提高血浆优球蛋白溶解活性，能抑制二磷酸腺苷、胶原诱导的血小板聚集，能提高动脉壁前列环素和血小板内 cAMP 的含量。毛冬青酸抗血栓与内源性、外源性凝血途径无关[10]。

3. 对脑的保护作用

毛冬青黄酮可影响 MAP2 表达，缩小梗死面积，减轻神经元损伤，提示其对缺血脑组织有保护作用[11]。毛冬青提取物可明显降低脑组织含水量，升高超氧化物歧化酶的活性，减少丙二醛的产生。毛冬青提取物对脑缺血再灌注损伤有较好的保护作用，其机制可能与减轻脑水肿、抗自由基和抑制脂质过氧化反应有关[12]。毛冬青甲素对大鼠海马脑片缺氧损伤具有明显保护作用，其作用机制与对抗谷氨酸的神经毒性作用有密切关系[13]。毛冬青甲素可能通过促进缺血侧脑组织 GAP-43 的表达，促进神经元的修复和再生而发挥其神经保护作用[14]。

4. 抗炎作用

毛冬青口服液对二甲苯致小鼠耳郭肿胀、蛋清致大鼠足跖肿胀、醋酸致小鼠腹腔毛细血管通透性增加及大鼠棉球肉芽肿等均有显著的抑制作用[15]。毛冬青甲素能抑制输卵管炎所致的结缔组织增生，对抗黏膜上皮的变性坏死，抑制炎症的浸润。同时，造模大鼠经用药后其血液比黏度、红细胞电泳率、红细胞聚集指数等指标显著改善[16]。毛冬青甲素能降低动脉内膜球囊损伤后炎性因子白细胞介素 -6、血清巨噬细胞集落刺激因子水平；并抑制被损伤内膜血管平滑肌细胞增生，毛冬青甲素治疗组较球囊扩张组泡沫细胞减少，管腔狭窄程度明显减轻[17]。

5. 免疫调节作用

毛冬青具有治疗逆转录病毒感染模型（FLV）所致小鼠脾大症的作用，其机制可能在于其具有一定的抗逆转录病毒及调节机体免疫状态的作用[18]。毛冬青甲素能影响柔红霉素对体外培养过度表达 P-170 白血病细胞的细胞毒作用，且毛冬青甲素与异搏定的联合作用能大大提高柔红霉素对 K562/AO2 细胞的杀伤力[19]。

附　注 毛冬青叶亦可入药，具有清热凉血、解毒消肿的功效；用于烫伤，外伤出血，痈肿疔疮，走马牙疳。

参考文献

[1] 张诗慧,路宜蕾,邓博文,等.毛冬青苯丙素类化学成分研究[J].沈阳药科大学学报,2018,35(10):851-856.

[2] 杨燚,师帅,魏丹,等.毛冬青中木脂素类化学成分的分离与鉴定[J].沈阳药科大学学报,2017,34(6):467-472.

[3] 蒋仲芳,黄柔湘,秦国伟,等.毛冬青化学成分的研究Ⅲ:四种三萜皂苷的分离和鉴定[J].中草药,1991,22(7):291.

[4] 贾可亮,林炳金,陈芝喜,等.毛冬青甲素对兔主动脉平滑肌钙内流的影响[J].广州中医学院学报,1990,7(1):44-46.

[5] 盛建龙,赵利华,杨晓村.毛冬青甲素对动脉球囊损伤后的保护作用[J].中国老年学杂志,2007,27(7):616-617.

[6] 王瑛,郑明日.毛冬青甲素对家兔颈总动脉球囊成形术后PGI_2和TXA_2的作用[J].吉林医学,2004,25(4):61-62.

[7] 黄才,梁念慈.毛冬青和复方丹参注射液对猪血小板细胞骨架蛋白的影响[J].湛江医学院学报,1993,11(1-2):9-12.

[8] 林柄鎏,陈芝喜,张善澂.毛冬青甲素对3',5'-环一磷酸腺苷磷酸二脂酶活性的影响[J].广州中医学院学报,1990,7(4):239-241.

[9] 汪钟,杜金香,朱国强,等.毛冬青甲素对血小板功能和形态的影响[J].中西医结合杂志,1985,5(4):232-234.

[10] 张芳林,郭晟,朱令元,等.毛冬青酸抗血栓实验研究及机制探讨[J].江西医学院学报,2003,43(2):33-37.

[11] 钱佳利,徐忠信,郑彦臣,等.大鼠局灶性脑缺血MAP2表达及毛冬青黄酮的保护作用[J].中国病理生理杂志,2005,21(8):1636.

[12] 盛怀龙,董秀兰,姜永飞.毛冬青提取物对大鼠脑缺血再灌注损伤的保护作用[J].中国新药杂志,2009,18(11):1020-1022.

[13] 陈洁文,谭宝璇,苏文.毛冬青甲素对脑细胞缺氧损伤的保护及其机制的实验研究[J].广州中医药大学学报,1997,14(2):97-101.

[14] 石旺清,郑关毅.毛冬青甲素对大鼠脑缺血再灌注后GAP-43表达的影响[J].福建中医药,2010,41(2):46-49.

[15] 王兰兰.毛冬青口服液抗炎作用实验研究[J].医药论坛杂志,2007,28(1):22-23.

[16] 刘小玉,李丽芸,张淑明,等.毛冬青甲素对大鼠实验性输卵管炎性阻塞的作用[J].中国中西医结合杂志,1993,13(8):478-480.

[17] 赵利华,李章伟,杨闯,等.毛冬青甲素对兔颈总动脉球囊损伤后炎性因子IL-6和M-CSF的影响[J].吉林大学学报(医学版),2008,34(1):105-107.

[18] 冯鹰,符林春,肖凤仪.毛冬青对小鼠逆转录病毒感染模型脾大症治疗机制的研究[J].江苏中医药,2007,39(11):85-86.

[19] 赵早云.毛冬青甲素影响柔红霉素对白血病细胞的细胞毒作用研究[J].湖南中医杂志,2003,19(5):53.

毛花柱忍冬

第四次全国中药资源普查采集记录

采集人：灵川县普查队　采集号：450323130328020LY
采集日期：2013 年 3 月 28 日
采集地点：广西灵川县青狮潭镇岩山村
经度：110°9′5″E　纬度：25°25′48″N
海拔：234 m
环境：灌丛，路旁，石灰土
出现频度：一般　资源类型：野生
性状：藤本
重要特征：
科名：
植物名：金银花　别名：
学名：
药材名：　入药部位：
标本份数：4
用途：
备注：遗传材料 2 份

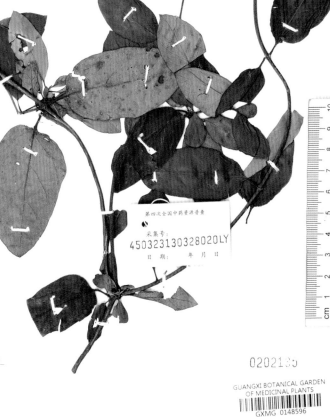

来源

忍冬科（Caprifoliaceae）植物水忍冬 *Lonicera dasystyla* Rehd. 的花蕾和带初开的花。

民族名称

【壮族】水银花，银花忍。

第四次全国中药资源普查标本鉴定签

采集号：450323130328020LY　科　名：233 忍冬科
学　名：Lonicera dasystyla Rehd.
植物名：水忍冬
鉴定人：韦仕伯　鉴定日期：2017 年 08 月 10 日

民族应用

【壮族】药用花蕾或带初开的花。具有清热毒、祛风毒的功效；用于感冒发热，咽炎，痢疾，痈疮，疔疮。内服用量6~15g。

药材性状　本品呈细棒状，上粗下细，略弯曲，长1.5~4cm，直径0.5~2.5mm。表面绿白色至淡黄棕色（贮久色较深），微带紫色，无毛。花萼绿色，裂片短三角形，开放者花冠上唇常不整齐，花柱下部多密被长柔毛。气清香，味微苦。

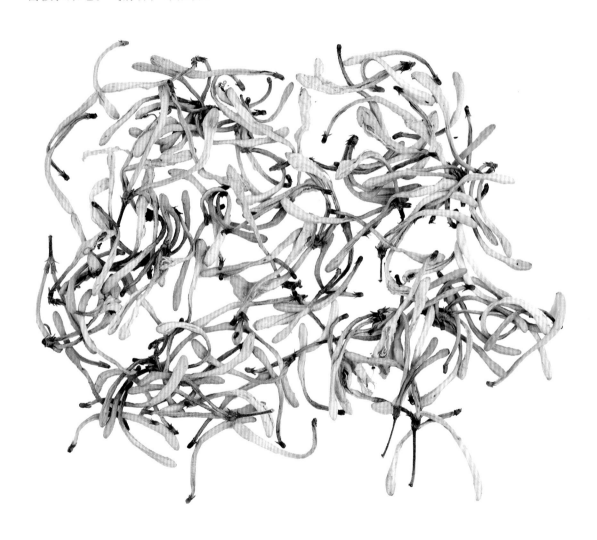

·毛花柱忍冬－花

药用源流　毛花柱忍冬是我国南方地区常用中草药，《广西壮族自治区壮药质量标准　第二卷》（2011年版）记载其具有清热解毒、疏风散热的功效；主治风热感冒，咽喉肿痛，痢疾，疮疡肿毒，丹毒。《中华人民共和国药典》1977年版、1985年版、2000年版记载毛花柱忍冬为金银花基原植物之一，具有清热解毒、凉散风热的功效；主治痈肿疔疮，喉痹，丹毒，热毒血痢，风热感冒，温病发热等。

分类位置	种子植物门	被子植物亚门	双子叶植物纲	败酱目	忍冬科
	Spermatophyta	Angiospermae	Dicotyledoneae	Valerianales	Caprifoliaceae

形态特征 藤本。小枝、叶柄和总花梗被灰白色柔毛。叶纸质，卵形或卵状矩圆形，长 2~9cm，茎下方的叶有时不规则羽状 3~5 中裂，顶端近圆形或钝尖，基部圆形或微心形，两面无毛或疏生短柔毛，上面有时具紫晕，下面稍粉红色，壮枝的叶下面被灰白色毡毛，两叶柄相连处呈线状凸起。总状花序，芳香，双花生于小枝梢叶腋，总花梗长 4~12mm；苞片极小，三角形；花冠白色，近基部带紫红色，长 2~3.5cm，唇形，筒长 14~17mm，两面有微毛，上唇裂片矩圆状披针形，下唇长条形，比上唇长；雄蕊与花冠几等长，花丝基部有疏柔毛，花药条形；花柱伸出，下方 1/3 有柔毛或无毛。果实黑色。

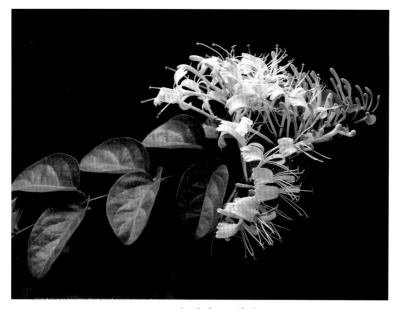

·水忍冬－花期

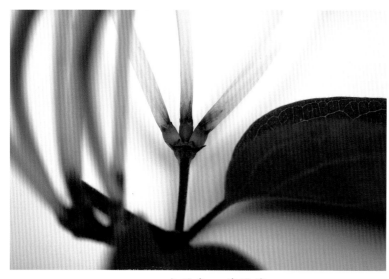

·水忍冬－花冠筒

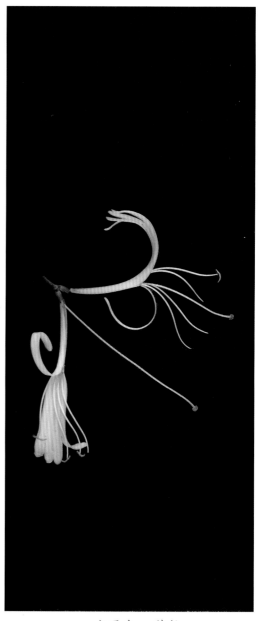

·水忍冬－花柱

生境分布 生于海拔800m以下的山坡、混交林下、灌木林下、平原路旁，河边。分布于广东、广西、海南、云南。广西主要分布在邕宁、横县、柳州、桂林、阳朔、临桂、贵港、玉林、都安、宜州、忻城、扶绥、宁明、龙州等。

化学成分 地上部分及花蕾中含有绿原酸、5-O-咖啡酰基-奎宁酸丁酯、5-O-咖啡酰基-奎宁酸甲酯、槲皮素、木犀草素-7-O-β-D-葡萄糖苷、芦丁、山奈酚-3-O-芸香糖苷、秦皮乙素、β-谷甾醇、木犀草素、异鼠李素-3-O-β-D-葡萄糖苷、马钱子苷、獐牙菜苷、secoxyloganin、grandifloroside 等化合物[1,2]。花蕾中还含三萜皂苷化合物 3-O-β-D-吡喃木糖基(1→3)-O-α-L-吡喃鼠李糖基(1→2)-O-α-L-吡喃阿拉伯糖基常春藤皂苷元-28-O-β-D-吡喃葡萄糖基(1→6)-O-(3-O-咖啡酰基)-β-D-吡喃葡萄糖酯苷、灰毡毛忍冬皂苷甲、川续断皂苷乙、常春藤皂苷元-3-O-α-L-吡喃鼠李糖基(1→2)-O-α-L-吡喃阿拉伯糖苷[3]等。藤茎含二氢芝麻素-9-O-β-D-吡喃葡萄糖苷、异阿魏酸、对甲氧基香豆酸、山奈酚-7-O-(2″-E-对香豆酰基)-α-L-吡喃阿拉伯糖苷、灰毡毛忍冬皂苷乙、合金欢素等[4]。

附　　注 本种的花蕾在广西多地常作山银花入药，其藤茎、叶均具有清热解毒的功效。

参考文献

[1] 罗咏婧,李会军,李萍,等.毛花柱忍冬花蕾化学成分研究[J].林产化学与工业,2010,30(1):73-76.

[2] 秦素娟,李会军,李萍,等.毛花柱忍冬地上部分化学成分研究[J].中国药学杂志,2008,43(9):662-664.

[3]LUO Y J, Li H J, LI P, et al.A new triterpenoid saponin from flower buds of *Lonicera dasystyla*[J].Chinese Journal of Natural Medicines,2009,7(6):405-408.

[4] 姚彩云,缪剑华,蒲祖怡,等.水忍冬藤茎化学成分的研究[J].中草药,2014,45(17):2431-2437.

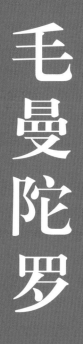

毛曼陀罗

广西壮族自治区
药用植物园采集记录

采集人：吴惠发　采集号 13845
采集期：87 年 5 月 1 日 份数 2
产　地：药用植物园栽培
环　境：　　　　　　海拔　　米
性　状：草本、灌木、乔木、藤本
株　高：　　　米，胸高直径　　厘米
形　态：根
　　　　茎（树皮）
　　　　叶
　　　　花
　　　　　　　　　　花期
　　　　果　　　　　果期
用　途：
土　名：
科　名：25　中名：毛曼陀罗
学　名：

采集号数：13845
日期：7 年 5 月 1 日

采集号 13845　毛曼陀罗　250 H
Datura innoxia Mill.
签定人：黄长春　87 年 7 月 27 日

57619

513845

Datura innoxia Mill.

黄长春　1987 年 7 月 27

来源
茄科（Solanaceae）植物毛曼陀罗 *Datura inoxia* Miller 的叶、花、果实或根。

民族名称
【壮族】Gomandozloz。

民 族 应 用

【壮族】药用叶、花、果实、根。果及叶捣烂敷伤口周围治毒蛇咬伤。根皮晒干研末，加醋及枯矾少许擦患处治牛皮癣。叶混入烟叶中，吸其烟治喘息（有毒，不可多吸）。鲜叶用银针密刺细孔，再用开水或米汤冲泡，然后贴患处治顽固性溃疡。干根浸酒服治筋骨疼痛；根加明矾、雄黄、水，煎数沸取出，待药液处于适合温度时，将手患处浸于其中浸泡以治手掌心破痒流黄水。此外毛曼陀罗还用于毒蛇狂犬咬伤，恶疮肿毒，哮喘，咳嗽，风湿骨痛，胁肋胀痛，胸腹痞满。内服用量 0.6~0.9g，水煎服或浸酒服；外用适量，煎水洗或捣汁涂。本品有毒，内服慎用。

药材性状 根圆柱形至近圆锥状，须根多，近肉质。完整叶广卵形，长 6~28cm，宽 4~24cm，先端渐尖，基部圆形或截形或楔形，少阔楔形，显著不对称，少有对称，全缘或呈不规则羽状浅裂，裂片三角形，有缘毛，上面疏有白色柔毛，下面密被白色柔毛，中脉及侧脉在下面突出；叶柄近圆形，

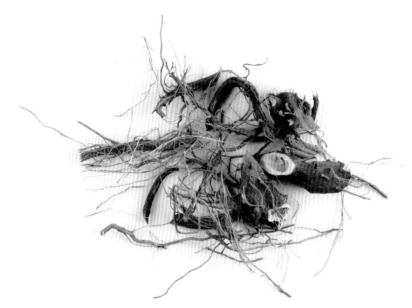

·毛曼陀罗－根

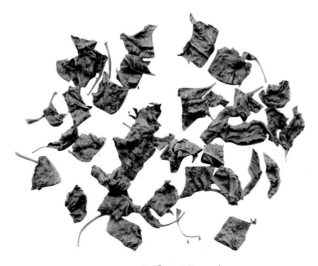

·毛曼陀罗－叶

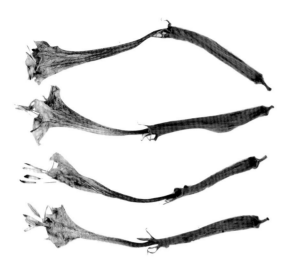

·毛曼陀罗－花

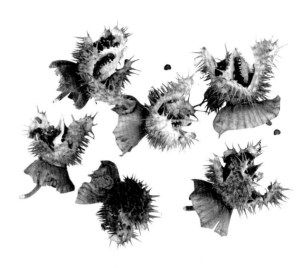

·毛曼陀罗－果实

长 2~16cm，密生白色柔毛。萼筒长 4~9cm，顶端 5 裂，裂片长约 1.5cm，表面密生毛茸。花冠长 10~18cm，先端裂片三角形，裂片间有短尖，多破碎。花药长约 1cm。蒴果近球形或卵球形，直径 3~4cm，基部宿萼略呈五角形，向外反折，具短果柄。表面淡褐色，密生约等长的针刺和柔毛，针刺细而有韧性。果皮由上部作不规则开裂。气微，味苦。

药用源流 毛曼陀罗以"曼陀罗"之名始载于《岭外代答》，曰："生广西，遍生原野。大叶白花，结实如茄子，而遍生小刺，乃药（毒）人草。"《本草纲目》载"曼陀罗生北土，人家亦栽；春生夏长，独茎直上，高四五尺，生不旁引，绿茎碧叶，叶如茄叶；八月开白花，凡六瓣，状如牵牛花而大，攒花中坼，骈叶外包，而朝开夜合；结实圆而有丁拐，中有小子；八月采花，九月采实。"可见本草古籍中"曼陀罗"包含曼陀罗属多种植物，其花又称为洋金花、大闹杨羊花、风茄花或曼陀罗花，其子有风茄儿、山茄子等俗称，多记载以其花或子入药，有麻醉、止咳、止痛等功效，并指出其有毒。《本草纲目》载其主治诸风及寒湿脚气，《陆川本草》载其花治咳嗽，《生草药性备要》载"花子性温，有毒，食能杀人，迷闷人"等，指出其药性毒性强烈。《全国中草药汇编》记载其花具有平喘止咳、解痉、定痛的功效；用于哮喘咳嗽，脘腹冷痛，风湿痹痛，小儿慢惊，外科麻醉。《中华本草》记载其花具有平喘止咳、麻醉止痛、解痉止搐的功效；用于哮喘咳嗽，脘腹冷痛，风湿痹痛，癫痫，惊风，外科麻醉。

 分类位置

种子植物门	被子植物亚门	双子叶植物纲	茄目	茄科
Spermatophyta	Angiospermae	Dicotyledoneae	Solanales	Solanaceae

形态特征 一年生直立草本或半灌木状。高 1~2m，全体密被细腺毛和短柔毛。叶片广卵形，长 10~18cm，宽 4~15cm。花单生；花梗初直立，花萎谢后渐转向下弓曲；花萼圆筒状而不具棱角，向下渐稍膨大，裂片狭三角形，花后宿存，果时向外反折；花冠长漏斗状，花开放后呈喇叭状；子房密生白色柔针毛。蒴果俯垂，密生细针刺，针刺有韧曲性，全果亦密生白色柔毛，成熟后呈淡褐色，由近顶端不规则开裂。种子扁肾形，褐色。

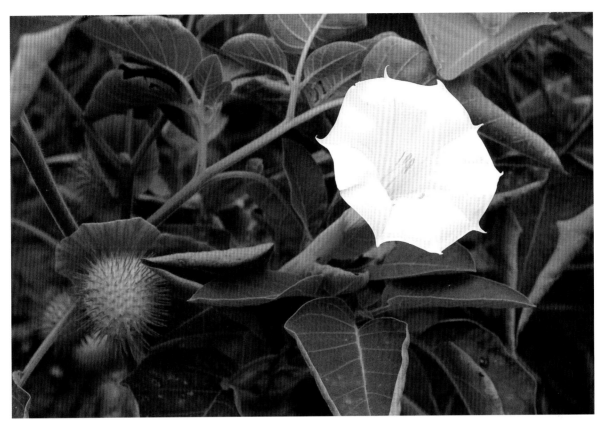

·毛曼陀罗－花果期

生境分布 生于海拔 300~600m 的村旁、路旁，也有栽培。分布于河北、河南、湖北、江苏、浙江、广西等。广西主要分布在昭平、岑溪、北流、上林、武鸣、那坡、东兰等。

化学成分 全株各部均含莨菪碱和东莨菪碱。此外还含阿托品、酪胺、阿朴东莨菪碱等生物碱；withametelin E、withafastuosin F、withametelin C 和 withametelin G 等醉茄内酯类化合物[1]，含 (+)-pinoresinol–O–β–D–diglucopyranoside、(+)-pinoresinol–O–β–D–glucopyranoside 和 (+)-isolariciresinol 等木脂素类化合物[2]。含 (22R)-5α,6α,7β,27–四羟基 –1–酮 –醉茄甾 –2,24–二烯内酯 –27–O–β–D– 葡萄吡喃糖苷（洋金花苷 D）、(22R)-5α,6β,27–三羟基 –1–酮 –醉茄甾 –2,24–二烯内酯 –27–O–β–D– 吡喃葡萄糖苷（洋金花苷 G）、22R-5α,12β,27–三羟基 –6α,7α–环氧 –1–酮 –醉茄甾 –2,24–二烯内酯 –27–O–β–D– 吡喃葡萄糖苷（洋金花苷 C）非生物碱化学成分[3]。

药理作用 1. 对中枢神经系统的作用

毛曼陀罗的成分东莨菪碱为毒蕈碱型乙酰胆碱受体拮抗剂[4]，其不同剂量可以导致小鼠活动减少或神经兴奋，并对脑电、条件反射、痛觉及神经递质等均有影响；东莨菪碱具有对抗癫痫发作和对癫痫动物脑神经元保护作用，能减低癫痫动物脑内兴奋性氨基酸神经递质的浓度，从而减轻惊厥行为发作程度，同时增高抑制性神经递质的含量，进一步阻止癫痫放电的扩布[5]；东莨菪碱对小鼠具有良好的抗抑郁活性，0.1mg/kg 和 0.2mg/kg 是其抗抑郁作用的最佳有效剂量，在此剂量下对小鼠的学习记忆能力无明显影响，对中枢神经系统亦无明显兴奋或抑制作用[6]。胆碱能神经系统参与烦渴行为（SIP）的调节，东莨菪碱对 SIP 行为建立和维持具有不同影响，这提示两者可能涉及不同的神经生物学机制[7]。小剂量东莨菪碱（3μg/kg）对犬急性心肌梗死后早期自主神经有似迷走作用，可明显改善自主神经指标[8]。

2. 对心血管系统的作用

毛曼陀罗成分阿托品、东莨菪碱等能拮抗肾上腺素或去甲肾上腺素所诱发的心率紊乱，并对血管的收缩、血液流动等有影响。东莨菪碱对神经阻滞剂所致心肌损害病人有显著疗效[9]。东莨菪碱可明显改善缺氧缺血性脑病患儿脑血流动力学，阻断脑细胞缺氧性损伤与脑血流动力异常之间的恶性循环，减轻缺氧性脑损伤，使脑功能在关键年龄段得到恢复[10]。

3. 对呼吸系统的作用

东莨菪碱能兴奋呼吸中枢，使呼吸加快，并能对抗冬眠药物的呼吸抑制[7]。东莨菪碱联合氨茶碱能治疗早产儿原发性呼吸暂停，显效率达93.3%，明显高于对照组，且毒副作用小[11,12]。机械通气联合东莨菪碱治疗急性呼吸窘迫征48h后观察组的PaO_2、氧合指数（PaO_2/FiO_2）明显高于对照组，综合治疗10天后，观察组显效率为46.94%，总有效率为95.92%，均显著高于对照组[13]。

4. 对体温的作用

在中枢性麻醉时，使用东莨菪碱可使病人周围血管扩张，体表温度升高，而体温下降，但术后2~6h体温出现回升。烧伤手术麻醉前注射东莨菪碱可致患者心率加快及体温升高[14]。

5. 促进分娩作用

在分娩潜伏期或活跃期缓慢静推东莨菪碱，可明显缩短分娩潜伏期、活跃期和总产程[15]。

参考文献

[1] 刘高峰,张艳海,杨炳友,等.北洋金花的化学成分研究[J].中国中医药科技,2010,17(6):522-524.

[2] 刘高峰,张艳海,杨炳友,等.北洋金花中木脂素类化学成分研究[J].中医药信息,2010,27(6):9-10.

[3] 刘高峰.北洋金花的非生物碱化学成分及指纹图谱研究[D].哈尔滨:黑龙江中医药大学,2005.

[4] 刘胜,周文华.东莨菪碱戒毒的基础研究进展[J].中国药物依赖性杂志,2011,20(3):165-168.

[5] 马爱梅.东莨菪碱对实验性大鼠惊厥阈值、惊厥行为及脑内部分神经递质的影响[D].太原:山西医科大学,2002.

[6] 冀呈雪,张建军.东莨菪碱在小鼠模型上的抗抑郁活性[J].药学学报,2011,46(4):400-405.

[7] 张富强,周文华,唐甩恩,等.东莨菪碱对程序诱导的大鼠烦渴行为的影响[J].中国行为医学科学,2002,11(1):17-19.

[8] 杨汉东,陆再英.小剂量东莨菪碱对犬急性心肌梗死早期迷走神经张力的影响[J].中国心脏起搏与心电生理杂志,2002,16(1):80.

[9] 房崇村,王春,韩静,等.东莨菪碱治疗神经阻滞剂所致心肌损害对照研究[J].中国神经精神疾病杂志,2002,28(2):124-125.

[10] 张玮,李元秀,李先清,等.东莨菪碱治疗新生儿缺氧缺血性脑病的研究[J].医药导报,2003,22(5):303-306.

[11] 刘文彬,王太森,许洪波,等.东莨菪碱联合氨茶碱治疗早产儿原发性呼吸暂停疗效研究[J].西南国防医药,2012,22(1):40-42.

[12] 康杰.东莨菪碱治疗小儿呼吸衰竭临床治疗疗效观察[J].中外医疗,2011,12:115.

[13] 沙国强,龚兆荣,肖泽勇,等.机械通气联合东莨菪碱治疗急性呼吸窘迫综合征临床观察[J].海南医学院学报,2012,18(2):193-195.

[14] 李景锋,郭富祥.长托宁与东莨菪碱烧伤麻醉前用药对心率与体温的影响[J].实用药物与临床,2009,12(6):450-451.

[15] 刘子艳,朱启领.东莨菪碱促进分娩过程进展的比较研究[J].菏泽医学专科学校学报,2002,14(3):49-50.

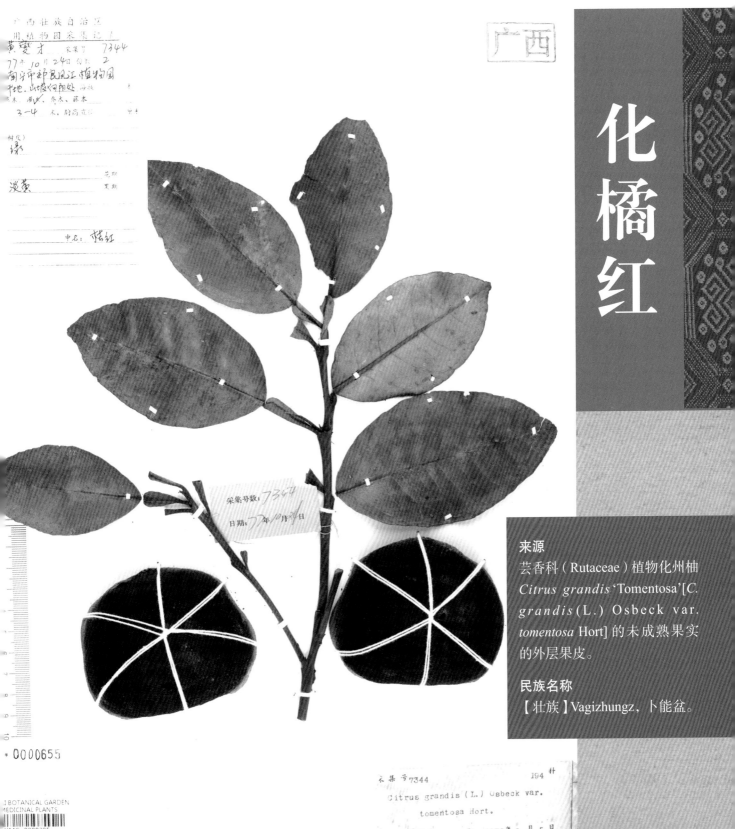

广西

化橘红

来源

芸香科（Rutaceae）植物化州柚 *Citrus grandis* 'Tomentosa'[*C. grandis*（L.）Osbeck var. *tomentosa* Hort] 的未成熟果实的外层果皮。

民族名称

【壮族】Vagizhungz，卜能盆。

民 族 应 用

【壮族】药用未成熟果实的外层果皮。水煎服用于治疗风寒咳嗽，喉痒痰多，食积伤酒，呕恶呃逆。内服用量 3~6g，煎汤或入丸、散。

药材性状 呈对折的七角或展平的五角星状，单片呈柳叶形。完整者展平后直径 15~28cm，厚 0.2~0.5cm。外表面黄绿色，密布茸毛，有皱纹及小油室；内表面黄白色或淡黄棕色，有脉络纹。质脆，易折断。断面不整齐，外缘有 1 列不整齐的下凹的油室，内侧稍柔而有弹性。气芳香，味苦、微辛。

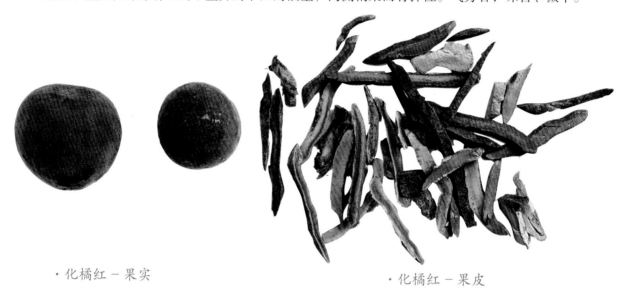

· 化橘红－果实
· 化橘红－果皮

药用源流 化橘红的药用始载于《本草纲目拾遗》，曰："其实非橘，皮厚肉酸，不中食。其皮厘为五片七片，不可成双，每片真者可值一金。每年所结，循例具文，报名上台，届期督抚差亲随跟同采摘批制，官斯土者，亦不多得。彼土人云，凡近州始闻谁楼更敫者，其皮亦佳。"化橘红的性味和药用功效古代本草记载较少，《植物名实图考》载："橘红产广东化州，大如柚，肉甜，刮制其皮为橘红。以城内产者为佳，然真者极难得。俗谓化州出滑石，树生石间，故化痰有殊功。"《中华人民共和国药典》（2020 年版 一部）记载其具有理气宽中、燥湿化痰的功效；主治咳嗽痰多，食积伤酒，呕恶痞闷。

分类位置	种子植物门	被子植物亚门	双子叶植物纲	芸香目	芸香科
	Spermatophyta	Angiospermae	Dicotyledoneae	Rutale	Rutaceae

形态特征 乔木。嫩枝、叶背、花梗、花萼及子房均被柔毛。单身复叶，互生；叶柄有倒心形宽翼叶，长 2~4cm，宽 0.5~3cm，个别品种的翼叶甚狭窄；叶片长椭圆形或阔圆形，边缘浅波状或有钝锯齿。花为总状花序，有时兼有腋生单花，白色；花萼杯状；花瓣长圆形。果圆球形、扁圆形、梨形或阔圆锥状，横径通常 10cm 以上，淡黄或黄绿色，果皮甚厚或薄，不易剥离。种子扁圆形或扁楔形，子叶乳白色，单胚。

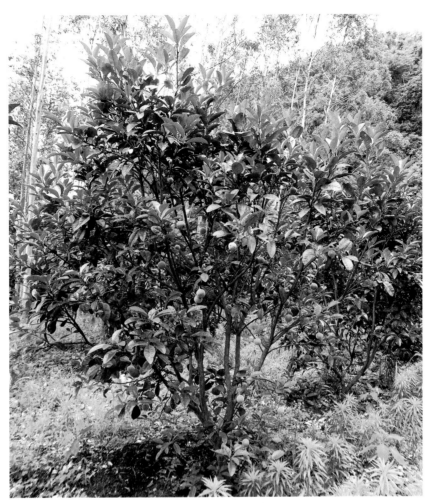

·化州柚－植株

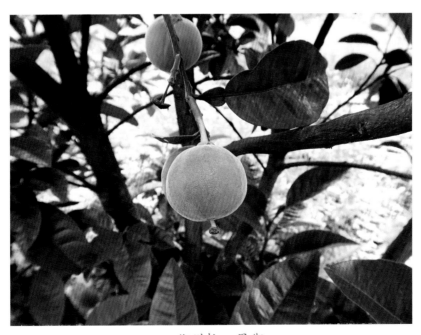

·化州柚－果期

生境分布 主产广东化州、茂名。广西陆川、博白，湖南黔阳有栽培，中南、西南各省亦有分布。广西
主要分布在玉林、陆川、博白、钦州等。

化学成分　外果皮含挥发油，主要成分为柠檬醛、牻牛儿醇、芳樟醇、邻氨基苯甲酸甲酯、柠檬烯、α-蒎烯、丁香烯氧化物、芳樟醇单氧化物、顺式 -3- 己烯醇、荜澄茄烯、二戊烯、柚皮苷、新橙皮苷、枳属苷、福橘素、川陈皮素、5,7,4'- 三甲氧基黄酮、5,6,7,3',4'- 五甲氧基黄酮、5,7,8,3,4'- 五甲氧基黄酮、5,7,8,4'- 四甲氧基黄酮、水苏碱、伞形花内酯、橙皮油内酯、腐胺、焦性儿茶酚、番茄烃、甘氨酸、二十九烷、异欧前胡素、佛手内酯、7- 甲氧基香豆素、黄柏酮、柠檬苦素、isolimonexic acid、limonexic acid、胡萝卜苷、熊果酸、β- 谷甾醇、苯甲酸、十六烷酸、二十四烷酸、二十八烷酸[1,2]。

药理作用　1. 止咳、化痰、平喘作用

化橘红提取物能明显延长引起半数小鼠咳嗽的氨水喷雾时间（EDT_{50}），并减少枸橼酸引起的豚鼠咳嗽次数和延长咳嗽潜伏期，能促进小鼠气管酚红的排泌和增加大鼠气管的排痰量，对组胺和氯化乙酰胆碱混合液引起的豚鼠哮喘具有抑制作用，提示化州柚提取物具有明显止咳、化痰和平喘作用，但不产生中枢性镇咳[3]。其止咳机制与快速适应性肺部牵张感受器（RARs）有关[4]。

2. 抗炎作用

化橘红提取物能明显抑制二甲苯所致小鼠耳郭肿胀和鸡蛋清所致大鼠足跖肿胀，也能抑制大鼠棉球肉芽肿的形成，提示化橘红提取物具有明显抗炎作用[5]。化橘红醇提取物对大鼠角叉菜胶性"关节炎"和棉球肉芽肿有明显抑制作用，也能抑制组胺或 5- 羟色胺引起的微血管通透性亢进，提示其对炎症的渗出和增殖均有明显抑制作用[6]。

3. 抗氧化作用

化橘红多糖具有较强的 OH 自由基、O_2^- 自由基、DPPH 自由基清除及抗氧化能力，在一定范围内随添加浓度的升高，其清除能力及还原能力显著上升[7]。

4. 抗疲劳作用

喂食化橘红多糖可使小鼠后期运动力竭时间延长，且随着剂量的增加小鼠运动力竭时间显著延长；运动后小鼠的肝糖原和肌糖原含量增加，乳酸（BLA）、尿素氮（BUN）和丙二醛（MDA）水平降低，乳酸脱氢酶（LD）、肌酸激酶（LDH）和超氧化物酶（SOD）活性增加[7]。

附　注　化州橘红商品中有正毛橘红与副毛橘红之分，前者采自接枝成长的果树，后者出自实生苗或芽接成长的果树。据《中华人民共和国药典》（2020 年版　一部）记载，化橘红亦来源于柚 *C. maxima* (Burm.) Merr.，但广西多选用化州柚。来源于柚的药材常称为光橘红，来源于化州柚的药材称为毛橘红。

参考文献

[1] 古淑仪, 宋晓虹, 苏薇薇. 化州柚中香豆素成分的研究 [J]. 中草药, 2005, 36(3):341-343.

[2] 孙国玲, 钱大玮, 段金廒, 等. 毛橘红乙酸乙酯部位化学成分研究 [C]. 全国第 9 届天然药物资源学术研讨会论文集, 2010:593-596.

[3] 李沛波, 马燕, 王永刚. 化州柚提取物止咳化痰平喘作用的实验研究 [J]. 中国中药杂志, 2006, 31(16):1350-1352.

[4] 李沛波, 苏畅, 毕福均. 化州柚提取物止咳作用及其机制的研究 [J]. 中草药, 2008, 39(2):247-250.

[5] 李沛波, 马燕, 杨宏亮, 等. 化州柚提取物的抗炎作用 [J]. 中草药, 2006, 37(2):251-253.

[6] 李根武, 梁文波, 伍宏章. 化州橘红药理作用研究 I 抗炎作用 [J]. 湛江医学院学报, 1985, 3(2):166-168.

[7] 姚乐辉. 化橘红多糖抗氧化能力及抗疲劳作用的研究 [J]. 粮食与油脂, 2019, 32(4):95-100.

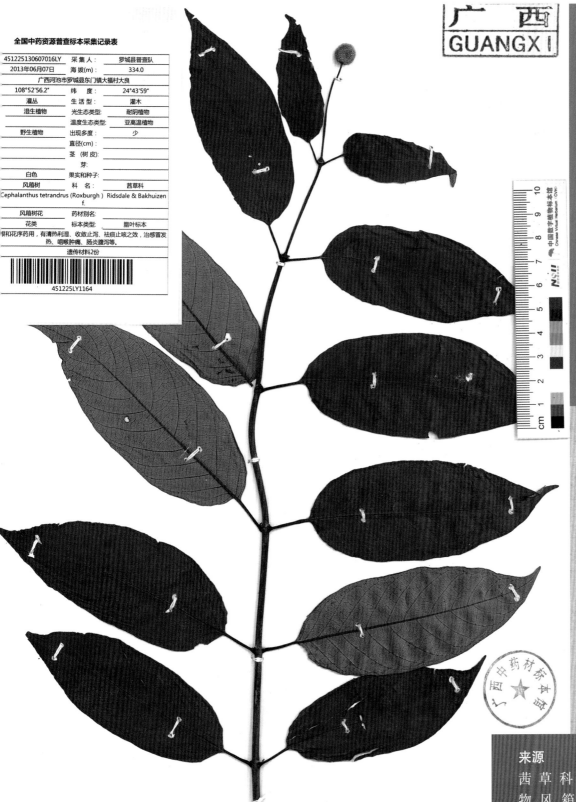

风箱树

全国中药资源普查标本采集记录表

451225130607016LY	采集人：	罗城县普查队
2013年06月07日	海 拔(m)：	334.0
广西河池市罗城县东门镇大福村大良		
108°52'56.2"	纬　度：	24°43'59"
灌丛	生活型：	灌木
湿生植物	光生态类型：	耐阴植物
	温度生态类型：	亚高温植物
野生植物	出现多度：	少
	直径(cm)：	
	茎（树皮）：	
	芽：	
白色	果实和种子：	
风箱树	科　名：	茜草科
Cephalanthus tetrandrus (Roxburgh) Ridsdale & Bakhuizen f.		
风箱树花	药材别名：	
花类	标本类型：	腊叶标本

镇和花序药用，有清热利湿、收敛止泻、祛痰止咳之效，治感冒发
热、咽喉肿痛、肠炎腹泻等。

遗传材料2份

451225LY1164

169159

第四次全国中药资源普查标本鉴定签

号：451225130607016　科名：Rubiaceae

名：风箱树

Cephalanthus tetrandrus (Roxb.) Ridsd. et Bakh. f.

人：胡仁传　日期：2013 年 9-12 月

来源

茜草科（Rubiaceae）植
物风箱树 *Cephalanthus
tetrandrus*（Roxb.）Ridsd.
et Bakh. f. 的根、藤茎。

民族名称

【瑶族】水浸风（金秀、
恭城），温减崩。

民 族 应 用

【瑶族】药用根、藤茎。具有清热化湿、理肺化痰、消肿止痛的功效；主治肠炎腹泻，痢疾，胃痛，咽喉肿痛，风湿关节疼痛，牙痛，甲状腺肿大，无名肿毒，湿疹等症。内服用量 15~30g，水煎服；外用适量。

药材性状 根圆柱形，稍扭曲，多分枝，大小不等；表面灰黄色，有纵沟纹，栓皮易脱落，体轻。质韧，不易折断。断面纤维性，皮部黄棕色，木部棕黄色。藤茎近四棱至圆形，表面黄褐色至黑褐色，无毛，具纵棱，皮部易脱落，质地坚硬，不易折断，断面皮部稍厚，黄棕色，呈颗粒状，木部淡黄色至棕黄色，有密集小孔及同心环纹。气微，味微苦，凉。

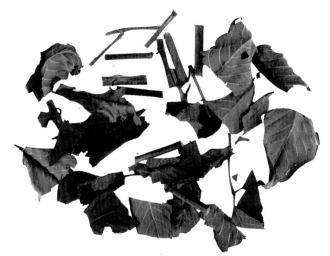

·风箱树－枝叶

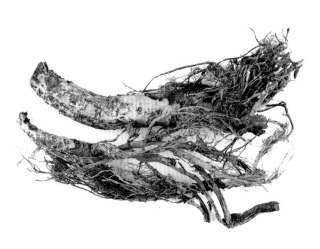

·风箱树－根

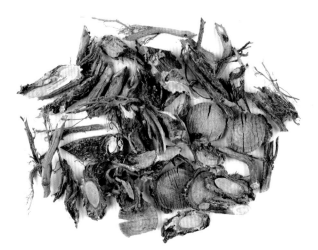

·风箱树－根

药用源流 《中华本草》记载其根具有清热利湿、祛痰止咳、散瘀消肿的功效；主治感冒发热，咳嗽，咽喉肿痛，肝炎，尿路感染，盆腔炎，睾丸炎，风湿性关节炎，痈肿，跌打损伤。《广西壮族自治区瑶药材质量标准　第一卷》（2014 年版）记载其具有清热利湿、散瘀消肿的功效，主治感冒发热，咳嗽，咽喉肿痛，肝炎，尿路感染，盆腔炎，睾丸炎，风湿性关节炎，痈肿，跌打损伤。

分类位置	种子植物门	被子植物亚门	双子叶植物纲	茜草目	茜草科
	Spermatophyta	Angiospermae	Dicotyledoneae	Rubiales	Rubiaceae

形态特征 落叶灌木或小乔木。嫩枝近四棱柱形，被短柔毛，老枝圆柱形，褐色，无毛。叶对生或轮生，卵形至卵状披针形，长10~15cm，宽3~5cm，叶片被毛；侧脉8~12对，脉腋常有毛窝；托叶阔卵形，顶部骤尖，常有一黑色腺体。头状花序不计花冠直径8~12mm，顶生或腋生；花冠白色。果序直径10~20mm；坚果长4~6mm，顶部有宿存萼檐。种子褐色，具翅状苍白色假种皮。

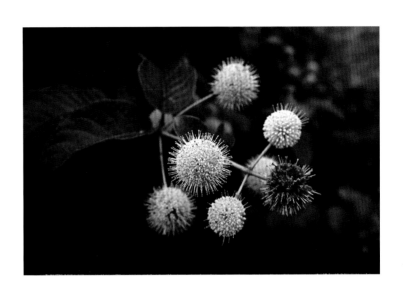

· 风箱树－花期

生境分布 喜生于略阴蔽的水沟旁或溪畔。

分布于广东、广西、湖南、福建、江西、浙江、台湾等。广西主要分布在横县、柳州、桂林、临桂、梧州、贵港、田阳、贺州、金秀、崇左、宁明等。

化学成分 根含生物碱，以及3-O-β-glucopyranosylcincholic acid、cincholic acid 28-O-β-glucopyranosyl ester、3-O-β-glucopyranosyl-(1 → 4)-β-fucopyranosylcincholic acid、3-O-β-glucopyranosyl-(1 → 4)-β-fucopyranosylcincholic acid 28-O-β-glucopyranosyl ester、3-O-β-glucopyranosylcincholic acid 28-O-α-arabinopyranosyl-(1 → 2)-β-glucopyranosyl ester、3-O-β-glucopyranosylquinovic acid 28-O-α-arabinopyranosyl-(1 → 2)-β-glucopyranosyl ester 等三萜类化合物[1]。叶含生物碱，包括异钩藤碱、钩藤碱、二氢柯楠因、硬毛钩藤碱、抗异钩藤碱N-氧化物及钩藤碱N-氧化物。花含生物碱，主要有异钩藤碱和钩藤碱等。

药理作用 风箱树地上部分的甲醇提取物对念珠菌有抑制作用[2]。

附　注 风箱树的叶、花亦供药用。风箱树叶有清热解毒、散瘀消肿的功效；主治痢疾，肠炎，风火牙痛，疔疮肿毒，跌打骨折，外伤出血，烫伤。内服用量10~15g；外用适量，捣敷或研末调敷。风箱树花有清热利湿、收敛止泻的功效；主治泄泻，痢疾。内服用量15~20g。

参考文献

[1]ZHANG Z Z, LI S Y, ZHANG S M. Six new triterpenoid saponins from the root and stem bark of *Cephalanthus occidentalis*[J].Planta Medica,2005,71(4):355-361.

[2]GARZA B A A, ARROYO J L, GONZáLEZ G G, et al. Anti-fungal and anti-mycobacterial activity of plants of Nuevo Leon, Mexico[J].Pakistan Journal of Pharmaceutical Sciences,2017,30(1):17-21.

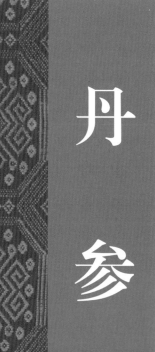

丹

参

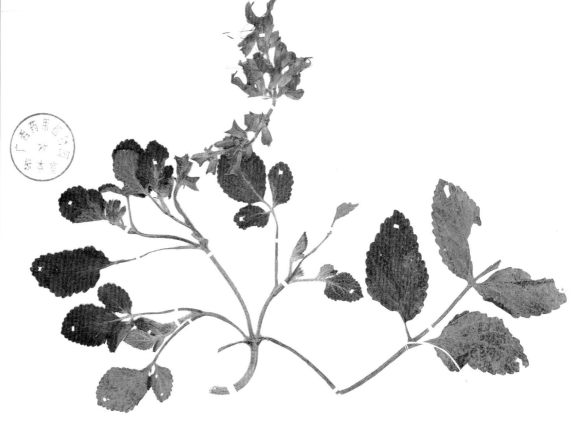

来源

唇形科（Labiatae）植物丹参 *Salvia miltiorrhiza*
Bunge 的根。

民族名称

【壮族】Gocaemhoengz。

【瑶族】干使烈。

民 族 应 用

【壮族】药用根。用于月经不调，经闭痛经，癥瘕积聚，胸腹刺痛，疮疡肿痛，心绞痛，跌打损伤等。

【瑶族】药用根。用于月经不调，闭经，慢性肝炎，肝硬化，肝脾肿大，胃十二指肠溃疡，关节疼痛，心烦失眠。内服用量9~15g，水煎服。

药材性状 根茎短粗，顶端有时残留茎基。根数条，长圆柱形，略弯曲，有的分枝并具须状细根，长10~20cm，直径0.3~1cm；表面棕红色或暗棕红色，粗糙，具纵皱纹；老根外皮疏松，多显紫棕色，常呈鳞片状剥落。质硬而脆。断面疏松，有裂隙或略平整而致密，皮部棕红色，木部灰黄色或紫褐色，导管束黄白色，呈放射状排列。气微，味微苦涩。栽培品较粗壮，直径0.5~1.5cm，表面红棕色，具纵皱纹，外皮紧贴不易剥落。质坚实。断面较平整，略呈角质样。

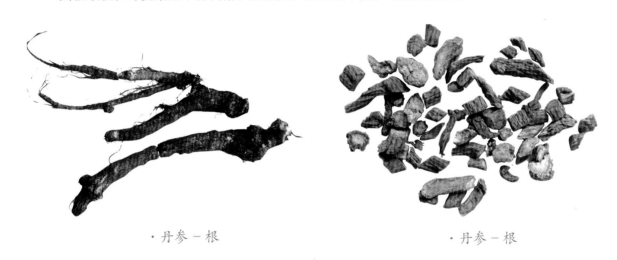

·丹参－根　　　　　　　　　　·丹参－根

药用源流 丹参的药用始载于《神农本草经》，列为上品。《本草经集注》曰："今近道处处有。茎方有毛，紫花，时人呼为逐马。"《本草图经》曰："二月生苗，高一尺许，茎秆方棱，青色。叶生相对，如薄荷而有毛。三月开花，红紫色，似苏花。赤大如指，长亦尺余，一苗数根。"《本草纲目》曰："处处山中有之。一枝五叶，叶如野苏而尖，青色皱毛。小花成穗如蛾形，中有细子。其根皮丹而肉紫。"所述特征与今所用丹参相符。《中华人民共和国药典》（2020年版 一部）记载其干燥根和根茎具有活血祛瘀、通经止痛、清心除烦、凉血消痈的功效；主治胸痹心痛，脘腹胁痛，癥瘕积聚，热痹疼痛，心烦不眠，月经不调，痛经经闭，疮疡肿痛。

	种子植物门	被子植物亚门	双子叶植物纲	唇形目	唇形科
分类位置	Spermatophyta	Angiospermae	Dicotyledoneae	Laminales	Labiatae

形态特征 多年生直立草本。叶常为奇数羽状复叶，密被向下长柔毛；小叶卵圆形或椭圆状卵圆形或宽披针形，边缘具圆齿，两面被疏柔毛，下面较密。轮伞花序6花或多花；花萼内面中部密被白色长硬毛，具11脉，下唇与上唇近等长；花冠紫蓝色，内面离冠筒基部约2~3mm有斜生不完全小疏柔毛毛环；冠筒外伸，上唇长12~15mm。小坚果黑色，椭圆形，直径1.5mm。

生境分布　生于海拔 120~1300m 的山坡、林下草丛或溪谷旁。分布于四川、安徽、江苏、山西、河北、湖北、辽宁、陕西、甘肃、山东、浙江、河南、江西、广西等。广西主要分布在桂林。

化学成分　主要包括以丹参酮型二萜类化合物为主的脂溶性成分和以聚酚酸类化合物为主的水溶性成分。脂溶性成分含有丹参酮Ⅰ、丹参酮ⅡA、丹参酮ⅡB、丹参酮Ⅴ、丹参酮Ⅵ、隐丹参酮、丹参醇Ⅰ、丹参醇Ⅱ、丹参二醇 A-C、紫丹参甲素、紫丹参乙素、紫丹参丙素、异隐丹参酮、二氢异丹参酮、异丹参酮Ⅰ、异丹参酮ⅡA、异丹参酮ⅡB、丹参新酮Ⅱ、丹参新醌甲、丹参新醌乙、丹参新醌丙等，其中含量较高的为丹参酮ⅡA 和隐丹参酮。水溶性成分主要有丹参素、丹酚酸 A、丹酚酸 B、迷迭香酸、原儿茶醛、紫草酸、葡萄糖、半乳糖、果糖、棉籽糖等[1]。

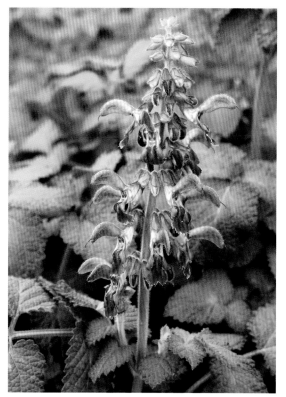

·丹参-花期

药理作用　1. 抗菌作用

丹参根甲醇提取物对表皮葡萄球菌、金黄色葡萄球菌、巨大芽孢杆菌、凝结芽孢杆菌、肺炎克雷伯菌、蜡状芽孢杆菌、藤黄八叠球菌、枯草芽孢杆菌、大肠杆菌、白色芽孢杆菌均表现出较强的抑菌活性[2]。

2. 抗炎作用

丹参酮ⅡA 能减少慢性阻塞性肺疾病模型大鼠肺组织炎症反应，抑制炎症因子释放，且该作用可能与其抑制炎症反应的中心通路 NF-κB 的激活有关[3]。

3. 免疫调节作用

丹参多糖对淋巴细胞具有较强的增殖作用，还有促进相关细胞因子表达及分泌的作用[4]。

4. 抗氧化作用

丹参残渣多糖的浓度达到 2.0mg/ml 时，其对 DPPH 的清除率为 90.82%，具有较强的体外抗氧化活性[5]。丹参可提高心衰模型大鼠血液中 SOD、GSH-Px、CAT 酶活性，降低脂质过氧化产物 MDA 的水平，增强内源性抗氧化系统功能[6]。

5. 抗肿瘤作用

隐丹参酮可能通过抑制肾癌干细胞 Ki-67 和 Bcl-2 表达，促进 p-caspase-3 表达来发挥抑增殖促凋亡效应[7]。丹参酮Ⅰ、二氢丹参酮Ⅰ通过诱导细胞凋亡，对 MGC803 肿瘤细胞具有很好的抑制作用[8]。

6. 对心血管系统的影响

丹参酮ⅡA 对缺血再灌注损伤大鼠心肌组织和心律失常具有保护作用，其作用机制可能与抑制 IMA、Bax 蛋白升高、H-FBAP 及 Bcl-2 蛋白降低有关[9]。丹参酮ⅡA 可抑制载脂蛋白 E 缺陷型（apolipoprotein E deficient，ApoE$^{-/-}$）小鼠的动脉粥样硬化病变，下调病变部位 CD68 蛋白表达，减少主动脉胆固醇含量[10]。丹参酮Ⅱ磺酸钠可有效增加慢性心力衰竭患者的冠脉血流量，改善患者的心肌缺血，从而提高患者的心脏泵血功能[11]。丹酚酸 A 具有显著的抗血栓、抗血小板聚集和改善血液流变性的作用，并且在抗血栓和抗血小板的同时不影响凝血系统，其作用机制可能与升高 cAMP 含量有关[12]。丹参多酚酸盐注射液可显著降低经皮冠状动脉介入治疗术相关心肌损伤的严重程度及术后再发心绞痛的发生率，改善心血管内皮功能与心功能[13]。

7. 保肝作用

丹参素可通过调节 MEK/ERK 信号途径促进肝脏星状细胞的凋亡，有效调节细胞外基质的降解并降低血管生成调控因子的表达，抑制肝脏星状细胞的激活，发挥抗肝纤维化的作用[14]。丹参多酚酸盐对刀豆蛋白 A 诱导的小鼠免疫性肝损伤具有保护作用，其机制可能与减少炎症因子 IL-6、TNF-α 的释放有关[15]。

8. 其他作用

丹参还具有促进睾丸生精，减少生精细胞早期染色体畸变与精子 DNA 损伤，改善溃疡性结肠炎等作用[16,17]。

附　注 传统医学认为丹参无毒，但丹参注射液的临床不良反应并不少见。分析其原因，可能与丹参经过提纯后有效成分提高，毒效成分也相应浓缩集中，药效增强的同时毒性也有所增加有关。

参考文献

[1] 姜雪, 史磊. 丹参活性成分及药理作用研究进展 [J]. 药学研究,2017,36(3):166-169.

[2] 王政军, 库里满·恰里甫, 苗德艳, 等. 丹参提取物抑菌活性的初步评价 [J]. 食品工业科技,2011,32(7):65-66,70.

[3] 俞凌, 陈晔. 丹参酮ⅡA 对 COPD 模型大鼠肺组织炎症反应的影响及相关机制研究 [J]. 浙江中西医结合杂志,2018,28(1):4-8,83.

[4] 宋雨鸿. 丹参多糖抗小鼠免疫性肝损伤及其免疫调节机制的研究 [D]. 广州: 南方医科大学,2010.

[5] 刘佳妮, 王硕, 白米雪, 等. 响应面法优化丹参药渣多糖提取工艺及其抗氧化活性研究 [J]. 时珍国医国药,2017,28(2):454-457.

[6] 张继红, 覃慧林, 贺海波, 等. 丹参对心衰大鼠心肌保护作用及 SIRT1 和 SDF-1、CXCR4 关系研究 [J]. 中药药理与临床,2014,30(6):96-101.

[7] 冯敏, 贾明华. 隐丹参酮对肾癌干细胞增殖和凋亡的影响 [J]. 中国组织工程研究,2016,20(1):49-54.

[8] 宋烨. 丹参酮Ⅰ和二氢丹参酮Ⅰ对人胃癌细胞 MGC803、乳腺癌细胞 MCF7 的抗肿瘤活性研究 [J]. 数理医药学杂志,2015,28(6):803-806.

[9] 李涛, 袁春桃. 丹参酮ⅡA 对缺血再灌注损伤大鼠心肌组织和心律失常的保护作用 [J]. 中国老年学杂志,2017,37(13):3154-3156.

[10]TANG F T, CAO Y, WANG T Q, et al. Tanshinone ⅡA attenuates atherosclerosis in ApoE$^{-/-}$ mice through down-regulation of scavenger receptor expression[J].European Journal of Pharmacology,2011,650(1):275-284.

[11] 范学民, 卢小燕. 丹参酮ⅡA 磺酸钠对慢性心力衰竭患者冠状动脉血流动力学的影响 [J]. 北方药学,2013,10(9):65.

[12] 范华英. 丹酚酸 A 抗血小板及抗血栓作用的研究 [D]. 长春: 吉林大学,2012.

[13] 侯丽芳, 首云锋. 丹参多酚酸盐注射液对 PCI 术相关心肌损伤及神经内分泌激素、血管内皮功能及心功能的影响 [J]. 现代中西医结合杂志,2018,27(23):2573-2576.

[14] 彭汝琴, 王绍展, 王媛媛, 等. 丹参素通过 MEK/ERK 信号通路抑制肝纤维化 [J]. 中南药学,2017,15(5):580-586.

[15] 谢军, 韩造木, 尹琬凌. 丹参多酚酸盐对刀豆蛋白 A 诱导小鼠免疫性肝损伤的保护作用 [J]. 中药材,2017,40(11):2686-2688.

[16] 周文, 陆杉, 周欢群, 等. 丹参水提液对小鼠睾丸生精功能及精子 DNA 损伤的影响 [J]. 广东医学,2017,38(8):1159-1163.

[17] 张洪林. 丹参多酚酸盐在溃疡性结肠炎治疗中的应用分析 [J]. 中国现代药物应用,2017,11(21):115-116.

乌蔹莓

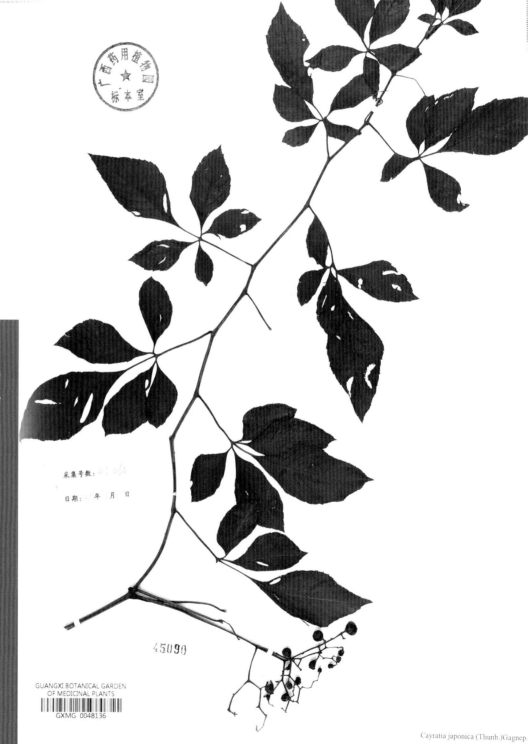

来源

葡萄科（Vitaceae）植物
乌蔹莓 *Cayratia japonica*
（Thunb.）Gagnep. 的根
或全株。

民族名称

【壮族】棵勾雅（象州），
母猪藤（大新）。
【瑶族】巴腩美。
【侗族】交咩（三江）。
【苗族】孟昂巴（融水）。
【毛南族】拉马渣（环
江）。

民族应用

【壮族】药用全株。用于痛肿，疟腮，丹毒，痢疾，尿血，黄疸等；捣烂调酒热敷患处治跌打，骨折，疮疖。内服用量15~30g；外用适量。

【瑶族】药用根。捣烂敷伤口用于毒蛇咬伤。

【侗族、毛南族】药用全株。水煎洗患处治皮肤瘙痒。

【苗族】药用根。水煎服兼捣烂调酒敷患处治跌打损伤。内服用量9g；外用适量。

药材性状　全株光滑无毛。根粗壮，浅褐色，横切面射线明显。茎圆柱形，扭曲，有纵棱，多分枝，带紫红色；卷须二歧分叉，与叶对生。叶皱缩；展平后为鸟足状复叶，小叶5，椭圆形、椭圆状卵形至狭卵形，边缘具疏锯齿，两面中脉有毛茸或近无毛，中间小叶较大，有长柄，侧生小叶较小；叶柄长可达4cm以上。浆果卵圆形，成熟时黑色。气微，味苦、涩。

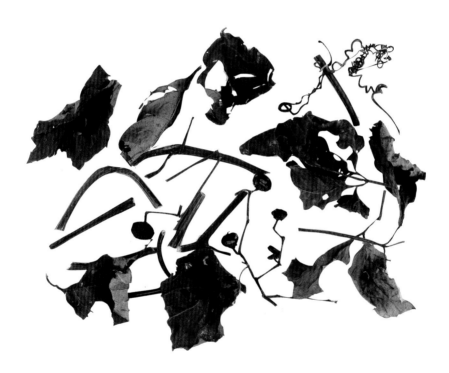

·乌蔹莓－全株

药用源流　乌蔹莓一名最早见于《新修本草》："乌蔹莓。蔓生，叶似白蔹，生平泽。"《本草图经》记载："蔓生，茎端五叶；花青白色，俗呼为五叶莓，叶有五桠，子黑。一名乌蔹草，即乌蔹莓是也。"《本草纲目》曰："塍堑间甚多。其藤柔而有棱，一枝一须，凡五叶。叶长而光，有疏齿，面青背淡。七八月结包成簇，青白色。花大如栗，黄色四出。结实大如龙葵子，生青熟紫，内有细子。其根白色，大者如指，长一二尺，捣之多涎滑。"《植物名实图考》曰："乌蔹莓即五叶莓，《唐本草》始著录。按诗经：蔹蔓于野……今俗通呼五爪龙。"根据以上本草对其形态的描述以及《植物名实图考》所附图，与现今所用乌蔹莓极为相似。《中华本草》记载乌蔹莓的根或全草具有清热利湿、解毒消肿的功效；主治热毒痈肿，疔疮，丹毒，喉咙肿痛，蛇虫咬伤，水火烫伤，风湿痹痛，黄疸，泻痢，白浊，尿血。

分类位置	种子植物门	被子植物亚门	双子叶植物纲	鼠李目	葡萄科
	Spermatophyta	Angiospermae	Dicotyledoneae	Rhamnales	Vitaceae

形态特征 草质藤本。卷须 2~3 叉分枝，相隔 2 节间断与叶对生。叶为鸟足状 5 小叶，中央小叶长椭圆形或椭圆披针形，长 2.5~4.5cm，宽 1.5~4.5cm，顶端急尖或圆形，基部楔形或近圆形，边缘具锯齿，上面绿色，无毛。花序腋生，复二歧聚伞花序；花瓣 4，三角状卵圆形，外面被乳突状毛或几无毛。果实近球形，浆果卵圆形，成熟时黑色。种子三角状倒卵形，腹部中棱脊突出，两侧洼穴呈半月形。

生境分布 生于海拔 300~2500m 的山谷林中或山坡灌丛。分布于江苏、浙江、江西、湖南、贵州、四川、福建、广东、广西等。广西主要分布在武鸣、隆安、马山、平果、德保、那坡、乐业、隆林、龙州、凭祥等。

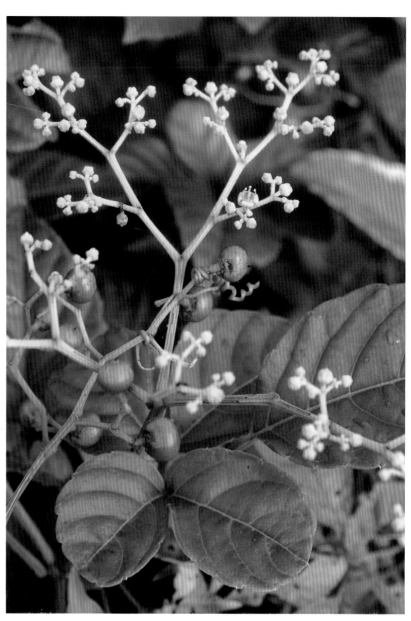

· 乌蔹莓 - 花果期

化学成分 全草含有芹菜素、木犀草素、木犀草素 –7–O– 葡萄糖苷、飞燕草素 –3– 对香豆酰槐糖苷 –5– 单葡萄糖苷、apigenin-7-O-β-D-glucuronopyranoside、(+)-dihydrokaempferol、羽扇豆醇、β– 谷甾醇、胡萝卜苷、圣草酚、秦皮乙素、邻苯二甲酸二乙基己酯、calendin、反式咖啡酸乙酯、5-hydroxy-3,4-dimethyl-5-pentyl-2(5H)-furanone、3,4- 二羟基苯甲酸乙酯、棕榈酸、三十一烷、硬脂酸、无羁萜、无羁萜 –3β– 醇、柠檬酸三乙酯、吲哚 –3– 甲醛、十六烷酸、桧烯、樟脑、α– 松油醇、乙酸龙脑酯、檀香烯、棕榈酸甲酯、胡椒酮等黄酮类、内酯类、香豆素类和咖啡酸类、挥发油类成分[1-4]。

药理作用　1. 抗菌、抗病毒作用

乌蔹莓对金黄色葡萄球菌、表皮葡萄球菌、大肠杆菌、铜绿假单胞杆菌、变形杆菌、伤寒杆菌、痢疾杆菌等均有抑菌作用，且作用强于鱼腥草和板蓝根[5]。乌蔹莓对流感病毒和腺病毒 A3 型有明显抑制作用[6]。

2. 抗感染作用

乌蔹莓膏可改善小鼠局部化脓感染，提示乌蔹莓能有效控制外科化脓感染，是治疗外科局部化脓感染的有效药物之一[7]。

3. 抗炎、镇痛作用

乌蔹莓水部位及水提取液高、低剂量组能明显抑制二甲苯所致小鼠耳郭肿胀、蛋清所致大鼠足跖肿胀和大鼠棉球肉芽肿，说明乌蔹莓具有抗炎作用[8]。乌蔹莓水煎剂能明显提高热板法所致小鼠的痛阈值[9]，其石油醚部位和水提取液能明显减少醋酸所致小鼠扭体反应次数[8]。

4. 抗氧化作用

乌蔹莓提取物具有清除 DPPH 自由基、$ABTS^+$ 自由基能力和铁离子还原能力，其中以乙酸乙酯部位的抗氧化活性最强[10]。

5. 抗凝血作用

乌蔹莓能明显抵抗体外血栓形成和血小板粘附；并显著抑制 ADP、胶原诱导大鼠血小板聚集[11]。

6. 其他作用

乌蔹莓还具有增强细胞免疫，抑制蟾蜍离体心脏的自律性、传导性及心缩力等作用[11,12]。

附　注　本种在部分省区通称绞股蓝,应避免与葫芦科植物绞股蓝 *Cynostemma pentaphyllum*（Thunb.）Makino 混淆应用。

参考文献

[1] 何海音,凌罗庆.乌蔹莓化学成分的研究 [J].中成药研究,1987,4:30-32.

[2] 罗莉,廖时萱,梁华清,等.乌蔹莓挥发油成分及其抗病毒活性 [J].第二军医大学学报,1992,13(2):169-173.

[3] 李京民,王静苹,袁立明.乌蔹莓化学成份的研究 [J].中医药学报,1995,2:52-53.

[4] 崔传文,孙翠玲,陈全成,等.乌蔹莓化学成分的初步探究 [J].中国中药杂志,2012,37(19):2906-2909.

[5] 林建荣,李茉,邓翠娥,等.乌蔹莓抗菌效应的实验观察 [J].时珍国医国药,2006,17(9):1649-1650.

[6] 唐有元,梁秉文.中草药乌蔹莓的药理研究（初报）——乌蔹莓注射液对流感病毒的抑制作用 [J].中药通报,1982,2:37-38.

[7] 邓翠娥,林建荣,朱杰稳,等.乌蔹莓对外科化脓性感染治疗作用的研究 [J].时珍国医国药,2007,18(4):865.

[8] 梁生林,黄芳辉,钟兴华,等.乌蔹莓抗炎镇痛有效部位的筛选 [J].中草药,2016,47(4):634-639.

[9] 颜峰光,钟兴华,宓嘉琪,等.乌蔹莓水煎剂对小鼠镇痛作用初探 [J].中国医药指南,2013,11(9):457-458.

[10] 黄思涵.乌蔹莓不同溶剂提取物抗氧化活性研究 [J].广东化工,2018,45(9):31-32.

[11] 顾月芳,张海桂.乌蔹莓对凝血和免疫功能的影响 [J].中成药,1991,18(4):26-27.

[12] 任雪平,吴诗光.乌蔹莓提取液对离体心脏收缩的影响 [J].周口师专学报,1995,12(4):58-60.

火秧笁

第四次全国中药资源普查采集记录

采集人：董青松、闫志刚
采集号：451423141216020LYLY
采集日期：2014 年 12 月 16 日
采集地点：崇左市龙州县下冻镇布局村板局屯后山
经度：E　纬度：N
海拔：　m
环境：菜地
出现频度：偶见　资源类型：栽培
性状：灌木
重要特征：
科名：大戟科
植物名：　别名：
学名：
药材名：　入药部位：
标本份数：2
用途：
备注：

来源

大戟科（Euphorbiaceae）植物火殃勒 *Euphorbia antiquorum* Linn. 的液汁、叶、茎或全株。

民族名称

【壮族】当高（扶绥），羊恕角（天等），霸王鞭（田林）。
【瑶族】芝弄（都安）。
【仫佬族】美果龙（罗城）。
【毛南族】鸳过抢（环江）。

182270

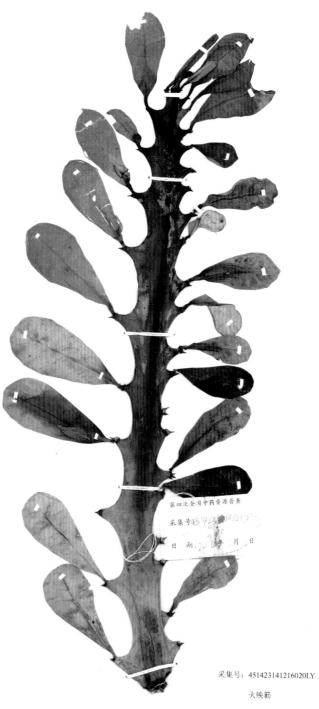

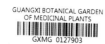

采集号：451423141216020LY　大戟科

火殃簕

Euphorbia antiquorum Linn.

鉴定人：农东新　2017 年 3 月 21 日

第四次全国中药资源普查

民 族 应 用

【壮族】药用茎、叶、液汁、全株。茎水煎服治吐血；捣烂敷患处治无名肿毒。叶生嚼服治急性肠胃炎。液汁涂患处治竹木刺入肉不出。全株加黄糖煎水服治大小便不通。

【瑶族】药用茎、叶。茎水煎服治急慢性肝炎。叶与猪肝蒸服治肝硬化。

【仫佬族】药用叶。捣烂敷患处可拔毒消肿。

【毛南族】药用液汁。涂患处治皮肤黑痣。

内服用量 1.5~3g；外用适量。本品有毒，内服宜慎。

药材性状　茎枝肥厚，三棱形，棕绿色，鲜时绿色；小枝肉质，绿色，扁平；气微，味苦。叶对生；托叶坚硬刺状，成对宿存；叶片倒卵形、卵状长圆形或匙形，长 4~6cm，宽 1.5~2cm，先端圆，有小尖。气微，味苦涩。

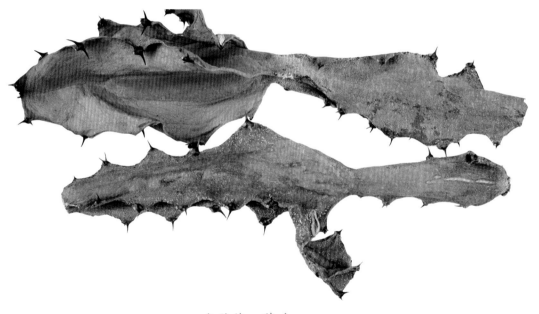

· 火秧笏 - 茎叶

药用源流　火秧笏又名金刚纂，《本草纲目拾遗》引《云南滇志》曰："金刚纂，花黄而细，土人植以为篱，又一种形类鸡冠。"又引《涌幢小品》："金刚纂，生天目，其树长而不满三四尺，多屈曲，虽春夏亦无叶，每触其枝，曳裾不前，夷缅国有是种，……"《植物名实图考》引《谈丛》曰："滇中有草名金刚纂，其干如珊瑚多刺，色碧深。小民多树之门屏间。此草性甚毒，犯之或至杀人。"以上本草所述金刚纂的形态特征与今火殃勒相符。《中华本草》记载其茎具有利尿通便、拔毒去腐、杀虫止痒的功效；主治水肿、臌胀、泄泻、痢疾、食积、痞块、疔疮、痈疽、疥癣。其叶具有泻热导滞、活血解毒的功效；主治热滞泄泻，痢疾，痧秽吐泻转筋，跌打瘀积，乳痈，疔疮。

分类位置	种子植物门	被子植物亚门	双子叶植物纲	大戟目	大戟科
	Spermatophyta	Angiospermae	Dicotyledoneae	Eophorbiales	Euphorbiaceae

形态特征　肉质灌木状小乔木。乳汁丰富。茎常三棱状，偶有四棱状并存；棱脊 3 条，薄而隆起，高达 1~2cm，边缘具明显的三角状齿。叶互生于齿尖，倒卵形或倒卵状长圆形，全缘，两面无毛。花序单生于叶腋，基部具 2~3mm 短柄；总苞阔钟状，边缘 5 裂；雄花多数；雌花 1 枚，花柄较长，常伸出总苞之外；子房三棱状扁球形，光滑无毛；花柱 3，分离。蒴果三棱状扁球形，成熟时分裂为 3 个分果爿。

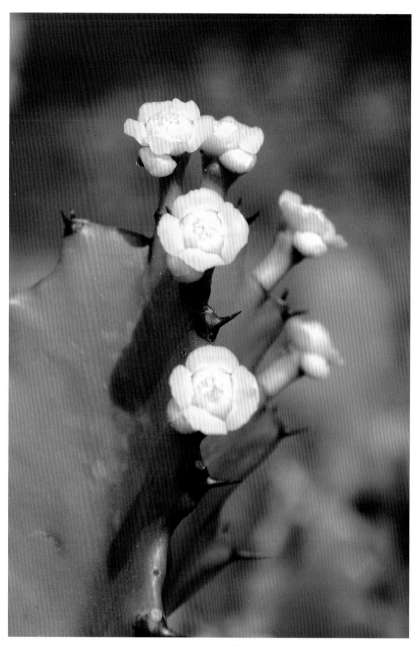

· 火殃勒 - 花期

生境分布　生于村舍附近或园地，多栽培作观赏或绿篱。分布于浙江、福建、台湾、广东、海南、广西、四川、贵州、云南等。广西主要分布在桂南。

化学成分　茎含 glutinol、taraxerol、豆甾醇、23- 环木菠萝烯 -3β,25- 二醇、*ent*-13*S*-hydroxy-16-atisene-3,14-dione、6,7,8-trimethoxylcoumarin、3,3',4'-tri-*O*-methy-lellagic acid、*ent*-kaurane-3-oxo-16β,17-diol、胡萝卜苷、kaempferol-3-*O*-α-L-rhamnopyranoside、7-hydroxy-6-methoxy-coumarin、

3,3'-di-*O*-methylellagic acid、Ψ-taraxastane-3,20-diol、9*β*,19-cyclolanostan-3*β*-ol、antiquorine A 和 B、antiquorine F、*β*- 谷 甾 醇、3-oicacid methyl-agallochaol C、*ent*-atisane-3*β*,16*α*,17-triol、*ent*-atisane-3*α*,16*α*,17-triol、*ent*-16*α*,17-dihydroxyatisan-3-one、*ent*-16*α*,17-dihydroxykauran-3-one、*ent*-3*β*,(13S)-dihydroxyatis-16-en-14-one、13*β*-hydroxy-3,15-dioxoatis-16-ene、13*β*,19-dihydroxy-3,15-dioxoatis-16-ene 等萜类、木脂素、香豆素和甾醇等化合物 [1-3]。

药理作用　1. 抗菌作用

火殃勒乳汁中所含蛋白质 EantH 对痤疮丙酸杆菌、金黄色葡萄球菌、表皮葡萄球菌、无乳链球菌均有抑制作用 [4]。

2. 抗肿瘤作用

从火殃勒中分离出来的单体化合物 3-oicacid methyl-agallochaol C 对人结肠癌细胞株 HCT116 以及人脑星形胶质母细胞瘤 U87-MG 均有抑制作用 [3]。火殃勒水提取物能抑制人肝癌细胞株 HepG2 的生长和甲胎蛋白（AFP）的分泌，其作用机制与诱导细胞凋亡和上调凋亡相关基因 p53 的表达有关 [5]。

3. 降血糖作用

火殃勒提取物能降低果糖诱导大鼠胰岛素抵抗模型和链脲佐菌素联合烟酰胺诱导大鼠 2 型糖尿病模型中血清中的葡萄糖和血红蛋白（HGB）的水平，具有抗高血糖的作用 [6]。

4. 毒副作用

小鼠背部皮肤剃毛，涂以 3- 甲基胆蒽和火秧笏乙醚提取物 30 周后，背部皮肤出现数量不等的乳头样肿瘤，发生率为 10%，若单独涂以 3- 甲基胆蒽，发生率为零，这表明火殃勒为一较弱的促癌物质 [7]。

附　注　《中华本草》记载火殃勒的花蕊亦可入药，具有利尿、解毒的功效；主治臌胀。

参考文献

[1] 桑已曙, 史海明, 贾靓, 等. 金刚纂的化学成分 [J]. 中国天然药物, 2005,3(1):31-33.

[2] 田学军. 金刚纂化学成分与生物活性的研究 [D]. 武汉：中南民族大学, 2008.

[3] 王若菲. 金刚纂的化学成分及生物活性研究 [D]. 昆明：昆明理工大学, 2013.

[4]SIRITAPETAWEE J, LIMPHIRAT W, WONGVIRIYA W, et al. Isolation and characterization of a galactose-specific lectin (EantH) with antimicrobial activity from *Euphorbia antiquorum* L. latex[J]. International Journal of Biological Macromolecules, 2018, 120:1846-1854.

[5] 苏三棱. 金刚纂抗肝癌活性的实验研究 [D]. 广州：广州中医药大学, 2005.

[6]MADHAVAN V, MURALI A, LALITHA D S, et al. Studies on anti-hyperglycemic effect of *Euphorbia antiquorum* L. root in diabetic rats[J]. Journal of Intercultural Ethnopharmacology, 2015, 4(4):308-313.

[7] 纪志武, 钟建明, 曾毅. 火殃簕、铁海棠、扭曲藤和红背叶对 3- 甲基胆蒽诱发小白鼠皮肤肿瘤的作用 [J]. 癌症, 1992,2:120-122.

巴豆

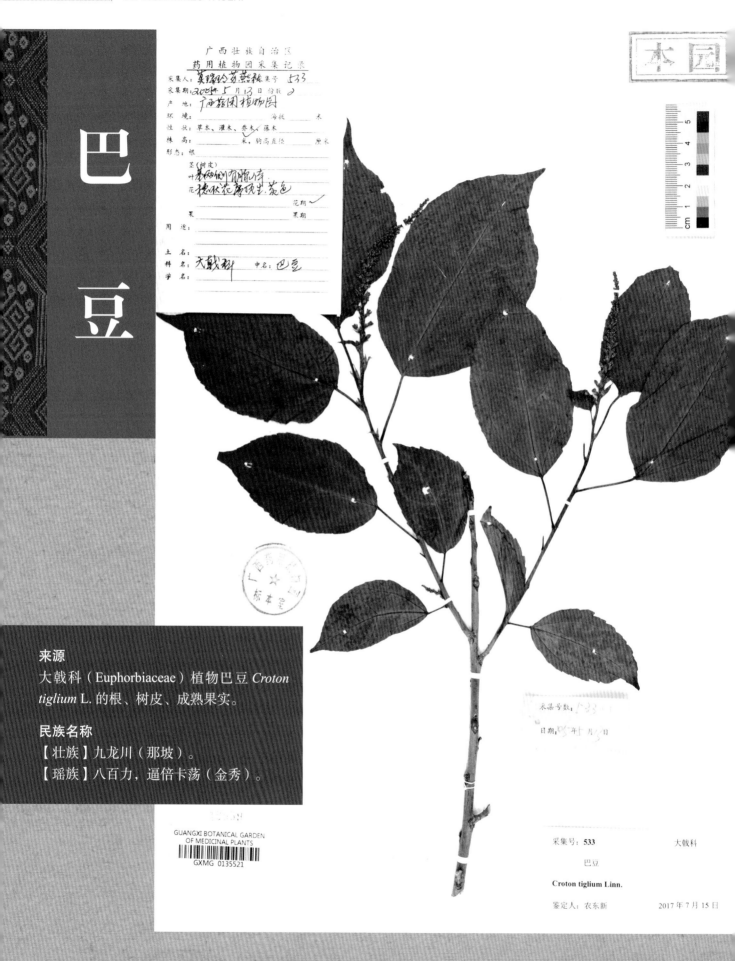

广西壮族自治区
药用植物园采集记录

采集人：莫瑞珍 苗蓝秋 果号 533
采集期：2004年5月13日 分数 2
产　地：广西药用植物园
环　境：　　　　海拔　　米
性　状：草本、灌木、乔木、藤木
株　高：　　米，胸高直径　　厘米
形　态：根

茎（树皮）
叶 基两侧小有腺体
花 穗状花序顶生 黄色
　　　　　　　花期　✓
果　　　　　　果期

用　途：

土　名：大戟科　　中名：巴豆
学　名：

GUANGXI BOTANICAL GARDEN
OF MEDICINAL PLANTS

GXMG 0135521

采集号数：533
日期：年 月 日

采集号：**533**　　　大戟科

巴豆

Croton tiglium Linn.

鉴定人：农东新　　　2017年7月15日

来源
大戟科（Euphorbiaceae）植物巴豆 *Croton tiglium* L. 的根、树皮、成熟果实。

民族名称
【壮族】九龙川（那坡）。
【瑶族】八百力，逼倍卡荡（金秀）。

民族应用

【壮族】药用树皮、成熟果实。树皮浸酒搽患处治跌打损伤；成熟果实主要用于痈疮，疔疮，疣痣。内服用量 3g；外用适量。

【瑶族】药用根、树皮。有大毒。根浸酒搽患处治跌打损伤，风湿疼痛。树皮浸酒搽患处治跌打损伤；水煎洗患处治湿疹，疮疖；与牛膝浸酒服可下胎（妊娠 2 个月内可用）。

本品有毒，内服宜慎。

药材性状　根圆柱状，表皮褐色至黑褐色，质硬。树皮质韧，不易折断。果实呈卵圆形，一般具三棱，长 1.8~2.2cm，直径 1.4~2cm。表面灰黄色或稍深，粗糙，有纵线 6 条，顶端平截，基部有果梗痕。破开果壳，可见 3 室，每室含种子 1 粒。种子呈略扁的椭圆形，长 1.2~1.5cm，直径 0.7~0.9cm，表面棕色或灰棕色，一端有小点状的种脐和种阜的疤痕，另端有微凹的合点，其间有隆起的种脊；外种皮薄而脆，内种皮呈白色薄膜；种仁黄白色，油质。气微，味辛辣。

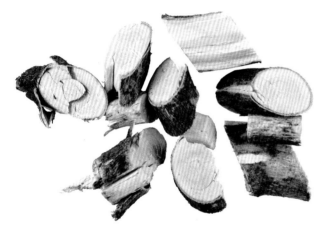

·巴豆－根

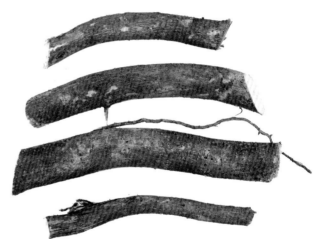

·巴豆－根

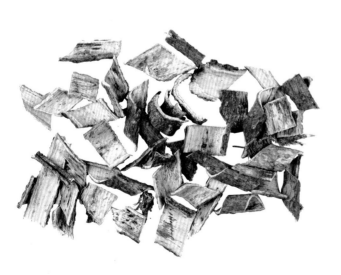

·巴豆－树皮

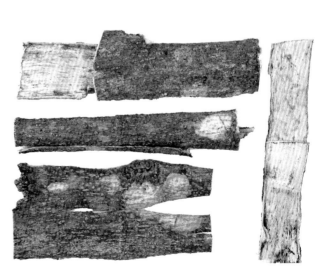

·巴豆－树皮

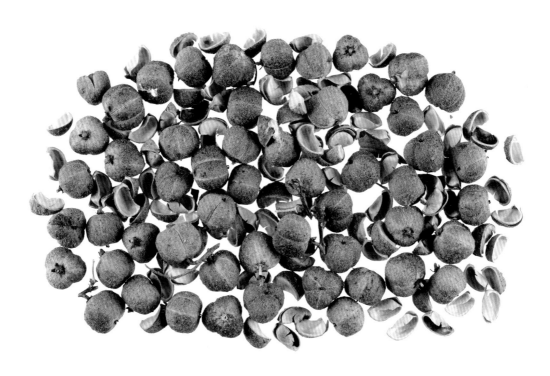

· 巴豆 – 果实

药用源流　巴豆以巴椒之名始载于《神农本草经》，列为下品。《新修本草》曰："树高丈余，叶似樱桃叶，头微尖，十二月叶渐凋，至四月落尽，五月叶渐生，七月花，八月结实，九月成，十月采。其子三枚共蒂，各有壳裹。"《本草图经》曰："巴豆，出巴郡川谷。今嘉、眉、戎州皆有之。木高一二丈，叶如樱桃而厚大，初生青，后渐黄赤，至十二月叶渐凋，二月复渐生，至四月旧叶落尽，新叶齐生，即花发成穗，微黄色。五、六月结实作房，生青，至八月熟而黄白，类白豆蔻，渐渐自落，即收之。一房三瓣，一瓣有实一粒，一房共实三粒也。"《本草纲目》曰："巴豆房似大风子壳而脆薄，子及仁皆似海松子；所云似白豆蔻者，殊不类。"综合本草对其形态特征的描述以及所附图绘，与现今所用的巴豆相符。《中华本草》记载巴豆的根具有温中散寒、祛风镇痛、杀虫解毒的功效；主治胃痛，寒湿痹痛，牙痛，外伤肿痛，痈疽疔疮，毒蛇咬伤。《中华人民共和国药典》（2020年版　一部）记载巴豆的干燥成熟果实具有蚀疮的功效；主治恶疮疥癣，疣痣。

分类位置	种子植物门 Spermatophyta	被子植物亚门 Angiospermae	双子叶植物纲 Dicotyledoneae	大戟目 Eophorbiales	大戟科 Euphorbiaceae

形态特征　灌木或小乔木。嫩枝被稀疏星状柔毛，枝条无毛。叶纸质，卵形，稀椭圆形，长7~12cm，宽3~7cm；基出脉3（~5）条，侧脉3~4对；基部两侧叶缘上各有1枚盘状腺体；托叶线形，早落。总状花序，顶生，苞片钻状；雄花：花蕾近球形，疏生星状毛或几无毛；雌花：萼片长圆状披针形，几无毛；子房密被星状柔毛，花柱2深裂。蒴果椭圆状，被疏生短星状毛或近无毛。

生境分布　生于村旁或山地疏林中，或仅见栽培。分布于浙江、福建、江西、湖南、广东、广西、贵州、四川、云南等。广西全区各地均有分布。

化学成分　果实含脂肪酸类成分，主要有棕榈酸、肉豆蔻酸、二十碳一烯酸、亚油酸、油酸、二十碳二烯酸、花生酸、硬脂酸、月桂酸等[1]。还含生物碱巴豆苷和木兰花碱[2]。种仁含壬二酸二甘油酯、12-O-($α$-甲基丁酰基）佛波醇-13-癸酸酯、12-O-($α$-甲基巴豆酰基）佛波醇-13-癸酸酯、(9S,10R,11E,13R)-9,10,13-三羟基十八碳-11-烯酸、(9S,10R,11E,13R)-9,10,13-三羟基十八碳-11-烯酸甲酯、4 (1H)-喹啉酮、5-羟基-2-羟甲基吡啶[3]，以及 7-keto-phorbol-2-tiglate、7-keto-phorbol-12-(2-methyl)butyrate、20-formyl-phorbol-12-tiglate 等二萜类成分[4]。根、茎、叶、种子壳、种子还含钾、铁、锌、钙、镁、锰等微量元素[5]。

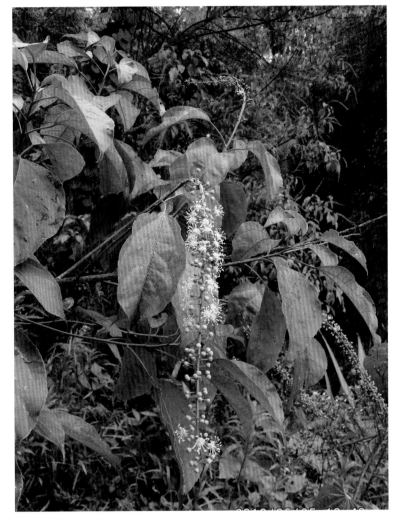

· 巴豆 - 花期

药理作用　1. 致泻作用

给小鼠灌胃巴豆霜 1.5g/kg 可明显增强胃肠推进运动，促进肠套叠的还纳作用。在离体兔回肠试验中，其浓度为 3.0×10^{-3}g/ml 时可显著增加回肠的收缩幅度[6]。巴豆油水解液、巴豆霜和巴豆油通过影响肠平滑肌，对小鼠肠推进运动有促进作用[7]。

2. 抗肿瘤作用

巴豆生物碱能抑制肺腺癌 A549 细胞和人肝癌 SMMC7721 细胞的生长并促进其凋亡，其作用机制与 Bax 蛋白的表达上调和 Bcl-2 蛋白的表达下调有关[8,9]。

3. 抗菌、抗病毒作用

巴豆煎剂在体外对金黄色葡萄球菌、流感杆菌、白喉杆菌、铜绿假单胞菌均有一定的抑菌作用。皮下注射巴豆油，可降低流行性乙脑炎病毒感染的小鼠的死亡率，延长生存时间。巴豆种子的水提物和甲醇提取物可以显著抑制 HIV-1 传染性和 HIV-1 诱导的 MT-4 细胞的细胞病理性改变[10]。

4. 抗炎、镇痛及免疫调节作用

给小鼠灌胃巴豆霜 1.5g/kg，对小鼠耳郭肿胀、腹腔血管通透性有显著的抑制作用；给药后 1h 能显著延长小鼠热刺激疼痛反应时间；能显著减少小鼠胸腺指数、脾指数，减少小鼠腹腔巨噬细胞吞噬功能。给大鼠灌胃巴豆霜 3g/kg，可显著抑制大鼠白细胞游走[11]。

5. 止泻作用

小剂量的巴豆霜能显著降低腹泻大鼠稀便率，其止泻作用与促进回肠水分吸收、降低病理性肠蠕动过快、改善肠吸收功能密切相关[12]。

6. 毒副作用

巴豆油能使大鼠肝 α_1- 抑制因子 3（α_1-I_3）基因表达水平下降，并诱导癌基因 ODC 和 c-fos 表达水平增加[13]。巴豆提取物体外高剂量可使正常人肠上皮细胞株生长延缓或死亡，长期使用递增剂量巴豆提取物可诱导细胞增殖加快，异倍体 DNA 含量增加，促使细胞发生恶性转化[14]。巴豆油主要含有毒性球蛋白，能溶解红血球，使局部细胞坏死；内服使消化道腐蚀出血，并损坏肾脏，出现尿血；外用过量能引起急性皮炎[15]。各种炮制品巴豆油对小鼠耳均有明显的致炎作用，其强度依次为炒巴豆油 > 高压蒸巴豆油、常压蒸巴豆油 > 生巴豆油 > 煮巴豆油[16]。

附　注 巴豆过去为较常用中药，因毒性大，医家慎用；近代用量越来越小。生巴豆供外用，不可内服。巴豆油剧毒，可致人死亡，用于成药配伍使用巴豆霜。20 世纪 80 年代前，巴豆年产量很大，最高年可达 50 万 kg；药用之外，主要供应湖、塘养鱼业作清塘药鱼之用，也可作农药杀虫之用。目前全国药用年销量最多 3 万 kg。南方习销带壳巴豆，北方习销去壳的巴米。

参考文献

[1] 兰梅，王平，王志英，等 . 巴豆油化学成分的 GC-MS 分析 [J]. 中药材 ,2012,35(7):1105-1108.

[2] 金锋，任玉珍，陈彦琳，等 . 巴豆生物碱部位 HPLC 特征指纹图谱研究 [J]. 中国实验方剂学杂志 ,2013,19(2):90-93.

[3] 苏海国，杨槐，蒙春旺，等 . 巴豆化学成分及其细胞毒活性研究 [J]. 中国中药杂志 ,2016,41(19):3620-3623.

[4] 赵永春 . 巴豆的化学成分研究及抗肿瘤活性初步评价 [D]. 杭州：浙江工商大学 ,2012.

[5] 张少梅，王恒山，陈振锋，等 .ICP-AES 测定广西巴豆不同部位中的十种微量元素 [J]. 广西植物 ,2009,29(6):774-776,743.

[6] 孙颂三，赵燕洁，周佩卿，等 . 巴豆霜对泻下和免疫功能的影响 [J]. 中草药 ,1993,24(5):251-252,259,279-280.

[7] 赵景芳，朱复南，林苏，等 . 巴豆制剂的实验研究 [J]. 江苏中医 ,1995,16(10):43-44.

[8] 武晓，刘凤娟，王鹏飞，等 . 巴豆生物碱对肺腺癌细胞凋亡的影响及机制研究 [J]. 中国医药导报 ,2016,13(1):17-20.

[9] 陈武，陈鹏英，刘鹏，等 . 巴豆生物碱对人肝癌 SMMC7721 细胞凋亡及 Bax,Bcl-2 蛋白表达的影响 [J]. 中国实验方剂学杂志 ,2011,17(11):199-201.

[10] 孙晓芳，王巍，杜贵友，等 . 埃及药用植物中抗人类免疫缺陷病毒药物的研究 [J]. 中国中药杂志 ,2002,27(9):649-653,679.

[11] 孙颂三，赵燕洁，袁士琴 . 巴豆霜对抗炎、免疫、镇痛及致突变的影响 [J]. 中药药理与临床 ,1993,3:36-38.

[12] 王新，王宏，李丹，等 . 梯度剂量巴豆霜药理作用初探 [J]. 天津中医药 ,2009,26(1):72-74.

[13] 赵玫，赵清正，张春燕，等 . 致癌剂 DEN、促癌剂巴豆油对大鼠肝 α_1 抑制因子 3 基因表达的影响 [J]. 生物化学杂志 ,1992,8(6):730-734.

[14] 兰梅，王新，吴汉平，等 . 巴豆提取物对人肠上皮细胞生物学特性的影响 [J]. 世界华人消化杂志 ,2001,9(4):396-400.

[15] 耿新生 . 剧毒中药的毒性作用 [J]. 陕西中医 ,1994,15(5):232.

[16] 张静修，王毅 . 生、熟巴豆对比实验 [J]. 中药材 ,1992,9(4):29-30.

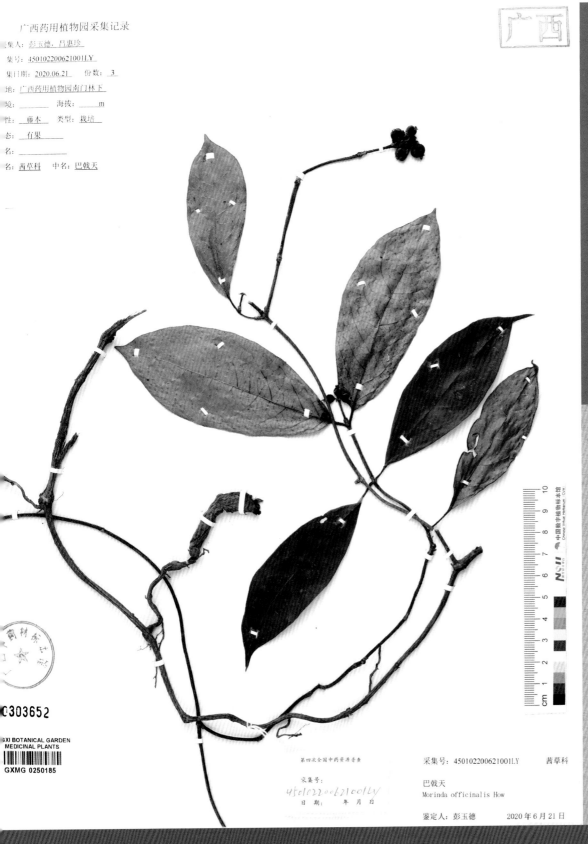

广西药用植物园采集记录

采集人：彭玉德，吕惠珍
采集号：450102200621001LY
采集日期：2020.06.21　份数：3
采集地：广西药用植物园南门林下
生境：　　　海拔：　　　m
习性：藤本　类型：栽培
状态：有果
土名：
科名：茜草科　中名：巴戟天

第四次全国中药资源普查

采集号：
450102200621001LY
日期：　年月日

采集号：450102200621001LY　茜草科

巴戟天
Morinda officinalis How

鉴定人：彭玉德　2020 年 6 月 21 日

巴戟天

来源
茜草科（Rubiaceae）植物巴戟天 *Morinda officinalis* How 的根。

民族名称
【壮族】Gaeudagaeq。
【瑶族】懂烈别。

民 族 应 用

【壮族】药用根。主治阳痿，少腹冷痛，风湿痛，腰膝痛。
【瑶族】药用根。主治肾阳虚弱，阳痿，风寒湿痹，腰膝酸痛及肾炎水肿。

药材性状　根扁圆柱形，略弯曲，长短不等，直径 0.5~2cm。表面灰黄色或暗灰色，具纵纹和横裂纹，有的皮部横向断离露出木部。质韧。断面皮部厚，紫色或淡紫色，易与木部剥离；木部坚硬，黄棕色或黄白色，直径 1~5mm。气微，味甘而微涩。

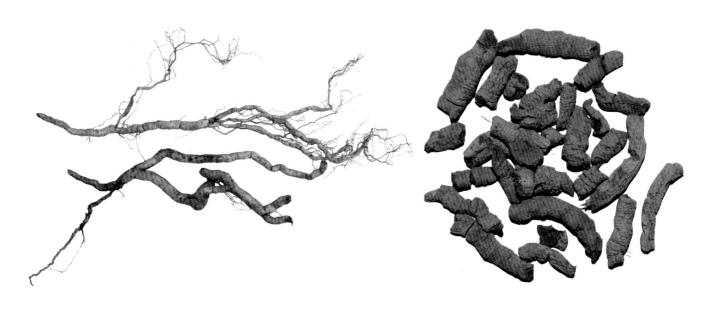

·巴戟天－根　　　　　　　　　　　　　·巴戟天－根

药用源流　巴戟天的药用始载于《神农本草经》，列为草部上品。《证类本草》谓："巴戟天，味辛、甘、微温，无毒。主大风邪气，阴痿不起，强筋骨，安五脏，补中，增志，益气，疗头面游风，小腹及阴中相引痛，下气，补五劳，益精，利男子。生巴郡及下邳山谷。二月、八月采根，阴干。陶隐居云，今亦用建平、宜都者，状如牡丹而细，外赤内黑，用之打去心。唐本注云，巴戟天苗，俗方名三蔓草。叶似茗，经久不枯，根如连珠，多者良，宿根青色，嫩根白紫，用之亦同。连珠肉厚者为胜。图经曰，巴戟天，生巴郡及下邳山谷，今江淮、河东州郡亦有之，皆不及蜀州者佳。叶似茗，经冬不枯，俗名三蔓草，又名不凋草。多生竹林内。内地生者，叶似麦门冬而厚大，至秋结实。二月、八月采根，阴干，今多焙之。有宿根者青色，嫩根者白色，用之皆同，以连珠肉者胜。今方家多以紫色为良，蜀人云，都无紫色者。彼方人采得，或用黑豆同煮，欲其色紫，此殊失气味，尤宜辨之。一说蜀中又有一种三律根，正似巴戟，但色白。土人采得，以醋水煮之乃紫，以杂巴戟，莫能辨也。真巴戟，嫩者亦白，干时亦煮治使紫，力劣弱，不可用。今两种，市中皆是。但击破视之，其中而紫鲜洁者，伪也；真者击破，其中虽紫，又有微惨白如粉色，理小暗也。"所述特征及附图与本种相符。《中华人民共和国药典》（2020 年版　一部）记载其具有补肾阳、强筋骨、祛风湿的功效；主治阳痿遗精，宫冷不孕，月经不调，少腹冷痛，风湿痹痛，筋骨痿软。

分类位置	种子植物门	被子植物亚门	双子叶植物纲	茜草目	茜草科
	Spermatophyta	Angiospermae	Dicotyledoneae	Rubiales	Rubiaceae

形态特征　藤本。肉质根，根肉略紫红色，干后紫蓝色。嫩枝被粗毛，老枝无毛。叶薄，纸质，干后棕色，长圆形，长 6~13cm，宽 3~6cm，上面初时被紧贴长粗毛，后变无毛，中脉线状隆起，被刺状硬毛或弯毛；侧脉每边 4~7 条。头状花序具花 4~10 朵；花 2~4 基数，无花梗；花萼顶部具波状齿 2~3。聚花核果。

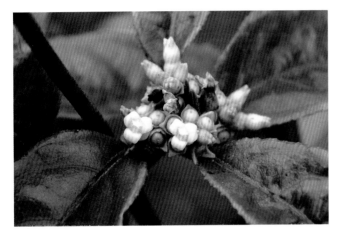

·巴戟天－花期

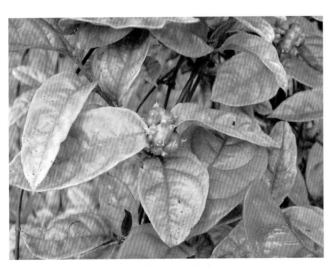

·巴戟天－果期

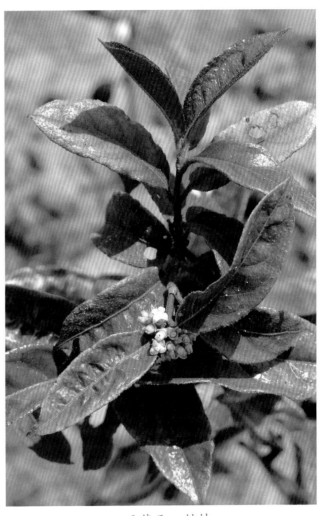

·巴戟天－植株

生境分布　生于山地疏、密林下和灌丛中，常攀于灌木或树干上，亦有引作家种。分布于福建、广东、海南、广西等省区的热带和亚热带地区。广西主要分布在融水、临桂、兴安、龙胜、上思、德保、贺州、象州、宁明等地，栽培在桂平、苍梧、岑溪等。

化学成分　主要成分有糖类、蒽醌类、环烯醚萜苷类、有机酸类、微量元素、氨基酸和甾醇类等。糖类含单糖、低聚糖和多糖，包括葡萄糖、甘露糖、巴戟甲素、耐斯糖、1F-果呋喃糖基耐斯糖、菊淀粉六聚糖和七聚糖等[1-4]。蒽醌类主要有 1,2-二氧乙烯蒽醌、1,3-二羟基 -2-异丁酰基蒽醌、

1,2- 二羟基蒽醌 [5]、rubiasin A–B、2- 羟基 –1– 甲氧基蒽醌、3- 羟基 –1– 甲氧基 –2– 甲基蒽醌、1,3–二羟基 –2– 甲氧基蒽醌、2- 甲基蒽醌、1,3- 二羟基 –2– 甲基蒽醌、2- 羟甲基蒽醌 [6]、甲基异茜草素、大黄素甲醚等 [7]。环烯醚萜苷类主要为水晶兰苷、去乙酰基车叶草苷酸 [8]。甾醇类含 β- 谷甾醇、$3\beta,20(R)$- 丁基 –5– 烯基 – 胆甾醇、$3\beta,5$- 烯基螺旋甾 [5]。主要挥发性成分有：正十六酸、3- 甲基苯甲醛、亚油酸、油酸、龙脑、2- 甲基蒽醌、十四酸、苯甲醛 [9]。巴戟天含有丰富的微量元素，其中包括铁、锰、锌、铜、钼、镍等人体必需微量元素 [10]。巴戟天还含苯乙醇 –O–β–D– 吡喃葡萄糖苷、2- 丁醇 –O–β–D– 吡喃葡萄糖苷、3,4– 二羟基苯乙醇、3-(4– 羟基 – 苯基)–1,2– 丙二醇、阿魏酸、熊果酸 [6] 等其他化合物。

药理作用　1. 促进骨细胞生长的作用

巴戟天所含成分甲基异茜草素通过抑制破骨细胞的形成、分化和骨吸收功能来减少骨质的流失 [11]。巴戟天干燥根茎醇提后得到的多糖对切除卵巢骨质疏松大鼠的血清护骨素（OPG）表达具有上调作用，其可能通过降低 TNF-α 和 IL-1 表达水平来调节 OPG 的表达，进而发挥对骨质疏松的保护作用 [12]。

2. 抗氧化和抗衰老作用

巴戟天醇提取物能够对抗衰老大鼠心肌组织的氧化 [13]，对 D- 半乳糖致衰老大鼠小脑组织具有抗氧化作用及抗凋亡作用 [14]；巴戟天可显著提高运动大鼠抗自由基氧化的功能，使大鼠运动能力明显增强 [15]。

3. 抗炎镇痛作用

巴戟天醇提取物中水晶兰苷的低剂量、高剂量均对完全 Freund's 佐剂所致的大鼠足肿胀均有明显抑制作用，能降低 PGE$_2$ 的含量，表明其具有抗炎效果；能减少冰醋酸所致的小鼠扭体次数，表明其具有较好的镇痛作用 [16]。

4. 增强免疫作用

巴戟天具有增强免疫活性作用。高、低剂量的巴戟天均能增强小鼠腹腔巨噬细胞吞噬功能，在 25~800μg/ml 范围内可促进小鼠体外淋巴细胞增殖，在 16~32mg/kg 剂量范围内可增强小鼠免疫活性 [17]。

5. 补肾壮阳作用

巴戟天水煎剂给微波损伤的雄鼠灌胃，30g/kg，1 次 / 天，持续 1 周，可使雄鼠附睾指数、睾丸指数、精子活性、精子活动率相对辐射组有显著提高，表明巴戟天对微波损伤的雄鼠睾丸生精功能有修复作用 [18]。巴戟天低聚糖能显著提高果蝇性活力和羽化率，表明巴戟天低聚糖具有一定的补肾壮阳作用 [19]。

6. 抗肿瘤作用

巴戟天所含的蒽醌类成分有抗致癌促进剂的作用，其氯仿提取物的粗结晶对 L1210 白血病细胞生长有抑制作用 [20]。

7. 抗菌作用

巴戟天水提取物有一定的抗菌活性，其中对金黄色葡萄球菌的抑制效果较好，对真菌类的抑制作用较弱 [21]。

8. 抗抑郁作用

巴戟天水提取物和醇提取物具有抗抑郁的药理作用，其抗抑郁有效成分为菊淀粉型六聚糖和七聚糖 [22, 23]。

9. 毒副作用

巴戟天在 2mg/ml 以下对小鼠淋巴细胞无毒性 [17]。

附　注　巴戟天是我国四大南药之一。因其补肾温而不燥，是历代医家补肾常用药 [5]。

参考文献

[1] 杨振民,伊勇涛,高川川,等.中药巴戟天中水溶性多糖的分离及结构鉴定(英文)[J].天然产物研究与开发,2011,23:1-5,24.

[2] 刘晓涵,肖凤霞,陈永刚,等.HPLC-ELSD法测定巴戟天有效成分巴戟甲素含量[J].中药新药与临床药理,2009,20(5):446-448.

[3] 吴凌凤,曾令杰.巴戟天化学成分与质量控制研究进展[J].广东药学院学报,2012,28(1):98-101.

[4] 王欣,徐勇,梁丽敏.巴戟天功能因子研究进展[J].中国食品添加剂,2007,6:92-95.

[5] 李竣,张华林,蒋林,等.南药巴戟天化学成分[J].中南民族大学学报(自然科学版),2010,29(4):53-56.

[6] 李晨阳,高昊,焦伟华.巴戟天根皮中的醌类成分的分离与鉴定[J].沈阳药科大学学报,2011,28(1):30-36,80.

[7] 吴冬凡,房志坚.巴戟天石油醚部位的化学成分研究[J].亚太传统医药,2009,5(11):42-43.

[8] 王玉磊.巴戟天中主要环烯醚萜苷的研究[D].北京:北京中医药大学,2011.

[9] 伊勇涛,杨振民,范坚强,等.不同方法提取巴戟天挥发性成分的研究[J].天然产物研究与开发,2009,21:17-20,25.

[10] 李赛,吕宝源.巴戟天无机元素的光谱测定和临床药效分析[J].中国医药学报,1987,2(4):29-30.

[11] 鲍蕾蕾,秦路平,卞俊.巴戟天甲基异茜草素对破骨细胞性骨吸收的影响[J].解放军药学学报,2009,25(6):505-509.

[12] 朱孟勇,王彩娇,郝长胜.巴戟天多糖对骨质疏松大鼠血清护骨素表达影响的研究[J].现代实用医学,2010,22(7):748-749.

[13] 顾冰.巴戟天醇提物对衰老大鼠心肌组织的抗氧化作用[J].临床合理用药,2011,4(10B):62-63.

[14] 陈铸,付润芳,程亮新.巴戟天醇提物对D-半乳糖致衰老大鼠小脑的作用[J].中医学报,2010,25(5):903-907.

[15] 潘新宇,牛岭.巴戟天对运动训练大鼠骨骼肌自由基代谢及运动能力的影响[J].中国临床康复,2005,9(48):162-163.

[16] 陈岚,陈翠,高毅,等.巴戟天提取物对大鼠类风湿性关节炎作用的观察[J].东南国防医药,2011,13(4):305-307.

[17] 杨宏健,赵艳玲,贺显玉,等.巴戟天与鸡筋参免疫增强作用的比较[J].中国药师,2007,10(3):246-248.

[18] 张巍,康锶鹏,陈清瑞,等.巴戟天对微波损伤的雄鼠睾丸生精功能的影响[J].解剖学研究,2010,32(5):338-341.

[19] 肖凤霞,林励.巴戟天补肾壮阳作用的初步研究[J].食品与药品,2005,8(5):45-46.

[20] 陈彩英,詹若挺,陈蔚文.巴戟天的药理研究进展[J].中药新药与临床药理,2009,20(3):291-293.

[21] 李妍,苏倩清.巴戟天水提取物油脂抗氧化性和抗菌活性研究[J].食品与机械,2008,24(1):93-95.

[22] 张中启,袁莉,罗质璞,等.巴戟天水提物对大鼠低速率差式强化程序和小鼠强迫性游泳的影响[J].军事医学科学院院刊,2000,24(2):114-116.

[23] 张中启,袁莉,赵楠,等.巴戟天醇提取物的抗抑郁作用[J].中国药学杂志,2000,35(11):739-741.

五画

玉龙鞭

全国中药资源普查标本采集记录表

采 集 号：	450123130307009LY	采集人	隆安县普查队
采集日期：	2013年03月07日	海 拔(m)	1320
采集地点：	广西隆安县屏山乡西大明山		
经 度：	107°37′51.8″	纬 度：	22°55′12.2″
植被类型：	针阔叶混交林	生活型：	多年生草本植物
水分生态类型：	中生植物	光生态类型：	阳性植物
土壤生态类型：		温度生态类型：	亚高温植物
资源类型：	野生植物	出现多度：	少
株高(cm)：		直径(cm)：	
根：		茎 (树皮)：	
叶：		芽：	
花：		果实和种子：	
植物名：	假马鞭	科 名：	马鞭草科
学 名：	Stachytarpheta jamaicensis (L.) Vahl		
药材名：	玉龙鞭	药材别名：	
药用部位：	全草类	标本类型：	腊叶标本
用 途：	清热解毒，利尿通淋，消肿止痛，截疟。用于尿路感染和结石，淋症，白浊，风湿痹痛，结膜炎，喉炎，疟疾。		
备 注：			
条形码：			

450123LY0728

来源

马鞭草科（Verbenaceae）植物假马鞭
Stachytarpheta jamaicensis（Linn.）Vahl.
的根或全草。

民族名称

【壮族】玉龙鞭（河池）。
【瑶族】俭搔俭（金秀）。

第四次全国中药资源普查

采集号：
450123130307009LY
日 期： 年 月 日

186064

GUANGXI BOTANICAL GARDEN
OF MEDICINAL PLANTS

GXMG 0132087

标本鉴定签	
采集号：	450123130307009LY 科名：马鞭草科
学 名：	Stachytarpheta jamaicensis (L.) Vahl
种中文名：	假马鞭
鉴定人：覃为斌	鉴定时间：2013年12月12日

第四次全国中药资源普查

民 族 应 用

【壮族】药用根、全草。水煎服用于治疗尿路感染，尿路结石；捣烂敷患处治疗龟头炎。全草用于淋证，白带异常，月经不调，急性结膜炎，咽痛，牙龈炎，痈肿。内服用量 15~30g；外用适量。

【瑶族】药用根。水煎服兼洗患处治疗风湿骨痛。内服用量 20g；外用适量。

药材性状 全草长 50~120cm。根粗，灰白色。茎圆柱形，稍扁，基部木质化，表面淡棕色至棕褐色，有细密纵沟纹。叶对生，皱缩，易破碎，完整者展平后呈椭圆形或卵状椭圆形，长 2~8cm，宽 3~4cm，先端短尖或稍钝，基部楔形，边缘齿状，暗绿色或暗褐色；叶柄长约 2cm。茎端有穗状花序，长 4~20cm，似鞭状，小花脱落后留有坑形凹穴。气微，味甘、苦。

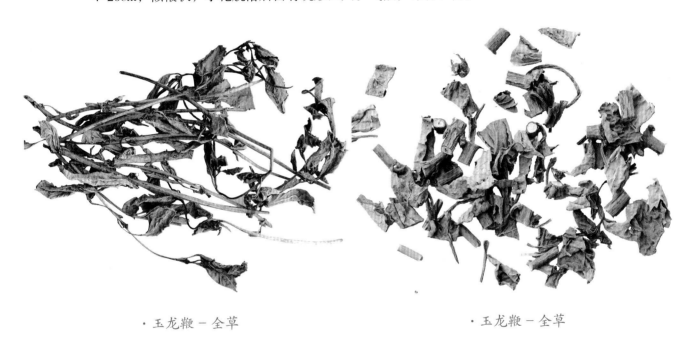

· 玉龙鞭 – 全草　　　　　　　　　　　· 玉龙鞭 – 全草

药用源流 玉龙鞭的药用始载于《广西民间常用草药手册》。《中华本草》记载其具有清热利湿、解毒消肿的功效；主治热淋，石淋，白浊，白带异常，风湿骨痛，急性结膜炎，咽喉炎，牙龈炎，胆囊炎，痈疖，痔疮，跌打肿痛等症。

	种子植物门	被子植物亚门	双子叶植物纲	马鞭草目	马鞭草科
分类位置	Spermatophyta	Angiospermae	Dicotyledoneae	Verbenales	Verbenaceae

形态特征 多年生粗壮草本或亚灌木。幼枝近四方形。叶片厚纸质，椭圆形至卵状椭圆形。穗状花序顶生；花单生于苞腋内；苞片边缘膜质，有纤毛，顶端有芒尖；花冠深蓝紫色，管微弯，内面上部有毛，顶端 5 裂，裂片外展；雄蕊 2 枚，花丝短。果内藏于膜质的花萼内。

生境分布　生于海拔300~580m的山谷阴湿处草丛中。分布于福建、广东、广西和云南南部。广西主要分布在柳州、扶绥、隆林、北海等地。

化学成分　全草含正－二十九烷、正－三十烷、正－三十一烷、正－三十二烷等高级烷烃，以及α－菠菜甾醇、饱和脂肪酮、不饱和羟基羧酸等。叶含胆碱、环烯醚萜、酚酸、绿原酸、儿茶鞣质、6－羟基木犀草醇－7－葡萄糖醛酸苷等化合物。

药理作用　1. 抗菌作用
假马鞭水提取物和醇提取物对大肠杆菌、金黄色葡萄球菌、粪链球菌、志贺菌等均有抑制作用，醇提取物的抑菌活性高于水提取物[1]。
2. 其他作用
假马鞭茎叶煎剂对离体豚鼠回肠有显著的兴奋作用，水提醇沉物作用稍弱，两种制剂对离体大鼠子宫、兔十二指肠均无明显作用；水提取物对离体兔心有较弱的兴奋作用，可显著促进大鼠后肢灌流的血管扩张。麻醉狗静脉注射上述两种制剂各0.1g（生药）/kg，对血压无明显影响。小鼠腹腔注射上述两种制剂0.1g（生药）/只，24h内死亡。

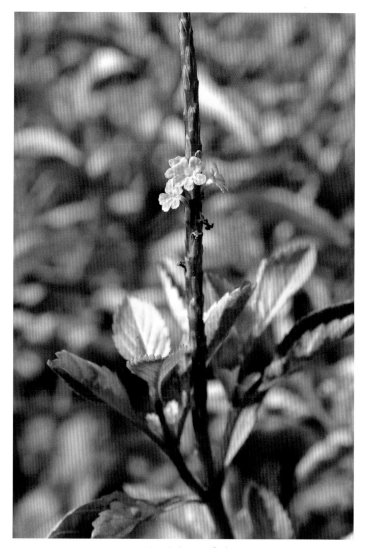

· 假马鞭－花期

参考文献

[1]Yakubu M B, ODAMA L E, NANDITA B D. Studies on the antibacterial activity of the extract of *Stachytarpheta angustifolia*[J].Journal of Nanjing Medical University,2003,17(3):116-121.

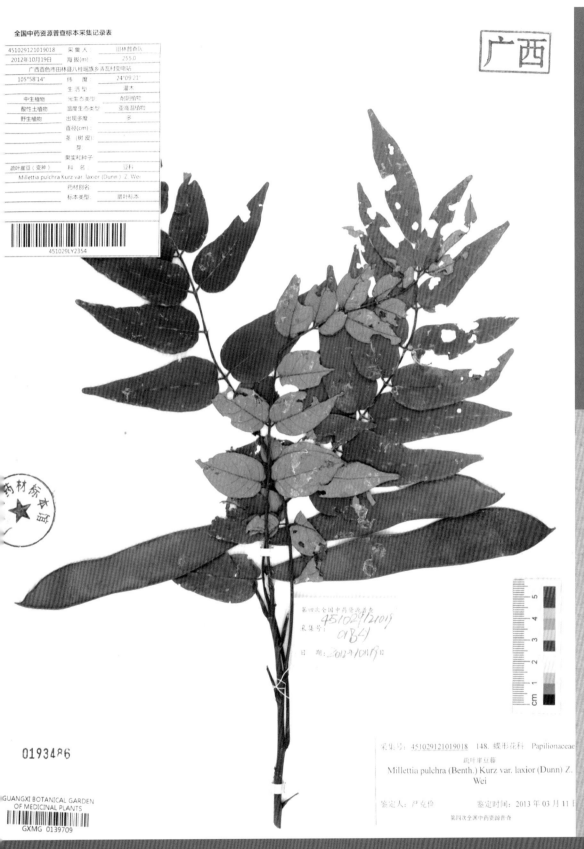

玉郎伞

来源

蝶形花科（Papilionaceae）植物疏叶崖豆 *Millettia pulchra*（Benth.）Kurz var. *laxior*（Dunn）Z.Wei 的根。

民族名称

【壮族】捧吞（靖西），肥药（那坡），摸水趴（扶绥）。

民 族 应 用

【壮族】药用根。水煎服治消化不良，小儿干瘦；与猪肉炖服治病后虚弱，与猪脚炖服治风湿关节肿痛。

药材性状　根呈圆柱形，略弯曲，长短不一，直径 2~4cm。表面浅棕色或黄棕色，有不规则的纵皱纹及横向皮孔，偶有须根痕。体重，质坚实，不易折断。切片呈椭圆形或圆形，厚 4~8mm。切面呈黄白色，有的可见淡黄色至棕黄色树脂状分泌物，粉性。气微，味淡。

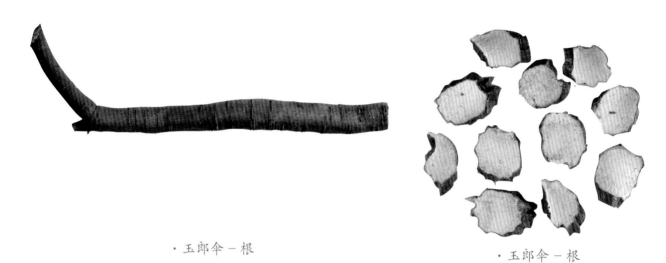

· 玉郎伞－根　　　　　　　　　　　· 玉郎伞－根

药用源流　《广西壮族自治区壮药质量标准　第一卷》（2008 年版）记载其具有散瘀、消肿、止痛、宁神的功效；主治跌打肿痛。

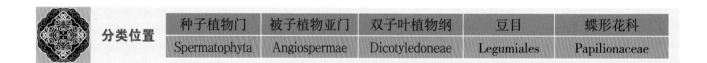

	种子植物门	被子植物亚门	双子叶植物纲	豆目	蝶形花科
分类位置	Spermatophyta	Angiospermae	Dicotyledoneae	Legumiales	Papilionaceae

形态特征　灌木或小乔木。叶和花序均散布在枝上，非集生于枝梢。羽状复叶，叶轴上面具沟；托叶披针形，密被黄色柔毛；小叶纸质，长 3.5~10cm，宽 1.5~4cm，小叶下面被平伏柔毛。总状圆锥花序腋生，密被灰黄色柔毛；苞片小，披针形，小苞片小；花梗细，花萼钟状；花冠淡红色至紫红色，雄蕊单体，子房线形，密被柔毛。荚果线形、扁平。种子褐色，椭圆形。

生境分布　生于海拔 1400m 的山地、旷野或杂木林缘。分布于海南、广西、贵州、云南等。广西主要分布在柳州、临桂、兴安、永福、东兰等。

化学成分　茎含水黄皮素、2',β- 二甲氧基 – 呋喃 -[4'',5'':3',4'] – 二氢查尔酮、2'- 甲氧基 – 呋喃 -[4'',5'':3',4'] – 查尔酮、2'- 甲氧基 – 呋喃 -[4'',5'':8,7] – 黄酮、2'',2'' – 二甲基 – 吡喃 -[5'',6'':8,7] – 黄酮、芒柄花素、α- 槐糖、三十元醇等 [1]。根含蔗糖、水黄皮素、黄酮、皂苷等成分 [2,3]。

药理作用 1. 对心血管系统的作用

疏叶崖豆提取物静脉注射，能明显降低自发性高血压大鼠及正常大鼠的血压，且对去甲肾上腺素（NA）和异丙肾上腺素（ISO）的作用无明显影响[4]。疏叶崖豆提取物能明显降低大鼠离体心脏左心室收缩压和左室压最大上升速度，减慢心率及降低心肌的收缩振幅和心肌梗死的范围，显著增加冠脉流量。疏叶崖豆提取物能提高心肌组织中超氧化物歧化酶活力，降低丙二醛含量，同时降低血清中肌酸磷酸激酶活力，表明其具有抑制心肌收缩力、减慢心率和增加冠脉流量的作用，对大鼠心肌缺血再灌注损伤具有显著的保护作用[5,6]。

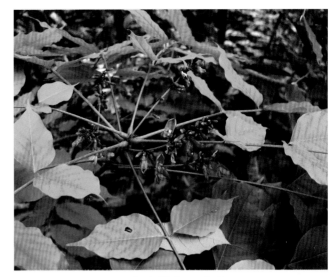

· 疏叶崖豆 - 花期

2. 抗肿瘤作用

疏叶崖豆提取物在体外促进人肝癌细胞 BEL7404 凋亡，具有抑制肿瘤增长的作用[7]。

3. 抗炎作用

疏叶崖豆提取物灌胃能显著抑制二甲苯引起的小鼠耳郭肿胀，对由角叉菜胶诱发的小鼠足跖肿胀也有显著的抑制作用，表明其具有一定的抗炎作用[8]。

4. 抗氧化作用

采用分光光度法检测疏叶崖豆提取物（YLS）对 O_2^- 自由基和 OH 自由基的清除及抑制作用。YLS 浓度为 0.15g/ml、0.30g/ml、0.60g/ml 时，在体外对 OH 自由基的清除率分别为 7.1%、29.1% 和 68.5%，对 O_2^- 自由基的清除率分别为 40.5%、49.9% 和 64.5%，对 O_2^- 自由基生成的抑制率分别为 48.0%、60.3% 和 68.8%。表明 YLS 对 O_2^- 自由基具有明显的抑制及清除作用，对 OH 自由基也有一定的清除作用[9]。

参考文献

[1] 王明智.大罗伞化学成分的研究 [D].北京：中国协和医科大学,2007.

[2] 戴向东,丘翠嫦,戴斌,等.玉郎伞的化学成分分析 [J].中国民族民间医药,2009,18(20):9.

[3] 黄仁彬,林兴,蒋伟哲,等.玉郎伞化学成分对自发性高血压大鼠血压的影响 [J].中国医院药学杂志,2006,26(2):130-132.

[4] 段小群,焦杨,黄仁彬,等.玉郎伞提取物对大鼠自发性高血压的影响 [J].广西医科大学学报,2003,20(1):19-21.

[5] 黄仁彬,焦杨,蒋伟哲,等.玉郎伞提取物对心脏血流动力学和冠脉流量的影响 [J].中国医院药学杂志,2003,23(6):321-322.

[6] 焦杨,段小群,孔晓龙,等.玉郎伞提取物对大鼠心肌缺血再灌注所致损伤的保护作用 [J].中国医院药学杂志,2004,24(12):726-727.

[7] 欧灿纯,余术宜,黄建春,等.玉郎伞提取物的抗肝癌作用研究 [J].中国药房,2009,20(27):2087-2089.

[8] 黄媛恒,陈健,黄仁彬,等.玉郎伞提取物抗炎作用及机制的研究 [J].中国新药杂志,2008,17(20):1764-1765.

[9] 焦杨,段小群,黄仁彬,等.玉郎伞提取物对超氧阴离子自由基和羟自由基的抑制和清除作用 [J].广西医科大学学报,2004,21(1):22-23.

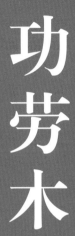

功劳木

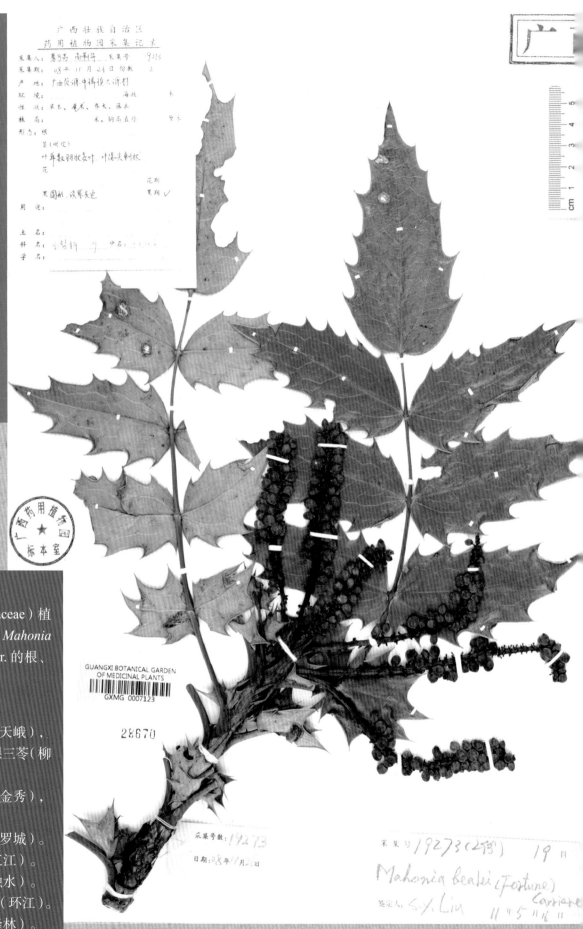

来源

小檗科（Berberidaceae）植物阔叶十大功劳 *Mahonia bealei*（Fort.）Carr. 的根、茎或全株。

民族名称

【壮族】肥献带（天峨），棵黄连（象州），棵三苓（柳城）。

【瑶族】黄林亮（金秀），必连（都安）。

【仫佬族】红连（罗城）。

【侗族】王连（三江）。

【苗族】兜巴（融水）。

【毛南族】美黄连（环江）。

【彝族】虽沙（隆林）。

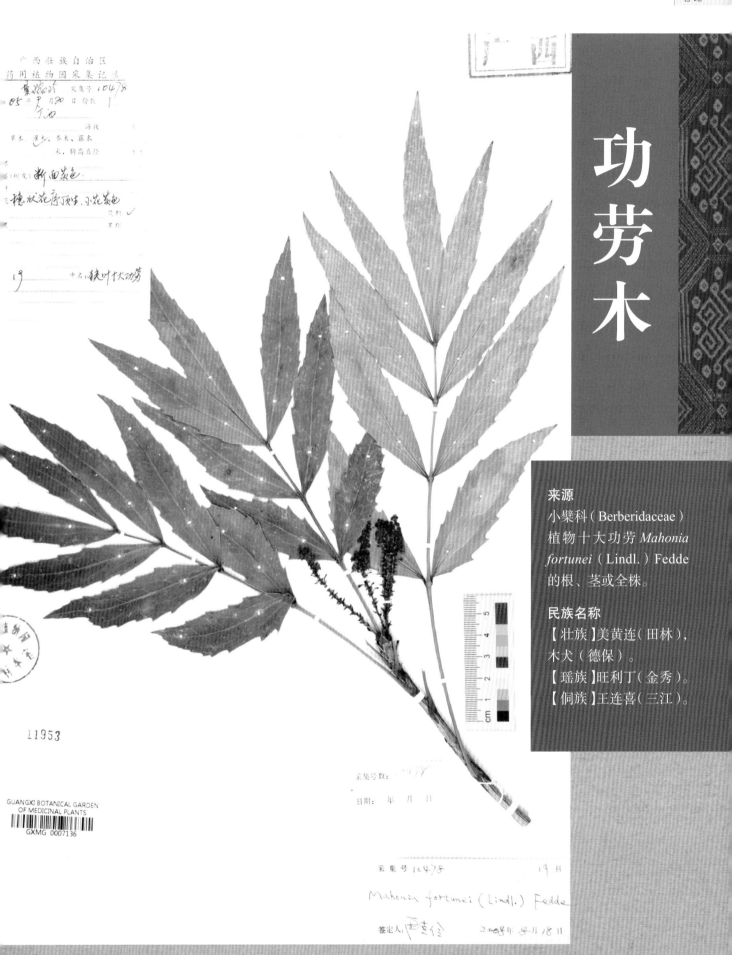

功劳木

来源

小檗科（Berberidaceae）
植物十大功劳 *Mahonia
fortunei*（Lindl.）Fedde
的根、茎或全株。

民族名称

【壮族】美黄连（田林），
木犬（德保）。
【瑶族】旺利丁（金秀）。
【侗族】王连喜（三江）。

功劳木

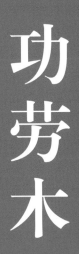

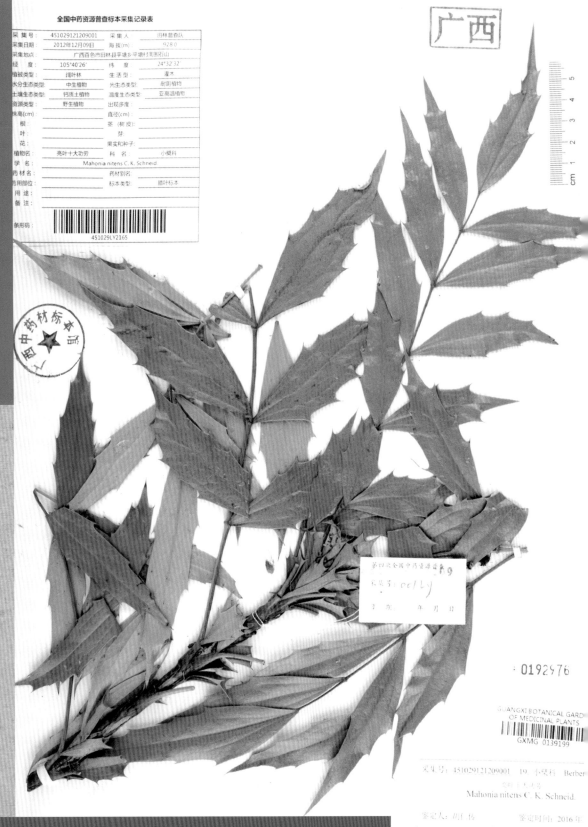

全国中药资源普查标本采集记录表

采集号	451029121209001	采集人	田林普查队
采集日期	2012年12月09日	海拔(m)	928.0
采集地点	广西百色市田林县平塘乡平塘村峒圃石山		
经度	105°40′26″	纬度	24°32′32″
植被类型	阔叶林	生活型	灌木
水分生态类型	中生植物	光生态类型	耐阴植物
土壤生态类型	钙质土植物	温度生态类型	亚高温植物
资源类型	野生植物	出现多度	
株高(cm)		直径(cm)	
根		茎(树皮)	
叶		芽	
花		果实和种子	
植物名	亮叶十大功劳	科 名	小檗科
学 名	Mahonia nitens C. K. Schneid		
药材名		药材别名	
药用部位		标本类型	腊叶标本
用途			
备注			
条形码			

451029LY2165

广西

0192976

GUANGXI BOTANICAL GARDEN OF MEDICINAL PLANTS

GXMG 0139199

采集号: 451029121209001 19. 小檗科 Berber
亮叶十大功劳
Mahonia nitens C. K. Schneid.
鉴定人: 胡仁传   鉴定时间: 2016年

来源

小檗科（Berberidaceae）植物亮叶十大功劳 *Mahonia nitens* Schneid. 的全株。

民族名称

【瑶族】黄林亮（金秀）。

功劳木

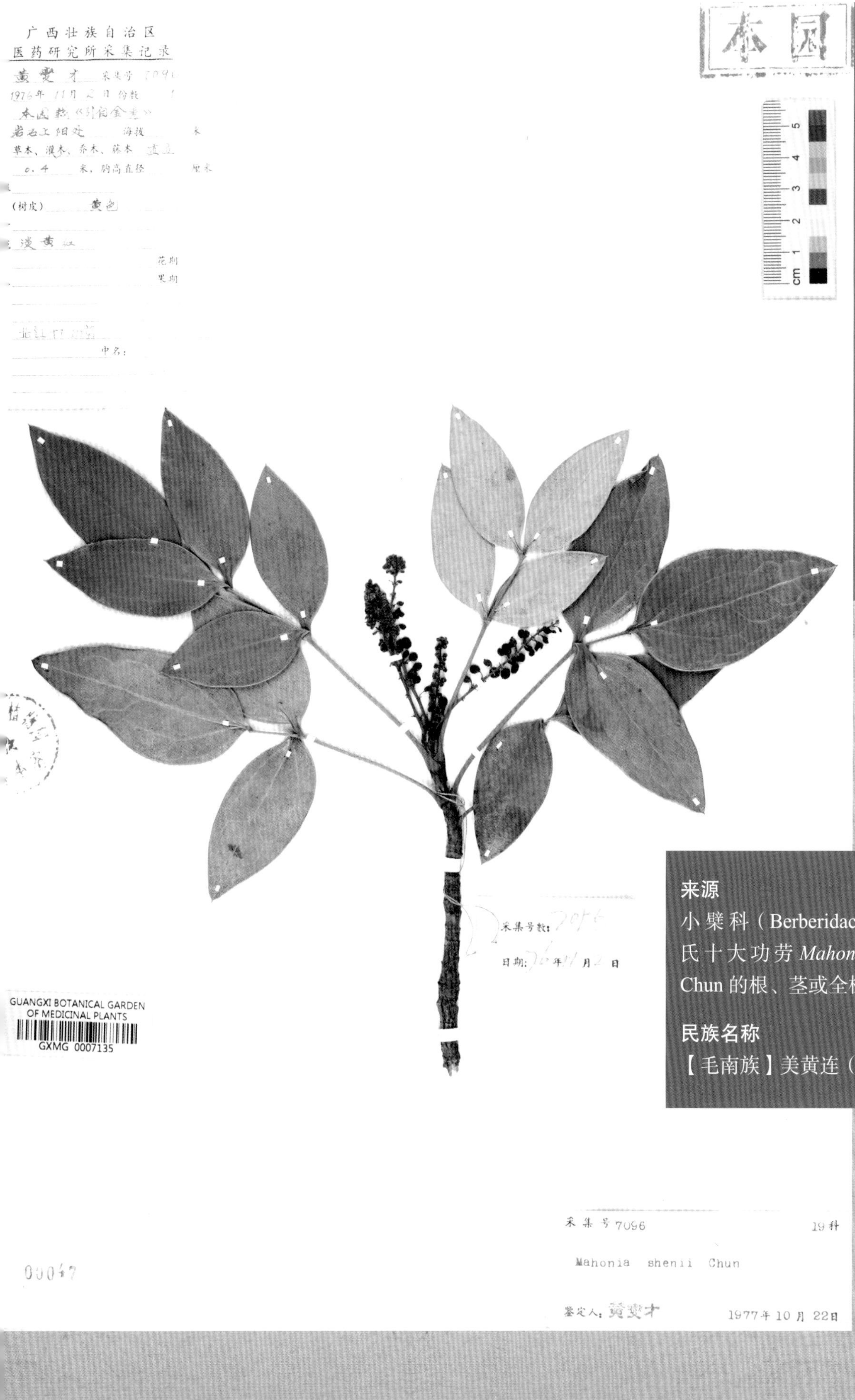

来源

小檗科（Berberidaceae）植物沈氏十大功劳 *Mahonia shenii* W. Y. Chun 的根、茎或全株。

民族名称

【毛南族】美黄连（环江）。

采集号数: 7096
日期:

采集号 7096　　　　　19升
Mahonia shenii Chun

鉴定人: 黄燮才　　1977年10月 22日

00047

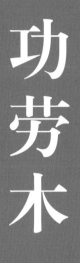

功劳木

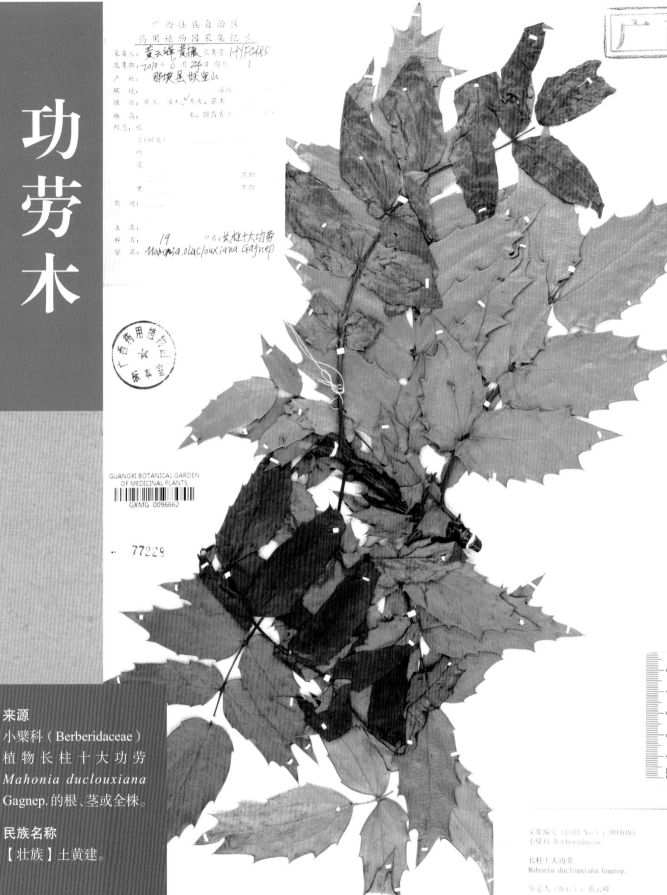

来源

小檗科（Berberidaceae）
植物长柱十大功劳
Mahonia duclouxiana
Gagnep. 的根、茎或全株。

民族名称

【壮族】土黄建。

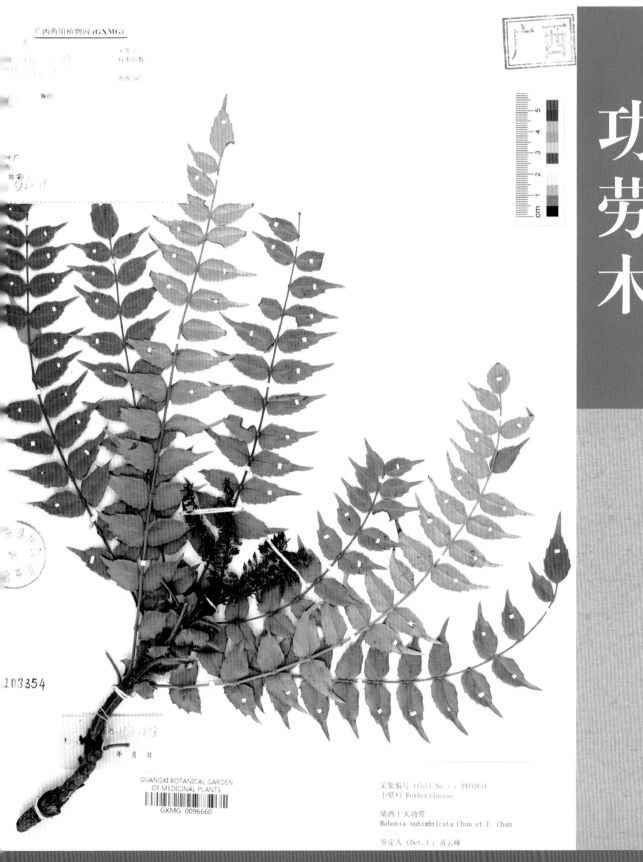

广西药用植物园(GXMG)

广西

103354

GUANGXI BOTANICAL GARDEN
OF MEDICINAL PLANTS

GXMG 0096660

采集编号（Coll.No.）：HYF0893
小檗科 Berberidaceae

靖西十大功劳
Mahonia subimbricata Chun et F. Chun

鉴定人（Det.）：黄云峰

功劳木

来源
小檗科（Berberidaceae）植物靖西十大功劳 *Mahonia subimbricata* W. Y. Chun et F. Chun 的根、茎或全株。

民族名称
【壮族】土黄莲。

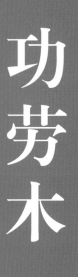

功劳木

来源

小檗科（Berberidaceae）植物北江十
大功劳 *Mahonia fordii* Schneid. 的茎。

民族名称

【壮族】棵新显（龙胜、融水、龙州）。

全国中药资源普查标本采集记录表

采集号	451121121126007LY	采集人	罗应华
采集日期	2012年11月26日	海拔(m)	273.8
采集地点	贺州市昭平县北陀镇		
经　度	111°00′20.83″	纬　度	24°00′02.38″
植被类型	阔叶林	生活型	灌木
水分生态类型	中生植物	光生态类型	耐阴植物
土壤生态类型	酸性土植物	温度生态类型	亚热湿润物
资源类型	野生植物	出现多度	偶见
株高(cm)		直径(cm)	
根：		茎（树皮）：	
叶：		芽	
花：		果实和种子	
植物名：	北江十大功劳	科　名：	小檗科
学　名：	Mahonia fordii Schneid.		
药材名：		药材别名	
药用部位		标本类型	蜡叶标本
用　途：			
备　注：			

条形码

451121LY0323

174563

GUANGXI BOTANICAL GARDEN
OF MEDICINAL PLANTS

GXMG 0120192

采集号：451121121126007LY　　小檗科

北江十大功劳

Mahonia fordii Schneid.

鉴定人：王磊　　　　5/21/2016

第四次全国中药资源普查

民 族 应 用

阔叶十大功劳

【壮族】药用根、茎或全株。水煎服治感冒发热，肠炎，痢疾，慢性肾炎，胃痛，胃溃疡，百日咳，肺结核，风湿；水煎洗患眼或煎液浓缩过滤滴眼治沙眼；水煎洗患处治湿疹，外伤感染，各种炎症。

【瑶族】药用根、茎或全株。水煎服治感冒发热，肠炎，痢疾，肺结核，大便秘结，小便短黄，黄疸型肝炎。

【仫佬族、毛南族】药用根、茎或全株。水煎服治感冒发热，肠炎，痢疾，水煎洗患眼或煎液浓缩过滤滴眼治急性结膜炎。

【侗族】药用根、茎或全株。水煎服治感冒发热，肠炎，痢疾，黄疸型肝炎。

【苗族】药用根、茎或全株。水煎服治感冒发热，肠炎，痢疾，口腔炎，支气管炎，咳嗽，头痛；水煎洗患眼或煎液浓缩过滤滴眼治急性结膜炎；捣烂敷患处治骨折。

【彝族】药用根、茎或全株。水煎服治感冒发热，肠炎，痢疾；水煎洗患眼或煎液浓缩过滤滴眼治沙眼。

内服用量12~15g；外用适量。

十大功劳

【壮族】药用根、茎或全株。水煎服治肝炎，肾炎，消化不良；浸酒服治劳伤；水煎洗患眼或捣烂浸入乳汁滴眼治急性结膜炎；水煎洗患处治小儿头疮。

【瑶族】药用根、茎或全株。水煎服治肺结核；水煎洗患眼或捣烂浸人乳汁滴眼治急性结膜炎。

【仫佬族】药用根、茎或全株。水煎服治痢疾。

【侗族】药用根、茎或全株。水煎服治肝炎，痢疾，肠炎；水煎洗患眼或捣烂浸人乳汁滴眼治急性结膜炎。

内服用量15~30g；外用适量。

亮叶十大功劳

【瑶族】药用全株。浸酒服兼搽患处治妇女产后身骨痛，脚痛，手痛。内服用量15~30g。

沈氏十大功劳

【瑶族】药用根、茎或全株。水煎服治肺结核，痢疾。

【毛南族】药用根、茎或全株。水煎浓缩成膏加梅片少许，用人乳汁溶化滴眼治急性结膜炎。

内服用量15g；外用适量。

北江十大功劳

【壮族】药用茎。用于治疗肝炎。

药材性状　功劳木　不规则的块片，大小不等。外表面灰黄色至棕褐色，有明显的纵沟纹和横向细裂纹，有的外皮较光滑，有光泽，或有叶柄残基。质硬。切面皮部薄，棕褐色，木部黄色，可见数个同心性环纹及排列紧密的放射状纹理，髓部色较深。气微，味苦。

十大功劳根　圆柱形，多弯曲，表面黄褐色至棕褐色，外皮薄，有时脱落而露出黄色的木部，具浅黄纵沟及裂隙。质坚硬，不易折断。断面平整，皮部黄褐色，木部鲜黄色，可见细密的放射状纹理及数个同心性环纹。气微，味苦。

十大功劳叶　叶片阔卵形，长4~12cm，宽2.5~8cm，基部宽楔形或近圆形，不对称，先端渐尖，边缘略反卷，两侧各有2~8个刺状锯齿，上表面绿色，具光泽，下表面色浅，黄绿色。厚革质。叶柄短或无。气弱，味苦。

功劳子　浆果椭圆形，直径5~8mm。表面暗蓝色至蓝黑色，被蜡状白粉，皱缩，基部有圆形果柄痕。剥去果皮可见褐色种子2枚。气无，味苦。

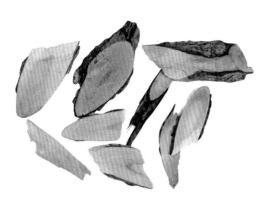
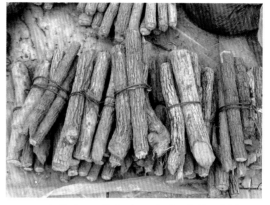

·功劳木－茎　　　　　　　　　·功劳木－茎（靖西十大功劳，鲜）

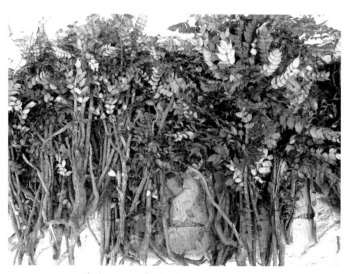

·功劳木－全株（靖西十大功劳，鲜）

药用源流　功劳木的药用始载于《本草再新》。《植物名实图考》谓："十大功劳生广信。丛生，硬茎直黑，对叶排比，光泽而劲，锯齿如刺。梢端生长须数茎，结小实似鱼子兰。土医以治吐血，捣根取浆含口中，治牙痛。十大功劳又一种，叶细长，齿短无刺，开花成簇，亦如鱼子兰。"所述特征及附图与本种相符。《中华人民共和国药典》（2020年版　一部）记载功劳木的干燥茎具有清热燥湿、泻火解毒的功效；主治湿热泻痢，黄疸尿赤，目赤肿痛，胃火牙痛，疮疖痈肿。《中华本草》记载十大功劳根具有清热、燥湿、消肿、解毒的功效；主治湿热痢疾，腹泻，黄疸，肺痨咯血，咽喉痛，目赤肿痛，疮疡，湿疹。十大功劳叶具有清虚热、燥湿、解毒的功效；主治肺痨咯血，骨蒸潮热，头晕耳鸣，腰膝酸软，湿热黄疸，带下，痢疾，风热感冒，目赤肿痛，痈肿疮疡。功劳子具有清虚热、补肾、燥湿的功效；主治骨蒸燥热，腰膝酸软，头晕耳鸣，湿热腹泻，带下，淋浊。

分类位置	种子植物门	被子植物亚门	双子叶植物纲	小檗目	小檗科
	Spermatophyta	Angiospermae	Dicotyledoneae	Berberidales	Berberidaceae

形态特征　阔叶十大功劳　灌木或小乔木。叶互生具柄；羽状复叶，侧生小叶无柄，背面被白霜，两面叶脉不显；小叶近圆形至卵形，边缘每边具2~6粗锯齿。总状花序直立不分枝，通常3~9

个簇生；基部芽鳞卵形至卵状披针形；苞片先端钝；花黄色；花瓣基部腺体明显，先端微缺；雄蕊6枚，药隔不延伸；花柱短，胚珠3~4枚。浆果卵形，直径约10~12mm，深蓝色，被白粉。

十大功劳 灌木。茎直立，树皮灰色，多分枝。叶互生，叶柄长2.5~9cm；小叶2~5对，无柄；小叶上面叶脉不显，背面叶脉隆起；小叶边缘每边具5~10刺齿。总状花序不分枝，通常4~10个簇生；基部芽鳞披针形至三角状卵形；花梗与苞片等长；花黄色；花瓣基部腺体明显，先端微缺裂，裂片急尖；雄蕊6枚，药隔不延伸，顶端平截；无花柱，胚珠2枚。浆果球形，紫黑色，被白粉。

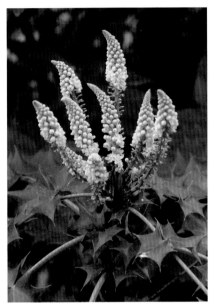

·阔叶十大功劳－花期

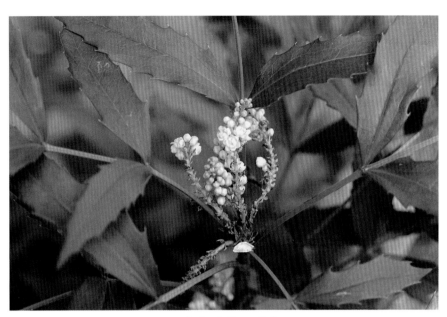

·十大功劳－花期

亮叶十大功劳 灌木。高0.5~1.5m。叶狭长圆形至椭圆形，叶柄长2cm以下或近无柄，具5~8对小叶，小叶边缘每边具1~2牙齿，长圆形、卵形、阔椭圆形或菱形，上面网脉略隆起，小叶背面黄绿色、不被白粉，小叶先端尾状渐尖。总状花序不分枝，5~10个簇生，花瓣先端微缺，基部腺体显著，苞片短于花梗或等长；几无花柱，胚珠2枚。浆果直径10mm以下，被白粉。

沈氏十大功劳 灌木。高0.6~2m。叶柄长3.5~14cm；具1~6对小叶，小叶全缘或近顶部具1~3不明显锯齿。总状花序不分枝，6~10个簇生，花瓣先端全缘，圆形，基部腺体不明显。胚珠2枚。浆果球形或近球形，直径6~7mm，蓝色，被白粉，无宿存花柱。

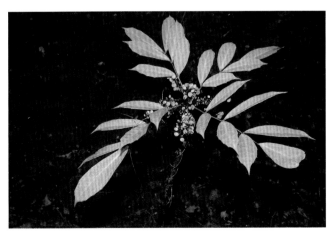

·亮叶十大功劳－果期

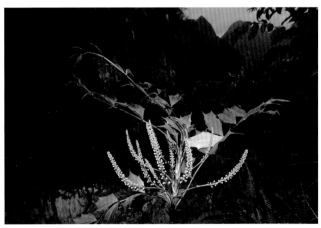

·沈氏十大功劳－花期

长柱十大功劳　灌木。高 1.5~4m。叶长圆形至长圆状椭圆形,薄纸质至薄革质,具 4~9 对无柄小叶。总状花序 4~15 个簇生,下部有时分枝;花瓣先端微缺,裂片钝圆;胚珠 4~7 枚,苞片短于花梗。浆果球形或近球形,直径 5~8mm,深紫色,被白粉,宿存花柱长 2~3mm。

靖西十大功劳　灌木。高约 1.5m。具 8~13 对小叶,小叶邻接或覆瓦状接叠,先端急尖,叶缘每边具 2~7 刺锯齿,叶柄长 0.5~2.5cm。总状花序不分枝,9~13 个簇生;花瓣先端全缘、钝形;药隔延伸。浆果倒卵形,长约 8mm,直径约 5mm,黑色,被白粉。

靖西全缘十大功劳　灌木。具小叶 5~7 对,小叶较大,全缘,上面脉明显凸起,最下面一对小叶较小(0.5~3cm×0.3~1.5cm)且到叶柄基部的距离较短(约 1cm)。总状花序有时分枝,中萼片(3.7~4.1mm×1.9~2.1mm)与内萼片(4.1~4.3mm×2.2~2.5mm)几乎等大。浆果梨形,较小(3.5~5mm)。

北江十大功劳　灌木。高 0.5~1.5m。具 5~9 对排列稀疏的小叶,上面网脉微显,背面黄绿色,不

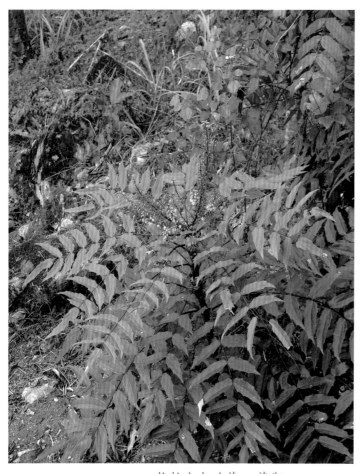

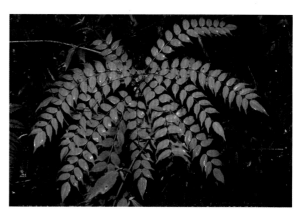

·靖西十大功劳-植株

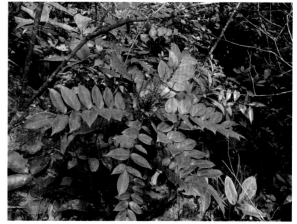

·长柱十大功劳-花期　　　　·靖西全缘十大功劳-植株

被白粉;边缘每边具 2~9 刺锯齿。总状花序不分枝,5~7 个簇生,花瓣先端微缺,花梗长 2.5~4mm,明显长于苞片,药隔不延伸,顶端平截;胚珠 2。浆果球形或卵形,具短的宿存花柱,直径 10mm 以下。

生境分布　阔叶十大功劳生于海拔 500~2000m 的阔叶林、竹林、杉木林及混交林下、林缘,草坡,溪边、路旁或灌丛中。分布于浙江、安徽、江西、福建、湖南、湖北、陕西、河南、广东、广西、四川。广西主要分布在靖西、凤山、昭平、桂北等。

十大功劳生于海拔 350~2000m 的山坡沟谷林中、灌丛中、路边或河边。分布于广西、四川、贵州、湖北、江西、浙江。广西主要分布在马山、临桂、兴安、隆林等。

亮叶十大功劳生于海拔 650~2000m 的混交林中、灌丛中、溪边或山坡。分布于四川、贵州、广西。广西主要分布在隆林。

沈氏十大功劳生于海拔 450~1450m 的常绿落叶阔叶混交林中、灌丛中或岩坡。分布于广东、广西、贵州、湖南、福建。广西主要分布在融水、阳朔、灌阳、贺州、富川等。

长柱十大功劳生于海拔 1800~2700m 的林中、灌丛中、路边、河边或山坡。分布于云南、四川、广西。广西主要分布在靖西、田林、隆林、天峨等。

靖西十大功劳生于海拔 1900m 的山谷、灌丛中或林中。分布于广西靖西、那坡。

靖西全缘十大功劳生于海拔约 500m 的常绿阔叶林中。分布在广西靖西。

北江十大功劳生于海拔约 850m 的林下或灌丛中。分布于广东、广西、四川。广西主要分布在龙胜、融水和龙州。

化学成分　阔叶十大功劳　根和叶含小檗碱。茎含脑苷脂类 1-O-β-D- 葡萄糖基 -(2S,3S,4R,5E,9Z) -2-N-(2'- 羟基二十四碳酰氨基)-1,3,4- 三羟基十八碳 -5,9- 二烯胺、大豆脑苷 I、大豆脑苷 II 等[1]。含糖苷类 erythro-syringoylglycerol-8-O-β-D-glucoside、3,4,5- 三甲氧基苯酚 -1-O-β-D- 葡萄糖苷、5,5'- 二甲氧基落叶松脂醇 -4'-O-β-D- 葡萄糖苷等[2]。含挥发油成分罗丁醇、[1- 甲基 -1-(5- 甲基 -5- 乙烯基) 四氢呋喃 -2- 基] 乙醇、沉香醇、樟脑、异龙脑、5- 甲基 -2-(1- 甲基) 乙基环己醇、(E,E)-2,4- 十二碳二烯酮、(顺式)- 香叶基丙酮、石竹烯氧化物、正十六烷酸等[3]。叶含挥发油成分 2- 庚烯醛、(6- 甲基)-6- 己烯 -2- 酮、罗丁醇、桉油醇、(E,E)2,4- 十二碳二烯醛、沉香醇、樟脑、异龙脑、孟烯醇、环柠檬醛、1-(2- 呋喃基) 己酮、4-(2,6,6- 三甲基 -2- 环己烯 -1- 基)- 丁烯 -2- 酮、(反)- 香叶基丙酮、石竹烯氧化物、十六烷酸乙酯等[4]。

十大功劳　茎含尖刺碱、药根碱、小檗碱、小檗胺、掌叶防己碱、木兰花碱。叶含药根碱、小檗碱、掌叶防己碱、木兰花碱。茎和叶含 5'- 甲氧基大风子品 D、木犀草素和 β- 谷甾醇[5]。

长柱十大功劳　茎含小檗碱、巴马汀、药根碱、异粉防己碱、β- 谷甾醇、2,3- 二羟基 -1-(4- 羟基 -3,5- 二甲氧基苯基) -1- 丙酮、丁香酯素、丁香脂素 -4-O-β-D- 葡萄糖苷、胡萝卜苷、富马酸等[6,7]。茎含柏木烯、壬二酸、14- 甲基十五烷酸、亚油酸、9,17- 十八碳二烯醛，以及 4- 甲基 -3- 戊烯 -2- 酮、(1,1- 二甲基丁基)- 苯、环己烷基苯、1-[4-(1- 甲基 -2- 丙烯基) 苯基] 乙酮、1-(1,5- 二甲基 -4- 己烯基)-4- 甲基苯、十五烷、α- 白菖烯、十八烷酸乙酯、亚油酸乙酯、棕榈酸甲酯、雪松醇等[8,9]。茎叶含挥发油，主要成分为 4- 松油醇、叶醇、芳樟醇、α- 松油醇、邻异丙基甲苯、正十六烷酸等[10]。

药理作用　1. 逆转肿瘤多药耐药性作用

功劳木（阔叶十大功劳及十大功劳的茎或茎皮）4 种提取物在无毒剂量下与阿霉素（adriamycin,ADM）联合应用后均不同程度降低白血病耐药细胞 K562/ADM 和乳腺癌耐药细胞 MCF7/ADM 的 IC_{50} 值。功劳木生物碱组分 F6 在无毒剂量（10mg/L）下能使 K562/ADM 细胞对 ADM 的 IC_{50} 降低 4.81 倍，但其对 K562/S 细胞则无明显影响，表明 F6 组分能特异性逆转耐药细胞的多药耐药性（MDR）；同时，功劳木生物碱单体成分 - 异汉防己碱可明显增强柔红霉素（daunorubicin, DOX）对 MCF7/DOX 细胞的细胞毒性[11-13]。

2. 抗病毒作用

阔叶十大功劳根中生物碱成分在 20mg/ml 时对鸡胚无毒性，在 0.25mg/ml 时仍显示出对甲 1 型流感病毒较强的抑制作用[14]。

3.抗氧化作用

十大功劳在小鼠体内具有抗氧化作用，其不同浓度水煎液能升高小鼠血清 SOD 的活性，降低血清过氧化脂产物 MDA 的含量[15]。十大功劳果实提取物清除 ABTS+ 和 DPPH 自由基的 IC_{50} 值均远远小于 10g/L，说明提取物具有良好的自由基清除活性；溶剂的极性对提取物 DPPH · 清除活性具有重要影响；提取物与 Cu^{2+}、Fe^{2+} 具有较好的螯合作用，猝灭常数 K_{sv} 分别为 7.57×10^2L/mol 和 3.09×10^3L/mol[16]。

附　注　十大功劳自古以来就有名实混乱，异物同名的情况。《本经逢原》和《本草纲目拾遗》将冬青科植物枸骨 *Ilex cornuta* Lindl. et Paxt. 作为十大功劳，至今不少省区仍将枸骨叶作为十大功劳叶使用，枸骨根、枸骨树皮及枸骨子（俗称功劳子）也都作为药用。而今两广及南方一些省区以小檗科的阔叶十大功劳的叶作为功劳叶来使用。除供药用，十大功劳也是园林绿化及盆景造型的常用植物。

参考文献

[1] 丛悦,王艳,郭敬功,等.功劳木中脑苷脂类成分的研究 [J].中成药,2011,33(11):1936-1938.

[2] 丛悦,王艳,王天晓,等.功劳木的化学成分研究 [J].中成药,2011,33(6):1008-1010.

[3] 董雷,杨晓虹,王勇,等.阔叶十大功劳茎中挥发油成分 GC/MS 分析 [J].长春中医药大学学报,2006,22(3):43-44.

[4] 董雷,牟凤辉,杨晓虹,等.阔叶十大功劳叶挥发油成分 GC-MS 分析 [J].特产研究,2008,1:50-52.

[5] 樊丽博,张晓会,刘兴金,等.狭叶十大功劳化学成分分析 [J].中国兽药杂志,2011,45(10):34-36.

[6] 何开家,刘布鸣,卢文杰.长柱十大功劳的化学成分研究（Ⅰ）[J].华西药学杂志,2008,23(2):172-173.

[7] 刘布鸣,何开家,卢文杰,等.长柱十大功劳的化学成分研究（Ⅱ）[J].华西药学杂志,2011,26(2):101-102.

[8] 刘布鸣,刘偲翔,董晓敏,等.长柱十大功劳脂肪酸类成分分析研究 [J].广西科学院学报,2010,26(3):213-215.

[9] 卢文杰,何开家,牙启康,等.长柱十大功劳石油醚部位的化学成分分析 [J].广西科学,2009,16(1):79-81.

[10] 刘偲翔,刘布鸣,何开家,等.长柱十大功劳挥发油的化学成分分析 [J].中药材,2010,33(7):1099-1102.

[11] 王天晓,李明.功劳木组分 F6 逆转白血病 MDR 的作用和机制 [J].河南大学学报（医学版）,2007,26(4):14-17.

[12] 王天晓,杨晓虹.功劳木中异汉防己碱对 P- 糖蛋白介导的人乳腺癌细胞多药耐药性的逆转作用（英文）[J].药学学报,2008.43(5):461-466.

[13] 王天晓,赵玮,雷凯健.异汉防己碱逆转白血病 K562/DOX 细胞多耐药性的实验研究 [J].中国老年学杂志,2008,28(10):947-949.

[14] 曾祥英,劳邦盛,董熙昌,等.阔叶十大功劳根中生物碱组分体外抗流感病毒试验研究 [J].中药材,2003,26(1):29-30.

[15] 余庆皋,严丹华,刘捷频,等.十大功劳对小鼠血清超氧化歧化酶活性及丙二醛含量的影响 [J].时珍国医国药,2008,19(6):1332-1333.

[16] 张业,邹碧群,方毅林,等.十大功劳果实提取物抗氧化活性研究 [J].广西师范大学学报（自然科学版）,2011,29(1):43-46.

各论

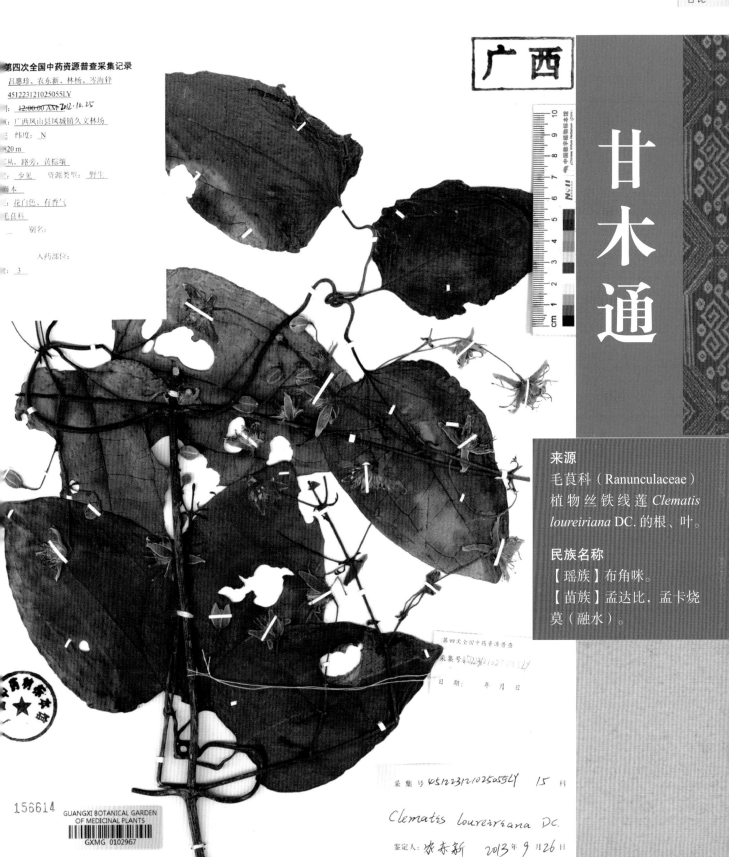

第四次全国中药资源普查采集记录

吕惠珍、农东新、林杨、岑海锋
451223121025055LY

时间: 12:00:00 AM 2012.10.25
地点: 广西凤山县凤城镇久文林场
纬度: N
海拔: 320 m
生境: 丛, 路旁, 黄棕壤
多度: 少见　资源类型: 野生
株: 草本
花果: 花白色, 有香气
科名: 毛茛科
别名:

入药部位:
张: 3

156614

GUANGXI BOTANICAL GARDEN
OF MEDICINAL PLANTS
GXMG 0102967

广西

甘木通

来源
毛茛科（Ranunculaceae）
植物丝铁线莲 *Clematis loureiriana* DC. 的根、叶。

民族名称
【瑶族】布角咪。
【苗族】孟达比，孟卡烧莫（融水）。

采集号 451223121025055LY　15 科

Clematis loureiriana DC.

鉴定人: 农东新　2013年9月26日
第四次全国中药资源普查

民 族 应 用

【瑶族】药用叶。用于高血压，偏瘫，坐骨神经痛，牙痛，头痛。

【苗族】药用根。水煎服或浸酒服用于风湿关节肿痛，妇女产后风湿痛；捣烂塞入患牙治风火牙痛，虫牙痛。内服用量9~15g；外用适量。

药材性状　根长短不一。叶多皱缩卷曲、破碎，完整的小叶片展开后呈卵形，长5~10cm，宽2~5cm；无毛，全缘，有时有浅波状疏圆齿，顶端渐尖，基部圆形或心形；上表面青绿色，下表面灰绿色，基出脉5~7条，侧脉不明显，纸质。小叶柄长1~2cm，常旋卷，基部宽扁与相对叶柄相连接。气微，味微甘。

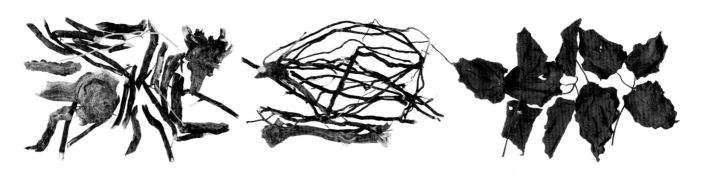

·甘木通－根　　　　　·甘木通－根　　　　　·甘木通－叶

药用源流　《广东省中药材标准》（第二册）记载其具有清肝火，宁心神，降血压，通络止痛的功效；主治肝阳上亢，头痛眩晕，胸痹心痛，心悸失眠，目赤肿痛，风火牙痛，风湿痹痛，四肢麻木等症。

分类位置	种子植物门	被子植物亚门	双子叶植物纲	毛茛目	毛茛科
	Spermatophyta	Angiospermae	Dicotyledoneae	Ranunculales	Ranunculaceae

形态特征　木质藤本。3出复叶，无毛，叶片纸质或薄革质，卵圆形，宽卵圆形至披针形，长7~11cm，宽4~8cm。腋生圆锥花序或总状花序，花白色；花梗在幼时有棕色绒毛；萼片4，白色，窄卵形或卵状披针形，外面有锈褐色绒毛；有退化雄蕊；子房有毛。瘦果狭卵形，丝状。

生境分布　生于海拔500~1600m的溪边、山谷的密林及灌丛中、近水边或较潮湿的地区，攀援于其他树上。分布于云南、贵州、广西、广东、海南等。广西主要分布在武鸣、宾阳、龙胜、防城、钦州、百色、田林、隆林等。

化学成分　叶含黄酮类、还原性糖、多糖类、甾体、酚性物质、鞣质、氨基酸等。挥发油含单萜、倍半萜、醛、酮、烯、酚、醇类成分，主要成分有3,4,4α,5,6,8α-六氢化苯-2,5,5,8α-四甲基-(2α,4α,8α)-2H-1-苯并吡喃、2,6,10,10-四甲基-1-氧-螺环[4.5]十氢化萘-6-烯、反式-牻牛儿基丙酮、正庚醛、六氢法呢基丙酮、α,β-二氢化假紫罗酮、β-紫罗兰酮等[1]。

药理作用　1.降血脂、抗动脉粥样硬化的作用

丝铁线莲醇提取物能有效防止家兔高脂血症及动脉粥样硬化的形成，其不同剂量组能明显降低家兔血清 TC、TG、LDL-C 水平，提高 HDL-C 含量；与模型组相比，丝铁线莲提取物预防组的动脉硬化指数（AI）值显著降低，主动脉壁虽然也能观察到动脉粥样硬化斑块及泡沫细胞，但程度明显减轻 [2]。

2.抗心肌缺血作用

丝铁线莲总黄酮可显著提高大鼠乳鼠原代心肌细胞缺氧复氧（H/R）损伤心肌细胞内超氧化物歧化酶（SOD）的活性，能显著抑制乳酸脱氢酶（LDH）、肌酸激酶（CK）的活性，抑制丙二醛（MDA）的生成以及降低细胞内钙浓度，对乳鼠 H/R 损伤的心肌细胞具有保护作用，其作用机制可能与抗脂质过氧化和减轻细胞内钙超载有关 [3]。丝铁线莲提取物对家兔急性心肌缺血有明显的保护作用，

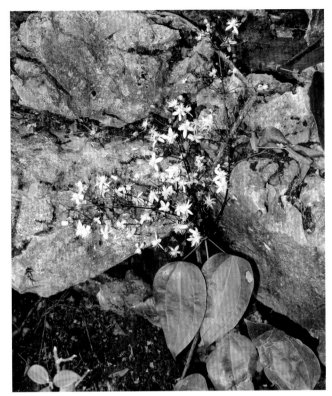

·丝铁线莲 - 花期

能明显降低急性心肌缺血家兔心电图 ST 段的偏移及 T 波幅度，明显改善心肌缺血心电图，并显著降低血清乳酸脱氢酶（LDH）、肌酸激酶（CK）水平及脂质过氧化物丙二醛（MDA）的含量，提高超氧化物歧化酶（SOD）水平 [4]。

3.催眠、降压作用

丝铁线莲水溶性提取物能显著延长小鼠戊巴比妥钠睡眠时间；对麻醉大鼠具有降压作用，降压强度随剂量增加而增加，而对心率无明显影响 [5]。

4.抗惊厥、镇痛作用

丝铁线莲水溶性提取物对回苏灵诱发小鼠惊厥有保护作用，保护率为 50%[5]。经腹腔注射 15% 甘木通水溶性部分（0.2ml/10g），能持续 4h 使醋酸诱导小鼠无扭体反应，对醋酸诱发的小鼠疼痛有良好的保护作用 [5]。

参考文献

[1] 陈道阳,孙平川,黄健玲,等.不同产地甘木通药材多谱图鉴定及质量控制 [J].中国药房,2012,23(7):629-632.

[2] 胡宗礼,黄晓萍,陈珺霞.甘木通醇提物对家兔高脂血症及动脉粥样硬化的预防作用 [J].中成药,2010,32(9):1599-1601.

[3] 聂阳,李博,朱俊访.甘木通总黄酮对乳鼠原代心肌细胞缺氧/复氧损伤的保护作用 [J].中华中医药学刊,2017,35(7):1876-1878.

[4] 胡崇礼,黄晓萍,陈珺霞.甘木通提取物对家兔心肌缺血的保护作用 [J].陕西医学杂志,2010,39(4):393-395.

[5] 区淑仪,黄永楷,梁彬.甘木通水溶性提取物药理研究 [J].中山医科大学学报,1990,11(4):75-76.

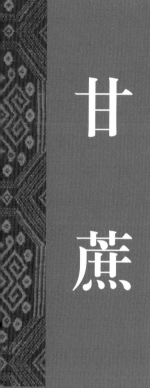

甘蔗

来源
禾本科（Gramineae）
植物甘蔗 *Saccharum officinarum* Linn. 的茎秆或汁液。

民族名称
【壮族】oij。

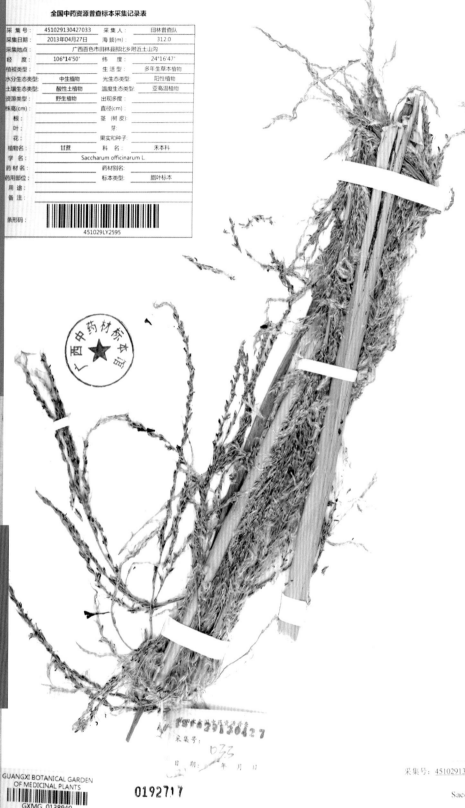

民 族 应 用

【壮族】药用茎秆、汁。茎秆煮粥服食治肺热燥咳；汁治饮酒过度，反胃。内服用量 60~120g，生食嚼汁或捣汁饮服；外用适量，捣敷患处。

药材性状 茎秆呈圆柱形，直径 2~5cm，具节。表皮绿色或棕红色，断面黄白色，含丰富汁液。味甘、甜。

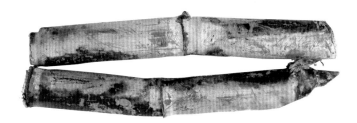

·甘蔗 - 茎秆（鲜）

药用源流 甘蔗的药用始载于《名医别录》，列为中品，曰："味甘，平，无毒。主下气，和中补脾气，利大肠。"《中华本草》记载其茎秆具有清热生津、润燥和中、解毒的功效；主治烦热，消渴，呕哕反胃，虚热咳嗽，大便燥结，痈疽疮肿。

分类位置	种子植物门	被子植物亚门	单子叶植物纲	禾本目	禾本科
	Spermatophyta	Angiospermae	Monocotyledones	Graminales	Poaceae

形态特征 多年生高大实心草本。根状茎粗壮发达。秆高 3~5（~6）m。直径 2~4（~5）cm，具 20~40 节，下部节间较短而粗大，被白粉。叶片长达 1m，宽 4~6cm，无毛，中脉粗壮，白色，边缘具

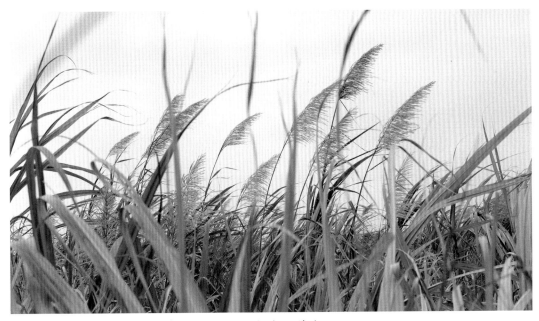

·甘蔗 - 花期

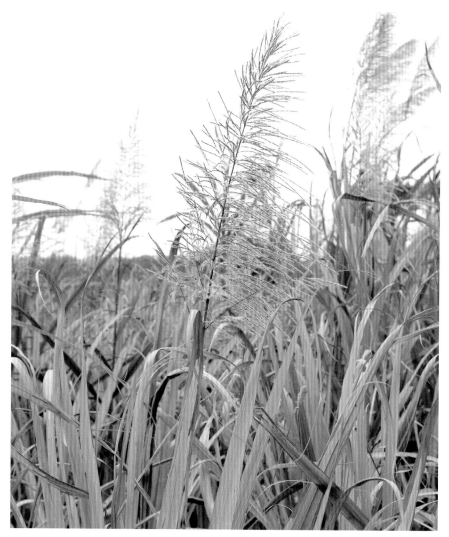

·甘蔗 – 花期

锯齿状粗糙。圆锥花序大型，长 50cm 左右，主轴除节具毛外余无毛，在花序以下部分不具丝状柔毛；总状花序多数轮生，稠密；总状花序轴节间与小穗柄无毛；小穗线状长圆形，长 3.5~4mm。

生境分布 广泛种植于福建、广东、海南、广西、四川、云南、台湾等南方热带地区。广西主要分布于崇左、南宁、来宾、柳州等。

化学成分 主要含蔗糖，还含氨基酸、有机酸、维生素类成分。氨基酸类成分有天冬酰胺、天冬氨酸、谷氨酸、丝氨酸、丙氨酸、缬氨酸、亮氨酸、正亮氨酸、赖氨酸、苏氨酸、谷氨酰胺、脯氨酸、酪氨酸、胱氨酸、γ–氨基丁酸及苯丙氨酸。有机酸类成分有甲基延胡索酸、延胡索酸、琥珀酸、乌头酸、甘醇酸、苹果酸、枸橼酸和草酸。维生素类成分有维生素 B_1、维生素 B_2、维生素 B_6、维生素 C。

药理作用 1. 抗肿瘤作用
甘蔗叶不同提取物在体外对肿瘤细胞生长有一定的抑制作用[1]。甘蔗叶多糖具有针对肿瘤细胞的体外细胞毒作用，在 10~160μg/ml 的剂量范围内，可显著抑制人鼻咽癌 CNE2 细胞的生长增殖，其机制可能是通过提高 Bax 表达及降低 Bc1-2 的表达，从而诱导肿瘤细胞凋亡而发挥抗肿瘤作用[2]。

2. 抗菌作用

甘蔗叶提取物对金黄色葡萄球菌、大肠埃希菌、铜绿假单胞菌、伤寒沙门菌、枯草芽孢杆菌和肺炎克雷伯菌均有不同程度的抑制作用，对链球菌作用较差；其中，50%和70%醇提取物作用效果较好[3]。

3. 抗氧化与保肝作用

甘蔗汁能抑制乙醇诱导脂质过氧化反应对肝组织的损伤，对酒精性肝损伤有明显保护作用[4]。甘蔗汁所含总酚类成分对以氯化甲基汞（MeHgCl）制作的中毒大鼠模型有较好的抗氧化保护作用，表明有潜在治疗价值[5]。甘蔗皮花色苷抗脂质过氧化能力强于抗坏血酸，在清除DPPH自由基、OH基自由基能力方面，低浓度时二者接近，高浓度时花色苷略强于抗坏血酸[6]。甘蔗的再生组织有较好的清除有机自由基的能力[7]。

4. 美容作用

甘蔗蜡油所含脂肪酸混合物对皮肤炎症和皮肤过敏有潜在治疗价值，其主要成分是棕榈酸、油酸、亚油酸和亚麻酸[8]。

附　注　本植物经榨去糖汁的渣滓（甘蔗渣）、茎皮（甘蔗皮）、节上所生出的嫩芽（蔗鸡）、茎中的液汁制成白砂糖后再煎炼成的冰块状结晶（冰糖）、茎中液汁经精制而成的乳白色结晶体（白砂糖）、茎中液汁经精制而成的赤色结晶体（赤砂糖）亦供药用。甘蔗渣具有清热解毒的功效，主治秃疮，痈疽，疔疮；甘蔗皮具有清热解毒的功效，主治小儿口疳，秃疮，坐板疮；蔗鸡具有清热生津的功效，主治消渴；冰糖具有健脾和胃，润肺止咳的功效，主治脾胃气虚，肺燥咳嗽或痰中带血；白砂糖具有和中缓急、生津润燥的功效，主治中虚腹痛，口干燥渴，肺燥咳嗽；赤砂糖具有补脾缓肝、活血散瘀的功效，主治产后恶露不行，口干呕哕，虚羸寒热。茎秆是重要的制糖原料。

参考文献

[1] 邓家刚, 郭宏伟, 侯小涛, 等. 甘蔗叶提取物的体外抗肿瘤活性研究 [J]. 辽宁中医药杂志, 2010, 37(1): 32-34.

[2] 江恒, 方锋学, 王仁君, 等. 甘蔗叶多糖对 CNE2 细胞的体外抑制作用研究 [J]. 中华中医药杂志, 2014, 29(1): 259-262.

[3] 侯小涛, 邓家刚, 马建凤, 等. 甘蔗叶提取物的体外抑菌作用研究 [J]. 华西药学杂志, 2010, 25(2): 161-163.

[4] 韦日明, 王凌宇, 肖胜军, 等. 甘蔗汁对大鼠酒精性肝损伤的保护作用 [J]. 安徽农业科学, 2001, 39(6): 3006, 3661.

[5] MAURICIO D A J, NOVOA A V, HNARES A F, et al.Antioxidant activity of phenolics compounds from sugar cane (*Saccharum officinarum* L.) juice[J]. Plant Foods for Human Nutrition, 2006, 61(4): 187-192.

[6] 何雄, 周静峰, 师邱毅, 等. 甘蔗皮花色苷的提取及抗氧化能力研究 [J]. 食品科技, 2012, 37(1): 190-193.

[7] AHMAD N, FAZAI H, ABBASI B H, et al.DPPH-scavenging antioxidant potential in regenerated tissues of *Stevia rebaudiana*, *Citrus sinensis* and *Saccharum officinarum*[J]. Journal of Medicinal Plants Research, 2011, 5(14): 3293-3297.

[8] LEDóN N, CH R, RODRíGUEZ V, et al.Further studies on a mixture of fatty acids from sugar cane (*Saccharum officinarum*) wax oil in animal models of hypersensitivity[J]. Planta Medica, 2005, 71(2): 126-129.

古羊藤

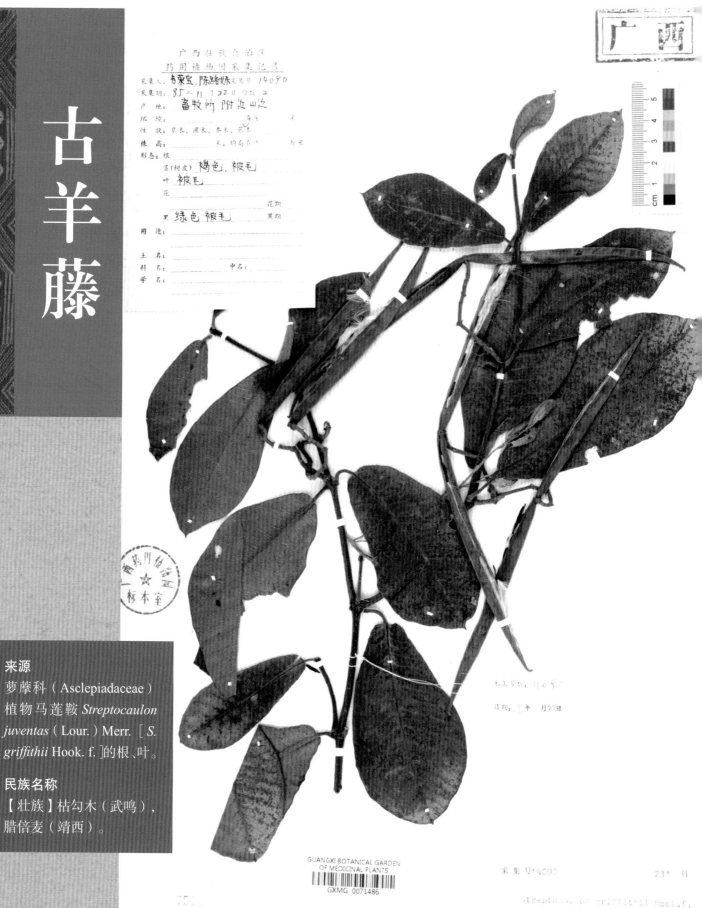

来源

萝藦科（Asclepiadaceae）植物马莲鞍 *Streptocaulon juventas*（Lour.）Merr.［*S. griffithii* Hook. f.］的根、叶。

民族名称

【壮族】枯勾木（武鸣），腊倍麦（靖西）。

民 族 应 用

【壮族】药用根、叶。根水煎服治胃痛，小儿热泻。叶水煎服兼捣烂敷乳房可催乳。有小毒。内服用量15~30g；外用适量。

药材性状 根呈扁椭圆形片状，较细的根为长短不一的段，片的直径为0.5~2cm，厚2~5cm，外皮棕色至暗棕色，有小瘤状突起和不规则的纵皱纹。断面不平整，皮部类白色，较厚，稍带粉性，可与木部剥离。木部微黄色，约占横切面的3/5，射线纤细，放射状；导管显著，呈小孔状。气微，味苦。叶厚纸质，倒卵形至阔椭圆形，上表面灰褐色至黄褐色，两面密被毛。

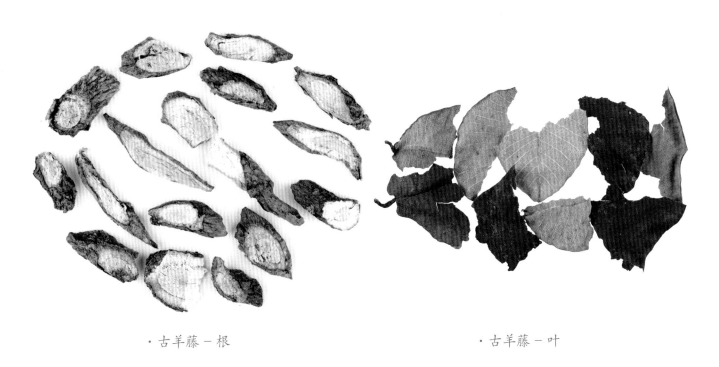

·古羊藤－根　　　　　　　　·古羊藤－叶

药用源流 《广西中药材标准》（1990年版）收载。《广西壮族自治区壮药质量标准　第一卷》（2008年版）记载其干燥根具有清热解毒、散瘀止痛的功效；主治感冒发热，泄泻，痢疾，胃痛，跌打肿痛。

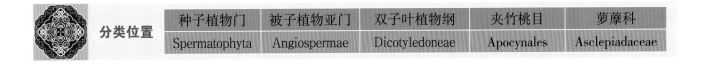

分类位置	种子植物门	被子植物亚门	双子叶植物纲	夹竹桃目	萝藦科
	Spermatophyta	Angiospermae	Dicotyledoneae	Apocynales	Asclepiadaceae

形态特征 木质藤本。具乳汁。叶厚纸质，倒卵形至阔椭圆形，中部以上较宽，顶端急尖或钝，具小尖头，基部浅心形，叶面深绿色，叶背浅绿色，干后灰褐色。聚伞花序腋生，三歧，阔圆锥状；花冠外面黄绿色，内面黄红色，辐状；副花冠裂片丝状，与花丝背部合生，着生在花冠基部。蓇葖双生，张开成直线或达200°角，圆柱状；种子长圆形，扁平，棕褐色，顶端种毛白色或淡黄白色。

601

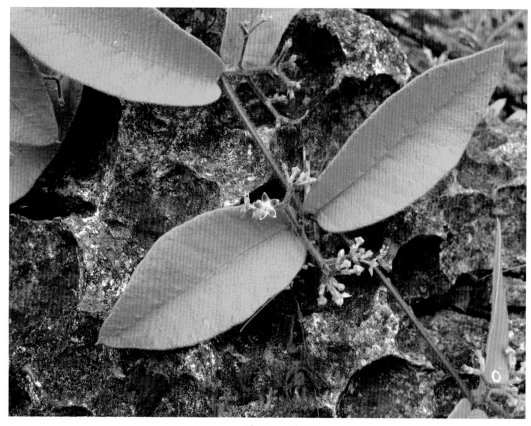

· 马莲鞍 - 花期

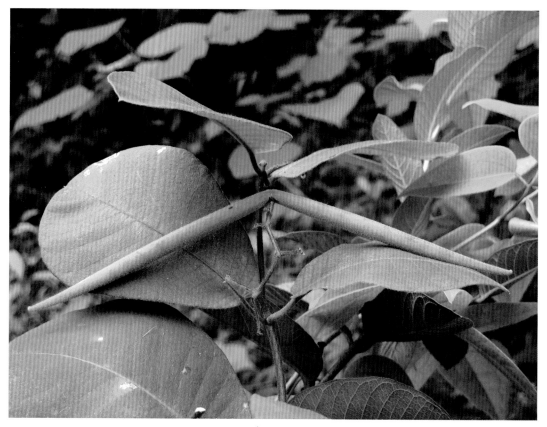

· 马莲鞍 - 果期

生境分布 生于山野坡地、山谷疏林中或路旁灌木丛中。分布于广西、云南、贵州。广西主要分布在南宁、邕宁、武鸣、马山、横县、防城、百色、靖西、那坡、凌云、凤山、都安、宁明、龙州等。

化学成分 强心苷及苷元类化合物有 digitoxogenin、16-O-acetylgitoxigenin、杠柳苷元、16-O-乙酰杠柳苷元、periplogenin digitoxoside、periplogenin-3-O-β-D-glucopyranosyl-(1 → 4)-O-β-D-digitoxopryanoside、杠柳葡萄苷[1]、3β,5β,14β-trihydroxyl-card-16,20(22)-dienolide、3-O-β-D-glucopyranosyl-5β,14β-dihydroxyl-card-16,20(22)-dienolide、洋地黄皂苷、periplogenin-3-O-β-D-glucopyranoside[2]、3-O-β-D-glucopyranosyl-acovenosigenin A[3]、3α-periplogenin[4]。三萜类化合物有 3β,7β,12β-trihydroxy-4,4,14α-trimethyl-11,15-dioxo-5α-chol-8-en-24-oic acid、methyl lucidenate P、methyl lucidenate K、griffithii X、dammar-20,24-dien-3β-ol、ursolic acid、23-hydroxy-ursolic acid、arjunolic acid、3β,6β,23-trihydroxyolean-12-en-28-oic acid、3β,6α,23-trihydroxyolean-12-en-28-oic acid、2α,3β,23-trihydroxyurs-12-en-28-oic acid、23-hydroxyerythrodiol、belleric acid[4]。甾体化合物有 (24S)-24-ethylcholesta-3β,5α,6β-triol、胡萝卜苷、7α-hydroxysitosterol-3-O-β-glucoside、β-谷甾醇[4]。其他化合物有 streptin、(R)-3-ethyl-4-methylpentyl-β-rutinoside、1-methoxyl-4-O-β-glucopyronosyl-β-digitoxose、α-香树脂醇乙酸酯、羽扇豆醇乙酸酯、11-ethoxyl-3-acetyl-12-ursene-3-ol、11-O-α-香树脂醇乙酸酯、α-香树脂醇、羽扇豆醇、24-methyl-enecycloartanol、cycloart-23-ene-3β,25-diol、9,19-cyclolanostane-3,24,25-triol、香草醛、4-羟基-3,5-二甲氧基苯甲醛、芳姜黄酮[5-7]。

药理作用 抗肿瘤作用

马莲鞍所含成分藤苦参素对 4 种人肿瘤细胞（HL60 人白血病细胞、PC3 人前列腺癌细胞、Bet7402 人肝癌细胞及 Eca109 人食管癌细胞）的半数抑制浓度（IC_{50}）为 0.17~0.43 μg/ml，体外细胞生长抑制率呈明显剂量依赖性；随着藤苦参素浓度的增加，PC3 细胞凋亡率明显增加[8]。从马莲鞍中分离出的强心苷 3-O-(β-glucopyranosyl) acovenosigenin A 对人体肿瘤细胞 HGC27、A549、MCF7 和 HeLa 有显著的细胞毒素或抑制作用[3]。

参考文献

[1] 张琳,徐丽珍,杨世林.藤苦参化学成分研究[J].中国药学杂志,2007,42(6):420-421.

[2]Zhang L, XU LZ, YANG S L.Two new cardenolides from the roots of *Streptocaulon griffithii*[J]. Journal of Asian Natural Products Research,2006,8(7):613-617.

[3]ZHANG X H, ZHU H L, YU Q, et al. Cytotoxic cardenolides from *Streptocaulon griffithii*[J]. Chem Biodivers,2007,4(5):998-1002.

[4] 席鹏洲.马莲鞍化学成分研究[D].咸阳:西北农林科技大学,2011.

[5]ZHANG X H, ZHOU T, XUAN L J. A dipeptide and two glycosides from *Streptocaulon griffithii*[J].Journal of Asian Natural Products Research,2008,10(9):891-896.

[6] 张琳,徐丽珍,杨世林.藤苦参化学成分研究[J].中草药,2005,36(5):669-671.

[7] 席鹏洲,秦亚丽,王跃虎,等.马莲鞍化学成分研究[J].西北农林科技大学学报(自然科学版),2011,39(8):185-189.

[8] 栾连军,王叶飞,张琳,等.藤苦参素的体外抗肿瘤活性及其对癌细胞凋亡的作用[J].药学学报,2007,42(1):104-107.

石上柏

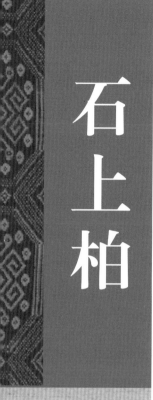

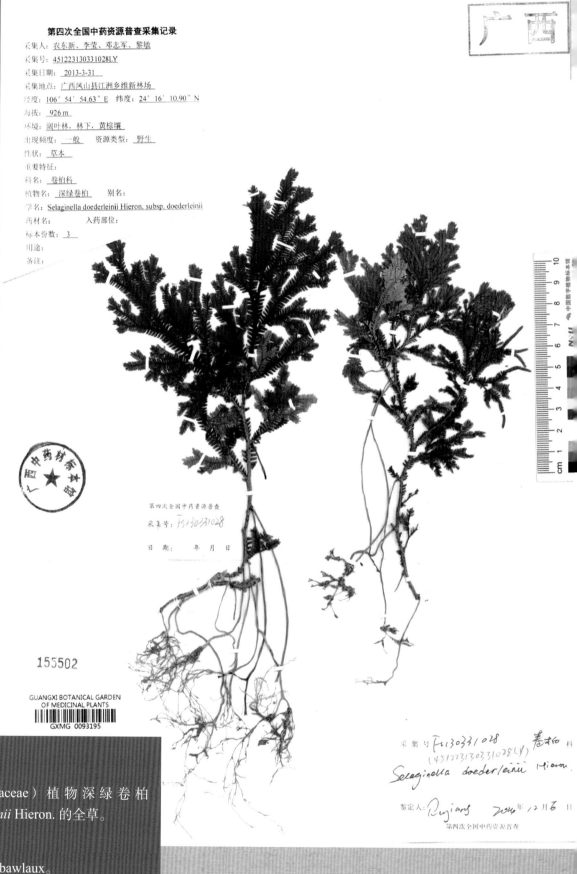

第四次全国中药资源普查采集记录

采集人：农东新、李莹、邓志军、黎埈

采集号：451223130331028LY

采集日期：2013-3-31

采集地点：广西凤山县江洲乡维新林场

经度：106°54′54.63″E　纬度：24°16′10.90″N

海拔：926 m

环境：阔叶林，林下，黄棕壤

出现频度：一般　资源类型：野生

性状：草本

重要特征：

科名：卷柏科

植物名：深绿卷柏　别名：

学名：Selaginella doederleinii Hieron. subsp. doederleinii

药材名：　入药部位：

标本份数：3

用途：

备注：

155502

GUANGXI BOTANICAL GARDEN
OF MEDICINAL PLANTS

GXMG 0093195

来源

卷柏科（Selaginellaceae）植物深绿卷柏
Selaginella doederleinii Hieron. 的全草。

民族名称

【壮族】Go'byaekmbawlaux。

【瑶族】阴丙崖。

民族应用

【壮族】药用全草。水煎服、水煎洗，或捣烂敷患处，治风寒咳嗽，风湿骨痛，手指肿痛。内服用量15~30g；外用适量。

【瑶族】药用全草。水煎服、水煎洗，或捣烂敷，或研粉水调敷，用于治疗肝炎，肾炎，乳痈，肺炎，癌症，崩漏，吐血，便血。

药材性状　全长 35cm 左右。主茎类扁形，略扭曲，黄绿色，其背部略隆起，具 2 列斜展的背叶，其腹部有 3 条纵沟，并具 2 列指向枝顶的腹叶。侧枝密，多回分枝，常在分枝处生出支撑根。叶二形，展平后，背叶呈卵状矩圆形，钝头，上缘有微齿，下缘全缘；腹叶呈矩圆形，龙骨状，具短刺头，边缘有细齿；叶多卷曲，上表面绿色或黄绿色，下表面灰绿色或淡灰绿色。孢子囊穗四棱形，径 1.4mm，顶生，常有二穗。气微，味淡。

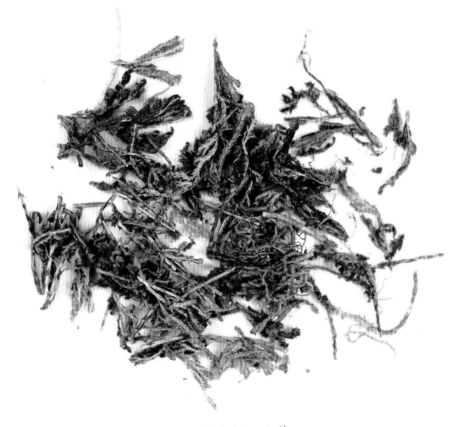

· 石上柏－全草

药用源流　《广西中药材标准》（1990 年版）记载其具有舒筋活络、祛风湿的功效；主治跌打损伤，肌肉痉挛，筋骨疼痛。

	分类位置	蕨类植物门	石松纲	卷柏目	卷柏科
		Pteridophyta	Lycopodiinae	Selaginellales	Selaginellaceae

形态特征 土生，近直立。主茎自下部开始羽状分枝，无关节，禾秆色。叶纸质，表面光滑，全部交互排列，二形，侧叶和中叶各 2 行；侧叶在小枝上呈覆瓦状排列，卵状长圆形，钝头，基部心形；中叶以覆瓦状交互排列直向枝端，卵状长圆形，具短刺头。根托生主茎中下部，亦可达中上部。孢子叶排列紧密，孢子囊穗常 2 个并生于小枝顶端，四棱形；孢子叶 4 列，交互覆瓦状排列，卵状三角形。孢子囊近球形，大孢子囊生于囊穗下部，小孢子囊生于中部以上，或有的囊穗全为小孢子囊。

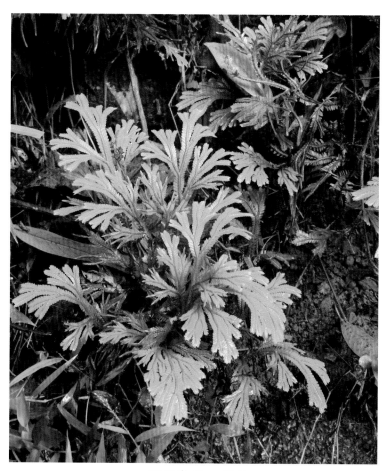

· 深绿卷柏－植株

生境分布 生于海拔 200~1000（~1350）m 的林下。分布于安徽、重庆、福建、广东、贵州、广西、湖南、海南、江西、四川、云南、浙江、香港、台湾。广西主要分布在南宁、隆安、马山、融安、桂林、临桂、灵川、梧州、上思、东兴、平南、桂平、玉林、容县、百色、那坡、田林、贺州、扶绥、宁明、龙州等。

化学成分 全草含硬脂酸、棕榈酸、豆甾醇、谷甾醇、扁柏双黄酮、穗花杉双黄酮、7,4'- 二甲氧基穗花杉双黄酮、莽草酸、丁香酸、咖啡酸[1]、大叶菜酸、芹菜苷元、异茴芹素、β- 谷甾醇[2]、银杏双黄酮、异银杏双黄酮、槲皮素 -3-O-α-D- 阿拉伯糖苷、川陈皮素、没食子酸、小檗碱、巴马汀[3]、hordenine-O-α-L-rhamnopyranoside、N-methyltyramine-O-α-L-rhamnopyranoside、hordenine-O-[(6"-O-$trans$-cinnamoyl)-4'-O-β-D-glucopyranosyl-α-L-rhamnopyranoside][4]、(−)-lirioresinol A、(−)-lirioresinol B、(+)-wikstromol、(−)-nortracheloside、(+)-matairesinol、3-hydroxy-1-(3-methoxy-4-hydroxyphenyl)-

propan-1-one、3-hydroxy-1-(3,5- dimethoxy-4-hydroxy-phenyl)-propan-1-one、7,7''-di-*O*-methylamentoflavone、7,4',7'',4''''-tetra-*O*-methylamentoflavone 和 heveaflavone[5]、 罗伯斯特黄酮[6]、2,2'',3,3''-tetrahydrorobustaflavone 7,4',7''-trimethyl ether、robustaflavone 7,4',7''-trimethyl ether[7]。含挥发油,主要成分为芳樟醇、*β*- 石竹烯、橙花叔醇、紫罗兰酮、香橙烯、斯巴醇、雪松醇、新植二烯、植酮、亚油酸甲酯、亚麻酸甲酯等[8]。

药理作用 抗病毒、抗肿瘤作用

深绿卷柏水提取液有阻断 EB 病毒在细胞内抗原的表达作用,在药物浓度 1mg/ml 时能阻断 Raji 淋巴细胞表达早期抗原(EA),阻断率为 51.98%,阻断 B95-8 产病毒细胞病毒壳抗原的表达,最高达 72.04%[9]。接种实验性肝癌的小鼠,每天皮下注射 50 倍于临床用量的石上柏制剂,共 12 天,对肿瘤无抑制作用,但能明显延长动物的生存天数;解剖发现用药组动物肾上腺皮质束状带肥大,脑、心、肺和肾细胞正常。深绿卷柏乙酸乙酯提取物在体外对人肺癌 A549 细胞和人肝癌 SMMC7721 细胞具有抑制作用,当浓度为 200μg/ml 作用 48 h,对细胞的抑制率在 50%~90%[10]。体外药理研究表明深绿卷柏乙酸乙酯部位能显著抑制 HeLa 与 HepG2 细胞的生长,IC_{50} 分别为 0.12mg/ml 和 0.60mg/ml;体内实验表明乙酸乙酯部位对 S180 荷瘤小鼠抑瘤率为 43%[11]。高浓度深绿卷柏提取物能使人鼻咽癌 TW03 细胞周期阻滞于 S 期,不能进入 G_2 期从而抑制癌细胞增殖[12]。

附　注 同属植物江南卷柏 *Selaginella moellendorffii* Hieron. 亦作为石上柏药材使用,具相同功效。

参考文献

[1] 王刚,张茂生,黎丹,等.石上柏的化学成分研究 [J]. 辽宁中医杂志,2019,46(1):124-126.

[2] 陈萍,孙静芸 .大叶菜化学成分的研究 [J]. 中草药,1995,26(8):397-399.

[3] 赵倩,王彩霞,李艳玲,等.石上柏化学成分及生物活性的研究 [J]. 中草药,2013,44(23):3270-3275.

[4]CHAO L R,SEGUIN E,TILLEQUIN F,et al.New alkaloid glycosides from *Selaginella doederleinii*[J]. J. Nat. Prod,1987,50(3):422-426.

[5]Lin R C, SKALTSOUNIS A L,SEGUIN E,et al.Phenolic constituents of *Selaginella doederleinii*[J]. Planta Med, 1994,60(2):168-170.

[6] 吕瑜平,陈业高,文净 .深绿卷柏的一个新双黄酮 [J]. 云南植物研究,2004,26(2):226-228.

[7]LEE N Y, MIN H Y, LEE J, et al.Identification of a new cytotoxic biflavanone from *Selaginella doederleinii*[J]. Chem Pharm Bull,2008,56(9):1360-1361.

[8] 黎丹,李三华,杨龙江,等 .基于组效关系的石上柏挥发油抗肿瘤有效成分的辨识 [J]. 中国实验方剂学杂志,2018,24(2):44-50.

[9] 成积儒,郑裕明,汤敏中,等 .中草药石上柏阻断促癌物激活 Epstein-Barr 病毒抗原表达研究 [J]. 华夏医学,2001,14(3):263-264.

[10] 李三华,黎丹,蒋永梅,等 .石上柏抗肿瘤活性与其红外指纹图谱的谱效研究 [J]. 遵义医学院学报,2017,40(6):603-608.

[11] 赵倩,王彩霞,李艳玲,等 .石上柏化学成分及生物活性的研究 [J]. 中草药,2013,44(23):3270-3275.

[12] 景艳,唐安洲,刘津,等 .石上柏提取物抑制鼻咽癌 TW03 细胞增殖的实验研究 [J]. 中药材,2009,32(12):1864-1867.

石韦

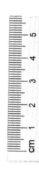

全国中药资源普查标本采集记录表

采 集 号：	450123140624047LY	采 集 人：	隆安县普查队
采集日期：	2014年06月24日	海 拔(m)	275.0
采集地点：	广西隆安县屏山乡仙缘谷		
经 度：	107°33'18.05'	纬 度：	22°56'38.92'
植被类型：	阔叶林	生 活 型：	多年生草本植物
水分生态类型：	中生植物	光生态类型：	阴性植物
土壤生态类型：		温度生态类型：	亚热温植物
资源类型：	野生植物	出现多度	一般
株高(cm)：		直径(cm)：	
根：		茎 (树皮)：	
叶：		芽：	
花：		果实和种子：	
植物名：	庐山石韦	科 名：	水龙骨科
学 名：	Pyrrosia sheareri (Baker) Ching		
药材名：	石韦	药材别名：	
药用部位：	全草类	标本类型：	蜡叶标本
用 途：	利尿通淋，清肺止咳，凉血止血，用于热淋、血淋、石淋、小便不通、淋沥涩痛、肺热喘咳、吐血、衄血、尿血、崩漏。		
备 注：			
条形码：			

450123LY1476

第四次全国中药资源普查
采集号： 450123140624047LY
日　期： 　年　月　日

来源
水龙骨科（Polypodiaceae）植物庐山石韦 *Pyrrosia sheareri*（Baker）Ching 的全草。

民族名称
【侗族】三省坡彩（三江）。

186545

GUANGXI BOTANICAL GARDEN
OF MEDICINAL PLANTS

GXMG 0132568

标本鉴定签

采集号：	450123140624047LY	科名：	水龙骨科
学 名：	Pyrrosia sheareri (Baker) Ching		
种中文名：	庐山石韦		
鉴定人：	林春蕊	鉴定时间：	2016年07月07日

第四次全国中药资源普查

民 族 应 用

【侗族】药用全草。水煎服或水煎当茶饮治肾炎。内服用量9g。

药材性状 叶片略皱缩，展平后呈披针形，长10~25cm，宽3~5cm。先端渐尖，基部耳状偏斜，全缘，边缘常向内卷曲；上表面黄绿色或灰绿色，散布有黑色圆形小凹点；下表面密生红棕色星状毛，有的侧脉间布满棕色圆点状的孢子囊群。叶柄具四棱，长10~20cm，直径1.5~3mm，略扭曲，有纵槽。叶片革质。气微，味微涩苦。

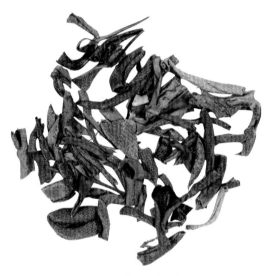

·石韦－全草

药用源流 石韦的药用始载于《神农本草经》，此后历代本草对石韦的生境、功效、用法及形态多有记载。《中华人民共和国药典》（2020年版 一部）记载其具有利尿通淋、清肺止咳、凉血止血的功效；主治热淋，血淋，石淋，小便不通，淋沥涩痛，肺热喘咳，吐血，衄血，尿血，崩漏。

分类位置	蕨类植物门	蕨纲	真蕨目	水龙骨科
	Pteridophyta	Filicopsida	Eufilicales	Polypodiaceae

形态特征 植株通常高20~50cm。根状茎横卧。叶近生，一型；叶柄粗壮，基部密被鳞片；叶片椭圆状披针形，近基部处为最宽，基部近圆截形或心形，全缘，干后软厚革质，下面棕色，被厚层星状毛。主脉粗壮，两面均隆起，侧脉可见，小脉不显。孢子囊群呈不规则的点状排列于侧脉间，布满基部以上的叶片下面，无盖，幼时被星状毛覆盖，成熟时孢子囊开裂而呈砖红色。

生境分布 附生于海拔60~2100m的溪边林下岩石上或树干上。分布于台湾、福建、浙江、江西、安徽、湖北、广东、广西、云南、贵州、四川。广西主要分布在融水、阳朔、临桂、全州、龙胜、凌云、乐业、金秀等。

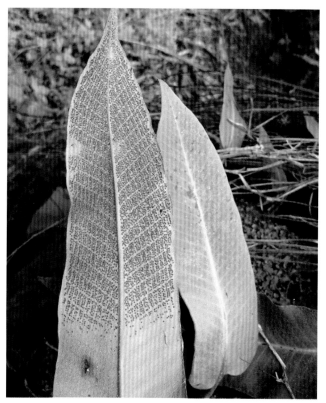
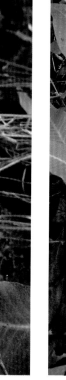

·庐山石韦 - 孢子叶　　　　　·庐山石韦 - 植株

化学成分　含芒果苷、香草酸、原儿茶酸、延胡索酸、里白烯、β- 谷甾醇、蔗糖、异杧果苷、咖啡酸、绿原酸、山奈酚、槲皮素、3,5,7,8–tetramethoxyxanthone–1–O–β–D–glucopyranoside[1-3]。

药理作用　1. 抗菌作用
庐山石韦中的香草酸、原儿茶酸、芒果苷和延胡索酸对大肠杆菌、变形杆菌、金黄色葡萄球菌和铜绿假单胞菌有抑制作用[1]。
2. 镇咳祛痰作用
对庐山石韦水浸液及其含的延胡索酸、咖啡酸和异芒果苷进行小鼠试验，发现均有镇咳作用，其中含的咖啡酸和异芒果苷还具有祛痰的功效[2]。
3. 抗病毒作用
庐山石韦水提取液抗 1 型单纯疱疹病毒的实验研究表明，同时给药途径与治疗给药途径的最低有效剂量均为 250μg/ml（抑制病毒对数分别为 2.55 ± 0.21 和 2.54 ± 0.19），预防给药途径为 500μg/ml（抑制病毒对数为 2.00 ± 0.15），管外给药途径无效[4]。

附　注　《中华人民共和国药典》（2020 年版　一部）记载药材石韦的来源还包括同属植物石韦 *P. lingua*（Thunb.）Farwell 以及有柄石韦 *P. petiolosa*（Christ）Ching。

参考文献

[1] 韩基善, 王明时. 庐山石韦化学成分的研究 [J]. 南京药学院学报,1984,15(1):40-43.

[2] 上海第一医学院, 等. 石韦治疗慢性支气管炎的有效成分研究 [J]. 医药工业,1973,3:1-13.

[3]HE K,FAN L L,WU T T,et al.A new xanthone glycoside from *Pyrrosia sheareri*[J]. Natural Product Research,2019,33(20):2982-2987.

[4] 郑民实, 李文. 庐山石韦抗 1 型单纯疱疹病毒的实验研究 [J]. 微生物学杂志,1990,10(1,2):73-76.

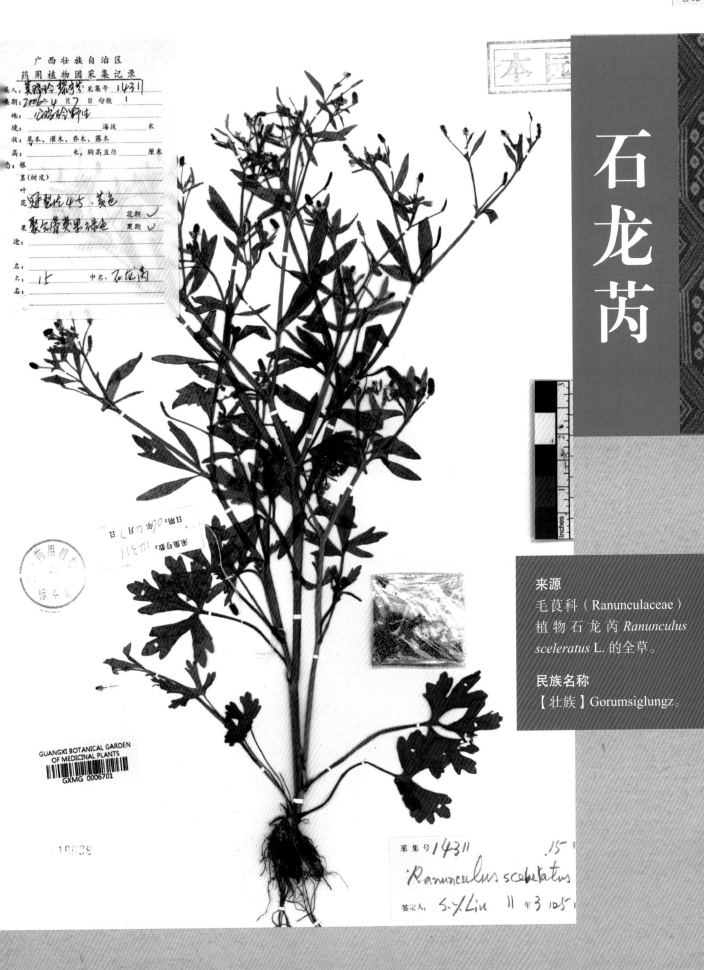

石龙芮

来源

毛茛科（Ranunculaceae）植物石龙芮 *Ranunculus sceleratus* L. 的全草。

民族名称

【壮族】Gorumsiglungz。

──────── 民 族 应 用 ────────

【壮族】药用全草。具有解毒消肿、拔毒散结、截疟的功效；主治蛇蝎咬伤，痈疖肿痛，下肢溃疡，瘰毒，瘰疬。

药材性状　全草长 10~45cm，疏生短柔毛或无毛。基生叶及下部叶具长柄。叶片肾状圆形，棕绿色，长 0.7~3cm，3 深裂，中央裂片 3 浅裂；茎上部叶变小。聚伞花序有多数小花；花托被毛；萼片 5，船形，外面被短柔毛；花瓣 5，狭倒卵形。聚合果矩圆形；瘦果小而极多，倒卵形，稍扁，长约 1.2mm。气微，味苦、辛。有毒。

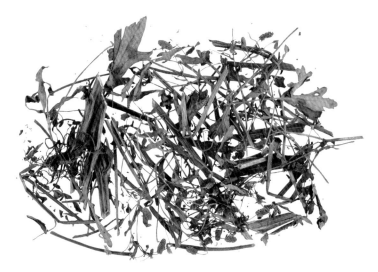

· 石龙芮 - 全草

药用源流　石龙芮一名最早见于《神农本草经》，此后多部本草著作均有记载，但因毒性、功效和采收加工方法等方面的描述与现今所用石龙芮不符，故无法判断其基原。明代《本草纲目》将其列为毒草类，曰："多生近水下湿地。高者尺许，其根如荠。二月生苗，丛生。圆茎分枝，一枝三叶。叶青而光滑，有三尖，多细缺，江淮人三四月采苗，瀹过，晒蒸黑色为蔬。四五月开细黄花，结小实，大如豆，状如初生桑椹，青绿色。搓散则子甚细，如葶苈子，即石龙芮也。"根据《本草纲目》和《植物名实图考》等本草对其形态的描述以及所附图绘，判定其为今石龙芮。《中华本草》记载其全草具有清热解毒、消肿散结、止痛、截疟的功效；主治痈疖肿毒，毒蛇咬伤，痰咳瘰疬，风湿关节肿痛，牙痛，疟疾。

分类位置	种子植物门	被子植物亚门	双子叶植物纲	毛茛目	毛茛科
	Spermatophyta	Angiospermae	Dicotyledoneae	Ranunculales	Ranunculaceae

形态特征　一年生草本。须根簇生。茎直立，高 10~50cm，上部多分枝。基生叶多数；叶片肾状圆形，3 深裂，有粗圆齿；叶柄长 3~15cm；茎生叶多数，下部叶与基生叶相似；上部叶较小，3 全裂，全缘。聚伞花序有多数花；花小，直径 4~8mm；花梗长 1~2cm，无毛；花瓣 5；雄蕊 10 余枚。

聚合果长圆形，长 8~12mm，为宽的 2~3 倍；瘦果极多数，倒卵球形。

生境分布 生于河沟边及平原湿地。在亚洲、欧洲、北美洲的亚热带至温带地区广布。分布于全国各地。广西主要分布于南宁、藤县、百色、天峨等。

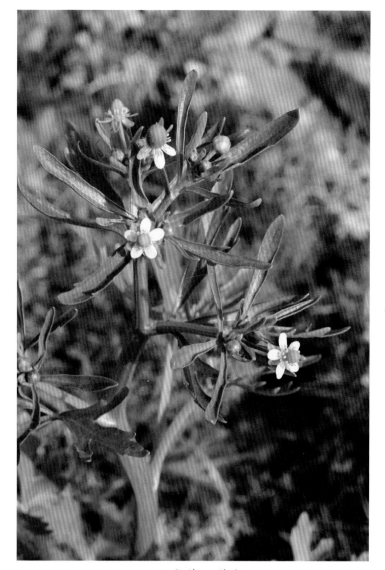

· 石龙芮 - 花期

化学成分 全草含原白头翁素、毛茛苷、5- 羟色胺、白头翁素、胆碱、正十六烷酸、β- 谷甾醇、1- 二十二烯、$(3\beta,24S)$- 豆甾 -5- 烯 -3- 醇、大黄素、豆甾 -4- 烯 -3,6- 二酮、豆甾醇、6- 羟基 -7- 甲氧基香豆素、七叶内酯二甲醚、原儿茶醛、原儿茶酸等成分[1,2]。

药理作用 1. 抗菌作用
石龙芮所含成分原白头翁素 29μg/ml 可抑制铜绿假单胞菌、金黄色葡萄球菌、大肠杆菌和普通变形杆菌的生长；3.6μg/ml 原白头翁素能抑制白色念珠菌的生长；其水溶液（pH 5~6）在 4℃ 贮存 1 年后，仍可完全保持其生物活性。

2. 对平滑肌的作用
1% 原白头翁素在豚鼠离体支气管灌流实验中能对抗 0.01%组胺的支气管痉挛作用；在用药 1~2h 内可完全防止致痉量组胺对支气管的痉挛作用，喷雾吸入 1% 原白头翁素可降低组胺所致的豚鼠支气管痉挛窒息的死亡率并可使静注最小致死量组胺的小鼠免于死亡。此外，1% 原白头翁素还可对抗组胺对豚鼠离体回肠平滑肌的收缩作用，而且于浴管换液冲洗后作用仍可维持达 1h。

3. 局部刺激作用
原白头翁素对眼、鼻和喉黏膜有强烈刺激作用，高浓度接触过久，可使皮肤发红、发疱。

参考文献

[1] 彭涛,邢煜君,张前军,等.石龙芮化学成分研究 [J].中国实验方剂学杂志,2011,17(6):66-67.
[2] 高晓忠,周长新,张水利,等.毛茛科植物石龙芮的化学成分研究 [J].中国中药杂志,2005,30(2):45-47.

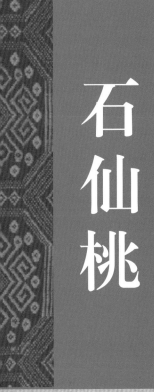

石仙桃

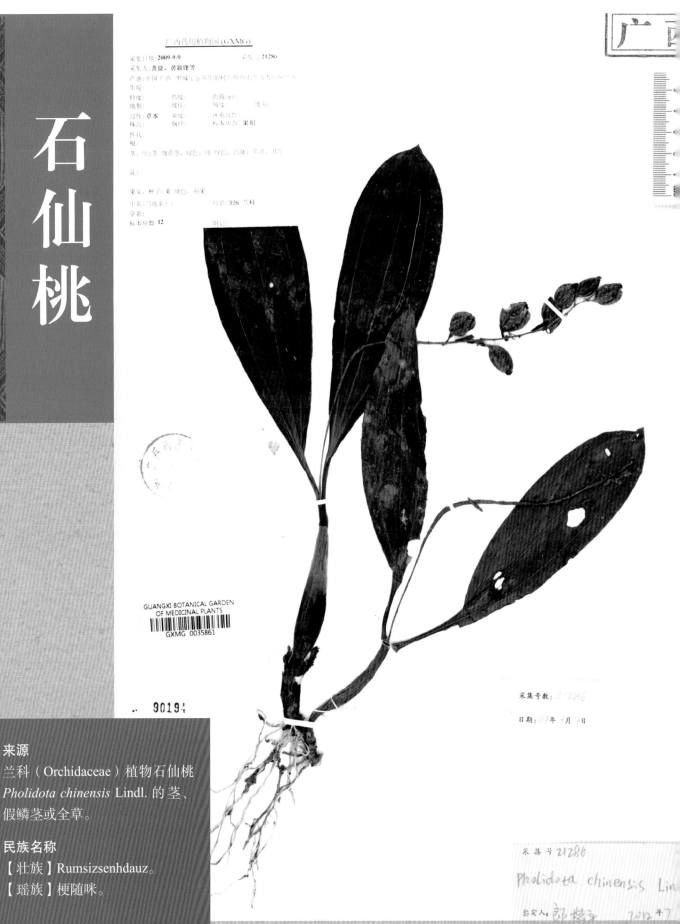

来源

兰科（Orchidaceae）植物石仙桃
Pholidota chinensis Lindl. 的茎、
假鳞茎或全草。

民族名称

【壮族】Rumsizsenhdauz。
【瑶族】梗随咪。

民 族 应 用

【壮族】药用假鳞茎或全草。具有养阴清肺、化痰止咳、清热利湿的功效；主治肺燥咳嗽，咯血，肺热咳嗽，内伤咳嗽，瘰疬，梦遗，眩晕，跌打损伤。

【瑶族】药用茎和假鳞茎。具有清热凉血、养阴清肺、化痰止咳的功效；用于百日咳，肺炎，支气管炎，肺结核，咯血，肺热咳嗽，慢性胃肠炎，小儿疳积，小儿浮肿，慢性骨髓炎，跌打损伤，疮疖。内服用量 15~30g，水煎服；外用鲜品适量，捣敷。

药材性状　根茎粗壮，直径 5~10mm；下侧生灰黑须根，节明显。节上有干枯的膜质鳞叶，每 0.5~1.5cm 生一枚假鳞茎，肉质肥厚呈瓶状，卵形或长圆形，长 3~7.5cm，直径 1.5~2.5cm；具 5~7 条纵棱或光滑，基部收缩成柄状，有的被鞘状鳞叶。顶生叶 2，多脱落而留有呈内外套叠的"V"形叶痕；叶片革质，较厚；椭圆形或披针形，长 5~18cm 或更长，宽 3~6cm；先端渐尖，基部楔形，收缩成柄状；具数条平行叶脉，3 条明显凸出于下表面。花序顶生，多已干枯。气微，味甘、淡。

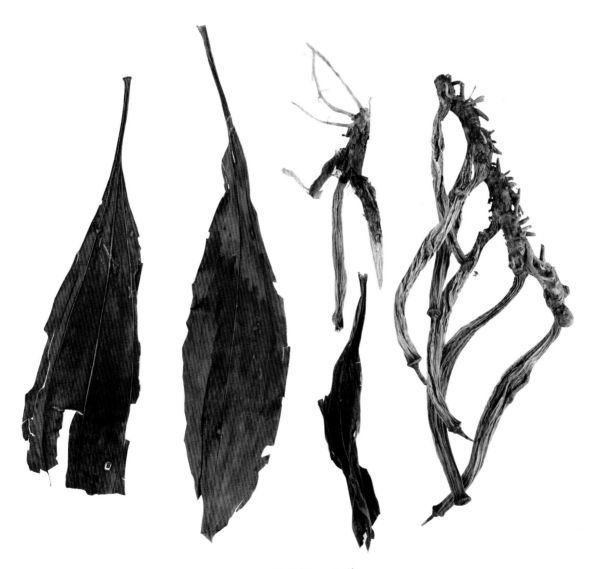

· 石仙桃－全草

药用源流 《生草药性备要》记载："石仙桃。治内伤，化痰止咳。生于石壁之上，子似桃。"其所述的生长环境与今石仙桃的相符。《中华本草》记载其具有养阴润肺、清热解毒、利湿、消瘀的功效；主治肺热咳嗽，咯血，吐血，眩晕，头痛，梦遗，咽喉肿痛，风湿疼痛，湿热浮肿，痢疾，白带异常，疳积，瘰疬，跌打损伤。

	分类位置	种子植物门	被子植物亚门	单子叶植物纲	兰目	兰科
		Spermatophyta	Angiospermae	Monocotyledoneae	Orchidales	Orchidaceae

形态特征 根状茎粗壮，相距 5~15mm 或更短距离生假鳞茎；假鳞茎基部收狭成柄状；柄在老假鳞茎尤为明显。叶 2 枚，生于假鳞茎顶端，倒卵状椭圆形、倒披针状椭圆形至近长圆形。花葶生于幼嫩假鳞茎顶端，发出时其基部连同幼叶均为鞘所包；总状花序具数朵至 20 余朵花；花白色或带浅黄色；唇瓣下半部凹陷成半球形的囊，囊两侧各有 1 个半圆形的侧裂片。蒴果倒卵状椭圆形，有 6 棱。

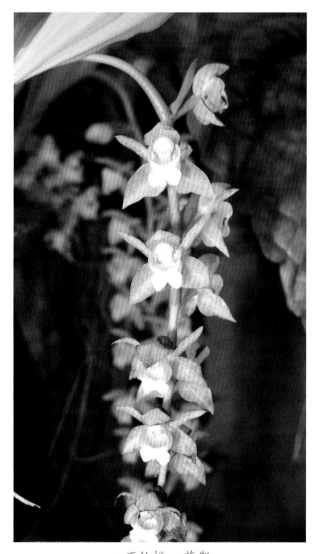

· 石仙桃－花期

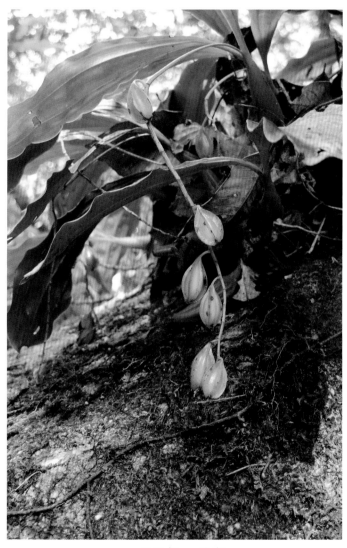

· 石仙桃－果期

生境分布 常生于海拔 1500m 以下的林中或林缘树上、岩壁上或岩石上，少数可达 2500m。分布于浙江、福建、广东、海南、广西、贵州、云南、西藏等。广西全区各地均有分布。

化学成分 主要含有环石仙桃萜醇、环石仙桃萜酮、4-(4- 羟基 - 苄基) 苯酚、原儿茶醛、天麻苷元、对羟基苯甲醛、胡萝卜苷，还含有主要由甘露糖通过 α-1,4- 糖苷键聚合而成的多糖类等成分 [1,2]。

药理作用 1. 麻醉作用

石仙桃的水提取液具有局麻作用，其阻断蟾蜍神经干动作电位的作用与普鲁卡因相似，对兔角膜表面的麻醉作用与地卡因相似；豚鼠皮内注射 100% 石仙桃水提取液 0.2ml，有浸润麻醉作用；在家兔第 7 腰椎间隙注入 0.2mg/kg 后，家兔的后肢截瘫，15min 后，药物作用消除，恢复正常。

2. 镇痛作用

石仙桃能抑制冰醋酸引起的小鼠扭体反应，提高热板法和电刺激致痛小鼠的痛阈值，且呈剂量依赖性 [3]。

3. 抗氧化作用

石仙桃多糖具有清除 OH 自由基和 O_2^- 自由基的能力，具有较好的抗氧化活性，其中粗多糖的清除能力大于脱蛋白多糖 [2]。

4. 抗疲劳及抗缺氧作用

石仙桃总黄酮提取物能延长试验小鼠的常压密闭缺氧存活时间、亚硝酸钠引起的缺氧存活时间和负重游泳存活时间，提示石仙桃总黄酮提取物对小鼠有明显的抗疲劳、抗缺氧作用 [4]。

5. 对免疫功能的影响

石仙桃提取液具有修复小鼠机体非特异性免疫受损的作用，能恢复小鼠血清免疫球蛋白数量，还能缓解小鼠特异性免疫受损虚弱情况 [5]。

6. 抗肺炎支原体作用

石仙桃多糖能减轻肺炎支原体肺炎小鼠肺部炎症，其机制可能与降低辅助性 T 细胞 Th1/Th2 释放的细胞因子 IL-1β、IL-12、IFN-γ 和 TNF-α 的表达有关 [6]。

7. 其他作用

石仙桃还具有镇静、催眠、抗惊厥、减轻哮喘炎症反应等作用 [7,8]。

参考文献

[1] 林丽聪，张怡评，吴春敏，等．石仙桃叶化学成分研究 [J]．时珍国医国药,2009,20(4):922-923.

[2] 杨海花．石仙桃多糖及乙酸乙酯提取物化学成分的研究 [D]．福州：福建农林大学,2008.

[3] 刘建新，周青，连其深．石仙桃的镇痛作用的研究 [J]．赣南医学院学报,2002,22(2):105-107.

[4] 刘建新，李燕，凌红，等．石仙桃总黄酮提取物对小鼠抗缺氧作用的研究 [J]．湖北农业科学,2015,54(22):5668-5670.

[5] 邹壮凌，许祺欣，李嘉禧，等．石仙桃提取液对免疫缺陷型小鼠的修复作用 [J]．湖北中医杂志,2018,40(4):49-51.

[6] 黄梅青，朱燕华，赵世元．石仙桃多糖对肺炎支原体感染模型小鼠 Th1/Th2 细胞因子表达的影响 [J]．中国医药导报,2018,15(8):15-19.

[7] 刘建新，周青，连其深．石仙桃对中枢神经系统抑制作用 [J]．赣南医学院学报,2004,24(2):119-121.

[8] 朱燕华，黄梅青，赵世元．石仙桃多糖对哮喘大鼠辅助性 T 细胞 1/ 辅助性 T 细胞 2 表达及肺部炎症的影响 [J]．广西医学,2018,40(10):1192-1195.

石枣子

第四次全国中药资源普查采集记录

采集人：吕惠珍、李莹、邓志军、黄燕芬、岑海锋
采集号：451028121117038LY
采集日期：2012 年 11 月 17 日
采集地点：广西乐业县甘田镇大坪村后山
经度：106° 24′ 02.83″ E　纬度：24° 34′ 47.49″
海拔：1325 m
环境：阔叶林中
出现频度：一般　　资源类型：野生
性状：草本
重要特征：果淡黄色
科名：兰科
植物名：云南石仙桃　　别名：
学名：Pholidota yunnanensis Rolfe
药材名：　　　　入药部位：
标本份数：3
用途：
备注：

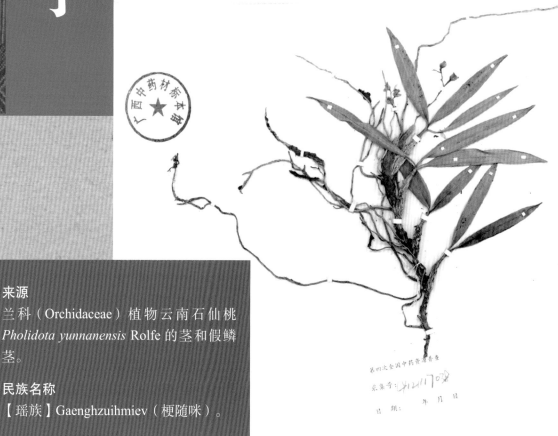

第四次全国中药资源普查
采集号：451211703B
日期：　年 月 日

来源
兰科（Orchidaceae）植物云南石仙桃
Pholidota yunnanensis Rolfe 的茎和假鳞
茎。

民族名称
【瑶族】Gaenghzuihmiev（梗随咪）。

156187

采集号 451028121117038LY

Pholidota yunanensis

鉴定人：Ju X·H. 2015年 1 月

第四次 全国中药资源普查

民 族 应 用

【瑶族】药用茎和假鳞茎。水煎服或外用鲜品捣敷治百日咳，肺炎，支气管炎，肺结核咯血，肺热咳嗽，慢性胃肠炎，小儿疳积，小儿浮肿，慢性骨髓炎，跌打损伤，疮疖。内服用量 15~30g；外用适量。

药材性状　根状茎圆柱形，稍弯曲，长 10~35cm，直径 2~3mm，节明显，节间长 2~4cm；表面棕黄色或棕褐色，节上有残存气根。假鳞茎圆柱形，长 2~3cm，直径 2~4mm；表面棕黄色或棕褐色，具纵皱纹，有的假鳞茎顶端残存叶片。质硬，易折断。断面浅棕色、纤维性。气微，味淡。

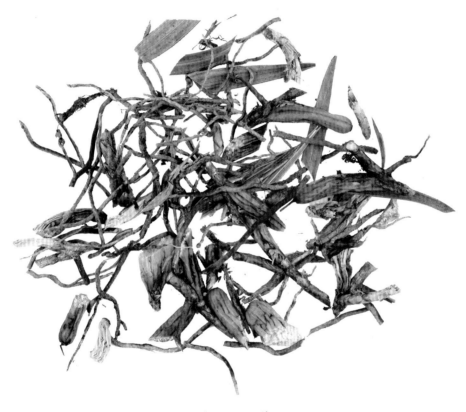

·石枣子－全草

药用源流　《中华本草》记载其假鳞茎或全草具有润肺止咳、散瘀止痛、清热利湿的功效；主治肺痨咯血，肺热咳嗽，胸胁痛，胃腹痛，风湿疼痛，疮疡肿毒。

分类位置	种子植物门	被子植物亚门	单子叶植物纲	兰目	兰科
	Spermatophyta	Angiospermae	Dicotyledoneae	Orchidales	Orchidaceae

形态特征　假鳞茎着生于匍匐的根状茎上，顶端具 2 叶。叶具折扇状脉，长 7~18（~25）mm，宽 0.5~1.5（~2.5）cm，叶柄长不超过 1.5cm。总状花序；花红色或紫色；唇瓣仅基部凹陷或略凹陷，先端无凹缺；花苞片早落。蒴果。

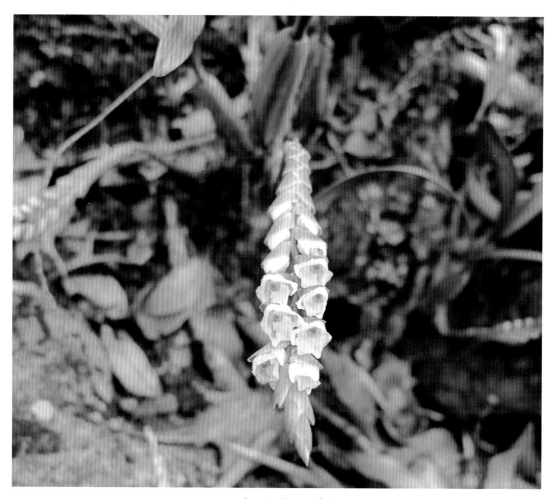

·云南石仙桃－花期

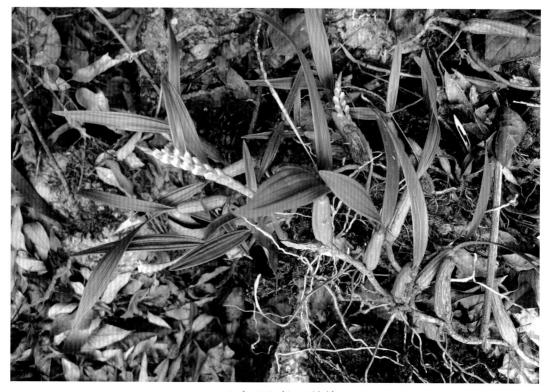

·云南石仙桃－植株

生境分布 生于海拔 1200~1700m 的林中或山谷旁的树上或岩石上。分布于广西、湖北、湖南、四川、贵州和云南等。广西主要分布在马山、柳州、融水、靖西、那坡、凌云、乐业、环江、龙州等。

化学成分 主要含有环石仙桃萜醇、环石仙桃萜酮、pholidotanin、β- 谷甾醇、正二十九烷烃、正三十二烷酸、n-octacostylferulate、cycloneolitsol、1,5- 二羟基 -2,7- 二甲氧基 -9, 10- 二氢菲、4,7- 二羟基 -2- 甲氧基 -9,10- 二氢菲、densiflorol B、batatasin Ⅲ、3,5- 二甲氧基 -4- 羟基苯丙酮、胡萝卜苷、4-(3- 羟基 -2- 甲氧基苯基)-2- 丁酮、4-(3- 羟基苯基)- 2- 丁酮、(-)- 松脂素、(-)- 丁香脂素、反式 -3,3',5- 三羟基 -2'- 甲氧基二苯乙烯、顺式 -3,3'- 二羟基 -5- 甲氧基二苯乙烯、反式 -3,3', 5- 三羟基二苯乙烯、3,3'- 二羟基 -5- 甲氧基联苄、3,4'- 二羟基 -3',5- 二甲氧基联苄、3,3',5- 三羟基联苄、2,7- 二羟基 -4- 甲氧基 -9,10- 二氢菲、反式 -3,4'- 二羟基 -2',3',5- 三甲氧基二苯乙烯、反式 -3,3'- 二羟基 -2',5- 二甲氧基二苯乙烯、反式 -3- 羟基 -2',3',5- 三甲氧基二苯乙烯、2,7- 二羟基 -6- 甲氧基 -9,10- 二氢 -5H- 菲 -[4,5-bcd]- 吡喃、正十九烷酸、2-(4- 羟基 -3- 甲氧基苯基)-3- 乙酰氧基甲基 -7- 甲氧基 -2,3,9,10- 四氢 - 菲并 -[2,3-b]- 呋喃 -5- 醇、2-(4- 羟基 -3- 甲氧基苯基)-3- 羟甲基 -7- 甲氧基 -2,3,9,10- 四氢 - 菲并 -[2,3-b]- 呋喃 -5- 醇、4'- 羟基 -3',7- 二甲氧基 -5-(3''- 羟基苯乙基)- 黄烷 -3- 醇、4'- 羟基 -3',5',7- 三甲氧 -5-(3''- 羟基苯乙烯基)- 黄烷 -3- 醇等成分 [1-5]。

药理作用 1. 抗炎作用
云南石仙桃中的二苯乙烯类、联苄类、9,10- 二氢菲并呋喃类化合物均具有抑制一氧化氮（NO）释放的作用，其中反式 -3,4'- 二羟基 -2',3',5- 三甲氧基二苯乙烯对由脂多糖 (LPS) 和干扰素 -γ(INF-γ) 诱导的 RAW 264.7 小鼠巨噬细胞 iNOS 的 mRNA 的表达有抑制作用 [5]。

2. 抗肿瘤作用
云南石仙桃中的反式 -3,4'- 二羟基 -2',3',5- 三甲氧基二苯乙烯对人非小细胞肺癌细胞 NCI-H460、人神经胶质瘤细胞 SF268、人乳腺癌细胞 MCF7 和人肝癌细胞 HepG2 细胞均有抑制作用，其作用机制与上调 Cyclin B1 的表达使细胞阻滞在 G_2/M 期，下调 Bcl-2 的表达引发细胞凋亡有关 [5]。

3. 抗氧化作用
云南石仙桃中的部分二苯乙烯类化合物以及 9,10- 二氢菲类衍生物和环木脂素类化合物具有清除 DPPH 自由基的作用 [5]。

4. 镇痛作用
云南石仙桃提取物可明显抑制热刺激所致的疼痛反应，延长小鼠电刺激法的痛阈值 [6]。

附　注 市场上有以云南石仙桃冒充石斛进行销售的情况。

参考文献

[1] 马雪梅, 李满飞, 张庆荣. 云南石仙桃化学成分的研究 [J]. 中草药,1995,26(2):59-61,110.

[2] 毕志明, 王峥涛, 徐珞珊, 等. 云南石仙桃化学成分的研究 [J]. 中国中药杂志,2004,29(1):51-53.

[3] 毕志明, 王峥涛, 徐珞珊, 等. 云南石仙桃中酚类成分的研究 [J]. 中国药学杂志,2005,40(4):18-21.

[4] 郭晓宇, 王乃利, 姚新生. 云南石仙桃的化学成分 [J]. 沈阳药科大学学报,2006,23(4):205-208.

[5] 郭晓宇. 云南石仙桃和猴耳环活性成分的研究 [D]. 沈阳: 沈阳药科大学,2005.

[6] 李玉云, 徐丽瑛, 胡蓉, 等. 云南石仙桃不同提取部位镇痛作用研究 [J]. 中国医药指南,2010,8(10):51-52.

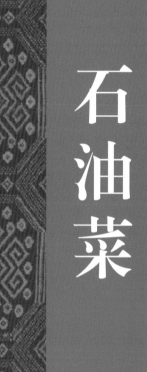

石油菜

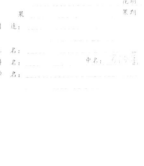

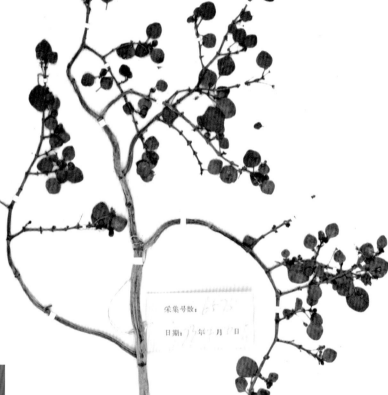

来源
荨麻科（Urticaceae）植物波缘冷水花
Pilea cavaleriei Levl. 的全草。

民族名称
【壮族】棵肚塞（柳城）。
【瑶族】呼洞亮、设优给（金秀）。
【仫佬族】油推低（罗城）。
【毛南族】麻油（环江）。

00271

采集号 6575   169 计

Pilea cavaleriei Lévl.

鉴定人：黄爱才   1977年 11月 18 日

民 族 应 用

【壮族】药用全草。水煎服治肺结核，肾炎水肿，肝炎，咳嗽；捣烂敷患处治烧烫伤。内服用量9~30g；外用适量。

【瑶族】药用全草。治肾炎水肿。水煎洗患处或浸酒敷患处治跌打扭伤。

【仫佬族】药用全草。水煎服治肺结核，与瘦肉同煲服治小儿疳积。

【毛南族】药用全草。水煎洗患处或浸酒敷患处治跌打扭伤。

药材性状 茎肉质，肥厚，光滑无毛，具明显的节，节距约3cm。单叶对生；广卵形至稍扁圆形，长1.5~2cm，宽1.5~1.8cm，先端钝圆或急尖，基部平截或稍圆，全缘，肉质，厚而脆，主脉3条；托叶三角形。花单性同株，聚伞花序生于叶腋；雄花序柄淡绿色，透明，花被淡绿色，雄蕊4，花药白色；退化雌蕊绿色，花被3片，1片较大，绿色，边缘白色，2片较小，白色；退化雄蕊鳞片状；子房椭圆形，柱头毛笔状，白色。瘦果卵形。气微，味甘，性凉。

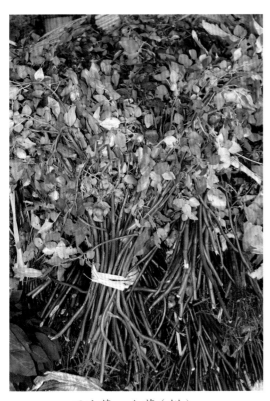

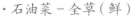

·石油菜－全草（鲜）

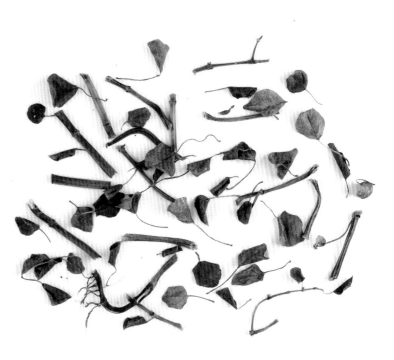

·石油菜－全草

药用源流 《中国壮药学》记载其具有清热利尿、润肺止咳、消肿止痛的功效；主治胃炎，肾炎水肿，肝炎，肺热咳嗽，肺结核，小儿疳积，烧伤，烫伤，跌打损伤，疮疖红肿等症。

分类位置	种子植物门	被子植物亚门	双子叶植物纲	荨麻目	荨麻科
	Spermatophyta	Angiospermae	Dicotyledoneae	Urtcales	Urticaceae

形态特征　多年生草本，无毛。根状茎匍匐，地上茎直立，多分枝，具明显节，节间较长。单叶对生，叶集生于枝顶部，宽卵形、菱状卵形或近圆形，在近叶柄处常有不对称的小耳突，边缘全缘，基出脉 3 条，托叶三角形。雌雄同株；聚伞花序常密集成近头状，生于叶腋，雄花具短梗或无梗，淡黄色；雌花近无梗或具短梗；花被片 3，不等大，果时中间一枚长圆状船形，边缘薄。瘦果卵形，稍扁，光滑。

生境分布　生于海拔 200~1500m 的林下石上湿处。分布于福建、浙江、江西、广东、广西、湖南、贵州、湖北和四川等。广西主要分布在桂林、马山、上林、柳城、融水、阳朔、临桂、灵川、兴安、龙胜、恭城、灵山、北流、钟山、富川、罗城等。

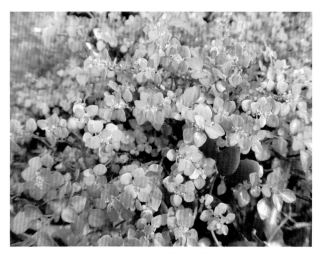
· 波缘冷水花 – 花期

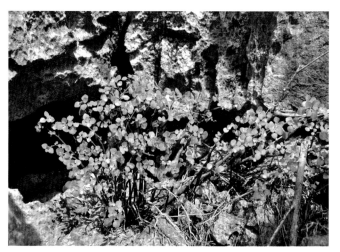
· 波缘冷水花 – 生境

化学成分　主要含有苯甲酸、对羟基苯甲醛、香豆酸、原儿茶酸、没食子酸、对羟基苯甲酸等酚酸类成分[1]，3- 吲哚甲醛、3- 吲哚甲酸、4- 甲基 -(1,2,3)- 三唑、尿嘧啶、烟酰胺、(2 S, E)-N-[2- 羟基 -2-(4- 羟基苯) 乙酯] 阿魏酰胺等含 N 化合物[1]。含 (1R)-(+)- α- 蒎烯、α- 石竹烯、大牛儿烯 D、杜松烯、石竹烯、α- 荜澄茄烯、古芸烯、β- 蒎烯等萜类成分[2]。还含有 (+)- 去氢催吐萝芙醇、正三十一烷、β- 谷甾醇、棕榈酸、胡萝卜苷、甲氧基肉桂酸乙酯、生育酚、油酸乙酯、亚油酸乙酯、二十五烷、谷甾醇、6- 油酸等成分[1,2]。

药理作用　波缘冷水花中的 8-O-(p-coumaroyl)-1(10)E,4(5)E-humuladien-8-ol 对人慢性髓系白血病细胞 K562、低转移性人肺腺癌细胞 AGZY、人肺腺癌细胞 A549 有弱抑制作用[3]。

参考文献

[1] 任恒春, 覃日懂, 张庆英, 等 . 石油菜化学成分研究 [J]. 中国中药杂志,2012,37(17):2581-2584.

[2] 廖彭莹, 蔡少芳, 陆盼芳, 等 . 石油菜挥发油和超临界流体萃取物化学成分的 GC-MS 分析 [J]. 天然产物研究与开发,2013,25(5):641-645.

[3]TANG G H, SUN C S, LONG C L, et al.Sesquiterpenoids from *Pilea cavaleriei* subsp. *crenata*[J]. Bioorganic & Medicinal Chemistry Letters,2009,19(19):5737-5740.

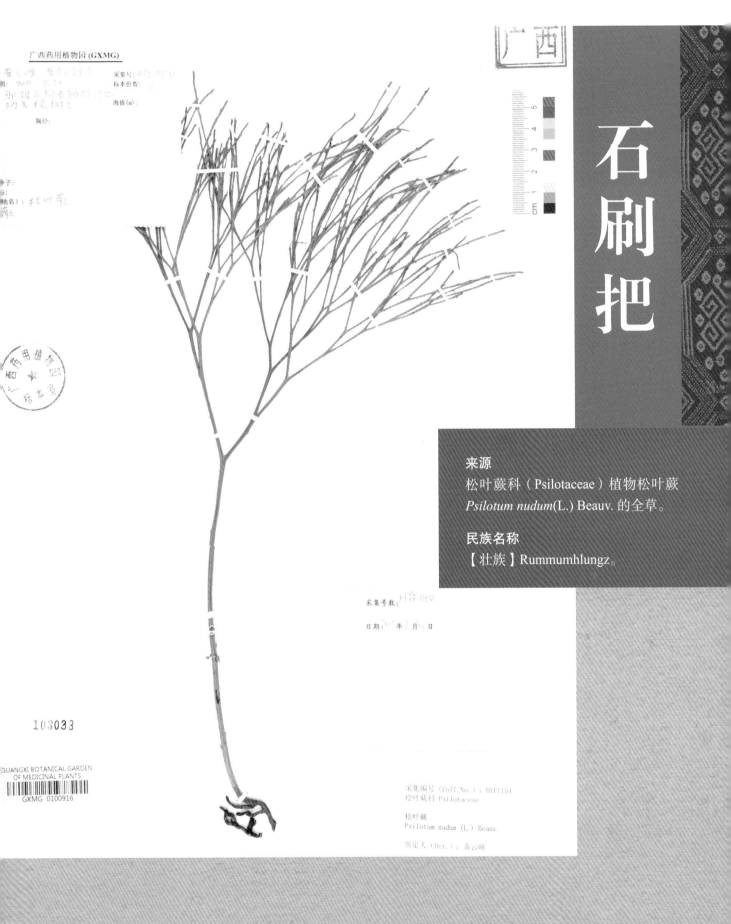

广西药用植物园 (GXMG)

石刷把

来源
松叶蕨科（Psilotaceae）植物松叶蕨
Psilotum nudum(L.) Beauv. 的全草。

民族名称
【壮族】Rummumhlungz。

103033

GUANGXI BOTANICAL GARDEN
OF MEDICINAL PLANTS
GXMG 0100916

采集编号 (Coll.No.)：HYF1154
松叶蕨科 Psilotaceae

松叶蕨
Psilotum nudum (L.) Beauv.

鉴定人（Det. ）：黄云峰

民 族 应 用

【壮族】药用全草。主治龙路不通诸症，外伤后脉漏，跌打肿痛，呕吐，风湿骨痛。
【侗族】药用全草。主治烧伤，烫伤，腰痛水肿。内服用量 15~30g，外用适量。
【苗族】药用全草。主治风筋骨疼痛，骨折。

药材性状　全草呈绿色。茎二叉分枝，干后扁缩，具棱，直径 2~3mm。叶极小，三角形。孢子叶阔卵形，二叉。孢子囊生于叶腋，球形，乳白色，纵裂为 3 瓣。气微，味淡、微辛。

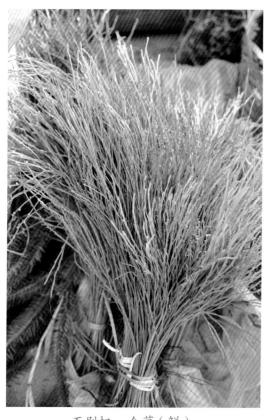

· 石刷把 - 全草（鲜）

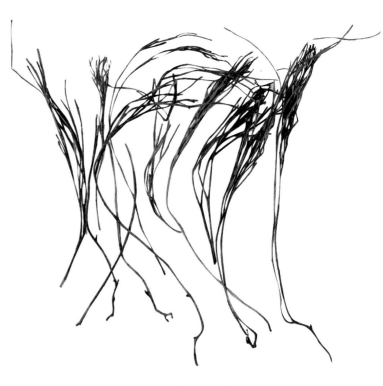

· 石刷把 - 全草

药用源流　《中华本草》记载其具有祛风除湿、活血止血的功效；主治风湿痹痛，风疹，经闭，吐血，跌打损伤。

分类位置	蕨类植物门	裸蕨纲	松叶蕨目	松叶蕨科
	Pteridophyta	Psilophytinae	Psilotales	Psilotaceae

形态特征　小型蕨类。附生树干上或岩缝中。根茎横行，仅具假根，二叉分枝。地上茎直立，无毛或鳞片；枝三棱形。叶为小型叶，散生，二型；不育叶鳞片状三角形，无脉，先端尖，草质；孢子叶二叉形。孢子囊单生在孢子叶腋，球形，2 瓣纵裂，常 3 个融合为三角形的聚囊，黄褐色。

孢子肾形,极面观矩圆形,赤道面观肾形。

生境分布 生于山上岩石裂隙处或附生于树干上。分布于我国西南至东南。广西主要分布在邕宁、武鸣、马山、上林、宾阳、上思、百色、田东、德保、靖西、那坡、河池、凤山、东兰、都安、宜州、龙州、大新等。

化学成分 全草含穗花杉双黄酮、芹菜素 $-7-O-\alpha-$L- 鼠李葡萄糖苷、芹菜素碳糖苷、穗花杉双黄酮 $-7,4',4-$ 三 $-O-\beta-$D- 吡喃葡萄糖苷、穗花杉双黄酮 $-4,4'-$ 二 $-O-\beta-$D- 吡喃葡萄糖苷、6,8- 二 $-C-$ 葡萄糖基芹菜素、赤霉素 A_{36}、松叶蕨苷、3'- 羟基松叶蕨苷、松叶蕨酸等成分。

药理作用 松叶蕨对变形杆菌、铜绿假单胞菌、鼠伤寒沙门菌、枯草芽孢杆菌、粪链球菌、金黄色葡萄球菌等9种细菌和红色毛癣菌等3种真菌均具有抑制作用[1]。

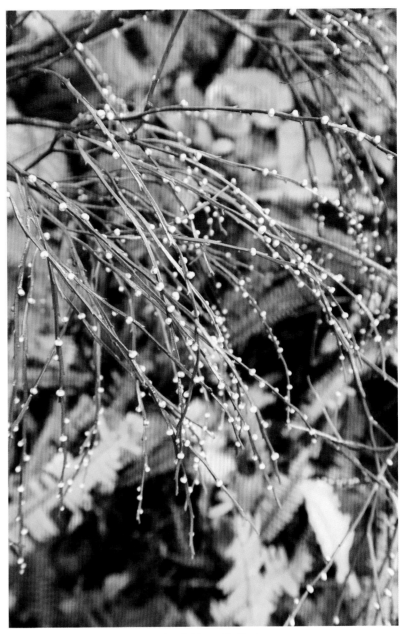

· 松叶蕨－孢子叶

参考文献

[1]RANI D, KHARE P B, DANTU P K.*In vitro* antibacterial and antifungal properties of aqueous and non-aqueous frond extracts of *Psilotum nudum,Nephrole pis biserrata* and *Nephrolepis cordifolia*[J]. Indian Journal of Pharmaceutical Sciences,2010,72(6):818-822.

石柑子

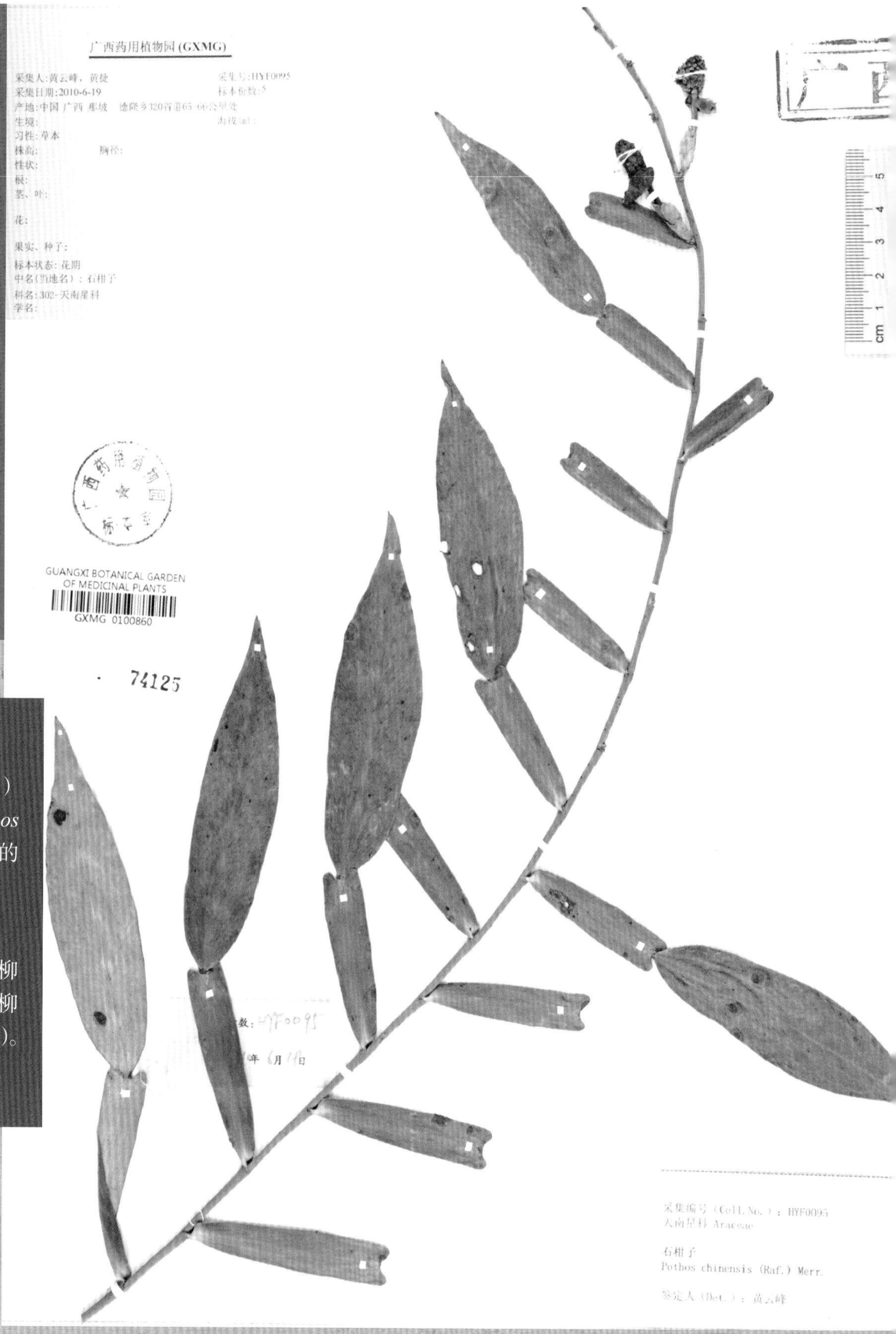

来源

天南星科（Araceae）植物石柑子 *Pothos chinensis*(Raf.) Merr. 的全草。

民族名称

【壮族】那辣朴（柳城），一叶上楼合（柳城），山胡芦茶（都安）。
【瑶族】葫芦钻。

民 族 应 用

【壮族】药用全草。有小毒。水煎服用于骨鲠喉，乳腺炎，咳嗽，消化不良。内服用量9~15g；外用适量。

【瑶族】药用全草。具有清热解毒、凉血止血、利尿消肌的功效；用于治疗癫狂，风湿骨痛，跌打损伤，骨折，肝硬化腹水，毒蛇咬伤，咳嗽，小儿疳积，产后浮肿，尿血。

药材性状 茎圆柱形，直径1~5mm；表面棕黄色或棕褐色，节明显，稍膨大，多附有不定根及残留叶或互生的叶柄痕或腋芽，具细纵棱，节间长1.5~3cm。质轻，硬，易折断。断面皮部纤维性，木部浅灰色，具众多小孔；髓部中空。叶多皱缩，展平后为单身复叶，长6~12cm，宽1.5~5cm；全缘，顶端渐尖，基部叶柄有倒卵形的叶状翅；叶面黄绿色或浅绿色，叶背面颜色稍浅，有棕色小点，无毛，羽状网脉于两面凸起。气微，味淡。

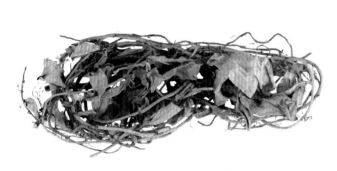

·石柑子－全草

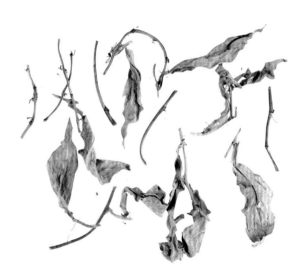

·石柑子－全草

药用源流 《中华本草》记载其具有行气止痛、消积、祛风湿、散瘀解毒的功效；主治心、胃气痛，疝气，小儿疳积，食积胀满，血吸虫晚期肝脾肿大，风湿痹痛，足癣，跌打损伤，骨折，中耳炎，耳疮，鼻窦炎。

	种子植物门	被子植物亚门	单子叶植物纲	天南星目	天南星科
分类位置	Spermatophyta	Angiospermae	Monocotyledoneae	Arales	Araceae

形态特征 附生藤本。茎亚木质，淡褐色，近圆柱形，具纵条纹，枝下部具鳞叶1片，线形。叶片纸质，椭圆形，披针形卵状至披针长圆形。花序腋生，基部具4~5（6）枚卵形苞片；佛焰苞卵状，绿色，锐尖；肉穗花序短，椭圆形至近圆球形，淡绿色或淡黄色。浆果黄绿色至红色，卵形或长圆形，长约1cm。

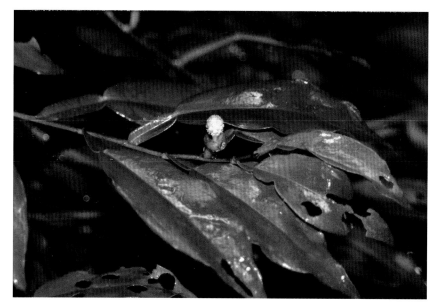

·石柑子－花期

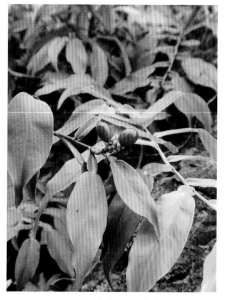

·石柑子－果期

生境分布 生于海拔 2400m 以下的阴湿密林中，常匍匐于岩石上或附生于树干上。分布于湖北、广东、广西、四川、贵州、云南、台湾等。广西大部分地区均有分布。

化学成分 主要含有酚酸、香豆素、甾体、黄酮、木脂素、脂肪酸酯类等成分。酚酸类化合物主要为苯甲酸、对甲氧基苯甲酸、对甲基苯甲酸、对羟基苯甲酸、香草酸、丁香酸、3,4,5-三甲氧基肉桂酸、3,4-二甲氧基肉桂酸、阿魏酸、对羟基肉桂酸、对羟基苯甲醛、香兰素、丁香醛、对甲氧基苯丙酸、对羟基苯丙酸、(R)-2-羟基-1-(4-羟基-3-甲氧基苯)-1-丙酮、3-羟基-1-(4-羟基-3-甲氧基苯)-1-丙酮、对羟基苯乙醇、邻苯二甲酸二异丁酯等[1]。香豆素类化合物主要为7-甲氧基香豆素、欧前胡素、7-羟基-8-甲氧基香豆素、6-羟基-7-甲氧基香豆素等[2]。甾体类化合物主要为24-丙基胆甾-7,22-二烯-3-醇、24-丙基胆甾-7-烯-3-醇、β-谷甾醇等[2]。黄酮类化合物主要为大豆苷元、3,3',4',5'-四甲氧基黄酮、牡荆素、牡荆素-7-O-葡萄糖苷、异牡荆素-7-O-葡萄糖苷、金雀花素-7-O-葡萄糖苷、异金雀花素-7-O-葡萄糖苷、夏佛塔苷、异夏佛塔苷等[2,3]。木脂素类化合物主要为(-)-杜仲树脂酚、厚朴酚、扁柏脂素等[2]。脂肪酸类成分主要为棕榈酸、油酸、亚油酸、α-亚麻酸、13-苯基十三烷酸、13-(3',4'-亚甲二氧基苯基)-十三烷酸、单硬脂酸甘油酯、1-棕榈酸单甘油酯等[4]。还含有N-反式桂皮酸酰对羟基苯乙胺、N-反式香豆酰酪胺、N-顺式香豆酰酪胺、N-反式阿魏酸酰对羟基苯乙胺、N-顺式阿魏酸酰对羟基苯乙胺等含氮化合物[2]。

药理作用 1. 抗炎、镇痛作用

石柑子对 LPS 诱导的 RAW264.7 细胞炎症具有抑制作用，其作用机制可能与抑制 iNOS 和 COX-2 细胞基因核蛋白的表达有关[5]。石柑子能降低冰醋酸所致小鼠的疼痛性反应，降低诱导佐剂型关节炎模型大鼠的足跖肿胀度和血清中白介素-1β 水平，说明石柑子具有良好的镇痛抗炎活性[6]。

2. 抗氧化作用

石柑子不同溶剂提取物均有清除 DPPH 自由基的能力，且其作用具有剂量依赖性，不同提取物其抗氧化性能强弱为：甲醇提取物>乙酸乙酯提取物>乙醇提取物>石油醚提取物>水提取物>挥发油[7]。

3. 降血糖作用

石柑子提取物对四氧嘧啶致糖尿病小鼠的血糖升高和对葡萄糖引起高血糖小鼠的血糖升高均有明显抑制作用[8]。

4. 抗肿瘤作用

石柑子能提高 S180 和 H22 腹水瘤小鼠生存天数，对小鼠 S180、H22 肉瘤具有抑制作用[9]。石柑子的乙酸乙酯部位和正丁醇部位对人胃癌细胞株 SGC7901 的增殖具有抑制作用[10]。

5. 对胃肠道的作用

石柑子醇提取物具有促进小鼠胃排空和小肠推进的作用，其对小鼠胃肠运动功能的影响可能与 M 胆碱能受体和肾上腺素能系统有关[2]。

6. 抗蛇毒作用

由石柑子、铁扫帚和七叶莲组成的广西蛇药对蛇毒中毒小鼠具有保护作用[11]。

参考文献

[1] 纪明昌,郭大乐,蒋舜媛,等.石柑子中酚酸类化学成分研究 [J].天然产物研究与开发,2015,27(4):609-612,698.

[2] 纪明昌.石柑子化学成分及药理活性研究 [D].泸州:四川医科大学,2015.

[3]TSUKASA I, CHING I P, GORO K. Flavone O-and C-glycosides from *Pothos chinensis* (Araceae)[J]. Bull Natl Mus Nat Sci Ser B,2010,36(1):27-32.

[4] 孙浩理,丁刚,宋波,等.石柑子脂溶性化学成分研究 [J].中国药学杂志,2015,50(14):1186-1189.

[5] 李养学,江洁怡,陈雪,等.石柑子不同提取部位对 RAW264.7 细胞炎症的影响 [J].湖南中医杂志,2018,34(12):129-131,160.

[6] 彭丽诗.瑶药石柑子的质量评价研究 [D].广州:广州中医药大学,2015.

[7] 黄琼,施丽娟,黄永春,等.石柑子提取物体外抗氧化活性的研究 [J].食品工业,2014,35(5):108-111.

[8] 覃振林,韦海英,廖冬燕,等.瑶药柚子枫提取物降血糖作用的研究 [J].中国实验方剂学杂志,2011,17(4):108-110.

[9] 庞声航,余胜民,黄琳芸,等.广西20种传统瑶药抗肿瘤筛选研究 [J].广西中医药,2006,29(4):53-57.

[10] 黄琳芸,郭力城,余胜民,等.瑶药葫芦钻不同提取部位体外抗肿瘤实验研究 [J].中国民族医药杂志,2012,18(2):40-41.

[11] 周法兴,梁培瑜.广西蛇药中藤桔及铁扫帚的酸性成分分离 [J].中草药,1980,11(11):523.

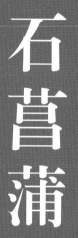

石菖蒲

第四次全国中药资源普查采集记录

采集人：农东新、蓝祖栽、莫连兰、杨

采集号：451223150118006LY

采集日期：2015 年 01 月 18 日

采集地点：广西凤山县江州乡维新村维新林场

经度：E_____ 纬度：N_____

海拔：_____ m

环境：草丛，沟边，黄棕壤

出现频度：一般 资源类型：野生

性状：草本

重要特征：

科名：天南星科

植物名：石菖蒲 别名：

学名：

药材名： 入药部位：

标本份数：4

用途：

备注：

162791

来源

天南星科（Araceae）植物
金钱蒲 *Acorus gramineus*
Soland. 的根茎或全草。

民族名称

【壮族】棵并补（武宣）。

【瑶族】石菖蒲（富川、
恭城）。

【仫佬族】昌补嫩（罗城）。

【侗族】细骨山（三江）。

【苗族】加补乌（融水）。

采集号：451223150118006LY 天南星科

石菖蒲

Acorus tatarinowii Schott

鉴定人：吕惠珍 2016 年 1 月 27 日

第四次全国中药资源普查

民 族 应 用

【壮族】药用全草。水煎服治骨鲠喉，风湿病。

【瑶族】药用全草或根茎。全草水煎服治腹痛腹泻。根茎水煎服治胃痛，胃炎，遗精，风湿性关节痛。

【仫佬族】药用全草。水煎服治胃痛，胃炎。

【侗族】药用全草。水煎服治腹痛，腹泻。

【苗族】药用全草。水煎服治胃痛；捣烂取汁服治中风不语；水煎洗患处治跌打肿痛。

【毛南族】药用根茎。水煎服治感冒，癫痫。

内服用量 9~15g；外用适量。

药材性状 根茎呈扁圆柱形，多弯曲，常有分枝，长 3~20cm，直径 0.3~1cm；表面棕褐色或灰棕色，粗糙，有疏密不均环节，节间长 0.2~0.8cm，具细纵纹，下面残留须根或圆点状根痕；叶痕呈三角形，左右交互排列，有的其上有毛鳞状的叶基残余。质硬。断面纤维性，类白色或微红色，内皮层环明显，可见多数维管束小点及棕色油细胞。气芳香，味苦、微辛。

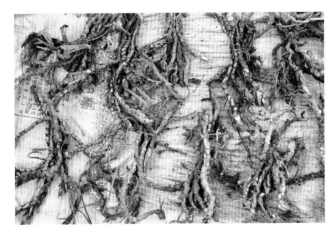

·石菖蒲－全草（鲜）

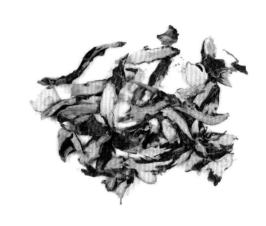

·石菖蒲－根

药用源流 石菖蒲的药用始载于《神农本草经》，曰："菖蒲，味辛温。主风寒湿痹，咳逆上气，开心孔，补五脏，通九窍，明耳目，出声音。久服轻身，不忘不迷或延年。一名昌阳，生池泽。"此后有多部本草著作均有记载，但其基原较为混乱，直至《本草纲目》记载："菖蒲凡五种，生于池泽，蒲叶肥，根高二、三尺者，泥菖蒲，白菖也；生于溪涧，蒲叶瘦，根高二三尺者，水菖蒲，溪荪也；生于水石之间，叶有剑脊，瘦根密节，高尺余者，石菖蒲也；人家以砂栽之一年，至春剪洗，愈剪愈细，高四五寸，叶如韭，根如匙柄粗者，亦石菖蒲也；甚则根长二三分，叶长寸许，谓之钱蒲是矣。服食入药须用二种石菖蒲，余皆不堪。此草新旧相代，四时常青。"李时珍对石菖蒲与其他几种"菖蒲"进行了区别，并提及石菖蒲移种后"高四五寸，叶如韭，根如匙柄粗者"，说明石菖蒲在栽培状态下植物形态可能会发生变化。《植物名实图考》云："菖蒲，本经上品石菖蒲也……今人以小盆莳之，愈剪愈矮，故有钱蒲诸名。"所述特征及其附图证实了李时珍的说法。对石菖蒲的花李时珍还特别指出，"苏颂言，无花实。然今菖蒲，二三月间抽茎开细黄花成穗，而昔人言菖蒲难得见花，非无花也"，与《中国植物志》的记载相符。《中华人民共和国药典》（2020年版 一部）记载其根茎具有开窍豁痰、醒神益智、化湿开胃的功效；主治神昏癫痫，健忘失眠，耳鸣耳聋，脘痞不饥，噤口下痢。

分类位置	种子植物门	被子植物亚门	单子叶植物纲	天南星目	天南星科
	Spermatophyta	Angiospermae	Monocotyledoneae	Arales	Araceae

形态特征　多年生丛生草本。叶基生，叶片薄，暗绿色，线形，基部对折，具窄膜质边缘，两侧有膜质叶鞘，中部以上平展，平行脉多数，稍隆起。花序柄腋生，三棱形；叶状佛焰苞长 13~25cm，花序肉穗状圆柱形；花小，密生，黄绿色；花被片 2 轮，6 枚；雄蕊 6 枚，子房 2~4 个。浆果倒卵形。

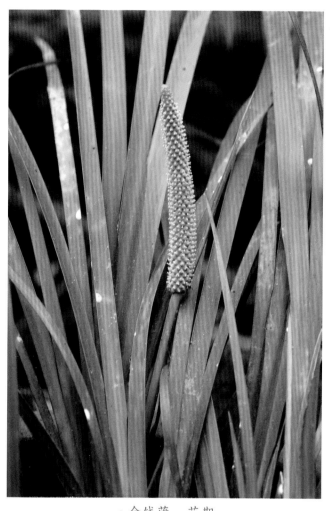

·金钱蒲－花期

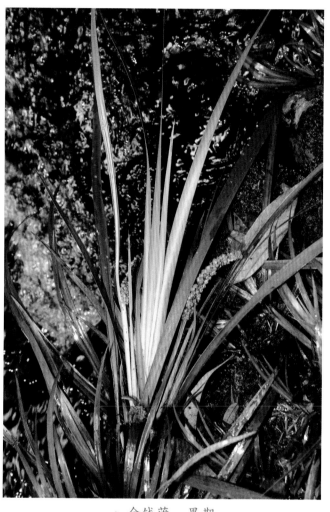

·金钱蒲－果期

生境分布　生于海拔 20~2100m 的密林下，生长于湿地或溪旁石上。分布于黄河以南地区。广西主要分布在武鸣、马山、隆林、德保、乐业、东兰、南丹、罗城等。

化学成分　主要含蒿脑、甲基丁香酚、α-细辛脑[1]、细辛醛、香柑内酯、异紫花前胡内酯、大黄素、异茴香内酯、8-异戊二烯基山柰酚[2]、β-细辛醚、β-谷甾醇、豆甾醇、galgravin、veraguensin、2,4,5-三甲氧基苯甲酸、桉脂素[3]、菖蒲烯二醇、enone、邻苯二甲酸二丁酯[4]等成分。

634

药理作用　1. 对中枢神经系统的作用

金钱蒲对中枢神经系统兴奋性有双向调节作用，其醇提取液能兴奋脊髓、中脑和大脑，水提取液主要能兴奋中脑和大脑，而其挥发油既有兴奋脊髓，又有抑制中脑和大脑的作用[5]。

2. 抗抑郁作用

金钱蒲水煎剂有一定的抗抑郁作用，可缩短小鼠尾悬挂的失望时间和大鼠强迫游泳的不动时间，并呈一定的剂量依赖性[6]。

3. 益智作用

金钱蒲去油煎剂、总挥发油和 α- 细辛醚对正常小鼠学习记忆有促进作用，且对戊巴比妥钠所致的小鼠记忆获得障碍、亚硝酸钠所致的小鼠记忆巩固不良和乙醇所致的小鼠的记忆再现缺失有改善作用[7]。

4. 对消化系统的作用

金钱蒲去油煎剂、总挥发油及其单体化合物 α- 细辛醚、β- 细辛醚均能抑制离体家兔肠管自发性收缩，拮抗乙酰胆碱、磷酸组织胺及氯化钡引起的肠管痉挛，增强大鼠在体肠管蠕动及小鼠肠道推进功能，还可促进大鼠胆汁分泌，其中以挥发油的作用最强[8]。

5. 抗菌作用

金钱蒲茎提取物对表皮葡萄球菌、藤黄微球菌、溶壁微球菌等多种动物病原菌有较好的抑菌作用[9]。

6. 对缺血再灌注脑损伤作用

金钱蒲中的 β- 细辛醚对大鼠缺血再灌注脑损伤具有保护作用，能改善大鼠脑水肿，提高小鼠血脑通透性和耐缺氧能力，明显抑制大鼠脑皮质和海马神经细胞凋亡，抑制 BAX 基因表达，增强 BCl-XL 基因表达[10]。

7. 毒副作用

金钱蒲挥发油的毒性很小，LD_{50} 为 154.9 mg/kg[11]。

参考文献

[1] 高玉琼, 刘建华, 霍昕. 石菖蒲挥发油成分的研究 [J]. 贵阳医学院学报, 2003, 28(1):3-5.

[2] 陶宏, 朱恩圆, 王峥涛. 石菖蒲的化学成分 [J]. 中国天然药物, 2006, 4(2):159-160.

[3] 董玉, 石任兵, 刘斌. 石菖蒲化学成分的研究 (I) [J]. 北京中医药大学学报, 2007, 30(1):61-63.

[4] 吴秀丽, 梁虹, 吴欣圆, 等. 石菖蒲的化学成分研究 [J]. 宁夏医科大学学报, 2017, 3(1):53-55.

[5] 方永奇, 吴启端, 王丽新, 等. 石菖蒲对中枢神经系统兴奋 - 镇静作用研究 [J]. 广西中医药, 2001, 24(1):49-50.

[6] 李明亚, 陈红梅. 石菖蒲对行为绝望动物抑郁模型的抗抑郁作用 [J]. 中药材, 2001, 24(1):40-41.

[7] 顾健, 胡锦官, 谭睿. 石菖蒲及其有效成分对小鼠学习记忆的作用及 α- 细辛醚药物动力学研究 [J]. 世界科学技术 - 中医药现代化, 2003, 5(1):53-57.

[8] 胡锦官, 顾健, 王志旺, 等. 石菖蒲及其有效成分对消化系统的作用 [J]. 中药药理与临床, 1999, 15(2):16-18.

[9] 邓业成, 玉艳珍, 王萌萌, 等. 石菖蒲提取物及其初步分离物的抑菌活性研究 [J]. 安徽农业科学, 2010, 38(15):7836-7838, 7875.

[10] 方永奇, 李翎, 吴启端, 等. β- 细辛醚和冰片对大鼠缺血再灌注脑损伤的保护作用 [J]. 老年医学与保健, 2002, 11(2):15-18.

[11] 王婉卿, 王雷, 王伟. 石菖蒲挥发油对小鼠记忆障碍的作用及急性毒理研究 [J]. 药学研究, 2019, 38(2):76-79.

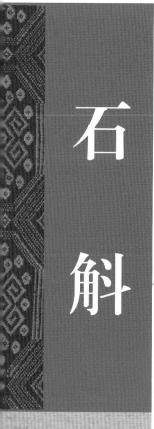

石

斛

广西壮族自治区
药用植物园采集记录

采集人：董青松　采集号：15818
采集期：2004年 4 月 10 日　份数： 1
产　地：甲南
环　境：　　　　　海拔：　　米
性　状：草本、灌木、乔木、藤本
株　高：　　米，胸高直径　　厘米
形　态：根
　　　茎(树皮)
　　　叶
　　　花　唇瓣有深紫色斑块　花期 ✓
　　　　　　　　　　　　　　果期
用　途：

土　名：
科　名：326 兰科　中名：
学　名：

12351

GUANGXI BOTANICAL GARDEN
OF MEDICINAL PLANTS
GXMG 0035426

采集号数：15818
日期：04年 4 月 10 日

石斛
Dendrobium nobile Lindl.
定名人 郎楷永 2012 年 7 月 23 日

来源
兰 科（Orchidaceae）植 物 金 钗 石 斛
Dendrobium nobile Lindl. 的茎。

民族名称
【壮族】Gosizhuz。

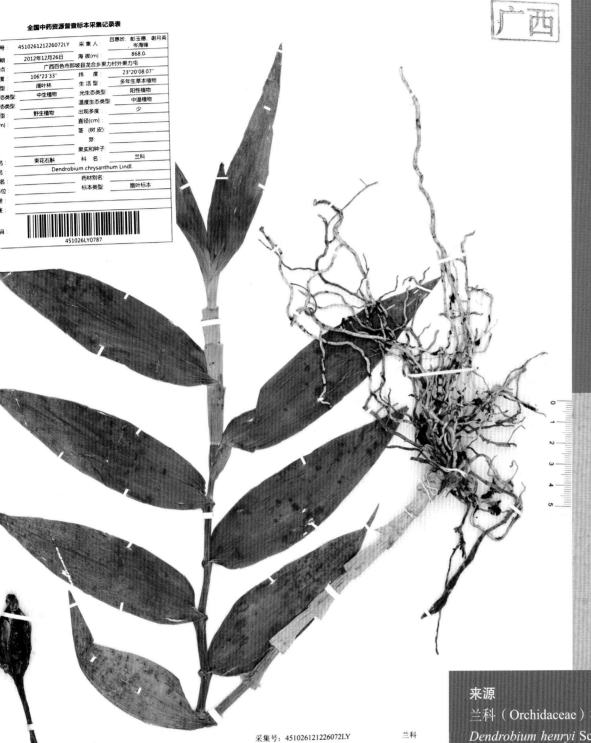

广西

石

斛

采集号：451026121226072LY   兰科

束花石斛

Dendrobium henryi Schltr.

鉴定人：农东新   2015 年 8 月 14 日

第四次全国中药资源普查

来源

兰科（Orchidaceae）植物束花石斛 *Dendrobium henryi* Schltr. 的栽培品及其同属植物近似种的茎。

民族名称

【壮族】Gosizhuz。

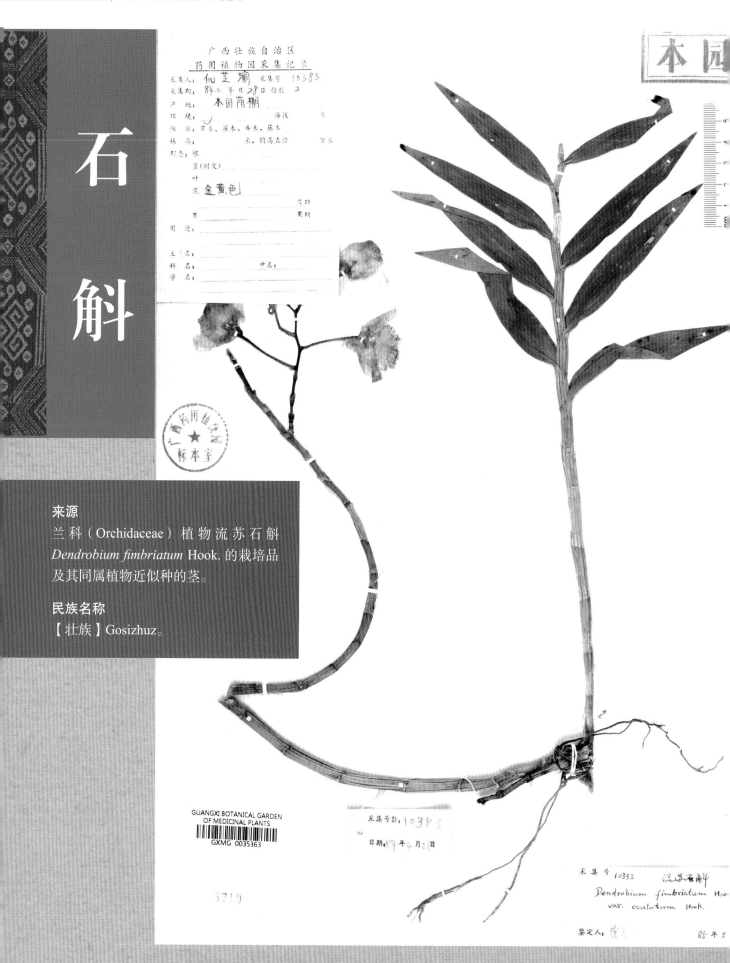

石

斛

来源
兰科（Orchidaceae）植物流苏石斛
Dendrobium fimbriatum Hook. 的栽培品
及其同属植物近似种的茎。

民族名称
【壮族】Gosizhuz。

民 族 应 用

【壮族】药用茎。主治热病伤津，口干烦渴，胃阴不足，胃痛干呕，肺燥干咳，虚热不退，阴伤目暗，腰膝软弱。

药材性状 金钗石斛　呈扁圆柱形，长 20~40cm，直径 0.4~0.6cm，节间长，2.5~3cm；表面金黄色或黄中带绿色，有深纵沟。质硬而脆。断面较平坦而疏松。气微，味苦。

束花石斛　呈粗纺锤形，中部直径 1~3cm，具 3~7 节；表面光滑，金黄色，有明显凸起的棱。质轻而松脆。断面海绵状。气微，味淡，嚼之有黏性。

流苏石斛　也称马鞭石斛，呈长圆柱形，长 20~150cm，直径 0.4~1.2cm，节明显，节间长 2~6cm；表面黄色至暗黄色，有深纵槽。质疏松。断面平坦或呈纤维性。味淡或微苦，嚼之有黏性。

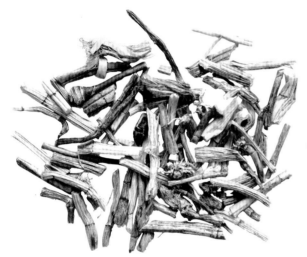

·石斛－茎(金钗石斛)

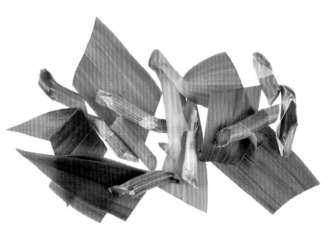

·石斛－全草（束花石斛，鲜）

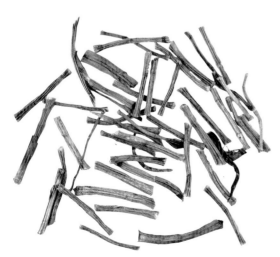

·石斛－茎（流苏石斛）

药用源流 《神农本草经》将石斛列为上品，《别录》记载："生六安山谷、水旁石上。七月、八月采茎，阴干。"《本草经集注》记载："今用石斛，出始兴。生石上，细实，桑灰汤沃之，色如金，形似蚱蜢髀者为佳。"《本草图经》记载："生六安山谷水旁石上，今荆、湖、川、广州郡及温、台州亦有之，以广南者为佳。多在山谷中。五月生苗，茎似竹节，节节间出碎叶，七月开花，十月结实；其根细长，黄色。"《本草纲目》记载："石斛丛生石上。其根纠结甚繁，干则白软。其茎叶生皆青色，干则黄色。开红花。节上自生根须。人亦折下，以砂石栽之，或以物盛挂屋下，频浇以水，经年不死，俗称为千年润。石斛短而中实，木斛长而中虚，甚易分别。"根据本草对其形态特征的描述及其所附图绘，可知古代所用石斛来自石斛属植物，与今所用石斛的药用情况基本相符。《中华人民共和国药典》（2020 年版 一部）记载其具有益胃生津、滋阴清热的功效；主治热病津伤，口干烦渴，胃阴不足，食少干呕，病后虚热不退，阴虚火旺，骨蒸劳热，目暗不明，筋骨痿软。

分类位置	种子植物门	被子植物亚门	单子叶植物纲	兰目	兰科
	Spermatophyta	Angiospermae	Monocotyledoneae	Orchidales	Orchidaceae

形态特征 金钗石斛 茎直立，肉质状肥厚，节有时稍肿大。叶革质，先端钝且不等侧 2 裂，基部具抱茎的鞘。总状花序从具叶或老茎中部以上部分发出，花大，白色带淡紫色先端，有时全体淡紫红色或除唇盘上具 1 个紫色斑块外，其余均为白色；唇瓣宽卵形，基部有短爪，唇盘中央具 1 紫红斑；蕊柱绿色，具绿色的蕊柱足；药帽紫红色，密布细乳突，前端边缘具不整齐的尖齿。

束花石斛 茎圆柱形，长 50~200cm，粗 5~15mm，上部略弯曲。叶纸质，长圆状披针形，先端渐尖；叶鞘纸质，鞘口张开杯状。伞状花序，近无花序柄，花每 2~4（~6）为一束；苞片膜质，卵状三角形；花黄色，质地厚；中萼长圆形或椭圆形，侧萼片斜卵状三角形；花瓣倒卵形，唇瓣肾形或横长圆形，密布短毛，唇盘两侧各具 1 个栗色斑块，具 1 条宽厚的脊从基部伸向中部。蒴果长圆柱形。

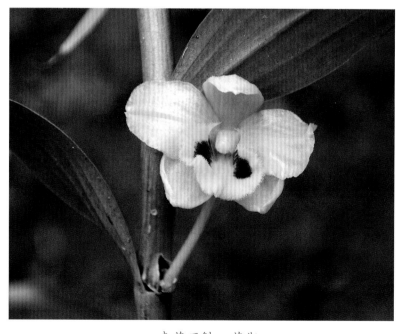

·束花石斛 - 花期

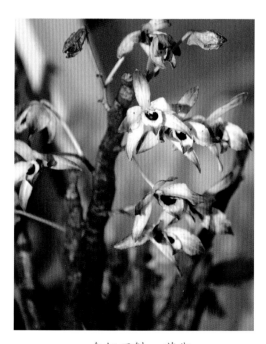

·金钗石斛 - 花期

流苏石斛 茎斜立或下垂，质地硬，圆柱形或稍呈纺锤形。叶革质，先端急尖，有时稍二裂。总状花序，花序轴较细，多少弯曲；花金黄色，稍有香气；中萼片长圆形，侧萼片与中萼片等长而稍较狭；花瓣长圆状椭圆形，先端钝，边缘微啮蚀状，具5条脉；唇瓣基部两侧具紫红色条纹并且收狭为爪，边缘具复流苏，唇盘具1个新月形横生的深紫色斑块，上面密布短绒毛。

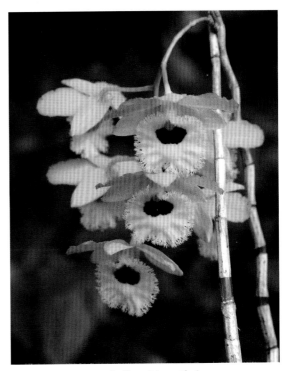

· 流苏石斛 - 花期

生境分布 金钗石斛生于海拔480~1700m的山地林中树干上或山谷岩石上。分布于台湾、湖北、香港、海南、广西、四川、贵州、云南、西藏等。广西主要分布在兴安、平南、百色、靖西、那坡、乐业等。束花石斛生于海拔700~2500m的山地密林中树干上或山谷阴湿的岩石上。分布于广西、贵州、云南、西藏等。广西主要分布在百色、德保、靖西、那坡、凌云、乐业等。流苏石斛生于海拔600~1700m的密林中树干上或山谷阴湿岩石上。分布于广西、贵州、云南等。广西主要分布在武鸣、融水、靖西、那坡、乐业、东兰等。

化学成分 金钗石斛 茎含生物碱类、联苄类、菲类、倍半萜类等成分。生物碱类成分主要有石斛宁碱、石斛碱、石斛次碱、N-异戊烯基-6-羟基石斛醚季铵碱等。联苄类成分主要有crepidatin、3,3'-dihydroxy-5-methoxy-bibenzyl、moscatilin石斛酚等。菲类成分主要有denobilone B、confusarin、lusianthrin等；倍半萜类成分主要有10β,12,14-trihydroxyalloaromadendrane、nordendrobin、dendronobilin B-C等[1]。
束花石斛 茎含鼓槌联苄、玫瑰石斛素、moscatilin、dengibsin、dendroflorin、大黄素、大黄素甲醚、大黄酚、β-谷甾醇[2]，以及2,5-二羟基-4-甲氧基-9,10-二氢菲、束花石斛酚A、美花石斛酚A等菲类成分[3]。
流苏石斛 茎含大黄酚、三十二烷酸、对羟基反式肉桂酸三十烷基酯、鼓槌联苄、大黄素、芦荟大黄素、鼓槌石斛素等成分[4,5]。

药理作用 1. 抗氧化作用
流苏石斛黄酮粗提取物对ABTS+自由基和DPPH自由基具有明显的清除作用，当其浓度为0.8mg/ml时对ABTS+自由基的清除率达100%[6]。
2. 保肝作用
金钗石斛对四氯化碳所致急性肝损伤具有明显的改善作用，能降低急性肝损伤小鼠血清ALT和AST含量，改善肝组织病理损伤，下调TNF-α和IL-1β mRNA表达，减少TNF-α和p-NF-κB p65蛋白表达[7]。
3. 抗凝血作用
束花石斛乙酸乙酯部位能显著延长小鼠全血凝血时间和小鼠出血时间，其抗凝血作用可能是通过抑制血小板聚集来实现的[8]。
4. 抗肿瘤作用
流苏石斛对人子宫颈癌细胞HeLaS3和肝癌HepG2细胞具有良好的抑制作用，对HeLaS3细胞和

HepG2 细胞的 IC$_{50}$ 分别为 5.89mg/ml 和 17.76mg/ml[9]。

5. 降血脂、血糖作用

金钗石斛水提取物对糖尿病大鼠肾脏具有保护作用，能明显降低糖尿病大鼠血糖、血尿素、24h 尿白蛋白、血清及肾组织 AGEs、肾组织 MDA 含量，增加肌酐清除率及肾组织总 SOD 活性，减轻肾系膜的扩张和基底膜的增厚，阻止或延缓糖尿病肾病的发生发展[10]。束花石斛对糖尿病大鼠糖脂代谢具有显著的调节改善作用，其提取物高剂量组（2.16 g/kg）能显著降低糖尿病大鼠的血糖值，以及血清三酰甘油、总胆固醇和低密度脂蛋白胆固醇的含量[11]。

附　注　石斛属的多数种类可供药用，目前野生资源减少，市场上多以栽培品为主，仅有少量野生资源流通。

参考文献

[1] 夏杰,杨洲,曾庆芳,等.UPLC-Q-TOF 法分析金钗石斛化学成分 [J]. 中药材 ,2018,41(3): 600-607.

[2] 杨莉,王云,毕志明,等.束花石斛化学成分研究 [J]. 中国天然药物 ,2004,2(5):280-282.

[3] 蔡金艳,倪俊,陈天洪,等.束花石斛中 1 个新的菲类化合物 [J]. 中草药 , 2017,48(8):1506-1508.

[4] 毕志明,杨毅生,王峥涛,等.流苏石斛化学成分的研究（Ⅰ）[J]. 中国药科大学学报 ,2001,32(3):200-202.

[5] 毕志明,王峥涛,张勉,等.流苏石斛化学成分的研究（Ⅱ）[J]. 中国药科大学学报 ,2001,32(6):421-422.

[6] 彭萍.马鞭石斛黄酮提取工艺优化及抗氧化活性研究 [D]. 雅安 : 四川农业大学 ,2014.

[7] 李世月,杨媛,周金鑫,等.金钗石斛生物碱对四氯化碳诱导急性肝损伤小鼠的作用 [J]. 中国新药与临床杂志 ,2019,38(4):228-232.

[8] 林萍,汤依群,杨莉,等.束花石斛抗凝血作用的初步研究 [J]. 中国天然药物 ,2005,3(1):44-48.

[9] 鲍丽娟,王军辉,罗建平.4 种石斛水提物对人宫颈癌 HeLaS3 细胞和肝癌 HepG2 细胞的抑制作用 [J]. 安徽农业科学 ,2008,36(36):15968-15970.

[10] 陶凤,金徽,杨贵忠,等.金钗石斛水提物对糖尿病大鼠肾组织非酶糖基化及氧化的影响 [J]. 山东大学学报（医学版）,2012,50(10):11-15,22.

[11] 杨超,林伟龙,蔡金艳.束花石斛提取物对糖尿病模型大鼠血糖血脂的影响 [J]. 广东药科大学学报 ,2018,34(3):325-329.

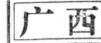

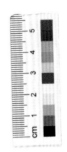

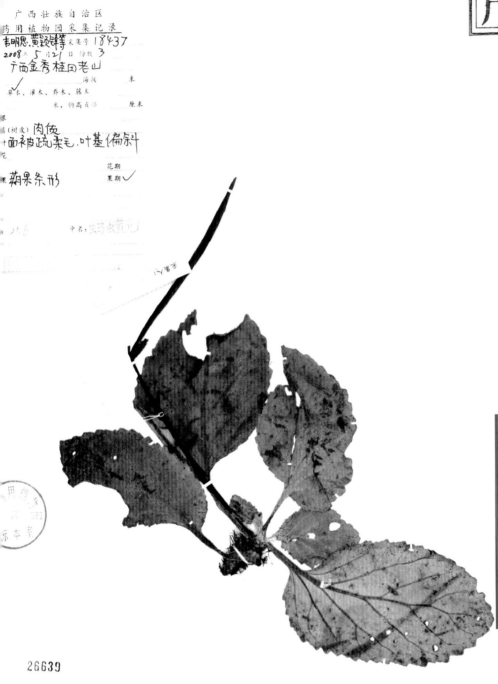

石蜈蚣

广西壮族自治区
药用植物园采集记录
吉明恩、黄颖锋等 采集号 18437
2008 年 5 月 21 日 份数 3
广西金秀桂田老山
海拔　　米
草本、灌木、乔木、藤本
米，约高有份　　厘米

茎（树皮）肉侈
叶面被疏柔毛，叶基偏斜

蒴果条形　　花期
果期 √

26639

来源
苦苣苔科（Gesneriaceae）植物蚂蝗七 *Chirita fimbrisepala* Hand.-Mazz. 的根茎。

民族名称
【瑶族】马红台（金秀）。
【侗族】蚂蝗七（三江）。
【苗族】仰美追（融水）。

采集号 18437　　256 样
Chirita fimbrisepala Hand.-Mazz.
鉴定人：李振宇　　2009 年 4 月 9 日

民 族 应 用

【瑶族】药用根茎。水煎服或研粉冲开水服治胃痛，肺结核，哮喘，胃溃疡。

【侗族】药用根茎。水煎服或研粉冲开水服治胃痛，小儿疳积。

【苗族】药用根茎。与猪肉或猪瘦肉炒酸服治胃寒痛。

内服用量 30g。

药材性状 根茎粗壮，弯曲，近圆柱状，黑褐色，表面具叶柄留下的痕迹。

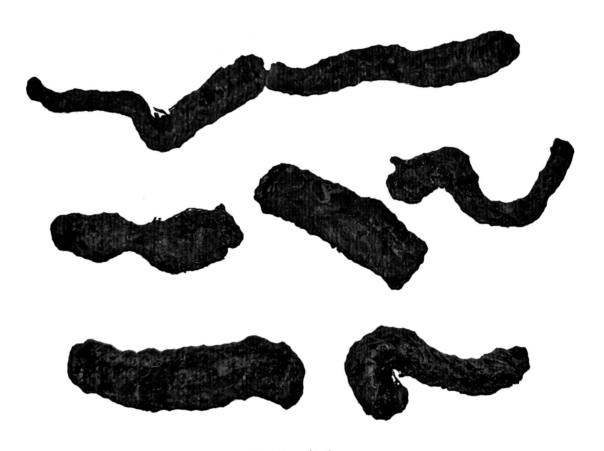

· 石蜈蚣－根茎

药用源流 《全国中草药汇编》记载其具有健脾消食、清热利湿、活血止痛的功效；主治小儿疳积，胃痛，肝炎，痢疾，肺结核咯血；外用治刀伤出血，无名肿毒，跌打损伤。

	种子植物门	被子植物亚门	双子叶植物纲	玄参目	苦苣苔科
分类位置	Spermatophyta	Angiospermae	Dicotyledoneae	Personales	Gesneriaceae

形态特征 多年生草本。具粗根状茎。叶基生，叶片草质，两侧不对称，卵形、宽卵形或近圆形，长4~10cm，宽3.5~11cm，顶端急尖或微钝，基部斜宽楔形或截形。聚伞花序，苞片狭卵形至狭三角形，被柔毛；花萼5裂至基部，裂片披针状线形。花冠淡紫色或紫色，下部被少数柔毛，在内面上唇紫斑处有2纵条毛；筒细漏斗状；雄蕊的花丝着生于距花冠基部1.3~1.6cm处，在基部之上稍膝状弯曲；退化雄蕊无毛；花盘环状；子房及花柱密被短柔毛，柱头2裂。蒴果，种子纺锤形。

生境分布 生于海拔400~1000m的山地林中石上或石崖上，或山谷溪边。分布于广西、广东、贵州、湖南、江西和福建等。广西主要分布在融安、融水、三江、临桂、全州、兴安、龙胜、桂平、那坡等。

化学成分 根中含蚂蝗七苷、刚毛黄酮、山柰酚和胡萝卜苷[1]。

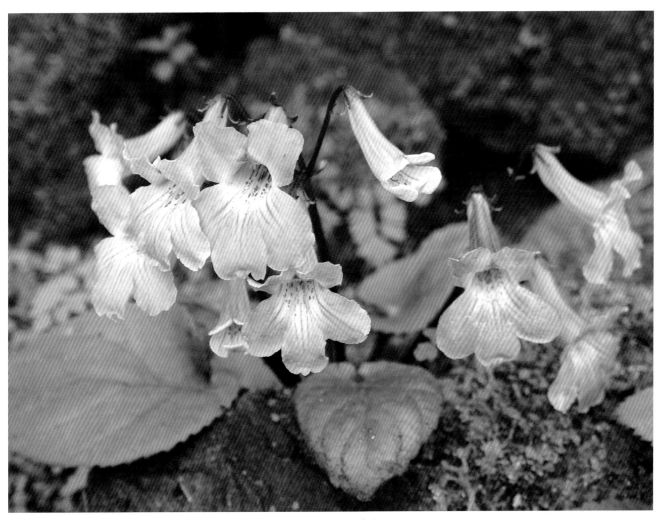

· 蚂蝗七 - 花期

参考文献
[1] 周立东,余竞光,郭伽,等.蚂蝗七根的化学成分研究 [J].中国中药杂志,2001,26(2):114-117.

石榴皮

全国中药资源普查标本采集记录表

采 集 号：	450325140827008LY	采集人：	兴安县普查队
采集日期：	2014年08月27日	海 拔(m)：	300.0
采集地点：	广西桂林市兴安县溪川镇福岭村		
经 度：	110°46′23.63″	纬 度：	25°33′06.51″
植被类型：		生活型：	灌木
水分生态类型：	中生植物	光生态类型：	阳性植物
土壤生态类型：		温度生态类型：	中温植物
资源类型：	栽培	出现多度：	多
株高(cm)：		直径(cm)：	
根：		茎（树皮)：	
叶：		芽：	
花：		果实和种子：	
植物名：	石榴	科 名：	石榴科
学 名：		Punica granatum L.	
药材名：		药材别名：	
药用部位：		标本类型：	腊叶标本
用 途：			
备 注：			
条形码：			

450325LY0781

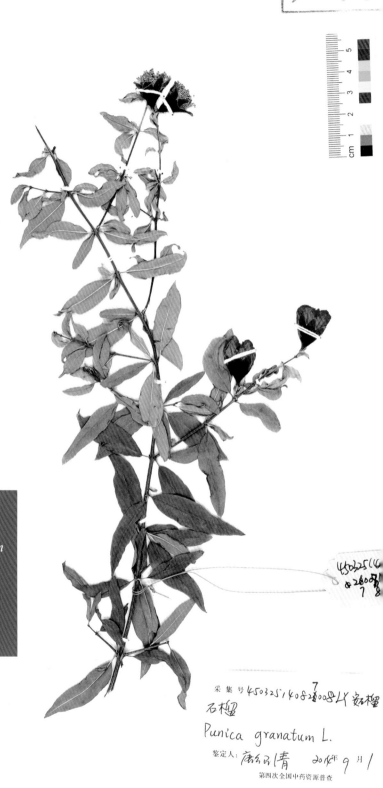

来源

石榴科（Punicaceae）植物石榴 *Punica granatum* L. 的果皮。

民族名称

【壮族】Byaksiglouz。

165692

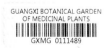
采 集 号 450325140827008LY 石榴

石榴

Punica granatum L.

鉴定人：唐红青 2014年 9 月 1

第四次全国中药资源普查

民 族 应 用

【壮族】药用果皮。水煎服治久泻气虚，下痢不止，脱肛不收，滑精，血崩，白带异常。内服用量3~10g。

药材性状　半圆形或不规则块片，大小不一，厚1.5~3mm；外表面黄棕色、暗红色或棕红色，稍具光泽，粗糙，有棕色小点，有的有突起的筒状宿萼或粗短果柄；内表面黄色或红棕色，有种子脱落后的凹窝，呈网状隆起。质硬而脆。断面黄色，略显颗粒状。气微，味苦涩。

药用源流　石榴，又名安石榴，始载于《雷公炮炙论》。《本草经集注》记载："石榴以花赤可爱，故人多植之。"《本草图经》记载："今处处有之……木不甚高大，枝柯附干，自地便生作丛。种极易息，折其条盘土中便生。花有黄、赤二色。实亦有甘酢二种，甘者可食，酢者入药。"《本草衍义》记载："有酸、淡两种，旋开单叶花，旋结实，实中子红，孙枝甚多，秋后经雨则自坼裂。"《本草纲目》记载："榴五月开花，有红、黄、白三色。单叶者结实。千叶者不结实，或结亦无子也。实有甜、酸、苦三种。"并引《事类合璧》云："榴大如杯，赤色有黑斑点，皮中如蜂窠，有黄膜隔之，子形如人齿，淡红色，亦有洁白如雪者。"诸多本草所述特征及其附图与本种相符。《中华人民共和国药典》（2020年版　一部）记载其具有涩肠止泻、止血、驱虫的功效；主治久泻，久痢，便血，脱肛，崩漏，带下，虫积腹痛。

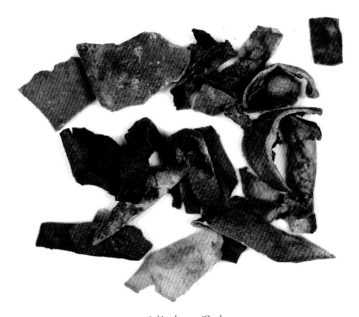

· 石榴皮－果皮

分类位置	种子植物门	被子植物亚门	双子叶植物纲	桃金娘目	桃金娘科
	Spermatophyta	Angiospermae	Dicotyledoneae	Myrtales	Myrtaceae

形态特征　落叶灌木或乔木。枝顶常成尖锐长刺。叶对生，矩圆状披针形，长2~9cm。花1~5朵生枝顶；

萼筒长 2~3cm，红色或淡黄色，裂片卵状三角形，长 8~13mm，外面近顶端有 1 黄绿色腺体，边缘有小乳突；花瓣红色、黄色或白色，长 1.5~3cm，宽 1~2cm。浆果近球形，直径 5~12cm；种子多数，钝角形，红色至乳白色。

生境分布 生于向阳山坡或栽培于庭园等处。分布于我国大部分地区。广西全区各地均有分布。

化学成分 果皮含鞣质类、黄酮类、萜类、多糖等多种化合物成分。鞣质类有安石榴苷、没食子酸、安石榴磷、鞣云实精、鞣花酸等[1]。黄酮类有山柰酚 $-3-O-\beta-D-$ 吡喃葡萄糖苷、槲皮素 $-3-O-\beta-D-$ 吡喃葡萄糖苷、山柰酚 $-3-O-\beta-D-$ 吡喃木糖苷和柚皮素 $-7-O-\beta-D-$ 吡喃葡萄糖苷、异槲皮苷等[2]。多糖类成分主要有甘露糖、鼠李糖、葡萄糖醛酸、半乳糖醛酸、葡萄糖、半乳糖和阿拉伯糖等单糖[3]。萜类有熊果酸、齐墩果酸、$\beta-$ 谷甾醇、胡萝卜苷[4]。

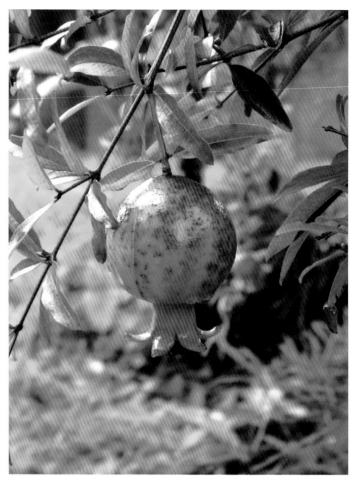

· 石榴 – 果期

药理作用 1. 抗氧化作用

石榴皮粗提取物的正丁醇部位对 DPPH 自由基的抑制率高达 62.68%，其中安石榴苷的两种异构体是其最主要的抗氧化成分[5]。石榴皮多糖具有很强的还原力和 OH 自由基清除活性，以及适度螯合亚铁离子能力和 DPPH 自由基清除活性[6]。

2. 抗菌作用

石榴皮鞣质具有广谱抗菌特性，并具有抗耐药菌作用，能够影响金黄色葡萄球菌的细胞壁和细胞膜结构，且对菌体内蛋白合成具有一定的抑制作用[7]；对福氏痢疾杆菌、沙门菌、大肠杆菌、铜绿假单胞菌和白色念珠菌也呈现不同程度的抑菌作用[8]。石榴皮黄酮类化合物对金黄色葡萄球菌、福氏痢疾杆菌、沙门菌、大肠杆菌也具有抑制作用[8]。

3. 抗肿瘤作用

石榴皮所含成分没食子酸、鞣花酸、木犀草素和熊果酸对人子宫颈癌细胞 HeLa、胃癌细胞 BGC823、结肠癌细胞 SW480 增殖均有一定程度的抑制作用；没食子酸对 BGC823 细胞阻滞在 S 期，木犀草素对 BGC823 细胞阻滞在 G_2/M 期，熊果酸对 BGC823 细胞阻滞在 G_1/G_0 和 G_2/M；木犀草素和熊果酸还能诱导 BGC823 细胞凋亡[9]。

4. 降血糖作用

石榴皮醇提取物能降低 2 型糖尿病大鼠空腹血糖，不同程度地降低 TC、TG、LDL-C 水平，升高

HDL-C，能有效改善胰岛素抵抗[10]。

5. 镇痛作用

0.6~12mg/ml 浓度的石榴皮水提取物具有镇痛作用，可延长热板所致小鼠舔足反应潜伏期，减少醋酸所致小鼠扭体次数，延长热水所致小鼠甩尾潜伏期[11]。

6. 其他作用

石榴皮对 TNBS 所致大鼠实验性结肠炎具有保护作用[12]。

附　注　《中华本草》记载酸石榴（石榴的一种味酸果实）具有止渴、涩肠、止血的功效；主治津伤燥渴，滑泻，久痢崩漏，带下。甜石榴（石榴的一种味甜果实）具有生津止渴、杀虫的功效；主治咽燥口渴，虫积，久痢。石榴叶具有收敛止泻、解毒杀虫的功效；主治泄泻，痘风疮，癞疮，跌打损伤。石榴花具有凉血、止血的功效；主治衄血，吐血，外伤出血，月经不调，红崩白带，中耳炎。石榴根具有驱虫、涩肠、止带的功效；主治蛔虫，绦虫，久泻久痢，赤白带下。

参考文献

[1] 周本宏,易慧兰,郭咸希,等.HPLC-ESI-MS 对石榴皮中鞣质类化学成分的初步分析 [J]. 中国药师,2015,18(2):201-204.

[2] 郭海茹,朱芳娟,李龙根,等.石榴皮化学成分研究 [J]. 云南农业大学学报（自然科学版）,2019,34(2):362-369.

[3] 张萍,陈燕,尚永辉,等.柱前衍生高效液相色谱法测定石榴皮多糖的单糖组成 [J]. 分析试验室,2019,38(5):523-528.

[4] 热娜·卡斯木,帕丽达·阿不力孜,张笑颖.新疆石榴皮化学成分研究 [J]. 中药材,2009,32(3):363-365.

[5] 纪白慧,倪鑫炯,曹玉华.石榴皮抗氧化活性成分的提取及其组分的研究 [J]. 天然产物研究与开发,2012,24:17-22.

[6] 柯春林,王娣,邓源喜,等.石榴皮多糖的制备及其抗氧化活性研究 [J]. 热带作物学报,2011,32(4):684-689.

[7] 松长青,周本宏,易慧兰,等.石榴皮鞣质的抗菌活性及其对金黄色葡萄球菌的抗菌机制 [J]. 中国医院药学杂志,2016,36(4):259-265.

[8] 杨林,周本宏.石榴皮中鞣质和黄酮类化合物抑菌作用的实验研究 [J]. 时珍国医国药,2007,18(10):2335-2336.

[9] 陆雪莹,李艳红,阿吉艾克拜尔·艾萨,等.石榴皮化学组分体外活性筛选及抗肿瘤机理的初步研究 [J]. 时珍国医国药,2011,22(3):599-601.

[10] 连军,丁玮,杨卫星,等.石榴皮对 2 型糖尿病大鼠的影响 [J]. 中药药理与临床,2012,28(5):93-96.

[11] 许蓬娟,花春艳,艾洪滨,等.石榴皮水提物的镇痛实验研究 [J]. 生物医学工程研究,2009,28(4):263-266.

[12] 艾明仙,廖泽云,李玉山.石榴皮提取物对大鼠实验性结肠炎的保护作用 [J]. 中药药理与临床,2007,23(5):122-124.

布渣叶

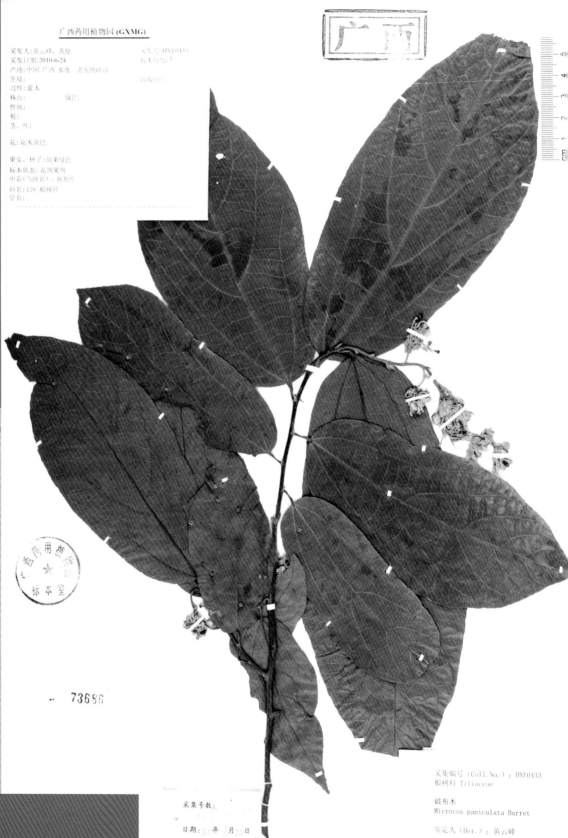

广西药用植物园 (GXMG)

采集人:黄云峰、黄捷
采集日期:2010-6-24
产地:中国 广西 那坡 苦先独联谷
生境:
习性:灌木
株高:
性状:
根:
茎、叶:
花:花米黄色
果实、种子:幼果绿色
标本状态:花期果期
中名(当地名):破布叶
科名:128 椴树科
学名:

73696

采集编号(Coll. No.):HYF0433
椴树科 Tiliaceae

破布木
Microcos paniculata Burret

鉴定人(Det.):黄云峰

来源
椴树科(Tiliaceae)植物破布叶
Microcos paniculata L. 的叶。

民族名称
【壮族】Bobuyez。

民 族 应 用

【壮族】药用叶。主治感冒发热，黄疸，食欲不振，消化不良，脘腹胀痛，泄泻，疮疡，蜈蚣咬伤。内服用量 15~30g。

药材性状　叶多皱缩或破碎。完整者展平后呈卵状长圆形或卵状矩圆形，长 8~18cm，宽 4~8cm；表面黄绿色、绿褐色或黄棕色；先端渐尖，基部钝圆，边缘具细齿；基出脉 3 条，侧脉羽状，小脉网状；具短柄，叶脉及叶柄被柔毛。纸质，易破碎。气微，味淡、微酸涩。

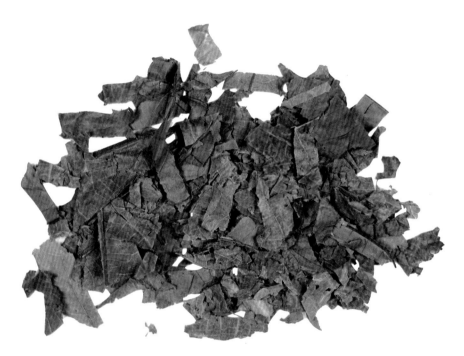

· 布渣叶 — 叶

药用源流　布渣叶以破布叶一名始载于《生草药性备要》，曰："味酸，性平，无毒。解一切蛊胀，清黄气，清热毒。作茶饮，去食积。又名布渣。"《中华人民共和国药典》（2020 年版　一部）记载其具有消食化滞、清热利湿的功效；主治饮食积滞，感冒发热，湿热黄疸。

分类位置	种子植物门	被子植物亚门	双子叶植物纲	椴树目	椴树科
	Spermatophyta	Angiospermae	Dicotyledoneae	Titiales	Tiliaceae

形态特征　灌木或小乔木。嫩枝有毛。叶薄革质，卵状长圆形，两面初时有极稀疏星状柔毛，之后变秃净。顶生圆锥花序，被星状柔毛；萼片长圆形；花瓣长圆形；雄蕊多数，比萼片短；子房无毛。核果近球形或倒卵形。

651

生境分布 生于山谷、平地、斜坡灌丛中。分布于广东、广西、云南等。广西主要分布在南宁、武鸣、横县、苍梧、北海、防城、上思、钦州、浦北、贵港、容县、陆川、百色、那坡等。

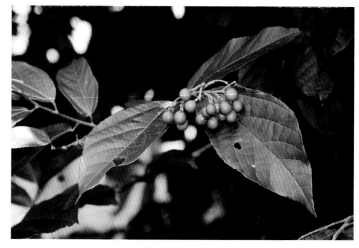

·破布叶－果期

化学成分 叶含黄酮、生物碱、三萜、挥发油等成分。黄酮类成分有异鼠李素、山奈酚、槲皮素、牡荆苷、异牡荆苷、水仙苷、山奈酚–3–*O*–*β*–D–[3,6–二–(对羟基桂皮酰)]–葡萄糖苷、山奈酚–3–*O*–*β*–D–葡萄糖苷、异鼠李素–3–*O*–*β*–D–葡萄糖苷、异鼠李素–3–*O*–*β*–D–芸香糖苷、佛来心苷、异佛来心苷等[1-3]。生物碱类成分有布渣叶碱Ⅰ、布渣叶碱Ⅱ、布渣叶碱Ⅲ和布渣叶碱Ⅳ[4]。三萜类有无羁萜和阿江榄仁树葡糖苷Ⅱ[4]。挥发油成分主要有正十六酸、十八碳烯酸甲酯、亚油酸甲酯、植醇、二十九烷等[5]。

药理作用 1. 对胃肠道的作用

破布叶正丁醇部位和剩余水层部位能增加大鼠胃液分泌量和降低大鼠胃液 pH 值，其正丁醇部位能提高胃蛋白酶活性[6]，其乙酸乙酯部位、剩余水层部位还能提高小鼠胃排空率和促进小肠的推进作用[7]。

2. 降酶退黄作用

破布叶正丁醇部位和剩余水层部位能降低 α–萘异硫氰酸酯诱发黄疸模型大鼠 TBIL、ALP、AST、ALT 的含量，提示布渣叶具有降酶退黄作用[8]。

3. 镇痛作用

破布叶水提取物能抑制热刺激和冰醋酸致小鼠的疼痛反应[9]。

4. 抗内毒素作用

破布叶水提取物能降低大肠杆菌 $O_{55}B_5$ 内毒素所致小鼠死亡数，具有良好的抗内毒素休克死亡作用[10]。

5. 抗心肌缺血作用

破布叶中的总黄酮对盐酸异丙肾上腺素注射液诱导的急性心肌缺血大鼠具有保护作用，其机制可能与提高心肌的抗氧化能力、减轻氧化应激反应有关。其高、中剂量能明显对抗心肌缺血时心电图 J 点的下移，明显改善 ISO 引起的心肌病理损伤，降低血清中 LDH、CK 水平及心肌组织 MDA 含量，提高心肌组织 SOD 和 GSH–Px 活性[11]。

6. 降血脂作用

破布叶总生物碱能降低高脂血症大鼠模型血清和肝脏匀浆液中 TC、TG 水平，其抗高血脂作用与调节脂肪代谢酶活力有关[12]。布渣叶总黄酮分散片能降低蛋黄乳致急性高胆固醇血症小鼠 TC 含量，降低胆固醇–脂肪乳汁及高脂乳剂致高脂血症小鼠 TC、TG 含量，降低高脂血症大鼠 TC、TG、LDL–C 含量，促进肝脏 LPL、LXR–α 基因表达[13]。

附 注 布渣叶为常用中药，广西、广东、海南有收购。

参考文献

[1] 罗集鹏,杨世林.布渣叶黄酮类成分的分离与鉴定 [J].中草药,1993,24(9):455-456.

[2] 徐文杰,朱颖,陈昭,等.布渣叶总黄酮中牡荆苷、异牡荆苷、水仙苷在家兔体内的药动学 [J].中国医院药学杂志,2016,36(21):1847-1852.

[3] 冯世秀,刘梅芳,魏孝义,等.布渣叶中三萜和黄酮类成分的研究 [J].热带亚热带植物学报,2008,16(1):51-56.

[4] 罗集鹏,张丽萍,杨世林,等.布渣叶的生物碱类成分研究 [J].药学学报,2009,44(2):150-153.

[5] 宋伟峰,罗淑媛,李瑞明,等.布渣叶挥发油的气相色谱 – 质谱联用分析 [J].现代医院,2012,19(9):61-62.

[6] 戴卫波,梅全喜,曾聪彦,等.布渣叶不同提取部位对大鼠胃液分泌功能的影响研究 [J].时珍国医国药,2010,21(3):606-607.

[7] 曾聪彦,戴卫波,梅全喜,等.布渣叶不同提取部位对胃肠运动的影响 [J].中医药临床杂志,2009,21(5):447-448.

[8] 戴卫波,梅全喜,曾聪彦,等.布渣叶不同提取部位降酶退黄试验 [J].中医药学报,2009,37(6): 24-26.

[9] 曾聪彦,梅全喜,高玉桥,等.布渣叶水提物镇痛药效学的实验研究 [J].中华中医药学刊,2009,27(8):1757-1758.

[10] 梅全喜,戴卫波,范文昌,等.布渣叶抗内毒素和急性毒性实验研究 [J].中国药房,2011,22(23):2128-2129.

[11] 陈艳芬,杨超燕,李坤平,等.布渣叶总黄酮对大鼠急性心肌缺血的保护作用及其机制 [J].中草药,2013,44(8):1003-1007.

[12] 冯亮,罗文汇.布渣叶总生物碱在高脂血症大鼠中的作用机制分析 [J].中国医学创新,2016,13(17):26-29.

[13] 曾巧煌,陈玉兴,曾晓会,等.布渣叶总黄酮分散片对不同高血脂症模型调血脂作用研究 [J].江西中医药,2016,47(1):63-65.

龙骨风

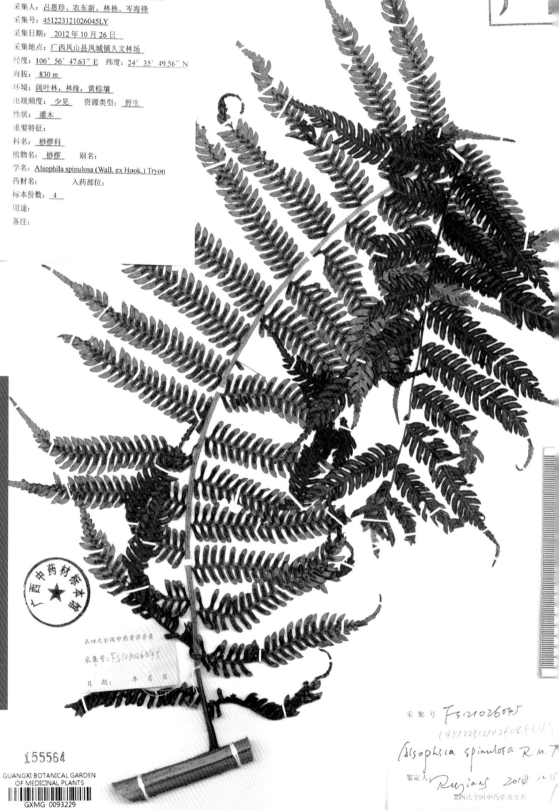

第四次全国中药资源普查采集记录

采集人：吕惠珍、农东新、林杨、岑海锋
采集号：451223121026045LY
采集日期：2012 年 10 月 26 日
采集地点：广西凤山县凤城镇久文林场
经度：106°56′47.63″E　纬度：24°35′49.56″N
海拔：830 m
环境：阔叶林，林缘，黄棕壤
出现频度：少见　资源类型：野生
性状：灌木
重要特征：
科名：桫椤科
植物名：桫椤　别名：
学名：Alsophila spinulosa (Wall. ex Hook.) Tryon
药材名：　　入药部位：
标本份数：4
用途：
备注：

来源

桫椤科（Cyatheaceae）
植物桫椤 *Alsophila
spinulosa*（Wall. ex
Hook.）R. M. Tryon
的茎。

民族名称

【壮族】骨港（天等），
贯众（天等）。
【瑶族】龙骨风（金
秀），艾面（昭平）。
【仫佬族】九牛利（罗
城）。

155564

第四次全国中药资源普查
采集号：F512026045
日期：　年月日

采集号 F512026045
(451223121026045LY)
Alsophila spinulosa R.M.T
鉴定人：Rujians 2014 12月
第四次全国中药资源普查

民 族 应 用

【壮族】药用茎。水煎服治流感，风湿骨痛。

【瑶族】药用茎。水煎服治感冒发热，骨鲠喉，风湿骨痛，驱蛔虫。

【仫佬族】药用茎。切片蒸熟晒干研粉，用布包放入饮水缸内浸，饮其水，可预防脑膜炎。

内服用量 15~30g。

药材性状 茎圆柱形或扁圆柱形，直径 6~12cm。表面棕褐色或黑褐色，常附有密集的不定根断痕和大型叶柄痕，每一叶柄痕近圆形或椭圆形，直径约 4cm，下方有凹陷，边缘有多数排列紧密的叶迹维管束，中间亦有叶迹维管束散在。质坚硬。断面常中空，周围的维管束排成折叠状，形成隆起的脊和纵沟。气微，味苦、涩。

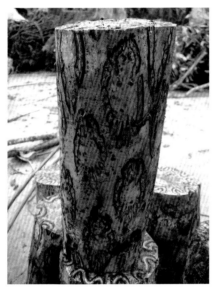
· 龙骨风 - 茎

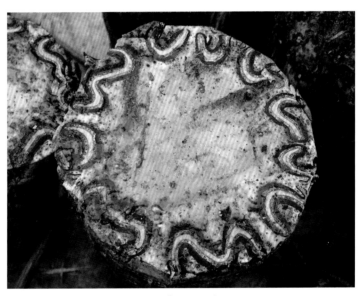
· 龙骨风 - 茎

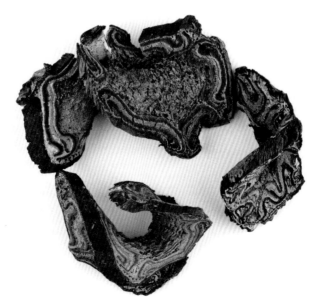
· 龙骨风 - 茎

药用源流　《中华本草》记载其茎具有祛风除湿、活血通络、止咳平喘、清热解毒、杀虫的功效；主治风湿痹痛，肾虚腰痛，跌打损伤，小肠气痛，风火牙痛，咳嗽，哮喘，疥癣，蛔虫病，蛲虫病，还可预防流感。

分类位置	蕨类植物门	蕨纲	真蕨目	桫椤科
	Pteridophyta	Filicopsida	Eufilicales	Cyatheaceae

形态特征　乔木状或灌木状。叶螺旋状排列于茎顶端；茎段端和拳卷叶以及叶柄的基部密被鳞片和糠秕状鳞毛；叶柄连同叶轴和羽轴有刺状突起，背面两侧各有 1 条不连续的皮孔线；叶长矩圆形，三回羽状深裂；羽轴、小羽轴和中脉上面被糙硬毛；裂片镰状披针形，短尖头，边缘有锯齿。孢子囊群生于侧脉分叉处，囊群盖球形，膜质，成熟时反折覆盖于主脉上面。

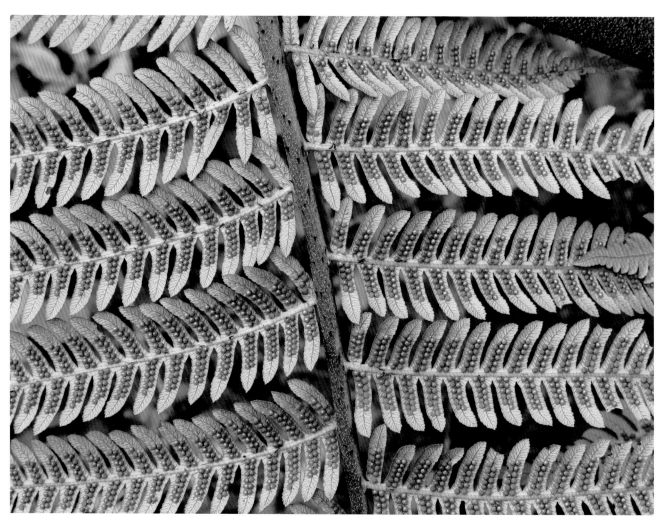

·桫椤－孢子叶

生境分布 生于海拔 260~1600m 的山地溪旁或疏林中。分布于福建、台湾、广东、海南、香港、广西、贵州、云南、四川、重庆、江西等。广西主要分布在融水、三江、临桂、苍梧、蒙山、平南、桂平、玉林、容县、博白、北流、德保、靖西、那坡、隆林、东兰、罗城、天峨、金秀、扶绥、宁明、上思等。

化学成分 主要含有豆甾 -4- 烯 -3,6- 二酮、豆甾 -3,6- 二酮、麦角甾醇、原儿茶醛、1-*O*-*β*-D-glucopyranosyl-(2*S*,3*R*,4*E*,8*Z*)-2-[(2-hydroxyoctade-canoyl) amido]-4,8-octadecadiene-1,3-diol、(2*S*,3*S*,4*R*)-2-[(2'*R*)-2'-hydroxytetracosanoylamino]-1,3,4-octadecanetriol、*β*- 谷甾醇、胡萝卜苷、牡荆素、异荭草素、3,4,6- 三羟基 -1- 环己烯羧酸、龙骨风新苷 A、海松酸、9*α*- 羟基 -1*β*- 甲氧基石竹烷醇、6*β*- 羟基 -24- 乙基 - 胆甾 -4- 烯 -3- 酮、十六烷酸甘油酯、丁香烷二醇、decumbicacid、正二十四烷、对香豆酸 -4-*O*-*β*-D- 吡喃葡萄糖苷、反式咖啡酸 -4-*O*-*β*-D- 吡喃葡萄糖苷、杪椤诺生 A、原儿茶酸、豆甾烷 -3,6- 二酮等成分[1-3]。

药理作用 1. 抗菌作用

杪椤及其单体化合物牡荆素对枯草芽孢杆菌、大肠杆菌、金黄色葡萄球菌均有一定的抑制作用[4,5]。

2. 镇痛作用

杪椤能抑制酒石酸锑钾引起的小鼠扭体反应，提高热板法致痛小鼠的痛阈值[6]。

3. 止咳祛痰作用

杪椤茎杆乙醇提取物能延长氨水所致小鼠咳嗽的潜伏期，减少小鼠 2min 内咳嗽次数，增加小鼠离体气管酚红排泌量[7]。

附 注 龙骨风属于小品种药材，广西有收购，玉林药市有流通。

参考文献

[1] 姜建双，詹志来，冯子明，等 . 杪椤化学成分研究 [J]. 中药材 ,2012,35(4):568-570.

[2] 成英，陈封政，何兴金 . 杪椤茎杆中化合物成分研究 [J]. 安徽农业科学 ,2011,39(30):18672-18674.

[3] 卢汝梅，曹敏，廖彭莹，等 . 壮药龙骨风化学成分研究 [J]. 中草药 ,2013,44(16):2195-2199.

[4] 弓加文，陈封政，李书华 . 杪椤叶和茎杆抑菌活性初探 [J]. 安徽农业科学 ,2007(33):10566,10568.

[5] 李书华，赵琦，成英，等 . 杪椤茎中牡荆素的抑菌活性 [J]. 食品研究与开发 ,2013,34(14):4-6.

[6] 王顺祥，魏经建，王奕鹏 .9 种中草药镇痛作用的筛选实验 [J]. 河南中医 ,2006,26,(1):37-39.

[7] 张鑫，孙继燕，杨全，等 . 杪椤茎杆止咳祛痰作用研究 [J]. 辽宁中医杂志 ,2018,45(7):1514-1515.

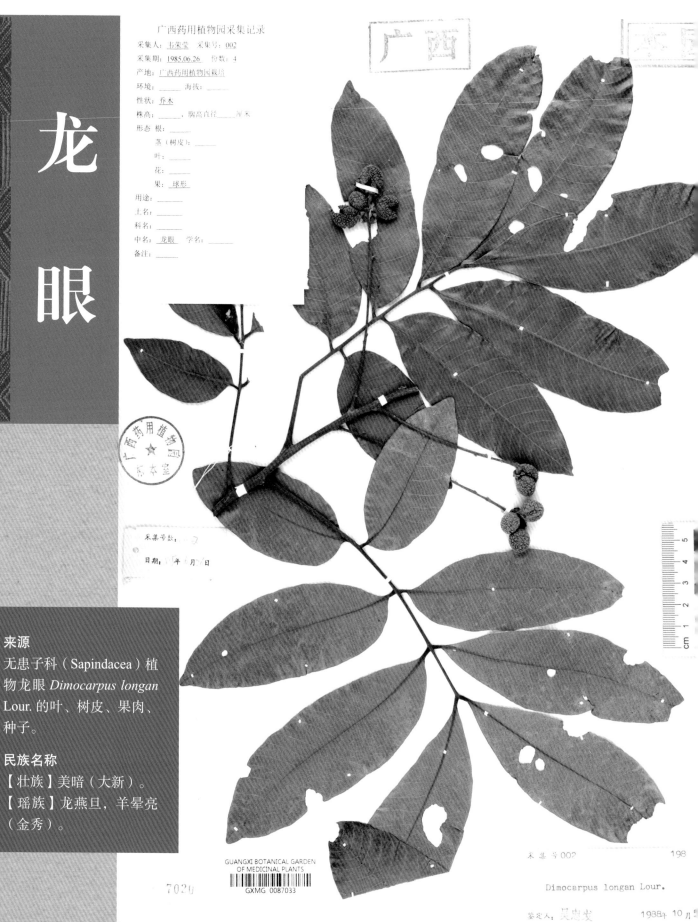

广西药用植物园采集记录

采集人：韦荣莹　采集号：002
采集期：1985.06.26　份数：4
产地：广西药用植物园栽培
环境：＿＿＿　海拔：＿＿＿
性状：乔木
株高：＿＿＿，胸高直径＿＿＿厘米
形态 根：＿＿＿
　　　茎（树皮）：＿＿＿
　　　叶：＿＿＿
　　　花：＿＿＿
　　　果：球形
用途：＿＿＿
土名：＿＿＿
科名：＿＿＿
中名：龙眼　学名：＿＿＿
备注：＿＿＿

采集号数：＿＿＿
日期：＿年＿月＿日

采集号 002　　　198

Dimocarpus longan Lour.

鉴定人：吴忠发　1988年10月

龙眼

来源

无患子科（Sapindacea）植物龙眼 *Dimocarpus longan* Lour. 的叶、树皮、果肉、种子。

民族名称

【壮族】美暗（大新）。
【瑶族】龙燕旦，羊晕亮（金秀）。

民族应用

【壮族】药用叶、树皮、果肉、种子。叶水煎服治闭经，感冒，黄疸型肝炎。树皮（二层皮）水煎服治胆囊炎。果肉与猪脚煲服治贫血，体虚，月经不调。种子研末敷患处治刀伤出血。

【瑶族】药用叶、树皮、果肉、种子。用于经闭，感冒，黄疸型肝炎，贫血，体虚，月经不调，刀伤。

药材性状　叶片薄革质，叶面颜色较叶背深，完整时呈长圆状椭圆形至长圆状披针形，叶基两侧常不对称，侧脉在背面凸起。树皮质地较软，具裂纹，易碎。果肉为纵向破裂的不规则薄片，或呈囊状，长约 1.5cm，宽 2~4cm，厚约 0.1cm；棕黄色至棕褐色，半透明；外表面皱缩不平，内表面光亮而有细纵皱纹；薄片者质柔润，囊状者质稍硬。气微香，味甜。种子圆球状，茶褐色至黑色，发亮。

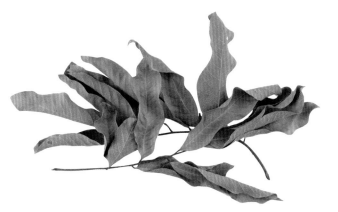

·龙眼－叶

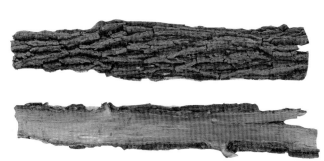

·龙眼－树皮

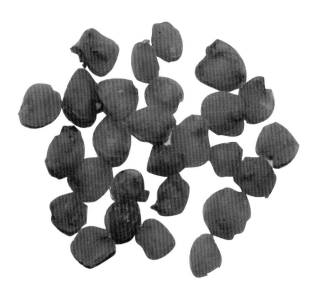

·龙眼－果肉

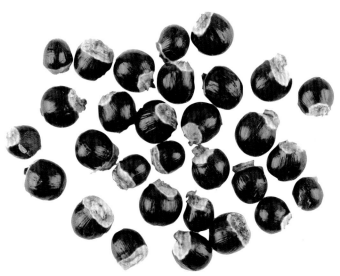

·龙眼－种子

药用源流 以龙眼之名始载于《神农本草经》，列为上品。《南方草木状》已有对龙眼的植物形态描述。《新修本草》记载："其龙眼树似荔枝，叶若林檎，花白色。子如槟榔，有鳞甲，大如雀卵。味甘、酸也。"《本草图经》对其描述更为详细："龙眼，生海南山谷，今闽、广、蜀道出荔枝处皆有之。木高二丈许，似荔枝而叶微小，凌冬不凋。春末夏初，生细白花。七月而实成，壳青黄色，文作鳞甲，形圆如弹丸，核若无患而不坚，肉白有浆，甚甘美。其实极繁，每枝常三二十枚。荔枝才过，龙眼即熟，故南人目为荔枝奴。一名益智，以其味甘归脾而能益智耳。下品自有益智子，非此物也。"至明朝，开始以龙眼肉一名列入本草中。《本草纲目》将龙眼自木部移入果部。本草对其所述特征及附图与本种相符。《中华人民共和国药典》（2020 年版　一部）记载其具有补益心脾、养血安神的功效；主治气血不足，心悸怔忡，健忘失眠，血虚萎黄。

分类位置	种子植物门	被子植物亚门	双子叶植物纲	无患子目	无患子科
	Spermatophyta	Angiospermae	Dicotyledoneae	Sapindales	Sapindacea

形态特征 常绿乔木。小叶 4~5 对，薄革质，长圆状椭圆形至长圆状披针形，两侧常不对称，长6~15cm，宽 2.5~5cm；侧脉 12~15 对，仅在背面凸起。花序顶生和近枝顶腋生，密被星状毛；花萼片两面均被褐黄色绒毛和成束的星状毛；花瓣乳白色。果近球形，黄褐色或有时灰黄色，外面稍粗糙，或少有微凸的小瘤体；种子茶褐色，光亮，全部被肉质的假种皮包裹。

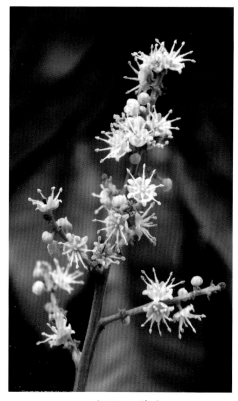

· 龙眼 - 花期

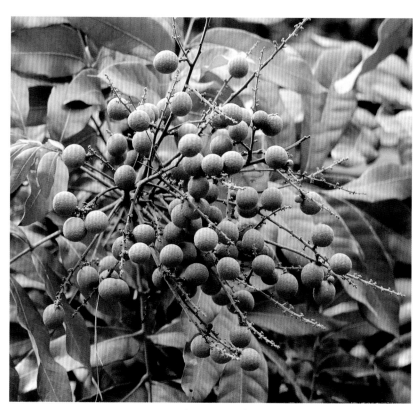

· 龙眼 - 果期

生境分布 野生或半野生于疏林中。分布于福建、云南、广东、广西等。广西主要分布在桂东南、桂南、桂西等。

化学成分 主要含糖类、脂类、核苷类、多肽类、多酚类、挥发性成分、氨基酸及微量元素。其多糖类成分由甘露糖、鼠李糖、半乳糖醛酸、葡萄糖、半乳糖、木糖、阿拉伯糖 7 种单糖组成[1]。脂类成分主要为溶血磷脂酰胆碱、磷脂酰胆碱、磷脂酰肌醇、磷脂酰丝氨酸、磷脂酰乙醇胺、磷脂酸、磷脂酰甘油[2]。核苷类主要为尿嘧啶、胞苷、尿苷、胸腺嘧啶、次黄嘌呤核苷、鸟苷、胸苷、腺嘌呤等[3]。氨基酸类成分主要为天冬氨酸、谷氨酸、丝氨酸、精氨酸、甘氨酸、苏氨酸、脯氨酸、丙氨酸、缬氨酸、蛋氨酸、胱氨酸、异亮氨酸、亮氨酸等[4]。挥发性成分主要为正十四烷、正十五烷、正十六烷、苯并噻唑、1,2- 苯并异噻唑、新戊酸 6- 苧烯酯等[5]。

药理作用 1. 抗焦虑作用

龙眼肉具有抗焦虑作用，其甲醇提取物能增加冲突缓解实验小鼠饮水次数[6]。

2. 抗应激作用

龙眼肉和蛤蚧的提取液对小鼠遭受低温、高温、缺氧刺激有明显的保护作用[7]。

3. 抗衰老作用

龙眼肉多糖能提高 D- 半乳糖诱导的衰老模型小鼠血清、肝脏和脑中 CAT、SOD、GSH-Px 的活性，降低脂质过氧化产物 MDA 含量，具有较好的抗衰老活性[8]。

4. 免疫调节作用

龙眼肉多糖通过提高小鼠 NK 细胞杀伤活性、巨噬细胞产生 NO 和碳粒廓清能力，增强小鼠非特异性免疫功能；通过激活 NF-κB 和 MAPK 信号通路促进小鼠脾淋巴细胞增殖、IL-2 分泌和迟发型超敏反应强度，增强小鼠特异性免疫功能[8]。

5. 抗氧化作用

龙眼核多酚具有清除 ABTS+ 自由基能力和还原铁离子能力[9]。

6. 抗肿瘤作用

龙眼肉多糖能抑制 S180 小鼠移植性肿瘤模型实体瘤的生长，提高小鼠 T 细胞介导的细胞免疫和 B 淋巴细胞介导的体液免疫从而间接抑制肿瘤的生长，通过活化腹腔巨噬细胞，增加其直接杀伤肿瘤细胞的能力[10]。

7. 其他作用

龙眼肉还具有神经保护、改善记忆等作用[11,12]。

附　注 广西民间多以龙眼肉入药。据《中华本草》记载，龙眼的果壳、花、树皮、根亦可入药。龙眼壳具有祛风，解毒，敛疮，生肌的功效；主治眩晕耳聋，痈疽久溃不敛，烫伤。内服煎汤 6~9g；外用适量，研末撒或调敷。龙眼花具有通淋化浊的功效；主治淋证，白浊，带下病，消渴。内服煎汤 9~15g。龙眼树皮具有杀虫消积，解毒敛疮的功效；主治疳积，疥疮，肿毒。内服煎汤 6~15g；外用煎水洗或煅存性研末撒。龙眼根具有清利湿热、化浊蠲痹的功效；主治乳糜尿，带下病，流火，湿热痹痛。内服煎汤 30~60g，或熬膏。

参考文献

[1] 黄岛平,陈秋虹,陈建红,等.高效液相色谱法测定龙眼肉多糖的单糖组成 [J].广西科学院学报,2010,26(3):234-236.

[2] 李立,马萍,李芳生.龙眼肉磷脂组分的分析 [J].中国中药杂志,1995,20(7):426.

[3] 肖维强,赖志勇,戴宏芬,等.龙眼肉中 9 种核苷类成分的高效液相色谱分析 [J].华中农业大学学报,2007,26(5):722-726.

[4] 戴宏芬,黄炳雄,王晓容,等.18 个龙眼品种果肉中氨基酸含量的 HPLC 测定 [J].广东农业科学,2010,37(10):125-128.

[5] 杨晓红,侯瑞瑞,赵海霞,等.鲜龙眼肉挥发性化学成分的 GC/MS 分析 [J].食品科学,2002,23(7):123-125.

[6] 奥山惠美,等.龙眼肉的抗焦虑活性物质 [J].国外医学 (中医中药分册),1998,20(4):60.

[7] 农兴旭,李茂.桂圆肉和蛤蚧提取液的药理作用 [J].中国中药杂志,1989,20(6):45-47,63.

[8] 童辉.龙眼肉多糖 LGP50 和 LGP50S-1 免疫调节及抗衰老作用研究 [D].广州:暨南大学,2014.

[9] 孙菡峥,孙培冬.龙眼核多酚的提取分离及抗氧化性能研究 [J].食品与发酵工业,2019,45(9):197-201.

[10] 刘秀珍,陈进,孟祥云.龙眼多糖抗肿瘤及免疫增强活性的实验研究 [J].中医药临床杂志,2011,23(11):949-951.

[11] 李红艳,倪雪娇,陈晓霞,等.龙眼提取物对 H_2O_2 致 PC_{12} 细胞损伤的保护作用 [J].中国民族民间医药,2018,27(2):48-51.

[12] 骆萍,林军,李雪华,等.龙眼肉醇提取物对东莨菪碱所致学习记忆获得性障碍大鼠学习记忆的影响 [J].广西医科大学学报,2011,28(2):197-200.

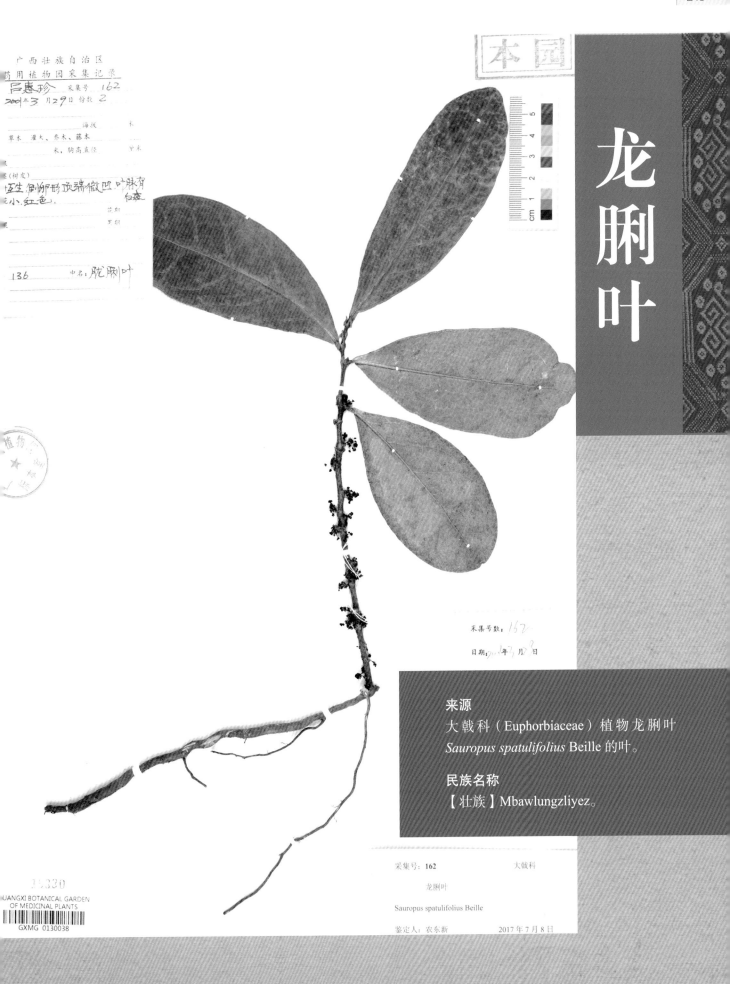

龙脷叶

广西壮族自治区
药用植物园采集记录
吕惠珍　采集号　162
2001年3月29日　份数　2

海拔　　　米
草本、灌木、乔木、藤本
米，胸高直径　厘米

（树定）
互生 倒卵形 顶端微凹 叶脉背白色
花小、红色
花期　　　果期

136　中名：胧脷叶

采集号数：162
日期：2001年7月8日

来源
大戟科（Euphorbiaceae）植物龙脷叶
Sauropus spatulifolius Beille 的叶。

民族名称
【壮族】Mbawlungzliyez。

采集号：**162**　　　　大戟科

龙脷叶

Sauropus spatulifolius Beille

鉴定人：农东新　　　2017年7月8日

民 族 应 用

【壮族】药用叶。主治哮喘，肺痨失音，咽喉痛。

药材性状　呈团状或长条状皱缩，展平后呈长卵形、卵状披针形或倒卵状披针形，表面黄褐色、黄绿色或绿褐色，长 5~9cm，宽 2.5~3.5cm。先端圆钝稍内凹而有小尖刺，基部楔形或稍圆，全缘或稍皱缩成波状。下表面中脉腹背突出，基部偶见柔毛，侧脉羽状，5~6 对，于近外缘处合成边脉。叶柄短。气微，味淡、微甘。

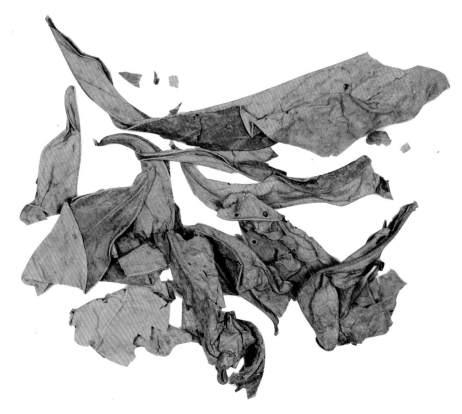

· 龙脷叶 － 叶

药用源流　龙脷叶始载于《岭南采药录》，云："草本。叶长卵形。茎高数寸。"《增订岭南采药录》载："属大戟科之草本样矮小灌木……高仅及尺，一茎独上，密生大形长椭圆叶片，叶长者六七寸，阔一二寸，圆头，全边，质厚柔滑，叶面灰绿色，且有白色斑纹……三四月间，由茎下部着生暗红色细碎五瓣花十余朵，分雌花及雄花，雌花有花梗，雄花有短花梗，花瓣六片，厚肉质大如芝麻。"所述特征与本种相符。《中华人民共和国药典》（2020 年版　一部）记载其具有润肺止咳、通便的功效；主治肺燥咳嗽，咽痛失音，便秘。

	种子植物门	被子植物亚门	双子叶植物纲	大戟目	大戟科
分类位置	Spermatophyta	Angiospermae	Dicotyledoneae	Eophorbiales	Euphorbiaceae

形态特征　常绿小灌木。枝条圆柱状，幼时被腺状短柔毛。叶通常聚生于小枝上部，常向下弯垂，叶片匙形、倒卵状长圆形或卵形，有时长圆形，顶端浑圆或钝，通常无毛；叶柄初时被腺状短柔毛，老渐无毛。花红色或紫红色，雌雄同枝；雄花萼片6，全缘；花盘腺体6，与萼片对生。

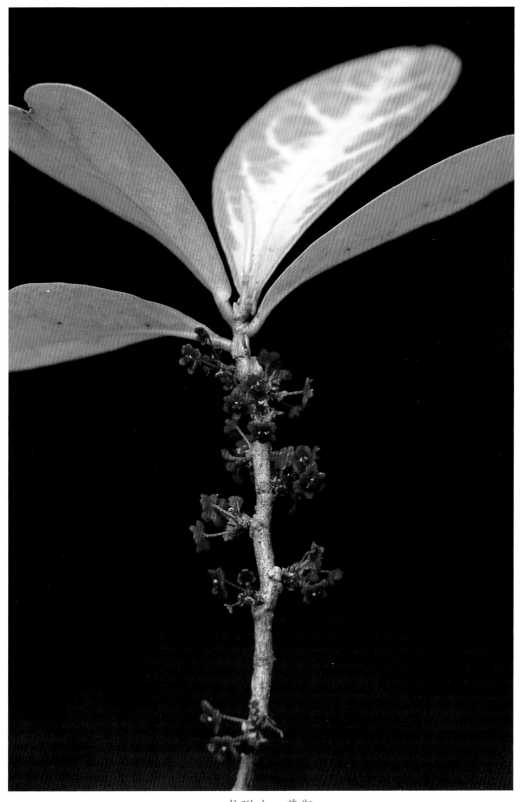

· 龙脷叶 – 花期

生境分布 多为栽培，野生于山谷、山坡湿润肥沃的丛林中。分布于福建、广东、广西等。广西分布在南宁、桂林、梧州、贵港等。

化学成分 含有氨基酸、甾体、黄酮类、挥发油及油脂等成分。其中龙脷叶总氨基酸含量达 16.32%，主要含有蛋氨酸、缬氨酸、苏氨酸、异亮氨酸、苯丙氨酸、亮氨酸、赖氨酸 7 种人体必需氨基酸，以及组氨酸、胱氨酸、酪氨酸、精氨酸 4 种半必需氨基酸[1]。挥发油主要含有油酸酰胺、叶绿醇、金合欢基丙酮、5-甲基 -2-乙基辛烷、2，6-二叔丁基对甲苯酚、棕榈酸和亚麻酸等[2]。甾体类化合物主要有豆甾醇、β-谷甾醇醋酸酯、β-谷甾醇、β-谷甾醇 -3-O-β-D-葡萄糖苷等[3,4]。还含有正二十八烷醇、10-二十碳烯酸、十六烷酸、2-乙酰基吡咯、山奈酚、leucoceramides A 等成分[3,4]。

药理作用　1. 抗菌作用

龙脷叶乙醇提取物对金黄色葡萄球菌、金黄色葡萄球菌耐药株、大肠杆菌、铜绿假单胞菌、伤寒沙门菌和乙型副伤寒沙门菌均有抑制作用[5]。

2. 镇痛作用

龙脷叶水提取液能减少醋酸致小鼠扭体反应的次数，表明龙脷叶具有镇痛作用[6]。

3. 抗炎作用

龙脷叶水提取液对二甲苯致小鼠耳郭肿胀、棉球致小鼠肉芽肿和角叉菜胶致大鼠足跖肿胀均有明显的抑制作用[6]。

4. 抗过敏作用

龙脷叶通过抑制 I 型变态反应和卵白蛋白引起的大鼠皮肤过敏反应，拮抗和缓解致敏豚鼠支气管痉挛，延长豚鼠发生休克的潜伏期，对抗过敏性休克[7]。

附　注　《中华本草》记载龙脷叶的花亦可入药，具有止血功效；主治咯血。

参考文献

[1] 谭建宁，马雯芳，李耀华. 龙脷叶中氨基酸的成分分析 [J]. 广西中医药，2016,39(3):76-78.

[2] 莫惠雯，曾艳婷，韦建华，等. 龙脷叶挥发油化学成分的 GC-MS 分析 [J]. 广西中医药，2015,38(5):70-72.

[3] 丘琴，张玲，甄汉深，等. 龙脷叶石油醚部位的化学成分研究 [J]. 华西药学杂志，2015,30(3):269-271.

[4] 丘琴，赵芯芝，甄汉深，等. 龙脷叶乙酸乙酯、正丁醇部位化学成分研究 [J]. 中药材，2016,39(2):331-333.

[5] 黄燕，谭建宁，马雯芳. 龙脷叶提取物体外抑菌活性初步研究 [J]. 大众科技，2014,16(2):68-70.

[6] 甄汉深，刘蓉，丘琴，等. 龙脷叶抗炎镇痛作用研究 [J]. 中国实验方剂学杂志，2013,19(9):270-273.

[7] 林慧，林斌. 龙脷叶抗过敏作用的实验研究 [J]. 海峡药学，2011,23(4):23-24.

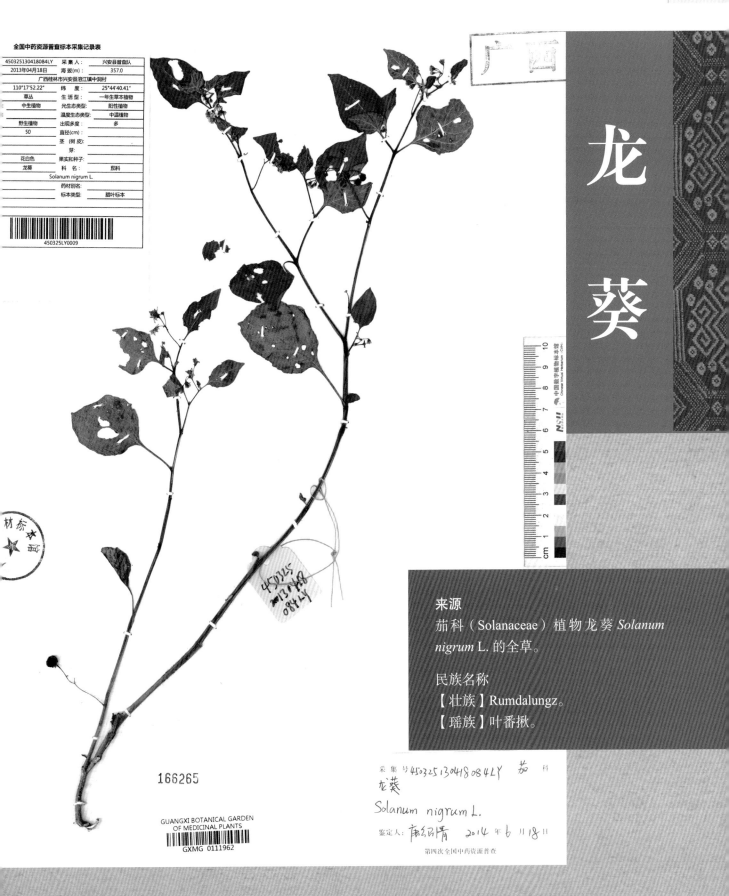

166265

龙葵

来源
茄科（Solanaceae）植物龙葵 *Solanum nigrum* L. 的全草。

民族名称
【壮族】Rumdalungz。
【瑶族】叶番揪。

采集号 450325130418084LY 茄 科
龙葵
Solanum nigrum L.
鉴定人：唐绍清 2014 年 6 月 18 日
第四次全国中药资源普查

民 族 应 用

【壮族】药用全草。主治疔疮，痈肿，丹毒，跌打损伤，慢性气管炎，急性肾炎。

【瑶族】药用全草。用于感冒发热头痛，慢性支气管炎，高血压，咳嗽，尿路感染，尿路结石，膀胱炎，肝癌，食管癌，痢疾，白喉，跌打损伤，痈疮肿毒，毒蛇和狂犬咬伤，湿疹。内服用量 15~30g，水煎服或捣汁服；外用适量，捣敷或煎水洗。

药材性状　茎呈圆柱形，多分枝，长 30~60cm，直径 2~10mm，表面黄绿色，具纵皱纹。质硬而脆。断面黄白色，中空。叶皱缩或破碎，完整者呈卵形或椭圆形，长 2~12cm，宽 2~6cm，先端锐尖或钝，全缘或有不规则的波状粗齿，暗绿色，两面光滑或疏被短柔毛；叶柄长 0.3~2.2cm。花、果少见，聚伞花序蝎尾状，腋外生，花 4~6 朵，花萼棕褐色，花冠棕黄色。浆果球形，黑色或绿色，皱缩。种子多数，棕色。气微，味淡。

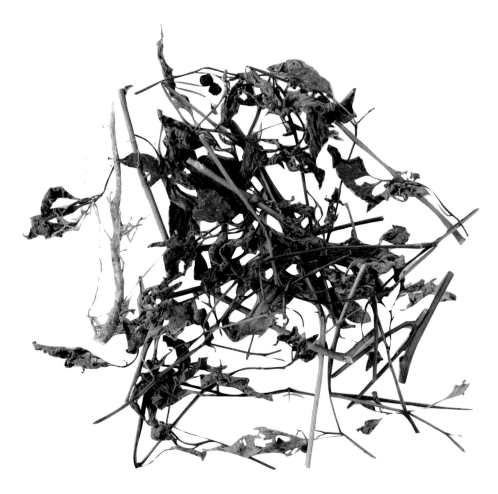

· 龙葵－全草

药用源流　龙葵始载于《药性论》，曰："能明目，轻身。子甚良。"《新修本草》记载："即关、河间谓之苦菜者，叶圆花白，子若牛李子，生青熟黑，但堪煮食，不任生啖。"《本草图经》记载："叶圆似排风而无毛，花白，实若牛李子，生青熟黑……"《本草纲目》记载："龙葵、龙珠，一类二种也，皆处处有之。四月生苗，嫩时可食，柔滑。渐高二三尺，茎大如箸，似灯笼草而无毛，叶似茄叶而小。五月以后，开小白花，五出黄蕊。结子正圆，大如五味子，上有小蒂，数颗同缀，其味酸。中有细子，亦如茄子之子。但生青熟黑者为龙葵。"本草所述特征及附图与本种相符。《全国中草药汇编》记载其具有清热解毒、利水消肿的功效；主治感冒发热，牙痛，慢性支气管炎，痢疾，尿路感染，乳腺炎，带下病，癌症，痈疖疔疮，天疱疮，蛇咬伤。

分类位置	种子植物门	被子植物亚门	双子叶植物纲	茄目	茄科
	Spermatophyta	Angiospermae	Dicotyledoneae	Solanales	Solanaceae

形态特征 一年生直立草本。高 25~100cm。叶卵形，长 2.5~10cm，宽 1.5~5.5cm，先端短尖，基部楔形至阔楔形，下延至叶柄。蝎尾状花序腋外生，花梗近无毛或具短柔毛；萼小，浅杯状，齿卵圆形，先端圆，基部两齿间连接处成角度；花冠白色，筒部隐于萼内，冠檐 5 深裂，裂片卵圆形；花丝短，花药黄色，顶孔向内；子房卵形，花柱中部以下被白色绒毛，柱头小，头状。浆果球形，熟时黑色；种子多数，近卵形，两侧压扁。

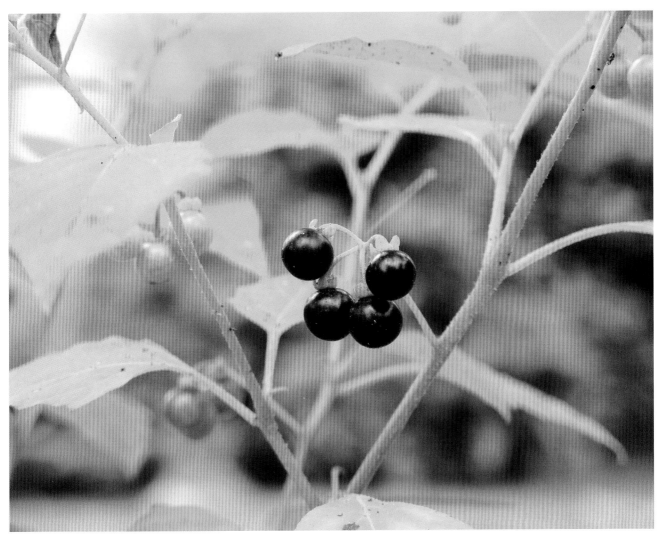

· 龙葵－果期

669

生境分布　生于田边、荒地及村庄附近。几乎分布于全国各省区。广西全区各地均有分布。

化学成分　主要含有生物碱、皂苷、多糖、酚酸、黄酮等成分。生物碱类成分主要为澳洲茄碱、澳洲茄边碱、β-澳洲茄边碱、澳洲茄胺、α-澳洲茄边碱、α-澳洲茄碱等。皂苷类化合物主要为 uttroside A-B、$22\alpha,25R$-26-O-β-D-吡喃葡萄糖基-22-羟基-呋甾-Δ^5-$3\beta,26$-二醇-3-O-β-D-吡喃葡萄糖基-$(1 \to 2)$-O-[β-D-吡喃木糖基-$(1 \to 3)$]-O-β-D-吡喃葡萄糖基-$(1 \to 4)$-O-β-D-吡喃半乳糖苷、$22\alpha,25R$-26-O-β-D-吡喃葡萄糖基-22-甲氧基-呋甾-Δ^5-$3\beta,26$-二醇-3-O-β-D-吡喃葡萄糖基-$(1 \to 2)$-O-[β-D-吡喃木糖基-$(1 \to 3)$]-O-β-D-吡喃葡萄糖基-$(1 \to 4)$-O-β-D-吡喃半乳糖苷、$5\alpha,22\alpha,25R$-26-O-β-D-吡喃葡萄糖基-22-羟基-呋甾-$3\beta,26$-二醇-3-O-β-D-吡喃葡萄糖基-$(1 \to 2)$-O-[β-D-吡喃葡萄糖基-$(1 \to 3)$]-O-β-D-吡喃葡萄糖基-$(1 \to 4)$-O-β-D-吡喃半乳糖苷、$5\alpha,22\alpha,25R$-26-O-β-D-吡喃葡萄糖基-22-甲氧基-呋甾-$3\beta,26$-二醇-3-O-β-D-吡喃葡萄糖基-$(1 \to 2)$-O-[β-D-吡喃葡萄糖基-$(1 \to 3)$]-O-β-D-吡喃葡萄糖基-$(1 \to 4)$-O-β-D-吡喃半乳糖苷、dumoside、$5\alpha,20S$-$3\beta,16\beta$-二醇-孕甾-22-羧酸-(22,16)-内酯-3-O-β-D-吡喃葡萄糖基-$(1 \to 2)$-O-[β-D-吡喃木糖基-$(1 \to 3)$]-O-β-D-吡喃葡萄糖基-$(1 \to 4)$-O-β-D-吡喃半乳糖苷等[1]。多糖由鼠李糖、木糖、葡萄糖、甘露糖、阿拉伯糖、半乳糖组成[2]。酚酸类成分主要有 3,4-二羟基苯甲酸、对羟基苯甲酸、3-甲氧基-4-羟基苯甲酸、对羟基苯甲酸、邻羟基苯甲酸、反式对羟基肉桂酸、顺式对羟基肉桂酸、反式咖啡酸乙酯、顺式咖啡酸乙酯、顺式阿魏酸、反式阿魏酸等[3,4]。黄酮类成分主要为槲皮素、山奈酚等[4]。还含有 6-甲氧基-7 羟基香豆素、丁香脂素-4-O-β-D 葡萄糖苷、松脂素-4-O-β-D-葡萄糖苷、腺苷、4-(4-羟基苯基)-2-亚甲基丁内酯等成分[3,4]。

药理作用　1.抗肿瘤作用

龙葵氯仿和正丁醇提取物对人肝癌细胞 HepG2、人肺癌细胞 A549 及人子宫颈癌细胞 HeLa 的增殖具有抑制作用，且呈现一定的量效关系[5]。龙葵单体澳洲茄碱通过诱发细胞凋亡或细胞凋亡和细胞坏死，抑制人肺癌细胞株 A549 及小鼠 Lewis 肺癌细胞株 LLC 的生长[6]。澳洲茄边碱可以抑制 HCT116 细胞增殖和克隆形成，促进人大肠癌 HCT116 细胞凋亡，其机制与活化 caspase-3 相关[7]。

2.抗菌、抗病毒作用

龙葵果水提取物对金黄色葡萄球菌、铜绿假单胞菌、大肠杆菌和白色念珠菌均有一定程度的抑制作用[8]。龙葵乙醇提取物具有抵抗鸡传染性支气管炎病毒活性的作用[9]。

3.镇痛作用

龙葵水煎剂能提高热板法致痛小鼠的痛阈值，提示龙葵具有镇痛作用[10]。

4.保肝作用

龙葵多糖对 CCl_4 造成的急性肝损伤小鼠具有保护作用，其保护机制可能与清除自由基、抑制脂质过氧化有关[11]。

5.免疫调节作用

龙葵粗多糖可通过增强小鼠 T 淋巴细胞、B 淋巴细胞和 NK 细胞活性而增强机体的体液免疫与细胞免疫活性，进而提高机体免疫功能[12]。龙葵多糖通过提高 S180 荷瘤小鼠的胸腺指数和脾指数，提高机体免疫力，进而发挥抗肿瘤作用[13]。

6.抗氧化作用

龙葵可清除 DPPH 自由基、OH 自由基，抑制脂质过氧化和提高铁离子还原能力，其中龙葵果各活性成分抗氧化能力由强到弱依次为花色苷＞生物碱＞黄酮＞皂苷＞多糖，且均呈现浓度-剂量依赖关系[14]。

7.其他作用

龙葵还具有降脂、血管扩张作用[15，16]。

附　注　龙葵全国各地均产，自产自销。其种子和根亦可入药，分别称龙葵子和龙葵根。

参考文献

[1] 周新兰,何祥久,周光雄,等.龙葵全草皂苷类化学成分研究[J].中草药,2006,37(11):1618-1621.

[2] 季宇彬,王帅帅,汲晨锋.龙葵多糖含量测定及组分分析[J].分析化学,2006,34(11):1665.

[3] 王立业,王乃利,姚新生.龙葵中的非皂苷类成分[J].中药材,2007,30(7):792-794.

[4] 刘淑娴,宋玉洁,王伟伟,等.龙葵酚类成分的研究[J].中成药,2019,41(4):828-831.

[5] 陈培丰,高聚伟,潘磊.龙葵不同提取物体外抗癌活性部位筛选[J].浙江中医杂志,2013,48(7):540-541.

[6] 陈来,李姗姗,金德忠,等.中药龙葵提取物澳洲茄碱对肺癌细胞抑制作用[J].时珍国医国药,2015,26(2):333-334.

[7] 胡兵,安红梅,闫霞,等.龙葵单体澳洲茄边碱对大肠癌HCT116细胞增殖和凋亡作用[J].中医药学报,2019,47(1):61-63.

[8] 朱明,薛志琴,宫海燕,等.维吾尔药龙葵果提取物的抑菌实验研究[J].中国民族民间医药,2009,18(22):21-22.

[9] 付雪娇,安红柳,蔡智超,等.抗传染性支气管炎病毒的植物乙醇提取物筛选[J].中国家禽,2017,39(18):69-71.

[10] 严珂,周细根,罗勇,等.龙葵水煎剂对小鼠的镇痛作用[J].实用临床医学,2012,13(8):15-16.

[11] 杨云,胡筱希,周凌凌,等.龙葵多糖对CCl_4致急性肝损伤小鼠的保护作用研究[J].中成药,2014,36(12):2602-2605.

[12] 田海玲,于思文,裴钰,等.龙葵粗多糖对小鼠体内免疫系统的影响[J].延边大学医学学报,2019,42(1):8-11.

[13] 王向涛,孙桂超,徐昶儒,等.龙葵多糖对荷瘤小鼠脾指数和胸腺指数的影响[J].哈尔滨商业大学学报(自然科学版),2014,30(5):513-516.

[14] 高小棠.龙葵果活性成分分离、体外抗氧化及对K562细胞增殖的抑制[D].哈尔滨:东北林业大学,2017.

[15]LEE S J, KO J H, Lim K, et al.150kDa glycoprotein isolated from *Solanum nigrum* Linne enhances activities of detoxicant enzymes and lowers plasmic cholesterol in mouse[J]. Pharmacol Res,2005,51(5):399-408.

[16]SOHRABIPOUR S, KHARAZMI F, SOLTANI N, et al.Biphasic effect of *Solanum nigrum* fruit aqueous extract on vascular mesenteric beds in non-diabetic and streptozotocin-induced diabetic rats[J].Pharmacogn Res,2014,6(2):148-152.

田基黄

第四次全国中药资源普查采集记录

采集人：　黄雪彦、胡雪阳、李林轩

采集号：　45102613032005lLY

采集日期：　2013 年 03 月 20 日

采集地点：　广西百色市那坡县百省乡面良村

经度：　105°35′55.50″E　纬度：23°08′44.07″N

海拔：　859 m

环境：　草丛，路旁，石灰土

出现频度：　一般　资源类型：野生

性状：　草本

重要特征：

科名：　金丝桃科

植物名：　地耳草　别名：

学名：　*Hypericum japonicum* Thunb. ex Murray

药材名：　　　入药部位：

标本份数：　3

用途：

备注：

第四次全国中药资源普查

采集号：

日期：　年 月 日

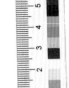
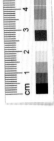

152448

GUANGXI BOTANICAL GARDEN
OF MEDICINAL PLANTS

GXMG 0099095

采集号 45102613032005lLY 123 科

Hypericum japonicum Thunb.
ex Murray

鉴定人：林宋新　2014 年 11 月 10 日

第四次全国中药资源普查

来源

金丝桃科（Hypericaceae）植物地耳草
Hypericum japonicum Thunb. ex Murray 的全草。

民族名称

【壮族】Rumdenzgihvangz。

【侗族】恩星（三江），娘奴曼（融水）。

【苗族】奥罗能，屙根夜（融水）。

民 族 应 用

【壮族】药用全草。水煎服治急慢性肝炎，肾炎；水煎洗患眼并取鲜品捣烂，塞入患眼对侧的鼻孔治结膜炎。

【瑶族】药用全草。水煎服治急慢性肝炎，青竹蛇咬伤。

【侗族】药用全草。水煎服治小儿疳积，青竹蛇咬伤。

【苗族】药用全草。水煎服治急慢性肝炎，水煎洗患眼并取鲜品捣烂塞患眼对侧的鼻孔治结膜炎；捣烂敷患处治毒疮；研粉撒伤口治外伤出血。

药材性状 全草长 10~40cm。根须状，黄褐色。茎单一或基部分枝，光滑，具 4 棱，表面黄绿色或黄棕色。质脆，易折断。断面中空。叶对生，无柄；完整叶片呈卵形或卵圆形，全缘，具细小透明腺点，基出脉 3~5 条。聚伞花序顶生，花小，橙黄色。气无，味微苦。

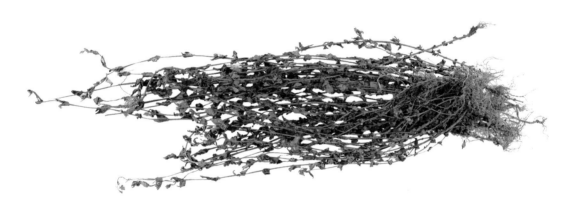

· 田基黄 – 全草

药用源流 田基黄以地耳草一名始载于《生草药性备要》："田基黄。味苦、甜，性平。其花黄色，叶细，生在田基滋润处。"《植物名实图考》记载："地耳草，一名斑鸠窝，一名雀舌草。生江西田野中。高三四寸，丛生，叶如小蟲儿卧单叶；初生甚红，叶皆抱茎上笋，老则变绿；梢端春开小黄花。"本草所述特征及附图与本种相符。《广西壮族自治区壮药质量标准　第二卷》（2011 年版）记载其全草具有清利湿热、散瘀消肿的功效；主治肝炎，疮疖痈肿。

分类位置	种子植物门	被子植物亚门	双子叶植物纲	金丝桃目	金丝桃科
	Spermatophyta	Angiospermae	Dicotyledoneae	Guttiferales	Hypericaceae

形态特征 草本。茎散布淡色腺点。叶卵形或卵状三角形至长圆形或椭圆形，长 0.2~1.8cm，宽 0.1~1cm。花序具 1~30 花，萼片全面散生有透明腺点或腺条纹，花瓣白色、淡黄至橙黄色；雄蕊 5~30 枚；花柱自基部离生，开展。蒴果短圆柱形至圆球形，长 2.5~6mm，宽 1.3~2.8mm；种子淡黄色，表面有细蜂窝纹。

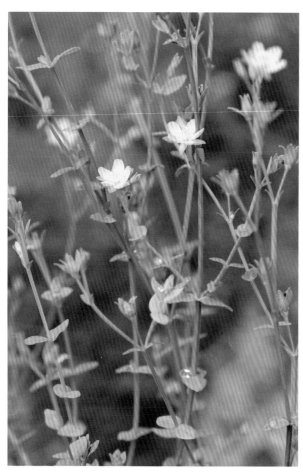 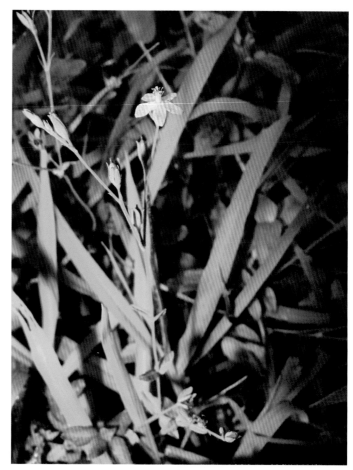

·地耳草－花期　　　　　　　　　　·地耳草－花期

生境分布　生于海拔2800m以下的田边、沟边、草地以及撂荒地上。分布于辽宁、山东至长江以南各省区。广西全区各地均有分布。

化学成分　主要含有黄酮类、𠮟酮类及其衍生物、间苯三酚类及其衍生物等成分。黄酮类成分主要有山柰酚、槲皮素、5,7,3',4'-四羟基-3-甲氧基黄酮、槲皮苷、异槲皮苷、3,5,7,3',5'-五羟基二氢黄酮醇、槲皮素-7-O-α-L-鼠李糖苷、二氢槲皮素、二氢山柰酚、槲皮素-3-O-β-D-葡萄糖苷、3-O-甲基槲皮素、5,7,4'-三羟基-3'-甲氧基黄酮、5,4'-二羟基-7-甲氧基二氢黄酮等[1,2]。𠮟酮类及其衍生物主要有6-脱氧异巴西红厚壳素、异巴西红厚壳素、1,3,5,6-四羟基𠮟酮、1,3,6,7-四羟基𠮟酮、1,3,5,6-四羟基-4-异戊烯𠮟酮、1,3,5-三羟基𠮟酮、bijaponicaxanthone等[3]。间苯三酚类及其衍生物主要有地耳草素A-D、sarothralin、sarothralen A-B、saroaspidin A-C[4-6]。还含有4-O-葡萄糖香豆酸、绿原酸、原儿茶酸、没食子酸、豆甾醇、胡萝卜苷、十一烷、十四醇、乙酸十二烷基酯、乙酸月桂酯等成分[2,7]。

药理作用　1.抗菌作用
地耳草有机溶剂提取物对金黄色葡萄球菌、枯草芽孢杆菌、大肠杆菌、青黄链霉菌、苏云金芽孢杆菌均有抑制作用[8]。
2.抗病毒作用
地耳草具有抗鸭乙型肝炎病毒的作用，其提取物能降低乙型肝炎模型鸭血清中 DHBV-DNA 滴度、HBsAg 水平以及 AST 和 ALT 活性，减少肝细胞的变性、坏死及炎症细胞浸润[9]。

3. 抗氧化作用

地耳草多酚物质可清除 DPPH 自由基、O_2^- 自由基、亚硝酸根离子[10]。

4. 保肝作用

地耳草总黄酮可抑制 CCl_4 复合因素诱导的大鼠肝纤维化的形成，其抗肝纤维化作用可能与其抗氧化作用及抑制 TNF-α 的分泌有关[11]。地耳草提取液对 CCl_4 及 D-Gal 所致大鼠急性肝损伤具有明显的保护作用[12]。

5. 抗肿瘤作用

地耳草能抑制人低分化鼻咽癌细胞株 CNE2 细胞的增殖，将 CNE2 细胞阻滞于 S 期，诱导 CNE2 细胞凋亡[13]。地耳草油醚、二氯甲烷、乙酸乙酯和正丁醇提取部位对人肝癌细胞 HepG2 均有抑制作用[14]。地耳草醇提取液对 H22 小鼠肝癌移植瘤的生长具有一定抑制的作用[15]。

6. 其他作用

地耳草还具有提高机体免疫功能、改善应激负荷下大鼠动脉粥样硬化斑块的稳定性作用[15,16]。

参考文献

[1] 傅芃,李廷钊,柳润辉,等.田基黄黄酮类化学成分的研究 [J].中国天然药物,2004,2(5):30-31.

[2] 毛羽,王冲,杜奕欣,等.田基黄主要成分抗缺氧活性的研究 [J].时珍国医国药,2012,23(5):1111-1112.

[3] 傅芃,李廷钊,柳润辉,等.田基黄𠮩酮成分的研究 [J].天然产物研究与开发,2004,16(6):511-513.

[4] 顾国明,冯淑珍,王小燕.地耳草抗疟有效成分的研究——地耳草系 A、B、C、D 的分离和结构 [J].化学学报,1988,3:246-251.

[5] ISHIGURO K, YAMAKI M, KASHIHARA M, et al. Sarothralen A and B, new antibiotic compounds from *Hypericum japonicum*[J]. Planta Med,1986,4:288-290.

[6] ISHIGURO K, YAMAKI M, KASHIHARA M, et al. Saroaspidin A, B, and C: additional antibiotic compounds from *Hypericum japonicum*[J].Planta Med,1987,53(5):415-417.

[7] 李雪峰,张珍贞,欧阳玉祝,等.田基黄挥发油化学成分的 GC-MS 分析 [J].广东化工,2013,40(2):94-95.

[8] 赖洁玲,方金韩.田基黄提取物抑菌作用的研究 [J].玉林师范学院学报,2010,31(2):58-61.

[9] 李沛波,杨翠平,王永刚,等.田基黄提取物抗鸭乙型肝炎病毒作用的实验研究 [J].中药材,2011,34(6):956-958.

[10] 张素斌,李晔,张国境.田基黄多酚的提取及其抗氧化活性的研究 [J].中国食品添加剂,2015,6:86-91.

[11] 王永刚,谭沛,李沛波,等.田基黄总黄酮抗 CCl_4 复合因素所致大鼠肝纤维化的实验研究 [J].生命科学仪器,2015,13:42-44,36.

[12] 李沛波,唐西,杨立伟,等.田基黄对大鼠急性肝损伤的保护作用 [J].中药材,2006,29(1):55-56.

[13] 肖大江,朱国臣,王亚平,等.田基黄对人鼻咽癌细胞株 CNE2 细胞生长抑制的体外实验 [J].现代肿瘤医学,2008,16(1):15-16.

[14] 庄群川,林久茂,李晶,等.田基黄不同提取部位对人肝癌细胞 HepG2 生长的抑制作用 [J].福建中医药大学学报,2011,21(2):33-36.

[15] 谢佐福,蔡娜,施文荣,等.田基黄醇提液对荷瘤小鼠抗肝癌的作用 [J].福建中医药大学学报,2011,21(3):26-27.

[16] 胡向阳,李莉莉,马义.田基黄水煎液对应激＋动脉粥样硬化模型大鼠血脂、斑块炎性因子的作用研究 [J].时珍国医国药,2011,22(10):2488-2489.

四方藤

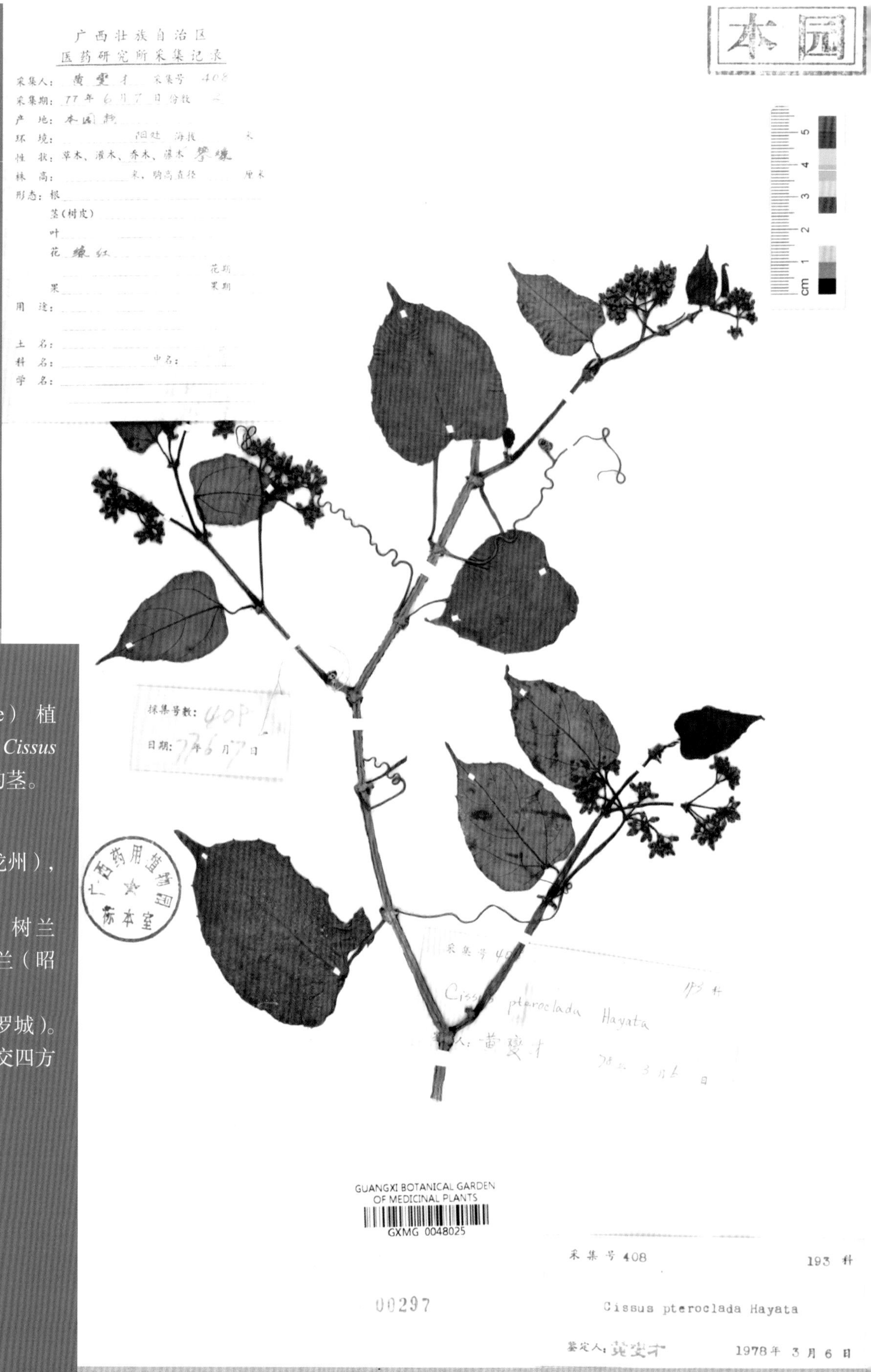

来源
葡萄科（Vitaceae）植物翼茎白粉藤 Cissus pteroclada Hayata 的茎。

民族名称
【壮族】四方藤（龙州），扣细方（那坡）。

【瑶族】杯哺胚、树兰梅（金秀），甘在兰（昭平）。

【仫佬族】地风猫（罗城）。

【侗族】交水望、交四方（三江）。

采集号 408   193 斗

00297   Cissus pteroclada Hayata

鉴定人: 覃安才   1978年 3月 6日

民 族 应 用

【壮族】药用茎。水煎服治四肢麻木，捣烂敷患处治筋骨损伤。

【瑶族】药用茎。水煎冲鸡蛋服治产妇分娩无力；浸酒服或水煎服治风湿骨痛，腰肌劳损，跌打损伤，内外伤出血，胃及十二指肠溃疡出血。

【仫佬族】药用茎。浸酒服或水煎服治风湿骨痛。

【侗族】药用茎。水煎服治痢疾；浸酒服或水煎服治风湿骨痛。

内服用量 9~30g；外用适量。

药材性状 茎呈四棱形，长短不等，直径 0.5~2cm。表面灰棕色至黑褐色，粗糙，具突起皮孔、细纵纹及横裂纹，节膨大，有的棱上有翅。质硬，断面纤维性。皮部灰褐色至棕红色，木部灰棕色或黄棕色，髓部方形，淡紫色或灰褐色。气微，味微酸、略苦。

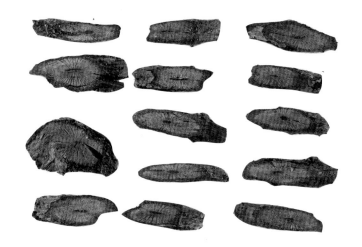

· 四方藤 - 茎

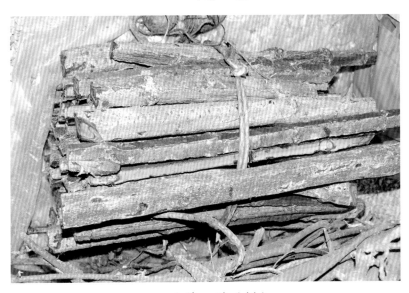

· 四方藤 - 茎（鲜）

药用源流　《中华人民共和国药典》（1977 年版　一部）记载其具有祛风湿、舒筋络的功效；主治风湿痹痛，腰肌劳损。

	种子植物门	被子植物亚门	双子叶植物纲	鼠李目	葡萄科
分类位置	Spermatophyta	Angiospermae	Dicotyledoneae	Rhamnales	Vitaceae

形态特征　草质藤本。小枝四棱形，棱间有纵棱纹，无毛。卷须与叶对生，二叉分枝。叶卵圆形或长卵圆形，顶端尾尖或急尖，小枝上部叶有时基部近截形，两面均无毛。花序顶生或与叶对生，集生成伞形花序；花序梗被短柔毛。种子倒卵长椭圆形，基部喙明显，表面棱纹尖锐。

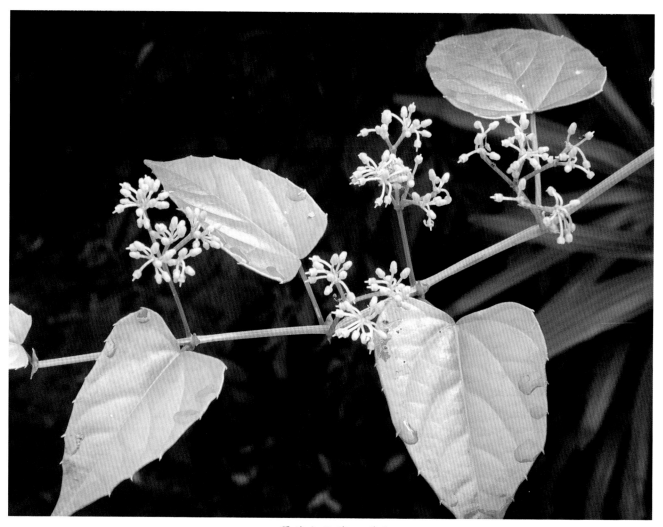

·翼茎白粉藤 - 花期

生境分布　生于海拔 300~1200m 的山谷疏林或灌丛。分布于台湾、福建、广东、广西、海南、云南等。广西主要分布在南宁、隆安、龙州、防城、博白、岑溪、贺州、金秀等。

化学成分　含有 β- 谷甾醇、岩白菜素、11-O- 没食子酰岩白菜素、11-O-(4'-hydroxybenzoyl)bergenin、没食子酸、胡萝卜苷、β- 香树脂醇、白桦脂酸、木栓酮、豆甾醇、豆甾醇乙酸酯、$\Delta^{5,22}$- 豆

甾醇 $-3-O-\beta-D-$ 葡萄糖苷、蒲公英赛酮、齐墩果酸等成分 [1,2]。

药理作用　1. 抗肿瘤作用

翼茎白粉藤乙酸乙酯萃取物、正丁醇萃取物及其单体化合物 11-O-没食子酰岩白菜素、11-O-(4'-hydroxy benzoyl)bergenin 对鼻咽癌细胞 CNE、子宫颈癌细胞 HeLa 和结肠癌细胞 HT29 均有一定的抑制作用 [1]。

2. 对类风湿关节炎的作用

翼茎白粉藤提取物能有效地保护 CII 胶原加氟氏完全佐剂法诱导类风湿关节炎（CIA）大鼠的关节滑膜组织，其作用机制可能与其能降低 CIA 大鼠关节组织中 ICAM-1、TNF-α、NF-κB 的表达有关 [3]。

附　注　翼茎白粉藤多自产自销。

参考文献

[1] 池翠云. 瑶药四方藤和千斤拔的化学成分及抗肿瘤活性研究 [D]. 广州：暨南大学, 2011.

[2] 潘光玉, 李雯霏, 罗培, 等. 四方藤中甾体及三萜类成分研究 [J]. 中药材, 2013,36(8):1274-1277.

[3] 罗远, 叶云, 赵晓芳, 等. 瑶药四方藤提取物对类风湿关节炎模型大鼠滑膜组织的影响 [J]. 中药材, 2013,36(12):2000-2003.

四叶参

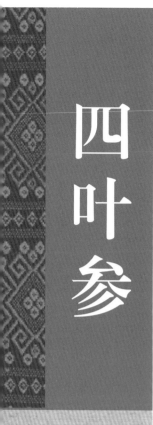

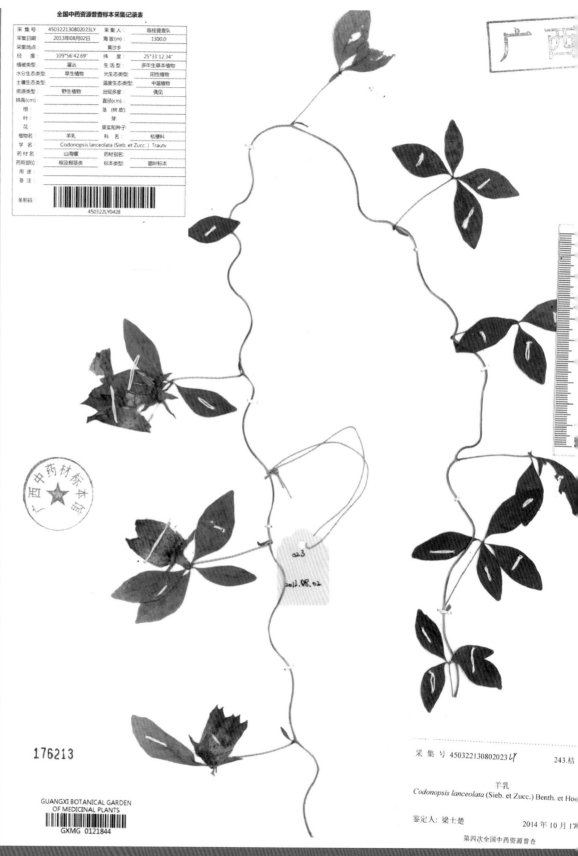

全国中药资源普查标本采集记录表

采 集 号：	450322130802023LY	采 集 人：	临桂普查队
采集日期：	2013年08月02日	海 拔(m)：	1300.0
采集地点：		黄沙乡	
经　　度：	109°56'42.69"	纬　　度：	25°33'12.34"
植被类型：	灌丛	生活型：	多年生草本植物
水分生态类型：	旱生植物	光生态类型：	阳性植物
土壤生态类型：		温度生态类型：	中温植物
资源类型：	野生植物	出现多度：	偶见
株高(cm)：		直径(cm)：	
根：		茎 (树皮)：	
叶：		芽：	
花：		果实和种子：	
植物名：	羊乳	科　名：	桔梗科
学　名：	Codonopsis lanceolata (Sieb. et Zucc.) Trautv.		
药材名：	山海螺	药材别名：	
药用部位：	根及根茎类	标本类型：	腊叶标本
用　途：			
备　注：			
条形码：			

450322LY0428

采 集 号 450322130802023LY　　243.桔

羊乳
Codonopsis lanceolata (Sieb. et Zucc.) Benth. et Hoe

鉴定人: 梁士楚　　　2014 年 10 月 17

第四次全国中药资源普查

来源

桔梗科（Campanulaceae）植物羊乳 *Codonopsis lanceolata*（Sieb. et Zucc.）Trautv. 的根。

民族名称

【壮族】Nyandoumbe，Godangjsinhdoj。

民族应用

【壮族】药用根。水煎服治肺脓疡，咳嗽多痰；水煎服或炖猪脚服治病后虚弱，产后缺乳；水煎服或鲜根捣烂外敷治急性乳腺炎，疮痈；与瘦猪肉炖服治阴虚头痛；水煎服或并用龙胆草根捣烂外敷治毒蛇咬伤；浸米酒服治体虚腰痛，四肢酸麻，多梦夜尿症；此外还可治疗肺痈，乳痈，肠痈，恶疮，喉蛾，无名肿毒，瘰疬痰核等。内服用量 15~100g；外用适量。

药材性状　根呈纺锤形、倒卵状纺锤形或类圆柱形，有的稍分枝，长 6~15cm，直径 2~6cm。表面灰棕色或灰黄色，皱缩不平，顶端具根茎（芦头），常见密集的芽痕和茎痕；芦下有多数环纹，密集而明显，向下渐疏浅，环纹间有细纵裂纹。质稍松，易折断。断面不平坦，多裂隙。切片大小不一，切面灰黄色或浅棕色，皮部与木部无明显区分。气微，味甜、微苦。

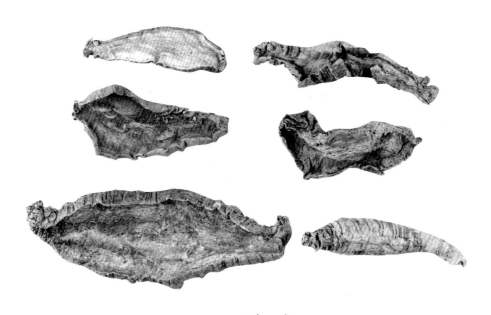

· 四叶参 — 根

药用源流　四叶参，又名羊乳，山海螺，以羊乳之名始载于《名医别录》，曰："三月采，立夏后母死。"《本草拾遗》记载："羊乳根如荠苨而圆，大小如拳，上有角节，折之有白汁，苗作蔓，折之有白汁。"又以山海螺之名记载于《本草纲目拾遗》，曰："生山溪涧滨隰地上，叶五瓣，附茎而生，根如野狼毒，皮有绉旋纹，与海螺相似，而生于山，故名。虽生溪畔，性却喜燥，枝叶繁弱，可以入盆玩。"并引《百草镜》云："生山土，二月采，绝似野狼毒，惟皮疙瘩，掏破有白浆为异。其叶四瓣，枝梗蔓延，秋后结子如算盘珠，旁有四叶承之。"结合本草对其形态特征的描述及《植物名实图考》所附图绘，其与本种相符。《中华人民共和国药典》（1977 年版 一部）记载其具有补血通乳、清热解毒、消肿排脓的功效；主治病后体虚，乳汁不足，痈肿疮毒，乳腺炎。

分类位置	种子植物门	被子植物亚门	双子叶植物纲	桔梗目	桔梗科
	Spermatophyta	Angiospermae	Dicotyledoneae	Campanales	Campanulaceae

形态特征　多年生草本。茎缠绕,长约1m。叶在主茎上的互生,披针形或菱状狭卵形,细小,长0.8~1.4cm,宽3~7mm。花单生或对生于小枝顶端;花萼贴生至子房中部,筒部半球状,裂片卵状三角形,端尖,全缘;花冠阔钟状,浅裂,裂片三角状,反卷,黄绿色或乳白色内有紫色斑;花盘肉质,深绿色;花丝钻状,基部微扩大;子房下位。蒴果下部半球状,上部有喙;种子多数,卵形,有翼,细小,棕色。

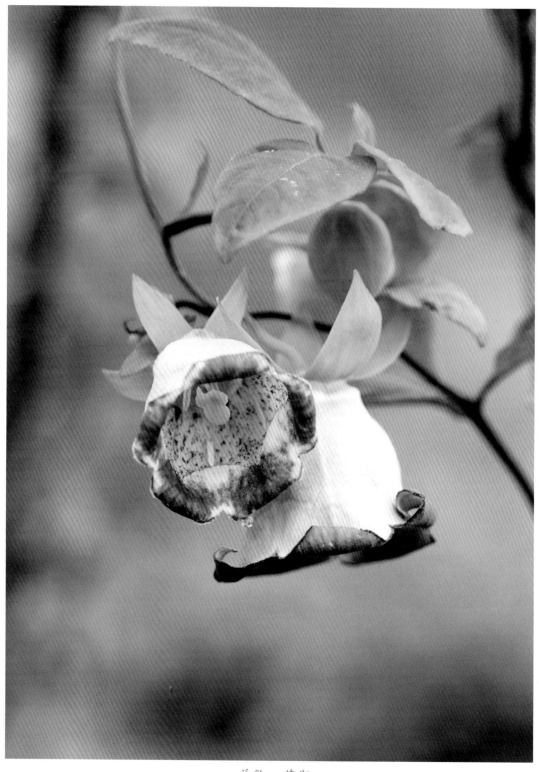

· 羊乳 – 花期

生境分布 生于山地灌木林下沟边阴湿地区或阔叶林内。分布于东北、华北、华东和中南等。广西主要分布在临桂、灵川、全州、兴安、永福、灌阳、龙胜、资源、荔浦、苍梧、岑溪、桂平、容县、贺州、昭平、钟山、富川、金秀等。

化学成分 含有莽草酸、顺丁烯二酸、丁香脂素、鸢尾苷、蒲公英萜酮、蒲公英萜醇、α-菠甾醇、二十六烷酸甲酯、正二十九烷、二十四碳酸二十一烷醇酯、四十四烷酸甲酯、α-菠甾醇-β-D-葡萄糖苷、Δ^7-豆甾烯醇-β-D-葡萄糖苷、豆甾醇-β-D-葡萄糖苷、紫丁香苷、木栓酮、豆甾醇、Δ^7-豆甾烯醇、5-羟甲基-2-呋喃甲醛、codonopilodiynoside A、lobetyol、(+)-isolariciresinol、党参炔苷、甲基丁香苷、丁香苷、齐墩果酸、刺囊酸、刺囊酸-3-O-β-D-吡喃葡萄糖醛酸甲酯等成分[1-5]，还含有正十六烷酸、十六烷酸乙酯、亚油酸乙酯、亚油酸甲酯、十四烷酸、左旋斯巴醇、十七烷等挥发油成分[6]。

生境分布 1.抗氧化作用

羊乳多糖体外可清除 Fenton 反应体系产生的 OH 自由基和邻苯三酚自氧化法产生的 O_2^- 自由基，并可抑制小鼠肝匀浆脂质过氧化反应和 H_2O_2 诱导的氧化性溶血，显示出较好的抗氧化活性[7]。羊乳多糖的还原能力及清除 DPPH 自由基的能力随其浓度的增加而增大，在 800μg/ml 时，DPPH 自由基清除率达到 90% 以上，接近抗坏血酸的清除率[8]。

2.降血糖作用

羊乳多糖能降低四氧嘧啶诱导的糖尿病小鼠血糖，其作用可能与提高机体抗脂质过氧化作用有关[9]。

3.免疫调节作用

羊乳多糖能提高幼年小鼠胸腺指数和脾脏指数、巨噬细胞对鸡红细胞(CRBC)的吞噬率和吞噬指数，提高血清抗 CRBC 抗体水平，促进脾淋巴细胞在体外的增殖能力；呈剂量依赖性地拮抗环磷酰胺对小鼠的免疫抑制作用，提示羊乳多糖对幼年小鼠和免疫抑制小鼠的非特异性和特异性免疫功能均有明显的增强作用[10]。羊乳多糖还能提高糖尿病大鼠的胸腺指数，促进其脾淋巴细胞转化，改善其细胞免疫功能[11]。

4.抗疲劳作用

羊乳具有抗疲劳作用，其乙醇提取液能延长小鼠的强迫游泳时间[12]。

5.对中枢神经系统的作用

羊乳提取物能增加小鼠戊巴比妥钠阈上剂量的睡眠时间及阈下剂量的睡眠率，抑制小鼠自主活动；能不同程度地延长士的宁和咖啡因诱发的小鼠惊厥的死亡时间；缓解热刺激及醋酸引起的疼痛；改善不同药物所造成的记忆获得、记忆再现和记忆巩固的障碍[13]。

6.抗肿瘤作用

发酵羊乳乙醇提取物对 H22 荷瘤小鼠肿瘤的生长具有明显的抑制作用[14]。羊乳总皂苷对人肝癌 HepG2 细胞的生长具有抑制作用，其作用机制可能与上调 caspase-8、caspase-9 蛋白表达，激活 caspase-3，从而诱导细胞凋亡有关[15]。

7.抗菌作用

羊乳煎剂在试管内对肺炎链球菌有较强抗菌作用，对甲型链球菌和流感杆菌也有一定抗菌作用。羊乳全草煎剂在试管内对金黄色葡萄球菌、炭疽杆菌、白喉杆菌和乙型链球菌有不同程度的抑制作用。

8.保肝作用

羊乳提取物可通过抗氧化、增强自由基及其代谢产物的清除能力，抑制脂质过氧化反应，从而起到对酒精性肝损伤的保护作用[16]。

9. 毒副作用

羊乳煎剂以 1g/kg 给小鼠腹腔注射时，小鼠一般情况正常；增至 3g/kg 时，2h 后小鼠全部死亡。煎剂以 3g/kg 给豚鼠腹腔注射时，豚鼠未见异常，增至 0.5g/kg，2 天后豚鼠死亡。

参考文献

[1] 毛士龙，桑圣民，劳爱娜，等 . 山海螺的化学成分研究 [J]. 天然产物研究与开发 ,2000,12(1):1-3.

[2] 任启生，余雄英，宋新荣，等 . 山海螺化学成分研究 [J]. 中草药 ,2005,36(12):1773-1775.

[3] 王文永，赵仕丞，刘东新 . 山海螺化学成分研究 [J]. 中药材 ,2011,34(4):553-555.

[4] 马秉智，王景雁，赫军，等 . 山海螺的化学成分初步研究 [J]. 中日友好医院学报 ,2017,31(5):318,320.

[5] 梁志敏，林喆，原忠 . 轮叶党参化学成分研究 [J]. 中国中药杂志 ,2007,32(13):1363-1364.

[6] 余雄英，任启生，宋新荣 . 山海螺挥发油的 GC-MS 分析 [J]. 中国中药杂志 ,2003,28(5):87-88.

[7] 王德才，高丽君，高艳霞 . 泰山四叶参多糖体外抗氧化活性的研究 [J]. 中国生化药物杂志 ,2008,29(2):104-106.

[8] 张翠，卫成峰 . 泰山四叶参多糖的提取、含量测定及抗氧化活性研究 [J]. 泰山学院学报 ,2010,32(3):114-118.

[9] 张峰，张继国，高永峰，等 . 四叶参多糖对糖尿病小鼠血糖及抗脂质过氧化作用的影响 [J]. 泰山医学院学报 ,2010,31(12):911-913

[10] 王德才，邱玉玉，张显忠，等 . 泰山四叶参多糖对幼年小鼠和免疫抑制小鼠的免疫调节作用 [J]. 时珍国医国药 ,2009,20(11):2886-2888.

[11] 张峰，高永峰，张继国 . 四叶参多糖对糖尿病大鼠血糖及免疫功能的影响 [J]. 中国实验方剂学杂志 ,2012,18(2):184-186.

[12] 李美子，张洪嘉，梁仁哲，等 . 轮叶党参对大鼠骨骼肌收缩力及小鼠强迫游泳时间的影响 [J]. 延边大学医学学报 ,2007,30(2):92-95.

[13] 徐惠波，孙晓波，周重楚，等 . 轮叶党参提取物对中枢神经系统的影响 [J]. 特产研究 ,1991,3(1):49-50.

[14] 褚慧楠，韩春姬，依婷婷，等 . 发酵轮叶党参乙醇提取物对荷瘤小鼠瘤体生长及机体免疫功能的影响 [J]. 延边大学医学学报 ,2012,35(1):19-21.

[15] 俞星，李林，韩春姬，等 . 轮叶党参总皂苷对 HepG2 细胞凋亡的作用 [J]. 吉林大学学报（医学版）,2011,37(6):1090-1093.

[16] 张亮，韩春姬，李莲姬，等 . 轮叶党参提取物对酒精性肝损伤的保护作用 [J]. 中国组织工程研究与临床康复 ,2007,11(29):5742-5744.

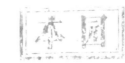

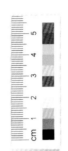

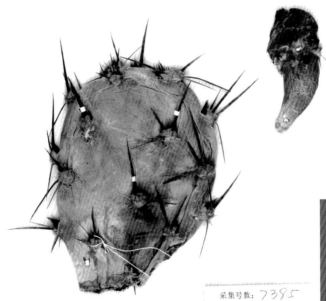

仙人掌

采集号数: 7385
日期 77年 12月 17日

来源
仙人掌科（Cactaceae）植物仙人掌
Opuntia dillenii（Ker Gaw L.）Haw. 的茎。

民族名称
【瑶族】分门上（金秀）。
【仫佬族】别奖（罗城）。
【侗族】麻独（三江）。
【毛南族】麻闷（环江）。

采集号 7385   107H

Opuntia dillenii (Ker_Gawl) Haw.

鉴定人:黄爱才   1978年 7 月 14日

民 族 应 用

【瑶族】药用鲜茎（去皮刺）。与猪骨头煲服治肝炎；捣烂与大米粉调匀蒸服治脾大；水煎服治胃痛；捣烂敷患处治腮腺炎、疮疡肿毒和烧烫伤。

【仫佬族】药用鲜茎（去皮刺）。捣烂敷患处或切成薄片贴于患处治乳腺炎。

【侗族】药用鲜茎（去皮刺）。捣烂敷患处或切成薄片贴于患处治急性结膜炎、静脉炎和乳腺炎。

【毛南族】药用鲜茎（去皮刺）。捣烂敷患处或切成薄片贴于患处治乳腺炎、烧烫伤，切断取汁涂患处治颈部生癣。

内服用量15~30g；外用适量。

药材性状　近基部老茎略近圆柱形，其余均呈掌状，扁平，每节呈倒卵形至椭圆形，每节长6~25cm或更长，直径4~15cm，厚4~10mm，表面绿色至黄棕色，多数具因削除小瘤体上的利刺和刺毛而残留的痕迹。气微，味酸。

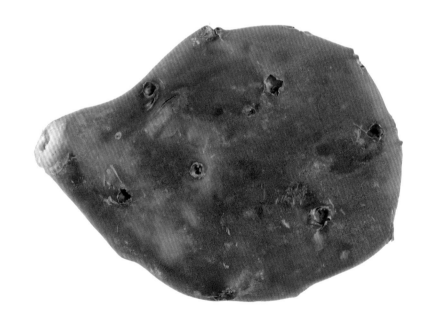

·仙人掌－去皮刺的茎（鲜）

药用源流　仙人掌的形态描述最早见于清初《花镜》："出自闽粤，非草非木，亦非果蔬，无枝无叶，又并无花，土中突发一片，与手掌无异。其肤色青绿，光润可观。掌上生米色细点，每年只生一叶于顶，今岁长在左，来岁则长在右，层磊而上。"书中描述及附图与仙人掌基本一致。仙人掌的药用始载于《植物名实图考》，其引《岭南杂记》云："仙人掌，无叶，枝青而扁厚有刺，每层有数枝，权枒而生。"又云："人呼为老鸦舌，郡中有高至八九尺及丈许者"，并有附图。从图文来看，与仙人掌植物相符。《广西中药材标准》（第二册）记载其干燥地上部分具有行气活血、清热解毒的功效；主治心胃气痛，痞块，痢疾，肝炎，胃痛，结膜炎，痔血，咳嗽，喉痛，肺痈，乳痈，疔疮，烫火伤，蛇伤。

分类位置	种子植物门	被子植物亚门	双子叶植物纲	仙人掌目	仙人掌科
	Spermatophyta	Angiospermae	Dicotyledoneae	Cactales	Cactaceae

形态特征 丛生肉质灌木。刺黄色，有淡褐色横纹，粗钻形，多少开展并内弯。花辐状，直径5~6.5cm；萼状花被片宽倒卵形至狭倒卵形，黄色；花丝淡黄色；花药黄色；柱头5，黄白色。浆果倒卵球形，紫红色，每侧具5~10个突起的小窠。种子多数，扁圆形，淡黄褐色。

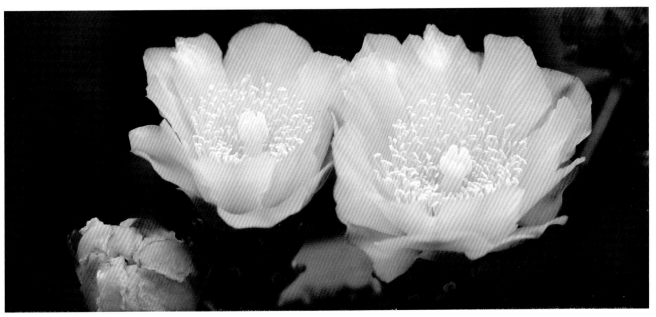

·仙人掌－花期

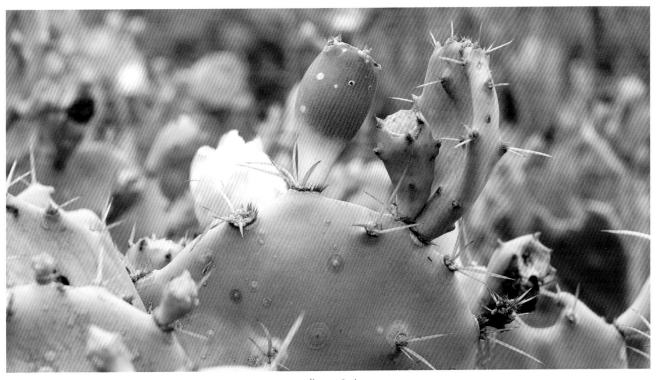

·仙人掌－果期

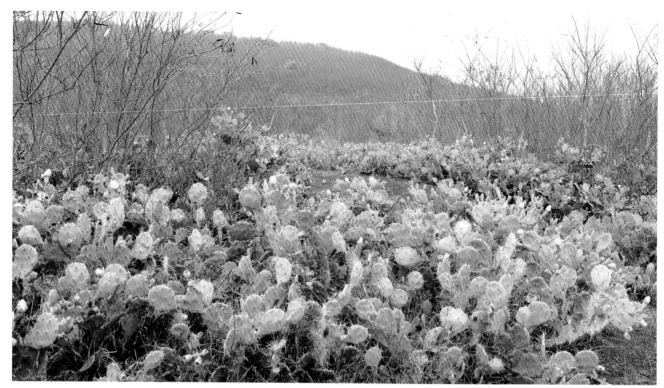

·仙人掌－生境

生境分布　南方沿海地区常见栽培，在广东、广西南部和海南沿海地区逸为野生。广西地区广泛栽培并逸为野生。

化学成分　肉质茎含 β- 谷甾醇、3-O- 甲基槲皮素、山柰酚、山柰甲黄素、槲皮素、异鼠李黄素、豆甾醇、opuntiol、硬脂酸、豆甾 3,6- 二酮、胡萝卜苷、D- 葡萄糖、3-O- 甲基异鼠李黄素、4- 乙氧基 -6- 羟甲基 -α- 吡喃酮、正十七醇、香草酸、异鼠李黄素 -3-O-α-L- 鼠李糖苷、芦丁、3,4- 二羟基苯甲酸乙酯、3,4- 二羟基苯甲酸、槲皮素 -3-O- 甲基 -7-O-β-D- 葡萄糖苷、山柰酚 7-O-β-D- 葡萄糖苷、manghaslin、山柰酚 -7-O-β-D- 葡萄糖基 $(1 \rightarrow 4)$-β-D- 葡萄糖苷、仙人掌醇、对羟基苯甲酸、L-(-)- 苹果酸、仙人掌苷、阿魏酸、仙人掌酯 B、1-(3- 乙基苯基)-1,2- 乙二醇、(S)-3- 羟基 -3- 甲基戊二酸甲酯、乙基 -α-D- 呋喃阿拉伯糖苷、乙基 -β-D- 吡喃果糖苷、仙人掌酯、愈创木基甘油 -β- 阿魏酸醚、香豆酸甲酯、对羟基苯甲酸甲酯、苯甲酸、4- 羟基苯乙酮、L-(-)- 苹果酸 -1- 丁酯、piceine、草夹竹桃苷、3′, 5′- 二甲氧基 -4′-O-β-D- 吡喃葡萄糖基桂皮酸等成分[1-9]。另含植醇、雪松烯、匙叶桉油烯醇、香树烯、石竹烯、棕榈酸、愈创木烯、苯乙醛、己醛等挥发油成分[10]。

药理作用　1. 镇痛作用
仙人掌中黄酮类化合物对小鼠具有镇痛作用[11]。
2. 抗肿瘤作用
仙人掌醇提取物和水提取物对荷瘤 S180 小鼠的抑瘤率分别为 72.3% 和 69.95%，能延长荷艾腹水瘤（EAC）小鼠的存活期，生命延长率分别为 57.14% 和 43.92%[12]。
3. 降血糖作用
仙人掌多糖具有明显的降血糖作用，能明显改善糖尿病小鼠多饮、多食、消瘦症状[13,14]。

4. 抗炎作用

从仙人掌中分离的 6 种黄酮类化合物在 12.5~100μmol/L 剂量范围内可明显抑制活化小鼠巨噬细胞释放 NO，并呈现良好的剂量依赖关系。黄酮类化合物 C 环 2,3 位双键是 NO 抑制活性的关键结构，环上羟基的位置和数目对活性无显著影响[15]。

5. 抗氧化作用

仙人掌多糖主要组分 OPD-Ⅰa 能抑制过氧化氢（H_2O_2）诱导的红细胞溶血和高铁血红蛋白的产生；提高 H_2O_2 氧化损伤红细胞中超氧化物歧化酶活性和谷胱甘肽过氧化物酶活性，降低丙二醛含量；抑制 H_2O_2 引起的膜蛋白巯基含量下降及红细胞膜蛋白高分子聚合物的形成[16]。

参考文献

[1] 丘鹰昆，吉川雅之，李育浩，等. 仙人掌肉质茎成分的分离与结构鉴定 [J]. 沈阳药科大学学报，2000,17(4):267-268.

[2] 蒋建勤，陈真，向先旭，等. 仙人掌化学成分的研究 Ⅰ [J]. 中国药学杂志,2000,35(12):805-806.

[3] 邱鹰昆，窦德强，裴玉萍，等. 仙人掌中一个新 α- 吡喃酮成分的分离与结构鉴定 [J]. 药学学报，2003,38(7):523-525.

[4] 邱鹰昆，窦德强，裴玉萍，等. 仙人掌的化学成分研究 [J]. 中国药科大学学报,2005,36(3):213-215.

[5] 邱鹰昆，窦德强，裴玉萍，等. 仙人掌的化学成分研究 [J]. 中国中药杂志,2005,30(23):1824-1826.

[6] 邱鹰昆，陈英杰，裴玉萍，等. 仙人掌肉质茎中的新化学成分 [J]. 中国药学（英文版）,2003,12(1):1-5.

[7] 邱鹰昆，窦德强，徐碧霞，等. 仙人掌肉质茎的化学成分 [J]. 沈阳药科大学学报,2006,23(5): 274-276,292.

[8] 邱鹰昆，窦德强，吉川雅之，等. 仙人掌茎化学成分的研究 [J]. 中草药,2005,36(10):1445-1446.

[9] 邱鹰昆，窦德强，吉川雅之，等. 仙人掌肉质茎的化学成分 [J]. 沈阳药科大学学报,2005,22(4):263-266.

[10] 金华，马驰骁. 仙人掌挥发油化学成分 GC-MS 分析 [J]. 安徽农业科学,2010,38(24):13060-16061.

[11] 韦国锋，李振中，黄祖良，等. 仙人掌药用成分的提取及其镇痛作用的实验研究 [J]. 右江民族医学院学报,2004,26(6):779-781.

[12] 韦国锋，韦启后，黄祖良，等. 两种仙人掌提取物抗肿瘤作用的研究 [J]. 时珍国医国药,2006,17(12):2435-2436.

[13] 陶美华，曾富华，卢向阳，等. 仙人掌多糖的降血糖作用 [J]. 湖南农业大学学报（自然科学版）,2005,31(6):612-615.

[14] 王学斌，刘凤莲，付立波. 仙人掌水溶性多糖对糖尿病大鼠血糖浓度的影响 [J]. 中国老年学杂志,2010,30(12):3511-3512.

[15] 赵烽，邱鹰昆，窦德强，等. 仙人掌黄酮对活化巨噬细胞释放 NO 的抑制作用 [J]. 天然产物研究与开发,2008,20:956-959.

[16] 赵龙岩，兰琦杰，曾富华，等. 仙人掌多糖主要组分对大鼠红细胞脂质过氧化损伤的影响 [J]. 时珍国医国药,2011,22(5):1078-1080.

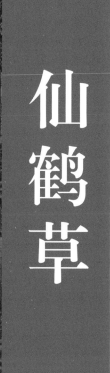

仙鹤草

来源

蔷薇科（Rosaceae）植物龙芽草 *Agrimonia pilosa* Ledeb. 的根、叶或全草。

民族名称

【壮族】假龙藤。

【瑶族】勾弯归（都安）。

【仫佬族】马有弄（罗城）。

【侗族】骂当难岭（三江）。

【苗族】都药今（融水）。

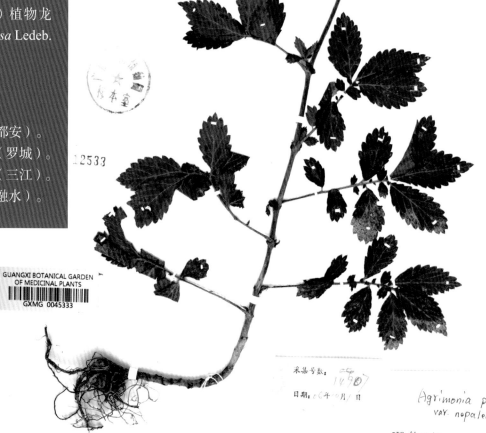

民族应用

【壮族】药用全草。水煎服用于治疗感冒，痢疾，腹泻，大小便出血，阿米巴痢疾，胃出血，痧症；外洗患处治疗脓疱疮。

【瑶族】药用根或全草。根水煎服用于治疗胃出血、牙痛。全草水煎服用于治疗感冒，痢疾，腹泻，大小便出血、黄疸型肝炎、月经过多等。

【仫佬族】药用全草。水煎服治疗大小便出血，吐血，跌打内伤。

【侗族】药用根、叶或全草。根生嚼或水煎服治疗急性肠胃炎，磨水涂患处治疗黄蜂蜇伤。叶研磨成粉敷患处治疗刀伤出血。全草水煎服治感冒，痢疾，腹泻，尿道出血，产后流血不止。

【苗族】药用根。生嚼或水煎服治疗急性肠胃炎。

内服用量 9~30g；外用适量。

药材性状 长 50~100cm，全株被白色柔毛。根较粗壮，表面棕黄色。茎下部圆柱形，直径 4~6mm，红棕色，上部方柱形，四面略凹陷，绿褐色，有纵沟和棱线，有节；体轻，质硬，易折断，断面中空。单数羽状复叶互生，暗绿色，皱缩卷曲；质脆，易碎；叶片有大小 2 种，相间生于叶轴上，顶端小叶较大，完整小叶片展平后呈卵形或长椭圆形，先端尖，基部楔形，边缘有锯齿；托叶 2，抱茎，斜卵形。总状花序细长，花萼下部呈筒状，萼筒上部有钩刺，先端 5 裂，花瓣黄色。气微，味微苦。

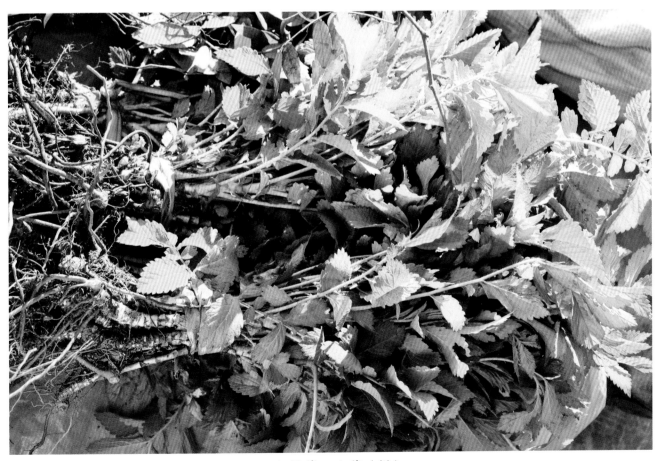

·仙鹤草－全草（鲜）

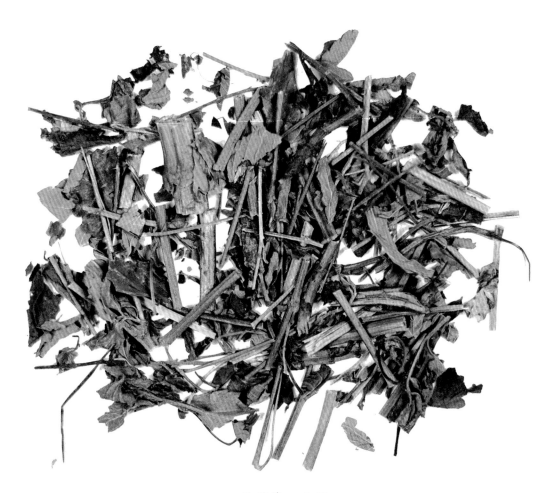

·仙鹤草－全草

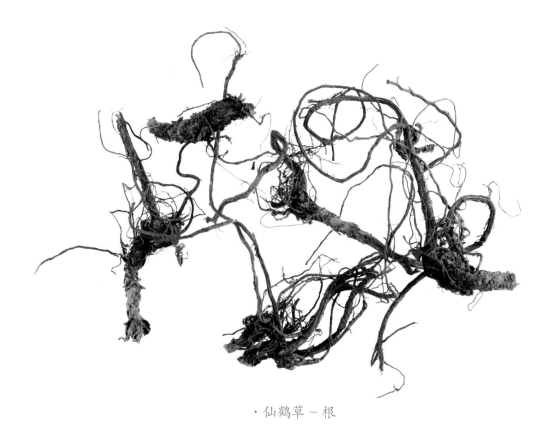

·仙鹤草－根

药用源流 仙鹤草以牙子之名始载于《神农本草经》，曰："牙子，味苦，寒。主邪热气、疥瘙、恶疡疮、痔，去白虫。一名狼牙。生川谷。"《本草图经》曰："龙牙草，生施州，株高二尺已来，春夏有苗叶，至秋冬而枯。其根味辛、涩，温，无毒。春夏采之，洗净拣择，去芦头，焙干，不计分两，捣罗为末，用米饮调服一钱匕，治赤白痢，无所忌。"但所绘附图非龙芽草。《救荒本草》曰："龙芽草一名瓜香草，生辉县鸭子口山野间。苗高一尺余。茎多涩毛。叶形如地棠叶而宽大，叶头齐团。每五叶或七叶作一茎，排生。叶茎脚上又有小芽叶，两两对生。稍间出穗，开五瓣小圆黄花。结青毛菁葵，有子大如黍粒。味甜。"根据其描述及附图，与今蔷薇科龙芽草相符。《中华人民共和国药典》（2020年版　一部）记载其地上部分具有收敛止血、截疟、止痢、解毒、补虚的功效；主治咯血，吐血，崩漏下血，疟疾，血痢，痈肿疮毒，阴痒带下，脱力劳伤。

分类位置	种子植物门	被子植物亚门	双子叶植物纲	蔷薇目	蔷薇科
	Spermatophyta	Angiospermae	Dicotyledoneae	Rosales	Rosaceae

形态特征 多年生草本。全株被毛。奇数羽状复叶，小叶2~4对，托叶镰形。花序顶生，穗状或总状；花直径6~9mm；萼片5，三角状卵形；花瓣黄色，长圆形；雄蕊5~15枚；花柱2，丝状，柱头头状。果实倒卵状圆锥形，顶端有数层钩刺，钩刺长7~8mm，宽3~4mm。

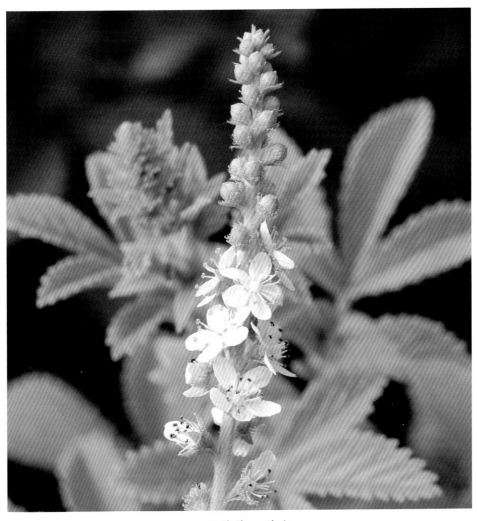

·龙芽草－花期

生境分布　生于海拔 100~3800m 的溪边、路旁、草地、灌丛、林缘及疏林下。分布于浙江、江苏、湖北、安徽、辽宁、福建、广西、广东等。广西主要分布在阳朔、临桂、兴安、苍梧、贵港、北流、凌云、隆林、南丹等。

化学成分　全草含挥发油，主要有 6,10,14- 三甲基 -2- 十五烷酮、α- 没药醇、3- 羟基丁酸、2,6- 二叔丁基苯酚等[1]。还含木犀草素 -7-O-β-D- 葡萄糖苷、芹菜素 -7-O-β-D- 葡萄糖苷、鞣花酸、咖啡酸、没食子酸、槲皮素[2]、β- 谷甾醇、三十二烷醇、三十一烷醇、十九烷酸、十六烷酸、二十烷酸、二十七烷酸、胡萝卜苷、委陵菜酸、银锻苷、芹菜素 -7-O-β- 吡喃葡萄糖醛酸甲酯、芹菜素 -7-O-β-D- 吡喃葡萄糖醛酸丁酯、仙鹤草酚 B、汉黄芩素、芹菜素、山柰酚、乌苏酸、异槲皮苷[3]、pilosanol C、去氢双儿茶素 A、(+)- 儿茶素、(2S,3S)-(-) 花旗松素、异香草酸、反式对香豆酸、原儿茶酸、原儿茶醛[4]。根芽含鹤草酚、正廿九烷、(R)-(-)- 仙鹤草酚 B 伪绵马素[5]。地上部分含 (2S,3S)-(-)- 花旗松素 -3- 葡萄糖苷、(2R,3R)-(+)- 花旗松素 -3-O-β-D- 葡萄糖苷、金丝桃苷[6]、芦丁、山柰酚 -3-O-α-L- 鼠李糖苷、山柰酚 -3-O-β-D- 葡萄糖苷、19α,24- 二羟基乌苏酸、3-3'-O- 二甲基鞣花酸 -4-O-β-D- 吡喃葡萄糖苷[7]、齐墩果酸、19α- 羧基乌苏酸、木犀草素、3,3'- 二甲基鞣花酸、山柰酚 -7-O-α-L- 吡喃鼠李糖苷[8]。

药理作用　1. 止血作用
龙芽草有明显的促凝血作用，可能与其水提取液中鞣质和维生素 K 的协同作用有关[9]。
2. 抗疟作用
仙鹤草酚 A、仙鹤草酚 B、仙鹤草酚 C、仙鹤草酚 D、仙鹤草酚 E 均有一定的抗疟活性[10]。龙芽草具有非特异性免疫抗疟作用，与龙胆草配伍可以提高感染疟原虫小鼠的免疫功能以及小鼠腹腔巨噬细胞及单核吞噬细胞系统的吞噬活力[11]。
3. 杀虫、抗菌作用
龙芽草水提取液对体外培养的阴道毛滴虫有明显的抑制和杀灭作用，浓度为 1∶1 时加药 12h 即可杀死全部虫体[12]。龙芽草水提取物对金黄色葡萄球菌、大肠埃希菌和沙门菌具有一定的抑菌效果，酸性环境不影响其抑菌活性[13]。龙芽草醇提取物对猪链球菌具有较强的抗菌活性[14]。
4. 抗炎、镇痛作用
龙芽草乙醇提取物能显著抑制二甲苯引起的小鼠耳郭肿胀，对热板法所致的小鼠疼痛及酒石酸锑钾所致的小鼠扭体反应均有显著的抑制作用[15]。龙芽草水提取物和乙醇提取物对热致痛均具有镇痛作用[16]。
5. 对心血管系统的作用
龙芽草对乌头碱所致大鼠心律失常具有防治作用，其抗心律失常的机制可能与调节 NO 的合成与释放有关[17]。龙芽草提取物静脉注射对麻醉兔有明显的降血压作用，醇提取物作用强于水提取物[18]。
6. 抗肿瘤、抗突变作用
龙芽草水提取物灌胃能抑制环磷酰胺诱发的小鼠骨髓细胞微核发生和丝裂霉素 C 诱发的小鼠睾丸细胞染色体畸变，也能显著抑制小鼠肉瘤 S180 和肝癌 H22 移植性肿瘤的生长[19]。100μg（生药）/ml 龙芽草注射液对胃癌 BGC803 和宫颈癌 HeLa 的抑制率分别为 61.9% 和 67.9%，其机制与干扰肿瘤细胞周期进程、阻滞肿瘤细胞由 $G_1+ G_0$ 期向 S 期和 G_2+M 期转化有关[20]。龙芽草水提取物对体外培养的肠腺癌细胞（SW620）、成人 T 细胞白血病细胞（MT-Ⅱ）、小鼠成纤维细胞（L929）、人卵巢癌细胞（SKV20）和人红白血病细胞（K562）均有明显的抑制作用，其机制与抑制肿瘤细胞 DNA 合成有关[21,22]。16g/L 龙芽草水提取液对人食管癌 Eca109 细胞的生长具有抑制作用，其机制可能与下调 bc1-2 蛋白表达及上调 p53 蛋白表达有关 [23]。龙芽草鞣酸对体外培养的肺腺癌细胞株（SPC-A-1）、宫颈癌细胞株（HeLa）和乳腺癌细胞株（MCF7）均具有明显的抑制作用，被认为是龙芽草的主要抗肿瘤活性成分 [24]。

7. 降血糖作用

龙芽草可促进糖尿病大鼠胰岛素分泌，降低其体内血糖水平，从而改善其多饮、多食、多尿及体重下降症状 [25]。龙芽草的降血糖作用可能与黄酮类物质有关 [26]。

8. 其他作用

龙芽草有一定的抗疲劳作用，其作用机制可能与提高抗氧化能力，减少自由基代谢产物有关 [27]。

附　注　据《中华本草》记载，仙鹤草带短小根茎的冬芽（地下根茎芽）亦可入药，具有驱虫、解毒消肿的功效；主治绦虫病，阴道滴虫病，疮疡疥癣，疖肿，赤白痢疾。

参考文献

[1] 赵莹,李平亚,刘金平.仙鹤草挥发油化学成分的研究 [J].中国药学杂志,2001,36(10):67.

[2] 苏广双,苏世文,朱廷儒.仙鹤草抗菌活性成分的研究 [J].沈阳药学院学报,1984,19(1):44-50.

[3] 路芳,巴晓雨,何永志.仙鹤草的化学成分研究 [J].中草药,2012,43(5):851-855.

[4] 刘红霞,刘召喜,姜清华,等.仙鹤草的酚类化学成分 [J].沈阳药科大学学报,2010,27(4):286-289,298.

[5] 裴月湖,李铣,朱廷儒.仙鹤草根芽中化学成分的研究 [J].药学学报,1989,24(6):431-437.

[6] 李霞,叶敏,余修祥,等.仙鹤草化学成分的研究 [J].北京医科大学学报,1995,27(1):60-61.

[7] 张健泓,陈优生.仙鹤草降糖活性成分研究 [J].中药材,2009,32(10):1537-1539.

[8] 陈优生,张焜,赵肃清,等.仙鹤草降糖活性成分研究（Ⅱ）[J].中药材,2010,33(5):724-726.

[9] 崔炯漠,戈延茹.五种龙芽草提取液对家兔促凝血作用的比较 [J].中国中医药科技,1999,6(3):173.

[10] 盖元珠,李英,虞佩琳,等.仙鹤草有效成分的研究Ⅳ.仙鹤草酚类似物的合成 [J].化学学报,1978,36(2):143-148.

[11] 赖秀球.龙胆草与仙鹤草配伍的非特异免疫抗疟作用 [J].广东医学,2005,26(11):1478-1479.

[12] 王彦英,王秀菊,郭永和.中药体外抗阴道毛滴虫的试验研究 [J].中国寄生虫病防治杂志,2002,15(4):20.

[13] 曾志红,何建仁.三种常见植物体外抑菌活性的初步研究 [J].莆田学院报,2009,16(5):36-38.

[14] 钟永庆.猪链球菌病的鉴定及中草药体外抑菌试验 [J].现代农业科技,2010,21:339,342.

[15] 王德才,高允生,李珂,等.仙鹤草乙醇提取物抗炎镇痛作用的实验研究 [J].泰山医学院学报,2004,25(1):7-8.

[16] 龚纯贵,张国庆,王希营,等.仙鹤草提取物镇痛抗炎试验的实验研究 [J].药学实践杂志,2006,24(6):339-341,356.

[17] 杨平,沈海萍,张东珍,等.仙鹤草、丹参在治疗心律失常中与一氧化氮(NO)关系的研究 [J].中国中医基础医学杂志,2006,12(2):114-115,129.

[18] 王德才,高允生,朱玉云,等.仙鹤草提取物对兔血压的影响 [J].中国中医药信息杂志,2003,10(3):21-22,24.

[19] 李红枝,黄清松,陈伟强,等.仙鹤草抗突变和抑制肿瘤作用实验研究 [J].数理医药学杂志,2005,18(5):471-473.

[20] 吴琳华,郭劲柏,刘红梅,等.仙鹤草注射液对人癌细胞生长抑制作用的研究 [J].中国中医药科技,2005,12(5):297-298.

[21] 郭炜, 赵泽贞, 单保恩, 等. 六种中草药抗突变及抗肿瘤活性的实验报告 [J]. 癌变・畸变・突变, 2002,14(2):94-97.

[22] 李玉祥, 陈永萱. 中草药抗癌的体外试验 [J]. 中国药科大学学报, 1999,30(1):37-42.

[23] 马丽萍, 赵培荣, 王留兴, 等. 仙鹤草水提取液对食管癌 Eca109 细胞生长的抑制作用 [J]. 郑州大学学报 (医学版),2007,42(1):149-151.

[24] 袁静, 王元勋, 侯正明, 等. 仙鹤草鞣酸体外对人体肿瘤细胞的抑制作用 [J]. 中国中医药科技 ,2000,7(6):378-379.

[25] 周晓蓉, 宋洁云, 任秋景. 仙鹤草降糖作用及对大鼠抗氧化能力影响 [J]. 中国公共卫生, 2011, 27(12):1595-1596.

[26] 周晓蓉, 刘岩梅, 廉爱玲. 仙鹤草对糖尿病大鼠血糖胰岛素水平的影响 [J]. 职业与健康, 2012, 28(6):688-689,692.

[27] 宋李亚, 石君杰, 梅诗雪, 等. 仙鹤草对抗大鼠运动性疲劳的实验研究 [J]. 现代中西医结合杂志, 2011,20(35):4481-4482.